U0283607

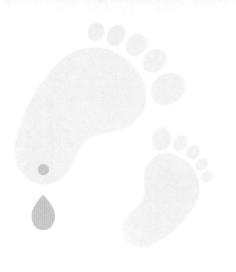

新生儿基因筛查

主　编　赵正言　周文浩　梁德生

副主编　邹朝春　张晓波　聂文英　吴本清

人民卫生出版社
·北京·

图书在版编目（CIP）数据

新生儿基因筛查 / 赵正言，周文浩，梁德生主编
. —北京：人民卫生出版社，2022.10
ISBN 978-7-117-33643-7

Ⅰ. ①新… Ⅱ. ①赵…②周…③梁… Ⅲ. ①新生儿
疾病 —基因诊断 Ⅳ. ①R722.04

中国版本图书馆 CIP 数据核字（2022）第 181403 号

| 人卫智网 | www.ipmph.com | 医学教育、学术、考试、健康，
购书智慧智能综合服务平台 |
| 人卫官网 | www.pmph.com | 人卫官方资讯发布平台 |

新生儿基因筛查

Xinsheng'er Jiyin Shaicha

主　　编：赵正言　周文浩　梁德生
出版发行：人民卫生出版社（中继线 010-59780011）
地　　址：北京市朝阳区潘家园南里 19 号
邮　　编：100021
E - mail：pmph @ pmph.com
购书热线：010-59787592　010-59787584　010-65264830
印　　刷：三河市宏达印刷有限公司（胜利）
经　　销：新华书店
开　　本：889×1194　1/16　　印张：25　　插页：4
字　　数：722 千字
版　　次：2022 年 10 月第 1 版
印　　次：2022 年 11 月第 1 次印刷
标准书号：ISBN 978-7-117-33643-7
定　　价：128.00 元

打击盗版举报电话：**010-59787491**　**E-mail：WQ @ pmph.com**
质量问题联系电话：**010-59787234**　**E-mail：zhiliang @ pmph.com**
数字融合服务电话：**4001118166**　　**E-mail：zengzhi @ pmph.com**

编委名单（以姓氏笔画为序）

王　剑　上海交通大学医学院附属
　　　　上海儿童医学中心
王　洁　上海儿童医学中心 - 三亚市
　　　　妇女儿童医院
王建设　复旦大学附属儿科医院
王慧君　复旦大学附属儿科医院
毛姗姗　浙江大学医学院附属儿童医院
文　伟　深圳市妇幼保健院
田国力　上海市儿童医院
李　虹　埃默里大学医学院
李西华　复旦大学附属儿科医院
杨茹莱　浙江大学医学院附属儿童医院
肖　锐　出生缺陷防控关键技术
　　　　国家工程实验室
吴　蔚　浙江大学医学院附属儿童医院
吴本清　中国科学院大学附属深圳医院
吴冰冰　复旦大学附属儿科医院
余　岚　浙江大学医学院附属儿童医院
余永国　上海交通大学医学院附属
　　　　新华医院

邹　卉　济南市妇幼保健院
邹　琳　上海市儿童医院
邹朝春　浙江大学医学院附属儿童医院
沈　茜　复旦大学附属儿科医院
沈亦平　广西壮族自治区妇幼保健院
宋　昉　首都儿科研究所
张晓波　复旦大学附属儿科医院
周　清　福建省儿童医院
周文浩　复旦大学附属儿科医院
孟　岩　中国人民解放军总医院
赵正言　浙江大学医学院附属儿童医院
聂文英　济南市妇幼保健院
徐晓军　浙江大学医学院附属儿童医院
唐兰芳　浙江大学医学院附属儿童医院
黄永兰　广州市妇女儿童医疗中心
黄新文　浙江大学医学院附属儿童医院
梁德生　中南大学医学遗传学研究中心
韩连书　上海交通大学医学院附属新华医院
童　凡　浙江大学医学院附属儿童医院

编者名单（以姓氏笔画为序）

王冬娟　王金玲　方薇园　朱铭强　刘　敏　李丽婷　库尔班江·阿布都西库尔
张　萍　赵　静　赵雪梅　曹延延　覃再隆

编写秘书　张春华　中南大学医学遗传学研究中心　　　高　瑛　浙江大学医学院附属儿童医院

3

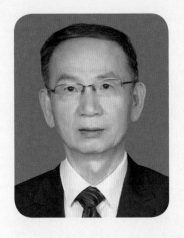

赵正言　教授

　　浙江大学"求是"特聘教授、二级教授、主任医师、博士研究生导师。现任国际新生儿筛查学会顾问、中华医学会儿科学分会前任主任委员、中华预防医学会儿童保健学分会终身顾问、*World Journal of Pediatrics* 杂志主编、中国医师协会儿科住院医师规范化培训委员会名誉主任委员、中国妇幼保健协会儿童疾病和保健分会主任委员、中国优生科学协会儿科临床与保健分会主任委员、中国妇幼健康研究会儿童发育与疾病专业委员会主任委员、中华医学会儿科学分会儿童早期发展委员会主任委员、中华预防医学会出生缺陷预防与控制专业委员会副主任委员、世界华人医师协会儿科医师分会副会长、中国国际交流协会儿科学分会副主任委员、国家卫生健康委新生儿疾病筛查专家组组长、中国出生缺陷干预救助基金会新生儿遗传代谢病筛查专家组组长、浙江省重点科技创新团队——"儿童出生缺陷早期筛查与干预技术创新团队"负责人、浙江省医学会监事会监事长、浙江省新生儿疾病筛查中心主任、浙江省医师协会儿科医师分会名誉会长、浙江省医学会儿科学会前任主任委员等。

　　从事儿科与儿童保健临床、教学、科学研究工作近四十年,专注于儿童保健、儿童营养与新生儿疾病筛查的基础与临床研究。经二十余年的不断探索,在国内率先创建了国际上首个集血样本采集、递送、检测、诊断、治疗、随访评估及综合管理为一体的最佳新生儿疾病筛查模式,组建了一个全国最大的以省为单位集中筛查的新生儿疾病筛、诊、治中心,搭建的筛查平台与创建的经验受到了国家高度重视。卫生部(现称为国家卫生健康委员会)曾两次在杭州本中心召开全国新生儿遗传代谢病筛查高峰会议,把经验和研究成果推广至全国。在国内首先开展了 MSUD、DMD、SCLD、XLD、SMA 等疾病筛查,累计筛查新生儿 1 700 万余例(包括串联质谱 500 万余例)。

　　曾先后承担美国国立卫生研究院(NIH)项目,国家重点基础研究发展计划("973 计划")项目,"十一五"国家科技支撑计划重点项目,"十二五"国家科技支撑计划重点项目,国家自然科学基金、教育部、卫生部、省科技重大专项、省自然科学基金项目等 40 项。获得省科学技术进步奖一等奖 2 项、二等奖 4 项、三等奖 2 项,宋庆龄儿科医学奖 1 项。在国内外杂志发表论文 300 余篇,其中 SCI 收录 120 余篇。主编、副主编书籍 15 部。获专利与著作权证书 16 项。培养硕士、博士研究生 100 余名。

　　曾获得中华预防医学会公共卫生与预防医学发展贡献奖、中国出生缺陷干预救助基金出生缺陷预防与控制"突出贡献奖"、中华人口奖、中国儿科卓越贡献医师奖、"国之名医·卓越建树"奖、中国医师奖、亚洲杰出儿科医师奖等。

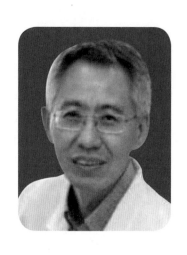

周文浩　教授

主任医师、博士研究生导师。现任复旦大学附属儿科医院副院长，上海市出生缺陷防治重点实验室副主任。担任《中华儿科杂志》第 16 届编辑委员会委员，中华医学会儿科学分会第 18 届委员，中华医学会儿科学分会第 18 届新生儿学组组长。"中国临床案例成果数据库"第一届学术指导委员会副主任委员。

专业领域为新生儿危重症诊治临床及转化研究，重点涉及新生儿脑病和新生儿罕见病方向。国家卫生健康委员会第二届罕见病诊疗与保障专家委员会委员和国家医学考试中心儿科委员会委员。

承担国家自然科学基金项目 9 项和国家重点研发计划等项目 12 项。发表论文215 篇，其中在 *Nature Medicine*、*JAMA Pediatric*、*Developmental Cell* 等发表 SCI 论文 128 篇。担任国家卫生健康委员会"十三五"规划教材《儿科人文与医患沟通》主编，《胎儿和新生儿脑损伤》(第 2 版)主编，共参编图书专著 21 部。获省部级科学技术进步奖二等奖 4 次，获专利 10 项。培养研究生 62 名，其中博士研究生 21 名、博士后5 名。

入选教育部新世纪优秀人才支持计划、上海市领军人才和上海市优秀学术带头人。获得第七届宋庆龄儿科医学奖(2014)、第七届中国儿科卓越贡献医师奖(2019)。

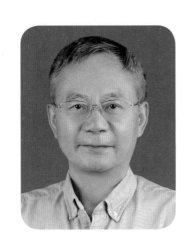

梁德生　教授

中南大学二级教授、主任医师、博士研究生导师。现任中南大学医学遗传学研究中心副主任、国家生命科学与技术人才培养基地主任。担任中华预防医学会出生缺陷预防与控制专业委员会候任主任委员、中国医师协会医学遗传医师分会副会长、东亚人类遗传学联盟常务理事等。曾任日本长崎大学特邀教授、医学遗传学国家重点实验室副主任等。

主要研究成果为克隆 *ABCC11* 基因，首次报道单个 SNP 决定人类可见性状；发现 3 个致病基因和 5 种染色体病综合征；研发 rDNA 基因打靶载体和基因编辑工具 TALENicase，建立多种遗传病和肿瘤的基因修饰干细胞治疗技术；在国内率先研发应用基于下一代测序技术的无创产前检测（NIPT 和 NIPT-Plus）技术和拷贝数变异检测（CNV-Seq）技术；发明 cSMART 技术用于单基因病无创产前诊断，被国际同行称为"分子诊断的革命性突破"。

主持国家科技项目 15 项。发表论文 300 多篇，SCI 收录论文 130 余篇，出版专著 6 部。担 *Frontiers in Genetics* 和 *Frontiers in Pediatrics* 副主编，*Journal of Human Genetics* 和《中华医学遗传学杂志》编委。获国家和省部级科学技术进步奖 6 项、第三届中国出生缺陷干预救助基金会科学技术"杰出贡献奖"。

🔍 | 前 言

我国是一个出生缺陷大国,出生缺陷总发生率约为5.6%。出生缺陷病种多、病因复杂,目前已知的出生缺陷超过8 000种,出生缺陷严重影响儿童的生存和生活质量,给患儿及其家庭带来巨大痛苦和经济负担。新生儿筛查(newborn screening,NBS)是指在新生儿期对严重危害新生儿健康的先天性、遗传性疾病施行专项检查,提供早期诊断和治疗的母婴保健技术,发展至今已有60余年的历史。作为国家出生缺陷领域三级防控措施,几十年实践经验证实了NBS可有效防治大多数NBS病种患者的死亡或残疾,大大改善疾病的预后,促进患者家庭生活质量的提高,获得很好的经济效益和社会效益。

科学技术的进步推动了新生儿筛查的发展,新生儿筛查技术从最初的细菌抑制法、放射免疫法、免疫荧光法等的一次实验检测一种疾病,发展到串联质谱检测技术的一次实验检测几十种疾病,极大地提升了筛查效率。筛查的病种从最初的苯丙酮尿症到目前多数国家已筛查几十种疾病,包括传统的高苯丙氨酸血症、先天性甲状腺功能减退症、先天性肾上腺皮质增生症、耳聋,以及某些氨基酸代谢障碍、有机酸代谢障碍、脂肪酸代谢障碍、血红蛋白病、免疫缺陷病、先天性心脏病等。无论筛查病种还是筛查效率都获得了很大程度的提升。但新生儿血液中代谢物水平和酶活性等易受新生儿生理状态、母体因素、采血时间等多种因素影响,存在假阳性率较高和漏筛的风险(假阴性),如希特林蛋白缺乏症等,增加了筛查成本和延误治疗的概率。另外,存在筛查病种比较少、部分可有效防治的病种由于缺乏可靠筛查标志物而无法纳入新生儿筛查,如遗传性果糖不耐症、肝豆状核变性等。

近年来,各种遗传检测技术尤其是高通量测序技术的飞速发展,无论是在测序费用的降低,还是在遗传病诊断经验的积累等方面均取得很大突破。随着国内外相关专家共识及指南的推行,高通量测序技术在检测准确性、报告速度、报告规范性等方面亦获得很大提升。将遗传检测技术引入新生儿筛查已是大势所趋。国内外学者对将遗传检测技术引入新生儿筛查或高危患儿筛查领域均进行了探索性研究。与传统新生儿筛查相比,基因筛查在尚无可靠生化标志物的病种上有明显优势,且具有更高通量;有利于缩短疾病确诊时间;早期获得先证者基因型,有利于精准诊治及遗传疾病防控前移,并将成为新生儿筛查一种重要补充。同时,可对携带者筛查、再生育风险等进行预测,但研究也揭示了基因筛查存在的一些问题,如对致病基因意义未明位点解读困难、社会伦理问题等。

目前,我国还没有一本系统介绍新生儿基因筛查的参考书。为帮助读者正确理解新生儿基因筛查的重要价值、国内外进展与局限性,以便准确解读新生儿基因筛查结果、合理咨询,从而最大程度地保障新生儿基因筛查家庭利益,我们组织了国内外在遗传、新生儿筛查领域耕耘多年的专家、教授,共同撰写了《新生儿基因筛查》一书。本书共二十章,从遗传基础知识、遗传检测技术、新生儿基因筛查发展历史及新进展、医学伦理、遗传咨询到各系统疾病新生儿基因筛查、基因治疗,进行了系统、详细的阐述。同时,由于出生缺陷三级防控举措密不可分、互相影响,本书将出生缺陷防控领域一、二级防控举措——携带者基因筛查、胎盘植入前基因、胎儿基因筛查也纳入并逐一介绍,希望读者能从中获益。

非常感谢各位主编、副主编和编委的辛勤付出,以及邹朝春、童凡两位教授在编写过程中所做的大量联系、沟通与文字整理工作。

　　今年是中国新生儿筛查40周年,悠悠40载,漫漫悬壶路,风雨砥砺行,岁月如放歌。特将此书献给为中国新生儿筛查做出巨大贡献的各位领导、各位同仁!

　　由于人类致病基因、遗传检测技术、基因治疗等飞速发展,新生儿基因筛查博大精深,涉及学科与专业较多,本书难免存在不足之处,本书出版之际,恳切希望广大读者在阅读过程中不吝赐教,欢迎发送邮件至邮箱 renweifuer@pmph.com,或扫描封底二维码,关注"人卫儿科学",对我们的工作予以批评指正,以期再版修订时进一步完善,更好地为大家服务。

赵正言　周文浩　梁德生

2022 年 10 月

🔍 | 目 录

第一章 基因与基因变异

第一节 基因的概念

1909 年，丹麦科学家威廉·约翰逊（Wilhelm Johannsen）首次使用了"gene（基因）"这个词，用来代表遗传因子。在之后的半个多世纪里，最初基因被认为是位于染色体上的某种因子，后来又被认为是染色体上一个线性的区段，最后被定义为一段编码了多肽链的线性 DNA 分子。100 多年来，随着遗传学和分子生物学不断发展带来新的发现和认识，基因的概念也在不断地演进。

一、早期对基因的认识

早在"基因"这个词出现之前，格雷戈尔·孟德尔（Gregor Johann Mendel）在 1866 年通过著名的豌豆杂交实验，已经明确地证明了存在一种可以遗传的因子，可以从亲代传递给子代，并决定子代的性状。孟德尔的实验被总结为两条定律：孟德尔第一定律和第二定律。孟德尔第一定律又被称为分离定律，其要点是生物的某一特定性状由一对某种可遗传的因子决定。当亲代产生配子时，这种因子会被随机分配到配子中，而带有不同因子的配子随机组合而决定子代的性状。孟德尔第二定律又被称为自由组合定律，即不同的性状由不同的可遗传因子决定，而不同的因子在形成配子的过程中的分配和组合是独立的，互不干扰。孟德尔的发现在当时并未受到科学界的重视，直到 30 多年后，三个来自不同国家的科学家成功地重复了孟德尔的实验，才让这些发现获得广泛的

认可。虽然孟德尔当时并不知道决定生物性状的遗传因子是什么物质，但实验清楚地展示了作为遗传因子的四种关键特点：可传递、可变异、可重组、决定表型（性状）。

就在孟德尔的工作重新被发现后不久，美国科学家沃尔特·萨顿（Walter S. Sutton）和德国科学家西奥多·勃法瑞（Theodore H. Boveri）在 1903 年几乎同时提出了染色体遗传理论，认为配对的遗传因子存在于染色体上。勃法瑞通过研究海胆，发现正常的胚胎发育需要所有的染色体。而萨顿则用蝗虫作为研究对象，发现染色体由来自母源和父源的染色体成对形成，在减数分裂中会分开，因而明确提出染色体可能是孟德尔遗传定律的实质基础。此后，托马斯·摩尔根（Thomas Morgan）和他的学生们通过对果蝇的研究，进一步扩展并证实了萨顿和勃法瑞提出的染色体遗传理论。1911 年，摩尔根观察到果蝇的眼睛颜色跟性别高度关联，从而提出决定果蝇眼睛颜色的基因在 X 染色体上的假说。摩尔根和学生们通过一系列的实验，提供了更多的证据支持染色体遗传理论。1915 年，摩尔根与学生阿弗雷德·斯特蒂文特（Alfred H. Sturtevant）、赫尔曼·穆勒（Hermann J. Muller）和凯文·布里吉斯（Calvin B. Bridges）发表了奠基性的著作《孟德尔遗传的机理》（*The Mechanism of Mendelian Heredity*），建立了遗传学的第三定律——连锁遗传定律。摩尔根通过大量

遗传连锁实验的证据,提出了基因在染色体上线性排列的假说,并且穆勒进一步证实了基因在遗传连锁图谱上的排列顺序跟它们在染色体上的排列顺序是一致的。

随着三大遗传定律的建立,基因作为遗传的"原子"得到了广泛的认可,但是,由于当时技术和认识的限制,基因如何影响表型和基因的实质还不明确。1941 年,美国遗传学家乔治·比德尔(George W. Beadle)和爱德华·塔图姆(Edward L. Tatum)通过对链孢菌的研究,发现通过 X 射线诱导的某些变异可以改变孢子的生化代谢,提示这些变异造成了生化代谢通路中必要的某种酶功能异常,因此提出了"一个基因一个酶"的假说。此后的研究发现这个假说还有局限性。查尔斯·亚诺夫斯基(Charles Yanofsky)发现色氨酸合成酶由两条多肽链组成,分别由两个基因产生。因此,"一个基因一个酶"的假说被修正为"一个基因一个多肽链"。

对于基因是由什么物质构成的,则一直等到对 DNA 进行了深入研究之后才逐渐确立起来。虽然 1869 年弗雷德里希·米歇尔(Friedrich Miescher)就发现了 DNA,但是科学家们一直认为蛋白质才是遗传信息的载体。证明 DNA 是遗传物质的研究最早始于著名的格里菲斯肺炎球菌实验。英国科学家弗雷德里克·格里菲斯(Frederick Griffith)于 1928 年报道了肺炎球菌的转化实验。他发现两种肺炎链球菌菌株,一种可以形成边缘光滑的菌落(S 型菌株),另一种形成的菌落边缘粗糙(R 型菌株)。给老鼠注射 S 型菌株可以让老鼠患病死亡,而 R 型菌株不能。加热灭活的 S 型菌株不能让老鼠致病,但是将灭活的 S 型菌株与未灭活的 R 型菌株混合之后注射老鼠,则可以让老鼠患病死亡。这种转化的现象说明存在一种在加热条件下稳定的物质携带了遗传信息,并可以传递给活菌而且产生正常的功能。1944 年,奥斯瓦尔德·埃弗里(Oswald Avery)、科林·麦克劳德(Colin MacLeod)和麦克林恩·麦卡蒂(Maclyn McCarty)从 S 型菌株中分离出高纯度的物质,能将不致病的 R 型菌株转化为致病菌株,并证实了这种物质是 DNA。1952 年,阿弗雷德·赫希(Alfred Hershey)和玛莎·蔡斯(Martha Chase)通过噬菌体复制实验,进一步证明了遗传信息的载体是 DNA 而不是蛋白质。他们用硫(^{35}S)和磷(^{32}P)放射性核素分别标记噬菌体的外壳蛋白和 DNA,然后用标记的噬菌体分别感染细菌,结果发现只有 DNA 进入了细菌并生成新的子代噬菌体。

俄国生物化学家菲巴斯·利文(Phoebus Levene)首先为 DNA 结构的发现奠定了基础。利文用水解酵母 DNA 的方法,发现 DNA 的基本单元核苷酸(nucleotide)主要有三种成分:磷酸根(phosphate)、糖(sugar)和碱基(base)。利文还提出了"多聚核苷酸(polynucleotide)"的 DNA 模型,认为 DNA 是由四种核苷酸按固定次序连接起来的。受到埃弗里和利文的研究工作的启发,奥地利生物化学家埃尔文·查戈夫(Erwin Chargaff)决定对 DNA 的化学成分进行深入研究。查戈夫发现不同生物的 DNA 中四种核苷酸碱基腺嘌呤(adenine,A)、鸟嘌呤(guanine,G)、胞嘧啶(cytosine,C)、胸腺嘧啶(thymine,T)组成比例是不同的,但是腺嘌呤和胸腺嘧啶的量总是几乎一样,鸟嘌呤和胞嘧啶的比例也如此。在这些研究以及英国科学家罗莎琳德·富兰克林(Rosalind Franklin)和莫里斯·威尔金斯(Maurice Wilkins)用 X 射线衍射法对 DNA 晶体的研究基础上,詹姆斯·沃森(James Watson)和弗朗西斯·克里克(Francis Crick)于 1953 年提出了 DNA 双螺旋结构模型。这个模型中,DNA 由两条反向平行的多聚核苷酸链互补缠绕形成右手螺旋结构,通过碱基之间的氢键结合在一起,其中碱基 A 总是与 T 配对,而 G 总是与 C 配对。这个结构很好地解释了 DNA 作为遗传物质的自我复制、特异性和信息编码的特性。此后,克里克提出了遗传序列信息从 DNA 传递到蛋白质的"中心法则",即遗传信息可以从核酸传递到核酸,或从核酸传递到蛋白质,但是不能从蛋白质传递到核酸或从蛋白质传递到蛋白质。现在常见的表述是 DNA 可以生成 RNA,RNA 再生成蛋白质。

DNA 双螺旋结构的发现不仅是科学史上的一个重要里程碑,也开启了现代分子生物学的大门。此后,围绕对 DNA 的研究出现了很多新技术,而这些新技术也极大地促进和加深了对基因的结构、调控和功能,以及对整个基因组的认识。

二、现代分子遗传学的基因的概念

自 1970 年开始,一系列关于 DNA 和基因的发现证明过去对基因的定义并不准确。首先是多重启动子的发现,表明一个基因可以从不同的启动子开始转录生成不同的转录本(transcript),因而产生不同的蛋白产物。而 RNA 剪切(splicing)和选择性剪切(alternative splicing)的发现,进一步证明了一个基因的 DNA 序列可以产生多个不同的产物。这些发现打破了以前提出的"基因 -mRNA- 多肽链"的一对一的对应关系。此外,在人类基因组中有一些基因位于另一个基

因的内部,这与基因在染色体上相邻排列的假说也是不一致的。非编码基因(noncoding gene)的发现,则说明基因的最终产物不一定是蛋白质。根据现有的分子生物学和分子遗传学的认识,基因可以被定义为一段连续或不连续的 DNA 序列,它包含了可以生成一个或多个蛋白质或 RNA 的信息,而来自这一段 DNA 序列的产物(蛋白质或 RNA)可以决定或影响生物体的表型。

第二节　基因的结构

基因作为由一段 DNA 序列组成的功能单元,在大多数情况下都会生成相应的蛋白质,进而决定或影响生物体的表型。这一段 DNA 序列,不仅包含了编码蛋白质的序列信息,还包含了参与调控由 DNA 到 RNA 到蛋白质整个过程的元件和信息。对于不产生蛋白质的非编码基因,也包含类似的 DNA 序列信息和调控机制。图 1-1(见文末彩图)显示了真核生物中常见的基因的结构和组成。

一、外显子和内含子

根据"中心法则",DNA 首先被转录为信使 RNA(messenger RNA,mRNA),然后 mRNA 被翻译为蛋白质。当基因发生转录时,DNA 首先会

被转录为信使 RNA 前体(pre-mRNA),然后 pre-mRNA 中的一部分序列通过 RNA 剪切(RNA splicing)的过程被去掉,剩下的序列则被连接在一起最后形成成熟 mRNA(mature mRNA)。被保留在成熟 mRNA 中的序列对应的 DNA 序列被称为外显子(exon),而被 RNA 剪切过程去掉的序列所对应的 DNA 序列叫内含子(intron)。蛋白质编码 DNA 序列被非编码的内含子序列隔开形成不连续的外显子这种现象最初在病毒中被发现,后来被证实在所有真核生物基因组中都存在内含子,而原核生物的基因中则不存在或仅有很少的内含子结构。

对于编码蛋白的基因,外显子序列除了包含编码蛋白信息的编码序列(coding sequence,

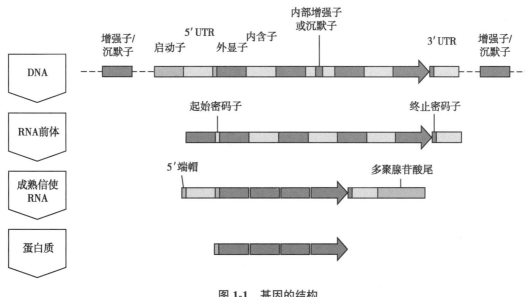

图 1-1　基因的结构

CDS),还包含了非编码序列(noncoding sequence)。编码序列依照遗传密码的规则,每三个碱基一组对应一个氨基酸,或是终止密码子作为停止蛋白质合成的信号。因此编码序列的长度是 3 的整数倍,两端分别是起始密码子和终止密码子,蛋白质的翻译过程则从起始密码子开始依次进行,直到终止密码子而停止,形成一条完整的肽链,最后肽链经过折叠、剪切或修饰而成为具有完整功能的蛋白质。

在成熟 mRNA 中,紧邻起始密码子的上游和终止密码子的下游的序列通常不会翻译合成为肽链,因此也称为非翻译区(untranslated region,UTR)。起始密码子上游的非翻译序列称为 5' 端非翻译区(5'UTR),也叫前导序列(leader),而终止密码子的下游的非翻译区称为 3' 端非翻译区(3'UTR),也叫尾随序列(trailer)。虽然非翻译区不包含编码蛋白质翻译的信息,但是包含了调控蛋白质翻译的重要元件。在 5'UTR 中,有一段序列可以被核糖体识别并结合,从而启动蛋白质的翻译。而 3'UTR 则在蛋白质翻译终止过程中起到关键作用,并且参与调控转录后修饰的过程。由于外显子序列的重要性,所以在进化上,外显子序列(包括编码序列和非编码序列)通常都高度保守。

虽然内含子序列在形成成熟 mRNA 的过程中被切除,但是内含子序列也在 RNA 剪切和基因转录的调控中起到重要的作用。首先,RNA 剪切发生的位置,也就是外显子和内含子边界,主要由紧邻边界的内含子一侧两个碱基决定。在真核生物中,靠近 5'UTR 端或是包含在 5'UTR 内的内含子通常比其他内含子长,一个可能的解释是这些靠近 5'UTR 的内含子包含了更多调控基因转录的序列,已经有很多证据支持这个假说。在内含子中也存在其他调控基因转录的 DNA 元件,包括增强子(enhancer)、沉默子(silencer)和调控上游启动子的序列。而位于 3'UTR 的内含子中存在可以调控转录终止的序列。如人 β- 珠蛋白基因(*HBB*)的第二个也是最后一个内含子,移除这个内含子或置换成其他内含子,会显著地降低 RNA 转录的 3' 末端的形成。内含子中还包含了影响 RNA 核转运及 RNA 稳定性的序列元件。最近的研究表明,真核生物的内含子序列可以降低由转录引起的遗传不稳定性。此外,有些基因位于其他基因的内含子或 UTR 内,称为巢式基因(nested gene)。巢式基因在人类基因组中比较常见,目前已知有功能的巢式基因有 158 个,以及超过 200 个假基因。

除了已知的这些功能序列或元件之外,内含子中还有大量的序列的功能还不明确。与外显子相比较,不同物种之间的内含子序列相似度比较低,内含子序列在进化上显示出较低的保守性。自从内含子被发现以来,内含子为何存在这个问题一直存在很大争论。一种流行的理论认为,内含子是一种"自私元件",即这些序列并不影响生物个体的生存优势,仅是为了让自身可以复制传递下去。最近的研究表明,真核生物基因的这种外显子 - 内含子的不连续序列结构,与蛋白质的功能域有显著的重合,因此这种序列结构通过增加蛋白质编码序列的重排,加速了蛋白质的进化。此外,内含子可以帮助酵母在营养不足的环境下更好地生存。而在进化上,内含子是何时以及如何出现的,也是一个悬而未解的问题。一种被广泛接受的假说是,内含子起源于真核生物进化早期的线粒体,因为线粒体被认为是来源于被吞噬的古细菌,而古细菌中存在一些类似于内含子的序列。在某个时间,这些内含子序列被整合到了宿主基因组,并通过扩增和重组扩散到整个基因组中。最近的研究表明,在蓝藻中 DNA 转座子(transposon)产生了成百上千内含子,而这可能是真核生物内含子进化中一种通用的机制。

二、启动子和终止子

当基因 DNA 序列首先被转录成 mRNA 前体时,RNA 转录酶从转录起始位点(transcriptional start site,TSS)开始转录,通常这个位置对应第一个外显子的 5' 端。转录的过程主要是通过启动子(promoter)来调控。调控转录起始的核心启动子元件,一般分布在 TSS 的上游和下游各 40bp 范围之内。真核生物核心启动子元件之一是 TATA 框(TATA box),也称为 Goldberg-Hogness box,是一段高度保守的 DNA 共有序列(5'-TATAWAW-3',W 代表 A 或 T)。在原核生物中,与 TATA box 对应的共有序列稍短(5'-TATAAT-3'),也被称为 Pribnow box。TATA box 可以与 TATA 结合蛋白(TATA box binding protein,TBP)结合,然后通过与 RNA 聚合酶及其他转录因子结合形成转录必需的起始前复合体(preinitiation complex,PIC)。核心启动子的另一个重要组成序列是起始子(initiator,Inr),这段序列与转录起始位点重合。在缺乏 TATA box 的启动子中,起始子通常与位于 TSS 下游的下游启动子元件(downstream promoter element,DPE)共存。除了这三种在启动子中最常见的基序(motif),人类基因启动子中还存在一种称为下游核心元件(downstream core element)的基序。这些元件会分别与不同的转录因子结合,最终形成有功能的 PIC。此外,还有一些基因的启动子并不包含 TATA box 序列,但是这些启动子启动转录也需要 TBP 的参与。

终止子(terminator)是位于最后一个外显子 3' 端的一段 DNA 序列。这段序列标记了转录结束的位置,从 DNA 模板新合成的 mRNA 包含了这段序列带有的信号,让 RNA 聚合酶从转录复合体中释放出来,从而让转录结束。

三、其他调控元件

在基因的转录过程中,除了核心启动子之外,还有其他 DNA 序列或元件参与整个过程的调控。增强子(enhancer)是长度 500~1500bp 的 DNA 序列,可以位于启动子上游或下游,包括内含子区域。增强子距离启动子的距离从数 kb 到数 Mb,可极大地提高相应启动子的基因转录活性。通常一个启动子可以受到一个或多个增强子的调节,而这种基因转录的调节可以有空间特异性或时间特异性,即增强子可以调控基因在不同的组织或细胞类型中在特定的时间发生转录。增强子中含有特异的 DNA 序列,能与转录调控因子(特别是转录激活因子 transcriptional activator)结合。结合了转录因子的增强子通过形成 DNA 环形结构,将这些转录调控因子带至目标启动子附近与 PIC 一起调节转录。增强子是一种顺式作用元件(cis acting element),即增强子只能调节位于同一条 DNA 分子上的启动子。沉默子(silencer)是与增强子特征非常相似的一种调控元件,也包含一些特异的 DNA 序列,这些序列可以直接或间接地结合转录抑制因子(transcriptional repressor),从而抑制基因的转录。

第三节 基因复制与表达

一、DNA 的复制

DNA 复制是以初始的双链 DNA 为模板合成新的 DNA 的过程。在细胞分裂发生之前,整个基因组的 DNA 通过复制由一个拷贝变成两个,并分别传递给两个子细胞,其中包含了 DNA 储存的遗传信息。DNA 复制具有半保留复制、双向复制、半不连续复制等主要特征。基因组进行 DNA 的复制过程可分为起始、延伸和终止三个阶段。

（一）DNA 复制的过程

1. DNA 复制的起始 DNA 复制从复制起始位点(origin of replication)开始,其数目随生物物种不同而数目不等,原核生物基因组是环状 DNA,只有一个复制起始点,真核生物基因组复杂庞大,每条染色体有多个起始位点。起始子(initiator)蛋白特异性地识别复制器(replicator)中的一个 DNA 元件并激活复制的开始。复制器的 DNA 序列富含腺嘌呤(A)和胸腺嘧啶碱基(T),更易于 DNA 双链的解旋。一旦复制起始点被识别,起始子蛋白就会协同一个或多个解旋酶装载蛋白共同将 DNA 解旋酶(DNA helicase)募集到复制器上,与其他起始位点上的蛋白共同作用产生单链 DNA 区域。新产生的单链 DNA 迅速与单链 DNA 结合蛋白(single-stranded DNA binding protein,SSB)结合以保证解开的单链在复制完成前能保持单链结构,有利于其作为模板进行 DNA 的合成或 RNA 引物的合成,等待单链复制后才脱下来,重新循环。解链过程中,拓扑异构酶(topoisomerase)通过切断、旋转和再连接的作用,消除由 DNA 解旋酶作用所引入的超螺旋积累。DNA 解成单链后,引物酶(primase)以单链 DNA 区域为模板合成复制起始所需的 RNA 引物,这些引物随后由 DNA 聚合酶进行延伸。当引物合成后,复制体(replisome)的其他元件通过与形成的引物 - 模板接头相互作用进行组装,DNA 聚合酶开始工作,进行 DNA 的合成延伸。

DNA 的复制是从起始点开始向两个方向进行解链，进行双向复制。刚分开的模板链与未复制的双链 DNA 之间的连接区域称为复制叉，复制叉向着未复制的 DNA 双链区域连续运动。两条单链 DNA 复制的起始过程有所差异，前导链（leading strand）从复制起始点开始按 5' → 3' 方向持续地合成下去，不形成冈崎片段，并且前导链 DNA 聚合酶在模板一解开后就可进行复制；而后随链（lagging strand）在其能够复制之前，必须等复制叉运动并暴露足够长的 DNA 模板后才能进行合成，并随着复制叉的出现，以不连续的方式，不断合成长 1~2kb 的冈崎片段。

2. **DNA 复制的延伸** 复制一旦开始，复制叉即向前移动完成 DNA 复制的中心任务，以亲本链为模板，以脱氧三磷酸核苷酸（dATP、dCTP、dGTP、dTTP，统称为 dNTP）为底物，在 DNA 聚合酶的催化下合成互补的新链。复制叉上的前导链和后随链的合成是协同进行的，多种 DNA 聚合酶在复制过程中扮演不同的角色。在大肠埃希菌中，DNA 聚合酶Ⅲ（DNA Pol Ⅲ）和其他增加功能的元件组成巨大的多蛋白复合体以实现协同作用，称为 DNA Pol Ⅲ全酶。DNA Pol Ⅲ全酶及引发体等其他复制元件在复制叉附近组成类似核糖体大小的 DNA 复制体（replisome）。复制体沿 5' → 3' 方向在 DNA 前导链模板和后随链模板上持续移动时便合成了连续的 DNA 前导链和由许多冈崎片段组成的后随链。DNA Pol Ⅲ是 DNA 合成延伸过程中主要的复制酶。但 DNA Pol Ⅲ缺少 5' → 3' 外切酶活性，当遇到下一个冈崎片段的 RNA 引物时，便停止 DNA 的合成，由 DNA 聚合酶Ⅰ接替。DNA 聚合酶Ⅰ除了具有聚合酶活性外，还具有 5' → 3' 外切核酸酶活性。因此，DNA 聚合酶Ⅰ主要负责去除起始 DNA 合成所需的 RNA 引物和在所产生的单链 DNA 缺口中进行 DNA 的合成。当冈崎片段形成后，DNA 聚合酶Ⅰ通过其 5' → 3' 外切酶活性切除冈崎片段上的 RNA 引物，并将暴露的已无引物的模板区段延伸，此时相邻的 2 个冈崎片段首尾相连，最后由 DNA 连接酶（DNA ligase）将接头处还缺少的磷酸二酯键连接，形成完整的 DNA 后随链。在真核生物中也有多种 DNA 聚合酶参与基因组的复制，其中最重要的有三种。DNA 聚合酶 alpha（DNA polymerase alpha，Polα）有助于启

动复制，因为它与引物酶形成复合物，延伸能力相对较低。DNA 聚合酶 epsilon（Pol ε）和 DNA 聚合酶 delta（Pol δ）具有较高的延伸性，分别负责后随链和前导链的延伸。Pol δ 还负责 RNA 引物的去除，而 Pol ε 也参与复制期间 DNA 的修复。

3. **DNA 合成的终止** 当复制叉到达终点或遇上从相反方向延伸的另一个复制叉时会彼此停止复制。在大肠埃希菌中，DNA 复制的终止发生在特定的区域，通过复制终止序列（terminator sequences）来调整该过程。当顺序专一性 DNA 结合蛋白（Tus）识别并结合终止序列时，仅允许复制叉一个方向的通行，从另一个方向过来的复制叉不能通过，阻止复制叉前进，复制终止。因此，复制叉总是在限定的终止区域内相遇，导致复制终止。环状染色体复制完成后，产生的子代 DNA 分子交互连接，由拓扑异构酶Ⅱ作用相互脱离，分别进入到子细胞中去。

所有新的 DNA 复制启动需要一条 RNA 引物，并且复制具有方向性，只能按 5' → 3' 复制，使得线性染色体的 DNA 的复制无法到达染色体的最末端，最终导致线性 DNA 末端在每个复制周期中都会丢失，越来越短。在某些线性染色体细菌或病毒中，通过"引物蛋白"与后随链模板结合，用一个氨基酸来代替 RNA 引物提供的 3'-OH，作为最后一个冈崎片段的引物。多数真核生物则是通过其他方法来解决染色体末端复制问题。端粒是真核生物染色体线性 DNA 分子末端的结构，由富含 TG 的重复序列构成。端粒酶由蛋白质和 RNA 组成，是一种特殊的 DNA 聚合酶，可使端粒作为一个独立的复制起始位点进行复制，利用其自身 RNA 作为模板，反复延长末端 DNA 序列的 3' 端，避免染色体末端渐进性丢失。然而，在多细胞生物中并非所有细胞染色体的复制都有端粒酶的参与，如在种系细胞中可检测到端粒酶的活性，而体细胞或分化细胞中端粒酶活性被抑制，结果导致每一代子细胞的染色体长度渐渐缩短，最终缩短至包含遗传信息的 DNA 序列附近时，细胞则停止分裂，逐渐衰老和死亡。

（二）真核基因组的复制

真核生物的细胞周期主要分为四个时期：即 G_1、S、G_2 和 M 期。G_1、S、G_2 共同组成细胞分裂

间期,M 期为分裂期。真核生物的基因组复制发生在细胞周期的 S 期,即 DNA 合成期,且每个细胞分裂周期只能复制一次。真核生物 DNA 复制的起始和原核生物相似,但具有不同的调节机制。真核生物染色体通常每 30kb 就有一个起始位点,复制具有时序性,每个复制子以分组的方式激活。真核生物 DNA 复制起始的两个步骤发生在不同的细胞分裂周期。解旋酶的装载是真核生物启动复制起始的第一步,发生在细胞分裂的 G$_1$ 期。当细胞进入 G$_1$ 期时,起始识别复合物(ORC)与起始位点结合,募集解旋酶装载蛋白 Cdc6 和 Cdt1,以及 Mcm2-7 解旋酶。装载后的解旋酶并不能立刻开始解旋,需要细胞周期依赖性激酶(cyclindependent kinase,CDK)和 Dbf4 依赖性激酶(dependent kinase,DDK)的激活,此激活过程发生在 S 期。激活后,三种真核生物 DNA 聚合酶等按照一定的顺序在起始位点进行组装,启动复制。真核生物 DNA 是与组蛋白结合成核小体存在的。复制前,DNA 在复制叉处从核小体上解离下来,待复制叉通过后,新合成的 DNA 链与原有的及新合成的组蛋白结合,立即重新组装成核小体。在细胞的 S 期,组蛋白的量也加倍了。核小体的解离仅局限于在复制叉附近的一小段区域内,复制叉移动使前方的组蛋白八聚体解聚成四聚体和二聚体;复制叉通过后,后方约 600bp 处的两条新合成的子链 DNA 与组蛋白重新随机组装。

真核生物 DNA 聚合酶的组成相对原核生物更加复杂,分工更加精细,通常有 15 种以上,包括 DNA Pol α/ 引物酶、DNA Pol δβ、DNA Pol γ、DNA Pol δ、DNA Pol ε 等,其中 DNA Pol α/ 引物酶、DNA Pol ε、DNA Pol δ 最为重要。DNA Pol α 由 4 个亚基组成,具有 RNA 引物酶活性,可在起始点合成 RNA 引物,并利用其聚合酶活性继续延伸一段 DNA 短序列,很快再被 DNA Pol ε 或 DNA Pol δ 替代,完成后续 DNA 链的合成,此过程称为聚合酶的切换。真核生物 DNA 复制叉上工作的蛋白还有复制蛋白 A(replication protein A,RPA)、增殖细胞核抗原(proliferating cell nuclear antigen,PCNA)、复制因子 C(replication factor C,RPC)、侧向内切核酸酶(FEN1)、RNA 酶 H(RNase H)、DNA 连接酶 Ⅰ、拓扑异构酶等。RPA 是单链 DNA 结合蛋白,与细菌 DNA 结合蛋白 SSB 相似,其可促使 DNA 进一步解旋,激活 Pol α/ 引物酶活性,还参与 DNA 的重组和修复。PCNA 是 DNA 聚合酶的“滑动夹子”,在 RFC 的作用下与 DNA 结合,促使 Pol δ 获得持续合成长链 DNA 的能力;当 DNA 合成完成后,RFC 将 PCNA 撤离。PCNA 对 Pol ε 也有激活作用。真核生物 DNA 聚合酶均无 5' → 3' 外切核酸酶活性,RNA 引物的去除,通过 FEN1 和 RNase H 进行。FEN1 具有核酸内切酶和 5' → 3' 外切核酸酶活性,可特异性地去除冈崎片段 5' 端的 RNA 引物。RNase H 为核酸内切酶,识别并除去各条 RNA 引物的大部分,在 5' 端残留一个核糖核苷酸,由 FEN1 去除。

二、基因的表达

基因表达主要是基因转录及翻译的过程,真核基因表达调控相比于原核基因环节更多,机制更复杂。个体内不同细胞的基因表达具有严格的时空特异性,每种细胞根据自身的特点表达其中的部分基因,从而发挥完全不同的生物学功能以满足各种生命活动的需要。基因表达调控是多级水平上进行的复杂事件,在真核生物中包括转录调控、转录后调控和翻译调控。

(一) 中心法则

DNA 是遗传物质,是携带遗传信息的载体。信息从基因的核苷酸序列中被提取出,用来指导蛋白质合成的过程。在 DNA 分子上,表现为特定的核苷酸排列顺序,并通过 DNA 的复制(replication)使遗传信息从亲代传向子代。在后代的生长发育过程中,DNA 分子中的遗传信息转录(transcription) 到 RNA 分子中(即 RNA 聚合酶以 DNA 为模板合成 RNA),再由 RNA 翻译(translation)生成体内各种蛋白质,行使特定的生物功能。这样,通过遗传信息从亲代传向子代,并在子代表达,使得子代获得了亲代的遗传性状。RNA 也能通过复制过程合成出与其自身相同的分子。此外,生物界还存在由 RNA 指导下的 DNA 合成过程,即反转录,这一过程发现于反转录病毒中。通过基因转录和翻译得到的蛋白质分子可以反过来作用于 DNA,调控其他基因的表达。分子生物学的中心法则见图 1-2,它说明遗传信息由 DNA 分子到 RNA,再到蛋白质的传递过程。

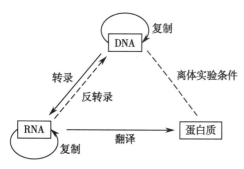

图 1-2 分子生物学的中心法则

（二）真核基因的转录过程、mRNA 的剪切

基因表达（gene expression）的第一个阶段是转录，以 DNA 分子为模板，合成出与其核苷酸顺序相对应的 RNA 的过程。常见的 RNA 包括信使 RNA（messenger RNA，mRNA）、转运 RNA（transfer RNA，tRNA）和核糖体 RNA（ribosomal RNA，rRNA）。

原核生物通过一种 RNA 聚合酶转录所有基因，而真核生物有三种 RNA 聚合酶，分别为 RNA Pol Ⅰ、RNA Pol Ⅱ、RNA Pol Ⅲ。蛋白质编码基因由 RNA Pol Ⅱ 转录。RNA 聚合酶以 4 种核苷三磷酸为底物，DNA 为模板，直接合成 RNA 链，合成方向为 5′ → 3′。

真核基因的转录分为起始、延长和终止三个阶段。编码蛋白质的基因组成结构分为 5′ 侧翼区、转录区和 3′ 侧翼区。5′ 侧翼区为基因的上游，与转录起始有关。3′ 侧翼区为基因的下游，与转录的终止有关。转录起始于 mRNA 起始密码上游区方向，通过编码区，在 3′ 区终止。真核生物 RNA 聚合酶依赖于转录因子对启动子的识别，才能开始转录。RNA 聚合酶及相关的转录因子识别出启动子并与之结合。而后，DNA 分子双螺旋局部解开，聚合酶识别出模板链，按照碱基配对原则催化形成磷酸二酯键。RNA 聚合酶在 DNA 模板链上沿 3′ → 5′ 方向移动，形成 5′ → 3′ 方向延长的 RNA 链。RNA 聚合酶移动至转录终止位点（终止子）时终止聚合反应终止，释放新合成的 RNA 链。终止子是转录的终止信号序列。

真核生物基因是由编码区（外显子）和非编码区（内含子）组合形成的。当 RNA 转录完成后，需要将内含子切除，并将外显子连接为成熟的 mRNA。剪接首先需要明确内含子和外显子的边界。内含子的 5′ 端通常以 GU 为起始，称为 5′ 剪接位点，3′ 端通常为 AG-OH，称为 3′ 剪接位

点。5′-GU……AG-OH-3′ 称为剪接接口（splicing junction）或边界序列，也称为剪接部位（splice site）。mRNA 前体中的内含子被"套索"（lariat）结构切除。内含子的 5′ 剪接位点和分支点 A 以 2′，5′-磷酸二酯键相连成"套索"状结构，并被切除，同时两个外显子接合。这个剪接过程包括连续两步转酯反应（transesterification reaction）：第一步将内含子的 5′-磷与外显子 1 的 3′-氧之间的酯键转变为内含子的 5′-磷与分支点 A 的 2′ 氧之间的酯键；第二步将外显子 2 的 5′-磷与内含子 3′-氧酯键的酯键转变为外显子 2 的 5′-磷与外显子 1 的 3′-氧之间的酯键，使内含子作为离去基团释放，外显子 1 和外显子 2 接合。最后释放 mRNA 产物。

上述转酯反应发生在剪接体（spliceosome）中。剪接体是一种超大分子（supramolecular）复合体，由 5 种 RNA 和约 150 种蛋白质装配而成，大小与核糖体接近，其功能多数是由 RNA 执行完成，主要为识别 5′ 剪接位点和分支点；按需要将两个位点结合；催化 RNA 的剪切和连接。

除上述剪接外，前体 mRNA 分子的加工还有一种剪切（cleavage）模式。剪切指剪去某些内含子后，在上游的外显子 3′ 端直接进行多聚腺苷酸化，不进行相邻外显子之间的连接反应。许多前体 mRNA 分子经过加工只产生一种成熟的 mRNA，有些可加工成两条或多条结构不同的 mRNA，从而翻译出不同的蛋白质，该现象称为选择性剪接。这个现象说明，这些可加工产生多种 mRNA 的前体 mRNA 分子可能具有两个以上的剪接位点，因而可通过剪切和 / 或选择性剪接形成不同的 mRNA。选择性剪接提高了对基因数目的利用，是增加生物蛋白质多样性的机制之一。

（三）mRNA 的翻译

在信息传递过程中，翻译比转录复杂得多。蛋白质以 mRNA 为模板，根据 mRNA 链上每三个核苷酸决定一个氨基酸的三联体密码规则（表 1-1），合成具有特定氨基酸顺序的蛋白质肽链。蛋白质肽链合成的实质是将 mRNA 的核苷酸序列转换为蛋白质的氨基酸序列。

mRNA 是蛋白多肽链合成的直接模板，而 mRNA 的核苷酸序列来自基因组 DNA，因此指导多肽链合成的信息实际上是源于基因组 DNA。换句话说，基因组 DNA 中的核苷酸排列顺序作

为遗传信息,决定了多肽链中的氨基酸排列顺序。基因组 DNA 分子中只有 4 种碱基,而蛋白质中有 20 种氨基酸,显而易见,单个碱基无法作为氨基酸编码的单元。如果基因组 DNA 序列中每两个相邻的碱基对应一个氨基酸,则只能编码 4^2=16 种氨基酸;如果三个相邻碱基对应一个氨基酸,那么可以编码 4^3=64 种氨基酸,可以满足 20 种氨基酸的编码需要。1961 年,弗朗西斯·克里克(Francis Crick)和 3 位科学家设计了一系列精巧的实验,证实了遗传密码的三联体形式(三个相邻的碱基组成三联体密码子,triplet codon),并且密码子是简并的(多个密码子组合可以代表同一个氨基酸)。他们的结果还表明,mRNA 序列上的密码子依次排列,相邻密码子之间没有重叠也没有空格,一个密码子与一种氨基酸相对应。表 1-1 中列出了编码 20 种氨基酸的所对应的密码子。

遗传密码具有五个基本特点。

1. **方向性**　组成密码子的各碱基在 mRNA 序列中的排列具有方向性。翻译时的阅读方向只能从 5'→3',即从 mRNA 的起始密码子 AUG 开始,按 5'→3' 的方向逐一阅读,直至终止密码子。mRNA 开放阅读框中从 5'→3' 排列的核苷酸顺序决定了肽链中从 N 端到 C 端的氨基酸排列顺序。

2. **连续性**　mRNA 的密码子之间没有任何起标点符号作用的间隔核苷酸。阅读密码必须按照一定的读码框架,从起始密码子开始,密码子被连续阅读,直至终止密码子出现。由于密码子的连续性,在发生插入或缺失 1 个或 2 个碱基的基因变异,即会使 mRNA 的阅读框发生移动,称为移码(frame shift),使改变位点后的氨基酸序列大部分被改变,其编码的蛋白质可能会彻底丧失功能,称为移码突变(frame-shift mutation);如同时连续插入或缺失 3 个碱基,则只会在蛋白产物中增加 1 个或缺失 1 个氨基酸,但不会导致阅读框移码,对蛋白质的功能影响相对较小。

3. **简并性**　64 个密码子中有 61 个编码氨基酸,而氨基酸只有 20 种,因此大多数氨基酸具有多个密码子,这一现象被称为简并性(degeneracy)。为同一种氨基酸编码的各密码子称为简并性密码子。多数情况下,简并性密码子的前两位碱基相同,仅第三位碱基有差异,即密码子的特异性主要由前两位核苷酸决定。这意味着第三位碱基的改变往往不改变其密码子编码的氨基酸,合成的蛋

表 1-1　密码子表

第一个碱基	第二个碱基				第三个碱基
	U	**C**	**A**	**G**	
U	苯丙氨酸	丝氨酸	酪氨酸	半胱氨酸	U
	苯丙氨酸	丝氨酸	酪氨酸	半胱氨酸	C
	亮氨酸	丝氨酸	终止	终止	A
	亮氨酸	丝氨酸	终止	色氨酸	G
C	亮氨酸	脯氨酸	组氨酸	精氨酸	U
	亮氨酸	脯氨酸	组氨酸	精氨酸	C
	亮氨酸	脯氨酸	谷氨酰胺	精氨酸	A
	亮氨酸	脯氨酸	谷氨酰胺	精氨酸	G
A	异亮氨酸	苏氨酸	天冬氨酸	丝氨酸	U
	异亮氨酸	苏氨酸	天冬氨酸	丝氨酸	C
	异亮氨酸	苏氨酸	赖氨酸	精氨酸	A
	甲硫氨酸 (起始)	苏氨酸	赖氨酸	精氨酸	G
G	缬氨酸	丙氨酸	天冬氨酸	甘氨酸	U
	缬氨酸	丙氨酸	天冬氨酸	甘氨酸	C
	缬氨酸	丙氨酸	谷氨酸	甘氨酸	A
	缬氨酸 (起始)	丙氨酸	谷氨酸	甘氨酸	G

白质具有相同的一级结构。因此,遗传密码的简并性具有重要的生物学意义,既在某种程度上降低了有害变异的出现频率,也可以使基因组 DNA 的碱基组成有较大的变动余地,有利于物种稳定性的保持。

4. 摆动性　mRNA 中的密码子能够与 tRNA 的反密码子通过碱基互补配对而相对识别结合。这种碱基配对有时并不严格遵循 Watson-Crick 碱基配对原则,出现摆动(wobble)现象。摆动配对能使一种 tRNA 识别 mRNA 序列中的多种简并性密码子。

5. 通用性　除个别以外,从细菌到人类都使用着同一套遗传密码,这就是遗传密码的通用性。一方面为地球上的生物来自同一起源的进化论提供了有力依据,另一方面也为在基因研究过程中利用细菌等生物来制造人类蛋白质提供了依据。虽然遗传密码是通用的,但仍有个别例外。如对于哺乳类动物的线粒体基因组来讲,有些密码子编码方式不同于通用遗传密码,如 UAG 不代表终止信号而代表色氨酸,CUA、AUA 编码有所不同,此外终止密码子亦不一样。

转运 RNA(transporter RNA,tRNA)分子在蛋白质合成中具有重要作用。一个功能是氨基酸的运载工具,与各种氨基酸结合形成氨基酰 -tRNA 合成酶(aminoacyl-tRNA),再被运载至核糖体用于多肽链的合成。tRNA 的另一个功能是作为氨基酸与 mRNA 密码子之间的分子"适配器"(adaptor),凭借 tRNA 上的反密码子与 mRNA 上的密码子通过碱基互补配对作用相互识别结合,从而使不同的氨基酸按照 mRNA 模板中不同的密码子依序装配出相应的多肽链。

蛋白质肽链的合成是从氨基端(N 端)逐个加入氨基酸,直至羧基端(C 端)最后一个氨基酸为止。多肽链合成的场所是核糖体,一个细菌细胞中约有 20 000 个核糖体,而真核细胞里则多达数百万个。它们的结构大同小异,都是由复杂的 rRNA 骨架和许多蛋白质组成的复合物,由大小两个亚基组成。

翻译过程包括起始(initiation)、延长(elongation)和终止(termination)三个阶段。翻译起始是指 mRNA、起始氨基酰 -tRNA 与核糖体结合而形成翻译起始复合物。翻译起始复合物形成后,核糖体从 mRNA 的 5' → 3' 移动,依据密码子顺序,

从 N 端开始向 C 端延伸合成多肽链。这是一个在核糖体上重复进行的进位、成肽和转位的循环过程,每完成 1 次循环,肽链上即可增加 1 个氨基酸残基。如此反复,直到核糖体的 A 位对应到了 mRNA 的终止密码子上,释放因子可完成终止信号的识别,tRNA 与肽链断裂,进而肽链从核糖体上脱落。随后,mRNA、tRNA 与核糖体分离,核糖体又解离,可重新聚合参与另一条肽链的合成。

(四) 转录与翻译的调控

1. 真核基因转录调控　转录起始是真核基因表达调控的关键,参与转录调控的因素主要是顺式作用元件和转录因子,两者都包括正调控作用和负调控作用。

(1)顺式作用元件:顺式作用元件是调控转录起始的 DNA 序列,能与特异性转录因子结合并影响转录水平的 DNA 序列,即包括启动子、增强子、沉默子和绝缘子。

1)启动子:真核基因启动子一般位于转录起始点上游,包含若干具有独立转录调控功能的 DNA 序列元件,每个元件长为 7~30bp。其中,核心启动子元件是保证 RNA 聚合酶起始转录所必需的。Ⅱ类启动子中最典型的核心元件是 TATA 盒(TATA box),通常位于转录起始位点上游 −30~ −25bp 处,共有序列为 TATAAAA,是基本转录因子 TFIID 的识别盒结合位点,控制着基因转录起始的准确性与频率。上游启动子元件包括 CAAT 盒(GGCCAATCT)、GC 盒(GGGCGG)、八联体元件(ATTTGCAT)以及距转录起始点更远的上游元件,相应的蛋白因子通过结合这些元件调节转录起始的频率影响转录效率。

2)增强子:是一种能够提高转录效率的顺式作用元件,能使旁侧的基因转录效率提高 100 倍或更多。增强子中的功能元件是特异性转录因子结合 DNA 的核心序列,其长为 8~12bp,以单拷贝或多拷贝串联形式存在。从功能上讲,没有启动子,增强子无法发挥作用,因此,增强子发挥作用需要有启动子存在。而另一方面,没有增强子,启动子往往不能表现活性或活性很低。

3)沉默子:是基因表达的负性调控元件,能抑制或阻遏该基因转录的一段(数百 bp)DNA 序列。一方面能促进局部染色质形成致密结构,从而阻止转录激活因子与 DNA 结合;另一方面能够同反式作用因子结合,阻断增强子及反式激活

因子的作用,从而抑制基因的转录活性。

4)绝缘子:绝缘子一般位于增强子或沉默子与启动子之间,与特异蛋白因子结合可以阻断增强子对启动子的调控作用。

(2)转录因子:真核基因的转录调节蛋白统称转录因子(transcription factor,TF),是转录起始调控的关键分子。以反式作用方式调节基因转录的TF称为反式作用因子(trans-acting factor),以顺式作用方式调节基因转录的TF称为顺式作用蛋白(cis-acting protein)。

依据功能特点,可将转录因子分为通用转录因子和特异转录因子两大类。通用转录因子是RNA聚合酶介导基因转录时所必需的辅助蛋白质,帮助聚合酶与启动子结合并转录,对所有基因都是必需的。特异转录因子是个别基因转录所必需,决定该基因表达的时空特异性。

1)转录因子的结构:典型的转录激活因子含有DNA结合结构域(DNA-binding domain,DBD)和转录激活结构域(transcription-activating domain,TAD)、蛋白质-蛋白质相互作用结构域以及核输入信号结构域等。DBD的主要作用是结合DNA,并将TAD带到基础转录装置的邻近区域;TAD通过与基础转录装置相互作用而激活转录;蛋白质-蛋白质相互作用结构域介导TF之间,以及TF与其他蛋白质之间的相互作用,最常见的是二聚化结构域;核输入信号一般是转录因子中富含精氨酸和赖氨酸残基的区段。

2)转录因子激活基因转录起始:转录因子激活基因转录起始的作用由TAD介导,主要有两种方式:①通过与通用TF相互作用而发挥转录调控功能;②通过辅激活因子而起作用。

3)转录抑制因子可抑制基因转录起始:①通过干扰基础转录装置而发挥抑制作用,主要作用方式有三类:A.修饰RNA聚合酶Ⅱ的羧基末端结构域(carboxyl-terminal domain,CTD);B.抑制TATA结合蛋白与DNA的结合;C.抑制通用TF之间的相互作用。②通过抑制转录激活因子的功能而发挥抑制作用,主要作用方式有四种:A.阻止转录因子入核;B.与转录激活因子竞争DNA结合位点;C.封闭转录激活因子的TAD;D.促进转录激活因子的降解。

(3)RNA聚合酶Ⅱ CTD的磷酸化促进转录延长:真核RNA聚合酶Ⅱ大亚基的CTD是一段共有的7个氨基酸残基(YSPTSPS)的重复序列。CTD的磷酸化改变在转录的起始和延长过程中发挥重要作用。去磷酸化的CTD在转录过程中发挥作用,当RNA Pol Ⅱ完成转录启动后,在细胞周期蛋白依赖性激酶CDK7的作用下,CTD的Ser5和Ser7发生磷酸化,导致RNA聚合酶Ⅱ的构象发生改变,进而离开启动子,沿模板进行转录。进入转录延长期后,转录调节因子1(regulator of transcription 1,Rtr1)使磷酸化的p-Ser5和p-Ser7去磷酸化,而CDK9则使Ser2/Thr4磷酸化,直接进入转录终止期,再由TF ⅡF相关CTD磷酸酶1(TF ⅡF-associated CTD phosphatase 1,FCP1)使p-Ser2/p-Thr4去磷酸化,最终使CTD回到非磷酸化状态,RNA聚合酶Ⅱ进入新的转录循环周期。因此,CTD磷酸化修饰的动态变化可密切调控RNA聚合酶Ⅱ的转录循环周期。

2. 真核基因的转录后调控 真核基因转录产生的大分子前体mRNA,需经正确加工后才能转变为成熟mRNA,并最终定位于细胞质而执行功能。多种因素参与调控mRNA的加工、转运、细胞质定位及稳定性等。

(1)mRNA 5'端的帽结构:mRNA 5'端的帽结构可以增加mRNA的稳定性,该结构可以使mRNA不能被5'-核酸外切酶降解,延长mRNA的半衰期。

(2)mRNA 3'端的poly(A):mRNA 3'端的poly(A)结构防止mRNA降解,该结构可以使mRNA不能被3'-核酸外切酶降解,增加mRNA的稳定性。

(3)CTD:RNA聚合酶Ⅱ的CTD磷酸化和去磷酸化修饰在RNA的转录后加工过程中发挥重要调节功能。

(4)剪接过程:通过剪接可使前体mRNA转变为成熟mRNA,该过程受到多种因素的调控。剪接位点的选择受到许多反式作用因子和存在于前体mRNA中的顺式作用元件的调控。

(5)mRNA转运及细胞质定位:mRNA在细胞核内完成转录和加工后,经核孔转输到胞质,需在特定的时间和地点发挥作用于蛋白质的生物合成。mRNA在核输出及胞质运输过程中,均以核糖核蛋白(ribonucleoprotein,RNP)复合体的形式进行。在到达目标区域后,其锚定也需相关的蛋白因子参与。调节 mRNA 定位的序列元件可为相应蛋白因子提供识别和结合位点。

（6）mRNA 的稳定性：mRNA 半衰期的微弱变化可在短时间内使 mRNA 的丰度发生上千倍的改变，因此，调节 mRNA 的稳定性是调节基因表达的重要机制之一。① mRNA 自身的某些序列可调控 mRNA 稳定性：参与调控 mRNA 稳定性的自身序列主要包括：5' 端帽结构、5'-UTR、编码区、poly（A）尾、3'-UTR。② mRNA 的结合蛋白可调控 mRNA 稳定性：影响 mRNA 稳定性的 RNA 结合蛋白主要包括帽结合蛋白、编码区结合蛋白、3'-UTR 结合蛋白等。③翻译产物可调控 mRNA 稳定性：有些 mRNA 的稳定性受自身翻译产物的调控。如在 S 期，组蛋白 mRNA 的合成达到高峰，所翻译的大量组蛋白与新合成的 DNA 组装成核小体。随着基因组 DNA 复制的减缓和终止，组蛋白基因的转录和翻译也减慢和停止。④无义介导的 mRNA 衰减系统可降解异常的 mRNA：真核 mRNA 的质量受到严密监控，异常的 mRNA 将被监管系统发现并降解，这种降解是 mRNA 稳定性调控的重要内容。无义介导的 mRNA 衰减是真核细胞中广泛存在的一种保守性 mRNA 质量监控系统，可快速、选择性地降解含有提前终止密码子的异常 mRNA，避免产生对机体有害的截短蛋白质。⑤某些非编码 RNA 可促进 mRNA 降解：某些非编码 RNA（包括长链和短链非编码 RNA）可通过促进 mRNA 降解而调控 mRNA 稳定性，进而调控相应蛋白编码基因的表达。一些 lncRNA 可竞争结合 RNA 稳定蛋白促进其降解；miRNA 和 siRNA 可影响 mRNA 的稳定性，其作用是通过引导相应的 RNA 诱导的沉默复合体（RNA-induced silencing complex，RISC）与靶 mRNA 结合，促进 mRNA 降解。⑥多种其他因素可调控 mRNA 稳定性：除上述调控因素外，其他因素（激素、病毒、核酸酶、离子等）也能影响 mRNA 的稳定性。

3. 真核基因的翻译调控　翻译水平上的调节点主要在起始阶段和延长阶段，尤其是起始阶段。翻译水平的调控主要是通过蛋白质与 mRNA 相互作用或干预蛋白质与 mRNA 相互作用而实现。

（1）翻译起始因子的磷酸化：翻译起始的快慢在很大程度上决定着蛋白质翻译的速率，而真核翻译起始因子（eIF）的磷酸化修饰可调控翻译的

起始。

1）eIF-2α 亚基的磷酸化抑制翻译起始：eIF-2 由 α、β、γ 三个亚基组成，是典型的 GTP 结合蛋白，主要参与甲硫氨酰 - 起始 tRNA（Met-tRNA）的进位过程，其 α 亚基的活性可因磷酸化（cAMP 依赖性蛋白激酶所催化）而降低，导致蛋白质合成受到抑制。

2）eIF-4E 及 eIF-4E 结合蛋白的磷酸化激活翻译起始：eIF-4E 为帽结合蛋白，其与 mRNA 帽结构的结合是翻译的限速步骤。磷酸化修饰可增加 eIF-4E 的活性，从而提高翻译效率。另外，eIF-4E 结合蛋白可通过与 eIF-4E 结合而抑制 eIF-4E 的活性；而 eIF-4E 结合蛋白磷酸化可降低其与 eIF-4E 的亲和力，使 eIF-4E 释放而增加活性，加速翻译起始。

（2）RNA 结合蛋白调控翻译起始：有些 RBP 为翻译阻遏蛋白，在这些 RBP 中，有的可通过结合 mRNA 的 5'-UTR 而抑制翻译起始；有些 RBP 可与 3'-UTR 中的特异位点结合，干扰 3' 端 poly（A）尾与 5' 端帽结构之间的联系，从而抑制翻译起始。

（3）翻译产物水平及活性的调节：新合成蛋白质的半衰期长短是决定蛋白质生物学功能的重要影响因素，因此，通过对新生肽链的水解和运输，能控制蛋白质的浓度在合适的水平。蛋白质的特定修饰如磷酸化、甲基化、酰基化等可调节蛋白功能。

（4）miRISC 结合靶 mRNA 抑制翻译：miRNA 的主要功能是调控翻译，且以负调控作用为主。但 miRNA 并不是通过与 mRNA 的简单互补结合而抑制翻译，而是通过与蛋白质结合形成 miRISC 对翻译过程产生抑制作用。

（5）lncRNA 可调控 mRNA 的翻译：lncRNA 调控翻译的机制复杂多样，可抑制翻译也可促进翻译。抑制翻译是通过促进 mRNA 降解进行调控，促进翻译通过促进 mRNA 与核糖体的相互作用调控。lncRNA 也可通过结合 mRNA 防止 miRNA 的抑制作用。

4. X 染色体失活　与性别相联系的基因表达调控具有特殊性，性别决定的染色体基础（男性 XY，女性 XX）导致大多数物种不同性别个体之间在基因拷贝数和组成上有所不同，因此性连锁基因的表达存在剂量补偿效应。剂量补

偿是使 X 连锁基因的转录水平在不同性别之间达到平衡的过程。在生物界中,X 染色体失活(X-chromosome inactivation)是哺乳动物实现剂量补偿的方式,其特殊性在于它调节的不是基因或基因簇,而是一整条染色体。

1961 年,科学家 Mary Frances Lron 提出 X 染色体失活的假说(Lron 假说),认为女性的两条 X 染色体在胚胎发育早期就有一条随机失活,因此女性体细胞的两条 X 染色体只有一条在遗传上是有活性的。该假说的要点如下:①失活发生在胚胎发育早期;②X 染色体的失活是随机的,即父源或母源的 X 染色体失活是随机的;③失活是完全的,雌性哺乳动物体细胞内仅有一条 X 染色体是有活性的,另一条 X 染色体在遗传上是失活的;④失活是永久的和克隆式繁殖的,一旦某一特定的细胞内 X 染色体失活,那么由此细胞而增殖的所有子代细胞也总是这一个 X 染色体失活。

需要指出的是,虽然 X 染色体失活通常是随机的,但结构异常的 X 染色体,如有缺失的 X 染色体是优先失活的;另外,在 X 染色体平衡易位携带者个体中,通常是正常的 X 染色体优先失活。值得注意的是,虽然 X 失活是广泛的,但并不是完全的,失活的 X 染色体上基因并非都失去了活性,有一部分基因仍保持一定活性。

(1)X 染色体失活的机制:① X 染色体失活中心(X-chromosome inactivation center,XIC)是X 染色体失活的主要调控区域,通过编码的多个长链非编码 RNA 调控,包括 Xist、Tsix 等结合到XIC 上,进而富集更多的染色体修饰相关复合物,促进异染色质构象的形成。Xist 是一个长链非编码基因,仅在失活 X 染色体中表达,其转录产物在 X 染色体上的覆盖引发了相应 X 染色体的失活。Xist lncRNA 结合到失活染色体上是 X 染色体失活的关键一步。反义基因 Tsix 是 Xist 的一个重要抑制因子,参与调控 X 染色体的随机失活,其在 XIC 中的位置与 Xist 重叠但为反义方向转录。②X 染色体失活的起始:二倍体卵细胞中存在计数机制,当 X 染色体的数量超过 1 时,就会有一条 X 染色体上的 XIC 区诱导 Xist RNA 的转录表达使其失活,同时,另外一条 X 染色体会被保护起来。X 染色体数量确定以后,细胞会启动选择机制来决定哪条染色体失活。Xist RNA 从XIC 处转录并双向扩散,Xist RNA 的聚集可以招募沉默复合物形成扩展失活状态的初始信号,并延展至整个染色体,导致异染色质化。③ X 染色体失活的维持:DNA 的甲基化是维持 X 染色体失活的主要作用因素,缺失 CpG 岛甲基化的 X 染色体失活是不稳定的。组蛋白 H3、H4 的乙酰化不足也可能是维持失活染色体的重要因素。

(2)X 染色体失活的逃逸:人体的 X 染色体逃逸基因大多数在 Y 染色体上有同源序列,成簇地分布于 Xp 远端的拟常染色体区,这是 X 和 Y 染色体 100% 相同的区域。如基因 XG(Xg 血型基因)、MIC2(编码细胞表面抗原 CD99)、ANT3(指导ADP/ATP 转换)等。

(3)X 染色体失活与遗传病:对于 X 连锁遗传病来说,男性为半合子,其全身细胞都为突变型,因此病情严重;对于女性杂合子,其体内部分细胞中带有显性基因的 X 染色体失活,另一部分是带有隐性基因的 X 染色体失活。因此,在 X 连锁显性遗传病中,女性杂合子患者的病症往往较男性患者轻,且表现程度不一,如低磷酸盐血症性佝偻病女性杂合子患者的临床病情通常较轻,有部分女性杂合患者仅有低磷酸盐血症而未出现明显的佝偻病症状;而在 X 连锁隐性遗传病中,一些女性杂合子携带者会表现出较轻的临床症状。

第四节　人类基因组

一、人类基因组和染色体

基因组(genome)在不同学科中有不一样的定义。在细胞遗传学领域,基因组指的是一个生物体内的所有染色体的总和,譬如人类体内的 22 条常染色体以及 2 条性染色体(X+X 或 X+Y);在分子遗传学领域,基因组指的是一个生物体内所有 DNA 分子的综合。而人类基因组,通常指代的是人体的核基因组,即 22 条常染色体及 2 条性染色体。但从更完整的角度看,还包含了线粒体基因组及人体内的微生物组群。本章主要针对的是人体的核基因组。

人类基因组包含多个组成部分：即编码基因、假基因、非编码 RNA、重复序列等。编码基因是基因组中最具生物学功能的部分。进一步细分，还可以将蛋白质编码基因细分为：

基因表达调控序列（包括 TATA 框、CAAT框、CpG 岛、启动子等），转录起始位点，5' 非翻译区（5'-UTR），内含子与外显子（包含翻译起始密码识别序列、起始密码子、翻译终止密码子等），3' 非翻译区（3'-UTR），转录终止信号、加 A 信号与随后的加 A 位点等。

假基因，是一类与编码基因序列非常相似的非功能性序列。根据 Ensembl 数据库 2020 年 8 月统计数据，已在人类基因组中发现 19961 个假基因。

非编码 RNA（ncRNA），占人类基因组的大部分区域（>75%），是一类能够转录，却无法被翻译成蛋白质的序列。ncRNA 可分为 rRNA、tRNA、miRNA 等类型，能够精准调控基因的表达、细胞的增殖和分化、个体的生长发育等过程。

重复序列，是指在同一区域，或不同区域重复出现的相同或相似序列，是人类基因组的重要特征之一，包括了微卫星 DNA（microsatellite DNA）和转座因子（transposable element）等。

人类基因组总计包含 30 亿碱基对（约 3Gb），蕴含有个体生长、发育、衰老等全部遗传信息，对应着人体 46 条染色体。人类染色体根据大小进行编号，但其中 21 号和 22 号染色体因为历史原因而例外。每条染色体都由对应的 DNA 分子与蛋白质组合形成。最长的 1 号染色体 DNA，长约250Mb 占全基因组的 8%；21 号染色体最小，长约 48Mb 占全基因组的 1.5%。

DNA 与蛋白质结合形成染色体（chromosome）。这一包装结合，对于细胞而言，具有非常重要的生理意义：

（1）压缩：DNA 通过与组蛋白（histone，一种小型碱性蛋白）有规律地结合，形成核小体，从而将线性 DNA 压缩至原有长度的万分之一。再通过后续多级压缩，使得染色体 DNA 能够容纳进10~15μm 的人细胞核中（单倍体核基因组的 DNA若完全开展相连，总长度可达 1m）。

（2）调控：与染色体 DNA 结合的蛋白质，包括组蛋白和非组蛋白。两者均含有大量的 DNA 结合蛋白，用于调控细胞 DNA 的转录、复制、修复和重组。染色体 DNA 与包装蛋白结合，会影响DNA 的可接近性，从而影响蛋白质与 DNA 的相互作用。包括介导 DNA 复制、修复、重组等功能的蛋白质，都会受到 DNA 可接近性变化的影响，其中转录相关蛋白受到的影响尤其明显。利用这一抑制特性，实现对 DNA 相关生命活动的调控。

（3）保护：DNA 与包装蛋白的结合，能够提高DNA 在细胞中稳定性，避免 DNA 受到损伤。

（4）分裂：DNA 包装成染色体后，能够提高分离效率，有助于在细胞分裂时，将 DNA 准确传递至 2 个子代细胞。

二、细胞周期与细胞分裂

细胞分裂涉及染色体的复制、染色体分离至子代细胞、胞质分裂等过程。细胞完成一轮分裂的过程，被称为细胞周期（cell cycle）。在细菌细胞中，染色体的复制和分离是同步进行的。而在人类等真核细胞中，染色体的复制和分离，发生在分裂过程的不同时期。根据分裂后子代细胞染色体数目情况的不同，人体细胞的分裂可分为：有丝分裂（mitotic cell division），子代细胞染色体数目与母细胞一致；减数分裂（meiotic cell division），子代细胞染色体数目仅有母细胞的 1/2。

（一）有丝分裂

有丝分裂的细胞周期包含 4 个阶段：即 G_1期、S 期、G_2 期、M 期。其中 M 期（mitosis，M phase），为有丝分裂期；S 期（synthesis，S phase），为合成期；而 G_1、S 和 G_2 期，又被统称为间期（interphase）。在整个细胞周期中，染色体主要有两种存在状态：分裂期，经过染色体凝聚（chromosome condensation）过程，染色体处于最压缩的状态，有助于染色体的分离；间期，染色体处于解聚状态，为有丝分裂进行准备。染色体 DNA 进行复制时，要求与染色体结合的蛋白质几乎全部解离和重装。

G_1 期 /G_2 期：G_1 期位于 DNA 合成前，G_2 期位于 S 期和 M 期之间，主要作用有两个：一是检查，确认上一阶段工作是否正确完成；二是准备，为下一阶段工作提供时间上的准备。譬如，若细胞大小及蛋白质合成水平未能达到要求水平，无法满足 DNA 合成的蛋白质及营养所需；或发现细胞含有损伤 DNA 等情况,都会在细胞周期检查点(cell cycle checkpoint),停止细胞周期,并提供时间,以便细胞完成下一阶段的准备工作。

S 期:真核染色体上存在指导染色体 DNA 复制的重要 DNA 元件——复制起始位点(origins of replication)。通过复制起始位点,每条染色体 DNA 完成复制,并得到相互配对的两条染色单体(chromatid),被称为姐妹染色体单体(sister chromatid)。姐妹染色体单体在复制完成后,就立刻通过黏粒(cohesin)聚拢在一起。这一过程,即为姐妹染色单体的附着(sister chromatid cohesin)。该附着状态会一直维持至姐妹染色单体的相互分离。

M 期:有丝分裂过程,可细分为 4 个阶段:

1. **分裂前期(prophase)** 染色体在凝聚蛋白和拓扑异构酶 II 的作用下,通过螺旋化、折叠、包装等过程,凝聚成高度紧密的结构(染色体高度凝集,在光镜下可见),为后续分离打好基础。在前期结束时,核膜破裂。

2. **分裂中期(metaphase)** 在这一阶段,会形成一个重要的连接:二价联会(bivalent attachment)。染色体 DNA 为保证复制后姐妹染色单体的准确分离,存在 1 个 DNA 必需元件——着丝粒(centromere)。着丝粒,能够指导形成一个精细的蛋白质复合体——动粒(kinetochore)。这一复合体能够与着丝粒 DNA 以及蛋白纤维(即微管,microtubule,纺锤体的基本组成元件)结合。在有丝分裂过程中,位于细胞两侧的中心粒(centrosome)会形成"两极",介由细胞内的有丝分裂纺锤体(mitotic spindle)与染色单体粘连,并提供分别指向两极的拉张力,在后续牵引染色体单体分离,分别进入子代细胞。二价联会,即为一对姐妹染色单体的 2 个动粒,分别与相对的中心粒发出的纺锤体形成的连接。只有当所有姐妹染色单体都完成二价联会,染色体才会开始分离。二阶联合,保证了每对姐妹染色单体会被分别牵引向相反的两极,保证了每个子代细胞获得每个复制染色体的一个拷贝。

值得一提的是,不同于复制起始位点,每个染色体上仅有 1 个着丝粒。当着丝粒缺失,染色单体会随机分离,导致子代细胞的染色体重复或缺失;当着丝粒增多,染色单体则会在分离过程中发生断裂。

3. **分裂后期(anaphase)** 姐妹染色体单体在复制完成后,就在黏粒的作用下,维持聚拢状态,并对有丝分裂纺锤体的拉张力进行抵抗。在分裂中期,姐妹染色单体之间来自黏粒的黏附力,以及来自纺锤体两极,二价联会产生的拉张力,相互抵消,使得所有染色体排列在细胞中部,位于两个中心粒之间(此位置被称为中期板或赤道板)。当黏粒被蛋白质水解破坏,姐妹染色单体间的黏附力消失,平衡打破,染色体的分离过程被触发。

4. **分裂末期(telophase)** 核膜重新形成,并包裹分离的两套染色体。同时,细胞质发生物理分离,细胞分裂完成,即胞质分裂(cytokinesis)。

(二)减数分裂

减数分裂,产生的子代细胞,仅含有母细胞半数染色体。与有丝分裂最大的不同在于,DNA 复制后,进行了两轮染色体分离。减数分裂的细胞周期包含:G_1 期,S 期,漫长的 G_2 期,以及两轮分裂期。

人体细胞内的遗传物质,分别遗传自父亲和母亲。来源于父母双方,形态、大小、结构一致的一对染色体,被称为同源染色体(homologs)。在减数分裂 I 期,与有丝分裂的二价联会不同,每个姐妹染色单体对的两个动粒,与同一极的微管纺锤体连接,形成单价联会(monovalent attachment)。此时,通过配对的同源染色体间的相互作用,抵抗纺锤体的拉张力。减数分裂 I 期后期(后期 I),同源染色体相互释放并分离,而姐妹染色单体间的黏附力仍存在,保持配对状态。

减数分裂 II 期,与有丝分裂非常类似,但在本次分裂前,并无 DNA 复制环节。在中期 II,纺锤体与前一阶段分离的姐妹染色单体对的两个动粒连接,形成二价联会。在姐妹染色单体间的黏附力水解消失后,牵引染色单体分离。

至此,细胞内分离形成 4 套染色体,每套仅包含母细胞每条染色体的 1 个拷贝。而后,每套染色体外形成核膜,构成 4 个细胞核,胞质分裂后,形成 4 个单倍体细胞。单倍体细胞经过交配,重新形成新的二倍体细胞。

三、人类基因组计划

(一)人类基因组计划的提出

人类基因组计划(human genome project,HGP)

作为生命科学领域的"登月计划",被誉为可与"曼哈顿原子弹计划""阿波罗登月计划"相媲美的伟大系统工程,是人类第一次系统、全面地解读和研究人类遗传物质的全球性合作计划。

人类基因组计划最早是美国科学家于 1985 年在能源部(Department Of Energy,DOE)的一次会议上讨论,1986 年诺贝尔奖得主杜比柯(Dulbecco)在 1986 年 3 月 7 日出版的 *Science* 杂志上发表了一篇题为"肿瘤研究的一个转折点:人类基因组的全序列分析"的短文,提出包括癌症在内的人类疾病的发生都与基因直接或间接有关,呼吁科学家们联合起来,从整体上研究和分析人类的基因组序列。一些有远见卓识的科学家们集体提出一次性解读人类基因组全部 DNA 序列。1990 年美国国会批准这一项目,并决定由美国国立卫生研究院(National Institutes of Health,NIH)和能源部组织实施,标志人类基因组计划正式启动。HGP 计划得以启动并实施完成主要由三个方面因素决定,第一是 DNA 测序技术和相关分子生物学技术日趋成熟,如 DNA 测序、寡聚核苷酸合成、DNA 杂交、分子克隆、聚合酶链反应(polymerase chain reaction,PCR)等。尤其是 20 世纪 80 年代初荧光标记法 DNA 测序仪的研发和接近问世。第二是生物医学发展的迫切需求,未知基因序列的不断解读,遗传疾病相关变异的定位克隆,新转录因子和信号转导通路的不断发现,都使 DNA 测序技术和需求被推到了科学界关注的焦点。大家都在争取基金,计划测定自己感兴趣的基因时,一个重要观点的提出赢得了广泛的支持——与其各测各的基因,不如集中攻关测定全基因组序列。集中攻关的特点是可以使操作专业化和规模化。第三是启动国际合作,调动全球各方资源的必要性。如人类基因组研究会涉及世界各国的人类遗传资源,与其说在美国集中收集,不如让这些国家直接参与到合作项目中,同时参与国还可以给予资金的支持。

国际"人类基因组计划"联合体最终由美、英、法、德、日、中 6 个国家的 16 所实验室(主要是大学实验室)逾千名科学家实际参与,用时 15 年,耗资数十亿美元共同完成。

(二) HGP 的目标和任务

HGP 的主要任务是对人类基因组(22 条常染色体和 X、Y 性染色体)3Gb 的碱基对进行测序,绘制人类基因组全序列作为"参考文本",即构建详细的人类基因组遗传图谱和物理图谱、序列图和转录图,确定人类 DNA 的全部核苷酸序列,定位约 10 万个基因,并对其他生物进行类似研究。进而破译人体遗传物质 DNA 上碱基对的生物学含义,弄清人类各种疾病与基因的关系。从根本上预防人类疾病的发生,有效治疗疾病及为人类历史的研究提供有力工具。

(三) 我国的人类基因组计划

1993 年,国家自然科学基金委员会设立"中华民族基因组中若干位点基因结构的研究",标志我国 HGP 正式启动。从 1998 年开始,国家将在 3 年内加大对 HGP 项目的投资力度,3 年投资总额达到 3 亿元。我国 HGP 工作主要在基因组多样性和疾病基因的识别方面开展工作。中国科学家通过自己的实力争取到测定人类基因组序列 1% 的份额,即 3 号染色体上 3 000 万 bp 的测序任务,估计有 750~1 000 个基因,虽然只有 1%,但意义重大。目前,由于 HGP 项目的实施,已在世界范围内引起了一场"基因争夺战"。作为世界上最大的人口大国,我国加入 HGP 的国际合作具有特殊的意义。我国的人类基因组计划于 1994 年启动,由国家自然科学基金委员会、国家高技术研究发展计划(863 计划)和国家重点基础研究发展计划(973 计划)共同资助。在中华人民共和国科学技术部和上海市、北京市的大力支持下,成立了国家人类基因组南方和北方研究中心。在中华人民共和国科学技术部和中国科学院的支持下,由中科院遗传所基因组中心、国家人类基因组南方和北方研究中心共同承担了全球人类基因组测序计划的 1%。

(四) HGP 的完成

2003 年 4 月 25 日,美国、英国、法国、德国、日本和中国政府首脑宣布这一计划落下帷幕,人类基因组序列图绘制成功,人类基因组计划的所有目标全部实现,提前 2 年实现了目标。HGP 的成功并不是偶然,它不仅是科学发展的必然,也是科学要素具备和时机逐渐成熟的体现。基因组学属于分子生物学范畴,其学科的真正起点,是 1953 年 DNA 双螺旋结构的发现和 20 世纪 70 年代初期 DNA 序列解读技术的发明。因此,也可以说 HGP 是 50 年来生命科学与技术发展的最重要结晶。随着人类基因组测序计划的完成和后基因组时代的到来,国际上基因组、转录组、蛋白质组、代谢组乃至表型组工作相继开展,主要包括:①人类基因的识别和鉴定:即采用生物信息学、计算机生物学技术、生物学实验手段及两者相结合的方法,收集并不断扩充现有的各种数据库,研制、建立更多样化的数据库和信息处理软件;②基因功能信息的提取和鉴定:即利用改进的定量PCR技术、原位杂交技术、微点阵技术和基因表达的连续分析方法绘制基因表达图谱,同时包括对人类基因突变体的系统鉴定;③蛋白质组学的研究:即蛋白质谱的建立与基因的相互作用关系的研究。

第五节　基因变异与疾病

物种在进化繁衍和生命活动中,遗传物质通常可以在一定的时间范围内保持相对稳定的分子组成结构和生物学功能以维持稳定的遗传性状。当物种受内外环境因素的作用和影响,其遗传物质可能发生某些变化,这个过程称为突变(mutation)。

基因突变是生物界广泛存在的遗传事件,可能会发生在生殖细胞与体细胞中。生殖细胞中发生的突变基因,一般通过有性生殖途径传递给后代,并存在于后代个体的每个细胞中。从进化的角度来看,基因突变导致的有利性或中性变异(如有助于生物生存等),会随着物种的繁衍不断累积并趋于稳定,为不同物种的演化提供丰富的原材料和生物学基础,并通过自然选择不断促进种群的系统发育和新的种群产生;而基因突变导致的有害变异或不利于物种生存的变异,可能会导致多种遗传性疾病的发生,从而增加物种群体的遗传负荷。而发生在体细胞中的基因突变(somatic mutation),不会直接传递给后代个体,但可以通过突变细胞的分裂增殖在后代子细胞中传递,形成突变的细胞克隆,并形成肿瘤病变或细胞癌变。

基因突变具有显著特性,包括多向性、随机性、重复性、可逆性、有害性。①多向性是指任意一个基因,都有可能独立地发生多次不同的突变而形成新的等位基因或形成所谓的复等位基因;②随机性是指基因突变对于任一生物及个体的任一细胞或基因,其发生都是随机的,但不同基因、不同物种发生突变的频率可能有所差异,如人类基因的突变频率约为 $10^{-6}\sim10^{-4}$;③重复性是指已经发生过突变的基因在特定条件下仍然可以再次独立发生突变并形成新的等位基因;④可逆性是指基因突变形成的突变型可以通过再次突变等过程变为野生型,从野生型突变为突变型称为正向突变(forward mutation),从突变型变为野生型称为回复突变(reverse mutation),通常正向突变率远高于回复突变率;⑤有害性是指如果对物种具有决定性意义的基因发生突变,往往会对生物的生存带来消极或不利的影响。

一、基因突变的类型

基因突变的过程可以造成细胞水平的染色体数目和结构异常,也可以造成分子水平的DNA碱基序列或结构变化,即染色体畸变(chromosome aberration)和基因突变(gene mutation)两大类。基因突变有可能是中性或者良性,而"突变"这个词被认为带有"有害"的含义。因此,为了避免语义的偏差,近年来,用变异(variant)代替突变(mutation)来描述DNA的改变变得越来越常见。在大部分情况下,由于"变异"和"突变"语义相同,在本书中未做区分。

(一)染色体畸变——染色体整倍体和非整倍体异常

染色体畸变是指体细胞或生殖细胞内染色体发生的异常,其引起的后果在细胞周期不同时限内有所不同。染色体畸变可分为数目畸变(numerical aberration)和结构畸变(structural aberration)两种,其中数目畸变又分为整倍性改变和非整倍性改变。染色体的数目或结构畸变通常会导致染色体片段基因群的增减或位置改变,造成遗传物质改变,从而引起染色体异常综合征或染色体疾病。

正常人体生殖细胞精子和卵子所包含的全部染色体称为一个染色体组。精子和卵子为单倍体(haploid),以 n 表示,含有 22 条常染色体和 1 条性染色体。正常人体受精卵为二倍体(diploid)，以 2n 表示，含有 22 对常染色体和 1 对性染色体。体细胞染色体数目的增加或减少，称为染色体数目畸变。

若体细胞染色体数目变化体现为单倍体(n)的整倍数增加或减少，则称为整倍性(euploidy)改变。在 2n 基础上增加一个染色体组，染色体数变为 3n，即三倍体(triploid)；在 2n 基础上增加两个染色体组，染色体数为 4n，即四倍体(tetraploid)；在 2n 基础上减少一个染色体组，染色体数为 n，即单倍体。三倍体及以上的统称为多倍体。根据研究表型，流产胎儿中三倍体较为常见，极少数存活到出生的三倍体胎儿多为 2n/3n 的嵌合体。三倍体的形成原因可为双雌受精或双雄受精，四倍体的形成原因主要是核内复制或核内有丝分裂。

若体细胞染色体数目变化体现为增加或减少了一条或数条，统称为非整倍性(aneuploidy)改变，临床上较为多见。当体细胞中染色体数目少了 1 条或数条时，称为亚二倍体，即 2n-m(其中 m<n)，构成单体型。当体细胞中染色体数目多了 1 条或数条时，称为超二倍体，即 2n+m(其中 m<n)，构成三体型。同时存在两种或两种以上的细胞系的个体称为嵌合体(mosaic)。嵌合体多见于数目异常、结构异常、数目与结构异常之间。

(二)染色体畸变——结构变异

染色体的结构变异因物理、化学、生物等多种因素作用导致，主要结果是染色体发生断裂，并可能发生断裂片段的重接。临床常见的染色体结构畸变包括缺失、重复、倒位、易位、环状染色体、双着丝粒染色体和等臂染色体等。

缺失(deletion)是指某一条正常染色体断裂后丢失了一个片段，故此片段上的基因也会发生丢失。由于遗传物质的丢失，往往造成个体功能下降甚至致死。染色体缺失按照染色体断点的数量和位置可分为末端缺失及中间缺失两种。末端缺失是指染色体臂断裂后未发生重接，无着丝粒的片段无法与纺锤丝相连；中间缺失是指染色体的同一臂上发生了两次断裂，两个断点之间无着丝粒片段丢失，其余的两个断片重接。

重复(duplication)是指某一条染色体片段增加了一份以上，故此片段间的基因也增加了一份以上。造成重复的主要原因是同源染色体之间的不等交换或姊妹染色单体之间的不等交换或染色体片段的插入。

倒位(inversion)是指某一条染色体发生两次断裂后，两断点之间的片段颠倒 180° 后重新连接而成染色体，会造成染色体上基因顺序的重排。倒位是既常见又多见的遗传研究的染色体结构变异类型。通常根据发生倒位的部分是否包括染色体的末端细分为臂内倒位与臂间倒位。臂内倒位是指一条染色体的某条臂上同时发生两次断裂，两断点之间的片段旋转 180° 后重接；臂间倒位是指一条染色体的长、短臂各发生一次断裂，中间断片颠倒后重接，形成臂间倒位染色体。

易位(translocation)是指染色体片段位置的改变，一般会伴有基因位置的改变。易位发生在一条染色体内称为移位或染色体内易位。易位发生在两条同源或非同源染色体之间称为染色体间易位，即一条染色体的断片连接到另一条同源或非同源染色体的臂上。

常见的几种类型：

相互易位(reciprocal translocation)指两条色体同时发生断裂，断片交换位置后重接形成两条新的衍生染色体。相互易位是比较常见的结构畸变，在各条染色体间都可发生，新生儿的发生频率为 1:1 000~2:1 000。相互易位仅涉及位置改变而不造成染色体片段的增减时称为平衡易位，平衡易位通常没有明显的遗传效应，但平衡易位的携带者与正常人婚后生育的子女中，却有可能得到一条衍生异常染色体。

罗伯逊易位(Robertsonian translocation)是相互易位的一种特殊形式，是指两个近端着丝粒染色体(D/D,D/G,G/G)在着丝粒部位或其附近断裂后，两者的长臂在着丝粒处接合在一起，形成一条由两条染色体长臂构成的衍生染色体，这条长臂几乎具有全部遗传物质，而两条短臂形成的小染色体由于缺乏着丝粒或几乎全由异染色质组成，在第二次分裂时丢失。罗伯逊易位本身不会引起明显的表型，但后代常常会引起流产或产生三体型综合征。

插入易位(insertional translocation)是指两条非同源染色体同时发生断裂，只有其中一条染色体的片段插入到另一条染色体的非末端部位。一般只有发生了三次断裂时，才可能发生插入易位。

环状染色体(ring chromosome)是指一条染色体的长、短臂即染色体的两端同时发生了断裂，断裂下来的两个断片彼此可以黏合成一个,而含有着丝粒的片段可通过两断端的黏合形成环状染色体。不包含着丝粒的碎片往往会消失,包含着丝粒的部分能继续进行有丝分裂。如慢性粒细胞白血病患者向急性方向转化时,常可见到环状染色体。

双着丝粒染色体(dicentric chromosome)是指两条染色体同时发生一次断裂后,两个具有着丝粒的片段的断端相连接,从而形成一条双着丝粒的衍生染色体。

等臂染色体(isochromosome)是指一条染色体的两个臂在形态上和遗传结构上完全相同,一般由于着丝粒分裂异常造成,着丝粒横裂会导致长臂、短臂各自形成一条染色体,即形成一条具有两个长臂和一条具有两个短臂的等臂染色体。

(三)基因突变——静态突变

静态突变以一定频率发生并可以相对稳定传递,静态突变包括点突变和小片段的缺失、插入和重排,而点突变又可以具体细分为同义突变、无义突变、错义突变等碱基替换和移码突变。

同义突变(synonymous mutation)是由于遗传密码子的简并现象导致的,虽然发生了碱基替换,但是新、旧密码子编码的氨基酸种类保持不变,即该位置的密码子突变前后为简并密码子,不产生相应的遗传表型突变效应。如 CTA 与 CTG 均编码亮氨酸,若 A 突变为 G 则该突变为同义突变。此类变异一般不会影响所翻译蛋白质的结构和功能,只会影响编码效率。需要注意的是,有些同义突变的碱基改变,可能会对 RNA 剪切产生影响,进而生成功能缺陷的蛋白。

无义突变(nonsense mutation),也称为终止密码子获得突变(stopgain mutation),是由于碱基替换导致编码某一种氨基酸的三联体遗传密码子,变为了蛋白翻译终止的密码子 UAA、UAG 或 UGA。虽然无义突变并不引起氨基酸编码的错误,但由于终止密码子出现在一条 mRNA 的中间部位,此类变异会导致翻译时多肽链合成延伸的提前终止,造成多肽链的组成机构残缺及蛋白质功能异常或丧失蛋白质功能。当无义突变位于倒数第二个外显子之前或更靠近 5' 端区域时,提前终止的蛋白质翻译可以引发无义介导的 mRNA 降解(nonsense mediated mRNA decay,NMD),使带有突变的 mRNA 变得不稳定,在细胞内被迅速降解清除。

终止密码子缺失突变(stoploss mutation)是由于碱基替换导致 DNA 分子中的某个终止密码子变成了具有氨基酸编码功能的遗传密码子,会导致本应终止的多肽链继续非正常延伸从而形成功能异常的蛋白质结构分子。

错义突变(missense mutation)是由于碱基替换导致编码某种氨基酸的密码子变成编码另一种氨基酸的密码子,从而使多肽链的氨基酸种类和序列发生改变,导致蛋白质多肽链原有功能的异常或丧失,并引起人类的多种分子和代谢类疾病。

剪接位点突变(splicing site mutation)通常发生在 DNA 的非编码区域(也可能发生在编码区域),通过破坏正常的剪切位点或产生新的剪切位点,引起 RNA 剪切的改变,生成带有缺失或插入序列的 RNA,最后翻译为功能异常的蛋白。有的剪切位点突变可以改变 RNA 剪切的效率,影响正常蛋白质的翻译。

移码突变(frame-shift mutation)是由于基因组 DNA 多核苷酸链中碱基对的插入或缺失,导致插入或缺失点之后的所有遗传密码子组合发生改变,从而导致编码的蛋白质多肽链的氨基酸种类和顺序发生变化。如果插入或缺失非 3 整倍数的碱基对,将会造成插入或缺失位点之后的整个密码子碱基组合及排列顺序的改变。如果插入或缺失的碱基对是 3 或 3 的倍数,则不造成读码框的改变。一般来讲,移码突变不仅会影响突变下游编码氨基酸序列的改变,形成一个新的终止密码子,导致多肽链的合成中断,形成截短的肽链,甚至形成不稳定的 mRNA,通过 NMD 使突变的 mRNA 在细胞内被清除。

此外,DNA 分子中还可能出现涉及数十或数百个碱基片段的微小缺失、微小插入或重排。微小缺失(micro-deletion)是由于 DNA 复制或损伤的修复过程中,某一小片段没有被正常复制或未能得到修复所致;微小插入(micro-insertion)是指在 DNA 复制过程或损伤过程中,某一小片段插入到 DNA 链中;重排(rearrangement)是指 DNA 分子发生两处以上的断裂后,所形成的断裂小片段两端颠倒重接,或不同的断裂片段改变原来的结构顺序重新连接,从而形成了重排的片段突变形式。

(四)基因突变——动态突变

动态突变(dynamic mutation)是指 DNA 分子

中某些短串联重复序列,尤其是基因编码区、3' 或 5'-UTR 区、启动子区、内含子区出现三核苷酸重复及其他长短不等的小卫星、微卫星序列的重复拷贝数,在减数分裂或体细胞的有丝分裂过程中发生扩增而造成遗传物质的不稳定状态。此类串联三核苷酸的重复次数会根据世代交替传递形成逐步递增积累的效应,导致不同的单基因疾病,如脆性 X 综合征患者的限制性酶切片段中存在的 (CGG) n 拷贝数可达 100~200 个,而正常人仅为 60 个以下。这种三核苷酸重复拷贝数增加,不仅可发生在上代的生殖细胞中而遗传给下一代,而且在当代的体细胞中也可发生,并同样具有表型效应。

二、基因突变发生的机制

细胞水平上的染色体畸变和分子水平上的基因突变其实质都是遗传物质的改变,这种改变可自发产生或由外界因素诱变而产生。诱变因素包括化学因素、物理因素、生物因素。

(一) 染色体畸变的发生机制

整倍性改变可能发生在配子形成合子时,或其后的受精卵、胚胎或体细胞有丝分裂过程中。正常情况下,一个单倍体卵子与一个单倍体精子结合形成二倍体的合子,当卵子和精子的染色体组数目异常或多于 2 个配子形成合子时,会导致合子染色体组整倍性的改变。三倍体的形成原因可为双雄受精(dispermy)或双雌受精(digyny)。一个正常的卵子同时与两个正常的精子发生受精称为双雄受精(dispermy)。一个二倍体的异常卵子与一个正常的精子发生受精,称为双雌受精(digyny)。四倍体形成的主要原因是核内复制(endoreduplication)或核内有丝分裂(endomitosis),指 DNA 复制而细胞不进行分裂的现象。即在一次细胞分裂时,DNA 不是复制一次,而是复制了两次,而细胞只分裂了一次。这样形成的两个子细胞都是四倍体,这是肿瘤细胞中常见的染色体异常特征之一。

多数非整倍体产生的原因是在生殖细胞成熟过程中或受精卵早期卵裂中,发生了染色体不分离(non-disjunction)或染色体丢失(chromosome lose)。在细胞分裂进入中、后期时,如果某一对同源染色体或姐妹染色单体彼此没有分离,而是同时进入同一个子细胞,结果所形成的两个子细胞中,一个将

因染色体数目增多而成为超二倍体,另一个则因染色体数目减少而成为亚二倍体,这个过程称为染色体不分离。染色体不分离可以发生在细胞的有丝分裂过程中,也可以发生在配子形成时的减数分裂过程。染色体丢失又称染色体分裂后期延滞(anaphase lag),在细胞有丝分裂过程中,某一染色体未与纺锤丝相连,不能移向两级参与新细胞的形成。或在移向两极时行动迟缓,滞留在细胞质中,造成该条染色体的丢失而形成亚二倍体。染色体丢失也是嵌合体形成的一种方式。

染色体结构畸变发生的原因是染色体发生断裂,然后断裂片段重接。断裂的片段如果在原来的位置上重新结合,称为愈合或重合(reunion),即染色体恢复正常,一般不引起遗传效应。如果染色体断裂后未能在原位重接,也就是断裂片段移动位置与其他片段相接或丢失,则可引起染色体结构畸变又称染色体重排(chromosomal rearrangement)。并且有 1/2 的人类基因组由多次重复的 DNA 序列组成,基因组中的同向重复序列和反向重复序列会发生配对和同源重组,这种异位重组(ectopic recombination)也会导致缺失、重复、倒位、易位等染色体结构畸变的发生。

(二) 基因突变的产生机制

基因突变可来源于 DNA 复制的不准确性、遗传物质的化学损伤、转座子。

1. DNA 复制的不准确性 虽然互补配对原则保证了 DNA 复制的准确性,但复制过程中仍然可能偶然地插入错误的核苷酸(约每添加 105 个碱基对产生一个错误),影响 DNA 合成的精确度。复制时的错配由校对过程识别,DNA 聚合酶复合物激活其 3' → 5' 外切酶活性,去除 3' 末端的错误核苷酸。校对过程遗漏的部分错误配对会被复制后的错配修复过程识别并修复。达到细胞内观测到的极高的 DNA 合成精确度(约每添加 1 010 个碱基对产生一个错误)。

有些错误插入的核苷酸逃脱校对和错配修复的检测并在新合成的链和模板链之间形成错误配对。在第二轮复制的时候,错误插入的核苷酸已经是模板链的一部分,将指导其互补性核苷酸插入到新合成的链中。此时不存在错配,取而代之的是在 DNA 序列中产生一个永久性的改变(突变)。

DNA 复制的不准确性也可能导致小片段的

缺失或重复。在 DNA 复制或损伤的修复过程中，某一小片段没有被正常复制或未能得到修复会造成微小缺失，而某一小片段插入到 DNA 链中，其结果造成新链中相应小片段的微小插入。

基因组中存在着大量的重复片段，复制很难精确拷贝这种重复序列。简单的 2-、3- 或 4- 核苷酸序列的重复被称为微卫星 DNA（microsatellite DNA），最常见的微卫星 DNA（microsatellite DNA）序列是二核苷酸重复序列（如 CACACACACACACACA）。微卫星 DNA 是易发生突变的序列，在复制时常发生"打滑"，使重复序列的拷贝数目增加或减少，从而导致这些重复片段发生动态突变。动态突变的产生机制也可能是姊妹染色单体的不等交换或重复序列中的断裂修复错位。

2. 遗传物质的化学损伤 化学损伤可分为自发性损伤和环境因素导致的损伤。

（1）自发性损伤：在细胞中，DNA 双螺旋的正确结构有赖于水性的环境，但 DNA 也会因水解的作用产生自发性损伤。水解损伤包括脱氨作用（deamination）和脱嘌呤作用（depurination）。其中最频繁和最重要的类型是正常胞嘧啶脱去一个氨基产生非天然的（在 DNA 中）碱基尿嘧啶。尿嘧啶优先与腺嘌呤配对。因此，复制时在另一条链上导入腺嘌呤，而不是胞嘧啶指导下的鸟嘌呤。这种损伤很容易被修复，因为 DNA 修复系统中的碱基切除修复（base-excision repair）会识别并除去非天然的 DNA 碱基，所以胞嘧啶脱氨产生的尿嘧啶会被识别并替换为正常的胞嘧啶。然而甲基化后的胞嘧啶——5- 甲基胞嘧啶——经脱氨作用产生胸腺嘧啶，由于胸腺嘧啶是正常的 DNA 碱基，因而不会被碱基切除修复系统去除。在此情况下，脱氨作用将原来的 G-C 对改变为 G-T 对，在下一轮复制中产生 G-C（野生型）和 A-T（突变型）子代分子。脊椎动物 DNA 中甲基化的胞嘧啶是自发突变的热点。脱嘌呤作用是指嘌呤核苷酸中嘌呤碱基的丢失。在嘌呤核苷酸中，糖 - 嘌呤键相对比较不稳定，容易被水解。通过水解，也可发生嘧啶的丢失（depyrimidination，脱嘧啶作用），但比脱嘌呤作用少见。某个脱氧核糖上的碱基缺失可被 AP 修复系统修正。但是，如果复制又在修复发生之前到达该无嘌呤位点，则复制过程几乎总是会在子链上与无嘌呤位点相对之处插入一个

腺嘌呤。又经过一轮复制后，原来的 G-C 对变成 T-A 对，这是典型的颠换突变。

（2）氧化剂、烷化剂造成的损伤：氧化反应和烷化反应都可改变碱基的氢键结合性质，造成错误的核苷酸掺入双链 DNA。DNA 还易受到活性氧簇的攻击（如 O_2^-、H_2O_2 和 OH·）。这些强烈的氧化剂由电离辐射和产生自由基的化学试剂产生。最常见的一种 DNA 氧化损伤类型是鸟嘌呤的氧化产生 8- 氧鸟嘌呤。8- 氧鸟嘌呤不与胞嘧啶配对，而与腺嘌呤配对。亚硝酸类化合物可引起腺嘌呤、胞嘧啶和鸟嘌呤的脱氨作用。与水解导致的脱氨作用一样，因氢键结合专一性的改变导致原有碱基配对的改变。如腺嘌呤脱氨生成与胞嘧啶配对的次黄嘌呤，造成 A-T 到 G-C 的转换。烷化剂具有高度的诱变活性，如甲醛、氯乙烯、氮芥等。该类物质能够将烷基基团引入多核苷酸链上的任一位置，从而造成被烷基化的核苷酸发生配对错误而导致突变的发生。如乙基磺酸甲酯与鸟嘌呤反应，产生 O6- 乙基鸟嘌呤，可与 T 配对，形成 G-C 到 A-T 的转换。

（3）紫外线造成的损伤：紫外线照射会造成细胞内遗传物质损伤，是所有病毒和细胞的诱变剂。DNA 中的碱基吸收紫外线的能量，在核苷酸序列中相邻嘧啶碱基处发生二聚体化，产生共价连接的嘧啶二聚体（pyrimidine dimer）。其中最常见的是胸腺嘧啶二聚体（thymine dimer，TT）。嘧啶二聚体的形成改变了 DNA 的局部结构，引起螺旋扭曲，当 DNA 复制或 RNA 转录进行到这一区域时，这种扭曲会导致 DNA 聚合酶的终止暂时阻断 DNA 的复制，或阻断转录。

（4）电离和电磁辐射导致的损伤：电离和电磁辐射的诱变作用是一定强度、剂量的射线（如 X 射线、γ 射线和快中子等）或电磁波辐射击中遗传物质，被吸收的能量，引发遗传物质内部的辐射化学反应，导致染色体和 DNA 分子多核苷酸链的断裂性损伤；断裂的染色体或 DNA 序列片段发生重排，进而造成染色体结构的畸变。

（5）碱基类似物、嵌入剂导致的损伤：突变还可由替换正常碱基的化合物（base analog，碱基类似物）或能插入碱基间的化合物（intercalating，嵌入剂）导致复制错误引起。碱基类似物在结构上与正常的 4 种碱基之一类似，可在正常复制过程中掺入 DNA 双链，但是两者结构上存在的差异，

使碱基类似物的配对不准确,导致复制过程中频繁发生错误。如一种常见的碱基类似物 5- 溴尿嘧啶(5-BU)的化学结构与胸腺嘧啶极为相似,受溴原子的影响,酮式 5-BU 可以和腺嘌呤互补,烯醇式 5-BU 可以和鸟嘌呤配对。嵌入剂是含有几个多元环的扁平分子,包括吖啶及焦宁类扁平分子构型的芳香族类化合物,能够嵌入到 DNA 的核苷酸组成序列中,造成碱基的插入或丢失,导致插入或丢失点之后整个编码顺序的改变。

3. **转座子的作用**　转座(transposition)是一种特殊的遗传重组,是自发性突变的主要来源,它将特定的遗传因子从 DNA 上的一个地方移位到另一个地方。这种遗传因子是长度>100bp 甚至>1kb 的重复单元,称为转座因子(transposable element)或转座子(transposon)。在转座过程中,转座因子可保留原拷贝的情况下,转移到基因组中新的位置上,或从原位置切除插入到新的位点。当转座因子移位时,转座因子通常对插入位点几乎没有序列选择性,所以,转座子可能会插入到基因内部,造成基因完全失活;也可能会插入到一个基因的调控序列中,造成该基因表达的改变。

三、基因突变在进化中的作用

拉马克的观点是生物是不断进化的,其根本原因是用进废退和获得性遗传。达尔文则提出了自然选择学说,他认为:生物都具有过度繁殖的倾向,但依托的食物和空间是有限的,生物要生存繁衍下去就必须进行生存斗争,在生存斗争中,具有有利变异的个体就容易获胜并将这些变异遗传下去,具有不利变异的个体则容易在生存斗争中被淘汰。这样经过长期的自然选择,适应环境的有利变异就不断被积累。

现代生物进化理论则以自然选择学说为核心,其基本观点为种群是生物进化的基本单位,生物进化的实质在于种群基因频率的改变。突变和基因重组、自然选择及隔离是物种形成的三个基本环节,通过以上的综合作用,种群产生分化,最终导致新物种的形成。基因突变是新基因产生的途径,是生物变异的根本来源,是生物进化的原始材料。生物变异主要分为两类:可遗传的变异和不可遗传的变异。可遗传的变异主要有基因突变、基因重组和染色体变异,其中基因突变是生物变异的根本来源。种群作为生物进化的基本单位,通过种群的生存繁衍将各自的基因传递给后代以实现生物的变异和进化。而每个种群基因库都存在特异性,并能在种群繁衍中得到保持与发展。基因库、基因频率及频率变化、可遗传的变异等都是生物变异和进化中必不可少的原材料,而基因突变、基因重组和染色体变异又是可遗传变异的主要来源,其中基因突变是可遗传性变异产生的根本来源。

由于基因突变是染色体在复制时碱基对的组成或排列顺序发生了改变而引起的,从而导致种群基因库的表型变化,这种变化最终聚集成了生物进化。近年来,随着基因组测序技术的发展,获得了大量物种的基因组测序数据,同时随着比较基因组学的深入研究,科学家们将物种分化和基因组进化归纳为基因突变类型、模式及突变频率的变化,基因突变的实质是基因在结构上发生碱基对组成或摆列顺序的改变,而这种改变在一定条件下成为生物进化最初的原材料。

综上所述,在生物变异与进化过程中,虽然基因突变不是生物变异的唯一来源,也不是生物进化的唯一原料,但不可否认它对生物变异和进化都起到一定促进作用。

(肖　锐)

第六节　基因数据库与人工智能

一、基因组数据分析和深度学习的应用

高通量测序技术的出现对人类的遗传疾病的诊断和检测带来了革命性的发展。全基因组和全外显子组测序极大促进了罕见病的科研和临床应用,同时也提高了对常见病的致病基因和位点的认知。我们现在处于遗传数据大暴发的阶段,全世界有成千上万的人类基因组测序结果。而随着数据指数的增长,如何有效分析并解读这些数据并精准地辅助临床诊断,是目前面临的极具挑战

的工作,而解决这一障碍最有希望的方法是深度学习。深度学习是机器学习的一种变体,在图像识别或机器人技术等领域已成功实施,它的一个特性是在大量数据的时候最有效。因此,深度学习完全适合于基因组学领域的工具。尽管目前基因组学的深度学习还处于早期阶段,但它在癌症诊断和治疗、临床遗传诊断、人群基因组学、功能基因组学等领域有重大的潜在应用价值。本章节主要谈一下基因组数据的分析及机器学习在基因组数据研究中的应用。

数据分析的步骤通常包括数据收集、数据质量检查、过滤,数据处理、建模、可视化以及数据报告。利用生物信息学手段对含变异的基因进行基因功能注释并解读,挖掘基因功能和潜在机制,建立基因网络图谱是对基因组数据执行分析的常见操作。在基因组时代,随着对基因组数据的全面分析在临床和科研中越来越流行,对用于数据处理的工具和方法的需求也日益上升。不断有科研人员或商业公司开发新的分析软件对数据进行快速有效地分析。但目前最常用的基因组数据分析工具是基于 Broad 研究所科研人员开发的一系列相关分析工具,如 BWA-GATK 分析流程。GATK 是 GenomeAnalysisToolKit 的缩写,是目前最主流的用于高通量测序数据中分析变异信息的软件。我们接下去主要介绍一下以 Illumina 下一代测序 (next generation sequencing, NGS) 基因组数据为基础的分析流程以及相应开发的一系列工具。

(一) 基因组数据分析流程

1. **数据的收集** Illumina 公司采用边合成边测序的方法,首先将 DNA 分子用超声波打断成一定长度的小 DNA 片段,然后在每个小片段的两端加上接头,构建单链 DNA 文库;将建好的文库在 Illumina 测序流动槽上进行桥式 PCR 扩增和变性,同时在反应体系中添加 DNA 聚合酶、接头引物和带有碱基特异荧光标记的 4 种 dNTP。在测序反应过程中,光学设备每次记录一个碱基的荧光信号记录并利用计算机将其转化为测序碱基直到所有碱基反应完成。测序数据下机后的图像信息根据样本清单利用 bcl2fastq 将测序的文件转化成后续分析所需要的 Fastq 文件。因此每个 Fastq 文件里包含了许多随机分布的基因组上的短序列 (reads)。

2. **数据质控** 由于测序原理、测序仪器或实验操作等原因,会导致测序数据中部分数据的质量出现问题,测序数据质量的好坏会对后期的数据分析造成困扰,因此在拿到原始的 Fastq 文件后我们需要对数据进行质量控制,去掉一些低质量的序列。我们首先拿到数据后,一般需要了解各个位置的碱基质量值分布,也即碱基的错误率分布情况。数据质控常用的是 FastQC 和 Trimmomatic。FastQC 是基于 Java 的一款快速进行测序数据评估的软件,运行结束后会给出两份格式的报告,后缀为 html 的文件可以直接用浏览器打开输出图表化的数据质量报告。报告首先会给出测序数据一个基本的信息,如测了多少序列碱基、平均测序长度是多少,以及基因组上的 GC 含量是多少。随后的几张表格分别会给出测序碱基的质量。质量值为 10 时说明该碱基的错误率为 10%;20 时表示错误率为 1%;30 时表示错误率为 0.1%。另外,会给出测序数据的 GC 含量分布、N 碱基的含量,重复序列、是否有接头序列等。Trimmomatic 主要用来去除 Fastq 序列中的接头和引物序列,从序列的 5' 端开始,进行滑窗质量过滤,切掉碱基质量平均值低于阈值的滑窗。根据碱基质量值对 Fastq 序列进行头尾修剪等。

3. **数据预处理** 测序数据在去掉低质量的序列后,我们需要开始对数据进行预处理。测序预处理包括序列的比对排序、去重复序列以及碱基质量校正。由于 NGS 的原理,我们知道测序下机后 Fastq 文件里的短序列在基因组上的顺序关系被打乱并随机分布,因此,需要将这一堆数据用已知的参考序列进行比对,将每一条 read 在参考序列中的位置最大化进行对应并排序,这个按图索骥搜索定位的过程就是序列的比对 (mapping)。对于人类基因组这样海量的短序列数据,需要快速的算法来搜索定位短序列在基因组中的位置,目前最常用的工具是 BWA (Burrows-Wheeler Aligner)。首先通过压缩算法 (Burrows-Wheeler Transformation) 对参考序列建立索引,然后将短序列比对到基因组上。其特点是快速、准确,省内存空间。BWA 包含三种算法:BWA-backtrack 一般用来比对 Illumina 序列 70bp 以下的片段,BWA-SW 比较多用于短序列之间有很多 gap 的情况,可以支持 70bp~1Mb 的 reads 序列。首推的是 BWA-MEM 算法,它利用压缩和后缀树结合的算法对序列进行比对,其相对于 BWA-SW

更加快速和准确；同时相对 BWA-bactrack，在对 70~100bp reads 的比对上有更优的性能。该算法先使用 MEM（maximal exact matches）局部比对，再使用 SW 算法进行延伸。因此对于一条序列的不同部位可能会有各自最优匹配结果，从而产生多个最佳匹配位点，这对于长读长序列很有优势，但也会导致后续一些分析软件的不兼容。因此，我们需要在执行该工具的时候，选择合适的参数进行择优序列比对。比对后的数据输出文件格式为 SAM 格式，可以通过 SAMtools 工具将其转化成 BAM 文件格式以方便后续的分析。BWA 比对完的数据是按照 Fastq 文件的顺序逐一定位到参考基因组上，比对后的位置先后顺序未定，故需要按照同一染色体中对应的坐标顺序将序列从小到大进行排序。同样可以用 SAMtools 来进行排序。

在前期准备样本或建库的过程中，有整体或局部的样本 DNA 浓度不达标，我们需要对目标序列进行 PCR 扩增以达到测序浓度要求，因而保持测序过程中读取的 DNA 片段样本具有相对一致的机会，从而保持整体序列的完整性。然而，PCR 反应同时也会放大原本浓度不低的 DNA 片段，从而被选择测序的机会更多。但是，DNA 在前期打断中可能会引起一些碱基人为变换，PCR 扩增会放大信号从而导致碱基变异假阳性率的上升，而 PCR 本身也会引起扩增错误，带来假阳性结果。并且 PCR 反应也会对某一些碱基序列偏向性扩增，如果偏向的是参考序列上的碱基序列，可能会弱化真实的变异碱基信号而导致假阴性的产生。因此，我们需要在进行变异检测之前对序列进行重复序列的标记或去除，减少假阳性和假阴性的发生。这一步我们可以用 SAMtools 或 Picard 来操作。目前的 GATK4 版本整合了 Picard 软件的一系列功能。

数据预处理的最后一步需要对碱基的质量值进行校正（base quality score recalibration，BQSR）。碱基的质量值是衡量后期变异位点鉴定正确性的重要依据。上文提到，原始数据本身就提供了每个碱基对应的质量值，它来自测序图像数据的碱基鉴定。某个位点前后碱基的种类、测序仪器、测序反应等都会影响碱基的质量值。测序仪提供的碱基质量值是不完全准确，存在误差的，需要进行碱基校正。BQSR 主要通过机器学习的方法构建测序碱基的错误率模型，再对这些碱基的质量值进行相应的调整。BQSR 主要有两步：第一步，利用 GATK 工具里的 Base Recalibrator，根据一些已知的位点数据（known sites），计算生成一个校正质量值所需要的校准表文件；第二步，利用得到的校准表文件重新调整原来 BAM 文件中的碱基质量值，并使用这个新的质量值重新输出一份新的 BAM 文件，使其碱基的质量值能够更加接近真实的与参考基因组之间错配的概率。

4. 变异位点的检测　数据质量控制、过滤及校正后，我们进行遗传变异位点的鉴定。变异位点的鉴定一般用贝叶斯方法来计算，通常是在假设不同位点相互独立，同一位点测序错误或比对误差相互独立的基础上，利用已知的基因组信息，计算每个位点基因型的概率。GATK 开发的 Haplotype Caller 模块同直接推算位点的概率不一样，它首先推断群体基因组上单倍体的组合情况，并计算各个组合的概率，再根据单倍体的概率推算每个位点的概率，最后用贝叶斯计算每个样本最可能的基因型组合。由于这个方法在计算时同一时间考虑所有的位点，因此在变异鉴定的时候极少会因基因组上小结构改变引起碱基错配，从而导致变异检测出现错误。Haplotyper Caller 方法是目前最适合用于对二倍体基因组进行变异（SNP+Indel）检测的算法。这一步得到一个变异位点的 vcf 文件。

5. 变异位点过滤　在获得原始的变异检测结果之后，我们要做的就是质控和过滤。在变异位点数足够多的情况下，我们可以用变量质量分数重新校准（variant quality score recalibration，VQSR）的方式进行质控。VQSR 根据机器学习的算法利用自身的数据和已知变异位点的数据集的交集，通过 GMM 模型构建一个分类器来对变异数集进行打分，从而评估每个位点的可信度。简单来说，已知变异数集会告诉我们群体中存在变异的位点，由此可以增加该位点在个体中是真实位点的可能性。可以从个体数据中筛出和已知位点相同的变异，作为真实的变异结果。VQSR 可以通过这个筛出来的数据作为真实数据来训练，并构建模型。如果变异位点不足够的情况下，可以人为根据需要把不满足阈值的变异位点直接过滤去除。

6. 位点注释　过滤后的 VCF 文件里的变异

位点需要进行变异类型、变异位置、功能变化、在人群中的频率等的注释。注释的工具最常用的有ANNOVAR、snpEff 及 VEP 等。不同的注释软件功能大同小异，在注释时可能稍微有差异，因此可以作为临床解读的互补文件作为参考。

ANNOVAR 由 perl 编写，收集整理了目前最常用的碱基位点信息和频率数据库（dbSNP、gnomad、exAC 等）、位点功能预测工具（SIFT、CADD 等）、位点解读信息数据库（ClinVar 等），以及 ACMG 对位点解读的参考标准。同时提供参考基因组不同版本的下载链接，临床医生和科研人员可以根据不同需求下载对应版本。ANNOVAR 主要包含三种不同的注释方法：基于基因的注释（gene-based Annotation）揭示变异位点与已知基因直接的关系及对其产生的功能性影响，包括在基因上的位置，外显子上氨基酸功能的变化及具体信息，可以灵活地使用 *RefSeq* 基因、*UCSC* 基因、*ENSEMBL* 基因、*GENCODE* 基因或其他基因定义系统进行位点基因定位注释；基于区域的注释（region-based annotation）揭示变异位点与不同基因组特定段的关系，如它是否在保守区，是否落在转录因子结合区域等；基于筛选的注释（filter-based annotation）则给出一系列变异位点的信息，如是否在指定的数据库，如 dbSNP、ExAC、gnomoad 等数据库中报道过，以及不同的算法对变异位点注释的结果（SIFT/PolyPhen/MetaSVM/CADD 等），位点与疾病的关联注释（ACMG 位点解读指南及 ClinVar 等）。

snpEff 是一款基于 Java 语言开发的软件，它对变异位点在基因组上的注释有相对更详细的信息。它根据基因组不同版本的参考序列给出相应变异位点的位置，定义突变类型，对变异位点进行简单的功能评估，给出基因名称、变异在外显子上的位置、转录本类型，变异位点与最近的特征的距离：当变异位点位于基因间区时，会给出与最近的基因之间的距离；当变异位点位于 exon 区域时，会给出与最近的内含子边界的距离。它还能对注释结果的可靠程度进行评估。

VEP 是国际三大数据库之一的 ENSEMBL 提供的，它是基于 perl 语言开发的软件。跟 snpEFF 一样，是对遗传变异信息提供更具体的注释，而不仅是基于位点区域和基因。

三款软件对变异位点的注释方面都很专业，临床医生或科研人员可以根据需要选择不同的软件进行注释补充。

7. 位点解读 注释后的文件，我们需要进一步的过滤解读筛出致病或相关的变异位点。这一步是结合临床问题做进一步数据报告的关键一步。具体的解读过程在上一章节中有详细说明，这里简单而言，就是需要根据疾病的发病率、遗传特征、临床表型来筛选出相关的致病位点。通常来说，成功鉴定临床相关基因变异位点的概率为 20%~30%。成功率取决于对疾病之前的遗传认知、详细的临床资料挖掘及家族史的了解。通常，我们会鉴定出一些意义不明的位点（variants of unknown significance）或功能不明的基因。对于这些结果，临床上是否可以报道往往很难决定。因此需要专业人士包括临床人员、遗传学家及基础科学家对潜在的致病位点进行有效评估并进行判断。尽管临床上对于意义不明的位点很困扰，但往往很有研究的价值，有可能为疾病提供了新的致病基因或新的信号通路。

（二）遗传大数据分析未来展望

高通量测序从根本上改变了临床和科学研究上遗传问题的范围和本质。随着技术的突破及价格的不断下降，许多之前未知未诊断的临床和科研问题得以应用解决，越来越多的遗传数据得以累积。然而由于生命的整体性和疾病的复杂性，病因学的研究涉及基因、环境，由此产生的海量数据和医院信息化迅速发展累积的其他学科数据，如电子病历、医学影像、医疗设备检测等数据，为生命科学领域带来了重大的机会和挑战。未来的数据分析，不仅是基因组上变异位点的分析解读，还需要结合不同组学，如蛋白组学、代谢组学、宏基因组学、表观遗传学、药物组学的数据甚至个体细胞水平的分析，利用各种数据进行综合分析，网络化管理，为疾病的发生、预防和治疗提供全面、全新的认识。然而，数据的不断累积，需要面临的问题也很多，如如何规范有效地存储各种数据，如何从大数据里筛选有用信息，如何快速地处理海量数据，如何建立合理的模型对数据进行分析等。因此，专门针对基因组数据分析的高性能计算的需求日益增加，从算法技术到硬件设备的要求也在不断改进。把复杂的分析步骤切割成微服务，部署在商业或专业云端，增加每一步的可伸缩性，可以减少世界各地需要进行组学分析的小型实验室购买高性能服务器搭建分析软件环境的压力，提高分析效率，也是未来趋势之一。另外，对各类数据的处理，需要临床医学、基础科学、遗传学、计算机专业的复合型人才，推动计算科学和生物科学的交叉学科如何更清晰有效地传递和报道这些数据，如何将数据可视化、如何统计数据，以什么样的方式呈现数据也是未来必须要面临的问题。

针对海量组学数据带来的巨大的计算问题，多核学习（multiple kernel learning）算法、人工智能、有参模型、无参模型大数据机器学习、统计建模等技术不断被开发利用。未来利用计算机，解决多组学数据分析面临的多维度、数据结构复杂、不完整等问题是未来大数据分析极其期待的领域。

二、人工智能、深度学习及其临床应用

人工智能（artificial intelligence，AI）是一门通过计算机系统来实现任务的新兴技术，这些任务既往通常需要人类智慧来完成。随着 AI 软件与硬件的发展，尤其是深度学习算法和图形处理单元（graphics processing unit，GPU）的升级，AI 在医疗领域的应用引发了人们的关注。

AI 技术，尤其是深度学习技术，具有强大的学习能力。深度学习技术是 AI 的一个技术分支，能够通过深度神经网络结构从复杂庞大的数据集中学习规律和特征，对已由人类进行解读的医疗数据进行学习，处理同一类型的新数据，从而对疾病进行判断和预测。

在临床诊断中，AI 能够对原始的医疗数据进行高效解读，并处理多种类型的数据，因此能运用于多种医疗诊断任务：

（一）计算机视觉

计算机视觉主要用于获取、处理和分析图像和 / 或视频，主要步骤包括图像采集、预处理、特征提取、图像模式检测 / 分割和分类。计算机视觉可用于处理放射影像和病理图像，分析肿瘤、视网膜病变、心脑血管病变、脊柱病变和皮肤病变等。在遗传学领域中，肺癌组织病理的深度学习不仅能够鉴别肿瘤细胞及其类型，还能预测肿瘤中的体细胞突变类型；面部图像识别可以提取表型特征，辨认罕见遗传疾病并指导分子诊断。

（二）时间序列分析

时间序列分析通过处理时间数据来对一系列

观察结果中的离散状态或异常情况进行检测或预测，可应用于产生连续输出信号的医疗设备，如应用于心电图检测心脏收缩功能障碍及心房颤动等心律失常。任何有序数据都可以运用时间序列分析，包括 DNA 序列：时间序列算法可用于预测选择性剪接的模式和非编码 DNA 的功能。

（三）语音识别

语音识别算法能够提取并处理人声中的原始声波，从而识别语音的语速、音调、音色、音量等基本元素和情绪变化等更复杂的特征。语音识别在检测神经系统疾病或精神障碍中具有一定潜力，如阿尔茨海默病、帕金森病、重度抑郁症和创伤后应激障碍等。在遗传学领域，语音识别可以检测潜在的遗传疾病，为后续的检测提供线索。

（四）自然语言处理

自然语言处理提取人类语言中的含义，将输入的文件进行转换输出，转换功能包括语言翻译、文档分类、摘要总结和其他更高级内容的提取。自然语言处理可用于从电子病历（electronic health record，EHR）中进行信息提取，识别患者临床特征、疾病诊断、人口统计学数据和用药方案等，有助于后续对患者疗效、预后、再次入院率或死亡率的预测。自然语言处理还可将医疗术语转换为更易于非医疗行业人士理解的语句，有助于医疗咨询和健康教育等的进行。如 AI 机器人可协助遗传咨询师更好地与咨询对象进行沟通。结合基因数据，自然语言处理能够用于罕见病的诊断，并有助于以表型为基础的遗传分析。

三、人工智能在临床遗传学的临床应用

临床遗传学和精准医学的实现以大数据为基础，而 AI 技术为大数据的挖掘分析提供了有力的武器。在临床遗传学中，AI 技术已适用于多个基因组分析步骤，包括变异识别、基因组注释、变异分类和表型基因型匹配等，还有助于解读表观遗传学研究中的大数据。遗传咨询中运用 AI 技术将有助于提高效率、优化服务。

（一）变异识别

临床基因组学中，变异识别需要有极高的准确性。标准的变异识别工具容易因样品制备、测序技术或体细胞嵌合等因素出现系统错误。虽然有多种统计技术旨在解决这些错误，但仍存在偏差。AI 算法可以通过学习这些偏差来

输出更准确的变异识别。如基于卷积神经网络（convolutional neural network,CNN）的 AI 工具 Deep Variant,在变异识别任务中展现出比现有识别工具更高的精确度。

(二) 基因组注释和变异分类

对于编码区的变异,目前已有多种算法可用于对非同义突变进行注释和分类。如联合注释依赖耗尽（combined annotation-dependent depletion,CADD）法基于机器学习算法,可将不同的注释整合到单个度量中,来预测每个变异的致病性;在 CADD 基础上进一步拓展的 DANN 法基于深度学习算法,可以捕获 CADD 无法捕获的非线性关系,错误率也更低。还有一些 AI 算法可以直接对 DNA 序列或蛋白质序列数据进行分析预测,如 Primate AI 和 Deep Sequence。Primate AI 采用的 CNN 经过了非人灵长类种群常见变异数据的训练,能够以 88% 的准确性识别罕见病致病基因,有助于对意义不明确变异的解读,在辨别发育障碍候选基因中的良性和致病性新发变异时优于其他预测工具。Deep Sequence 是一种深度生成模型,在预测遗传变异,尤其是复杂的变异,对于蛋白质功能的影响中具有潜力。

非编码区变异的鉴别和预测是一个较大的挑战,AI 技术将有助于我们对非编码变异的解读。Splice AI 是一种能够预测 mRNA 转录前序列剪接点及引发剪接的非编码变异的深度神经网络。由于 DNA 片段间复杂的相互作用,剪接变异通常难以识别,但 Splice AI 能够精准地进行预测,并有助于罕见遗传病新发致病变异的预测。深度学习算法还能用于检测基因组调控元件,并预测遗传变异对这些调控元件的影响。如多任务分层结构 CNN DeepSEA 能够对转录因子结合位点、DNase 超敏位点和遗传变异对调控元件的影响等进行预测,并具有较高的准确性,可用于孤独症谱系障碍家系的 WGS 数据分析,以寻找候选非编码变异。

(三) 表型 - 基因型匹配

疾病的分子诊断不仅需要鉴别候选致病变异,还需要确定患病个体的表型与候选致病变异可能产生的表型之间的对应性。AI 技术能够通过提取医学影像和 EHR 中的信息,来帮助匹配表型和基因型。

在识别面部畸形时,医务工作者会单独识别异常的表型并整合到临床诊断中,从而指导基因测序或更全面的遗传数据分析。然而,由于不同的遗传综合征可能具有相似的表型,由医务工作者得出的临床诊断通常不能与分子诊断精确地匹配。而 AI 技术则能更精确地进行临床诊断工作。基于 CNN 的面部图像分析算法 Deep Gestalt 量化了数百种综合征的相似性,能够对匹配到同一临床诊断的分子诊断进行区分,识别出疾病亚型。整合 Deep Gestalt 的基因解读系统 PEDIA 还可采用面部相片中提取的表型特征,预测单基因疾病的候选致病变异。

在癌症的诊断中,AI 技术同样也能发挥作用。生存卷积神经网络（survival convolutional neural network,SCNN）可以将自适应机器学习算法与传统的生存模型结合,并将肿瘤组织学图像形态学特征与基因组特征整合,从而预测胶质瘤患者的临床结局。AI 技术还能识别肺癌组织病理学图像中的形态特征,区分较长生存期和较短生存期的患者。

AI 技术除了从面部图像和病理图像中识别疾病表型,还擅长从 EHR 中的各类记录或检测和检查指标中进行识别工作。AI 通过自然语言处理从 EHR 中提取临床特征,模仿医师的临床推理方式,从而生成诊断体系,能够以 92% 的精确度鉴别 55 种常见的儿科疾病诊断。当结合基因解读系统时,自然语言处理系统能够自动从 HER 中提取表型描述,并与候选致病变异的表型特征进行匹配和排序,实现快速而准确的自动化诊断,还能识别出既往无法判断的因单个变异而致病的疾病亚型个体。

(四) 基因型 - 表型预测

从遗传数据中预测表型是 AI 技术的应用之一,如预测身高或疾病风险等。深度学习可以结合影像学、HER 和可穿戴设备数据等其他资料,强化表型预测模型。从中间的分子入手将更易于对表型进行预测,如通过预测基因表达或基因剪接对应的表型,进一步进行疾病表型预测。此外,遗传数据可作为疾病发生发展的生物标志,但通常需要进行复杂的分析。深度学习有助于提高这些生物标志的测定质量,如 DNA 序列、甲基化和基因表达等。

遗传学的最终临床目的是对可能发生的疾病进行诊断预测和风险估计。AI 技术能对多种类型的健康数据和危险因素进行整合,将有助于全面分析和预测疾病风险。疾病是遗传、环境和行为三者相互作用的结果,结合遗传和非遗传相关的危险因素能提高风险预测的准确性,优化疾病风险分层。目前的模型仅仅将遗传和非遗传因素放入简单的相加模型中进行整合,并不能捕捉不同危险因素之间复杂的因果关系。AI 技术算法则擅长分析危险因素之间的复杂性,将在未来具有很好的发展前景。

(五)表观遗传学

DNA 甲基化与肿瘤等疾病发展相关,能够反映环境暴露情况,提高诊断和预测的准确性,并有望成为个性化治疗的靶标。监督学习和非监督学习是机器学习的两种形式。监督学习可以解决回归和分类问题,通过对表观遗传数据的监督学习,可以对转移性脑肿瘤、前列腺癌、冠心病、神经发育综合征和中枢神经系统肿瘤进行分类。而非监督学习有助于对带有大量数据点的数据集进行模式检测,可以用于检测患病个体和正常个体的甲基化模式。深度学习目前也已被应用于对神经胶质瘤中的基因突变进行分类,并对单细胞 DNA 甲基化状态进行预测。

(六)遗传咨询

AI 技术将有助于在患者识别、风险评估和辅助诊断等各方面提高遗传咨询的工作效率和效力。在遗传检测实验室中,AI 被运用于生物信息分析流程中,协助分析复杂的表型、评估基因变异或对基因组中的新发现进行分类。因此遗传咨询师将会获得由 AI 技术参与分析的遗传检测结果。AI 技术可以运用面部识别算法对从面部照片中提取的特征进行分析,提供可能的诊断匹配项,协助遗传医师的诊断。机器学习和自然语言处理技术能够帮助医务工作者和咨询者识别疾病高风险人群,并提供健康教育。基于 AI 技术的临床决策支持系统能够汇集易感基因信息、药物批准情况和诊疗指南,为乳腺癌的诊治提供建议。

风险评估是遗传咨询的重要步骤,有助于识别高危人群,为临床决策提供依据。AI 技术不仅可以协助咨询师收集家庭健康信息并进行风险评估,还能将评估通过电子邮件发送给咨询者、自动生成患者文档、追踪样本和进行后续随访。

基于自然语言处理算法的聊天机器人是 AI 在遗传咨询中的另一项应用。心理健康领域的研究认为,聊天机器人这一辅助治疗模式是可行且能被患者接受的。并且相比于电话沟通,参与者更倾向于与机器人沟通。在遗传咨询领域,目前聊天机器人被应用于回答患者的提问并收集信息,以便于预约后续与遗传咨询师的会面;或可被应用于收集健康信息、构建家系图并进行风险评估。

四、人工智能目前的局限和面临的挑战

虽然 AI 技术具有强大的处理复杂数据的能力,但当应用于人类健康数据时,受过训练的 AI 系统可能导致虚假的、不符合伦理或带有歧视的结论。AI 算法的开发需要考量许多监管和伦理方面的问题,这些问题涉及用于训练 AI 算法的数据的来源和隐私、算法本身的透明性和通用性、算法升级带来的数据更新的监管过程以及错误预测的责任归属等。如在数据来源方面:开发 AI 的企业是否能正确评估数据的使用条件?企业是否遵守相应地区或运用群体所在地区的数据保护条例?数据是否包含遗传信息等涉及特殊监管规定的敏感信息?在 AI 产品开发方面:AI 训练数据是否能准确代表来源人群?是否有样本代表性?开发者是否能解释算法的逻辑?产品的安全性和有效性是否有证据支持?在临床应用方面:AI 系统的使用是否已告知患者?靶向治疗方案是否公平地面向所有的患者?何种监控机制被用于评估产品的表现情况?当发生预测错误时,由谁承担责任?

这些问题的解决需要从以下几个方面进行:

1. **透明性** 在科技界和医疗界共享 AI 模型的各项具体信息,包括源代码、模型权重和元图等。算法内在逻辑应透明。医师本身应掌握所使用的 AI 系统的基本运行机制,才能向患者提供更好的解释,从而提高 AI 的可信度和可接受度。AI 的自动化属性不能减弱患者的自主权和决策的参与度。此外,必须明确使用 AI 发生的不良事件的责任归属。当人工智能决策失误引发医疗纠纷时,错误的归责和法律责任的归属亟须相应的法律体系来规范。

2. **隐私保护** 开发者在数据处理的每个阶段都应该密切关注伦理要求和监管条例。数据的使用和再次使用都应该注意数据来源和知情同意。不同的数据来源可能受不同地区的法律条例

保护。

3. 可解释性 改进解读模式,使得预测结果的解读易于患者的理解,保护患者的自主权和决策权。在临床应用中,AI 系统不仅要回答"是什么"的问题,也要提供"为什么"的解释,从而利于医师和患者对于结果的理解和对决策的考量。

4. 公平性 应加强对算法偏差的监管力度,并开发有助于解决机器偏差的工具。用于训练和验证 AI 模型的数据应符合伦理规范,避免偏见,保证公平性。训练数据本身应具有样本代表性,并反映真正无偏的流行病学情况。在基因数据或其他健康数据中,部分子结构是由于危险因素和健康结局的不同因果关系而产生,但部分子结构是因社会经济地位、文化习俗、样本代表性不足或影响医药资源可获得性的因素而导致的。因此,在训练 AI 系统时,应注意区分不同影响因素带来的偏倚,从而保证预测结果的公平性。

AI 系统在多种医疗应用中展现了令人瞩目的性能,部分产品已获得美国食品药品监督管理局(Food and Drug Administration,FDA)的批准,中国 AI 产品的相关政策制定和注册审批也在逐步实现突破。基因组数据等大数据集的不断涌现,加上 AI 算法及 GPU 系统的升级,推动着 AI 技术的不断进步。卷积神经网络和循环神经网络适用于临床遗传学的多项工作。目前,在临床遗传学中最具有前景的 AI 应用,是从图像、EHR 或其他医疗资源中提取表型信息,指导后续的遗传分析。除此之外,AI 的重要遗传学应用还包括变异识别、基因组注释、变异分类和变异功能影响预测。测序技术的发展使得基因组数据得以大规模生成,但未来仍需要积累大量表型数据,使 AI 技术能在临床遗传学中有更广泛深入的应用。最后,完善 AI 技术的透明性、可解释性、公平性和隐私保护问题将有助于提高 AI 技术的可接受度和信任度,扩大其应用范围。

（余 岚）

参考文献

1. PORTIN P. The elusive concept of the gene. Hereditas, 2009, 146: 112-117.
2. 冯作化, 药立波. 生物化学与分子生物学. 3 版. 北京: 人民卫生出版社, 2015.
3. 查锡良. 生物化学与分子生物学. 9 版. 北京: 人民卫生出版社, 2018.
4. 杨焕明. 科学与科普: 从人类基因组计划谈起. 科普研究, 2017, 12 (3): 5-7.
5. 左伋. 医学遗传学. 7 版. 北京: 人民卫生出版社, 2018.
6. CINGOLANI P, PLATTS A, WANG LE L, et al. A program for annotating and predicting the effects of single nucleotide polymorphisms, SnpEff: SNPs in the genome of Drosophila melanogaster strain w1118; iso-2; iso-3. Fly (Austin), 2012, 6 (2): 80-92.
7. DIAS R, TORKAMANI A. Artificial intelligence in clinical and genomic diagnostics. Genome Med, 2019, 11 (1): 70.
8. ESTEVA A, ROBICQUET A, RAMSUNDAR B, et al. A guide to deep learning in healthcare. Nat Med, 2019, 25 (1): 24-29.
9. RAJKOMAR A, OREN E, CHEN K, et al. Scalable and accurate deep learning with electronic health records. NPJ Digit Med, 2018, 1: 18.
10. ESTEVA A, KUPREL B, NOVOA RA, et al. Dermatologist-level classification of skin cancer with deep neural networks. Nature, 2017, 542 (7639): 115-118.
11. GUROVICH Y, HANANI Y, BAR O, et al. Identifying facial phenotypes of genetic disorders using deep learning. Nat Med, 2019, 25 (1): 60-64.
12. HANNUN AY, RAJPURKAR P, HAGHPANAHI M, et al. Cardiologist-level arrhythmia detection and classification in ambulatory electrocardiograms using a deep neural network. Nat Med, 2019, 25 (1): 65-69.
13. ATTIA ZI, KAPA S, LOPEZ-JIMENEZ F, et al. Screening for cardiac contractile dysfunction using an artificial intelligence-enabled electrocardiogram. Nat Med, 2019, 25 (1): 70-74.
14. LEUNG MK, XIONG HY, LEE LJ, et al. Deep learning of the tissue-regulated splicing code. Bioinformatics, 2014, 30 (12): i121-129.
15. MARMAR CR, BROWN AD, QIAN M, et al. Speech-based markers for posttraumatic stress disorder in US veterans. Depress Anxiety, 2019, 36 (7): 607-616.
16. LIANG H, TSUI BY, NI H, et al. Evaluation and accurate diagnoses of pediatric diseases using artificial intelligence. Nat Med, 2019, 25 (3): 433-438.
17. CLARK MM, HILDRETH A, BATALOV S, et al. Diagnosis of genetic diseases in seriously ill children by rapid whole-genome sequencing and automated phenotyping and interpretation. Sci Transl Med, 2019, 11 (489): eaat6177.
18. POPLIN R, CHANG PC, ALEXANDER D, et al. A universal SNP and small-indel variant caller using deep neural networks. Nat Biotechnol, 2018, 36 (10): 983-987.
19. KIRCHER M, WITTEN DM, JAIN P, et al. A general

framework for estimating the relative pathogenicity of human genetic variants. Nat Genet, 2014, 46 (3): 310-315.

20. SUNDARAM L, GAO H, PADIGEPATI SR, et al. Predicting the clinical impact of human mutation with deep neural networks. Nat Genet, 2018, 50 (8): 1161-1170.

21. RIESSELMAN AJ, INGRAHAM JB, MARKS DS. Deep generative models of genetic variation capture the effects of mutations. Nat Methods, 2018, 15 (10): 816-822.

22. KELLEY DR, RESHEF YA, BILESCHI M, et al. Sequential regulatory activity prediction across chromosomes with convolutional neural networks. Genome Res, 2018, 28 (5): 739-750.

23. ALIPANAHI B, DELONG A, WEIRAUCH MT, et al. Predicting the sequence specificities of DNA-and RNA-binding proteins by deep learning. Nat Biotechnol, 2015, 33 (8): 831-838.

24. ZHOU J, TROYANSKAYA OG. Predicting effects of noncoding variants with deep learning-based sequence model. Nat Methods, 2015, 12 (10): 931-934.

25. ZHOU J, PARK CY, THEESFELD CL, et al. Whole-genome deep-learning analysis identifies contribution of noncoding mutations to autism risk. Nat Genet, 2019, 51 (6): 973-980.

26. HSIEH TC, MENSAH MA, PANTEL JT, et al. PEDIA: prioritization of exome data by image analysis. Genet Med, 2019, 21 (12): 2807-2814.

27. YU KH, ZHANG C, BERRY GJ, et al. Predicting non-small cell lung cancer prognosis by fully automated microscopic pathology image features. Nat Commun, 2016, 7: 12474.

28. BASTARACHE L, HUGHEY JJ, HEBBRING S, et al. Phenotype risk scores identify patients with unrecognized Mendelian disease patterns. Science, 2018, 359 (6381): 1233-1239.

29. RAUSCHERT S, RAUBENHEIMER K, MELTON PE, et al. Machine learning and clinical epigenetics: a review of challenges for diagnosis and classification. Clin Epigenetics, 2020, 12 (1): 51.

30. ANGERMUELLER C, LEE HJ, REIK W, et al. DeepCpG: accurate prediction of single-cell DNA methylation states using deep learning. Genome Biol, 2017, 18 (1): 67.

31. GORDON ES, BABU D, LANEY DA. The future is now: Technology's impact on the practice of genetic counseling. Am J Med Genet C Semin Med Genet, 2018, 178 (1): 15-23.

32. VAYENA E, BLASIMME A, COHEN IG. Machine learning in medicine: Addressing ethical challenges. PLoS Med, 2018, 15 (11): e1002689.

33. SIRUGO G, WILLIAMS SM, TISHKOFF SA. The Missing Diversity in Human Genetic Studies. Cell, 2019, 177 (1): 26-31.

第二章　新生儿基因筛查方法

第一节　基因筛查进展

新生儿疾病筛查是指在新生儿群体中,用快速、简便、敏感的检验方法,对一些危害儿童生命、导致儿童体格及智能发育障碍的遗传性疾病进行筛检,做出早期诊断,可在患儿临床症状出现之前给予及时治疗,避免患儿机体各器官受到不可逆损害的一项系统保健服务。

1961 年,美国 Guthrie 教授应用细菌抑制法,检测干滤纸血片中苯丙氨酸的浓度筛查苯丙酮尿症(phenylketonuria,PKU)。1973 年,Dussault 教授等用干血滤纸片采集新生儿末梢血,并通过放射免疫法测定 T_4 筛查先天性甲状腺功能减退症(congenital hypothyroidism,CH);1975 年,日本 Irie 和 Naruse 教授通过干血滤纸片中测定 TSH 成功筛查 CH。从此之后,以 PKU 与 CH 为主要疾病的新生儿早期筛查开创了新生儿疾病筛查的历史,其良好的社会效益和经济效益为以后进行更多新生儿疾病筛查提供了范例。1990 年,美国杜克大学陈垣崇教授研究团队首先提出了利用串联质谱技术(tandem mass spectrometry,MS/MS)进行新生儿疾病筛查,此技术能在 2~3 分钟内对干滤纸血片标本单次检测同时分析数十种小分子代谢物,可以筛查出包括氨基酸、有机酸和脂肪酸氧化代谢紊乱在内的 50 多种遗传代谢病(inherited metabolic disease,IMD),还可用于溶酶体贮积症的筛查,实现了由传统新生儿 IMD 筛查的"1 种实验 -1 个代谢物 -1 种疾病"向"1 种实验 - 多个

代谢物 - 多种疾病"的转变。由于 MS/MS 检测快速、灵敏、高通量和选择性强等特点,在新生儿 IMD 筛查应用中扩展了筛查疾病谱,提高了筛查效率及筛查特异度、灵敏度,无疑是自细菌抑制实验筛查苯丙酮尿症的 40 多年来在 IMD 筛查方面取得的最引人注目的进展,为新生儿 IMD 筛查开辟了新的领域,但由于新生儿血液中代谢物水平、酶活性等易受新生儿生理状态、母体因素、采血时间等多种因素影响,如先天性肾上腺皮质增生症(congenital adrenal hyperplasia,CAH)、甲基丙二酸血症等疾病筛查结果假阳性率较高,阳性预测值低,大大增加了召回和随访难度;同时某些筛查指标特异度不强,存在漏筛风险,假阴性率高,如希特林蛋白缺乏所致新生儿肝内胆汁淤积症(neonatal intrahepatic cholestasis caused by Citrin deficiency,NICCD)、戊二酸血症 I 型等。另外,部分遗传代谢病的临床表型具有高度异质性,需结合多种分析手段进行诊断,如 MS/MS 与血液酶学检测或与尿液气相色谱检测相结合,对于高度疑似的疾病,最后仍需基因检测确诊,导致疾病周期长,延误治疗。此外,有些疾病没有特异的代谢物可供方便检测,使得直接对疾病的致病基因进行检测是唯一的选择。随着基因测序技术的快速发展、医学遗传学研究的不断深入,以及治疗遗传病的新药不断涌现,越来越多的由基因变异引起的遗传病基因筛查和相关临床研究在国内外广泛开

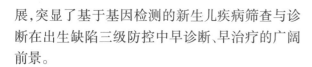

展,突显了基于基因检测的新生儿疾病筛查与诊断在出生缺陷三级防控中早诊断、早治疗的广阔前景。

一、新生儿基因筛查的基本原则

(一) 疾病选择原则

1968 年,Wilson 和 Jungner 回顾分析了新生儿筛查的历史,提出了新生儿疾病筛查应符合的 10 项原则:①对筛查的疾病已有全面了解;②筛查的疾病可治疗;③具有有效的诊断和治疗设施;④可识别的早期症状;⑤具有迅速准确可靠的检测方法;⑥适合群体大样本检测;⑦能及时报告和确诊;⑧严格质量控制;⑨有干预和随访系统;⑩成本在经济上平衡,强调不仅要通过可靠、经济的方法筛选出严重的先天性疾病,更需要后期有效的治疗及连续的随访干预。

2010 年 7 月美国新生儿和儿童遗传性疾病咨询委员会(American Advisory Committee on Neonatal and Genetic Diseases)更新了候选病种的评估方法,目前国际上公认的新生儿疾病筛查病种的选择标准为:①疾病危害严重,可导致残疾或死亡;②发病率相对较高,且发病机制与异常产物已阐明;③疾病早期无特殊症状,但有实验室指标能显示阳性;④有准确可靠、适合在新生儿群体中大规模进行筛查的方法,假阳性率和假阴性率均较低,并易为家长所接受;⑤已建立有效治疗方法,特别是通过早期治疗能逆转或减慢疾病发展,或改善其预后;⑥筛查费用、医学治疗效果及社会经济效益的比例合理。

新生儿疾病基因筛查在遵守上述原则的基础上,同时还需要遵守以下原则:①测序或其他遗传学方法不应取代原有的新生儿疾病筛查方法;②医疗团队需有较好的遗传学基础与大数据分析能力;③严格保护婴儿及其家人隐私。

(二) 知情同意原则

新生儿基因检测就是对新生儿的基因进行筛查,对新生儿的一些先天性疾病患病风险和儿童药物敏感基因进行评估和提示。新生儿基因筛查的首要流程就是对其父母进行相关知识的宣教和知情同意选择。新生儿基因筛查应遵循自主性(知情选择)、有益性(良好效益)、安全性(避免伤害)和公平性(公正平等)的规则。同时,基因筛查项目制订需要充分考虑疾病的发病率、筛查技

术的可行性、推广性及可治性等关键问题。在我国新生儿疾病筛查遵循知情选择原则,具有法律约束,但并非强制性。目前主要通过新生儿疾病筛查宣传手册、演讲等方式让家属了解新生儿基因筛查的方法和意义,签订书面知情同意并签字执行。

(三) 个人信息保密原则

新生儿由于没有完善的自我认知,无自主选择能力,通常其知情同意选择和决定权只能由其父母或其他家属代为行使,甚至有些弃婴选择做新生儿筛查的权利也只能完全由医生决定。新生儿基因筛查更是涉及多机构多环节的系统工程,新生儿和其监护人信息随着血样卡片要经过标本采集医院、快递公司或邮局,以及筛查中心三个环节多个医护人员,医务人员要严格遵守医务工作者道德操守,减少无关人员参与,降低信息外漏概率,为其保守个人信息应是每个医护人员遵守的职业操守和义务。

(四) 保证标本质量原则

新生儿的基因筛查目前已经覆盖除乡镇卫生院级别以外的各级别医院,不同医院的医护人员、工作环境分配不同,导致样本采集量、储存方式、保存时间、递送路途、检测指标等各方面都难免存在差异。标本采集的质量是新生儿筛查最重要的环节,应该注重采血过程、血样保存时间及转运过程,避免对测定结果产生不良影响,检测机构应安排固定专人负责新生儿筛查标本的采集与送检。纸血片标本晾干后要用筛查中心提供的封口袋密封装在专用递送信封内,减少信息泄漏机会,才能提高新生儿筛查的质量,尽量减少假阳性和假阴性的发生。

(五) 治疗和随访尊重家属意愿原则

对于筛查阳性和确诊的患儿,通常其家属都会出现精神焦虑、痛苦、绝望等负面情绪,因此需要相关人员做好安抚、沟通和解释工作,从而缓解家属的精神压力;同时也要在尊重监护人和家属意愿的原则上积极开展治疗和进行随访。新生儿基因筛查费用有相对便宜和昂贵之分,建议诊疗费用可否纳入医保以缓解患儿家庭经济压力。国内和国外研究均显示新生儿筛查具有良好的成本效益比,这些都证明了新生儿基因筛查的可行性。新生儿筛查的出现,改善了患儿今后的生活质量,减轻了社会压力,也符合医学伦理学有利原则。

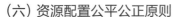

（六）资源配置公平公正原则

新生儿基因检测筛查还应具备公平原则，让每位新生儿都享有相等的权利和资源保障。目前，我国新生儿基因检测和诊断服务覆盖率低、服务能力不足、效能不高，以及遗传病诊断区域发展不平衡。此外，当前新生儿基因检测价格较为昂贵，有些区域尚未纳入医保，这些都导致了新生儿基因检测的供需不平衡。国际人类基因组伦理委员会在《药物基因组学社会共济、公平和管理问题声明》中也提到，公平的目的在于降低不同人群健康的不平等，努力实现医疗卫生资源公平分配。资源配置的公正表现包括机会公正和实质公正，机会公正即每个新生儿机会均等地获取基因检测资源；实质公正则强调按需分配，即根据需要原则，优先保障新生儿享受基因检测资源。随着基因组学的发展，运用基因检测技术进行相应疾病的筛查诊断成为当前医疗卫生服务的新项目。因此，如何保证公正原则，合理公正地分配医疗资源，实现新生儿基因检测的公益性，让每位新生儿机会均等，尽可能让每个新生儿获得公平的检测机会对保障新生儿的健康权利，满足其基本的医疗需求有重要意义。因此，新生儿基因筛查应在公正原则的伦理要求下，平等公正地配置新生儿基因检测医疗资源，满足广大民众的基本医疗需求，保护新生儿的健康利益。

二、新生儿基因筛查技术进展

按照 Wilson-Jungner 标准，用于新生儿筛查的技术必须简便可靠。根据不同疾病的特征指标或临床表型，很多技术被应用于新生儿疾病筛查。经过 60 年来的发展，新生儿疾病筛查技术不断发展和更新，从基于生化、酶学的传统筛查技术到目前发展迅速的基因检测技术，使新生儿疾病基因筛查项目已展现出良好前景，但新生儿疾病基因筛查仍处在探索之中。

（一）新生儿疾病传统筛查技术

1. **细菌抑制法** 是对干血滤纸片中的苯丙氨酸（phenylalanine，Phe）进行半定量测定，早期主要应用于苯丙酮尿症的筛查，具有结果直观、操作简单，不需要特殊仪器设备等优点，但该检测方法在实验中引起误差的影响因素较多，结果判读受主观因素的影响较大，且只能进行半定量检测，精确度不够，不能为临床提供一个明确治疗依据。

2. **酶联免疫吸附测定（enzyme-linked immunosorbent assay，ELISA）** 是以酶标记的抗原或抗体作为主要试剂的免疫检测方法，具有快速简便、易于标准化等优点，在早期先天性甲状腺功能减退症筛查中得到广泛应用，但该法灵敏度较低，容易漏检，且酶液容易受温度影响，有效期较短，强光照射也会影响试剂灵敏度。

3. **时间分辨荧光免疫法（time-resolved fluoroimmunoassay，TRFIA）** 是一种非放射性核素免疫分析法，通过测定干血滤纸片中促甲状腺素和 17α- 羟孕酮（17α-HOP）含量分别对新生儿先天性甲状腺功能减退症与先天性肾上腺皮质增生症进行筛查，因检验结果更为可靠而逐步取代了 ELISA。该法主要具有标记物制备简便、储存时间长、无放射性污染、检测重复性好等优点，极大地提升了光学分析的灵敏度。

4. **荧光法** 化学荧光定量法是国内推荐的 PKU 筛查方法，通过检测反应产物的荧光强度测定计算受检样本中 Phe 浓度。相对于细菌抑制法，该检测方法灵敏度高、抗干扰能力较强，能准确测序 Phe 含量，对临床的治疗诊断有较大的意义，且还可用于诊断有遗传基因缺陷的无症状的家属和患者，但操作较为烦琐。荧光斑点法是目前各国常用的直接测定葡萄糖 -6- 磷酸脱氢酶缺乏症的筛查方法，国内许多实验室采用荧光斑点试验作为初筛，然后采用 G6PD/6PGD 比值法做定量诊断。该方法操作简便、快捷、重复性好、费用低廉，适用于大批量样本筛查，但结果易受主观判断影响、对轻度患者检出率不高、对样本新鲜度要求高、结果易受样本保存方法的影响等问题。

5. **串联质谱法** 高效液相色谱 - 串联质谱（LC-MS/MS）系统，可一次检测氨基酸和肉碱等 40 多种指标，同时筛查出氨基酸代谢异常、脂肪酸代谢异常及有机酸血症等 50 余种 IMD，大大提升了筛查效率，实现了从"一种实验检测一种疾病"到"一种实验检测多种疾病"，特异度高、灵敏度强、检测快速、通量高的特点。但是有些疾病不能用 MS/MS 筛查，包括先天性甲状腺功能减退症、听力损伤、囊性纤维化和生物素酶缺乏症等。另外，代谢物指标受多种因素影响，且部分指标变化对疾病判断的特异性不高而容易造成漏诊。

虽然传统新生儿筛查通过检测代谢物浓度或酶活性简便易行且成本较低，但方法学具有局限性,筛查病种有限,因新生儿血液中代谢物水平、酶活性等易受新生儿生理状态、母体因素、采血时间等多种因素影响,先天性肾上腺皮质增生症等疾病筛查结果假阳性率较高;而某些筛查指标特异度不高,NICCD 和戊二酸血症Ⅰ型等假阴性率高。另外,部分 IMD 的临床表型具有高度异质性,需结合多种分析手段进行分析诊断,如MS/MS 与血液酶学检测或尿液气相色谱检测相结合,对于高度疑似的疾病,最后仍需基因检测确诊,导致疾病周期长,延误治疗。此外,有些疾病没有特异性代谢物可供检测,使得直接对疾病的致病基因进行检测是唯一的选择。

(二)基于基因检测的新生儿疾病筛查技术

基因检测技术可以弥补生化、酶学、MS/MS等筛查方法的不足。根据不同基因致病变异的特点,可以采取不同的基因检测方法进行新生儿疾病筛查。

1. **实时荧光定量 PCR(QF-PCR)** 通过荧光探针(Taqman 探针)或荧光染料(SYBR)标记实现对 PCR 产物量增加过程中的实时监控,在 PCR到达指数期时进行定性或半定量检测。荧光定量 PCR 技术主要应用于新生儿耳聋基因、脊髓性肌萎缩、地中海贫血、葡萄糖-6-磷酸脱氢酶缺乏症、重症联合免疫缺陷病、X 连锁无丙种球蛋白血症等疾病筛查。该技术具有特异度强、灵敏度高、操作简便等特点,但只能针对已知突变位点进行设计和检测。

2. **基因芯片** 该技术基本原理是核酸杂交,根据 DNA 互补配对原则,利用基因探针识别特定基因,通过检测杂交信号的强度及分布,对待检序列进行定性或定量检测。常用的基因芯片是亲和表面芯片,其原理是将大量检测探针以预先设计的方式固定在玻片、硅片及纤维膜等载体上组成密集的探针阵列,将样本通过 PCR 扩增并进行荧光标记,然后与芯片探针杂交,再用激光扫描杂交信号,通过芯片判别系统进行信号读取及判断,得到基因表达或突变的信息。多用于新生儿耳聋基因筛查、囊性纤维化(cystic fibrosis,CF)、杜氏肌营养不良(Duchenne muscular dystrophy,DMD)二阶筛查等,利用聚合芯片电泳的方法还能早期筛查诊断脆性 X 染色体综合征。此外,基因芯片技术也被应用于葡萄糖-6-磷酸脱氢酶缺乏症和苯丙酮尿症的基因检测。该技术具有高通量、自动

化、微型化等优点,检出率及准确性高,适合于临床大样本的筛查。

3. **MassARRAY 核酸质谱技术** 该系统基于基质辅助激光解吸电离飞行时间质谱技术,整合了 PCR 技术的高灵敏度、芯片技术的高通量和质谱技术的高精确度,是目前唯一应用质谱技术直接检测单核苷酸变异的技术平台。其原理是进行待测基因靶向 PCR 扩增后的产物,加入目标变异序列特异延伸引物,在变异位点上,延伸 1 个碱基。然后将制备的样品分析物与芯片基质共结晶,将该晶体放入质谱仪的真空管用强激光激发,核酸分子转变为亚稳态离子按照其质荷比率分离,在真空小管中飞行到达检测器。主要特点为高准确度和灵基因分型分析。

4. **二代测序** 也称为下一代测序(next generation sequencing,NGS),能同时对几十万甚至几百万 DNA 分子进行平行测序。与一代测序(Sanger 法)相比,NGS 可以以很低的成本对大量的 DNA 序列测序,可以同时覆盖多个基因的所有编码序列。根据检测覆盖范围的不同分为三大类:靶向测序(targeted sequencing,TS)、全外显子组测序(whole exome sequencing,WES)及全基因组测序(whole genome sequencing,WGS)。TS 针对一组特定疾病基因组成检测包(Panel),对特定疾病相关的致病基因进行靶向捕获或富集,然后进行 NGS 测序。该技术检测周期短,可一次性检测多个基因,小范围的检测具有更高测序深度、灵敏度强。WES 是对整个基因组中所有编码序列进行测序,可以检出整个外显子区域的突变,相比于 Panel 测序范围更大,还能发现新的致病突变,尤其适用于对目标疾病诊断没有明确方向时进行检测。WGS 覆盖整个基因组,较 WES 覆盖区域更广,在检测非编码区变异、拷贝数变异、线粒体基因组变异等方面更具优势,相比于 WES在疑难病例诊断方面效率更高,但是成本高和数据分析的挑战,使该技术在临床应用上具有局限性。

三、新生儿基因筛查进展

20 世纪初期,遗传学家摩尔根通过果蝇的遗传实验,认识到基因存在于染色体上,并且在染色体上呈线性排列,从而得出了染色体是基因载体的结论。1909 年丹麦遗传学家约翰逊

（W. Johansen）在《精密遗传学原理》一书中正式提出"基因"概念。20世纪50年代沃森和克里克提出了DNA双螺旋结构以后，人们进一步认识了基因的本质，即基因是具有遗传效应的DNA片段。研究结果还表明，每条染色体只含有1~2个DNA分子，每个DNA分子上有多个基因，每个基因含有成百上千个脱氧核苷酸。基因（遗传因子）是产生一条多肽链或功能RNA所需的全部核苷酸序列。基因支持着生命的基本构造和性能，储存着生命的种族、血型、孕育、生长、凋亡等过程的全部信息。生命繁衍、细胞分裂和蛋白质合成等重要生理过程，生物体的生、长、衰、病、老、死等一切生命现象都与基因有关。它也是决定生命健康的内在因素。进入21世纪后，很多科学家和临床医师应用PCR和NGS等分子生物学技术，探索对新生儿疾病进行基因检测和基因筛查。目前，基因检测技术在国内外新生儿疾病相关研究进展主要集中在以下三方面：①对于生化指标异常者再次使用干血滤纸片进行基因筛查，包括CF、DMD和NICCD等疾病；②对特定发病机制明确的疾病直接进行靶向基因或DNA筛查，包括遗传性耳聋、重症联合免疫缺陷病（severe combined immunodeficiency disease，SCID）、脊髓性肌萎缩（spinal muscular atrophy，SMA）、脆性X染色体综合征（fragile X syndrome，FXS）等疾病；③基于NGS技术在新生儿疾病基因筛查的探索性研究，通过WES或WGS技术在新生儿遗传病风险预测、携带者筛查和疾病诊断方面研究。

（一）基因检测作为新生儿疾病的二阶筛查

CF是白种人中最常见的常染色体隐性遗传病。1979年，Crossley团队发现CF患儿干血斑中免疫反应性胰蛋白酶（immunoreactive trypsin，IRT）浓度显著升高。继而，澳大利亚和美国等国家开始采用IRT/IRT方法对新生儿进行CF筛查，即对IRT指标初筛异常患儿召回再次采血检测IRT，但临床发现一些患儿二次召回采集的血样中IRT水平急剧下降。因此，20世纪90年代初美国威斯康辛州与澳大利亚一起开发了IRT/DNA筛查方法，即对IRT指标初筛异常患儿，使用已有干血斑检测CFTR基因突变进行二次筛查。IRT/DNA二阶筛查路径的应用，可以避免二次筛查IRT水平降低的问题，使CF筛查的灵敏度明显提升。直到2010年，美国50个州都已开展CF新生儿二阶基因筛查。

DMD可以通过测定干血斑中肌酸激酶（creatine kinase，CK）浓度进行新生儿筛查，但该方法具有较高的假阳性。2012年，Mendell等首次建立了CK浓度检测联合DMD基因检测的二级筛查方法，首先测定干血斑中CK浓度，再对CK浓度较高样本，利用同一血斑采用多重连接探针扩增技术（multiplex ligation-dependent probe amplification，MLPA）分析DMD基因的变异情况。在37 649例男性新生儿受试者中，发现6例有DMD基因外显子缺失变异，其CK水平均>2 000U/L。另有3例CK水平>2 000U/L的样本中未发现DMD基因异常，但发现了肢带肌营养不良相关基因变异。研究表明，通过二次基因筛查既能有效降低CK筛查假阳性，还能为筛查阳性新生儿的初次随访提供路径。随后，澳大利亚和中国浙江大学医学院附属儿童医院开展了该方法的试点研究。在该院开展的DMD新生儿筛查试点研究，采用检测CK对96 409例男性新生儿干血斑样本进行了筛查，共发现400U/L<CK<700U/L的新生儿396例，CK>700U/L新生儿83例，再次通过基因检测，最终确诊17例DMD和2例BMD，男性新生儿发病率为1∶4 560。

NICCD是一种因SLC25A13基因表达异常导致的希特林蛋白（Citrin）功能缺陷，进而造成一系列生化代谢紊乱的隐性遗传病。现主要通过MS/MS测定干血斑中瓜氨酸浓度进行该疾病的早期筛查。由于新生儿出生后瓜氨酸浓度可能不会立即升高，导致该疾病MS/MS漏筛较多。浙江大学医学院附属儿童医院一项研究，将3万余例瓜氨酸为18~38μmol/L（瓜氨酸指标的cut-off值为38μmol/L）的新生儿，采用MassARRAY技术平台进行SLC25A13基因热点突变位点检测，确诊了5例MS/MS漏筛的NICCD患儿，表明MS/MS联合基因筛查能提高NICCD的检出率。

目前，基于NGS的超高重PCR、MassARRAY核酸质谱技术和靶向测序Panel等常用于新生儿疾病的二阶基因筛查与诊断，对于初筛阳性的样本，在不召回新生儿前提下二次使用剩余的干血斑，能有效降低初筛假阳性率，同时能避免因二次采样引发漏诊的可能。

（二）特定新生儿疾病的靶向基因筛查

前面把靶向基因作为NGS中的一类，但下面多个疾病用的是一代测序(如 SCID、X 连锁无丙种球蛋白血症、脊髓性肌萎缩和脆性 X 染色体综合征)。

SCID 是原发性免疫缺陷(primary immuno-deficiency disease,PID)中最严重的疾病类型,T 淋巴细胞在胸腺正常发育过程中,抗原受体编码基因需进行 DNA 剪切并重组,切下来的 DNA 形成一种副产物,T 细胞受体剪切环(TRECs),表达 αβT 细胞受体的 T 细胞中,70% 在成熟晚期都产生 Rec-Jα TREC,采用巢式-实时定量检测新生儿干血斑中游离 TRECs 数量,可以反映外周血最新产生的 T 淋巴细胞数量,目前已广泛应用于新生儿 SCID 筛查,TREC 拷贝数减少或缺失,提示怀疑 SCID。2008 年,美国 Wisconsin 首次开展了 SCID 和其他 T 淋巴细胞减少症的新生儿筛查试点项目,共筛查了 207 696 例新生儿,其中 72 例结果异常,经 T 淋巴细胞计数后发现 33 例异常样本,阳性预测值为 45.83%,特异度为 99.98%,假阳性率为 0.018%。最终确诊了 5 例 SCID/ 严重 T 淋巴细胞减少症患儿,证实了该筛查方法的灵敏度和特异度均高。2010 年,在一系列循证审查的基础上 SCID 被纳入全北美新生儿的推荐通用筛选计划(Recommended Uniform Screening Panel,RUSP)。目前,SCID 新生儿筛查已在美国各州广泛开展。2010 年,台湾大学累计对 106 391 名新生儿进行了 SCID 筛查,发现 5 例结果显示异常,其中 2 例确诊为 SCID,新生儿 SCID 发病率约为 1:53 196。现英国、法国、西班牙和巴西等国也陆续开展 SCID 新生儿筛查的试点研究,我国内地尚未广泛开展相关工作。

X 连锁无丙种球蛋白血症(X-linked agammaglobulinemia,XLA)是一种原发性免疫缺陷,由 BTK 基因突变导致成熟的外周 B 淋巴细胞数量严重减少而引起。B 淋巴细胞在正常发育过程中,抗原受体编码基因需进行 DNA 剪切并重组,切下来的 DNA 形成一种副产物,即免疫球蛋白 K 删除重组切除环(intronRSS-Kde recombination excision circles,KRECs),利用定量 PCR 检测 KRECs 可以反映最新产生的 B 淋巴细胞数量。2011 年,Nakagawa 团队开展了检测新生儿干血斑中 KRECs 对 XLA 和非 XLA 进行筛查的方法学研究,通过 RT-PCR 对 30 例 XLA 患者、5 例非 XLA 患者,以及 133 例新生儿和 138 例不同年龄段的

健康人群的干血斑中 KRECs 检测,发现 XLA 和非 XLA 患者样本中均检测不到 KRECs,证实测定干血斑中的 KRECs 可用于 XLA 和非 XLA 的大规模新生儿筛查。随后,瑞典、西班牙、塞维利亚和伊朗等国相继开展了 XLA 和 SCID(KREC/TREC)联合筛查试点研究。

脊髓性肌萎缩(spinal muscular atrophy,SMA)是一种常染色体隐性神经肌肉疾病,发病率约为 1:(5 000~10 000)。约 95% 的 SMA 患者因 SMN1 基因纯合缺失引起。2016 年 12 月基因治疗药物诺西那生钠(Nusinersen)注射液获 FDA 批准,2017 年获欧盟批准上市;2019 年 2 月该药品在中国获批。应基因治疗药物的问世,2017 年美国纽约开展了 SMA 新生儿筛查试点,该项目采用 RT-PCR 技术检测新生儿干血斑中 SMN1 基因 7 号外显子的拷贝数。共招募 3 826 例新生儿受试者,结果显示 SMA 突变总体携带率为 1.5%,检出 1 例 SMN1 基因 7 号外显子纯合缺失患儿,该患儿随后被纳入 NURTURE 临床试验项目,并在 15 日龄时接受了诺西那生钠治疗,1 周岁时未发现任何呼吸问题。此项研究初步证明了 SMA 新生儿筛查的可行性,并建议将 SMA 纳入新生儿筛查病种。2018 年,SMA 被美国 RUSP 纳入首要筛查病种。目前美国已有 6 个州开展 SMA 新生儿筛查。同年,我国台湾省也发表了 SMA 筛查研究结果,采用 RT-PCR 技术对 120 267 例新生儿进行初筛,发现 15 例阳性,再采用数字 PCR(ddPCR)进行复查,最终确诊 7 例 SMA 患儿,证实通过早期筛查可以在症状产生前发现 SMA 患者,有利于早期进行治疗干预。2019 年,Kariyawasam 等报道了澳大利亚 SMA 新生儿筛查项目的实施情况,共计筛查 103 903 例新生儿,10 例阳性,最终确诊 9 例患儿,4/9(44%)新生儿在出生后 4 周内出现 SMA 相关临床症状,新生儿 SMA 筛查在支持父母早期决策,促进个性化治疗方案实施等方面,展现出重要的临床应用价值。

脆性 X 染色体综合征(fragile X syndrome,FXS)是最常见的单基因引起的遗传性智力低下综合征,其发病机制是由于 X 染色体上 FMR1 基因 5' 端非翻译区三核苷酸重复序列(CGG)n 动态突变引起。FXS 筛查可以应用 PCR 技术扩增 FMR1 基因的启动子区域,检测(CGG)n 的重复数来鉴别患者及携带者。自 1995 年起,加拿大、

美国和西班牙等多个国家和地区开展了 FXS 新生儿筛查的方法学及筛查研究。2012 年，美国发表了对 14 207 例新生儿（7 312 例男性和 6 895 例女性）的筛查报告，结果显示灰区［54>（CGG）n>45］携带率，男性为 1/112，女性 1/66；前突变［200>（CGG）n>54］携带率男性为 1/430，女性 1/209；发现 1 例男性全突变［（CGG）n>200］，证实 FXS 新生儿筛查技术上的可行性，同时表明美国地区前突变携带率较高。虽然对 FXS 进行筛查在技术上是可行的，但因 FXS 无有效的治疗方法，是否对 FXS 展开新生儿筛查还存在争议。此外，*FMR1* 基因前突变对新生儿影响具有不确定性，且前突变携带者较为普遍，对筛查出前突变的家庭进行遗传咨询带来较大负担。

先天性耳聋通过传统的新生儿听力筛查，无法发现迟发性和药物性耳聋，而其中部分是由于遗传因素导致的。2006 年，Morton 等首次提出对少数遗传性耳聋相关基因（*GJB2*、*SLC26A4* 和 *MT-RNR1* 基因）进行筛查有利于提高对迟发性语前耳聋的检出。2007 年，我国一项多中心（11 个省 12 家医院）新生儿遗传性耳聋基因筛查研究，共 14 913 例新生儿在接受常规听力筛查，同时针对 mtDNA*12S rRNA*、*GJB2* 和 *SLC26A4* 基因进行了基因筛查。结果显示 306 例新生儿携带 1 个或 2 个基因突变，总体携带率为 2.05%。其中 7 例携带 *GJB2* 或 *SLC26A4* 基因的纯合或复合杂合变异；18 例携带 *12S rRNA* 基因致病突变。随后，我国台湾、成都、北京、天津和广东等省市也开始遗传性耳聋基因筛查项目。截至 2018 年底，全国接受遗传性耳聋基因筛查的新生儿数量超过 320 万，检出总突变率为 4.4%，其中药物致聋基因携带者约 8 400 人，避免了受检者和家庭成员约 80 000 多人因使用药物不当而致病。

（三）基于 NGS 技术的 WES/WGS 新生儿基因筛查的探索

2013 年美国国立卫生研究院（National Institutes of Health，NIH）和美国国立人类基因组研究所（National Human Genome Research Institute，NHGRI）投入 2 500 万美元共同资助了 4 个研究团队，探索基因组测序在新生儿疾病筛查中的应用及影响，包括：①对个体和公众健康的影响；②对医生和家长态度的影响；③对公共卫生系统支出的影响。其中 3 个项目采用 WES 技术

（BabySeq/NBSeq/NC NEXUS），1 个为 WGS 技术（STATseq）。

BabySeq 项目入选标准：①出生在波士顿妇女医院（BWH）且入住健康婴儿室（WNN）的新生儿或转入波士顿儿童医院和妇女医院（BCH/BWH）新生儿重症加护病房（neonatal intensive care unit，NICU）的新生儿；②至少有一个生物学父母进行遗传咨询、提供 DNA、签署新生儿检测同意书。排除标准：①父母不会讲英语；②父母不愿意将基因报告写入医疗记录或发送给他们的初级保健医生；③母亲或父亲年龄<18 岁；④母亲或父亲不具备决策能力；⑤新生儿日龄超过 42 天；⑥多胎妊娠；⑦临床考虑不适合抽取 1ml 血液的任何新生儿；⑧在受试招募前已做过临床外显子检测；⑨缺少生物学父母（如知道）或养父母（如果合适）的知情同意。开始接洽了 3 860 个家庭，其中 3 424 个来自健康新生儿家庭（WBN），436 个来自 NICU 患儿家庭，总入组率为 6.9%［WBN 队列为 6.5%（n=223），NICU 患儿队列为 10.3%（n=45）］；拒绝入组的原因中，对此研究不感兴趣家庭竟占了 58%。该项目纳入了 127 例健康新生儿和 32 例 NICU 患儿，对 1 514 个基因进行了测序，NGS 显示 15/159（9.4%）新生儿有儿童期发病的风险（包括 10 例健康新生儿和 5 例 NICU 患儿），健康新生儿测序组中还发现一个成人期发病的 *BRAC2* 基因突变。NICU 患儿测序组中发现 2 个成人期发病基因突变，分别为 *BRAC2* 和导致 Lynch 综合征的 *MSH2* 基因。140 例（88%）新生儿至少携带一个儿童期发病的隐性致病突变，8/159（5%）新生儿检测到药物基因组学突变，表明 NGS 能有效预测患病风险和携带者，且目前已有的新生儿筛查则无法进行预测。所有入组的新生儿均会收到新生儿基因测序报告（neonatal gene sequencing report，NGSR），该报告包含与儿童期疾病和可能与儿科药物基因组学相关的风险和携带者情况。此外，患病的新生儿会进行基于适应证的分析，该分析包含所有导致新生儿疾病的基因变异，并可以选择是否查询与婴儿护理相关的药物基因组学变异。制定报告标准的目的是最大程度地提高收益和减少低外显率、迟发性，以及证据不足等带来的不确定性。

NGSR 基因报告标准：①儿童期疾病风险（<18 岁发病），有充分的证据表明该基因会导致高

外显率的儿童期疾病；②在儿童时期进行干预可能避免后续重大疾病发生相关的具有中等证据或中等外显率的基因，此类致病变异报告带来的收益可能会超过其带来的不确定性；③与儿科药物基因组强关联的基因（Pharm GKB 数据库中 class 1 和 2A 基因），包括与恶性高热相关的 RYR1、硫嘌呤毒性相关的 TPMT，以及与溶血性贫血相关的 G6PD；④符合以上标准的基因携带者情况；⑤只报告致病和疑似致病的变异。

NGSR 包含的三类基因：A 类，对儿童期发病的疾病具有很高的预测价值的基因，包含 884（58%）基因 - 疾病对；B 类，具有中度证据和 / 或外显率，儿童期无创干预可防止破坏性结果；或成人期发病，但儿童期的无创干预可能显著改善临床结果，包含 70（4.6%）基因 - 疾病对；C 类，缺乏导致疾病的证据，具有低 / 中度外显率或与成人发病条件有关，没有证据表明儿童期非侵入性治疗起作用，但与患者的症状相关。BabySeq 项目研究存在局限性，是一小队列研究、样本少，另外先证者外显子可能遗漏新发突变。

NBSeq 项目则通过对 1 570 例新生儿干血滤纸片样本基因测序与 MS/MS 结果比较，评估外显子测序在新生儿干血滤纸片筛查中的应用潜力，探索其是否可以提升或替代目前的 MS/MS 筛查技术的可行性。结果显示基因检测作为二阶筛查或补充筛查方法，可降低 MS/MS 筛查假阳性率，从而提高筛查的特异度，同时辅助非特异性生化指标可鉴别诊断。

NC NEXUS 项目探索能否扩大 WES 在新生儿筛查中的应用，设计和评估基于 NGS 的新生儿筛查分析框架，明确相关伦理、法律和社会影响等，当患儿家庭需要做出决定时，对他们想要了解的 WES 相关信息进行分类，开发辅助决策系统帮助临床医生和家长在复杂检测结果中做出合理决定。

STATseq 项目对 NICU 住院患儿随机分组，一组为新生儿筛查的标准化检测途径，一组为快速 WGS+ 标准化检测，比较两组在疾病诊断率、诊断时间、评估发病率和死亡率、医生和家属的受益情况等。共 42 例患儿进行快速 WGS 检测，诊断率明显高于对照组（43% *vs.* 10%）；临床受益率也高于对照组（31% *vs.* 2%）。对于 NICU 住院患儿，快速 WGS 可作为一阶检测，但该技术在临床的适用性需要进一步明确。

英国也已开始将 WGS 应用于新生儿疾病筛查的试点研究。2019 年 7 月，Genetic Alliance UK 发布了一份报告，推荐尽快试行新生儿的 WGS 筛查新生儿疾病，并就试行项目可能遇到的问题和挑战进行了分析和讨论。同年 11 月 5 日，英国卫生部部长宣布英国国家卫生部计划从 20 000 例儿童的基因测序试点研究开始，将对每个在英国出生的新生儿进行基因测序，以检测新生儿的遗传病风险并提供可预测的个体化的护理。

复旦大学附属儿科医院周文浩团队、浙江大学附属儿童医院赵正言团队等，在早期使用医学外显子检测方案，聚焦 NICU 住院患儿的疑似遗传病快速诊断、建立新生儿遗传病基因检测标准、新生儿 IMD 的二阶筛查、遗传咨询培训、应用 Panel、WES 甚至 WGS 在新生儿疾病基因筛查等方面，进行了大量的探索。

四、新生儿基因筛查的挑战

通过基因测序来进行新生儿疾病筛查，也面临着很多挑战。随着越来越多遗传病治疗方法和新药的出现，符合新生儿筛查原则的病种越来越多，在这些疾病中，基于酶学、代谢物等筛查技术已无法满足更多的筛查需求，很多疾病都无法用传统的筛查技术来鉴别，故基因测序技术特别是 NGS 技术的筛查方法，将成为一种重要的补充。全球基因组学与健康联盟（Global Alliance for Genomics and Health，GA4GH）是由 400 多家医疗保健、研究、疾病宣传、生命科学和信息技术机构组成的国际合作机构，期望通过共享基因组和临床数据共同促进人类健康，他们就基因组技术用于基于人群的新生儿筛查提出了八项建议，并在此职权范围内，成立了全球联盟监管和道德工作组的儿科工作组，以解决与儿童健康特别相关的问题。现归纳为以下七点。

1. 每个婴儿都有平等获得筛查的机会。通过任何方法进行的新生儿筛查，包括基因组检测，如果作为公共卫生计划采用，在该管辖区内出生的每个婴儿都应该平等获得检测的机会。

2. 设立公共数据库，新生儿基因筛查结果的解释基于对每个测试基因的良性变异及致病变异的了解。需要在一个可自由访问的数据库（同时适当保护个体婴儿及其家人隐私）中公布该计划中包含的每个基因的特定人群等位基因频率、每个等位基因的致病性评价,以及支持致病性解释的证据。

3. 仅限新生儿期诊断并在儿童期有效治疗或干预的疾病。

4. 依据新生儿筛查完整体系管理,包括确诊检测、治疗干预、临床随访、遗传咨询、质量保证、公共和专业教育及行政监管体系。

5. 通过新一代测序或其他基因组方法进行的新生儿筛查,应仅被视为当前一级筛查计划的补充。

6. 不应替代现行所筛病种的筛查方法。目前新生儿筛查的任何疾病不应该用 NGS 或其他基因组方法取代,除非基因组技术已被证明对疾病具有相同或更好的灵敏度和特异度。遗传异质性和复杂性使基因检测不可能像当前筛选方法一样灵敏或特异,即使是遗传异质性和复杂性较少的疾病,基因组检测也不是基于人群的新生儿筛查的最有效方法。

7. 谨慎进行政策和伦理评价(基因组和 Panel)。需进行研究以证明基因组、Panel 测序的临床效用和成本效益,并在新生儿基因筛查实施之前解决突出的健康政策和伦理问题。新生儿基因组筛查必须避免损害当前筛查计划的有效性和无意伤害儿童及其家人,各个国家和地区在伦理层面须达成政策共识,如基因组临床意义不明(variant of undetermined significance,VUS)和家庭意外发现的披露,数据的所有权,以及数据的存储和共享等。医疗机构应对新生儿家长进行检测前知情告知。

关键问题是如何改进对基因组数据的解释,以便能够有效识别筛查的每个致病基因和良性变异,如何处理与成人发病相关的携带者状态变异,NGS 存在无法检出结构变异和三核苷酸重复,以及检出临床意义不明等情况,对于临床意义未明突变,结果解释的不确定性对实验室和临床医生均存在一定的法律风险,检测前和检测后对医生的遗传咨询能力和报告解读能力有很高的要求。在筛查阳性患儿中,由于遗传咨询的关联性,使具有血缘关系的相关人的隐私也牵连其中,需对亲属信息严格保密,避免隐私权相关的伦理问题;基因组范围测序产生大量个人信息,需避免数据存储及隐私性相关问题的泄露。另外,在基因筛查过程中对携带者的发现如何报告还存在争议。在实验技术层面,需提前明确基因测序应用在疾病筛查中的局限性,做好风险预估,制订相应的解决措施。

总之,新生儿疾病基因筛查的探索还在路上,且面临着很多挑战,但已为儿童疾病的预防、诊断、治疗、康复展现了良好前景。

(赵正言)

第二节　基因筛查适应证

一、遗传代谢病

遗传代谢病(inherited metabolic diseases,IMD)又称先天性代谢异常(inborn errors of metabolism,IEM),是一大类由单基因缺陷引起的代谢功能异常的复杂遗传病,涉及多种氨基酸、脂肪酸、有机酸、尿素循环、碳水化合物、类固醇、金属、溶酶体等多种物质代谢障碍,主要由于基因突变导致其编码的酶及其辅酶或转运蛋白的缺乏,致使近端毒性底物的蓄积和远端必需代谢产物的缺乏而引起全身多脏器受累。伴随着机体生化代谢紊乱或酶活性改变,使重要生理活性物质缺失,甚至引起代谢产物蓄积,进而诱发多种临床症状。虽然大多数 IEM 属于单基因遗传病,以常染色体隐性遗传或 X 连锁隐性遗传为主,但 IEM 具有高度的遗传异质性。目前已发现约有 700 余种 IEMs,可分为小分子代谢病,如氨基酸代谢病、尿素循环障碍、有机酸代谢病、脂肪酸氧化障碍、嘌呤和嘧啶代谢病及金属代谢病等;大分子代谢病,如糖原贮积症和先天性糖基化异常;此外,还包括细胞器代谢病,如溶酶体贮积症、线粒体病和过氧化物酶体病等。在新生儿中的发病率较高,多数可诱发不可逆性神经系统损害。故对于临床表现疑似 IMD 的高危新生儿,实施基因筛查显得十分必要。目前国内对于疑似遗传代谢病的新生儿筛查主要采用质谱检测结合高通量测序(next generation sequencing,NGS),即以质谱检测结果(包含 20 种氨基酸代谢病、12 种脂肪酸代谢病和 19 种有机酸代谢病)筛查疑似病例,以高通量检测结果为诊断依据。高通量测序通过对多个基因进行检测而提供可靠的分子诊断,从而弥补质谱技术的不足。

适应证:由于大多数遗传代谢病临床表现无明显特异性,并且将近 1/3 的 IEM 患儿有临床无症状期,感染、发热、饥饿或摄入大量蛋白质食物等可能为发病的诱因。因此,对于临床高度怀疑 IMD 的新生儿或婴儿早期急性出现喂养困难、持续呕吐、脱水、电解质异常、代谢性酸中毒、高氨血症、黄疸、低血糖、肝大、肝功能异常、惊厥及尿中有持续性特殊臭味,不能用一般疾病解释的,应考虑为遗传代谢病并进行基因检测筛查,尽早确诊并实施个体化治疗,改善患儿预后。

二、先天性耳聋

先天性听力缺损是临床常见的新生儿缺陷,多表现为完全或部分听力丧失。听力缺损主要包括感觉神经性耳聋、传导性听力丧失、混合性听力丧失,其发生可能与遗传、噪声、年龄、药物、疾病、受伤、化学试剂等因素有关。通用新生儿听力筛查(universal newborn hearing screening,UNHS)使用耳声发射测试(otoacoustic emission,OAE)和听性脑干反应(auditory brainstem response,ABR)筛查所有新生婴儿的听力损失(hearing loss,HL),但可能无法识别出生时轻度听力损失或延迟发作的听力损失。在我国,由于遗传因素造成的新生儿听力损伤超过 60%。基因筛查主要是针对临床常见的耳聋基因 *GJB2*、*GJB3*、*SLC26A4* 和 12S rRNA 基因进行测序筛查,这些基因突变和筛查技术有助于发现轻度或延迟发作的听力损失患者。

适应证:主要是临床新生儿听力筛查中耳声发射初筛和自动听性脑干反应或双耳畸变产物耳声发射(distortion product otoacoustic emission,DPOAE)复筛均未通过者,应当同步实施诊断性听力检查和耳聋基因筛查。提高听力异常检出率,指导临床早期给予治疗,改善患儿预后。

三、原发性免疫缺陷

原发性免疫缺陷(primary immunodeficiency disease,PID)是一组以单基因遗传变异为主的罕见疾病,为基因突变使免疫细胞和免疫分子发生缺陷引起的免疫反应缺如或降低,导致机体抗感染免疫功能低下的一组临床综合征。PID 等共同特点为反复、严重、持续的感染,但病因不同,又各有的特点。每种 PID 的确切发病率不清楚。2015 年,IUIS、PID、EC 最新分类标准将 PID 分为 9 大类,共涉及 300 多种基因突变导致的 290 余种 PID。

(1)T 淋巴细胞、B 淋巴细胞联合免疫缺陷。

(2)其他已明确表型的免疫缺陷综合征。

(3)抗体免疫缺陷病。

(4)免疫失调性疾病。

(5)先天性吞噬细胞数目、功能缺陷。

(6)天然免疫缺陷。

(7)自身炎症性疾病。

(8)补体缺陷。

(9)自身抗体相关的拟表型 PID。

适应证:PID 典型临床表现为反复感染,容易合并自身免疫性疾病及肿瘤性疾病。新生儿表现以下临床预警症状则应怀疑 PID。

(1)1 年内中耳感染次数>4 次。

(2)1 年内严重鼻窦感染次数>2 次。

(3)抗生素治疗 2 个月疗效不佳。

(4)1 年内患肺炎次数>2 次。

(5)婴幼儿体重不增或生长发育极度迟缓。

(6)反复深部皮肤或器官脓肿。

(7)持续鹅口疮或皮肤真菌感染。

(8)需要静脉应用抗生素以清除感染灶。

(9)≥两处的顽固性感染(包括败血症)。

(10)有 PID 家族史。如果患儿临床具备 ≥2 条提示医生应警惕 PID 的发生。

四、高发单基因病

常染色体隐性和 X 连锁隐性遗传疾病是导致出生缺陷、影响人口素质的重要原因。主要涉及 β- 地中海贫血、脊肌萎缩症、脆性 X 染色体综合征、肝豆状核变性等。高通量测序技术的发展成为携带者筛查扩展至同时检测多种疾病的推动力。在过去的 50 余年中,隐性遗传病致病基因变异的携带者筛查技术经过不断改进和发展。基于低成本分子技术如全外显子组和 WGS 技术的开发、千人基因组数据库的形成,以及新的致病基因变异的发现等进展,为成功筛查出不同种族人群中已知隐性致病基因携带者奠定了技术基础。遗传和生殖医学专业协会发布关于扩展性新生儿携带者筛查(expanded carrier screening,ECS)应用的指南文件,涉及3个主要因素,包括基因筛查的目标患儿、筛查的首选时间及筛查单基因疾病的纳入标准。

适应证:

(1)出生缺陷、发育延迟、精神发育迟滞的患儿。

(2)异形的患儿。

(3)父母或兄弟姐妹存在或怀疑遗传病。

(4)出生缺陷阳性家族史。

(5)在母体中可能暴露于致畸环境,或其他异常环境。

(6)高龄产妇(>35岁)所生。

第三节　常用的基因筛查技术

一、染色体核型分析

染色体核型分析是指将待测细胞的染色体依照该生物固有的染色体形态结构特征,按照一定的规定,人为地对其进行配对、编号和分组,并进行形态分析的过程。其基本原理是不同物种的染色体都有各自特定且相对稳定的形态结构(包括染色体的数目、长度、着丝点位置、臂比、随体大小等)。染色体经染色或荧光标记后,通过一定的光学或电化学显色设备就可以清晰而直观地观察其具体形态结构,与正常核型进行对比寻找差异,进而确定染色体的数目,以及判断是否出现缺失、重复和倒置等现象。传统的染色体核型分析技术主要为染色体显带技术,是利用 Giemsa 染料通过特殊的染色方法使染色体的不同区域着色,使染色体在光镜下呈现出深浅交替的带纹,即为染色体带型。每条染色体都有特定的带型。根据染色体的不同带型,可以细致而可靠地识别每条染色体。如果染色体带型发生变化,则表示该染色体的结构发生了改变。目前常用的染色体显带技术有 G 显带(最常用)、Q 显带、R 显带、T 显带(末端显带)、C 显带(着丝粒显带)等。

临床应用与评价:染色体数目和结构上的异常被称为染色体异常,由染色体异常引起的疾病称为染色体病。目前发现的染色体病已有 100 多种,如 21- 三体综合征、18- 三体综合征、13- 三体综合征、特纳综合征、精曲小管发育不全、猫叫综合征、脆性 X 染色体综合征等。染色体病在临床上可导致唐氏综合征、先天性多发性畸形及癌症等;在早期自然流产时,50%~60% 是由染色体异常所致。染色体核型分析的目的就是发现染色体异常,诊断染色体病,将其应用于产前诊断可降低染色体平衡易位、倒位等导致的畸形胎儿的出生率,同时可对不孕症、多发性流产、畸胎等孕产史的夫妇和多发畸形等患者进行遗传学诊断。

二、染色体基因组芯片技术

染色体基因组芯片,又称 DNA 芯片、DNA 微阵列、寡核苷酸阵列,是生物芯片技术中实用性最强、最先投入应用的技术之一。基因芯片技术是结合微电子学、物理学、化学及生物学等高新技术,以大量人工合成或应用常规分子生物学技术获得核酸片段作为探针,采用原位合成或合成点样方法将探针密集、规律地或按特定的排列方式固定在硅片、尼龙膜、塑料或玻璃等支撑载体上,形成致密、有序的 DNA 分子点阵。其主要原理是核酸分子杂交技术,即利用核酸分子碱基之间互补配对的原理,将处理好的样品与固定到固体支持物上的核苷酸进行杂交,通过激光共聚焦扫描及分析软件,以实现对待测样品的大规模检测。

临床应用与评价:相比传统核酸印迹杂交技术,染色体基因组芯片具有快速、准确、灵敏、信息量大,可同时检测多种疾病、操作简单、重复性强等明显优势,故在遗传性疾病诊断和出生缺陷检测领域具有非常重要的应用价值。目前,基因芯片技术在临床上的应用主要有两种技术形式,一种是比较基因组杂交芯片(array-based comparative genomic hybridization,aCGH),其基本原理是将受检者样本基因组 DNA 与正常对照样本基因组 DNA 用限制性内切酶酶切片段化后,分别标记上不同颜色的荧光,同时与芯片上固定探针进行竞争性杂交,通过芯片扫描和数据分析,获得受检者样本的基因组拷贝数变化情况和染色体异常情况。另一种是单核苷酸多态性微阵列芯片(single nucleotide polymorphism array,SNP array),其基本原理是将大量的 SNP 检测探针用特殊方法固定在硅芯片上,获得高密度的 SNP 微阵列,将受检者样本基因组 DNA 和芯片上的探针进行杂交,通过单碱基延伸在探针的 3' 末端掺入不同荧光标记的双脱氧核苷酸,通过荧光信号扫描和相关软件,分析受检者样本的拷贝数变化及基因型等。与 aCGH 技术相比,SNP 芯片除了能检测拷贝数变异外,还能够检出杂合性缺失(loss of heterozygosity,LOH)和一定比例的嵌合体。需要指出的是,SNP 芯片检测拷贝数变异的准确性不如 aCGH 芯片。目前已有兼具 aCGH 芯片检测探针(用于拷贝数变化检测)和 SNP 芯片探针(用于检测 SNP)的芯片,可同时对受检者样本进行准确的拷贝数分析和杂合性缺失分析。

aCGH 芯片和 SNP 芯片等染色体基因组芯片可在全基因组范围内同时检测多种染色体不平衡导致的疾病,其临床应用指征包括不明原因的智力落后和 / 或发育迟缓、非已知综合征的多发畸形及孤独症谱系障碍等。与常规染色体核型分析相比,染色体基因组芯片技术无需细胞培养,通量高,分辨率高出近千倍,可用于几乎任何组织的 DNA 分析,可为临床医生提供更详细和明确的染色体检查结果。需要注意的是,染色体基因组芯片技术也具有一定的局限性,无法检测平衡易位、倒位、复杂重排等染色体结构性变异,不能检测低水平嵌合(<10%)及点突变、小片段插入 / 缺失等。

三、Sanger 测序(一代测序)

Sanger 测序技术,也称第一代测序技术,该技术始于 1977 年美国生物化学家 Frederick Sanger 发明的双脱氧末端终止法以及 Maxam 和 Gilbert 发明的化学裂解法。其基本原理是一个 DNA 聚合反应,以待测单链 DNA 为模板,与模板的起始序列互补的引物与 DNA 模板特异性结合后,4 种脱氧核苷酸 dNTP 在 DNA 聚合酶作用下延伸引物,从而合成与模板互补的新的 DNA 链。在这个反应体系中,除了 4 种 dNTP,还引入了一定比

例的带不同荧光标记的双脱氧核苷酸 ddNTP。由于保留了 5'-OH 基团,ddNTP 可以被聚合酶结合掺入到 DNA 链当中和上一个 dNTP 的磷酸基团形成磷酸二酯键,但因缺乏 3'-OH,无法和下一个 dNTP 的磷酸基团形成磷酸二酯键,所以 DNA 链的延伸就此终止。每一种 dNTPs 和 ddNTPs 的相对浓度可以调整,使反应得到一组长几百至几千碱基的链终止产物。它们具有共同的起始点,但终止在不同的核苷酸上。测序产物是长度相差一个碱基的一系列片段,可通过高分辨率变性凝胶电泳分离大小不同的片段,凝胶处理后通过高分辨率聚丙烯酰胺凝胶毛细管电泳分离大小不等的片段,并通过荧光标记识别片段末端碱基,从而获得所测片段的碱基序列。

临床应用与评价:Sanger 测序技术测序读长相对长、准确性高,测序结果直观可视,不用建库因而假阳性结果极低,是目前检测 DNA 序列的金标准。但其也有明显的临床应用缺陷,如灵敏度较低、通量小、成本相对高。在目前高通量测序已经日趋成熟的时代,Sanger 测序技术进行遗传学诊断和产前诊断的应用价值主要在于那些临床诊断比较明确(如对新生儿筛查 PKU 阳性的婴儿做 *PAH* 基因的检测),遗传及位点异质性不强的疾病(如临床诊断或家族史提示囊性纤维化的患者做 *CFTR* 基因的检测),特别是有变异热点的基因(如对软骨发育不全的患者进行 *FGFR3* 基因 1 138 位点的测序进行目标性的检测)。Sanger 测序目前也已应用于肿瘤诊断、病情监测、预后和治疗等临床实践中。如对 *BRCA* 基因或 *APC* 基因的检测分析,可用于早期发现乳腺癌或结肠癌的易感人群,从而对这些人群采取必要的干预措施。Sanger 测序还可以对肿瘤靶向治疗药物相关基因的突变位点进行检测,如在非小细胞肺癌的治疗中,使用靶向药前必须要检测 *EGFR* 基因的状态,可以针对 *EGFR* 基因突变热点所在几个外显子设计特异性扩增和测序引物进行直接测序。Sanger 测序不仅适用于对家族其他成员进行已知家族性特异变异的检测,还是高通量测序基因检测筛选单基因遗传病家系致病基因后进行家系内和正常对照组验证的主要手段。

四、高通量测序技术

高通量测序技术即 NGS,是对传统一代测序

技术的革命性改变,相比于第一代测序的通量提高了成千上万倍,甚至上亿倍。该技术主要基于边合成边测序或边连接边测序的基本原理,一次实现对数百万个 DNA 分子同时测序;也可实现对一个物种的基因组和转录组进行深入细致的全貌分析,因而又被称为深度测序。目前市场上的高通量测序仪主要包括具有不同通量、读长及研究适配的测序仪器。测序时应根据检测的样本量和质量要求,确定适宜的测序平台与方案,以保证测序数据能够满足质量及靶向区域覆盖度等需求。相较于传统的 Sanger 测序,高通量测序技术在原理、操作细节、技术扩展方面有着巨大优势。

临床应用与评价:与一代测序相比,高通量测序的独特优势在于:①大规模平行测序,通量高;②有定量功能,即样品中某种 DNA 被测序的次数反映了样品中这种 DNA 的丰度,可对基因组拷贝数进行分析;③成本低廉,单碱基测序费用较 Sanger 测序急剧下降。NGS 技术对同时涉及多个基因、多种变异类型,以及罕见变异的出生缺陷和遗传性疾病的分子诊断具有非常明显的优势,在鉴定疾病致病基因方面也非常有效。

NGS 技术按其复杂程度由低到高、检测对象由少到多可分为三个不同的分析水平,即疾病靶向基因包 panel 测序、WES 及 WGS。疾病靶向基因包测序主要用于以下几个情况:①具有很大遗传异质性的临床表型,如耳聋基因包;②需要进行分辨诊断的临床表现类似的疾病,如心肌病基因包;③不同疾病共享一种临床表现的情况,如癫痫基因包;④同一个信号转导系统里面的基因,如 *Rasopathy* 基因包检测努南综合征。由于其只检测部分基因,测序深度高,因而分析的灵敏度和特异度较高,且因针对已知的致病基因进行测序,故结果解释相对容易。WES 是一种针对基因组中所有编码区域的测序方法。外显子组虽然只占基因组的 1%~2%,但目前发现约 85% 的致病突变位于外显子。WES 除了能检测已知疾病相关基因突变外,新近发现的致病基因也会得到检测,同时还能发现新的候选致病基因,是临床表型复杂/不特异、临床诊断不明的病例,以及尚未出现临床表型病例的理想检测手段,也是发现新致病基因的有效策略。WGS 测序同时覆盖编码和非编码区域,其测序样品制备简单,不需要靶区域的 PCR 或杂交富集。由于目前对于非编码区域的变异解释尚不理想,所以通常先对编码区进行分析,如果编码区未发现致病突变,则可对数据进行重新分析,寻找非编码区域的调控序列是否发生变异。此外,WGS 数据也可用于拷贝数变异(copy number variation,CNV)、AOH 及平衡易位等结构变异的分析。目前因 WGS 测序成本比较高,且 WGS 测序产生的数据庞大,数据分析复杂,因此 WGS 应用于临床检测尚不成熟。

五、其他遗传学技术

(一)多重连接探针扩增技术

多重连接探针扩增技术(multiplex ligation-dependent probe amplification,MLPA)于 2002 年由 Schouten 等首先报道,是近几年发展的一种针对待检 DNA 序列进行定性和半定量分析的新技术。MLPA 是多重 PCR 的一种形式,该技术针对特定基因组靶区域设计多个长度不等的寡核苷酸探针对,利用探针对外侧的通用引物对,同时扩增多个基因组靶区域,扩增信号的强度反应靶区域的量(即为拷贝数)。MLPA 可分为 5 个主要步骤:DNA 变性和 MLPA 探针杂交;连接反应;PCR 反应;电泳分离扩增产物;数据分析。在第一步中,DNA 变性后与 MLPA 探针混合液孵育过夜。MLPA 探针由两条单独的寡核苷酸构成,每条均含有一段 PCR 引物序列。两个探针寡核苷酸直接杂交到邻近目标序列。只有当两条探针寡核苷酸都杂交到邻近目标区域的时候,它们才能在连接反应中被连接起来。只有连接起来的探针才能在接下来的 PCR 反应中以指数方式扩增,探针连接产物的数量是样本中目标序列数量的量度标准。用毛细管电泳将扩增产物进行分离。只有当连接反应完成,才能进行随后的 PCR 扩增并收集到相应探针的扩增峰,如果检测的靶序列发生点突变或缺失、扩增突变,那么相应探针的扩增峰便会缺失、降低或增加,因此,根据扩增峰的改变就可判断靶序列是否有拷贝数的异常或点突变存在。

临床应用与评价:MLPA 的主要用途是对目标区域的基因序列拷贝数进行检测,可经济、高效、快速地检测一些已知基因组拷贝数变异的常见遗传病,如 1p36 缺失综合征、威廉姆斯综合征、史密斯-马盖尼斯综合征、米勒-迪克尔综合征、迪格奥尔格综合征等。另外,临床疑似脊髓性肌萎缩的患者,实验室检测首先考虑用针对 *SMN1*、*SMN2* 基因的 MLPA 检测,因 95% 以上的脊髓性肌萎缩是由 *SMN1* 基因 7、8 号外显子缺失所导致。MLPA 还可以对由表观遗传异常导致的疾病,如普拉德 - 威利综合征或快乐木偶综合征进行甲基化检测(MS-MLPA)。

(二) 荧光原位杂交

荧光原位杂交(fluorescence in situ hybridization, FISH)是 20 世纪 80 年代末在放射性原位杂交技术的基础上发展起来的一种非放射性分子细胞遗传技术,以荧光素取代放射性核素标记探针而形成的一种新的原位杂交方法,以检测分裂中期染色体或间期染色质数目和结构。其基本原理是利用特殊标记的 DNA(或 RNA)探针,与中期染色体直接杂交,再与荧光素分子偶联的单克隆抗体特异性结合,对染色体 DNA 序列进行定性、定位和定量分析,以鉴定染色体的数目和基因组结构是否异常。

临床应用与评价:FISH 技术具有稳定、实验周期短、特异度好、定位准确等特点。在遗传病诊断和产前诊断领域,FISH 仍是筛查染色体病的主要方法之一,主要用来筛查染色体非整倍体特别是 13、18、21、X 和 Y 染色体的数目异常,以及染色体结构异常包括微小缺失、微小重排等。FISH 可利用未培养的羊水间期细胞进行染色体异常检测,不仅能够克服传统的羊水细胞遗传学诊断无法克服的局限性,如取材时间有限、耗时时间长、结果取决于中期分裂象多少等,还排除了因培养造成的假嵌合体现象。FISH 可利用绒毛样本对染色体病进行早期产前诊断,相比常规染色体分析,FISH 所分析的细胞数目及细胞来源(来自绒毛不同组织)较多,增加了诊断的可靠性,同时能得到更多的数据来做出正确的统计分析。FISH 技术也可以应用于胚胎植入前遗传学诊断 PGD 中,以鉴定胎儿的性别,排除性染色体连锁疾病的发生;检测染色体的非整倍性和染色体结构畸变,大大降低了妊娠自然流产和患儿出生的概率。

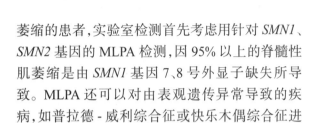

第四节　基因(组)变异解读

一、鉴别遗传性疾病

虽然大部分出生缺陷、先天畸形、罕见病等具有相当高比例的遗传因素,但致病原因还包括许多非遗传因素,如感染、环境毒理、饮食及化学物暴露等可直接致病,也可通过和遗传易感因子互作致病。在临床上鉴别由单一基因及基因组变异引起的遗传性疾病能提高基因检测的临床诊断率,从而间接地降低疾病诊断的成本及缩短医疗周期,因此应受到重视。但要做好这个鉴别不容易,要综合考虑许多因素,临床医生需要对先症者的家族史、孕史(特别需要了解孕期用药、化学物暴露、感染及吸烟酗酒等情况)、家庭社会生活环境全面的了解。尽管许多遗传病有先天性畸形,但并不是先天性畸形就是遗传性疾病。识别非遗传性先天畸形罕见病,如胎儿酒精综合征、海豹肢畸形(由沙利度胺引起)、母源性苯丙酮尿症、寨卡病毒引起的小头畸形、物理性损伤导致的结构畸形等均是临床医生需要掌握的基本能力。

多于一个家庭成员(特别是一级亲属),发生多发性流产、死胎和儿童死亡中出现相同的病症时强烈表明有遗传性疾病。在相对年轻的两个或更多个亲属中发生常见的成人病症(心脏病、癌症、痴呆)家族史也表明有遗传倾向。一些相对常见的临床症状,如发育迟缓 / 智力落后和先天性多发性畸形已知有较强的遗传因素。通常涉及心脏、面部及生长问题的情况,特别是如果患者同时表达可能为综合征的多个临床特征,如智力迟钝和心脏缺陷,同时有几个脸面部异常表型,如眼距宽或眼睑下垂等也提示有患遗传病的可能。当不能确认时,请遗传学医生进行会诊评估会有帮助。

完整准确地评估临床表型并用统一的标准术语描述记录对于罕见疑难疾病的诊断尤其重要,因对大量基因组变异的分析在很大程度上依靠对基因型 - 表型相关性的了解。为更好地做好临床表型描述,临床医生可以从遗传疾病知识库(如 OMIM、Orphanet、PubMed 等)中获得基因、疾病表型等相关知识。

二、选择合适的基因检测方法

遗传病的种类繁多，其突变种类也很多，不同的突变需要用不同的检测手段才能事半功倍。对基因组疾病，传统的染色体芯片能够快速、准确地检测出全基因组范围内的染色体失衡（增加或缺失），特别是自定义高密度芯片能检测出比单外显子还小的拷贝数变异，它在基因组疾病及单基因变异检测中仍然有很大的价值，但随着测序成本的持续下降，WGS 能最终替代一般染色体芯片的检测功能，并且扩展到检测非失衡型结构变异如平衡易位、倒位等。对于许多罕见遗传病，特别是与代谢障碍相关的疾病，生化检测一直是特异有效的检测手段，这一技术应用在新生儿的罕见病筛查上充分体现其经济有效和准确快速等优势，对人体代谢谱的分析也正迅速地成为一项常规的临床检测项目，其与分子检测的互补性尤其突出。这一领域在高级质谱技术及大数据分析技术的带引下将得到长足的发展。

目前，NGS 主要对绝大多数罕见病做分子（主要是 DNA 及 RNA 水平的）检测。基于 NGS 的分子检测可以根据检测对象的多少分成单基因（single gene）、基因包（gene panel）、临床外显子（clinical exome）、全外显子组（whole exome）及全基因组（whole genome）的检测。在 NGS 时代，单基因的检测仍很有必要，甚至是必需的，主要应用于以下情况：①临床能明确诊断，致病基因单一的疾病，如神经纤维瘤 I 型（neurofibromatosis type I）；②致病基因的变异不能为 NGS 所检测，最常见的包括脆性 X 染色体 *FMR1* 基因中 CGG 的扩增检测，普瑞德威利 - 天使综合征（PWS-AS）的甲基化分析等；③NGS 结果的验证及对其他家属成员的检测往往使用单基因 / 位点即可。基因包的检测用于临床有特异表型但遗传异质性较强，需要做分辨诊断的病种较为合适，如肌肉萎缩症（muscular dystrophy）、心肌病（cardiomyopathy），基因包的临床功效在很大程度上取决于临床医生对病种的临床诊断的把握，也取决于已知致病基因能解释这类疾病的比例。因新基因不断被发现，基因包也需不断地更新。临床外显子理论上应当包含所有已知的致病基因，但实际上没有做到，也做不到。一是因为发现新致病基因的速度很快，二是许多曾经认为的致病基因不是或还未

得到确凿的证据支持其为致病基因。而全外显子组包含绝大部分编码的区域，但实际内容因公司产品设计不同有很大差别，再加上在测序过程中总有一些区域的覆盖度不够，一部分基因及区域存在高度同源序列和重复序列，目前 NGS 技术暂未突破这一难关，所以全外显子组总是不全的，这和 WES 已经取得的临床功效相比，只是一个小小的不足，且将会不断的改进完善。WES 除了能检测已知遗传病的序列变异外，新近发现的致病基因也会得到检测，同时还有机会发现新的候选致病基因。因此，有条件时对临床表型复杂、临床表型不特异、临床诊断不明或因患者临床表型还没有展示（如刚出生重症监护室的新生儿）的病例而言，WES 是理想的检测手段，也是发现新致病基因的有效策略。目前，WGS 已经开始常规性地被用到拷贝数变异（CNV）的分析上，其覆盖度很低（如 0.1X）也能检测出全基因组范围内的 CNV，且成本不超过目前一般的染色体芯片，但 WGS 并没有常规用于序列变异的检测，因要检测序列变异，覆盖度要达到 30X，这就造成测序的高成本。我们寄希望于新的测序技术终将把我们带入 WGS 的时代，有机结合全外显子组合中低覆盖度 WGS 能够满足检测各种变异的需求。

三、基因（组）变异的解读

目前高通量 NGS 技术正被越来越广泛应用于遗传性疾病的临床分子诊断，但 NGS 会产生海量的数据，如何在庞大的数据中分析出可靠、有意义的结果，如何正确、合理解读基因（组）变异，使之在临床诊疗中能够有效应用已成为目前最为棘手的问题。美国医学遗传学与基因组学学会（American College of Medical Genetics and Genomics，ACMG）制定了基因变异解读指南，建议使用特定标准术语来描述孟德尔疾病（单基因）相关的基因变异，即将变异的临床意义分为五级分类：致病性（pathogenic），可能致病性（likely pathogenic），临床意义不明（variant of undetermined significance，VUS），可能良性（likely benign）和良性（benign）。

该指南提供了两套标准：一是用于对致病或可能致病的证据进行分类（表 2-1），二是用于对良性或可能良性的证据进行分类（表 2-2）。这

些变异的证据包括人群数据库频率、基因变异的类型、基因的功能学研究、以往病例报道、家系成员分离度及计算机功能预测等。致病变异证据可分为非常强（very strong，PVS1）；强（strong，PS1~4）；中等（moderate，PM1~6）；或支持证据（supporting，PP1~4）。良性变异证据可分为独立（stand-alone，BA1）、强（strong，BS1~4）或支持证据（BP1~7）。其中，数字只是作为有助于参考的分类标注，不具有任何意义。每个类别中的数字不表示分类的任何差异，仅用来标记以帮助指代不同的规则。对于一个给定的变异，分析人员基于观察的证据来选择标准。根据表 2-3 的评分规则把标准组合起来进而从 5 级系统中选择一个分类。

表 2-1 致病证据分级标准

致病性证据	分类
非常强	PVS1：当一个疾病的致病机制为功能丧失（LOF）时，无功能变异（无义突变、移码突变、经典 ±1 或 2 的剪接突变、起始密码子变异、单个或多个外显子缺失）（注：①该基因的 LOF 是否是导致该疾病的明确致病机制（如 GFAP、MYH7）；②3' 末端的功能缺失变异需谨慎解读；③需注意外显子选择性缺失是否影响到蛋白质的完整性；④考虑一个基因存在多种转录本的情况）
强	PS1：与先前已确定为致病性的变异有相同的氨基酸改变。如同一密码子，G>C 或 G>T 改变均可导致缬氨酸→亮氨酸的改变。注意剪切影响的改变 PS2：患者的新发变异，且无家族史（经双亲验证）（注：仅确认父母还不够，还需注意捐卵、代孕、胚胎移植的差错等情况） PS3：体内、体外功能实验已明确会导致基因功能受损的变异（注：功能实验需要验证是有效的，且具有重复性与稳定性） PS4：变异出现在患病群体中的频率显著高于对照群体（注：①可选择使用相对风险值或 OR 值来评估，建议位点 OR>5.0 且置信区间不包括 1.0 的可列入此项；②极罕见的变异在病例对照研究可能无统计学意义，原先在多个具有相同表型的患者中观察该变异且在对照中未观察到可作为中等水平证据）
中等	PM1：位于热点突变区域，和 / 或位于已知无良性变异的关键功能域（如酶的活性位点） PM2：ESP 数据库、千人数据库、EXAC 数据库中正常对照人群中未发现的变异（或隐性遗传病中极低频位点）（注：高通量测序得到的插入 / 缺失人群数据质量较差） PM3：在隐性遗传病中，反式位置上检测到致病变异（注：这种情况必须通过患者父母或后代验证） PM4：非重复区框内插入 / 缺失或终止密码子丧失导致的蛋白质长度变化 PM5：新的错义突变导致氨基酸变化，此变异之前未曾报道，但在同一位点，导致另外一种氨基酸的变异已经确认是致病性的，如现在观察的是 Arg156Cys，而 Arg156His 是已知致病的，注意剪切影响的改变 PM6：未经父母样本验证的新发变异
支持证据	PP1：突变与疾病在家系中共分离（在家系多个患者中检测到此变异）（注：如有更多的证据，可作为更强的证据） PP2：对某个基因来说，若该基因的错义变异是造成某种疾病的原因，且该基因中良性变异所占的比例很小，在这样的基因中所发现的新的错义变异 PP3：多种统计方法预测该变异会对基因或基因产物造成有害的影响，包括保守性预测、进化预测、剪接位点影响等（注：预测时许多生物信息学算法使用相同或非常相似的输入，每个算法不应该算作一个独立的标准。PP3 在一个任何变异的评估中只能使用一次） PP4：变异携带者的表型或家族史高度符合某种单基因遗传疾病

表 2-2　良性证据分类标准

良性影响的证据	分类
独立	BA1：ESP 数据库、千人数据库、EXAC 数据库中等位基因频率>5% 的变异
强	BS1：等位基因频率大于疾病发病率 BS2：对于早期完全外显的疾病,在健康成年人中发现该变异(隐性遗传病发现纯合、显性遗传病发现杂合或 X 连锁半合子) BS3：在体内外实验中确认对蛋白质功能和剪接没有影响的变异 BS4：在一个家系成员中缺乏共分离(注：这里需要考虑复杂疾病和外显率问题)
支持证据	BP1：已知一个疾病的致病原因是由于某基因的截短变异,在此基因中所发现的错义变异 BP2：在显性遗传病中又发现了另一条染色体上同一基因的一个已知致病变异,或是任意遗传模式遗传病中又发现了同一条染色体上同一基因的一个已知致病变异 BP3：功能未知重复区域内的缺失 / 插入,同时没有导致基因编码框改变 BP4：多种统计方法预测该变异会对基因或基因产物无影响,包括保守性预测、进化预测、剪接位点影响等(注：由于预测时许多生物信息算法使用相同或非常相似的输入,每个算法不应该算作一个独立的标准。BP4 在任何一个变异的评估中只能使用一次) BP5：在已有另一分子致病原因的病例中发现的变异 BP6：有可靠信誉来源的报告认为该变异为良性的,但证据尚不足以支持进行实验室独立评估 BP7：同义变异且预测不影响剪接

表 2-3　遗传变异分类联合标准规则

变异分类	证据条件
致病性	(1)1 个非常强(PVS1)和 1)≥ 1 个强(PS1~4)或 2)≥ 2 个中等(PM1~6)或 3)1 个中等(PM1~6)和 1 个支持(PP1~4)或 4)≥ 2 个支持(PP1~4) (2)≥ 2 个强(PS1~4)或 (3)1 个强(PS1)和 1)≥ 3 个中等(PM1~6)或 2)2 个中等(PM1~6)和 ≥ 2 个支持(PP1~4)或 3)1 个中等(PM1~6)和 ≥ 4 个支持(PP1~4)
可能致病性	(1)1 个非常强(PVS1)和 1 个中等(PM1~6)或 (2)1 个强(PS1~4)和 1~2 个中等(PM1~6)或 (3)1 个强(PS1~4)和 ≥ 2 个支持(PP1~4)或 (4)≥ 3 个中等(PM1~6)或 (5)2 个中等(PM1~6)和 ≥ 2 个支持(PP1~4)或 (6)1 个中等(PM1~6)和 ≥ 4 个支持(PP1~4)
良性	(1)1 个独立(BA1)或 (2)≥ 2 个强(BS1~4)
可能良性	(1)1 个强(BS1~4)和 1 个支持(BP1~7)或 (2)≥ 2 个支持(BP1~7)
临床意义不明	(1)不满足上述标准或 (2)良性和致病标准相互矛盾

这些规则适用于目前所有的基因(组)变异,无论是基于调查现有案例获得的数据,还是来源于先前公布的数据。分析基因(组)序列变异的临床意义不是一个简单或直接的过程,以前报告的致病变异可能不一定是真的致病性变异,因此变异的临床意义应基于最新的证据进行分析。一些以前分析过的变异在一段时间后或有新的证据出现后需要重新分析,所以这是一项持续性的工作。

(王 剑)

第五节 遗 传 咨 询

新生儿遗传咨询的对象为新生儿疾病筛查和诊断的先证者家属,咨询内容涉及诊断结果的解读、疾病预后的判断、医疗决策的选择、家庭支持护理和康复方案等;通过对新生儿疾病筛查结果的解读,可以帮助家长进一步了解遗传病筛查结果的意义,帮助阳性患者制订诊疗和随访计划。

针对新生儿筛查的咨询内容又分为:检测前咨询、筛查阳性结果的咨询和验证阳性结果的咨询。初筛阳性结果的咨询主要是为家长介绍相关疾病,应强调"筛查",需验证检测后才能确诊。由于在最终验证结果出来前,患儿可能已经出现代谢危象、严重的机会感染或面临引发疾病的风险等,需要及时接受干预治疗,此时的遗传咨询也可能只是进行宣教,指导临床观察和提醒注意事项。遗传咨询师可以为家长提供紧急救援信作为沟通工具,其内容应包括婴儿初筛发现的疾病简述,发生代谢危象等情况急诊时需要的紧急通道、需要进行的检测、紧急处理方案及临床遗传学家的联系方式等。在儿童发生危及生命的代谢危象时,对这种疾病不甚了解的急诊室医师或普通的儿科医师可以通过紧急救援信迅速获得婴儿及相关疾病的信息,采取措施及时干预,避免病情的恶化,同时联系遗传学家了解疾病的详细信息。这类疾病对家庭而言可能是从未出现过的情况,因此在咨询过程中患儿父母可能会承担巨大的焦虑和压力。遗传咨询师的主要任务就是用通俗易懂的描述来帮助他们了解相关疾病,预期疾病的预后,并回答家长关于疾病的相关问题,表达与他们合作,提供资源以改善预后,保护患儿的愿望,尽可能地减轻他们的压力。

随着技术的发展,基因检测在新生儿筛查中的应用逐步推广,为疾病的预防控制和诊断治疗提供了精准检测手段。然而,由于新生儿期遗传病的特征并不总是十分典型,可供参考的临床表型不多,这使得解读检测的海量数据变得困难,对如何判断变异的致病性提出了更高的要求和挑战。这就需要通过专业的遗传咨询来解决。本节将介绍新生儿基因筛查的检测前咨询和检测后咨询,为完善遗传咨询服务提供参考。

一、检测前咨询的要点

在实施临床遗传检测前,医疗工作者应首先与待检者或其家属进行沟通,告知相关信息,使待检者和/或其家属得到遗传咨询服务,从而充分地了解情况,做出知情选择。在获得待检者和/或其家属的知情同意签字后,才可以递交检测申请单。检测前遗传咨询的内容包含以下要点。

(1)告知检测的目的,如用于筛查或诊断。

(2)告知检测项目所涉及的检测范围。

(3)告知检测技术的基本原理、优势、风险和局限性;若有多种检测方式,则应客观陈述各种方法的优势和利弊,帮助受检者做出选择。

(4)告知检测项目的预期结果及其意义,如阳性、阴性、不确定结果。

(5)告知检测可能发现的变异类型及其意义,如致病、意义未明、良性等。

(6)告知检测项目可能会出现的次要发现和意外发现,并解释其定义及临床意义,然后征求待检者的意愿,让其独立决定是否要求知晓次要发现或意外发现。

(7)告知受检者何人能够知晓其检测数据和结果。

(8)告知检测结果可能对其本人及亲属的影响。

(9)告知检测结果按新知识重新分析的约定。

(10)告知相关法律权限。

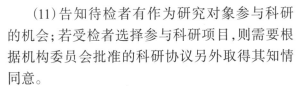

（11）告知待检者有作为研究对象参与科研的机会；若受检者选择参与科研项目，则需要根据机构委员会批准的科研协议另外取得其知情同意。

一般情况下不建议对未成年人进行基因检测，可以待其成年后自主决定是否接受检测。但对于儿童疾病，通过基因检测能帮助筛查和诊断患病个体，有利于早期诊断和干预，这时咨询的对象应为其父母或监护人。但在筛查结果中，不应告知其成年发病风险相关或隐性基因携带者状态的次要发现或意外发现。

二、检测前遗传咨询的流程

（一）评估个人和家族史

在检测前，遗传咨询师应首先评估受检者的个人史和家族史，根据这些情况确定最为合适的基因检测方式。评估家族史的步骤包括：①了解所有一级直系亲属（父母、兄弟姐妹和子女）的健康状况；②了解所有二级亲属（祖父母、外祖父母、父母的兄弟姐妹、兄弟姐妹的子女）的健康状况；③了解相关三级亲属的健康状况；④记录每个家庭成员的性别、年龄、患病状态、发病年龄和临床特征，以及已有的基因检测结果等；⑤父母的种族；⑥是否近亲婚配；⑦获得家庭健康资料的时间等。

（二）建议检测的项目

在了解检测需求、个人史和家族史后，遗传咨询师可建议检测项目、家庭成员的检测顺序及检测样本类型等。然后用通俗易懂的方式介绍相关知识，包括遗传学基础知识、检测技术、检测方法、检测目的、检测周期、可选方案、检测利弊等，并给待检者（家属或监护人）足够的时间提出问题，并逐一解答。对新生儿开展的基因组筛查，疾病的种类往往已有一个完整的设计，咨询师应对家长介绍所包含疾病的原则及种类。

（三）提供遗传检测的益处、风险和局限性

在咨询过程中，需注意文化或种族敏感的问题。通过咨询与待检者讨论遗传检测的益处、风险和局限性。如基于普通的高通量 NGS 的检测能够可靠地测出序列水平的变异，但对于一些大片段的缺失/重复、染色体易位、甲基化异常、碱基重复或其他动态突变则无法检出。这是目前新生儿基因组筛查中需要专门指出的。使家长对基因筛查有合理的预期，了解残留的风险。

（四）解答受检方关心的问题

受检方通常希望了解有关检测的信息包括：①检测项目的准确性和可重复性。②医学价值：基因检测结果与已知的疾病或风险因子是否有直接的相关性，是否有权威认定。在这方面，基因检测的提供者有责任确保所提供的检测是基于临床研究证据的。③是否有益：对此的衡量是基于基因检测的经济负担和预计的检测结果对受检者生活的改善。尽管得益多少通常无法简单地估算出来，但咨询师应尽量详细地提供相关信息供受检者判断。

在讨论上述所有要点并解答了待检者的所有疑问后，若其愿意接受检测，则签署知情同意书。医师可填写送检单，并根据检测需要的时间，预约安排检测后告知结果的遗传咨询。

三、检测后遗传咨询

检测结果的遗传咨询要点：

1. **阴性结果**　告知：阴性结果的意义、检测范围和局限性、残余风险和后续检测方案推荐及意义等。需特别注意的是，让家属明白阴性结果并不能完全排除遗传病的可能。

2. **阳性结果**　对于新生儿筛查的阳性结果，应从以下几个方面进行咨询。

（1）告知阳性结果的判断标准及对结果的解释。

（2）结合受检者的检测结果和家族史，根据具体情况，解释结果的临床意义。

（3）对疾病再发风险进行评估。

（4）告知是否需要对家系其他成员进行检测。

（5）告知被检出疾病的相关治疗进展、预防手段及生育指导；如可选择的治疗药物、治疗方式、产前诊断、胚胎植入前诊断等。对新生儿筛查病种，特别重要的是阳性患者能得到及时的干预治疗，遗传咨询师应为需要的家长提供方便获取的医疗及社会资源，包括推荐合适的临床专科医师或专家，相关疾病的互助组织等。

遗传咨询贯穿于整个遗传检测过程中，检测前咨询目的在于让待检者充分了解检测项目的相关信息，做出知情选择。检测后咨询的重点在于解释检测结果的意义，以利于受检者对后续的诊疗和干预做出知情选择。

四、遗传咨询须遵守的基本原则

(一)自愿原则

遗传咨询过程中,应完全尊重咨询者(婴儿的家属或监护人)的本身意愿。咨询者及家属在充分知情的情况下有权利自行做出是否接受检测的决定,尤其是涉及有关遗传学检测和再生育时,这种决定应该不受任何外部压力和暗示所影响。如未经本人同意或在不知情情况下,医疗保险公司和社会的一些组织为了自身利益,强制要求相关人员进行遗传学检测,并以此为由拒绝其参保或赔付等是不合理的;如果在法律需要或范围内进行的遗传检测,也应该对受检者提供遗传咨询,使其了解检测的目的、范围及作用。

(二)平等的原则

遗传咨询、遗传诊断和治疗应该被平等地提供给所有需要并且选择遗传咨询服务的人群,而不因其性别、年龄、肤色、种族而区别对待。同时,在遗传咨询中,遗传咨询师与咨询者是一个平等互动的关系,彼此的尊重及信任是遗传咨询有效性的保障。

(三)教育咨询者原则

遗传咨询的一项重要内容是对咨询者的教育。教育内容应包括以下几个方面:①疾病特征、病史、变异范围;②疾病的遗传或非遗传基础;③如何诊断和处理;④疾病在不同家庭成员中发生的概率或再发的风险;⑤疾病对经济、社会和心理可能的影响;⑥为因疾病带来困难的患者家庭介绍相应的求助机构;⑦改善或预防的策略。遗传咨询师应该利用机会对咨询者进行适合期教育水平的科普及信息提供。

(四)信息选择的原则

随着遗传检测的范围日益扩展,WES、WGS越来越成为临床首选技术,基因检测除了发现与已知表型/症状相关的基因变异,还会发现一些与临床表型不相关但又具有临床意义的变异(意外发现,incidental findings)或与目前表型没有关系,但会对未来健康产生影响的基因变异(次要变异,secondary findings),遗传咨询师在检测前咨询时应该提供信息使咨询者了解这些变异的意义,从而决定是否选择知晓这些变异,选择知道哪些变异,家庭成员中哪些人可以知道都需要考虑在内。

(五)非指导性原则

在咨询过程中,遗传咨询师应根据临床判断及相关指南,了解何种信息或检测项目对疾病诊断或对咨询者做出决定是最重要的和最有帮助的。遗传咨询师应该不带偏向性地陈述检测技术选项,客观分析利弊,争取让咨询者做出知情的选择而不是刻意鼓励甚至强制咨询者采纳某种检测,采取某种特别措施。坚持非指导性的方式是遗传咨询定义中最基本的特征,然而咨询师的专业知识应该对咨询者的选择提供合理合适的帮助。对咨询者提出的不合理要求,非医学需求的性别选择,咨询师应拒绝并对咨询者进行指导教育。

(六)信任和隐私保护

遗传咨询过程中,有关咨询者本人或后代的家族史、携带者情况、诊断或遗传病风险的信息可能会对其上学、就业和婚姻带来不利影响,并成为雇主或保险公司歧视当事人而不给予医疗保险的理由。因此,在遗传咨询过程中保证相关信息的安全是非常重要的,遗传咨询师有义务和责任保护咨询者隐私。同时国家应该对遗传信息的合理利用,反对遗传歧视做出相应的法律法规以保证受检者的利益。

(沈亦平)

参考文献

1. 赵正言. 国际新生儿疾病筛查进展. 中国儿童保健杂志, 2012, 20 (3): 193-195.

2. 徐艳华, 秦玉峰, 赵正言. 中国新生儿先天性甲状腺功能低下症与苯丙酮尿症筛查 22 年回顾. 中华儿科杂志, 2009, 47 (1): 18-22.

3. 赵正言, 顾学范. 新生儿疾病筛查. 北京:人民卫生出版社, 2015.

4. ROSENFELD M, SONTAG MK, REN CL. Cystic fibrosis diagnosis and newborn screening. Pediatr Clin North Am, 2016, 63: 599-615.

5. MENDELL JR, SHILLING C, LESLIE ND, et al. Evidence-based path to newborn screening for Duchenne muscular dystrophy. Ann Neurol, 2012, 71: 304-313.

6. KE Q, ZHAO ZY, GRIGGS R, et al. Newborn screening for Duchenne muscular dystrophy in China: follow-up diagnosis and subsequent treatment. World J Pediatr, 2017, 13: 197-201.

7. 赵晓东. 促进原发性免疫缺陷病的新生儿筛查. 中华

儿科杂志, 2015, 53 (12): 884-886.

8. BORTE S, VON DÖBELN U, HAMMARSTRÖM L. Guidelines for newborn screening of primary immunodeficiency diseases. CurrOpinHematol, 2013, 20: 48-54.

9. KWAN A, PUCK JM. History and current status of newborn screening for severe combined immunodeficiency. Semin Perinatol, 2015, 39: 194-205.

10. NAKAGAWA N, IMAI K, KANEGANE H, et al. Quantification of kappa-deleting recombination excision circles in Guthrie cards for the identification of early B-cell maturation defects. J Allergy Clin Immunol, 2011, 128: e223-225.

11. ROSS LF, CLARKE AJ. A historical and current review of newborn screening for neuromuscular disorders from around the world: lessons for the United States. Pediatr Neurol, 2017, 77: 12-22.

12. CHIEN YH, CHIANG SC, WENG WC, et al. Presymptomatic diagnosis of spinal muscular atrophy through newborn screening. J Pediatr, 2017, 190: 124-129.

13. WANG Q, XIANG J, SUN J, et al. Nationwide population genetic screening improves outcomes of newborn screening for hearing loss in China. Genet Med, 2019, 21: 2231-2238.

14. MORTON CC, NANCEWE. Newborn hearing screening-A silent revolution. New Engl J Med, 2006, 354: 2151-2164.

15. ZHANG J, WANG P, HAN B, et al. Newborn hearing concurrent genetic screening for hearing impairment-A clinical practice in 58, 397 neonates in Tianjin, China. Int J Pediatr Otorhinolaryngol, 2013, 77: 1929-1935.

16. HOLM IA, AGRAWAL PB, CEYHAN-BIRSOYO, et al. The BabySeq project: implementing genomic sequencing in newborns. BMC Pediatr, 2018, 18: 225.

17. FARNAES L, HILDRETH A, SWEENEY NM, et al. Rapid whole genome sequencing decreases morbidity and healthcare cost of hospitalized infants. NPJ Genom Med, 2018, 3: 10.

18. ALMANNAI M, MAROM R, SUTTON VR. Newborn screening: a review of history, recent advancements, and future perspectives in the era of next generation sequencing.

Curr Opin Pediatr, 2016, 28 (6): 694-699.

19. ARNOLD GL. Inborn errors of metabolism in the 21 (st) century: past to present. Ann Transl Med, 2018, 6 (24): 467.

20. 王灵芝, 郝明. 公正原则视角下新生儿基因检测资源配置的伦理思考. 中国医学伦理学, 2016, 29 (6): 990-992.

21. THERRELL BL JR, PADILLA CD. Newborn screening in the developing countries. Curr Opin Pediatr, 2018, 30 (6): 734-739.

22. 卫生部临床检验中心新生儿遗传代谢疾病筛查室间质量评价委员会. 新生儿疾病串联质谱筛查技术专家共识. 中华检验医学杂志, 2019, 42 (2): 89-97.

23. 徐素华, 杨琳, 吴冰冰, 等. 疑似遗传代谢病的高危新生儿行质谱检测与高通量测序检测诊断准确性研究. 中国循证儿科杂志, 2019, 14 (01): 1-7.

24. ABOU TAYOUN AN, AL TURKISH, OZAAM, et al. Improving hearing loss gene testing: a systematic review of gene evidence toward more efficient next-generation sequencing-based diagnostic testing and interpretation. Genet Med, 2016, 18 (6): 545-553.

25. 中华医学会儿科学分会免疫学组,《中华儿科杂志》编辑委员会. 原发性免疫缺陷病抗感染治疗与预防专家共识. 中华儿科杂志, 2017, 55 (4): 248-255.

26. 徐湘民. 地中海贫血预防控制操作指南. 北京: 人民军医出版社, 2011: 15-20.

27. PUNJ S, HUANG J, AKKARI Y, et al. Preconception carrier screening by genome sequencing: results from the clinical laboratory. Am J Hum Genet, 2018, 102: 1078-1089.

28. Committee Opinion No. 691: Carrier Screening for Genetic Conditions. Obstet Gynecol, 2017, 129 (3): e41-55.

29. CHOKOSHVILI D, VEARS D, BORRY P. Expanded carrier screening for monogenic disorders: where are we now？Prenat Diagn, 2018, 38: 59-66.

30. RICHARDS S, AZIZ N, BALE S. ACMG Laboratory Quality Assurance Committee. Standards and guidelines for the interpretation of sequence variants: a joint consensus recommendation of the American College of Medical Genetics and Genomics and the Association for Molecular Pathology. Genet Med, 2015, 17 (5): 405-424.

第三章　新生儿基因筛查伦理

第一节　基因筛查伦理原则

　　预防遗传病的发生,首先要找出高危人群。确定高危人群的普遍做法是进行遗传筛查,将人群中含有风险基因型的个体检测出来。风险基因型是指与疾病发生有关或与疾病易感性高度相关且能往下传递的基因型。目前多个国家和地区已经针对某些发病率高、病情严重,或可以早期预防的遗传病建立了筛查方法,如新生儿疾病筛查体系、携带者筛查体系等。通过筛查可以发现遗传病患者或致病基因携带者,以利于疾病诊断和遗传咨询,达到预防控制疾病的目的。根据筛查目的和对象的不同,筛查又可分为产前筛查、新生儿筛查、携带者筛查、症状前筛查以及配子供体筛查等。而在筛查过程中,应该遵循相应的伦理原则。

　　基因筛查是一项系统工程,是公共卫生的有效预防措施。一般情况下,筛查与诊断在接触的目的、检测对象、检测范围、技术有效性、结果可靠性及结果的临床功效性等方面有本质的不同,对受检者进行遗传咨询时应该介绍它们的差别。然而根据检测平台的不同,如基于高通量测序的筛查平台,检测结果的可靠性越来越高,变异的假阳性率越来越低,检查结果的阳性预测率越来越高,筛查和诊断之间的界限变得越来越小,遗传咨询师在解释筛查结果时应该对不同平台的筛查结果做区别对待,根据具体情况对咨询者做出合适的解释和建议。

一、遗传筛查的目的

　　遗传筛查的根本目的是预防遗传病的再发生。从临床应用上说,通过遗传筛查可以达到以下目的:①早期治疗。对部分遗传病的治疗方法是尽早使患者避免接触与发病有关的物质,如苯丙酮尿症。通过开展新生儿苯丙酮尿症筛查,使患者在出生后得到及时诊断,再按照特定的苯丙酮尿症饮食方案进行干预,避免疾病的进展。②提供生育咨询。当一对夫妇双方都是常染色体隐性遗传的杂合子时,其子女患病的风险为1/4,如中国南方地区高发的地中海贫血。通过产前筛查,明确夫妇是否为地中海贫血杂合子,提供生育指导避免患儿出生,或通过单基因着床前检测(PGT-M),为家庭提供第三代试管婴儿的辅助生殖服务。③对健康人群进行晚发性遗传疾病,主要包括心血管疾病、神经性及心源性猝死、肿瘤风险变异的人群普查。通过遗传筛查,了解人群中致病突变基因型的频率、分布和生物学意义,并通过对人群提供针对性的预防干预措施,降低人群的发病率。④群体遗传学研究。通过遗传筛查,可以揭示基因频率、多态性,以及相对于临床特征的遗传异质性等。

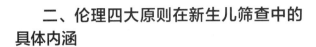

二、伦理四大原则在新生儿筛查中的具体内涵

（一）尊重自主

尊重自主（autonomy）原则是指医患双方要尊重对方的人格尊严,强调医务人员在诊疗、护理实践中,履行帮助劝导,尊重患方的人格尊严及其知情同意和选择的权利,除了政府强制进行筛查的疾病如地中海贫血以外,全面性携带者筛查的选项应通过遗传咨询,使咨询者充分知情,做出选择。由于新生儿筛查的对象是新生儿,尚无独立做决定的能力,因此父母或监护人可以在充分知情的情况下代表孩子做决定。成人期发病的疾病不应成为新生儿筛查的一部分,儿童可在有能力时自己做出决定。参与筛查者应该签署知情同意,对于不愿意参与筛查的人员,也应该被提供同等水平的信息和关注。

（二）仁慈原则

仁慈原则（benevolence）是指把有利于患者健康放在第一位并切实为患者谋利益的伦理原则。要求医务人员的行为与解除或缓解患者的疾病有关。新生儿疾病筛查对于个人家庭和整个社会都有益处,为疾病的早期诊断和及时干预提供支持,已经成为一种有效预防对社会和个人产生较大影响疾病的方法。但筛查也不是强制实施,在尊重自主的情况下,应充分告知家属新生儿筛查的益处,引导其做出有利的选择。

（三）避害原则（do no harm）

医务人员在诊疗过程中应避免就诊者受到额外的身心伤害,要求以患者为中心,杜绝有意和责任伤害,防范无意但可知的伤害,把可控的伤害降到最低,不滥用辅助检查、药物及实施手术。在新生儿筛查中,尽管检测方法对新生儿的伤害很小,但检测结果可能因为假阳性或缺乏信息咨询对父母造成心理影响,而假阴性对婴儿来说直接带来伤害。咨询者应该基于当前最新的科学实证,用专业的知识来确保提供正确信息。检测分析过程应遵循所有相关指南,以确保质量,包括检测设计、信息收集,以及信息分析和报告的准确性,避免假阳性、假阴性。

（四）公正原则

公正原则（justice）要求医务人员在医学服务中公平、正直地对待每一位患者,尽力实现患者基本医疗和护理的平等,平等对待一切患者,出现医患纠纷及医疗差错事故时实事求是。开展新生儿筛查应尽可能保持在低费用水平或通过政府补贴的方式,让更多的人能够参与其中,帮助早诊断、早治疗,这对于个人和社会都是有益的。无论筛查结果如何,都应一视同仁,不因结果歧视或偏向患者。

第二节 筛查病种的准入原则

1968年,世界卫生组织委托时任英国卫生部首席医学官 James Maxwell Glover Wilson 和时任瑞典哥德堡萨尔格伦医院临床化学系主任 Gunner Jungner 撰写了一份关于疾病筛查的调研报告:疾病筛查的原则和实践,自此成为公共卫生领域的经典文章。主要包括10个方面的内容:

1. 被筛查的疾病应该是重要的健康问题。
2. 对于被筛查的疾病应有合适的治疗方式。
3. 被筛查的疾病应具备诊断和治疗的设施资源。
4. 应有可供识别的潜伏期或早期症状。
5. 应有适当的检测或检查方式。
6. 检测或检查方式为人群所接受。
7. 疾病的自然史已被充分了解。
8. 应有相应的政策明确谁是患者。
9. 应考虑整个筛查、诊断和治疗的成本和收益。
10. 对于筛查人群,病例发现必须是一个持续的过程,需不断筛查。

虽然随着时间的推移、技术的进步及人们对疾病的深入了解,专家学者也尝试修改和调整十大原则的内容,以更好地适应时代背景,但 Wilson & Jungner 的十大原则依然是疾病筛查的基本原则。

在基因组学时代,新生儿基因筛查应在遵守这十大原则基础上,与时俱进更新其内涵。如被纳入新生儿基因筛查的疾病应该是具有潜在重大医学问题的疾病,可根据患者的预期寿命、生活质量和医疗负担来评估疾病的严重程度。而相比于携带者筛查,应该考虑降低新生儿基因筛查的病种严重程度,且应具备有效的治疗和管理方案,并考虑当前医疗资源是否能满足筛查阳性患者的干预治疗需求。事实上是否有足够的遗传咨询师为广大的受检者服务也是一个重要的考虑因素。此外,被纳入的筛查基因应该是已经经过 ClinGen 注释,具有明确肯定的基因 - 疾病关系,变异的致病性分析有合适对照人群大数据可参照。另外,基因变异的检测成本也应考虑入内,遵循平等的原则,使筛查覆盖大部分人群。新生儿筛查病种的准入原则可以考虑利用 RUSP 系统的评估体系结合国情来实现。这是一项重要的基础工程,值得在学组甚至更广泛的同行共同参与下完成。

(覃再隆 沈亦平)

参考文献

1. 黄辉,沈亦平,顾卫红,等.遗传病二代测序临床检测全流程规范化共识探讨 (4)- 检测报告解读和遗传咨询.中华医学遗传学杂志,2020,3:352-357.
2. 安宇,陈锦云,沈珺,等.美国临床基因检测前遗传咨询之要点.中华医学遗传学杂志,2019,1:54-58.
3. 陈锦云,向碧霞,孙骅,等.美国临床基因检测后遗传咨询的原则与实践.中华医学遗传学杂志,2019,1:92-98.
4. 贺林.今日遗传咨询.北京:人民卫生出版社,2019.
5. 陆国辉,徐湘民.临床遗传咨询.北京:北京大学医学出版社,2007.
6. YANG L, CHEN JJ, SHEN B. Newborn screening in the era of precision medicine. Adv Exp Med Biol, 2017, 1005: 47-61.
7. FARRELL M, CERTAIN L, FARRELL P. Genetic counseling and risk communication services of newborn screening programs. Arch Pediatr Adolesc Med, 2001, 155 (2): 120-126.
8. MARCUS G. The role of the genetic counselor in newborn screening. N C Med J, 2019, 801: 39-40.
9. SHEN Y, QIU X, GUI B, et al. Implementing comprehensive genetic carrier screening in China-Harnessing the power of genomic medicine for the effective prevention/management of birth defects and rare genetic diseases in China. Pediatr Investig, 2018, 2 (1): 30-36.
10. NARDINI MD, MATTHEWS AL, MCCANDLESS SE, et al. Genomic counseling in the newborn period: experiences and views of genetic counselors. J Genet Couns, 2014, 23 (4): 506-515.
11. SUN LY, LIANG B, ZHU LP, et al. The rise of the genetic counseling profession in China. Am J Med Genet C Semin Med Genet, 2019, 181 (2): 170-176.

第四章　遗传代谢病的新生儿基因筛查

第一节　有机酸代谢障碍

一、有机酸代谢障碍概述

有机酸是指氨基酸、脂肪酸和糖等物质中间代谢途径中产生的羧基酸,有机酸代谢障碍是由于某种酶的缺乏导致相关羧基酸及其代谢产物的蓄积,引起全身代谢紊乱,脑、肝、肾、心脏及骨髓等多脏器损害;线粒体能量合成功能下降,肉碱等消耗增加继发肉碱缺乏。

1966 年 Tanaka K. 运用气相色谱 - 质谱联用仪(GC-MS)证明了首例有机酸代谢障碍性疾病,即异戊酸血症,迄今已陆续发现了 50 多种疾病,并在发病机制、诊断、治疗及分子生物学研究方面取得了诸多进展。尽管有机酸代谢障碍性疾病大多罕见,但整体发病率呈现较高水平,预计在 1:2 000 以上。串联质谱可以筛查 10 余种有机酸尿症,如串联质谱相应特征性的酰基肉碱增高,尿有机酸分析特异性有机酸的增高。这类疾病中最多见的是支链氨基酸(亮氨酸、异亮氨酸及缬氨酸)代谢障碍所致的疾病,其他代谢障碍包括色氨酸及赖氨酸代谢障碍引起的戊二酸血症Ⅰ型、生物素代谢障碍引起的多种羧化酶缺乏症、线粒体代谢障碍引起的乙基丙二酸血症及丙二酸血症。

有机酸代谢障碍性疾病半数以上在新生儿期及婴儿早期急性起病;也有间歇性发作,常因感染、发热、饥饿等急性诱发,对患儿造成进行性神经系统损伤:惊厥、智力运动障碍等;婴幼儿猝死,有时在疫苗接种后发病甚至猝死。急性期表现为食欲缺乏、呕吐、呼吸急促、意识障碍、肌张力低下、肝大;常出现代谢失调,如酮症或代谢性酸中毒,高氨血症,低血糖,肝功能损害,心肌酶谱增高,骨髓抑制(粒细胞减少、贫血、血小板减少)。缓解期表现为喂养困难、呕吐、体格及智力发育落后、癫痫、视听损害等。

有机酸代谢障碍性疾病多数是可治性疾病,通过早期诊断、个体化治疗,绝大多数患者获得有效治疗,预后较好。但由于其临床表现缺乏特征性,识别、诊断困难,容易漏诊、误诊,在疾病急性发作期病情危重,甚至导致死亡。新生儿筛查及尽早诊治可极大程度地改善预后,减少伤残和死亡。在先证者病因明确、基因诊断明确的前提下,进一步通过生化或基因分析进行产前诊断,减少危重类型的有机酸代谢障碍性疾病患儿的出生,对推进遗传代谢病的三级防控有重要的意义。筛查和诊疗技术的普及,有助于降低这类出生缺陷,提高患者的生存质量,产生巨大的社会效益及经济效益。主要有机酸代谢障碍性疾病详见表 4-1。有机酸代谢病种类较多,下面对几种较常见的有机酸尿症分别进行阐述。

表 4-1　有机酸代谢障碍性疾病

	中文疾病名称	英文疾病名称及缩写	疾病 OMIM	基因和定位 （OMIM）
单纯型甲 基丙二酸 血症	甲基丙二酸血症 cblA 型	methylmalonic aciduria，cblA type	251100	*MMAA*，4q31.21，607481
	甲基丙二酸血症 cblB 型	methylmalonic aciduria，cblB type	251110	*MMAB*，12q24.11，607568
	甲基丙二酸血症 mut 型	methylmalonic aciduria，mut（0）type	251000	*MMUT*，6p12.3，609058
	甲基丙二酰辅酶 A 差向异构酶 缺乏症	methylmalonyl-CoA epimerase deficiency	251120	*MCEE*，2p13.3，608419
	丙二酸和甲基丙二酸尿症	combined malonic and methylmalonic aciduria	614265	*ACSF3*，16q24.3，614245
	线粒体 DNA 消耗综合征 9 型	mitochondrial DNA depletion syndrome 9	245400	*SUCLG1*，2p11.2，611224
	线粒体 DNA 消耗综合征 5 型	mitochondrial DNA depletion syndrome 5	612073	*SUCLA2*，13q14.2，603921
	甲基丙二酸半醛脱氢酶缺乏症	methylmalonate semialdehyde dehydrogenase deficiency	614105	*ALDH6A1*，14q24.3，603178
合并型甲 基丙二酸 血症	甲基丙二酸血症合并同型半胱 氨酸血症 cblC 型	methylmalonic aciduria and homocystinuria，cblC type	277400	*MMACHC*，1p34.1，609831
	甲基丙二酸血症合并同型半胱 氨酸血症 cblX 型	methylmalonic acidemia and homocysteinemia，cblX type	309541	*HCFC1*，Xq28，300019
	甲基丙二酸血症合并同型半胱 氨酸血症 cblD 型	methylmalonic aciduria and homocystinuria，cblD type	277410	*MMADHC*，2q23.2，611935
	甲基丙二酸血症合并同型半胱 氨酸血症 cblF 型	methylmalonic aciduria and homocystinuria，cblF type	277380	*LMBRD1*，6q13，612625
	甲基丙二酸血症合并同型半胱 氨酸血症 cblJ 型	methylmalonic aciduria and homocystinuria，cblJ type	614857	*ABCD4*，14q24.3 603214
	甲基丙二酸血症 TCblR 型	methylmalonic academia，TCblR type	613646	*CD320*，19p13.2 606475
丙酸血症		propionic acidemia，PA	606054	*PCCA*，13q32.3，232000 *PCCB*，3q22.3，232050
戊二酸血症 I 型		glutaric acidemia I，GA-I	231670	*GCDH*，19p13.13，608801
异戊酸血症		isovaleric acidemia，IVA	243500	*IVD*，15q15.1 607036
多种羧化酶合成酶缺乏症		multiple carboxylase deficiency，MCD	253270	*HLCS*，21q22.13，609018
生物素酶缺乏症		biotinidase deficiency	253260	*BTD*，3p25.1，609019

中文疾病名称	英文疾病名称及缩写	疾病 OMIM	基因和定位（OMIM）
3- 甲基戊二酰辅酶 A 水解酶缺乏症	3-hydroxy-3-methylglutaric acidemia deficiency,3-HMGD	250950	*AUH*,9q22.31,600529
2- 甲基丁酰甘氨酸尿症	2-methylbutyrylglycinuria,2MBG	610006	*ACADSB*,10q26.13, 600301
2- 甲基 -3- 羟基丁酸尿症	2-methyl-3-hydroxybutyryl-CoA dehydrogenase deficiency,2M3HBA	300438	*HSD17B10*,Xp11.22, 300256
β- 酮硫解酶缺乏症	β-ketothiolase deficiency,BKD	203750	*ACAT1*,11q22.3,607809
异丁酰辅酶 A 脱氢酶缺乏症	isobutyryl-CoA dehydrogenase deficiency,IBD	611283	*ACAD8*,11q25,604773
3- 甲基巴豆酰辅酶 A 羧化酶缺乏症 1 型	3-methylcrotonyl-CoA carboxylase 1 deficiency,MCC1D	210200	*MCCC1*,3q27.1,609010
3- 甲基巴豆酰辅酶 A 羧化酶缺乏症 2 型	3-Methylcrotonyl-CoA carboxylase 2 deficiency,MCC2D	210210	*MCCC2*,5q13.2,609014
乙基丙二酸脑病	ethylmalonic encephalopathy	602473	*ETHE1*,19q13.31,608451
丙二酰辅酶 A 脱羧酶缺乏症（丙二酸血症）	malonyl-CoA decarboxylase deficiency, MAD	248360	*MLYCD*,16q23.3,606761

二、甲基丙二酸血症

（一）概述

甲基丙二酸血症（methymalonicacidemia,MMA,OMIM 251100）主要是由于基因变异导致甲基丙二酰辅酶 A 变位酶自身缺陷、辅酶钴胺素（cobalamin,cbl）代谢缺陷或其他遗传因素导致甲基丙二酸代谢障碍引起的一种有机酸血症,根据是否合并血同型半胱氨酸（homocysteine,HCY）增高,分为单纯型 MMA 及 MMA 合并同型半胱氨酸血症（合并型 MMA）。MMA 患病率存在地区差异,国际约为 1:250 000~1:48 000,中国约为 1:46 531~1:5 589,平均约为 1:15 000,是我国最常见的一种有机酸血症。

（二）发病和遗传机制

1. 发病机制 甲基丙二酸是异亮氨酸、缬氨酸、甲硫氨酸、苏氨酸、胆固醇和奇数链脂肪酸分解代谢途径中甲基丙二酰辅酶 A 的代谢产物,正常情况下在甲基丙二酰辅酶 A 变位酶及甲基钴胺素的作用下转化成琥珀酰辅酶 A,参与三羧酸循环。由于基因变异导致甲基丙二酰变位酶或甲基钴胺素活性下降从而导致甲基丙二酰辅酶 A 代谢受阻,其旁路代谢产物甲基丙二酸、丙酸、甲基枸橼酸及丙酰肉碱等代谢物异常蓄积。合并型 MMA 同时伴有血 HCY 增高。这些代谢物增高可引起脑、肝、肾、骨髓及心脏等多种损伤,以大脑损伤为主。

2. 遗传机制 MMA 致病基因至今已报道 14 种,单纯型 MMA 致病基因有 8 种,包括 *MMUT*、*MMAA*、*MMAB*、*MCEE*、*ACSF3*、*SUCLG1*、*SUCLA2* 及 *ALDH6A1* 基因,其中 *MMUT* 基因最常见,其次为 *MMAA* 及 *MMAB* 基因,其他基因变异导致的 MMA 较为罕见。导致合并型 MMA 基因有 6 种,包括 *MMACHC*、*MMADHC*、*HCFC1*、*LMBRD1*、*ABCD4* 及 *CD320* 基因,其中 *MMACHC* 基因最常见,其次为 *HCFC1* 基因,其他基因变异导致的 MMA 较为罕见。*HCFC1* 基因属于 X 连锁隐性遗传,其余基因为常染色体隐性遗传。

（三）临床表现

MMA 患儿无特异性临床表现,急性期主要为发热、感染、饥饿、疲劳、外伤等应激状态或高蛋白饮食、输血、药物及免疫接种等因素诱发下引起急性代谢紊乱，出现类似急性脑病样症状，如拒乳、呕吐、嗜睡、昏迷、惊厥、呼吸困难及肌张力低下。稳定期常见的症状和体征包括反复呕吐、惊厥、运动障碍、智力及肌张力低下。早发型患儿多于1岁内起病，以神经系统症状最为严重。迟发型患儿多在4~14岁出现症状，甚至成年期起病，常合并脊髓、外周神经、肝、肾、眼、血管及皮肤等多系统损害，儿童或青少年时期表现为认知能力下降、学习成绩下降及智力倒退等；部分患者以肺动脉高压及肾功能不全症状首发；部分成人患者以精神及心理异常为首发症状。

（四）实验室及影像学检查

1. 常规实验室检查 包括血尿常规、肝功能、肾功能、血气分析、血糖、血氨、血乳酸及肌酸激酶等。可出现贫血、全血细胞减少、酸中毒、血氨及乳酸升高。

2. 血氨基酸及酰基肉碱检测 串联质谱技术检测干血滤纸片中氨基酸、游离肉碱及酰基肉碱谱。MMA 患者血丙酰肉碱（propionyl carnitine，C3，参考值0.5~4μmol/L）及 C3 与乙酰肉碱（acetyl carnitine，C2）比值（C3/C2）增高（参考值<0.20），部分合并型 MMA 患者血蛋氨酸（methionine，Met）水平降低（参考值10~50μmol/L）、C3/Met（参考值<0.25）增高。

3. 尿有机酸检测 气相色谱-质谱技术检测尿有机酸水平。MMA 患者尿甲基丙二酸及甲基枸橼酸增高。

4. 血 HCY 检测 合并型 MMA 患者血 HCY 不同程度的增高。

5. 基因检测 根据生化检测结果可选用 Sanger 测序或 NGS 检测 MMA 基因变异。由于 MMA 基因类型较多，建议采用 NGS 检测。

6. 头颅磁共振（MRI）检测 MMA 患者脑部 MRI 没有特异性改变，表现多样，包括基底节损害、双侧苍白球信号异常、脑白质脱髓鞘变性、软化、坏死、脑萎缩及脑积水等。

7. 脑电图 MMA 患者脑电图可呈高峰节律紊乱、慢波及痫样放电。

（五）筛查

MMA 可通过串联质谱技术进行新生儿筛查。绝大部分患者在生后串联质谱可被发现血

C3 增高，但存在一定程度的假阳性和假阴性，结合基因筛查互补，可提升筛查效率。

1. 串联质谱筛查 检测干血滤纸片中的 C3 水平，结合 C3/C2、C3/Met 比值，具有灵敏度及准确度高、特异度强、高通量特点，适用于新生儿 MMA 筛查。由于甲基丙二酸和丙酸是同一代谢通路中的上下游关系，两个疾病在串联质谱中均为 C3 增高，但如果同时出现 Met 下降，多为 MMA 合并型。由于早产、母亲孕期素食、新生儿溶血或其他因素导致新生儿血 C3、C3/C2 或 C3/Met 暂时性增高，存在一定程度假阳性。轻型 MMA 患者生后数天内 C3、C3/C2 或 C3/Met 可正常，检测结果为假阴性。部分出生后即发病的 MMA 患者，甲基丙二酸增高消耗肉碱，导致体内肉碱减少，血 C3 可正常。另外，随着采血时间延长，C3 正常参考范围数值有所下降，如新生儿筛查异常，召回复查时因新生儿年龄增大 C3 绝对值正常参考值应有所变化，但判读原则维持了原来参考范围，导致复查结果假阴性。因此，结合 C3/C2 增高或 C3/Met 增高，可减少假阴性。另外，甲基丙二酸、甲基枸橼酸及同型半胱氨酸比较稳定，且不会随采血时间延长而改变，可以通过三重串联液质联用仪（LC-MS/MS）末梢血检测甲基丙二酸、甲基枸橼酸及同型半胱氨酸进行二级筛查，或并行新生儿筛查以减少漏筛。串联质谱筛查需要结合尿有机酸分析发现特征性指标甲基丙二酸、合并甲基枸橼酸及 3-羟基丙酸增高，而确诊则需要基因检测明确基因变异类型。

2. 基因筛查 由于 MMA 基因类型较多，生化表型差异较大，新生儿筛查存在一定程度的假阳性和假阴性，因此结合基因筛查互补，提升筛查效率。

（1）筛查基因选择：已知明确的致病基因包括导致单纯型 MMA 的 *MMUT*、*MMAA*、*MMAB*、*MCEE*、*ACSF3*、*SUCLG1*、*SUCLA2* 及 *ALDH6A1* 基因，导致合并型 MMA 的 *MMACHC*、*MMADHC*、*HCFC1*、*LMBRD1*、*ABCD4* 及 *CD320* 基因，其中 *MMACHC*、*MMUT* 基因致病变异所致患病的人群约占99%，*MMAA* 及 *MMAB* 基因致病变异所致患病的人群约占1%，其他基因致病变异所引起患病的情况罕见，故重点筛查时，优选 *MMACHC*、*MMUT*、*MMAA* 及 *MMAB* 基因作为检测基因筛查 MMA。

（2）基因筛查方法选择：基因变异以单核苷酸变异常见，外显子缺失或重复者较少，故可选择NGS技术作为检测方法。

（3）基因筛查结果解释：MMA致病基因中除HCFC1基因为X连锁隐性遗传，其他基因为常染色体隐性遗传，故基因筛查结果的解释分为常染色体隐性遗传基因检测结果及HCFC1基因检测结果两类。

1）常染色体隐性遗传基因检测结果，检测到两个变异：①若为已报道明确致病变异，提示为MMA患者；②若为未报道变异，预测均为致病变异，提示可能为MMA患者；③若为未报道变异，其中一个变异预测为致病不明确或良性，需要结合生化检验等鉴别是否为MMA。检测到一个变异：提示可能为MMA基因变异携带者，仍不能排除为MMA患者。

2）HCFC1基因，男性检测到一个变异：①若为已报道明确致病变异，提示为MMA患者；②若为未报道变异，预测为致病变异，提示可能为MMA患者；③若为未报道变异，预测为致病不明确或良性，提示需要鉴别是否为MMA。女性检测到一个变异：提示可能为MMA基因变异携带者，建议生化筛查；检测到两个变异（极为罕见）：①若均为已报道明确致病变异，提示为MMA患者；②若为未报道变异，预测均为致病变异，提示可能为MMA患者；③若为未报道变异，其中一个变异预测为致病不明确或良性，提示需要鉴别是否为MMA。

上述检测结果均需要结合血串联质谱氨基酸及酰基肉碱、尿气相质谱有机酸或血同型半胱氨酸等生化检测，如果生化检测符合可以明确，生化检测不符合需要长期生化及临床随访，排除MMA或迟发型MMA。

（4）基因筛查假阴性：因技术限制，无法检测到一些致病变异位点，包括大片段缺失、内含子、启动子区域变异而导致假阴性。如果生化结果或临床支持MMA，也可以临床确诊。

3. **血串联质谱检测及基因检测联合筛查MMA** 鉴于MMA的发病机制及遗传特点，适合利用血串联质谱及基因检测技术联合筛查MMA，提高筛查确诊率，降低假阳性及假阴性率。

（六）诊断

1. **单纯型MMA诊断标准** ①血C3/C2增高，伴/不伴C3水平增高；②尿有机酸检测到甲基丙二酸升高；③血同型半胱氨酸水平正常；④MMUT、MMAA、MMAB、MCEE、ACSF3、SUCLG1、SUCLA2及ALDH6A1其中一个基因检测到复合杂合或纯合变异。

2. **合并型MMA诊断标准** ①血C3/C2增高，伴/不伴C3水平或C3/Met增高；②尿甲基丙二酸增高；③血同型半胱氨酸水平增高；④MMACHC、MMADHC、HCFC1、LMBRD1、ABCD4及CD320其中一个基因检测到半合子、复合杂合或纯合变异。

（七）治疗

1. **MMA急性期治疗** 以补液、纠正酸中毒及电解质紊乱为主，同时限制蛋白质摄入，供给充足的热量，静脉滴注或口服左卡尼汀，100~300mg/(kg·d)，肌内注射维生素B_{12}，1~10mg/d，连续5~6天。

2. **MMA长期治疗**

（1）饮食治疗：维生素B_{12}无效或部分有效的单纯型MMA患者以饮食治疗为主，蛋白质总摄入量为婴幼儿期2.5~3.0g/(kg·d)，儿童每天30~40g，成人每天50~65g。6个月内天然蛋白质摄入量控制为1.2~1.8g/(kg·d)，6个月至7岁为0.6~1.2g/(kg·d)，7~18岁为0.5~1.0g/(kg·d)，>18岁为0.4~0.8g/(kg·d)，其余给予不含异亮氨酸、缬氨酸、苏氨酸和蛋氨酸的特殊配方奶粉或蛋白粉。

（2）药物治疗：①维生素B_{12}：用于维生素B_{12}有效型的长期维持治疗，1.0~10.0mg/次，每1~10天一次。维生素B_{12}剂型中羟钴胺效果优于氰钴胺。②左卡尼汀：50~200mg/(kg·d)，口服或静脉滴注。③甜菜碱：合并型MMA患者，50~500mg/(kg·d)，口服。④叶酸：合并贫血或合并型MMA患者，2.5~10mg/d，口服。

（3）其他治疗：康复训练以利于患者的生长发育；对于维生素B_{12}无效型且饮食控制治疗效果较差、病情反复发作的患者可尝试肝移植治疗或肝肾联合移植。

（八）遗传咨询

1. MMA患者预后与基因变异类型、发病早晚，以及维生素B_{12}治疗效果有关。

2. MMA患者家族成员检测血串联质谱及尿气相质谱有助于发现同胞患者，基因分析可检出杂合子携带者。

3. 产前诊断是 MMA 患者家庭优生优育的重要措施。患者母亲若再次妊娠，可在妊娠 16~20 周时行羊水穿刺或 10~12 周行绒毛膜穿刺取样提取胎儿细胞 DNA，或胚胎植入前基因检测，对突变(变异)已知家系进行基因产前诊断。另外，通过检测羊水 C3、C3/C2、甲基丙二酸及同型半胱氨酸水平，可协助产前诊断，并可弥补部分患者基因不明确，不能通过基因进行产前诊断的不足。

4. 对于 MMA 高发地区，建议夫妻双方孕前筛查 MMA 相关基因，若均为相关基因变异携带者，建议进行 MMA 产前诊断。

三、丙酸血症

(一) 概述

丙酸血症(propionic academia，PA，OMIM 606054)主要是由于基因突变(变异)引起丙酰辅酶 A 羧化酶缺陷导致丙酸代谢障碍引起的一种有机酸血症，因人群不同，发病率差异大。西方国家平均发病率为 1∶50 000~1∶100 000，格陵兰岛因纽特人群发病率为 1∶1 000，沙特阿拉伯发病率为 1∶2 000~1∶5 000。我国 700 万筛查数据调查发病率约为 1∶195 492。

(二) 发病和遗传机制

1. **发病机制**　PA 是由于丙酰辅酶 A 羧化酶(propionyl-CoA carboxylase，PCC)活性缺陷，导致丙酰辅酶 A 转化为甲基丙二酰辅酶 A 受阻，进而引起丙酰 CoA、丙酰肉碱、丙酸、3- 羟基丙酸、甲基枸橼酸和丙酰甘氨酸等代谢产物异常增高，引起机体损伤的一种较常见的有机酸血症。

2. **遗传机制**　PA 致病基因至今已报道两种，分别为 *PCCA* 和 *PCCB* 基因，均为常染色体隐性遗传。目前发现 *PCCA* 基因突变(变异)153 个，*PCCB* 基因突变(变异)138 个，不同民族突变(变异)类型存在明显差异。

(三) 临床表现

PA 临床表现多样，其临床特征以反复发作的酮症型酸中毒为主，可出现酸中毒、呕吐、脱水、高氨血症、惊厥、嗜睡、肌张力减低、骨质疏松、进行性昏迷。根据临床表现分为新生儿早发型、晚发型及不典型型。新生儿早发型因食欲缺乏、呕吐、嗜睡，继之以昏睡乏力、惊厥、昏迷，严重时可以引起死亡，多伴有代谢性酸中毒、酮尿症、低血糖、高氨血症，中性粒细胞计数减少，血小板计数减少；

晚发型包括发育倒退、慢性呕吐、蛋白不耐受、肌张力低、基底节有时会发生梗死(张力失调和舞蹈手足徐动症)及心肌病。饥饿、感染、外科手术可诱发代谢危象，危象表现同新生儿早发型。不典型者可以仅表现为孤立的心肌病及心律失常，偶有代谢危象及神经认知异常，如果治疗不及时会有生命危险。

(四) 实验室及影像学检查

1. **常规实验室检查**　包括血尿常规、肝功能、肾功能、血气分析、血糖、血氨、血乳酸及肌酸激酶等。可出现贫血、中性粒细胞、血小板计数、全血细胞均减少，酸中毒、血氨及乳酸升高。

2. **血氨基酸及酰基肉碱检测**　串联质谱技术检测干血滤纸片中氨基酸、游离肉碱及酰基肉碱谱。PA 患者血 C3 及 C3/C2 比值增高，由于 MMA 和 PA 是同一代谢通路中的上下游关系，两个疾病在串联质谱中均为 C3 增高，部分患者血甘氨酸增高。

3. **尿有机酸检测**　气相色谱 - 质谱技术检测尿有机酸水平。PA 患者尿 3- 羟基丙酸、丙酰甘氨酸及甲基枸橼酸增高，可伴有甲基巴豆酰甘氨酸增高。

4. **基因检测**　根据生化检测结果可选用 Sanger 测序或 NGS 检测 PA 致病基因变异。由于 PA 致病基因包括 *PCCA* 和 *PCCB* 两个基因，建议采用 NGS。

5. **头颅 MRI 检测**　PA 患者脑部 MRI 无特异性改变，可表现为脑萎缩(伴脑室扩大、蛛网膜下间隙增宽)、髓鞘化延迟及不同程度的基底节改变。

6. **脑电图**　PA 患者脑电图可呈现严重的弥漫性慢波，脑电图异常先于癫痫发作。

(五) 筛查

由于丙酸和甲基丙二酸是一个通路上的上下游关系，在串联质谱筛查指标上完全一样，召回标准同甲基丙二酸血症。PA 患者致病基因明确，可行基因筛查。

1. **生化筛查**　串联质谱筛查：检测干血滤纸片中的 C3 水平，结合 C3/C2，具有灵敏度及准确度高、特异度强、高通量特点，适用于新生儿 PA 筛查。但由于早产、母亲孕期素食、新生儿溶血或其他因素导致新生儿血 C3、C3/C2 暂时性增高，存在一定程度假阳性。不同于 MMA，轻型 PA 少见,一般新生儿筛查 C3 会增高明显,漏筛相对较少,部分 PA 患者出生后即发病。由于代谢产物消耗肉碱,导致体内肉碱减少,血 C3 也可正常。同MMA 一样,也可以通过 LC-MS/MS 末梢血检测甲基丙二酸、甲基枸橼酸及同型半胱氨酸二级筛查或并行新生儿基因筛查,既可以减少漏筛,又可以与MMA 直接鉴别。串联质谱筛查需要结合尿有机酸分析发现特征性指标甲基枸橼酸及 3- 羟基丙酸增高,确诊需要基因检测明确基因变异类型。

2. 基因筛查

(1)基因筛查方法选择:由于 PA 致病基因包括 *PCCA* 和 *PCCB* 两个基因,致病基因以点单核苷酸变异常见,外显子缺失或重复者较少,故可选择 NGS 技术作为检测方法。

(2)基因筛查结果解释:PA 致病基因均为常染色体隐性遗传,故基因筛查结果解释如下:①检测到两个变异:A. 若为已报道明确致病变异,提示为 PA 患者;B. 若为未报道变异,预测均为致病变异,提示可能为 PA 患者;C. 若为未报道变异,其中一个变异预测为致病不明确或良性,需要结合生化检验等鉴别是否 PA。②检测到一个变异:提示可能为 PA 基因变异携带者,仍不能排除为PA 患者。

上述检测结果均需要结合血串联质谱氨基酸及酰基肉碱、尿气相质谱有机酸等生化检测,如果生化检测符合可以明确,生化检测不符合需要长期生化及临床随访,排除 PA 或迟发型 PA。

(3)基因筛查假阴性:因技术限制,部分致病变异位点,包括大片段缺失,内含子、启动子区域变异未检测到而导致假阴性。如果生化结果或临床支持 MMA,也可以临床确诊。

(4)血串联质谱检测及基因检测联合筛查PA:鉴于 PA 的发病机制及遗传特点,适合于利用血串联质谱及基因检测技术联合筛查 PA,提高筛查确诊率,降低假阳性及假阴性率。

(六)诊断与治疗

1. 诊断 如果新生儿筛查阳性,但没有临床表现,则需根据以下实验室检测综合分析;如果有临床表现,也需结合临床特点、实验室检测、头颅MRI、家族史等综合分析。

(1)血串联质谱检测:C3 及 C3/C2 增高。

(2)尿气相色谱质谱检测:尿 3- 羟基丙酸、甲基枸橼酸、丙酰基甘氨酸和巴豆酰甘氨酸均升高。

(3)其他生化检测:代谢性酸中毒,可有血氨、乳酸升高。

(4)基因检测:对所有临床诊断丙酸血症者需要进行 *PCCA* 和 *PCCB* 基因变异分析,以明确诊断。

(5)酶学检测:一般不采用,当基因测定阴性而临床怀疑时需要检测。

2. 治疗

(1)PA 急性期治疗:PA 患儿在代谢失调的情况下出现以下情况需警惕 PA 危象:食欲缺乏、呕吐、气急并有吸吮力减弱、毛细血管充盈时间延长、异常蹬车样运动、肌张力低、惊厥、低体温,伴有实验室检查异常:AG>15、pH<7.3、尿酮体阳性、血乳酸升高、中性粒细胞减少、血小板计数减少。出现代谢危象时需积极抢救,否则有生命危险。以补液、纠正酸中毒及电解质紊乱为主,同时限制蛋白质摄入,供给充足的热量,静滴或口服左卡尼汀,100~300mg/(kg·d)。

(2)稳定期治疗:PA 和维生素 B_{12} 无效单纯型甲基丙二酸血症类似,基本药物是左旋肉碱,50~200mg/(kg·d),口服或静脉滴注。关键是饮食管理,具体建议如下:

1)限制完整蛋白,主要限制饮食中的缬氨酸。缬氨酸的天然食物来源包括谷物、奶制品、香菇、蘑菇、花生、大豆蛋白和肉类。

2)使用不含蛋氨酸、苏氨酸、缬氨酸和异亮氨酸的特殊医学用途配方满足患儿的蛋白质、能量需求。

3)饮食中需限制碳链为奇数的脂肪酸,包括牛奶脂肪、黄油、奶油、猪油、部分海生动物油脂。

4)能量、蛋白质、蛋氨酸、苏氨酸、缬氨酸和异亮氨酸目标量详见表 4-2。

5)其他治疗:康复训练,以利于患者的生长发育;对于饮食控制治疗效果较差、病情反复发作的患者可尝试肝移植治疗或肝肾联合移植。

(七)遗传咨询

1. 孕前指导 丙酸血症为常染色体隐性遗传病,应避免近亲结婚,复合杂合或纯合变异可能为患者,携带者一般表型正常。如果上一胎临床表型符合,且经过基因确诊,母亲再次妊娠胎儿受累风险为 25%,与性别无关;如果父母双方都是本病的携带者,可在医生的帮助下,制订合理的生育策略,控制生育风险。

表 4-2 不同月龄营养素及部分氨基酸目标量

年龄	异亮氨酸 / (mg·kg⁻¹)	蛋氨酸 / (mg·kg⁻¹)	苏氨酸 / (mg·kg⁻¹)	缬氨酸 / (mg·kg⁻¹)	蛋白质 / (g·kg⁻¹)	能量 / (kcal·kg⁻¹)
0~6 个月	60~110	20~50	50~125	60~105	2.75~3.5	125~145
7~12 个月	40~90	15~40	20~75	40~80	2.5~3.25	115~140

2. 产前诊断 PA 患者家庭产前诊断是优生优育的重要措施。患者母亲若再次妊娠，可在妊娠 16~20 周行羊水穿刺或 10~12 周行绒毛膜穿刺取样提取胎儿细胞 DNA，或胚胎植入前基因检测，对变异已知家系进行基因产前诊断。另外，通过检测羊水 C3、C3/C2、3- 羟基丙酸及甲基枸橼酸，通过测定培养羊水细胞或绒毛膜绒毛组织检测丙酰辅酶 A 羧化酶活性，可协助产前诊断。

对于 PA 高发地区，建议夫妻双方孕前筛查 PA 相关基因，若均为相关基因变异携带者，建议进行 PA 产前诊断。

四、戊二酸血症 I 型

(一) 概述

戊二酸血症 I 型（glutaric acidemia I，GA-I）是由于戊二酰辅酶 A 脱氢酶（glutaryl-CoA dehydrogenase，GCDH）缺陷引起的遗传代谢病，为常染色体隐性遗传，发病率为 1:100 000。GA-1 发病率在不同的种族和人群有所不同，在古老的阿米什（Amish）人群、加拿大土著 Oji-Cree 人、吉卜赛人、美国印第安拉姆毕族人群中发病率更高，我国台湾省报道的发病率为 1:100 000，浙江省发病率为 1:130 000。

(二) 发病和遗传机制

1. 发病机制 GA-1 是一种由于戊二酰辅酶 A 脱氢酶（glutaryl-CoA dehydrogenase，GCDH）缺乏所致赖氨酸、羟赖氨酸及色氨酸代谢异常的疾病。赖氨酸、羟赖氨酸、色氨酸代谢途径中戊二酰辅酶 A 脱氢酶缺乏导致戊二酰肉碱（glutaryl carnitine，C5DC）及戊二酸，3- 羟基戊二酸及 3- 羟戊烯二酸增多，导致神经系统损害。在大鼠皮质纹状体细胞和海马细胞培养中，提示 3- 羟基戊二酸诱导激活 N- 甲基 -D- 天冬氨酸（N-Methyl-D-aspartic acid）受体，引起神经元退化，目前没有直接证据提示 3- 羟基戊二酸直接作用于谷氨酸受体，推测 3- 羟基戊二酸可能通过能量消耗诱导了电压依赖的镁离子阻断作用于 NMDA 受体，由于

二羧酸不易通过大脑毛细血管上皮细胞，戊二酸与 3- 羟基戊二酸在脑中浓度高于血浆 100~1 000 倍，戊二酸与 3- 羟基戊二酸，以及在星状细胞和大脑神经元间穿梭的二羧酸可能具有神经毒性，抑制能量代谢，可激活 N- 甲基 -D- 天冬氨酸受体。

2. 遗传机制 GA-1 致病基因为 GCDH 基因，为常染色体隐性遗传，目前国际上已经报道了约 253 种变异（HGMD），其中大部分属于错义变异。GCDH 基因变异具有遗传异质性，在不同种族和地区可能存在热点变异。

(三) 临床表现

GA-1 新生儿期多数症状不典型，常可观察到暂时性肌张力低，有 75% 的患者表现为头围增大，易激惹，此时头颅 MRI 扫描可显示颞叶发育不全，脑脊液间隙增宽，室管膜下假性囊肿，髓鞘化延迟，脑回未成熟。由于患儿新生儿期发病不典型，如早期治疗，上述表现均可改善甚至痊愈，在 3~36 月龄（或到 72 月龄时），可由发热、接种疫苗或外科疾病等因素诱发下，出现运动能力丧失、肌张力低、惊厥等。由于双侧纹状体损伤引起肌张力障碍，多数未治疗的患儿因轴向张力低，普遍可引起肌张力低，而有些隐匿发病的患儿可能没有此种表现。除纹状体损伤外，MRI 还可出现额叶发育不良及硬膜下出血，偶有患儿视网膜出血，一些迟发患儿可能表现为头疼、呕吐、精细运动下降、脑白质发育不良。极少或例外的情况下，GA-1 可有低血糖或酸中毒的情况。在某些 6 岁以上和经过适宜治疗后的患儿，脑病危象风险较前消退，某些迟发型或隐匿起病患儿可以仅表现为肌张力减退和肌张力障碍，不伴有脑病危象。

(四) 实验室及影像学检查

1. 常规实验室检查 包括血尿常规、肝功能、肾功能、血气分析、血糖、血氨、血乳酸及肌酸激酶等。可出现低血糖，血氨、血乳酸升高，代谢性酸中毒，转氨酶、肌酸激酶升高。

2. 血氨基酸及酰基肉碱检测 串联质谱技

术检测干血滤纸片中氨基酸、游离肉碱及酰基肉碱谱。C5DC（衍生化）或 C5DC+C6OH（非衍生化），及 C5DC/C8 或 C5DC+C6OH/C8 比值增高。

3. 尿有机酸检测　气相色谱质谱技术检测尿有机酸水平。GA-1 患者尿戊二酸、3-羟基戊二酸增高。

4. 基因变异检测　根据生化检测结果可选用 Sanger 测序或 NGS 检测 GA-1 致病基因变异。

5. 头颅 MRI 检测　GA-1 典型的早期表现额颞叶脑实质萎缩，双侧大脑侧裂和颞前极蛛网膜下腔增宽，脑室扩张，交通性脑积水等；急性脑病危象发作史可见基底神经节尤其是尾状核和壳核在 T_2W 呈高信号，DW I 水分子扩散受限，提示基底神经节细胞毒性水肿。

（五）筛查

GA-1 是一种可以治疗的遗传代谢病，早期诊断和治疗可以预防急性脑病危象和神经系统并发症，适合进行新生儿筛查。大部分 GA-1 患者在生后 C5DC 水平增高，可行生化筛查。GA-1 致病基因明确，可行基因筛查。

1. 串联质谱筛查　检测干血滤纸片中的 C5DC（衍生化）或 C5DC+C6OH（非衍生化）水平，结合 C5DC/C8 或 C5DC+C6OH/C8 比值，具有灵敏度及准确度高、特异度强、高通量特点，适用于新生儿 GA-1 筛查。由于早产、母亲孕期素食或其他因素导致新生儿血 C5DC 或 C5DC+C6OH 及 C5DC/C8 或 C5DC+C6OH/C8 比值暂时性增高，存在一定程度假阳性。值得注意的是，部分尿戊二酸水平正常或轻微升高的 GA-1 患儿在新生儿筛查时 C5DC 或 C5DC+C6OH 正常，可能造成漏诊。因此，结合 C5DC/C8 或 C5DC+C6OH/C8 增高，可减少假阴性。串联质谱筛查需要结合尿有机酸分析发现特征性指标戊二酸、3-羟基戊二酸，确诊需要基因检测明确基因变异类型。

2. 基因筛查

（1）基因筛查方法选择：GA-1 致病基因以单核苷酸变异常见，外显子缺失或重复者较少，故可选择 NGS 技术作为检测方法。

（2）基因筛查结果解释：GA-1 致病基因为常染色体隐性遗传，故基因筛查结果解释如下：

1）检测到两个变异：①若为已报道明确致病变异，提示为 GA-1 患者；②若为未报道变异，预测均为致病变异，提示可能为 GA-1 患者；③若为

未报道变异，其中一个变异预测为致病不明确或良性，需要结合生化检验等鉴别是否为患者。

2）检测到一个变异：提示可能为 GA-1 基因变异携带者，仍不能排除为 GA-1 患者。

上述检测结果均需要结合血串联质谱氨基酸及酰基肉碱、尿气相质谱有机酸等生化检测，如果生化检测符合可以明确，生化检测不符合需要长期生化及临床随访，排除 GA-1 或迟发型 GA-1。

（3）基因筛查假阴性：如果生化和/或临床支持 GA-1，但因技术限制，部分致病变异位点，包括大片段缺失，或内含子、启动子部分基因变异未检测到而导致假阴性。

3. 血串联质谱检测及基因检测联合筛查　GA-1 鉴于其发病机制，适合利用血串联质谱及基因检测技术联合筛查 GA-1，提高筛查确诊率，降低假阴性率。

（六）诊断

1. 临床表现　有头围过大、急性脑病危象、基底神经核损伤、脑白质营养不良、运动异常等临床表现时需要考虑 GA 的诊断；新生儿筛查确诊患者可无临床表现。

2. 血串联质谱检测　C5DC 及其比值增高是特征性指标。

3. 尿气相色谱质谱检测　戊二酸、3-羟基戊二酸、3-羟戊烯二酸增高。

4. 头颅 MRI 检查　常有特征性改变，额叶及颞叶发育不良，基底节有异常信号。

5. 基因检测　*GCDH* 基因检测到纯合或复合杂合变异有助于明确诊断。

（七）治疗

GA-1 如能做到早期诊断和治疗可显著减少急性脑病危象和神经系统肌张力低等并发症。如诊断晚，可导致患儿致残率及致死率明显升高。

1. 急性期管理　参考甲基丙二酸血症的处理原则，减少天然蛋白质摄入；继续使用特殊医用配方；提供额外的不含蛋白质的能量源；增加肉碱剂量。具体为能量 95~115kcal/（kg·d），天然蛋白质 0.6~0.7g/（kg·d），特殊医用配方来源的蛋白质 1.5~2.0g/（kg·d），左旋肉碱 50~100mg/（kg·d）。

2. 长期管理

（1）低蛋白饮食，限制饮食中赖氨酸、色氨酸摄入（补充不含色氨酸及赖氨酸的特殊氨基酸粉）。由于食物中色氨酸含量低于赖氨酸，故在饮

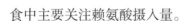

食中主要关注赖氨酸摄入量。

（2）需补充肉碱 75~100mg/(kg·d)、维生素 B$_2$（50~100mg/d）部分有效，无效可停药，泛酸 400~600μg/kg·d。

（3）能量、矿物质、其他维生素摄入量与同年龄、同性别健康儿童推荐量相同。

（4）需提供精氨酸,剂量为赖氨酸摄入量的1.5~2 倍,精氨酸竞争性的戊二酸通过血 - 脑屏障,可以减少戊二酸等有机酸对脑的损伤。

（5）血清氨基酸控制目标详见表 4-3。

（6）蛋白质、赖氨酸、色氨酸目标量详见表 4-4。

表 4-3　GA-1 患者血清氨基酸控制目标　　　　　　　　　　　　　　单位：μmol/L

氨基酸	0~1 月龄	1~24 月龄	2~18 岁	成人
精氨酸	6~140	12~133	10~140	15~128
赖氨酸	92~325	52~196	48~284	100~250
色氨酸	—	5~60	34~47	42~106

表 4-4　GA-1 患者蛋白质、赖氨酸和色氨酸需求

年龄	蛋白质 /(g·kg^{-1})	赖氨酸 /(mg·kg^{-1})	色氨酸 /(mg·kg^{-1})
0~6 月龄	2.75~3.5	65~100	10~20
6~12 月龄	2.5~3.25	55~90	10~12
1~4 岁	1.8~2.6	50~80	8~12
4~7 岁	1.6~20	40~70	7~11

3. **神经系统并发症治疗**　GA-1 很容易累及基底节,引起运动障碍,甚至偏瘫,在以上饮食及药物治疗基础上,病情稳定期可进行康复训练;合并癫痫者应抗癫痫治疗。

（八）遗传咨询

1. **孕前指导**　GA-1 为常染色体隐性遗传病,应避免近亲结婚,复合杂合或纯合变异可能为患者,携带者一般表型正常。如果上一胎临床表型符合,且经过基因确诊,母亲再次妊娠胎儿受累风险为 25%,与性别无关;如果双方都是本病的携带者,可在医生的帮助下,制订合理的生育策略,控制生育风险。

2. **产前诊断**　GA-1 患者家庭产前诊断是优生优育的重要措施。患者母亲若再次妊娠,可在妊娠 16~20 周行羊水穿刺或 10~12 周行绒毛膜穿刺取样提取胎儿细胞 DNA,或胚胎植入前基因检测,对变异已知家系进行基因产前诊断。另外,采用串联质谱技术检测羊水 C5DC、C5DC/C8 水平,气相色谱质谱技术检测羊水戊二酸水平,可协助明确产前诊断。

五、异戊酸血症

（一）概述

异戊酸血症(isovaleric acidemia,IVA,OMIM 243500)是由于亮氨酸分解代谢中异戊酰辅酶 A 脱氢酶(isovaleryl-CoA dehydrogenase,IVD)缺陷导致异戊酸、3- 羟基异戊酸、异戊酰甘氨酸和异戊酰肉碱体内蓄积所致,为常染色体隐性遗传疾病,由 Tanaka 于 1966 年首先报道。不同国家和地区的 IVA 发病率差异较大。美国为 1∶250 000,欧洲为 1∶622 489~1∶45 466,中东地区较高,为 1∶56 416~1∶33 282。根据全国 7 810 000 例新生儿串联质谱筛查数据,中国内地患病率约为 1∶195 000。

（二）发病和遗传机制

1. **发病机制**　异戊酰辅酶 A 脱氢酶是亮氨酸代谢的第三步,该酶缺陷引起异戊酰辅酶 A 氧化成 3- 甲基巴豆酰辅酶 A 的障碍,从而引起尿有机酸中的异戊酸、3- 羟基异戊酸、异戊酰甘氨酸增高,血串联质谱的异戊酰肉碱(C5)增高。堆积的

异戊酰辅酶 A 代谢产物不是其水解后的异戊酸，而是与甘氨酸结合形成的异物酰甘氨酸，这些指标升高具有重要诊断意义。

2. 遗传机制　IVD 基因位于染色体 15q14-15，该基因长约 15kb，包含 12 个外显子，编码 394 个氨基酸的蛋白。IVD 基因首先在胞核中转录并运至胞质，通过末端信号肽转入线粒体，在线粒体基质中完成剪切、单体折叠，并组合成有活性的四聚体。迄今，IVA 患者 IVD 基因的变异检测一共发现 102 余种致病突变（HGMD），包括错义突变、剪切突变、移码突变等。

（三）临床表现

IVA 主要分为两种类型：急性新生儿型和慢性间歇型，部分通过新生儿筛查确诊患者可无临床表现。IVA 患者中超过半数在新生儿期发生急性脑病，婴儿和儿童期可有反复呕吐，昏睡、昏迷及智力发育落后。近年来，新生儿串联质谱筛查血酰基肉碱谱可检出更多无症状或症状较轻的患者。

1. 急性新生儿型　多在新生儿期两周内急性发病，表现为喂养困难、呕吐、嗜睡和惊厥等。患者可出现低体温和脱水。在急性发作期有特殊的"汗脚味"，这种特殊气味是由于未结合异戊酸所致，患者汗液和耳耵聍中最易闻到。实验室检查可有阴离子间隙增高所致酸中毒、高氨血症、低或高血糖、酮症及低钙血症。由于骨髓抑制可有全血细胞、中性粒细胞和血小板减少。不及时处理可因脑水肿和出血导致昏迷或死亡。

2. 慢性间歇型　患者一般在新生儿期后诊断，临床表现为慢性间歇发作。发作常由上呼吸道感染或摄入高蛋白质饮食诱发，反复发生呕吐、嗜睡进展为昏迷、酸中毒伴酮尿，由于异戊酸水平过高还可出现"汗脚味"，限制蛋白质饮食并输注葡萄糖时可以缓解发作。急性发作时表现为酸中毒，酮症，昏迷和特殊气味，急性胰腺炎，骨髓增生症，范可尼综合征和心律失常均被报道过。间歇期可有轻度异戊酸的汗脚味或无特殊气味。新生儿发病型患者在度过早期急性期后临床表现与慢性型类似，但容易在合并其他疾病时诱发代谢失代偿，导致疾病的急性发作。在绝大多数有机酸血症患者中，婴儿期疾病急性发作频率最高，随着年龄的增长，感染机会和蛋白质摄入均减少，发作的频率也就随之减少。部分 IVA 慢性间歇型患者

精神运动发育正常，但还有一些患者发育延迟伴轻度甚至重度的智力低下。许多患者厌食高蛋白食物。

（四）实验室及影像学检查

1. 急性发作期　患者可以有阴离子间隙升高的代谢性酸中毒、高氨血症、低或高血糖，以及低钙血症。

2. 血氨基酸及酰基肉碱检测串联质谱技术　检测干血滤纸片中氨基酸、游离肉碱及酰基肉碱谱。IVA 患者血中异戊酰肉碱（isoamyl carnitine，C5）增高。

3. 尿有机酸检测气相色谱质谱技术　检测尿有机酸水平，IVA 患者急性发作时尿中异戊酰甘氨酸水平升高，可伴有异戊酸增高。

4. IVD 酶活性分析　有研究报道可以测定成纤维细胞、淋巴细胞、羊水细胞和酶活性进行辅助诊断。

5. 基因检测　根据生化检测结果可选用 Sanger 测序或 NGS 检测 IVA 致病基因变异。

6. 头颅 MRI 检查　根据疾病的严重程度，患者头颅 MRI 可无异常，也可有不同程度脑发育不良、苍白球受累等表现。

（五）筛查

IVA 是一种可以治疗的遗传代谢病，早期筛查、诊断和治疗可以降低死亡率，适合进行新生儿筛查。串联质谱筛查大部分 IVA 患者在生后 C5 水平增高。IVA 致病基因明确，可行基因筛查。

1. 串联质谱筛查　通过串联质谱筛查检测干血滤纸片中的 C5 水平增高是早期发现 IVA 的重要手段。串联质谱 C5 肉碱增高是筛查 IVA 的关键指标，然而 C5 酰基肉碱包括异戊酰基肉碱、2-甲基丁酰肉碱和特戊酰肉碱等同分异构体，串联质谱无法区分。短 / 支链特异性酰基辅酶 A 脱氢酶缺乏症（SBCADD，又名 2-甲基丁酰辅酶 A 脱氢酶缺乏症）会引起血 2-甲基丁酰肉碱增高，尿有机酸分析 2-甲基丁酰甘氨酸显著升高可以鉴别。特戊酰肉碱是特戊酸的衍生物，后者是一些抗生素（阿莫西林、氨苄西林、匹氨西林及头孢菌素等）的成分之一，母亲分娩前或患儿使用这些抗生素，导致特戊酰肉碱升高，用于治疗急性呼吸窘迫综合征的中性粒细胞弹性蛋白酶抑制剂（西维来司他），也含有特戊酸，均可造成新生儿筛查

的假阳性。在干血斑中进行二阶筛查,包括放射性核素稀释联合串联质谱测定异戊酰甘氨酸浓度,超高效液相色谱联合串联质谱分离 C5 碱基肉碱同分异构体可以进行鉴别。早产儿、低出生体重儿、极低出生体重儿等,由于酶成熟度低及存在肠道外营养,也可能造成初筛假阳性。建立不同出生体重、胎龄及生后 1 周内日龄各指标的截断值,以及增加检测指标的多个比值及引入次要指标等方法,一定程度上可减少假阳性率及召回人数,降低筛查费用及家长的焦虑,提高筛查效率。

2. 基因筛查

(1)基因筛查方法选择:IVA 致病基因以点突变常见,外显子缺失或重复者较少,可选用 Sanger 测序或 NGS 检测 IVD 基因变异。

(2)基因筛查结果解释:IVA 致病基因为常染色体隐性遗传,故基因筛查结果解释如下:

1)检测到两个变异:①若为已报道明确致病变异,提示为 IVA 患者;②若为未报道变异,预测均为致病变异,提示可能为 IVA 患者;③若为未报道变异,其中一个变异预测为致病不明确或良性,需要结合生化检验等鉴别是否为 IVA。

2)检测到一个变异:提示可能为 IVA 基因变异携带者,仍不能排除为 IVA 患者。

上述检测结果均需要结合血串联质谱氨基酸及酰基肉碱、尿气相质谱有机酸等生化检测,如果生化检测符合可以明确,生化检测不符合需要长期生化及临床随访,排除 IVA 或迟发型 IVA。

(3)基因筛查假阴性:如果生化和 / 或临床支持 IVA,但因技术限制,部分致病变异位点,包括大片段缺失,或内含子、启动子部分基因变异未检测到而导致假阴性。

3. 血串联质谱检测及基因检测联合筛查 IVA
利用血串联质谱及基因检测技术联合筛查 IVA,提高筛查确诊率,降低假阴性率。

(六)诊断

1. 临床表现　急性期出现喂养困难、呕吐、嗜睡或昏迷表现;稳定期出现发育落后、反复酸中毒、尿酮体阳性,新生儿筛查确诊患者可无临床表现。

2. 血串联质谱检测　C5 及其比值增高。新生儿筛查 C5 增高可因婴儿母亲分娩前后使用头孢类抗生素出现假阳性,结合用药史及复查 C5 逐

渐恢复正常可鉴别;2- 甲基丁酰辅酶 A 脱氢酶缺乏症患者血 C5 也增高,鉴别主要依赖于尿有机酸分析 2- 甲基丁酰甘氨酸增高及基因(*SBCAD*)检测。

3. 尿气相色谱质谱检测　异戊酰甘氨酸增高,可伴 3- 羟基异戊酸及异戊酸增高。

4. 基因检测　异戊酰辅酶脱氢酶基因(IVD)检测到纯合或复合杂合变异有助于明确诊断。

(七)治疗

IVA 治疗原则为预防疾病急性发作和维持间歇期治疗。

1. 急性期治疗　原则是促进合成代谢,纠正代谢紊乱,参考甲基丙二酸血症急性处理方法。IVA 患者在伴有其他疾病时需要提高热量摄入和减少亮氨酸摄入,可以摄入糖类和无亮氨酸的氨基酸营养粉。亮氨酸摄入应减少至日常摄入量的 50%。同时给予左旋肉碱 100~200mg/(kg·d)和甘氨酸 250~600mg/(kg·d)。

2. 间歇期或缓解期

(1)饮食治疗:限制天然蛋白,使用不含亮氨酸的特殊医用配方。如未使用特殊医用配方,天然蛋白摄入量为同年龄、同性别健康儿童推荐量的最小值。饮食管理目标:亮氨酸 50~180μmol/L 或实验室正常范围,甘氨酸 200~400μmol/L。

(2)药物治疗:左旋肉碱 50~100mg/(kg·d)和甘氨酸 150~250mg/(kg·d),分为 3~4 次服用。轻者可以酌情减量。

(八)遗传咨询

1. 孕前指导　本病为常染色体隐性遗传病,应避免近亲结婚,复合杂合或纯合变异可能为患者,携带者一般表型正常。如果上一胎临床表型符合,且经过基因确诊,母亲再次妊娠胎儿受累风险为 25%,与性别无关;如果双方都是本病的携带者,可在医生的帮助下,制订合理的生育策略,控制生育风险。

2. 产前诊断　IVA 患者家庭产前诊断是优生优育的重要措施。患者母亲若再次妊娠,可在妊娠 16~20 周行羊水穿刺或 10~12 周行绒毛膜穿刺取样提取胎儿细胞 DNA,或胚胎植入前基因检测,对变异已知家系进行基因产前诊断。另外,采用串联质谱技术检测羊水 C5 水平,气相色谱质谱技术检测羊水异戊酰甘氨酸水平,可协助明确产前诊断。

六、多种羧化酶缺乏症

(一) 概述

多种羧化酶缺陷病(multiple carboxylase deficiency,MCD)是一种以神经系统及皮肤损害为特征的常染色体隐性遗传有机酸代谢病。MCD 的病因包括生物素酶缺乏症(biotinidase deficiency,BTDD,OMIM 253260)及全羧化合成酶缺乏症(holo carboxylase synthetase deficiency,HCSD,OMIM 253270)。西方国家多种羧化酶缺乏中多见生物素酶缺乏症,BTDD 发病率约为 1:60 000,欧洲约为 1:30 000,巴西最高,达 1:9 000。亚洲可能以 HCSD 多见,我国 MCD 中主要是 HCSD,日本约为 1:100 000,泰国报道 4 例 MCD 均是 HCSD。

(二) 发病和遗传机制

1. 发病机制 生物素是 B 族水溶性维生素,游离生物素直接通过肠道进入游离生物素池,蛋白结合生物素以生物胞素形式进入人体,再经代谢后进入游离生物素池。游离生物素是线粒体丙酰辅酶 A 羧化酶、丙酮酰羧化酶、乙酰辅酶 A 羧化酶和甲基巴豆酰辅酶 A 羧化酶的辅酶,参与碳水化合物、蛋白质和脂肪三大营养物质的代谢。全羧化酶合成酶(HCS)将生物素与上述各种脱辅基羧化酶(apo carboxylases)结合,生物素的羧基通过酰胺酶与这些羧化酶特异性赖氨酸氨基结合,生成活性的全羧化酶,全羧化酶经蛋白分解降解成生物胞素,生物素酶清除酰胺酶结合,释放赖氨酸、赖氨酰肽及游离生物素,进入生物素再循环。BTDD 是由于生物素活性下降,使生物胞素及食物中蛋白结合生物素裂解成生物素减少,生物胞素堆积,影响生物素的体内再循环及肠道吸收,导致内源性生物素不足;HCS 活性下降,不能催化生物素与生物素依赖的多种羧化酶结合,从而影响多种羧化酶的活性,生物素生成不足或生物素与多种羧化酶结合障碍均可影响生物素依赖的丙酰辅酶 A 羧化酶、丙酮酰羧化酶、乙酰辅酶 A 羧化酶和甲基巴豆酰辅酶 A 羧化酶的辅酶的活性,使支链氨基酸的分解代谢、脂肪酸合成、糖原异生障碍,乳酸、3- 羟基异戊酸、3- 甲基巴豆酰甘氨酸、甲基枸橼酸及 3- 羟基丙酸等异常代谢产物在血、尿中蓄积,导致一系列临床症状。

2. 遗传机制 BTDD 和 HCSD 对应的致病基因分别为 *BTD* 基因和 *HCS* 基因,均为常染色体隐性遗传。

(三) 临床表现

临床表现复杂,主要以神经系统和皮肤改变为特征,还有呼吸系统、消化系统和免疫系统等改变。

各年龄均可发病,新生儿和小婴儿表现为喂养困难、呼吸困难、喘鸣、呕吐、腹泻等非特异性改变,很难鉴别。迟发患者可在幼儿至成人各年龄段发病,常因发热、疲劳、饮食不当等诱发急性发作。

皮肤改变常为首发症状,主要表现为顽固皮疹、脱皮。大部分患者在头面部、颈部、躯干、臀部等部位皮肤出现红疹或红斑、溃烂或水疱、糠状或片状鳞屑,或皮肤干燥、脱皮等;少数仅在口周、眼周、肛周局部出现皮疹。

神经系统表现为肌张力低下、惊厥、意识障碍、痉挛性瘫痪、共济失调、协调功能障碍、智力、运动发育落后等,急性发作期可合并酮症、代谢性中毒、高乳酸血症(因丙酮酰羧化酶缺乏所致)、高氨血症、低血糖等代谢紊乱,未及时治疗后遗症严重,死亡率高。

50% BTDD 患者有视力异常,与视神经萎缩、视网膜色素变,视网膜上皮细胞发育不良有关,也有眼部感染(结膜炎、角膜溃疡等),眼球运动异常等症状;76% BTD 患者有不同程度的听力障碍(感觉神经源性),可能由于生物胞素堆积的毒性作用所致。因此,应对 BTDD 患者常规进行听力、视力、眼底检查以早期发现。不同于 BTDD,HCS 缺乏症患儿不伴听力或视力障碍。

(四) 实验室及影像学检查

1. 血氨基酸及酰基肉碱检测 串联质谱技术检测干血滤纸片中氨基酸、游离肉碱及酰基肉碱谱。多种羧化酶缺乏症患者血 3- 羟基异戊酰肉碱(3-hydroxy isoamyl carnitine,C5-OH)增高,伴或不伴丙酰肉碱(C3)或 C3 与乙酰肉碱(C2)比值增高。

2. 尿有机酸检测 气相色谱质谱技术检测尿有机酸水平。MCD 患者尿液中 3- 甲基巴豆酰甘氨酸、3- 羟基异戊酸、3- 羟基丙酸、甲基枸橼酸、甲基巴豆酰甘氨酸可增高,可伴有乳酸、丙酮酸、3- 羟基丁酸、乙酰乙酸、丙酰甘氨酸等代谢产物增高。

3. 生物素酶活性检测　MCD 患者生物素酶活性低于正常人,部分缺乏者酶活性为正常人的 10%~30%,完全型 BTDD 患者生物素酶活性低于正常人 10%,严重者可低于正常人 1%。

4. 影像学检查　BTDD 患者头颅 MRI 或 CT 检查异常者主要为脑萎缩、皮质萎缩、脑白质减少、脑室扩大,也有基底神经节信号减少、水肿、钙化,脑水肿、出血性梗死等。

(五) 筛查

MCD 是一种可以治疗的遗传代谢病,早期筛查、诊断和治疗可以降低死亡率,适合进行新生儿筛查。

1. 串联质谱筛查　通过串联质谱筛查:检测干血滤纸片中的 C5-OH、C3、C3/C2 水平。值得注意的是,该病部分早期仅有 C5-OH 增高,很难与其他导致血 C5-OH 水平增高的有机酸代谢病鉴别,包括 3- 甲基巴豆酰辅酶 A 羧化酶缺乏症、3- 甲基戊烯二酸血症、2- 甲基 -3 羟基丁酸血症,当然 3- 羟基 -3- 甲基戊二酸血症除 C5-OH 增高还存在 C6DC 增高,β- 酮硫解酶缺除 C5-OH 增高还存在 C5:1 增高,C5:1 增高程度比 C5-OH 高。气相色谱质谱技术检测尿 3- 甲基巴豆酰甘氨酸、3- 羟基异戊酸、3- 羟基丙酸、甲基枸橼酸、甲基巴豆酰甘氨酸水平,部分病例早期仅 3- 甲基巴豆酰甘氨酸、3- 羟基异戊酸增高,很难与 3- 甲基巴豆酰辅酶 A 羧化酶缺乏症鉴别,需要基因测定明确诊断。

2. 基因筛查

(1) 基因筛查方法选择:MCD 致病基因以点突变常见,外显子缺失或重复者较少,再者,生化检测,无论血串联质谱还是尿有机酸分析有时难于和前面提到的 C5-OH 增高的其他有机酸尿症鉴别,因此选择 NGS 技术作为检测方法能够明确诊断。

(2) 基因筛查结果解释:MCD 致病基因为常染色体隐性遗传,故基因筛查结果解释如下:

1) 检测到两个变异:①若为已报道明确致病变异,提示为 MCD 患者;②若为未报道变异,预测均为致病变异,提示可能为 MCD 患者;③若为未报道变异,其中一个变异预测为致病不明确或良性,需要结合生化检验等鉴别是否为 MCD。

2) 检测到一个变异:提示可能为 MCD 基因变异携带者,仍不能排除为 MCD 患者。

上述检测结果均需要结合血串联质谱氨基酸及酰基肉碱、尿气相质谱有机酸等生化检测,如果生化检测符合可以明确,生化检测不符合需要长期生化及临床随访,排除 MCD 或迟发型 MCD。

3) 基因筛查假阴性:如果生化和 / 或临床支持 MCD,但因技术限制,部分致病变异位点,包括大片段缺失,或内含子、启动子部分基因变异未检测到而导致假阴性。

3. 血串联质谱检测及基因检测　联合筛查 MCD 利用血串联质谱及基因检测技术联合筛查 MCD,提高筛查确诊率,降低假阳性和假阴性率。

(六) 诊断

1. 临床表现　以皮肤、神经系统为主要临床表现高度疑似;新生儿筛查确诊患者可无临床表现。

2. 血串联质谱检测　血 C5-OH 及其比值增高,可以伴 C3 及 C3/C2 增高或仅 C3/C2 增高。血 C5-OH 增高需要与 3- 甲基巴豆酰辅酶 A 羧化酶缺乏症、3- 甲基戊烯二酸尿症、3- 羟基 -3- 甲基 - 戊二酰辅酶 A 裂解酶缺乏症、β- 酮硫解酶缺乏症及生物素酶缺乏症鉴别诊断。

3. 尿气相色谱质谱检测　丙酮酸、3- 羟基丙酸、3- 羟基丁酸、3- 羟基异戊酸、3- 甲基巴豆酰甘氨酸等有机酸增高。

4. 基因检测　外周血 DNA 中检测到 HCS 基因或 BTD 基因纯合或复合杂合致病性变异分别诊断为 HCSD 及 BTDD。

(七) 治疗

急性期代谢失调参考甲基丙二酸血症治疗原则,临床怀疑该疾病,急性期大剂量生物素 (20mg/d) 应用是缓解症状的关键,多数患儿生物素治疗数天至 2 周,临床症状明显改善,生化指标正常化;治疗 1~2 周后皮疹、糜烂等明显好转或消失,尿异常代谢产物一般在治疗后 1~4 周下降至正常,但血 C5-OH 浓度下降较慢,多在治疗后 3~6 个月后降至正常,少数患者生物素维持剂量为 30~40mg/d,血 C5-OH 浓度仍增高,但尿代谢产物正常,临床无症状,这种情况也不需要大剂量生物素(C5-OH 是否正常不能单独作为生物素调整剂量的依据),在保证没有临床症状,血串联质谱及尿有机酸特征性指标稳定前提下,剂量为 5~20mg/d,可以逐渐减少剂量,部分患者可小剂量生物素治疗 1~5mg/d,如果没有后遗症(主要神经系统及视力听力障碍),终生服用生物素一般不会

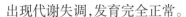

出现代谢失调,发育完全正常。

（八）遗传咨询

1. **孕前指导**　MCD 为常染色体隐性遗传病,应避免近亲结婚,复合杂合或纯合变异可能为患者,携带者一般表型正常。如果上一胎临床表型符合,且经过基因确诊,母亲再次妊娠胎儿受累风险为 25%,与性别无关;如果双方都是本病的携带者,可在医生的帮助下,制订合理的生育策略,控制生育风险。

2. **产前诊断**　多种羧化酶缺乏症患者家庭产前诊断是优生优育重要措施。患者母亲若再次妊娠,可在妊娠 exo 16~20 周行羊水穿刺或 10~12 周行绒毛膜穿刺取样提取胎儿细胞 DNA,或胚胎植入前基因检测,对变异已知家系进行基因产前诊断。另外,采用串联质谱技术检测羊水 C5-OH 水平,气相色谱质谱技术检测羊水异戊酰甘氨酸水平,可协助辅助明确产前诊断。

（黄新文）

第二节　氨基酸代谢障碍

一、氨基酸代谢障碍概述

（一）概述

氨基酸代谢障碍（amino acids metabolic disorders）是由于遗传因素造成的酶或辅酶缺陷引起某种氨基酸代谢途径受阻,致体内相应氨基酸水平增高或降低的一组疾病,从而导致患儿智力发育落后、肝功能受损、高氨血症,甚至死亡。总发病率为 1∶15 000~1∶5 000。表型严重程度受酶/辅酶、载体在代谢通路的位置及功能缺陷严重程度的影响。涉及芳香族氨基酸、支链氨基酸、含硫氨基酸等多种氨基酸代谢途径,病种繁多,主要包括高苯丙氨酸血症（hyperphenylalaninemia,HPA）、枫糖尿症（maple syrup urine disease,MSUD）、酪

氨酸血症（tyrosinemia,TYR）、同型半胱氨酸血症（homo cysteinemia,HCY）、β-酮硫解酶缺乏症（β-ketothiolase deficiency,BKT）、非酮性高甘氨酸血症（non-ketotic hyperglycinemia,NKH）和高甲硫氨酸血症（hypermethioninemia,MET）等,绝大多数为常染色体隐性遗传,极个别也可呈常染色体显性遗传。多数治疗效果良好,某些疾病如 MSUD、NKH 等预后较差,应加强产前诊断,避免出生缺陷的发生。

（二）包含疾病及主要临床表现

按照不同的缺陷酶或辅酶,不少氨基酸代谢障碍每种疾病涉及多种基因,同一种疾病也有不同表型（表 4-5）。

表 4-5　氨基酸代谢障碍性疾病汇总

疾病名称		疾病 OMIM	基因和定位	基因 OMIM	主要临床表现
高苯丙氨酸血症,PAH 缺乏症,包括苯丙酮尿症、轻度苯丙酮尿症、轻度高苯丙氨酸血症		261600	*PAH*,12q23.2	612349	智力发育和运动发育落后,头发黄、皮肤白,尿液有鼠臭味
高苯丙氨酸血症（hyper-phenylalaninemia,HPA）BH₄ 缺乏症	BH₄ 缺乏症（6-丙酮酰四氢蝶呤合成酶缺乏）	261640	*PTS*,11q23.1	612719	智力运动发育障碍,肌张力低下,嗜睡,小头畸形
	BH₄ 缺乏症（二氢生物蝶呤还原酶缺乏）	261630	*QDPR*,4p15.32	612676	智力运动发育障碍,抵抗力差易反复感染
	BH₄ 缺乏症（鸟苷三磷酸环化水解酶缺乏）	233910	*GCH1*,14q22.2	600225	多巴反应性肌张力障碍,肢体乏力,动作缓慢,迟钝,语言障碍

续表

	疾病名称	疾病 OMIM	基因和定位	基因 OMIM	主要临床表现
高苯丙氨酸血症（hyper-phenylalan-inemia，HPA）BH₄缺乏症	BH₄缺乏症（蝶呤-4α-甲醇氨脱水酶缺乏）	264070	*PCBD*，10q22.1	126090	轻度暂时性高苯丙氨酸血症，大多精神运动发育表现正常
	BH₄缺乏症（墨蝶呤还原酶缺乏）	612716	*SPR*，2p13.2	182125	严重神经功能障碍，认知障碍
高苯丙氨酸血症（hyperphenylalaninemia，HPA），排除 PAH 缺乏和 BH₄ 缺乏		617384	*DNAJC12*，10q21.3	606060	神经系统症状，包括肌张力低下、智力障碍、注意力缺陷、帕金森病表现等
枫糖尿症（maple syrup urine disease，MSUD）		248600	*BCKDHA*，19q13.2	608348	以典型神经系统症状为主，新生儿早期即可发病，预后差，可迅速发展为呼吸衰竭、昏迷、多在出生几周内死亡
			BCKDHB，6q14.1	248611	可表现为典型神经系统症状、精神发育迟滞等，也可表现为轻度智力发育迟缓，部分维生素 B₁治疗有效
			DBT，1p21.2	248610	可表现为典型神经系统症状，也可表现为轻度智力发育迟缓，部分维生素 B₁治疗有效
		246900	*DLD*，7q31.1	238331	极为罕见，神经系统功能损伤伴高乳酸血症、生长发育迟缓、肌张力低下等
酪氨酸血症（tyrosinemia）	酪氨酸血症 I 型（tyrosinemia，type I，TYRSN1）	276700	*FAH*，15q25.1	613871	又称"肝-肾型"，进行性肝病和继发性肾小管功能障碍。发病期可从婴儿期至青春期不等。急性型为急性肝衰竭，未经治疗的患者会在年轻时死于肝硬化或肝细胞癌
	酪氨酸血症 II 型（tyrosinemia，type II，TYRSN2）	276600	*TAT*，16q22.2	613018	又称"眼-皮肤型"，角膜增厚、掌跖角化、发育落后
	酪氨酸血症 III 型（tyrosinemia，type III，TYRSN3）	276710	*HPD*，12q24.31	609695	神经发育迟缓等精神症状为系统异常，轻者可无症状
同型半胱氨酸血症（homocysteinemia，HCY）		236200	*CBS*，21q22.3	613381	出生时往往正常，不治疗会出现肌肉骨骼、眼睛、神经系统、血管系统等多系统异常

续表

疾病名称	疾病OMIM	基因和定位	基因OMIM	主要临床表现
同型半胱氨酸血症（homocysteinemia，HCY）	236250	*MTHFR*，1p36.22	607093	婴儿早期的急性神经系统疾病，病情严重可致死亡；儿童至成人发病者，有精神障碍、下肢痉挛性瘫痪
	250940	*MTR*，1q43	156570	神经系统症状，包括发育迟缓和癫痫发作等，巨幼细胞贫血
	236270	*MTRR*，5p15.31	602568	精神运动发育迟缓，小头畸形，肌张力减退，巨幼细胞贫血
	219500	*CTH*，1p31.1	607657	无临床表现，少数有智力减退，血小板减少
β-酮硫解酶缺乏症（β-ketothiolasedeficiency，BKT）	203750	*ACAT1*，11q22.3	607809	发病年龄不一，急性发作的酮症酸中毒，多伴呕吐、脱水、昏睡甚至昏迷
非酮性高甘氨酸血症（non-ketotichyperglycinemia，NKH）	605899	AMT（*AMT*），3p21.31	238310	一般生后即出现神经系统症状，进行性乏力、喂养困难、肌张力低下、偏身颤搐、嗜睡和昏迷，大多在几周内死亡
		GLDC，9p24.1	238300	
		GCSH（*GCSH*），16q23.2	238330	
高甲硫氨酸血症（hypermethioninemia，MET）	250850	MAT1A（*MAT1A*），10q22.3	610550	无临床表现，少数有智力减退及其他神经系统症状
	613752	AHCY（*AHCY*），20q11.22	180960	临床表现无特异，可伴轻至重度的肌病。未经治疗，常见精神发育迟缓行为异常
	606664	GNMT（*GNMT*），6p21.1	606628	多数无症状，仅部分伴肝大

二、氨基酸代谢障碍新生儿筛查

（一）生化筛查现状及局限性

氨基酸代谢疾病的患儿出生时没有明显异常，临床表现缺乏特异性，常因误诊或漏诊而错过最佳治疗时机，最终引起患儿严重智力障碍。若在新生儿出生时即采集微量血，检测相应氨基酸代谢物含量来判断可能的疾病，及早诊治，结合及时适当的饮食治疗，多数患儿可没有脑实质损害，避免患儿智力发育落后及代谢失调的发生。HPA

是一组最常见的氨基酸代谢病，在 20 世纪 60 年代，即可通过检测滤纸干血片上苯丙氨酸（Phe）含量进行新生儿生化筛查，早治疗早干预，成为遗传代谢病防治史的典范。美国医学遗传学与基因组学学会（American College of Medical Genetics and Genomics，ACMG）根据病种是否符合新生儿疾病筛查原则，推荐的新生儿 9 种氨基酸代谢障碍筛查病种，包括核心推荐病种：经典 PKU、枫糖尿症、同型半胱氨酸血症和酪氨酸血症 I 型；次级推荐病种：高苯丙氨酸血症、四氢生物蝶呤缺乏症、高甲硫氨酸血症、酪氨酸血症Ⅱ型和酪氨酸血症Ⅲ型，均是基于特征性代谢物检测的生化筛查。生化改变是基因和环境改变的综合结果，生化的一个指标或多个指标持续明显改变即可确定患者疾病。MS/MS技术一次实验能检测多种代谢产物，具有灵敏度高、特异度强、通量大等特点，已成为新生儿生化代谢筛查的主要技术。生化筛查在新生儿遗传代谢病筛查领域广泛应用。

由于遗传代谢病特征性的生化代谢物质在体内代谢时刻变化，容易受到摄入食物、疾病、外在医疗干预等多因素影响，检测会出现一定的假阴性和假阳性率；某些疾病可能是酶的缺乏，也可能是辅酶的缺乏，但会引起同一个生化指标异常，需要进一步鉴别诊断；疾病生化代谢物质异常需要蛋白质负荷后才表现，采血时间过早，会引起假阴性，出现"漏诊"；较高的假阳性和假阴性，均会给产妇及家庭造成焦虑和损害。生化指标随环境或治疗改变而改变，存在较大的临床异质性和遗传异质性，因此单纯生化筛查会出现漏诊及治疗效果不佳。

（二）基因筛查现状、可行性及局限性

目前，国内外有应用高通量测序即NGS技术，WES方法对疑似遗传代谢病的新生儿或重症监护病房新生儿进行基因筛查，特别是对代谢物生化筛查阳性样本进行遗传代谢病基因Panel检测以明确遗传病因的报道，而对于正常人群的基因筛查报道仅限于几百例人群研究。

尽管MS/MS的检测是目前公认基于人群的新生儿筛查的成熟技术，但有人已提出并讨论了NGS在新生儿筛查中的可能应用。美国国立儿童健康与发展研究所（National Institute of Child Health and Human Development, NICHD）已资助了一些试点项目，以研究基于人群的新生儿的基因组测序是否能比目前的新生儿疾病筛查产生更多有用的医疗信息。

氨基酸代谢障碍是一组致病基因明确的单基因遗传病。随着基因检测技术的快速进展，理论上对所有新生儿在出生时进行测序，鉴定大多数单基因疾病，包括先天性氨基酸代谢障碍，并获得每个孩子有关晚发型遗传疾病的完整信息，根据基因组量身定制一生的医疗，预防疾病发生。新生儿基因筛查能有效检测到基于临床表征或家族史以外的其他有临床意义的变异，提示有潜在患病的风险，并根据检测的结果为新生儿提供个体

化疾病预防、早期治疗或生育建议。

基因筛查也存在一定局限性，如大多数氨基酸代谢病，每种疾病对应一种以上基因，如HPA对应7种以上基因，疾病可由7个基因中任何一个基因变异引起；某些不确定临床意义的变异，尤其是新发变异，致病性判读较为困难；部分致病性变异位点用目前临床常用遗传检测手段易漏检，未检出致病变异也不可排除疾病；基因检测实验涉及DNA提取、NGS和生物信息学分析，自动化程度低，技术本身通量有限制，英国国家卫生实验室报道应用改良后的自动化程度高的流程，进行滤纸干血片的基因检测，每周最多可处理多达1 000个样品，从接收样品到报告的周转时间为4天。虽然周转时间和通量比一般基因检测实验室提高，但仍然无法满足基于人群的新生儿筛查的通量要求；另外，基于人群的基因筛查还存在较多的伦理问题。

迄今为止，国际上普遍认为不应将WES和WGS直接用于基于人群的新生儿的筛查工具，NGS检测还不是基于人群的一线新生儿筛查方法，可作为二级诊断方法。

（三）联合生化及基因检测的优势

新生儿生化筛查属于代谢物检测，存在一定的假阳性及假阴性，对于筛查异常者，需要基因检测确诊，若对新生儿直接进行基因筛查，基因阳性者再进行生化代谢物检测验证，或同时进行生化代谢物筛查，从分子及生化层面联合筛查，可提高筛查疾病的确诊率。生化筛查可以帮助确诊，特别是对临床意义未明变异的解读，且对疾病监测病程会有很大帮助；基因筛查可以区分特定疾病，更好地制订治疗方案和判断预后，不受疾病和饮食等外部环境影响，个性化监测和管理疾病，向患者及家属提供准确的遗传咨询。

很多新生儿基因筛查计划希望通过WES或WGS来检测新生儿的血样，但使用特定基因组区域的靶向测序，或选择仅限于编码目前新生儿筛查病种所涉及酶基因组成的Panel，将检测周转时间缩短为2~3天，从医学伦理和社会经济问题上更易被接受。

三、高苯丙氨酸血症

（一）概述

高苯丙氨酸血症（hyperphenylalaninemia, HPA）

是由于苯丙氨酸羟化酶（phenylalanine hydroxylase，PAH）缺乏或其辅酶四氢生物蝶呤（tetrahydrobiopterin，BH$_4$）缺乏，导致血苯丙氨酸（Phe）增高的一组最常见的氨基酸代谢病，呈常染色体隐性遗传，临床上分PAH缺乏症和BH$_4$缺乏症两大类。

PAH缺乏症（OMIM 261600）根据血Phe浓度进一步分为经典型苯丙酮尿症（PKU）、轻度PKU和轻度HPA。根据BIOPKUdb数据库统计，PAH缺乏症患者中54.8%为经典型PKU，27.4%为轻度PKU，17.8%为轻度HPA。

BH$_4$缺乏症是由于BH$_4$代谢途径中五种酶中任意一种缺乏导致的HPA及神经递质合成障碍。其中6-丙酮酰四氢蝶呤合成酶（6-pyruvoyl tetrahydropterin synthase，PTPS，OMIM 261640）缺乏最多见，其次为二氢蝶啶还原酶（dihydropteridine reductase，DHPR，OMIM 261630）缺乏，鸟苷三磷酸环化水解酶（GTP cyclic hydrolase，GTPCH，OMIM 233910）、墨蝶呤还原酶（sepiapterin reductase，SR，OMIM 612716）和蝶呤-4α-甲醇氨脱水酶（pterin-4α-carbinolamine dehydratase，PCD，OMIM 264070）缺乏较少见。

各个国家与地区HPA的发病率及疾病谱有所不同，美国为1∶14 085，BH$_4$占1%~2%；日本约为1∶77 000，BH$_4$占4%；1985—2011年，我国对35 000 000新生儿筛查资料显示，HPA患病率为1∶10 397，北方地区发病率显著高于南方地区，800多例HPA患者中PAH缺乏症占91.8%，BH$_4$缺乏症占8.2%，BH$_4$缺乏症患者中96%为PTPS缺乏，2.4%为DHPR缺乏，南方地区BH$_4$缺乏症发病率较高，台湾省发病率最高。

未经治疗的经典PKU主要表现为神经精神异常，不同程度的智力发育落后，近半数合并癫痫。大多患儿有烦躁、易激惹、抑郁、多动、孤独症倾向等精神行为异常，患儿毛发变黄，皮肤较白，有鼠尿体臭。BH$_4$缺乏患儿多在婴儿期出现惊厥、发育落后、吞咽困难、躯干肌张力低下，神经系统进行性加重。

（二）病因、发病机制及代谢通路

正常情况下，天然食物中的蛋白质分解产生的Phe在肝脏中经PAH和BH$_4$作用转化成酪氨酸（tyrosine，Tyr），用于合成甲状腺素、黑色素、多巴、肾上腺素以及多种神经递质。当编码PAH的*PAH*基因变异导致PAH活性降低或缺乏，编码PTPS的*PTS*基因、编码DHPR的*QDPR*基因、编码GTPCH的*GCH1*基因、编码SR的*SPR*基因、编码PCD的*PCBD1*基因等任一基因变异导致BH$_4$合成途径中相关酶活性降低或缺乏，引起BH$_4$生成障碍，均会引起Phe不能转化为Tyr，正常代谢产物合成减少，血中Phe升高，旁路代谢增强，大量苯丙酮酸、苯乙酸和苯乳酸从尿中排出（图4-1）。

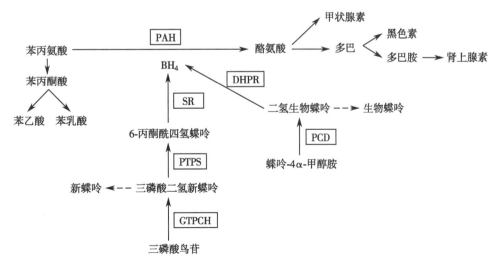

图4-1　Phe代谢途径

PAH，苯丙氨酸羟化酶；PTPS，6-丙酮酰四氢蝶呤合成酶；DHPR，二氢蝶啶还原酶；
GTPCH，鸟苷三磷酸环化水解酶；SR，墨蝶呤还原酶；PCD，蝶呤-4α-甲醇氨脱水酶

PAH 基因（OMIM 612349）位于 12 号染色体长臂 12q23.2，全长约 90kb，含 13 个外显子和 12 个内含子，编码 452 个氨基酸。在人类基因变异数据库（Human Gene Mutation Database，HGMD）中有 1 013 种基因变异，外显子 3、6、7 和 11 上的变异所占的比例较高，分别为 10.1%、14.3%、12.6% 和 9.5%，变异类型包括 65.9% 错义 / 无义变异，12.9% 剪切突变位点变异，14.7% 小缺失 / 插入变异，6.0% 为大片段缺失 / 插入变异，变异存在显著的地区和人种差异。中国人群中已鉴定的 *PAH* 基因变异有 100 余种，主要有 c.728G>A（p. Arg243Gln）、c.721C>T（p. Arg241Cys）、c.612T>G（p. Tyr204Cys）、c.1068C>A（p. Tyr356*）、c.331C>T（p. Arg111*）、c.1238G>C（p. Arg413Pro）、c.1223G>A（p. Arg408Gln）、c.442-1G>A 和 c.1197A>T（p. Val399Val）等。*PAH* 基因变异存在民族和地区差异，c.1238G>C（p. Arg413Pro）是西北五地（陕西、新疆、青海、宁夏、甘肃）热点变异，而 c.721C>T（p. Arg241Cys）在台湾省人群中较为常见。PAH 缺乏症的基因型、酶活性和临床表型存在一定关联，其中 c.1222C>T（p. Arg408Trp）和 c.1068C>A（p. Tyr356*）大多表现经典型 PKU，c.782G>A（p. Arg261Gln）和 c.158G>A（p. Arg53His）大多为轻度 HPA。c.782G>A（p. Arg261Gln）、c.1241A>G（p. Tyr414Cys）、c.1066-11G>A 和 c.143T>C（p. Leu48Ser）等变异位点与 BH₄ 反应性相关，可用 BH₄ 治疗，治疗效果明显。

BH₄ 缺乏症由 *PTS*、*QDPR*、*GCH1*、*PCBD1* 和 *SPR* 基因调控，全球报道 1 118 例 BH₄ 缺乏症患者中，PTPS、DHPR、SR、GTPCH 和 PCD 缺陷患者的比例分别约为 62%、27%、5%、3% 和 3%，亚洲人群主要是 PTPS 缺陷，中东和土耳其人群主要是 DHPR 缺陷。*PTS*、*QDPR*、*PCDB1* 基因变异会导致 HPA，而 *GCH1* 和 *SPR* 基因变异主要是导致多巴反应性肌张力障碍和神经递质缺乏症。

PTS 基因（OMIM 612719）位于 11q22.1，包含 6 个外显子，编码 145 个氨基酸。HGMD 中 117 种变异，东亚地区已发现 43 种 *PTS* 基因变异类型，错义 / 无义变异占 75.2%。中国 *PTS* 基因热点变异为 c.155A>G（p. Asn52Ser）、c.259C>T（p. Pro87Ser）、c.286G>A（p. Asp96Asn）和 c.84-291A>G，4 种热点变异占 76.9%。c.155A>G（p.Asn52Ser）、c.259C>T（p.Pro87Ser）、c.286G>A（p.Asp96Asn）

变异导致严重型 PTPS 缺乏症，c.166G>A（p. Val56Met）及 c.84-291A>G 可能与轻型 PTPS 缺乏症有关。

QDPR 基因（OMIM 612676）位于 4p15.3，含 7 个外显子，编码 244 个氨基酸，HGMD 已收录 67 种基因变异类型，错义 / 无义变异 49 种，剪切变异 6 种，小缺失 / 插入突变 12 种。我国 DHPR 缺乏症患者的复杂杂合变异的比例约为 86%。

GCH1 基因（OMIM 600225）位于 14q22.2，含 6 个外显子，编码 250 个氨基酸。报道有 260 种变异，错义 / 无义变异占 60%，剪切变异占 12%，大片段缺失占 8%。

SPR 基因（OMIM 182125）位于 2p13.2，含 3 个外显子，编码 261 氨基酸。仅报道 28 种变异，70% 为错义 / 无义变异。

*PCBD*1 基因（OMIM 126090）位于 10q22.1，含 4 个外显子，编码 104 个氨基酸。已报道有 11 种变异，其中错义 / 无义变异为 9 种，小缺失变异为 2 种。

DNAJC12 基因（OMIM 606060）是 2017 年在 HPA 患者中鉴定的新致病基因，含 5 个外显子，编码 198 个氨基酸。*DNAJC12* 基因编码的蛋白通过与芳香族氨基酸羟化酶相互作用，在单胺类神经递质，尤其是多巴胺合成、转运过程及在囊泡再生和蛋白折叠中发挥重要作用。*DNAJC12* 基因缺陷，导致羟化酶生物学功能丧失，引起 Phe 代谢障碍。

（三）HPA 新生儿筛查及实验室诊断

1. HPA 新生儿 MS/MS 筛查　HPA 是第一个发现的可以在新生儿期早期诊断和治疗的先天性氨基酸代谢病，也是迄今为止全世界都列入新生儿筛查的首选疾病之一。新生儿 HPA 筛查方法为测定滤纸干血片上的 Phe 浓度，早期采用细菌抑制法，由于是半定量测定法，存在一定局限性。目前国内多采用检出率高、假阳性率低等特点的荧光定量分析法，又称 McCaman 和 Robins 测定法。采用 MS/MS 进行 HPA 筛查，在检测 Phe 同时可得 Tyr 浓度，测定 Phe、Tyr 及其比值能更有效地鉴别 PKU 和一过性或轻型 HPA，显著降低假阳性率，已逐步成为主流技术。有报道通过应用 MS/MS 筛查 HPA 可将假阳性数从荧光定量分析法的 91 例降为 3 例，再结合 Phe/Tyr 比值可进一步降至 1 例。

早产儿因肝功能不成熟引起暂时性 HPA，发热、感染、肠道外营养或输血等可导致血 Phe 浓度增高，某些疾病如酪氨酸血症、希特林蛋白缺乏症等也会引起 Phe 继发性增高，这些情况均会引起 HPA 筛查假阳性，而采血时间过早和蛋白摄入不足可导致 HPA 筛查的假阴性。

2. HPA 新生儿基因筛查　尚无对 HPA 进行基于人群基因筛查的报道，但疾病致病基因已经明确可行基因筛查。导致 HPA 的基因包括 *PAH*、*PTS*、*QDPR*、*GCH1*、*SPR*、*PCDB1* 和 *DNAJC12* 基因，以点突变常见，外显子缺失或重复者较少，可选择 NGS 技术作为检测方法。目前，国际上可根据计算基因型相对应的等位基因表型值来预测患者的临床表型，此种方法对基因型为纯合子或半合子的患者临床表型预测准确率可达 90% 以上，对基因型是复合杂合变异预测的准确率也可达 77.9%。HPA 基因筛查可根据患儿基因变异类型，提供个体化治疗方案和预测预后，为 HPA 患儿的产前诊断和遗传咨询提供科学依据。

3. 实验室诊断

（1）确诊方法：血液中 Phe>120μmol/L、Phe/Tyr>2.0，确诊为 HPA。对所有确诊 HPA 患儿，在治疗前必须进行尿蝶呤谱分析、红细胞 DHPR 活性测定以鉴别是 PAH 缺乏症还是 BH$_4$ 缺乏症；相关基因 *PAH*、*PTS*、*QDPR*、*GCH1*、*SPR*、*PCDB1* 和 *DNAJC12*，纯合变异或复合杂合变异。

（2）新生儿筛查结果判读：①MS/MS 筛查及 *PAH* 相关基因（包括 *PTS*、*QDPR*、*GCH1*、*SPR*、*PCDB1* 和 *DNAJC12*）检测结果均为阳性的患儿可确诊。②MS/MS 筛查结果阴性而 *PAH* 相关基因（包括 *PTS*、*QDPR*、*GCH1*、*SPR*、*PCDB1* 和 *DNAJC12*）检出致病性变异：A. 若为已报道明确致病变异，提示为 HPA 患者；B. 若为未报道变异，预测均为致病变异，提示可能为 HPA 患者；C. 若为未报道变异，其中一个变异预测为致病不明确或良性，需要密切随访，随访中出现相关生化和/或临床症状可诊断；D. 检测到一个变异：提示可能为 HPA 基因变异携带者，对 *PAH*、*GCH1* 基因检测到一个变异者可进一步行 MLPA 或定量 PCR 方法检测以明确是否存在大片段缺失或插入。③MS/MS 筛查结果阳性，*PAH* 相关基因均阴性者：建议 2~4 周随访复查 MS/MS 及临床表现，Phe 恢复正常者可终止随访；生化指标持续异常者，建议进一步

MLPA 或定量 PCR 方法检测缺失、重复型变异，对出现临床典型改变患儿或生化指标显著异常者，无论是否发现相关基因变异都需立即对症支持治疗，长期密切随访，进一步探究其遗传背景，根据结果调整治疗方案。

（四）治疗

PAH 缺乏症及 BH$_4$ 缺乏症均为可治疗的遗传代谢病，一旦确诊应立即治疗，开始治疗的年龄越小，预后越好，提倡终生治疗，新生儿期开始治疗的患儿智能发育可接近正常人。

1. PAH 缺乏症　正常蛋白质摄入下血 Phe 浓度>360μmol/L 应立即治疗，血 Phe≤360μmol/L 的轻度 HPA 可暂不治疗，但需定期检测血 Phe 浓度，如血 Phe 浓度持续两次>360μmol/L 应给予治疗。以低苯丙氨酸饮食治疗为主，根据相应年龄段儿童每日蛋白质需要量、血 Phe 浓度、Phe 的耐受量、饮食嗜好等制订个体化方案。对 BH$_4$ 反应型 PKU 患儿，尤其是饮食治疗依从性差者，国外报道可口服 BH$_4$ 5~20mg/(kg·d)，分 2 次，或联合低 Phe 饮食，提高患儿对 Phe 的耐受量，适当增加天然蛋白质摄入，改善生活质量及营养状况。

2. BH$_4$ 缺乏症　可按不同病因给予 BH$_4$ 或无 Phe 特殊饮食及神经递质前体治疗。PTPS 缺乏症、GTPCH 缺乏症及 PCD 缺乏症患者在正常饮食下，补充 BH$_4$ 1~5mg/(kg·d)，分 2 次口服，DHPR 缺乏症及 BH$_4$ 治疗困难的患儿采用低 Phe 特殊奶粉或饮食治疗，使血 Phe 浓度控制到接近正常水平（120~240μmol/L）。绝大多数 PTPS 缺乏症及 DHPR 缺乏症都需要神经递质前体多巴（左旋多巴）及 5- 羟色氨酸联合治疗，宜从 1mg/(kg·d) 开始，每周递增 1mg/(kg·d)。DHPR 缺乏症患儿易合并继发性脑叶酸缺乏症，还需补充四氢叶酸 5~20mg/d。

（五）随访

定期随访和智能发育评估。婴儿一般保持血 Phe 浓度为 120~240μmol/L，1~12 岁浓度控制为 120~360μmol/L，12 岁以上可适当放宽，治疗至少持续至青春发育成熟期，提倡终生治疗。对成年女性 PKU 患者，若不控制饮食怀孕，后代会出现智能低下、小头畸形、先天性心脏病、出生低体重等，因此怀孕前 6 个月起应该严格控制血 Phe 浓度在 120~360μmol/L，直至分娩，以避免 HPA 对胎儿的影响。

治疗后每 3~6 个月进行体格发育指标的监测,进行营养评价,定期(6 个月、1 岁、2 岁、3 岁、6 岁)进行智能发育评估,学龄儿童参照学习成绩。

早期诊断,在出现症状前开始饮食治疗和药物治疗,绝大多数患儿可以正常生长发育,与同龄人一样就学就业,结婚生育。若在发病后开始治疗,多数患儿将遗留不可逆性脑损害。

HPA 为可治疗、可预防的疾病,已成为遗传代谢病防治史的典范。

(六) 再发风险及防控

PAH 缺乏症及 BH_4 缺乏症均为常染色体隐性遗传病,患者父母为致病基因携带者,每生育一胎有 1/4 的风险患病。在先证者及其父母致病基因变异明确的前提下,签署知情同意书,通过对胎绒毛(孕 10~13 周)、羊水细胞(孕 16~22 周)或胚胎植入前相关基因分析,可对胎儿基因诊断及后续遗传咨询。

四、枫糖尿症

(一) 概述

枫糖尿症(maple syrup urnine disease,MSUD,OMIM 248600)是一种较罕见的先天性氨基酸代谢病,呈常染色体隐性遗传,是由线粒体中支链 α- 酮酸脱氢酶(branched-chain keto-acid dehydrogenase,BCKD)复合物基因发生变异,导致 BCKD 的活性降低或缺失引起,患儿尿中排出大量 α- 酮 -β- 甲基戊酸,带有枫糖浆的特殊气味而得名。全世界新生儿发病率约为 1∶185 000,但在某些近亲通婚率高的国家和地区,发病率可高达 1∶150。我国台湾地区发病率为 1∶100 000,大陆的患病率目前无确切报道。

经典型 MSUD 患儿生后数日出现嗜睡、烦躁、哺乳困难,交替出现肌张力降低和增高、角弓反张、痉挛性瘫痪、惊厥和昏迷等异常,病情进展迅速。未经治疗多数患儿于生后数月内死于反复的代谢紊乱或神经功能障碍,少数存活者有智能低下、痉挛性瘫痪、皮质盲等神经系统伤残。

(二) 病因、发病机制及代谢通路

支链氨基酸(branched-chain amino acids,BCAA)是一组支链中性氨基酸,包括缬氨酸(valine,Val)、亮氨酸(leucine,Leu)和异亮氨酸(isoleucine,Ile),是人体必需氨基酸。BCAA 在氨基转移后形成的 α- 支链酮酸需由线粒体中的 BCKD 进行催化

脱羧。BCKD 是个复合酶系统,主要由支链酮酸脱氢酶异聚体(E1)、二氢硫辛酰胺支链酰基转移酶(E2)和二氢硫辛酰胺脱氢酶(E3)3 个亚单位组成,其中 E1 由 α 和 β 两个亚基组成,分别由 BCKDHA、BCKDHB、DBT 及 DLD 基因编码。当任何一个亚单位的编码基因变异均可影响 BCKD 的活性,导致 Val、Leu 和 Ile 在转氨后形成的支链 α- 酮酸(branched-chain α-ketoacid,BCKA)不能正常脱羧,组织和血液中 BCAA 和 BCKA 蓄积,对脑组织产生神经毒性作用,阻碍了脑组织的能量代谢,引起急性或慢性脑细胞血管源性水肿及细胞毒性水肿,干扰正常氨基酸脑转运,使谷氨酸、谷氨酰胺及 γ- 氨基丁酸降低,脑苷脂等合成不足、髓鞘形成受抑制,最终导致严重脑发育障碍等一系列神经系统损害。BCAA 代谢途径见图 4-2。

在人类基因突变数据库(The Human Gene Mutation Database,HGMD)中,引起 BCKD 复合酶基因的变异达 338 种,其中 30.8% 的基因变异发生在 BCKDHA 基因上,37.6% 基因变异发生在 BCKDHB 基因上,25% 在 DBT 基因上,DLD 基因变异仅占 6.8%。

BCKDHA 基因(OMIM 608348),位于 19q13.2,含 9 个外显子,编码 445 个氨基酸,已报道 104 种变异,错义 / 无义变异占 68.3%,小缺失 / 插入占 15.4%,6.7% 为大片段缺失和插入。

BCKDHB 基因(OMIM 248611),位于 6q14.1,含 10 个外显子,编码 392 个氨基酸,呈高度保守序列。已报道 127 种变异,70% 为错义 / 无义变异,小缺失小插入占 18.9%,大片段缺失占 6.3%。

DBT 基因(OMIM 248611)位于 1p21.2,含 11 个外显子,编码 482 个氨基酸,已报道 84 种基因变异,57.1% 为错义 / 无义变异,小缺失小插入占 17.9%,大片段缺失占 13.1%,剪切变异占 10.7%。

DLD 基因(OMIM 238331)位于 7q31.1,含 14 个外显子,编码 509 个氨基酸,仅报道 23 种变异,15 种错义 / 无义变异,4 种小缺失 / 插入变异,3 种剪切变异,1 种调控区域变异。

MSUD 的严重程度主要取决于 BCKD 复合酶活性受影响的情况,根据支链氨基酸 - 酮酸脱氢酶活性及临床表现将 MSUD 分为经典型、中间型、间歇型、维生素 B_1 反应型及脂酰胺脱氢酶缺乏型等 5 种类型。其中,经典型最常见,约占 75%,残余酶活性为正常人 0~2%,为最严重的表

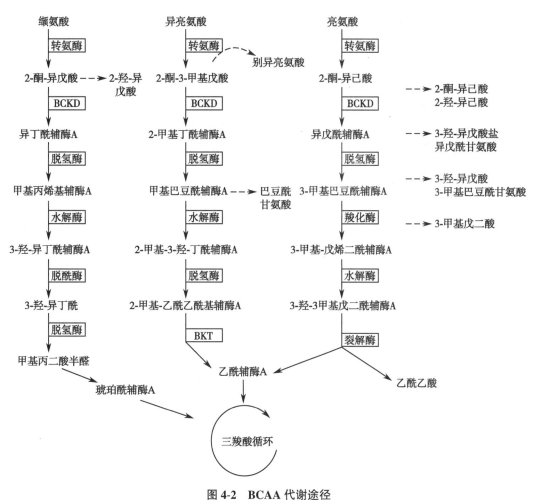

图 4-2 BCAA 代谢途径
BCKD,支链酮酸脱氢酶;BKT,β 酮硫解酶

现型,以 *BCKDHA* 基因、*BCKDHB* 基因、*DBT* 基因变异为主,新生儿早期即可发病,预后差,可迅速发展为呼吸衰竭、昏迷,多在出生几周内死亡。中间型:残余酶活性为正常人 3%~30%,以 *BCKDHA* 基因、*BCKDHB* 基因变异为主,患儿主要表现为精神发育迟滞,但无惊厥、嗜睡、昏迷等典型神经系统症状和体征。间歇型:残余酶活性正常,约占 20%,以 *BCKDHB* 基因变异为主,患儿早期发育正常,大约生后 10 个月 ~2 岁间歇性出现与经典型相似临床表现,但症状较轻。维生素 B₁ 有效型:残余酶活性为正常人 2%~40%,可能由于 *BCKDHB* 基因变异或 *DBT* 基因变异导致维生素 B₁ 连接点发生变化,该型患儿维生素 B₁ 治疗有效,临床仅表现为轻度智力发育迟滞,无其他典型症状。二氢脂酰脱氢酶缺乏型:残余酶活性为正常人 0~25%,由 *DLD* 基因变异表现为 E3 缺陷,该型较罕见,往往伴有严重乳酸血症,可出现神经系统功能损伤,如生长发育迟缓、肌张力低

下等。

根据 *BCKDHA*、*BCKDHB*、*DBT* 及 *DLD* 基因变异的不同还可将 MSUD 分为 ⅠA 型、ⅠB 型、Ⅱ型、Ⅲ型四种基因型,其中 ⅠA 型、ⅠB 型倾向于表现为经典型,Ⅱ型患者临床表现较轻,且所有维生素 B₁ 有效型均是 Ⅱ型。MSUD 患儿的基因型与表型不尽相同,没有完全对应关系,经典型预后最差,维生素 B₁ 有效型预后相对较好。

(三) MSUD 新生儿筛查及实验室诊断

1. **MSUD 新生儿 MS/MS 筛查** 采用串联质谱技术(MS/MS)检测滤纸干血片上 Leu、Ile 及 Val 浓度。由于 Leu 和 Ile 具有相同的分子量,MS/MS 无法区分,因此检测的为 Leu+Ile 总和。当 Leu+Ile、Val 升高,以 Leu+Ile 升高为主,则高度疑似 MSUD。(Leu+Ile)/Phe、(Leu+Ile)/Ala 比值可适当提高筛查效率,降低假阳性率。

2. **MSUD 新生儿基因筛查** 尚无对 MSUD 进行基于人群基因筛查的报道,但疾病致病基

因已经明确可行基因筛查。编码 BCKD 的基因包括 *BCKDHA*、*BCKDHB*、*DBT* 及 *DLD* 基因，以点变异常见，外显子缺失或重复者较少，可选择 NGS 技术作为检测方法。MSUD 基因筛查可根据患儿基因变异类型，提供个体化治疗方案和预测预后，避免过度治疗，为患儿的产前诊断和遗传咨询提供科学依据。

3. 实验室诊断

(1) 确诊手段：MSUD 患儿血中 Leu、Ile、Val 和支链有机酸浓度升高，血中别异亮氨酸(L-alloisoleucine)增高为诊断特异性依据；尿液 2- 酮异戊酸、2- 酮异己酸、α- 羟异戊酸等排出增多；成纤维细胞、淋巴细胞中 BCKD 复合物活性降低；*BCKDHA*、*BCKDHB*、*DBT* 及 *DLD* 任何一基因检出纯合变异或复合杂合变异。

(2) 新生儿筛查结果判读：①MS/MS 筛查及 *BCKDHA*(包括 *BCKDHB*、*DBT*、*DLD*) 基因检测结果均为阳性患儿可确诊。②MS/MS 筛查结果阴性而 *BCKDHA*(包括 *BCKDHB*、*DBT*、*DLD*) 基因检出致病变异。A. 若为已报道明确致病变异，提示为 MSUD 患者；B. 若为未报道变异，预测均为致病变异，提示可能为 MSUD 患者；C. 若为未报道变异，其中一个变异预测为致病不明确或良性，需要密切随访，随访中出现相关生化和 / 或临床症状可诊断；D. 检测到一个变异：提示可能为 MSUD 基因变异携带者，对检测到 *BCKDHA*、*BCKDHB*、*DBT* 基因 1 个变异者可进一步行 MLPA 或定量 PCR 方法检测以明确是否存在大片段缺失或插入。

(3)MS/MS 筛查结果阳性，*BCKDHA*(包括 *BCKDHB*、*DBT*、*DLD*) 基因未检出，建议首先 2~4 周行随访复查 MS/MS 及临床表现，恢复正常者可终止随访，生化指标持续异常者建议进一步 MLPA 或定量 PCR 方法检测缺失、重复型变异，对出现临床典型改变的患儿或生化指标显著异常者(一般 Leu+Ile 浓度 >1 000μmol/L)，无论是否发现相关基因变异都需立即对症支持治疗，长期密切随访，进一步探究其遗传背景，根据结果调整治疗方案。

(四) 治疗

1. 饮食治疗 限制食物中 Leu、Ile 和 Val 摄入，将支链氨基酸控制在合理范围内。可选用商品化 MSUD 专用配方奶粉或氨基酸配方奶。

2. 急性代谢危象 可采用腹膜透析或血液透析法以尽快清除毒性代谢产物；用去除支链氨基酸的标准营养液进行全静脉营养，静脉滴注胰岛素 0.3~0.4U/(kg·d) 和含 10%~15% 葡萄糖电解质溶液，使血中支链氨基酸和 α- 酮酸保持在低水平；无蛋白饮食状态下不能超过 24 小时，24 小时后应从 0.3g/(kg·d) 开始给予少量天然蛋白质；对于维生素 B_1 有效型，可给予维生素 B_1 10~1 000mg/d 口服治疗。

3. 肝移植 经典型 MSUD 确诊后可考虑肝移植，术后患者 BCKD 酶活性显著提高，支链氨基酸代谢改善，对生存质量和神经智力改善均有益。

(五) 随访

强调个体化随访方案。长期高能量低支链氨基酸饮食需要定期监测血液支链氨基酸水平，长期服用特殊奶粉同时注意监测微量元素，给予有效积极补充。肝移植患者需要遵循特异性移植相关随访方案。

早期诊断，在症状出现前开始饮食治疗和药物治疗，绝大多数患儿可以正常生长发育，与同龄人一样就学就业，结婚生育。若在发病后开始治疗，患儿将遗留不可逆性脑损害。

(六) 再发风险及防控

本病呈常染色体隐性遗传，因此患儿的父母不发病但是致病基因的携带者，再次怀孕有 1/4 的风险患病。在先证者及其父母致病基因变异明确前提下，签署知情同意书，在母亲再次妊娠 8~13 周留取胎盘绒毛，或在妊娠 16~22 周分离羊水细胞，或胚胎植入前进行相关基因分析，进行胎儿产前诊断及后续遗传咨询。

五、酪氨酸血症

(一) 概述

酪氨酸血症(tyrosinemia, TYR)是芳香族氨基酸代谢异常的先天性遗传代谢病，为常染色体隐性遗传，由于酪氨酸(tyrosine, Tyr)分解代谢通路上的酶缺陷，导致血中 Tyr 明显增高。根据酶缺陷的种类可分为 Ⅰ、Ⅱ、Ⅲ 型。酪氨酸血症 Ⅰ 型(tyrosinemia, type Ⅰ, TYRSN1, OMIM 276700)又称肝 - 肾型酪氨酸血症，较常见，发病率较高，总患病率约为 1∶120 000~1∶100 000，在加拿大魁北克省的某些地区可高达 1∶2 000。酪氨酸血症 Ⅱ

型（tyrosinemia，type Ⅱ，TYRSN2，OMIM 276600）又称眼 - 皮肤型酪氨酸血症，尚无确切患病率报道，估计患病率<1:250 000，在阿拉伯、地中海地区相对常见。酪氨酸血症Ⅲ型（tyrosinemia，type Ⅲ，TYRSN3，OMIM 276710）最少见，未见患病率报道。我国浙江省报道在 2 188 784 名新生儿筛查中确诊Ⅰ、Ⅱ、Ⅲ型各一例患儿。

（二）病因、发病机制及代谢通路

TYRSN1 是由于 Tyr 代谢过程的终末酶延胡索酰乙酰乙酸水解酶（fumary lacetoacetate hydroxylase，FAH）活性降低或缺失，Tyr 分解代谢发生障碍，中间代谢产物如马来酰乙酰乙酸、延胡索酰乙酰乙酸、琥珀酰乙酰乙酸及琥珀酰丙酮等在体内蓄积。延胡索酰乙酰乙酸主要在细胞内蓄积，对细胞内的许多生化过程产生不良影响，如促进线粒体中细胞色素 C 释放，增加氧化应激，加速细胞凋亡；加速细胞内谷胱甘肽的消耗，使细胞抗氧化能力下降，造成细胞损伤；而琥珀酰丙酮和琥珀酰乙酰乙酸被释放到细胞外，造成肾小管等多个脏器损伤；琥珀酰丙酮抑制红细胞卟胆原合成酶的活性，致使血红素合成障碍，血液及尿液中 6- 氨基乙酰丙酸增多，患者发生类卟啉症性神经危象。由于 FAH 主要在肝脏及肾小管细胞中表达，因此该病主要累及肝脏和肾脏。TYRSN1 患者最终发生肝细胞癌的风险较高，可能是患者肝细胞中积聚的毒性中间代谢产物，如琥珀酰丙酮

等对细胞内蛋白诱导的 DNA 修复过程造成不良影响，致使肝细胞基因表达异常，导致肝细胞癌的发生。

TYRSN2 是酪氨酸氨基转移酶（tyrosine amino transferase，TAT）活性降低或缺失，生成 4- 羟基苯丙酮酸的过程受阻，Tyr 在体内大量蓄积，在角膜上皮细胞形成结晶体，导致细胞中溶酶体受损和细胞功能障碍，产生炎症反应。病例报道少，近期国内报道仅 2 例。主要表现为角膜增厚、掌跖角化、发育落后，无明显肝肾损害，发病缓慢。

TYRSN3 最少见，是 4- 羟基丙酮酸双氧化酶（4-hydroxyphenylpyruvate dioxygenase，4HPPD）缺陷，4- 羟基苯丙酮酸不能转化成尿黑酸。仅有数例报道，肝功能无障碍，但可有不同的神经系统症状，智力发育程度不一，轻者可无临床症状，重者可表现为严重精神发育迟缓等神经系统异常。Tyr 代谢途径见图 4-3。

FAH 基因（OMIM 613871）位于 15q25.1，包含 14 个外显子，编码 419 个氨基酸，主要在肾脏和肝脏中表达。HGMD 数据库记录了 105 种 FAH 基因变异，错义 / 无义变异比例占 83%，剪切变异占 25%。国际上报道 FAH 基因变异热点位点为 c.782C>T（p.Pro261Leu）、c.1062+5G>A、c.554-1G>T 和 c.607-6T>G。c.1021C>T（p.R341W）不影响 FAH 的 mRNA 表达，被认为是良性位点。中国台湾省报道 1 例 c.709C>T 纯合变异患儿，其他地

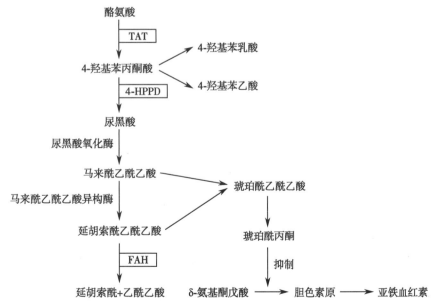

图 4-3　Tyr 代谢途径

FAH，延胡索酰乙酰乙酸水解酶；TAT，酪氨酸氨基转移酶；4-HPPD，4- 羟基苯丙酮酸二氧化酶

区也有报道认为 c.455G>A（p.W152*）可提示急性型。携带大片段的缺失变异的患者有 2 例，变异分别为 18036bpincl.ex.12-14 和 26bpE6I6-6to+20。TYRSN1 的基因型和表型之间无相关性。大部分 TYR 患儿是由 *FAH* 基因变异所致。

TAT 基因（OMIM 613018）位于 16q22.2，包含 11 个外显子，编码 454 个氨基酸。HGMD 数据库记录 36 个变异位点，错义 / 无义变异 25 种，占 69.4%，6 种小缺失 / 重复变异，3 种剪切变异。变异导致所编码的蛋白质发生截短或构象改变，从而丧失分解代谢酪氨酸的正常功能。尚未发现基因型和表型的相关性。TAT 酶位于酪氨酸分解代谢第一步，TYRSN2 患儿 Tyr 及代谢产物大多会显著增高。

HPD 基因（OMIM 609695）编码 4HPPD，位于 12q24.31，包含 14 个外显子，编码 393 个氨基酸。HGMD 仅收录了 10 种变异，包括 8 种错义 / 无义变异、1 种剪切变异和 1 种小缺失变异。

（三）TYR 新生儿筛查及实验室诊断

1. TYR 新生儿 MS/MS 筛查 采用串联质谱技术（MS/MS）检测滤纸干血片上 Tyr 和琥珀酰丙酮浓度。TYRSN1 患者 Tyr 水平检测可以正常，琥珀酰丙酮 100% 增高；TYRSN2 和 TYRSN3 患儿 Tyr 升高，琥珀酰丙酮浓度正常，TYRSN2 患儿血 Tyr 显著增高。因此 Tyr 联合琥珀酰丙酮检测是目前新生儿筛查的最佳指标。TYR 已被纳入欧美国家基于人群的新生儿疾病筛查并取得较好效果，美国将 TYRSN1 列入核心筛查病种，TYRSN2 和 TYRSN3 列为次要筛查病种。

约 30% 早产儿和 10% 足月儿由于肝脏 4HPPD 发育不成熟，可能引起 Tyr 浓度暂时性升高，一般在生后数周后恢复正常，因此有报道在串联质谱多种遗传代谢病筛查疾病中，TYR 是假阳性最高的疾病。

2. TYR 新生儿基因筛查 尚无对 TYR 进行基于人群基因筛查的报道。新生儿生化筛查无法对 TYR 进行分型，疾病早期症状无特异性，对治疗和预后判断带来困难。Cassiman 等和 Peng 等均报道了琥珀酰丙酮检查阴性，基因检测证实为 TYRSN1 的患儿，更强调了基因筛查的必要性。TYR 致病基因已经明确可行基因筛查。*FAH*、*TAT*、*HPD* 基因以点变异常见，外显子缺失或重复者较少，可选择 NGS 技术作为检测方法。TYR

基因筛查可根据患儿基因变异类型，提供个体化治疗方案和预后，避免过度治疗，为患儿的产前诊断和遗传咨询提供科学依据。

3. 实验室诊断

（1）确诊手段：血 Tyr 升高，常伴甲硫氨酸（methionine，Met）、瓜氨酸（citrulline，Cit）升高，尿液 4- 羟基苯乙酸、4- 羟基苯丙酮酸、4- 羟基苯乳酸升高；TYRSN1 患者血琥珀酰丙酮升高，尿琥珀酰丙酮检测可能出现假阴性，TYRSN2 患儿血 Tyr 显著；患者肝组织、红细胞或淋巴细胞中 FAH、TAT 或 4HPPD 酶活性降低；*FAH*、*TAT* 或 *HPT* 任何一个基因纯合变异或复合杂合变异。

（2）新生儿筛查结果判读：①MS/MS 筛查及 *FAH* 致病基因（包括 *TAT* 或 *HPT*）检测结果均为阳性患儿可确诊。②MS/MS 筛查结果阴性而 *FAH* 致病基因（包括 *TAT* 或 *HPT*）检出致病性变异。A. 若为已报道明确致病变异，提示为 TYR 患者；B. 若为未报道变异，预测均为致病变异，提示可能为 TYR 患者；C. 若为未报道变异，其中一个变异预测为致病不明确或良性，需要密切随访，随访中出现相关生化和 / 或临床症状可诊断；D. 检测到一个变异：提示可能为 TYR 基因变异携带者。对 *FAH* 基因和 *TAT* 基因检测到 1 个变异者，可进一步行 MLPA 或定量 PCR 方法检测以明确是否存在大片段缺失。③MS/MS 筛查结果阳性，*FAH* 致病基因（包括 *TAT* 或 *HPT*）阴性者，建议首先行 2~4 周随访复查 MS/MS 及临床表现，注意早产儿、饮食或肝功能异常会引起 Tyr 继发性增高。生化指标恢复正常者可终止随访，生化指标持续异常者建议进一步 MLPA 或定量 PCR 方法检测缺失型变异，对出现临床典型改变的患儿或生化指标显著异常者，无论是否发现相关基因变异都需立即对症支持治疗，长期密切随访，进一步探究其遗传背景，根据结果调整治疗方案。

（四）治疗

1. 饮食治疗 控制天然蛋白质摄入，给予不含 Phe、Tyr 配方的营养粉，以降低血中 Tyr 及其代谢产物的浓度。推荐每天摄入天然蛋白质 2g/kg，使患儿蛋白摄入量能够满足生长发育需要。

2. 药物治疗 早期使用 2-（2- 硝基 -4- 三氟苯甲酰）-1，3- 环己二醇（尼替西农）治疗 TRSN1，通过抑制 4HPPD 限制延胡索酰乙酰乙酸、琥珀酰丙酮产生,可使症状改善,无明显副作用。推荐初始剂量为 1.0mg/(kg·d),分两次给药;TYRSN2 和 TYRSN3 目前尚无药物治疗。

3. **肝移植**　对尼替西农治疗无效的急性肝衰竭及疑有肝细胞癌 TYRSN1 患者可考虑,移植后患者的急慢性肝损伤好转,凝血功能明显改善,血浆及尿中琥珀酰丙酮等毒性代谢产物浓度显著降低,可有效控制病情,尤其对发生急性肝衰竭或肝细胞癌的患者,可明显改善其预后。

(五)随访

饮食控制需要定期监测血液 Tyr 水平和尿 Tyr 代谢产物浓度,应在长期服用特殊奶粉的同时监测微量元素,给予有效积极补充。TYRSN1 患者定期肝肾功能监控,关注 TYRSN2 患者眼及皮肤表型变化。肝移植患者需要遵循特异性移植相关随访方案。

早期诊断,在症状出现前给予饮食和药物治疗,绝大多数患儿可以正常生长发育,与同龄人一样就学就业,结婚生育。

(六)再发风险及防控

常染色体隐性遗传,患儿的父母不发病但是致病基因的携带者,再次怀孕有 1/4 的风险患病。在先证者及其父母致病基因变异明确前提下,签署知情同意书,可在母亲再次妊娠 11 周左右留取胎盘绒毛,或在妊娠 16~22 周分离羊水细胞,或胚胎植入前进行相关基因分析,通过基因变异分析进行胎儿产前诊断及后续遗传咨询。

还可通过检测羊水中琥珀酰丙酮水平,协助产前诊断 TYRSN1,并可弥补部分患者基因不明确,不能通过基因进行产前诊断的不足。

六、同型半胱氨酸血症

(一)概述

同型半胱氨酸血症(homocysteinemia,HCY)是含硫氨基酸蛋氨酸代谢过程中某些酶的缺乏导致同型半胱氨酸(homocysteine,Hcy)浓度增高,包括胱硫醚 β- 合成酶(cystathionine β-synthase,CBS,OMIM 236200)、甲硫氨酸合成酶(methionine synthetase,MTR,OMIM 250940)、甲硫氨酸合成酶还原酶(methionine synthase reductase,MTRR,OMIM 236270)、5,10- 亚甲基四氢叶酸还原酶(methylenetetrahydrofolate reductase,MTHFR,OMIM 236270)和胱硫醚 γ- 裂合酶(cystathionine

gamma lyase,CTH,OMIM 607657)等缺乏,为一组常染色体隐性遗传性疾病。新生儿筛查的发病率为 1:350 000~1:200 000。

(二)病因、发病机制及代谢通路

Hcy 是存在于人体内中的一种不参与蛋白质合成的含硫氨基酸,是甲硫氨酸(methionine,Met)循环的重要环节及 Met 代谢的中间产物。通过两条通路代谢:①甲基化通路:5,10- 亚甲基四氢叶酸经 MTHFR 作用生成 5- 甲基四氢叶酸,后者经 MTRR 激活的 MTR 及辅酶甲钴胺素(维生素 B_{12})作用,将 Hcy 转为四氢叶酸和 Met;②转硫通路:Hcy 及丝氨酸在维生素 B_6 依赖的 CBS 作用下转换成胱硫醚,并在 CTH 作用下形成半胱氨酸。S- 腺苷甲硫氨酸(S-adenosyl methionine,SAM)是调节 Hcy 的甲基化和转硫通路中重要物质。Hcy 代谢过程中任何酶(MTHFR、MTRR、MTR、CBS、CTH)或辅酶缺乏均会造成 Hcy 在体内蓄积,导致 HCY。代谢障碍还影响了腺苷钴胺素合成,造成 Hcy 合并甲基丙二酸血症。Hcy 代谢途径见图 4-4。

MTHFR 基因(OMIM 607093)位于 1p36.22,含 12 个外显子,编码 697 个氨基酸,基因变异导致 MTHFR 功能缺陷,叶酸代谢障碍。HGMD 数据库记录了 135 种变异,74.8% 为错义 / 无义变异,12.6% 为剪切变异,小缺失 / 插入占 8.9%。变异的频率非常普遍,并且在不同种族和地区之间差异很大,其中以 9 个单核苷酸多态性(single nucleotide polymorphism,SNPs)rs12121543、rs13306561、rs13306553、rs9651118、rs1801133、rs2274976、rs4846048、rs1801131 和 rs17037396 较为常见。临床表现多样,婴儿早期的急性神经系统疾病,病情严重可致死亡;儿童至成人发病者,以精神障碍、下肢痉挛性瘫痪多见。两种功能多态性,分别为 C677T(rs1801133)和 A1298C(rs1801131),可能与酶活性降低有关。

CBS 基因(OMIM 236200)位于 21q22.3,含 16 个外显子,编码 565 个氨基酸,HGMD 数据库收录了 216 个变异,错义 / 无义变异占 68%,7.8% 为剪切变异,大片段缺失变异占 7%。*CBS* 基因变异患儿在出生时往往正常,若不加以治疗,将会出现肌肉骨骼、眼睛、神经系统、血管系统等多系统异常。大多数 HCY 患儿是由 *CBS* 基因变异所致。

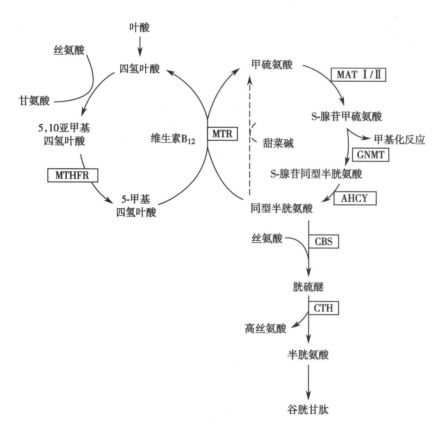

甲硫氨酸、同型半胱氨酸代谢途径

图 4-4 Hcy 代谢途径

MTR,甲硫氨酸合成酶;MTHFR,亚甲基四氢叶酸还原酶;CBS,胱硫醚 β 合成酶;CTH,胱硫醚 γ 裂解酶

MTR 基因(OMIM 156570),定位于染色体 1q43,含 32 个外显子,编码 1 321 个氨基酸,HGMD 数据库收录了 46 种变异,包含错义/无义变异 26 种,小缺失/重复 12 种,剪切变异 8 种。

MTRR 基因(OMIM 602568),定位于 5p15.31,含 14 个外显子,编码 698 个氨基酸,HGMD 数据库收录 45 种变异,包括错义/无义变异 30 种,小缺失/重复 10 种,剪切变异 3 种,调控区域变异及大片段插入各 1 种。*MTRR* 基因和 *MTR* 基因共同编码甲硫氨酸合成还原酶,催化还原 MTR 的活性,在 Hcy 转化为 Met 及合成 DNA 的过程中发挥重要作用。最常见的变异为 c.66A>G(p.Ile22Met),将导致 MTR 活性降低,进一步降低了 Hcy 甲基化率,最终导致 Hcy 在体内蓄积。

CTH 基因(OMIM 219500),定位于 1p31.1,含 12 个外显子,编码 405 个氨基酸,HGMD 数据库收录 10 种变异,包括错义/无义变异 5 种,小缺失/重复 3 种,剪切变异及大片段缺失各 1 种。该基因编码胱硫醚 γ- 裂合酶,该酶缺乏致 Hcy 和丝氨酸缩合形成胱硫醚代谢为半胱氨酸发生障碍,最终导致 Hcy 在体内蓄积。

影响腺苷钴胺素合成的基因为 *ABCD4*、*HCFC1*、*LMBRD1*、*MMACHC*、*MMADHC* 和 *PRDX1*,造成机体内甲基丙二酸血症及同型半胱氨酸蓄积。详见甲基丙二酸血症。

MTHFR、*CBS* 及钴胺素(维生素 B$_{12}$)代谢相关基因的纯合或复合杂合变异缺陷引起的 HCY 最为严重。

(三)HCY 新生儿筛查及实验室诊断

1. HCY 新生儿 MS/MS 筛查 人体中 80%~90% Hcy 与蛋白质结合,10%~20% 以半胱氨酸二聚体形式存在,仅 1% 游离还原形式存在。目前串联质谱技术(MS/MS)只能检测血浆中游离氨基酸水平,即 MS/MS 检测的是游离 Hcy,不能真实反映总 Hcy 浓度。HCY 新生儿筛查通过检测滤纸干血片上甲硫氨酸(Met),间接反映总 Hcy 浓度。*MTHFR*、*MTR*、*MTRR* 及维生素 B$_{12}$ 缺陷者,Met 降低或正常;*CBS* 和 *CTH* 缺陷者,Met 增高。故目前采用 Met 作为 HCY 筛查标志物,其灵敏度和特异度均较差,极易引起"漏诊"。我国台湾省和西班牙通过降低 Met 临界值，提高了 HCY 患儿中最多的 CBS 缺陷筛查的灵敏度。Met 在出生后因较低蛋白饮食还可能处于正常范围内，因此 Met 检测指标易引起 HCY 疾病筛查的假阴性和假阳性。

2. HCY 新生儿基因筛查　尚无对 HCY 进行基于人群基因筛查的报道，但疾病致病基因已经明确可行基因筛查。致病基因包括 *CBS*、*CTH*、*MTHFR*、*MTR*、*MTRR* 基因及与腺苷钴胺素合成相关的 *ABCD4*、*HCFC1*、*LMBRD1*、*MMACHC*、*MMADHC* 和 *PRDX1* 基因。致病基因以点变异常见，外显子缺失或重复者较少，故可选择 NGS 技术作为检测方法。

HCY 基因筛查可根据患儿基因突变类型，提供个体化治疗方案和预测预后，实现精准治疗，为患儿的产前诊断和遗传咨询提供科学依据。

3. 实验室诊断

（1）确诊手段：空腹采血，高效液相色谱法（high performance liquid chromatography，HPLC）检测血浆中 Hcy 浓度增高；Met 浓度升高或降低有助于区分 Hcy 代谢的甲基化通路或转硫通路上不同代谢酶的缺陷；患者皮肤成纤维细胞或淋巴细胞等组织相应酶活性降低或缺失；*MTHFR*（包括 *CBS*、*MTR*、*MTRR*、*CTH*）任何一个基因检测为纯合变异或复合杂合变异。

（2）新生儿筛查结果判读：①MS/MS 筛查及 *MTHFR*（包括 *CBS*、*MTR*、*MTRR* 或 *CTH*）基因检测结果均为阳性患儿可确诊。②MS/MS 筛查结果阴性而 *MTHFR*（包括 *CBS*、*MTR*、*MTRR* 或 *CTH*）检出致病性变异：A. 若为已报道明确致病变异，提示为 HCY 患者；B. 若为未报道变异，预测均为致病变异，提示可能为 HCY 患者；C. 若为未报道变异，其中一个变异预测为致病不明确或良性，需要密切随访，随访中出现相关生化和/或临床症状可诊断；D. 检测到一个变异：提示可能为 HCY 基因变异携带者。对仅检测到 *CBS* 基因一个杂合变异，应进一步行 MLPA 检测以明确其他区域是否存在大片段缺失。③MS/MS 筛查结果阳性，*MTHFR*（包括 *CBS*、*MTR*、*MTRR* 或 *CTH*）均阴性者：建议 2~4 周随访复查 MS/MS 及临床表现，Hcy 恢复正常者可终止随访；生化指标持续异常者，特别是 *CBS* 基因变异患儿，建议进一步 MLPA 或定量 PCR 方法检测缺失、重复型变异。

对出现临床典型改变患儿或生化指标显著异常者，无论是否发现相关基因变异都需立即对症支持治疗，长期密切随访，进一步探究其遗传背景，根据结果调整治疗方案。

（四）治疗

一旦诊断应立即治疗，降低血液总 Hcy 水平，保证生长发育。

1. CBS 缺陷　限制 Met 摄入，多食蔬菜、水果、豆类等含 Met 少的食物，可补充无 Met 的特殊治疗配方奶粉；因人而异给予维生素 B_6 100~1 000mg/d，同时加服叶酸或亚叶酸 5~10mg/d；对于维生素 B_6 治疗无效型在控制 Met 摄入同时，补充胱氨酸和甜菜碱 6~9g/d，促进 Hcy 甲基化形成 Met。

2. MTHFR 缺陷及腺苷钴胺素代谢障碍　无需饮食控制，主要为药物治疗，口服甜菜碱 3~10g/d 和亚叶酸 0.5~1.5mg/（kg·d），口服维生素 B_{12} 0.5~1mg/d，重症或合并贫血患儿可每周肌内注射维生素 B_{12}，每次 1mg。

3. 肝移植　对于维生素 B_6 无反应型 CBS 缺陷患儿，经饮食及甜菜碱治疗效果不佳者，应尽早考虑肝移植，改善患者生存质量。

（五）随访

定期检测血总 Hcy 浓度。CBS 缺陷患儿监测生长速率，神经精神、眼部、骨骼情况，血尿氨基酸，维持血浆甲硫氨酸和总 Hcy 在正常范围内；MTHFR 缺陷主要对患儿神经和精神发育和心脑血管进行随访，定期评估；腺苷钴胺素代谢障碍者按合并型甲基丙二酸血症随访要求。肝移植患者需要遵循特异性移植相关随访方案。

早期诊断，在症状前开始饮食治疗和药物治疗，绝大多数患儿可以正常生长发育，与同龄人一样就学就业，结婚生育。

（六）再发风险及防控

常染色体隐性遗传，患儿的父母不发病但是致病基因的携带者，再次怀孕有 1/4 的风险患病。在先证者及其父母致病基因突变明确前提下，签署知情同意书，可在母亲再次妊娠 8~13 周留取胎盘绒毛，或在妊娠 16~22 周分离羊水细胞，或胚胎植入前进行相关基因分析，进行胎儿产前诊断及后续遗传咨询。也可通过检测羊水总 Hcy 水平，协助产前诊断，可弥补部分患者基因不明确，不能通过基因进行产前诊断的不足。

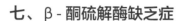

七、β - 酮硫解酶缺乏症

(一) 概述

β- 酮硫解酶缺乏症 (β-ketothiolase deficiency, BKTD, OMIM203750) 又称线粒体乙酰乙酰基辅酶 A 硫解酶缺乏症, 由 ACTA1 基因变异导致异亮氨酸 (Ile) 分解代谢和酮体利用障碍的疾病, 呈常染色体隐性遗传。国外报道发生率约为 1 : 333 000~1 : 111 000, 不同国家及地区存在差异, 国内发病率未知, 仅有几例报道。一项亚洲人新生儿筛查回顾性研究表明, 54 例 BKTD 筛查阳性患者中, 有 33 例越南人、14 例印度人、4 例中国人、2 例日本人。

(二) 病因、发病机制及代谢通路

β- 酮硫解酶 (β-ketothiolase, BKT) 是 Ile 分解代谢及肝外酮体利用过程的重要酶, 参与 Ile 代谢的终末步骤, 使 2- 甲基 - 乙酰乙酰辅酶 A 裂解为乙酰辅酶 A 和丙酰辅酶 A。当 BKT 活性降低或缺乏可导致上游代谢产物 2- 甲基 -3- 羟基丁酸, 2- 甲基乙酰乙酸和甲基巴豆酰甘氨酸等异常代谢产物堆积; 同时肝外酮体利用障碍, 大量酮体在组织细胞中积聚, 造成反复发作的酮症酸中毒, 尿液中出现大量 3- 羟基丁酸。代谢途径见图 4-2。

编码 BKT 的基因 ACAT1 (OMIM 607809) 定位于 11q22.3, 大约 27kb, 包含 12 个外显子和 11 个内含子, 编码 427 个氨基酸。HGMD 数据库显示有 122 种变异, 错义 / 无义变异占 57.4%, 剪接变异 16.3%, 大片段缺失 / 插入占 4.0%, 串联重复 1 例。虽然病例数报道较少, 但特定人群仍存在一些热点变异, 如越南人群中, 70% 以上的患者中存在热点变异 c.622C>T (p.Arg208*), 印度种族中, 50% 的变异等位基因中发现了 c.578T>G (p.Met193Arg)。临床表现个体差异大, 发病年龄不一, 多在 2 岁内起病, 常表现为急性发作的酮症酸中毒, 多伴呕吐、脱水、昏睡, 少数伴其他代谢异常, 如高氨血症和高甘氨酸血症等。基因型和临床表型缺乏明显关联。

(三) BKTD 新生儿筛查及实验室诊断

1. **BKTD 新生儿 MS/MS 筛查**　采用 MS/MS 检测滤纸干血片上异戊烯酰肉碱 (C5 : 1)、3- 羟基异戊酰肉碱 (C5-OH)、3- 羟基丁酰肉碱 (C4-OH)。C5-OH 为 Leu 和 Ile 代谢的中间产物, 至少有 5 种

疾病通过这个指标进行筛查, 新生儿 MS/MS 筛查阳性者可通过尿液有机酸检测来鉴别诊断。有报道某些患者即使在代谢危重期, 尿液中甲基巴豆酰甘氨酸和 2- 甲基 -3- 羟基丁酸也显示正常或轻度升高, 因此会带来假阴性。

2. **BKTD 新生儿基因筛查**　尚无对 BKTD 进行基于人群基因筛查的报道, 但疾病致病基因已经明确可行基因筛查。ACAT1 基因以点变异常见, 外显子缺失或插入者很少, 故可选择 NGS 技术作为检测方法。基因筛查可根据患儿基因突变 (变异) 分析精准诊断和治疗, 为患儿的产前诊断和遗传咨询提供科学依据。

3. **实验室诊断**

(1) 确诊手段: C5 : 1、C5-OH、C4-OH 升高, 尿液 2- 甲基 -3- 羟基丁酸、2- 甲基乙酰乙酸、3- 羟基丁酸明显升高; 患儿皮肤成纤维细胞或成淋巴细胞中 BKT 活性明显降低或缺失; ACAT1 基因纯合变异或复合杂合变异。

(2) 新生儿筛查结果判读: ①MS/MS 筛查及 ACTA1 基因检测结果均为阳性患儿可确诊。②MS/MS 筛查结果阴性而 ACTA1 基因检出致病性变异。A. 若为已报道明确致病变异, 提示为 BKTD 患者; B. 若为未报道变异, 预测均为致病变异, 提示可能为 BKTD 患者; C. 若为未报道变异, 其中一个变异预测为致病不明确或良性, 需要密切随访, 随访中出现相关生化和 / 或临床症状可诊断; D. 检测到一个变异: 提示可能为 BKTD 基因变异携带者, 可进一步行 MLPA 检测以明确其他区域是否存在大片段缺失或插入。③MS/MS 筛查结果阳性, ACTA1 基因阴性者。建议 2~4 周随访复查 MS/MS 及临床表现, 生化指标恢复正常者可终止随访, 生化指标持续异常者建议进一步 MLPA 或定量 PCR 方法检测缺失、重复型变异, 对出现临床典型改变患儿或生化指标显著异常者, 无论是否发现相关基因变异都需立即对症支持治疗, 长期密切随访, 进一步探究其遗传背景, 根据结果调整治疗方案。

(四) 治疗

1. **急性期治疗原则**　及时静脉滴注含葡萄糖的电解质溶液, 保证热量, 给予左卡尼丁 100~200mg/ (kg·d)、碳酸氢钠等药物纠正酸中毒。

2. **缓解期治疗原则**　正常饮食, 鼓励少食多餐, 避免饥饿, 饮食中提高碳水化合物和蛋白质含

量,减少脂肪含量。口服小剂量左卡尼丁。

(五) 随访

定期监测生长发育及血中 C5-OH、C5 : 1 和 C4-OH 浓度和尿液有机酸 2- 甲基 -3- 羟基丁酸和 3- 羟基丁酸水平。若未能得到及时合理诊治,反复发作代谢紊乱对生长发育造成不良影响,严重者死亡,幸存者多遗留神经系统后遗症。

早期诊断,使患儿在急性发作前得到及时有效治疗,可维持患儿正常生长发育。

(六) 再发风险及防控

常染色体隐性遗传,患儿的父母不发病但是致病基因的携带者,再次怀孕有 1/4 的风险患病。在先证者及其父母致病基因变异明确前提下,签署知情同意书,可在母亲再次妊娠 11 周左右留取胎盘绒毛,或在妊娠 16~22 周分离羊水细胞,或胚胎植入前,行 ACAT1 基因 12 个外显子及相邻剪切部位正反双向测序分析进行胎儿产前诊断及后续遗传咨询。也可通过检测羊水 C5 : 1 及 C5-OH、2- 甲基 -3- 羟基丁酸、甲基巴豆酰甘氨酸水平,协助产前诊断,并可弥补部分患者基因不明确,不能通过基因进行产前诊断的不足。

八、非酮性高甘氨酸血症

(一) 概述

非酮性高甘氨酸血症(non-ketotic hyperglycinemia,NKH,OMIM 605899)是一组先天性遗传代谢性疾病,呈常染色体隐性遗传,是由甘氨酸裂解酶系统(glycine lyase system,GCS)缺陷使甘氨酸(glycine,Gly)在体内堆积,导致中枢神经系统受累,又称甘氨酸脑病。据估计其发病率为 1 : 250 000,但加拿大西部发病率约为 1 : 63 000,芬兰北部为 1 : 12 000,我国内地地区发病率不详,仅见个案报道。

(二) 病因、发病机制及代谢通路

Gly 是人体非必需氨基酸,主要通过 GCS 进行代谢。GCS 活性缺乏,大量 Gly 在尿液、血清和脑脊液沉积。中枢神经系统中过多的 Gly 通过影响抑制性甘氨酸受体和兴奋性 N- 甲基 -D- 天冬氨酸(N-methyl-D-aspartic acid,NMDA)受体而造成脑损伤。抑制性甘氨酸受体主要分布于脑干和脊髓,增多的甘氨酸可增强其抑制作用,临床上出现呼吸抑制、肌张力减低和嗜睡等。兴奋性 NMDA 受体主要分布在大脑皮质和前脑等部位,

惊厥、呃逆和 EEG 中暴发抑制现象可反映这种影响,而且 NMDA 受体与神经系统的功能发育密切相关,甘氨酸累积时可造成神经系统发育障碍和脑功能受损。

GCS 存在于肝、肾、脑、睾丸和胎盘的线粒体膜上,是由 4 个蛋白(P、H、T 和 L)构成的多酶复合物,P- 蛋白即吡哆醛磷酸依赖性甘氨酸脱羧酶(glycine decarboxylase,GLDC),H- 蛋白即甘氨酸裂解酶系统 H 蛋白(glycine cleavage system H protein,GCSH),T- 蛋白即四氢叶酸依赖氨基甲基转移酶(aminomethyltransferase,AMT)和 L- 蛋白即二氢硫辛酰胺脱氢酶,P、H、T 蛋白为 GCS 内在蛋白,L 蛋白还存在于其他代谢系统中。GCS 活性降低 70%~75% 是由编码 P 蛋白 GLDC 基因缺陷,20% 为编码 T 蛋白 AMT 基因缺陷所致,编码 H 蛋白的 GCSH 基因缺陷所占比例 <1%。

GLDC 基因(OMIM 238300),定位于 9q24.1,含 25 个外显子,编码 1 020 个氨基酸,HGMD 数据库收录 431 个变异,错义 / 无义变异占了 62%,剪切变异占 10.7%,约 20% 为大片段缺失或重复。

AMT 基因(OMIM 238310),定位于 3p21.31,含 9 个外显子,编码 403 个氨基酸,HGMD 数据库收录 97 个变异,错义 / 无义变异占 53.6%,小缺失 / 重复占 22.7%。

GCSH 基因(OMIM 238330),定位于 16q23.2,含 5 个外显子,编码 179 个氨基酸。变异报道仅 2 种,剪切变异和复杂变异各 1 种。

根据发病年龄 NKH 可分为新生儿型、婴儿型和迟发型。经典型 NKH 即新生儿型 NKH,最常见,一般生后即出现神经系统症状,进行性乏力、喂养困难、肌张力低下、偏身颤搐、嗜睡和昏迷,大多在几周内死亡。非经典型 NKH 包括婴儿型、迟发型和具有较好精神运动发育的新生儿型,新生儿后期出现不同程度神经系统症状,生长迟缓和癫痫,进而发展为智障、运动和行为问题,因症状不典型,血清和脑脊液 Gly 浓度升高不显著导致诊治延误。有报道,一家系中三姐妹均为纯合变异,其中 2 人新生儿期出现 NKH 症状、1 人无症状,显示 NKH 的基因型相同,而临床表型不同,可能与部分变异并未导致 GCS 完全失活有关。

(三) NKH 新生儿筛查及实验室诊断

1. NKH 新生儿 MS/MS 筛查 采用 MS/MS

检测滤纸干血片上 Gly 灵敏度高。但有些其他疾病如丙酸血症、甲基丙二酸血症、异戊酸血症、β- 酮硫解酶缺乏症、高脯氨酸血症和 D- 甘油酸症等也可造成血液 Gly 浓度增高，丙戊酸也可干扰肝脏 GCS 而导致血 Gly 浓度增高。故生化 NKH 筛查会引起假阳性，需要鉴别诊断。

2. **NKH 新生儿基因筛查**　尚无对 NKH 进行基于人群基因筛查的报道，但疾病致病基因已经明确可行基因筛查。>95% 以上 NKH 患儿由 *GLDC*、*AMT* 基因突变（变异）引起，这两个基因又以点变异常见，大片段缺失或重复也占一定比例，故可采用目标基因捕获下代测序技术结合多重连接探针扩增技术开展基因筛查。基因筛查可明确患儿为何种蛋白缺陷，并依据基因变异类型，提供精准诊断和预测预后，为患儿的产前诊断和遗传咨询提供科学依据。

3. **实验室诊断**

（1）确诊手段：血、尿、脑脊液 Gly 增高，脑脊液 / 血 Gly 比值>0.08，无酮症酸血症，脑脊液 / 血 Gly 比值>0.03 诊断为非经典型 NKH。脑脊液 Gly 灵敏度高，血尿 Gly 浓度低不能排除本病，脑脊液 / 血清 Gly 比值增高更有诊断意义。肝脏穿刺检查 GCS 活性降低或缺乏；*GLDC*、*AMT* 和 *GLDH* 基因检测有点变异或大片段缺失或重复等致病性变异。

（2）新生儿筛查结果判读：①MS/MS 筛查及 *GLDC*（包括 *AMT* 和 *GLDH*）检测结果均为阳性患儿可确诊。②MS/MS 筛查结果阴性而 *GLDC*（包括 *AMT* 和 *GLDH*）检出致病性变异。A. 若为已报道明确致病变异，提示为 NKH 患者；B. 若为未报道变异，预测均为致病变异，提示可能为 NKH 患者；C. 若为未报道变异，其中一个变异预测为致病不明确或良性，需要密切随访，随访中出现相关生化和 / 或临床症状可诊断；D. 检测到一个变异：提示可能为 NKH 基因变异携带者。对检测到 *GLDC* 基因一个杂合变异，应进一步行 MLPA 检测以明确其他区域是否存在大片段缺失或重复。③MS/MS 筛查结果阳性，*GLDC*（包括 *AMT* 和 *GLDH*）均阴性者。建议 2~4 周随访复查 MS/MS 及临床表现，生化指标恢复正常者可终止随访；对出现临床典型改变患儿或生化指标显著异常者，无论是否发现相关基因变异都需立即对症支持治疗，长期密切随访，进一步探究其遗传背景，根据结果调整治疗方案。

（四）治疗

NKH 缺乏有效的治疗手段，低 Gly 饮食并不能改善症状和预后，但是发热或高蛋白饮食可能加重本病；苯甲酸钠 250~750mg/（kg·d），受体拮抗剂右美沙芬 5~20mg/（kg·d）可阻断 N- 甲基 -D- 天冬氨酸（NMDA）受体从而降低脑内 Gly 浓度。

对遗留有神经系统后遗症的患儿需进行有效、长期的康复。

（五）随访

NKH 的治疗效果与患儿体内 GCS 失活程度相关。若 GCS 完全失活，即使从出生时就开始治疗，患儿仍可表现为频繁的癫痫发作、智力运动发育落后和痉挛性瘫痪，甚至死亡。治疗远期预后较难评估。

早期发现、早诊断对患儿及其家庭遗传咨询有非常重要的意义。

（六）再发风险及防控

常染色体隐性遗传，患儿的父母不发病但是致病基因的携带者，再次怀孕有 1/4 的风险患病。因 GCS 仅在肝、脑、肾和胎盘中表达，所以羊水穿刺细胞学检查无诊断价值，先证者及其父母致病基因变异明确前提下，签署知情同意书，可在母亲再次妊娠 8~16 周留取胎盘绒毛，或胚胎植入前检测 GCS 相关基因分析，进行胎儿产前诊断以及后续遗传咨询。

九、高甲硫氨酸血症

（一）概述

高甲硫氨酸血症（hypermethioninemia，MET，OMIM 250850）是由于体内甲硫氨酸（methionine，Met）降解过程受阻导致血 Met 过多引起的一组疾病。本节描述的单纯性 MET 是由甲硫氨酸腺苷转移酶 Ⅰ/Ⅲ（methionine adenosyltransferase MAT Ⅰ/Ⅲ，MAT Ⅰ/Ⅲ，OMIM 250850）、甘氨酸 N- 甲基转移酶（glycine N-methyl transferase，GNMT，OMIM 606664）及 S- 腺苷同型半胱氨酸水解酶（s-adenosylhomocysteine hydrolase，AHCY，OMIM 613752）等缺乏所致，呈常染色体隐性遗传，少数为常染色体显性遗传。其中 MAT Ⅰ/Ⅲ 导致 MET 最为常见，发病率因地区不同而异，我国在 1 701 591 位台湾人群中确诊 16 例单纯性 MET，

其中 8 例为 MAT Ⅰ/Ⅲ 缺陷,而在欧洲伊比利半岛进行的两项研究发现,西班牙及葡萄牙的发病率分别为 1:28 163 和 1:26 000。MET 多数患儿无临床表现,少数有智力减退及其他神经系统症状。

(二)病因、发病机制及代谢通路

Met 是人体必需含硫氨基酸,主要在肝脏中通过甲硫氨酸腺苷转移酶(MAT)代谢,该酶有三种亚型:MAT Ⅰ、MAT Ⅱ 和 MAT Ⅲ。MAT Ⅰ 及 MAT Ⅲ 均由 MAT1A 编码,主要在肝脏组织中表达。正常情况下,Met 在 MAT Ⅰ/Ⅲ 的催化下形成细胞代谢中重要的甲基化供体 S-腺苷甲硫氨酸(s-adeno-sylmethionine,AdoMet),AdoMet 经 GNMT 作用转为腺苷同型半胱氨酸(s-adenosylhomocysteine,AdoHcy),在 AHCY 作用下,进一步水解为腺苷和同型半胱氨酸(Hcy)。当这个代谢途径中任何一种酶相关基因变异,引起酶活性减低,影响 Met 的甲基转移过程,就会导致 MET。

MAT1A 基因(OMIM 610550),定位于 10q22.3,含 9 个外显子,编码 395 个氨基酸。MAT Ⅰ 和 MAT Ⅲ 是两种同工酶,主要在肝脏组织中表达。HGMD 记录 MAT1A 基因变异有 81 种,错义 / 无义变异占 80%。在新生儿筛查中 Met 升高的常见原因是由 MAT1A 等位基因变异造成的常染色体显性遗传,最常见的是 c.791G>A(p.Arg264His)变异,在临床上是良性的。c.776C>T(p.Ala259Val)是目前为止发现的第 2 个具有常染色体显性遗传方式的变异,十分罕见。中国台湾地区报道,近 50% 单纯性 MET 患者中检出 MAT1A 基因变异,c.1070C>T(p.Pro537Leu)变异最常见。MAT1A 变异患儿大多为单纯具有 MET,无临床症状,少部分出现中枢神经发育迟滞和认知障碍等神经系统症状。

GNMT 基因(OMIM 606628)定位于 6p21.1,含 6 个外显子,编码 295 个氨基酸。GNMT 是由 4 个相同亚基组成的四聚体细胞溶脂蛋白,主要存在于肝脏、胰腺、前列腺及其他特定细胞类型中。HGMD 记录 GNMT 基因变异 6 种,5 种为错义 / 无义变异,调控区域变异 1 种。GNMT 基因变异患儿多数无症状,仅部分伴肝大。

AHCY 基因(OMIM 180960)定位于 20q11.22,含 10 个外显子,编码 432 个氨基酸,HGMD 记录 15 种变异,包括错义 / 无义变异 13 种,剪切变异和调控区域变异各 1 种。AHCY 基因变异临床表现无特异,可伴轻至重度的肌病。未经治疗,常见精神发育迟缓行为异常等。

(三)MET 新生儿筛查及实验室诊断

1. MET 新生儿 MS/MS 筛查 采用 MS/MS 检测滤纸干血片上 Met,可以检测到不同基因缺陷引起的 MET,灵敏度高。国外报道的病例多通过 MS/MS 新生儿筛查发现,其中 MAT Ⅰ/Ⅲ 缺陷就是 1974 年利用干血斑点法进行新生儿筛查时被发现并开展研究的疾病。MET 为 ACMG 推荐次级新生儿筛查病种。肝脏疾患、酪氨酸血症 Ⅰ 型,富含甲硫氨酸饮食者以及低出生体重儿、早产儿等,会出现暂时性 Met 升高,故新生儿筛查的假阳性率较高。

2. MET 新生儿基因筛查 尚无对 MET 进行基于人群基因筛查的报道,但疾病致病基因已经明确可行基因筛查。MAT1A、GNMT 和 AHCY 以点变异常见,外显子缺失或重复者很少,故可选择 NGS 作为检测方法。日本地区报道 MAT1A 基因缺陷的发病率为 1:107 850,携带 c.791G>A(p.Arg264His)变异的患儿全部呈良性过程,而非 c.791G>A(p.Arg264His)变异的患儿中仅 3 例出现脑脱髓鞘病变与神经系统症状,故 MET 的早期基因筛查有助于推测预后。MET 基因筛查可根据患儿基因变异类型,提供个体化治疗方案和预测预后,避免过度治疗,为患儿的产前诊断和遗传咨询提供科学依据。

3. 实验室诊断

(1)确诊手段:检测血浆 Met、AdoMet 和 AdoHcy 浓度,若仅 Met 升高,AdoMet 正常或降低,提示 MAT Ⅰ/Ⅲ 缺陷;若 Met 升高,且 AdoMet 显著增高,AdoHcy 正常或仅轻度升高,或血浆 AdoMet 升高不明显,AdoMet/AdoHcy 比值升高,提示 GNMT 缺陷;Met 升高伴显著增高的 AdoMet 和 AdoHcy,提示 AHCY 缺陷。肝脏活检 MAT Ⅰ/Ⅲ、GNMT 和 AHCY 酶活性缺失或降低;MAT1A、GNMT 和 AHCY 基因检出纯合变异或复合杂合变异。

(2)新生儿筛查结果判读:①MS/MS 筛查及 MAT1A(包括 GNMT 和 AHCY)检测结果均为阳性患儿可确诊。②MS/MS 筛查结果阴性而 MAT1A(包括 AMT 或 GLDH)检出致病性变异。A. 若为已报道明确致病变异,提示为 MET 患者;

B. 若为未报道变异,预测均为致病变异,提示可能为 MET 患者;C. 若为未报道变异,其中一个变异预测为致病不明确或良性,需要密切随访,随访中出现相关生化和/或临床症状可诊断;D. 检测到一个变异,提示可能为 MET 基因变异携带者。对仅检测到 *MAT1A* 基因一个杂合变异,应进一步行 MLPA 检测以明确其他区域是否存在大片段缺失。③MS/MS 筛查结果阳性,*MAT1A*(包括 *GNMT* 和 *AHCY*)均阴性者,建议 2~4 周随访复查 MS/MS 及临床表现,生化指标恢复正常者可终止随访;对生化指标持续异常者,应注意与酪氨酸血症 I 型、严重肝脏疾病、过多摄入 Met 引起的继发性 Met 增高相鉴别。

(四) 治疗

是否需要饮食控制存在异议,过度限制可能出现 Met 缺乏和蛋白质营养不良,但血浆中 Met 过高又会出现中枢系统毒性风险。目前认可的是,当 Met>800μmol/L 需要严格控制 Met 摄入,以保持血 Met 水平 500~600μmol/L,防止对中枢系统直接毒害作用。也有提议针对不同基因缺陷给予 AdoMet、烟酰胺、磷酸酰胆碱和肌酸等辅助治疗。

(五) 随访

强调个体化随访方案。定期监测血浆 Met 和生长发育情况,定期进行神经和认知检测。

大部分 MET 患者通过近几十年新生儿筛查检出,远期预后尚不可知。

(六) 再发风险及防控

除了 *MAT1A* 基因中的 c.791G>A(p.Arg264His) 和 c.776C>T(p.Ala259Val) 为常染色体显性遗传外,其他均为常染色体隐性遗传。由于大多数患者无临床症状,也无需特别治疗,不推荐产前诊断。对于有神经发育障碍症状者,在先证者及其父母致病基因变异明确前提下,签署知情同意书,在母亲再次妊娠 8~13 周留取胎盘绒毛,或在妊娠 16~22 周分离羊水细胞,或胚胎植入前进行相关基因分析,进行胎儿产前诊断及后续遗传咨询。

(田国力)

十、尿素循环障碍

(一) 尿素循环障碍疾病概述

1. **概述**　尿素循环障碍(urea cycle disorder,UCD)是由于编码尿素循环过程中所需酶/辅酶

或载体的基因发生致病性变异使后者发生功能障碍或缺失,导致人体内氨代谢受阻、尿素合成障碍,临床上以高血氨及高血氨引起的系列症状为主要特征的一类遗传代谢性疾病。估计总体发病率约为 1:8 000。表型严重程度受酶/辅酶、载体在代谢通路的位置及功能缺陷严重程度的影响。目前已知涉及 5 种酶、1 种辅酶及 2 种跨膜转运载体,包括位于线粒体内的鸟氨酸氨甲酰基转移酶(ornithinecarbamyl transferase,OTC)、氨甲酰磷酸合成酶(carbamylphosphatesynthetase 1,CPS1)、N-乙酰谷氨酸合成酶(N-acetylglutamate synthetase,NAGS)(辅酶),以及位于细胞质内的精氨酰琥珀酸合成酶(argininosuccinate synthetase,ASS1)、精氨酰琥珀酸裂解酶(argininosuccinatelyase,ASL)、精氨酸酶(arginase,ARG1),和负责线粒体膜内外穿梭的希特林蛋白(Citrin)和鸟氨酸移位酶(ornithine translocase,ORNT1),具体病种见表 4-6。其中除鸟氨酸氨甲酰基转移酶缺乏症(ornithinecarbamyl transferase deficiency,OTCD)为 X 连锁不完全显性遗传外,其余均为常染色体隐性遗传。

2. **包含疾病及主要临床表现**　见表 4-6。

(二) 尿素循环障碍新生儿筛查概述

1. **UCD 生化筛查优势、现状及局限性**

(1) 优势:由于 UCD 临床表现非特异性,病种相对罕见,较难获得及时诊断,虽药物、肝移植治疗有效,总体预后仍较差,而新生儿筛查已被证实可改善 UCD 患儿预后。目前 UCD 筛查以 MS/MS 方法进行,属于生化筛查范畴。与传统实验室方法比较,MS/MS 具有高通量、高灵敏度、高特异度等优势。

(2) 现状及局限性:MS/MS 新生儿遗传代谢病筛查已在国内外广泛开展。但由于 UCD 某些病种生化指标波动性明显,新生儿筛查时可没有 MS/MS 生化指标改变(如 OTCD、CPS1D、NAGSD、CD 和 HHH);或轻症、晚发型患儿早期亦缺乏典型生化指标改变,新生儿筛查此类患儿具有较高的假阴性率;同时由于生化指标受母体、饮食、疾病等因素影响,不可避免会出现假阳性结果。而早发重症型患儿可在新生儿早期夭折而错失筛查确诊的机会。根据病种是否符合新生儿疾病筛查原则,美国的新生儿与儿童遗传病咨询委员会发布了筛查疾病列表 RUSP(Recommended

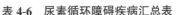

表 4-6 尿素循环障碍疾病汇总表

中英文疾病名称	疾病 OMIM 编号	基因和定位	基因 OMIM 编号	临床表现
鸟氨酸氨甲酰基转移酶缺乏症（ornithinecarbamyl transferase deficiency，OTCD）	311250	*OTC*，Xp 11.4	300461	男性通常出现严重高血氨相关临床表现，女性表型变异度大，取决于肝脏 X 染色体失活程度
氨甲酰磷酸合成酶缺乏症（carbamylphosphate synthetase 1deficiency，CPS1D）	237300	*CPS1*，2q 34	608307	新生儿期起病者表现严重高血氨，轻型可在任何年龄发病
N- 乙酰谷氨酸合成酶缺乏症（N-acetylglutamate synthetase deficiency，NAGSD）	237310	*NAGS*，17q 21.31	608300	通常病情严重，临床表现与 CPS1D 相似
精氨酰琥珀酸合成酶缺乏症（argininosuccinate synthetase 1 deficiency，ASS1D）	215700	*ASS1*，9q 34.11	603470	经典型新生儿期起病，严重高血氨；晚发型症状较轻；也可仅有生化异常而无临床症状
精氨酰琥珀酸裂解酶缺乏症（argininosuccinatelyase deficiency，ASLD）	207900	*ASL*，7q 11.21	608310	神经系统症状及肝损害较突出，与高血氨严重程度无必然联系；结节性脆发；高血压
精氨酸酶缺乏症（arginase 1 deficiency，ARG1D）	207800	*ARG1*，6q 23.2	608313	多数起病较晚，高血氨相对较轻，以进行性痉挛、晚发性癫痫、智力障碍为特征
希特林蛋白缺乏症（Citrin deficiency，CD）	605814 603471	*SLC25A13*，7q 21.3	603859	新生儿期表现为肝内胆汁淤积症；幼儿、儿童期表现为生长发育落后及血脂异常；成人期表现为反复高血氨发作，肝功能异常
高鸟氨酸 - 高血氨 - 高同型瓜氨酸综合征（hyperornithinemia-hyperammonemia-homocitrullinuria syndrome，HHH）	238970	*SLC25A15*，13q 14.11	603861	不同程度脑病表现，可合并肝功能损害，凝血功能障碍

Universal Screening Panel)，其中推荐的新生儿筛查尿素循环障碍病种包括核心推荐病种 ASS1D 和 ASLD；次级推荐病种 ARG1D 和 CD。国内亦已完成全国 MS/MS 新生儿筛查的前期调研，目前尚无官方建议的 UCD 筛查病种，由各地根据当地情况实施。为提高 MS/MS 新生儿筛查的效率，美国经十余年开发完善 Region 4 Stork（R4S）、Collaborative Laboratory Integrated Reports（CLIR）平台及分析系统。笔者医院将 36 万余例新生儿筛查结果上传至 R4S 发现结合传统判断规则，MS/MS 筛查综合阳性预测值从 3.7% 上升至 8.3%，特异度从 99.40% 上升至 99.75%，假阳性率从 0.6% 下降至 0.2%，但仍存在少量漏诊和误诊。

2. UCD 基因筛查现状、可行性、优势及局限性

（1）现状：目前国外有应用基于 NGS 技术的 WES 方法针对新生儿或重症监护病房新生儿进行基因筛查的试验性研究，尚无针对 UCD 的新生儿基因筛查研究。

（2）可行性：UCD 是一组致病基因明确的单基因遗传病。随着基因检测技术的快速进展及国内外相关专家共识及指南的推行，对单基因遗传病的变异在检测准确性、报告速度、报告规范性等方面都获得极大提升，检测费用明显降低，UCD 基因筛查切实可行。

（3）优势：与 MS/MS 筛查比较，UCD 基因筛查在目前尚无可靠生化筛查标志物的病种，如

OTCD、CPS1D、NAGS、CD、HHH 等上有明显优势,且通过合理设计筛查基因测序包,进一步添加原 MS/MS 无法筛查而早期治疗可改善其预后的病种,可具有更高通量,获得更高的效价比;基因型 - 表型具有一定程度相关性病种部分变异可通过基因型预测其表型。

(4)局限性:目前的主要挑战是:①变异位点致病性判读,尤其对文献中未报道的变异位点致病性判读困难。此外,生物信息学方法预测致病性的准确性有待提高,而如果通过功能实验研究变异对蛋白质功能的影响,过程复杂,耗时费力,或缺乏合适的方法研究相应蛋白质的功能。②某些特殊致病性变异位点用目前临床常用遗传检测手段易漏检,如启动子区、深度内含子等非编码部位的变异,以及复杂结构变异等。文献报道,通过 NGS 方法约能检出 80% UCD 变异位点。③近年来遗传学研究进展迅速,疾病的遗传机制也在不断修正,某些单基因遗传病因发现存在调控基因而转变定义为寡基因遗传病。所以,遗传性疾病临床诊断强调兼顾表型及基因型。除少数遗传机制已十分清晰,临床外显率 100% 的情况,基因型需结合表型综合考量。

3. UCD 联合生化及基因筛查的优势 新生儿筛查目的是症状前诊断,早期治疗,改善疾病预后,所以除重症早发型病例外,新生儿筛查诊断病例多数无临床症状。而 MS/MS 筛查的遗传代谢病除临床表型外尚存在生化表型。UCD 病种其生化改变往往出现在临床改变之前,此为 UCD 生化筛查的基础。联合 UCD 生化筛查及基因筛查可发挥各自优势,互为补充,提高 UCD 检出效率,缩短确诊时间,是实现早期诊断、精准治疗,改善患儿预后的有效途径;且通过新生儿人群联合基因检测,可更快建立中国人群 UCD 相关致病基因变异位点数据库,使更多 UCD 患儿获得及时、准确的诊断;同时使重症型尤其新生儿早期夭折患儿有机会获得基因诊断,以便有效帮助先证者家庭实现再次生育的产前诊断,也可为家庭其他成员提供准确的遗传咨询,免除此类家庭再次经历痛苦。

(三)鸟氨酸氨甲酰基转移酶缺乏症

1. 概述 OTCD 也称高氨血症 Ⅱ 型,因 OTC 酶表达异常所致,属于 X 连锁不完全显性遗传病。是 UCD 中最常见类型,约占 UCD 患者的 1/3~1/2,估计发病率为 1∶56 000。生化指标以血中瓜氨酸(citrulline,CIT)降低,鸟氨酸(ornithine,ORN)、谷氨酸、谷氨酰胺增高,尿中乳清酸、尿嘧啶等增高,伴血氨增高为特征。临床分新生儿起病型(重症)和迟发型(轻重不一),临床变异度高,常在感染、高蛋白饮食、预防接种等诱因下急性发作,以高氨血症导致非特异性神经系统症状和消化道症状为主要表现。重症者以高血氨脑病为典型表现;轻症者常以发作性呕吐、行为异常、烦躁易怒、意识改变等为特征。男性患儿多表现为重症型,病死率高,约 60%。Burgard 等通过 meta 分析显示女性患儿约占新生儿重症型的 7%。存活患儿中以女性患者多见。

2. 病因、发病机制及代谢通路(图 4-5) OTCD 是因编码 OTC 酶的基因 OTC 发生致病性变异,导致 OTC 酶活性减低,CIT 合成减少,尿素循环障碍所致,位于尿素循环第 2 步。OTC 位于 Xp11.4,全长 73kb,包含 10 个外显子和 9 个内含子,编码 354 个氨基酸。OTC 绝大部分在肝脏表达,少部分在小肠黏膜表达。迄今 Leiden Open Variation Database 数据库已收录 415 种 OTC 变异位点;HGMD、ClinVar 数据库已分别收录近 600 种 OTC 变异位点,多数为错义突变。国外研究表明,已报道的变异位点分布于整个编码区,但更集中于已知功能区,如位于 90~94 号氨基酸的氨甲酰磷酸盐结合位点、位于 302~395 号氨基酸的鸟氨酸结合位点。OTC 基因编码序列中有 18 个 CpG 二核苷酸,约 30% 的变异位点发生于此。OTCD 基因型与表型有一定程度的相关性,如 OTC 基因 c.516C>G(p.Ile172Met)纯合变异可引起酶构象改变,导致 OTC 酶活性几乎完全丧失,临床表现为早发重症型;而 c.785C>T(p.Thr262Ile)变异多表现为迟发型。携带无义突变患者通常为重症表型。亦有同一基因型其表型严重程度不同的案例报道。OTC 变异位点具有明显种族及地域差异。国内目前尚无大样本 OTC 变异位点总结分析。

3. OTCD 新生儿筛查

(1)OTCD 新生儿 MS/MS 筛查:筛查关键指标为 CIT,但以 CIT 低于正常范围检测 OTCD 的灵敏度及特异度均受到质疑。临床资料显示 OTCD 为最常见的 UCD 病种,但国内 MS/MS 筛查检出的 OTCD 患病率远低于临床,浙江省以

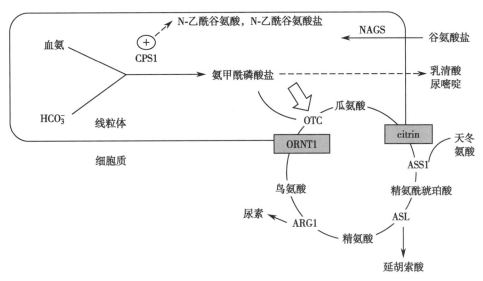

图 4-5 OTCD 代谢通路图

CIT 低于筛查切值作为召回标准筛查 180 余万例新生儿仅诊断一例 OTCD,亦提示以 CIT 为关键指标筛查 OTCD 存在漏检情况。近年来国内外均有将谷氨酸、谷氨酰胺加入 MS/MS 筛查指标以期提高 OTCD 筛查效率,CLIR 通过分析包括谷氨酰胺、谷氨酸和氨基酸比率(如 CIT/ 甘氨酸)使 OTCD 检出率获得提高,但假阳性率较高。

(2)OTCD 新生儿基因筛查:目前尚无针对 *OTC* 基因的新生儿筛查。国际临床资料显示通过测序分析可检出 60%~80% *OTC* 变异;通过缺失重复分析可获得 5%~10% *OTC* 变异。女性 *OTC* 致病性位点携带者约 15%~20% 出现高血氨相关临床症状。

(3)考虑新生儿筛查效价比及治疗抉择(尤其女性新生儿),建议联合 MS/MS 及 NGS 方法(合理设计遗传代谢病靶向测序包)进行 OTCD 新生儿筛查,尽快获得患儿生化表型及基因型,以期实现早期诊断、精准治疗、改善预后目的,避免过度治疗。

4. 诊断

(1)确诊手段:OTCD 可通过检测 *OTC* 基因或 OTC 酶活性确诊。由于酶学检测方法复杂,需检测肝组织 OTC 活性,临床较难开展,且女性患者肝组织 OTC 活性检测并不可靠,故目前多通过 *OTC* 基因检测联合临床确诊。

(2)新生儿筛查结果判读:①MS/MS 筛查及 *OTC* 检测结果均为阳性患儿可确诊,即男性新生儿 CIT 低于筛查切值且检测到 *OTC* 致病性变异。②MS/MS 筛查结果阴性而 *OTC* 检出致病性变异

的男性新生儿基于其 100% 外显率仍可确诊;若检出 *OTC* 意义未明变异位点男性新生儿需密切随访,随访中出现高血氨相关临床症状和 / 或典型生化改变者(MS/MS CIT 减低,ORN、谷氨酸、谷氨酰胺增高;尿有机酸检测乳清酸、尿嘧啶增高)可诊断。对 MS/MS 结果阴性,但携带 *OTC* 致病性或意义未明变异位点女性新生儿需密切随访,诊断策略同上述。需强调 UCD 致病基因中某些变异位点的致病性存在一定争议,携带此类变异位点案例亦需结合临床综合判断。③MS/MS 筛查结果阳性,*OTC*(包括 *CPS1*、*NAGS*)均阴性者建议首先 2~4 周随访复查 MS/MS 及临床表现,恢复正常者可终止随访,生化指标持续异常者建议进一步 MLPA、qPCR 等方法检测 *OTC* 缺失、重复型变异(注意根据 MS/MS 随访中动态变化及时调整诊断思路,MS/MS 动态改变价值优于单次检测结果),对出现临床典型改变患儿(高血氨相关表型),无论是否发现 *OTC* 相关变异都需立即对症支持治疗,长期密切随访,进一步探究其遗传背景,根据结果调整治疗方案。

5. 治疗 OTCD 治疗需多学科团队及患儿家庭的配合,分急性期与缓解期两个阶段。目标为控制高血氨,维持患儿正常生长发育,尽可能避免后遗症。

(1)急性期治疗原则:维持正常生命体征;尽快将血氨降至安全范围;维持内环境稳定;提供足够、合理的营养支持;保护重要脏器功能。①监测生命体征,限制蛋白摄入(无蛋白摄入时间应 <48 小时),静脉输注足够的热量(维持糖速

6~10mg/(kg·min)，使血糖维持为 6.1~9.4mmol/L，血糖>9.4mmol/L 时加用胰岛素），监测血气、电解质、血糖、血氨、乳酸等以维持内环境稳定。患儿允许肠内营养后应尽早经口喂养，根据患儿对天然蛋白的耐受程度给予相应饮食治疗。②降血氨药物：首剂苯甲酸钠 0.1~0.25g/kg 或苯丁酸钠 0.1~0.25g/kg、精氨酸（arginine，ARG）0.2~0.5g/kg 在 90~120 分钟内静脉输注，尽快使血氨降至安全范围，后续根据血氨调整用药量。若病情仍进展，血氨进行性增高>500μmol/L 需血液净化治疗。③去除诱因，避免口服激素、丙戊酸钠、阿司匹林等可加重高氨血症的药物，避免高蛋白饮食、长期饥饿。④保护重要脏器功能。

（2）缓解期治疗原则：避免诱因，预防高血氨反复发作；尽可能维持正常生长发育；改善生活质量，避免并发症。①减少氨的生成：限制蛋白质摄入量，婴儿期 1.5~2.0g/(kg·d)，幼儿期 1.2~1.5g/(kg·d)，儿童期 1g/(kg·d)。②促进氨的排出：苯甲酸钠 100~250mg/(kg·d)分 3 次口服；苯丁酸钠或苯丁酸钠甘油酯<20kg，100~200mg/(kg·d)；>20kg，2~6g/(m²·d)分 3 次口服。每天最大量均不超过 12g。③促进尿素循环代谢：CIT 100~250mg/(kg·d)、ARG 100~200mg/(kg·d)，分 3 次口服。每天最大量均不超过 6g。④继发性肉碱缺乏者：左旋肉碱 25~100mg/(kg·d)，分 2~3 次口服。⑤营养支持：蛋白限制、能量摄入及其他营养素支持，需营养师根据年龄相关生长速率、健康状态、日常活动、残余酶活性等通过复杂计算获得，良好的营养支持是改善 UCD 患者预后的关键因素之一。⑥肝移植：OTCD 目前最佳治疗是活体肝移植；重症型尽早肝移植（建议结合临床情况，体重>5kg，3~12 月龄进行肝移植）；已出现的神经系统损伤通常不可逆转。女性重症型 OTCD 亦需考虑肝移植。

（3）治疗进展：①卡谷氨酸：已被证明能有效降低 OTCD 患者高血氨。急性期高血氨卡谷氨酸剂量 100~250mg/(kg·d)；慢性期卡谷氨酸 10~100mg/(kg·d)，分 3~4 次口服。②基因治疗：国外目前针对 OTCD 基因治疗已进入Ⅰ期临床试验。

（4）预后：新生儿筛查早期诊治患儿预后明显优于临床起病患儿，同时与 OTC 酶活性缺失严重程度、是否规范治疗、随访等因素有关。长期预后与高血氨严重程度及持续时间相关。

6. **随访建议** 对包括携带 *OTC* 基因致病性变异位点的男性及女性患儿均终生随访，每 3~6 个月监测血氨、血氨基酸、肝功能、血脂，评估饮食，监测生长发育及相关营养指标，评估神经心理。根据患儿病情严重程度，采用个体化治疗、随访方案，急性发作后或临床评估控制不理想患儿需根据情况缩短随访间隔时间。疑诊患者随访至诊断明确，则按确诊患儿处理；排除诊断者终止随访。

7. **再发风险及防控** OTCD 以 X 连锁方式遗传。男性患者每次怀孕其儿子均不受影响；而女儿均继承其致病变异，15%~20% 将出现高血氨相关临床异常，但女性胎儿由于 X 染色体存在失活（通常为非选择性失活，少数情况下存在失活偏倚）及不完全外显，临床表型预测困难。女性 *OTC* 致病性变异位点携带者每次怀孕都有 50% 的机会将致病性变异传给下一代，继承致病性变异位点的男性均为患者；继承致病性变异的女性情况如上述。建议对先证者家系其他无症状女性成员进行携带者检测。有再次生育需求的高危家庭通过在妊娠 16~20 周行羊水穿刺或 10~12 周行绒毛膜穿刺取样提取胎儿细胞 DNA，可对突变已知家系进行 OTCD 产前诊断。新发变异需告知不排除双亲生殖细胞嵌合风险（OTCD 已有生殖细胞嵌合报道，嵌合发生率未见报道，通常人群生殖细胞嵌合发生率为 3%~4%）。携带 *OTC* 致病性变异位点女性需综合年龄、不良孕产史及个体需求决定是否选择三代试管婴儿。

（四）氨甲酰磷酸合成酶Ⅰ缺乏症

1. **概述** 氨甲酰磷酸合成酶缺乏症（carbamyl phosphate synthetase 1 deficiency，CPS1D），又称高氨血症Ⅰ型，因 CPS1 酶功能缺陷所致，属于常染色体隐性遗传病。该病罕见，国际估计发病率为 1:1 300 000；日本估计新生儿患病率为 1:800 000，国内以 CIT 低于正常范围作为新生儿筛查召回标准获得新生儿 CPS1D 患病率为 1:9300 00，尚无整体发病率的流行病学资料。生化改变以血中 CIT 降低、甘氨酸、谷氨酸增高伴血氨增高为特征，尿中乳清酸可正常或降低。是最严重的 UCD 类型之一，临床重症型多见，但表型极为多变，可在任何年龄发病。

2. **病因、发病机制及代谢通路（图 4-6）** CPS1 酶由 *CPS1* 基因编码，位于尿素循环第一步，为

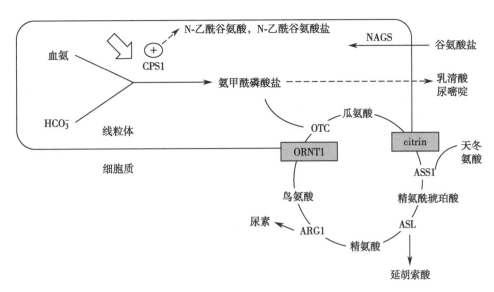

图 4-6　CPS1D 代谢通路图

尿素循环启动的限速酶,在肝脏线粒体基质和肠黏膜上皮细胞表达。当 CPS1 酶活性降低或丧失时,氨甲酰磷酸合成减少,尿素循环发生障碍。*CPS1* 基因位于 2q34,包含 38 个外显子和 37 个内含子。Leiden Open Variation Database、HGMD、ClinVar 数据库已分别收录了 286 种、256 种、375 种 *CPS1* 变异位点,多数为错义突变,变异位点分散。Häberle 等报道了 205 例诊断 CPS1D 的组织和 DNA 样本,发现 192 种变异位点,其中 130 种为首次报道;并分析了 222 种变异位点,其中错义突变 136 种,无义突变 15 种,截短突变 50 种,框内缺失突变 21 种,90% 以上为个体化变异,仅有约 10% 的变异重复出现在非血缘关系的患者中,主要影响 CpG 二核苷酸序列。国内仅见散在变异位点报道。*CPS1* 具有高度的遗传异质性,已有同一家系基因具有不同临床表型的报道。等位基因均为无义突变患者通常为重症表型。

3. CPS1D 新生儿筛查

(1)CPS1D 新生儿 MS/MS 筛查:生化筛查关键指标、判定标准及现状同 OTCD,易漏筛。浙江省报道新生儿筛查 CPS1D 患病率为 1∶930 000,实际患病率应高于文献报道。

(2)CPS1D 新生儿基因筛查:目前尚无针对 *CPS1* 基因的新生儿筛查。

(3)建议新生儿联合生化及基因检测,理由如前述。

4. 诊断

(1)确诊手段:CPS1D 可通过检测 *CPS1* 基因或 CPS1 酶活性确诊。酶学检测方法复杂,需检测肝、肠组织 CPS1 酶活性。目前多通过 *CPS1* 基因检测联合临床确诊;基因诊断困难者可联合 CPS1 酶活性检查。

(2)新生儿筛查结果判读:①MS/MS 筛查及 *CPS1* 检测结果均为阳性患儿可确诊,即筛查新生儿 CIT 低于召回切值且检出 *CPS1* 基因纯合或复合杂合致病性变异。②MS/MS 筛查结果阴性:A.*CPS1* 检出致病性变异的纯合子(包括纯合变异或复合杂合变异)需高度疑诊 CPS1D,建议密切随访,随访中出现高血氨相关临床症状和 / 或典型生化异常(MS/MS CIT 降低,甘氨酸、谷氨酸增高;尿乳清酸、尿嘧啶降低)可诊断。B.*CPS1* 检出致病性不明确纯合子或杂合子需鉴别是 CPS1D 患者还是携带者,建议随访观察,随访中出现上述改变者需考虑 CPS1D 患者,建议杂合子进一步行 MLPA、qPCR 等检测 *CPS1* 有无缺失 / 重复型变异,需长期随访、治疗。若随访 3 次或以上(时间超过 1 年)临床、生化均未见异常改变,可考虑终止随访,告知相关注意事项,有不明原因呕吐、食欲缺乏、意识改变、抽搐、精神症状等情况需监测血氨,建议遗传代谢专科医师处就诊。C. MS/MS 筛查结果阳性,*CPS1*(包括 *OTC*、*NAGS*)均阴性者随访方案同 OTCD。

5. 治疗及预后　CPS1D 治疗原则、药物同 OTCD。CPS1D 重症型患者多见,新生儿筛查早期诊治患者预后优于临床起病患者,预后相关因素参照 OTCD。

6. 随访建议　对基因确诊或临床诊断的

CPS1D 患儿均终生随访,随访策略同 OTCD。

7. 再发风险及防控 CPS1D 以常染色体隐性方式遗传。若父母为 *CPS1* 致病性变异位点携带者,每次怀孕无论男、女均有 25% 机会为 CPS1D 患者;50% 机会为携带者;25% 机会不携带任何致病性位点。若先证者携带新发变异,则再次生育再发风险低,但需告知不除外父、母亲生殖细胞嵌合风险(CPS1D 尚无生殖细胞嵌合发生率报道,通常人群生殖细胞嵌合发生率为 3%~4%)。有再次生育需求的高危家庭通过在妊娠 16~20 周行羊水穿刺或 10~12 周行绒毛膜穿刺取样提取胎儿细胞 DNA,可对突变已知家系进行 CPS1D 产前诊断;先证者基因型不明确家庭可结合晚期胎儿肝组织 CPS1 酶活性诊断,但临床可操作性差。建议父母为携带者的重症 CPS1D 家庭需综合年龄、不良孕产史及个体需求决定是否选择三代试管婴儿。

(五) N- 乙酰谷氨酸合成酶缺乏症

1. 概述 N- 乙酰谷氨酸合成酶缺乏症(N-acetylglutamate synthetase deficiency,NAGSD),又称高氨血症Ⅲ,因 NAGS 酶表达异常所致,属于常染色体隐性遗传病。极罕见,估计发病率少于 1:2 000 000。通常病情较严重,其生化指标及临床改变与 CPS1D 相似。由于卡谷氨酸治疗效果良好,新生儿筛查早期诊治患儿预后良好,通常不建议肝移植。

2. 病因、发病机制及代谢通路(图 4-7) NAGSD 是因编码 NAGS 酶的基因 *NAGS* 发生致病性变异,NAGS 是 CPS1 酶的辅酶,当 NAGS 活性减低时,N- 乙酰谷氨酸合成减少,CPS1 酶活性降低,尿素循环障碍。*NAGS* 位于 17q21.31,包含 7 个外显子和 6 个内含子,编码 534 个氨基酸。*NAGS* 大部分在肝脏表达,少部分在小肠黏膜表达。Leiden Open Variation Database、ClinVar 数据库已分别收录 52、98 种 *NAGS* 变异位点。HGMD 数据库已收录 49 种 *NAGS* 变异位点,以错义 / 无义突变为主,共 35 种占 71%。其他包括剪接突变 5 种,小缺失及插入突变 8 种,调控区突变 1 种。国内尚未见 *NAGS* 变异报道。

3. NAGSD 新生儿筛查及诊断

(1)NAGSD 新生儿 MS/MS 筛查:生化筛查关键指标、判定标准及现状同 OTCD,易漏筛。浙江省筛查 180 余万例新生儿未发现 NAGSD 患者。

(2)NAGSD 新生儿基因筛查:目前尚无针对 *NAGS* 基因的新生儿筛查。

(3)建议新生儿联合生化及基因检测,理由如前述。

(4)诊断

1)确诊手段:目前多通过 *NAGS* 基因检测联合临床确诊。

2)新生儿筛查结果判读

A. MS/MS 筛查及 *NAGS* 检测结果均为阳性患儿可确诊,即 MS/MS 筛查 CIT 低于召回切值且检出 *NAGS* 致病性纯合或复合杂合变异。

B. MS/MS 筛查结果阴性:判读及随访方案参照 CPS1D。

C. MS/MS 筛查结果阳性,*NAGS*(包括 *OTC*、

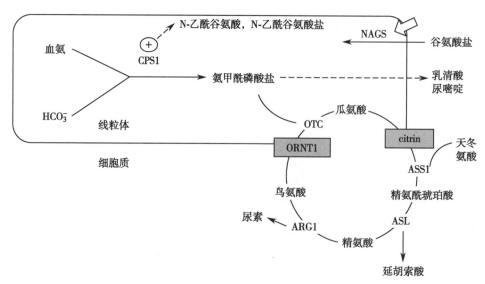

图 4-7 NAGSD 代谢通路图

CPS1）均阴性者随访方案参照 OTCD。

4. **治疗及预后**　NAGSD 急性期治疗原则同 OTCD。首选卡谷氨酸，是其特效替代治疗药物，急性期首剂 100mg/kg 口服或鼻饲，稳定期 25~100mg/（kg·d）每 6 小时一次口服维持。通常卡谷氨酸效果好，维持期建议单药治疗，不需联合其他药物或低蛋白饮食，通常不考虑肝移植。

5. **随访**　建议对基因确诊或临床诊断的 NAGSD 患儿均终生随访，随访策略参照 OTCD。

6. **再发风险及防控**　再发风险参照 CPS1D。注意需告知先证者家庭目前 NAGSD 应用卡谷氨酸治疗效果良好，属于可治疗的遗传代谢病。通常不建议产前诊断或试管婴儿。

（六）精氨酰琥珀酸合成酶缺乏症

1. **概述**　精氨酰琥珀酸合成酶缺乏症（argininosuccinate synthetase 1 deficiency，ASS1D），又称瓜氨酸血症Ⅰ型，因 ASS1 酶缺陷所致，属于常染色体隐性遗传病。估计发病率为 1∶250 000。我国的总体发病率尚缺乏流行病学资料，浙江省新生儿筛查 ASS1D 患病率为 1∶265 700。以血中 CIT 增高为主要生化特征，可伴尿乳清酸、尿嘧啶增高。临床变异度大，分经典型、迟发型、妊娠相关型、无症状型（仅有 CIT 增高，无临床异常）。以高血氨所致非特异性神经系统症状及胃肠道症状为典型临床表现。

2. **病因、发病机制及代谢通路（图 4-8）**　ASS1D 是因编码 ASS1 酶的基因 *ASS1* 发生致病性变异，导致 ASS1 酶功能缺陷，精氨酰琥珀酸（argininosuccinate，ASA）合成减少，尿素循环障碍所致，位于尿素循环的第三步。*ASS1* 基因位于 9q34.11，包含 16 个外显子，15 个内含子。主要在肝脏组织中表达，同时也在肾脏、成纤维细胞等多种组织有表达。迄今 Leiden Open Variation Database、HGMD、ClinVar 数据库已分别收录了 113 种、163 种、292 种 *ASS1* 变异位点，以错义突变为主，最常见的变异位点是 c.1168G>A（p.Gly390Arg）。*ASS1* 基因具有种族、地域特异性。其基因型 - 表型有一定程度相关性，迄今已有多种重症、轻症表型及良性型相关位点报道，但基因型并不能预测所有表型。亦有轻症型基因患者在特殊诱因下发生严重代谢失衡的案例报道。目前已知至少 14 个 *ASS1* 假基因。

3. **ASS1D 新生儿筛查及诊断**

（1）ASS1D 新生儿 MS/MS 筛查：ASS1D 为美国推荐的新生儿核心筛查病种。筛查关键指标为 CIT，重症 ASS1 患儿 CIT 明显增高，很少假阳性，未见假阴性报道；但轻症患者可出现假阴性；饮食、肝损伤等因素可出现假阳性；同时需与其他导致 CIT 增高的遗传代谢病鉴别。美国不同地区 CIT 筛查 ASS1D 的灵敏度、特异度各异。浙江省新生儿筛查 ASS1D 患病率与国际 ASS1D 估计发病率报道接近。MS/MS 筛查可检出 ASS1D 轻症病例，其临床发病风险预测较困难。

（2）ASS1D 新生儿基因筛查：目前尚无针对 *ASS1* 基因的新生儿筛查。国际临床资料显示通过测序分析可检出 96% *ASS1* 变异。

（3）联合 MS/MS 及基因进行 ASS1D 新生儿筛查，可缩短确诊时间，为 ASS1D 患者早期、精准治疗提供依据。若证实为 ASS1D 良性变异可终

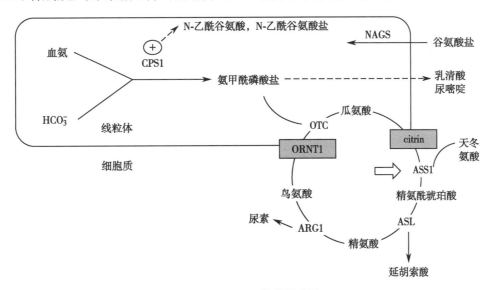

图 4-8　ASS1D 代谢通路图

止随访。

（4）诊断

1）确诊手段：ASS1D 可通过检测 *ASS1* 基因或皮肤成纤维细胞 ASS1 酶活性确诊。酶学检测方法复杂，单独酶活性检测较难确诊。目前多通过 *ASS1* 基因检测联合临床确诊；基因诊断困难者可联合成纤维细胞 ASS1 酶活性诊断。

2）新生儿筛查结果判读

A. MS/MS 筛查及 *ASS1* 检测结果均为阳性患儿可确诊，即筛查新生儿 CIT 增高超过筛查切值且检出 *ASS1* 纯合或复合杂合致病性变异。

B. MS/MS 筛查结果阴性

a. *ASS1* 基因检出致病性变异的纯合子（包括纯合变异或复合杂合变异）需高度疑诊 ASS1D，建议密切随访，随访中出现高血氨相关临床症状和/或典型生化异常（MS/MS CIT 增高；血、尿中 ASA 减低）可诊断。

b. *ASS1* 检出致病性不明确纯合子或杂合子需鉴别是 ASS1D 患者还是携带者，建议随访观察，随访中出现上述改变者需考虑 ASS1D 患者，杂合子建议进一步行 MLPA、qPCR 等检测 *ASS1* 有无缺失/重复型变异，需长期随访、治疗。若随访 3 次或以上（时间超过 1 年）临床、生化均未见异常改变，可考虑终止随访，告知相关注意事项，有不明原因呕吐、食欲缺乏、意识改变、抽搐、精神症状等情况需监测血氨，建议遗传代谢专科医师处就诊。

c. MS/MS 筛查结果阳性，*ASS1*（包括 *ASL*、*SLC25A13*）均阴性者随访方案参照 OTCD。

4. **治疗及预后** ASS1D 治疗原则同 OTCD。由于 ASS1D 患儿 CIT 高，除不能补充 CIT 外，其余饮食、药物治疗参照 OTCD。建议重症患儿发生神经系统异常前进行肝移植。预后与诊治早晚、临床类型、是否规范治疗及随访等因素相关。由于受饮食、环境、疾病等因素影响，亦有个别轻症 ASS1D 患者发生致死性代谢失衡案例报道。ASS1D 良性基因避免过度治疗。

5. **随访** 建议对基因确诊或临床诊断的 ASS1D 患儿均终生随访，随访策略参照 OTCD。

6. **再发风险及防控** 参照 CPS1D。建议首先明确先证者临床分型进行相应咨询，并告知轻症患者亦有发生严重代谢失衡风险。若先证者仅发现 *ASS1* 单个致病性变异位点，再次生育产前诊断首选结合中孕期羊水中 CIT 浓度综合评估，也

可结合羊水或绒毛膜组织 ASS1 酶活性判断。

（七）精氨酰琥珀酸裂解酶缺乏症

1. **概述** 精氨酰琥珀酸裂解酶缺乏症（argininosuccinatelyase deficiency，ASLD），因 ASL 酶表达异常所致，属于常染色体隐性遗传病。估计发病率为 1∶218 750。生化指标以血中 CIT、ASA 增高合并尿 ASA 增高，伴血氨增高为特征。临床上以高氨血症导致非特异性神经系统和消化系统症状为主要表现；神经系统症状、发育落后、认知障碍、肝脏损害较其他 UCD 病种常见；结节性脆发是其区别于其他 UCD 类型的特征；高血压较常见。预后较差。

2. **病因、发病机制及代谢通路（图 4-9）** ASLD 是因编码 ASL 酶的基因 *ASL* 发生致病性变异，导致 ASL 酶活性降低，ASA 不能分解，尿素循环障碍所致，位于尿素循环第 4 步。*ASL* 基因位于 7q11.21，包含 17 个外显子和 16 个内含子，编码 464 个氨基酸。主要在人体肝脏组织、成纤维细胞表达，在红细胞、肾脏组织内也有表达。Leiden Open Variation Database、HGMD、ClinVar 数据库已分别收录了 47 种、172 种、238 种 *ASL* 变异位点，以错义突变为主。已报道变异位点分布于整个基因区域，未见基因型-表型相关性报道。*ASL* 存在假基因，有 10 多个 *ASL* 同源序列片段，涉及多个外显子、内含子、5'UTR 和 3'UTR 区域。变异位点及临床资料可参照各大数据库（详见第四章）。我国仅见散在病例报道。

除高血氨的毒性作用外，ASA 能转化为胍基琥珀酸，对细胞和神经元有特异性毒性，这可能是患者产生认知障碍、肝脏转氨酶活性升高原因之一。文献报道，高血压及神经认知缺陷与一氧化氮合成缺陷有关。

3. **ASLD 新生儿筛查** ASLD 新生儿 MS/MS 及基因筛查现状与 ASS1D 相似建议生化及基因联合筛查，优点详见 ASS1D。重症 ASLD 患儿 CIT、ASA 明显增高，很少假阳性，未见假阴性报道；但轻症患者可出现假阴性，饮食、肝损伤等因素可出现假阳性；同时需与其他合并 CIT 增高的遗传代谢病鉴别。

4. **诊断**

（1）确诊手段：ASLD 多通过 *ASL* 联合临床异常确诊。基因诊断困难者可联合皮肤成纤维细胞 ASL 酶活性检测。

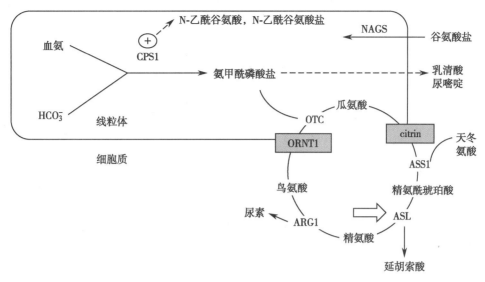

图 4-9　ASLD 代谢通路图

（2）新生儿筛查结果判读：①MS/MS 筛查及 *ASL* 检测结果均为阳性患儿可确诊，即 MS/MS 筛查 CIT 超过筛查切值且检出 *ASL* 纯合或复合杂合致病性变异。②MS/MS 筛查结果阴性：A. *ASL* 检出致病性变异的纯合子（包括纯合变异或复合杂合变异）需高度疑诊 ASLD，建议密切随访，随访中出现高血氨相关临床症状、肝功能损害、结节性脆发和 / 或典型生化异常（MS/MS CIT 增高；血、尿中 ASA 增高）可诊断。B. *ASL* 检出致病性不明确纯合子或杂合子需鉴别是 ASLD 患者还是携带者，具体参照 ASS1D。C. MS/MS 筛查结果阳性，*ASL*（包括 *ASS1D*、*SLC25A13*）均阴性者随访方案参照 OTCD。

5. **治疗及预后**　ASLD 治疗原则同 OTCD。由于 ASLD 患儿 CIT 高，除不能补充 CIT 外，其余饮食、药物治疗参照 OTCD。建议重症患儿发生神经系统异常前进行肝移植。注意监测动脉血压。由于 ASLD 神经系统异常、认知障碍、肝功能损伤较常见，预后较其他 UCD 病种差。部分新生儿筛查早期诊断患儿仍有严重神经系统后遗症。

6. **随访建议**　对基因确诊或临床诊断的 ASLD 患儿均终生随访，随访策略参照 OTCD。

7. **再发风险及防控**　ASLD 以常染色体隐性方式遗传。再发风险及防控参照 CPS1D。对先证者仅发现 *ASL* 单个位点致病性变异家系，产前诊断首选结合羊水中 ASA 及其代谢产物综合评估；也可结合羊水、绒毛膜组织 ASL 酶活性判断。

（八）精氨酸酶缺乏症

1. **概述**　精氨酸酶缺乏症（arginase 1 defici-ency, ARG1D），ARG1D 因 ARG1 酶表达异常所致，属于常染色体隐性遗传病。极罕见，国际估计发病率为 1∶950 000，日本发病率约为 1∶350 000。浙江省新生儿筛查 ARG1D 患病率约为 1∶232 000。生化指标以血中 ARG、尿乳清酸增高为特征。临床不同于其他类型 UCD，起病年龄相对较晚，多在 2~4 岁起病；以神经系统异常表现为主，如进行性痉挛性瘫痪、癫痫、智力障碍等；急性高血氨较其他类型 UCD 少见，但亦可在新生儿期出现或表现为复发性高血氨。

2. **病因、发病机制及代谢通路**（图 4-10）　ARG1D 是因编码 ARG1 酶的基因 *ARG1* 发生致病性变异，导致 ARG1 酶活性减低或缺失，尿素循环障碍所致，位于尿素循环最后一步。*ARG1* 位于 6q23.2，全长 11.1kb，包含 8 个外显子，7 个内含子，编码 322 个氨基酸。主要在红细胞、肝脏组织中表达。Leiden Open Variation Database、HGMD、ClinVar 数据库已分别收录了 32 种、74 种、123 种 *ARG1* 变异位点，以错义突变为主。错义突变主要发生在保守序列的 ARG1 酶活性区。终止密码子型和片段缺失型变异可随机发生在整个基因结构区。Diez-Fernandez 等总结了 112 例患者的 66 种 *ARG1* 变异，以错义突变最常见，共 32 种；其余缺失型 15 种，剪接型 10 种，无义突变 7 种，插入 1 种及起始密码子变异各 1 种。其中 48 种变异仅在单个家庭出现。虽然 8 个外显子区均有分布，但集中在外显子 1、4、7 多见。未发现基因型 - 表型相关性。即使携带无义突变、剪接型变异的纯合子患者临床亦可表现为轻症晚发型。

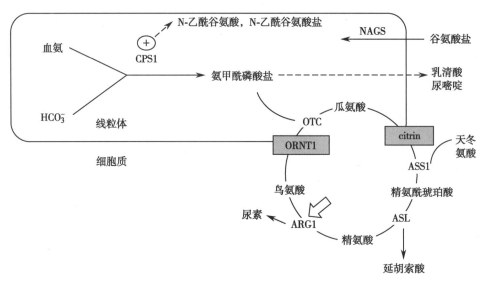

图 4-10　ARG1D 代谢通路图

有研究报道,胍基化合物如高精氨酸、N-乙酰精氨酸、α-酮基-δ-胍戊酸等在脑脊液中的蓄积与精氨酸血症的神经系统损害密切相关;脑脊液中精氨酸水平明显增高可能会间接导致一氧化氮的增高,引起氧化损伤,使皮质脊髓束微结构改变。

3. ARG1D 新生儿筛查

(1) ARG1D 新生儿 MS/MS 筛查:生化筛查关键指标为 ARG。美国将其列入新生儿筛查的次级推荐病种。国内多个地区已将其列入 MS/MS 筛查病种。ARG 作为 ARG1D 筛查关键指标的灵敏度、特异度未见报道;文献报道,ARG1D 患者 MS/MS 筛查 ARG 水平多数高于正常范围 2~3 倍以上,但治疗后 ARG 可仅轻度增高;饮食、肝功能损伤等多种因素可致 ARG 继发性增高。

(2) ARG1D 新生儿基因筛查:目前尚无针对 *ARG1* 基因的新生儿筛查。

(3) 建议新生儿联合生化及基因筛查,理由如前述。

4. 诊断

(1) 确诊手段:ARG1D 可通过检测 *ARG1* 基因或红细胞 ARG1 酶活性联合临床确诊。

(2) 新生儿筛查结果判读:①MS/MS 筛查及 *ARG1* 检测结果均为阳性患儿可确诊,即 MS/MS 筛查 ARG 超过筛查切值且检出 *ARG1* 致病性纯合或复合杂合变异。②MS/MS 筛查阴性:A. *ARG1* 基因检出致病性变异的纯合子(包括纯合变异或复合杂合变异)需高度疑诊 ARG1D,建

议密切随访,随访中出现相关临床症状和/或典型生化异常(MS/MS ARG 增高;尿乳清酸增高)可诊断。B. *ARG1* 检出致病性不明确纯合子或杂合子需鉴别是 ARG1D 患者还是携带者,若随访过程中出现上述神经系统异常、高血氨、ARG 增高需考虑 ARG1D 患者,杂合子建议进一步行 MLPA、q-PCR 等检测 *ARG1* 缺失/重复型变异可能,需长期随访、治疗。由于该病晚发型多见,对未出现临床、生化异常患者可根据情况 6~12 个月随访一次,随访至 3~5 岁未见异常可考虑终止随访,告知相关注意事项,有不明原因神经系统异常、发育落后等情况建议遗传代谢专科医师处就诊。C. MS/MS 筛查结果阳性,*ARG1* 阴性者随访方案参照 OTCD。

5. 治疗及预后　ARG1D 治疗原则、药物同 OTCD,但应避免使用 ARG。该病种神经系统异常、认知障碍多见,药物治疗部分有效,预后较差。

6. 随访建议　对基因确诊或临床诊断的 ARG1D 患儿均终生随访,随访策略参照 OTCD。

7. 再发风险及防控　参照 CPS1D。若先证者基因型不明确可联合中孕期胎儿红细胞 ARG1 酶活性诊断。

(九) 希特林蛋白缺乏症

1. 概述　希特林蛋白缺陷病(Citrin deficiency,CD),CD 因 *SLC25A13* 基因编码的肝型线粒体内膜钙结合的天冬氨酸/谷氨酸载体蛋白 Citrin 缺陷所致,属于常染色体隐性遗传病。是亚洲人群较常见的 UCD 类型,日本估计发病率为 1:100 000~1:230 000;韩国估计发病率为 1:50 000;

我国基因突变携带率为 1:65,以长江为界,呈南高北低趋势,长江以南(包括台湾省)人群突变携带率高达 1:48,而长江以北仅为 1:940。估计江南、江北患病率分别为 1:9 200、1:3 500 000。生化以血中 CIT 伴多种氨基酸如苏氨酸、蛋氨酸、酪氨酸、ARG 增高,甲胎蛋白、血氨增高,尿乳清酸、尿嘧啶增高,血、尿半乳糖增高为特征。临床表现有别于其他类型 UCD,分为三型,分别为小婴儿期发病的新生儿肝内胆汁淤积症(neonatal intrahepatic cholestasis caused by Citrin deficiency, NICCD,OMIM 605814)、幼儿或儿童期发病的 Citrin 缺陷导致的生长发育落后和血脂异常(failure to thrive and dyslipidemia caused by Citrin deficiency, FTTDCD)、成年期发病的瓜氨酸血症 Ⅱ 型(adult-onset type Ⅱ citrullinemia,CTLN2,OMIM 603471)。希特林缺陷病三种临床表型和生化表型均缺乏特异性,不同患者之间,甚至同一患者在疾病不同阶段临床表现也存在很大差异。

2. 病因、发病机制及代谢通路(图 4-11) CD 是因编码 Citrin 的 *SLC25A13* 基因发生致病性变异,导致天冬氨酸、谷氨酸线粒体膜内外穿梭受阻,尿素循环障碍;同时影响苹果酸穿梭、柠檬酸穿梭从而影响蛋白质合成、糖酵解、糖异生等多种生化反应,形成复杂多样的生化代谢紊乱,并最终形成年龄相关的不同临床表现。*SLC25A13* 位于染色体 7q21.3,包含 18 个外显子和 17 个内含子。主要在肝脏组织表达。Leiden Open Variation Database、HGMD、ClinVar 数据库已分别收录了 55 种、119 种、200 种 *SLC25A13* 变异位

点,以错义突变为主。我国人群 *SLC25A13* 基因高频变异类型是 c.851_854delGTAT(p.851del4)、c.1638_1660dup(p.1638ins23)、c.615+5G>A(p.IVS6+5G>A)、IVS16ins3kb 和 c.1399C>T(p.Arg467X)。迄今未发现明确基因型 - 表型相关性。变异位点及临床资料可参照各大数据库(详见第四章)。需注意因 *SLC25A13* 高频变异类型多数在非编码区域,常规 NGS 易漏检。

3. CD 新生儿筛查

(1)CD 新生儿 MS/MS 筛查:CD 筛查关键指标为 CIT,其灵敏度、特异度均受到质疑,易漏筛。浙江省新生儿筛查 CD 患病率约为 1:64 000,临床已发现新生儿筛查阴性基因确诊 NICCD 患儿。目前有将谷氨酸、谷氨酰胺添加为关键指标,筛查效率有待进一步观察。美国将其纳入次级筛查推荐病种。由于该病亚洲人群多见,国内多个地区已将其纳入 MS/MS 筛查病种。

(2)CD 新生儿基因筛查:目前尚无针对 *SLC25A13* 基因的新生儿筛查。

(3)建议新生儿联合生化及基因筛查,理由如前述。

4. 诊断

(1)确诊手段:CD 目前多通过 *SLC25A13* 基因检测联合临床确诊。

(2)新生儿筛查结果判读:①MS/MS 筛查及 *SLC25A13* 检测结果均为阳性患儿可确诊,以及 MS/MS 筛查 CIT 高于筛查切值且检出 *SLC25A13* 致病性纯合或复合杂合变异。②MS/MS 筛查结果阴性:A. *SLC25A13* 基因检出致病性变异的纯

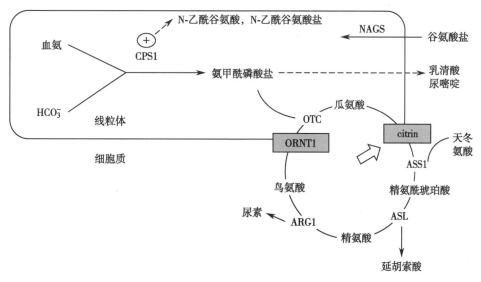

图 4-11　CD 代谢通路图

合子(包括纯合变异或复合杂合变异)需高度疑诊 CD,建议密切随访,随访中出现典型临床症状(上述三种表型)和/或典型生化异常(MS/MS CIT 伴或不伴多种氨基酸增高;尿乳清酸、尿嘧啶增高;甲胎蛋白增高;出凝血时间延长;血、尿半乳糖增高)可诊断。B. *SLC25A13* 检出致病性不明确纯合子或杂合子需鉴别是 CD 患者还是携带者。若随访过程中出现上述典型临床异常和/或典型生化改变需考虑 CD 患者,需注意关注非编码区热点变异,杂合子建议进一步行 MLPA、qPCR 等检测 *SLC25A13* 缺失/重复型变异可能,需长期随访、治疗。若随访 3 次或以上(时间超过 1 年)临床、生化均未见异常改变,可考虑终止随访,告知相关注意事项,有不明原因矮小、肝功能损害、血脂异常、神经系统异常等情况需监测血氨、血脂、肝功能,建议遗传代谢专科医师处就诊。C. MS/MS 筛查结果阳性,*SLC25A13*(包括 *ASS1*、*ASL*)均阴性者随访方案参照 OTCD。

5. 治疗及预后

(1)NICCD:急性期高血氨处理参照 OTCD,避免应用 CIT,同时选择无乳糖配方奶和/或强化中链甘油三酯的特殊奶粉喂养。大部分 NICCD 患者通过补充脂溶性维生素和改用特殊奶粉,症状可在 1 岁内缓解。部分患者无需特别治疗症状也能消失,个别患者预后不良。

(2)FTTDCD 是近年发现的一种介于 NICCD 和 CTLN2 之间的临床表型,目前尚缺乏成熟有效的治疗方法。患者可有饮食偏好(厌食米饭而嗜食高蛋白食物),不需强行纠正。建议保证充足能量供应,高蛋白、高脂肪、低碳水化合物饮食,补充脂溶性维生素,监测营养指标,及时调整饮食。日本报道丙酮酸钠可改善生长发育落后状况。

(3)CTLN2 目前最有效的治疗措施为肝移植,可预防高氨血症导致的相关脑病出现,纠正代谢紊乱。日本报道口服精氨酸和提高饮食中蛋白质摄入同时降低碳水化合物摄入,能有效降低 CTLN2 患者血氨水平,并改善高甘油三酯血症。口服丙酮酸钠(4~9g/d)可减少 CTLN2 患者高氨血症发作,部分患者甚至不再需要肝移植。

6. 随访建议
对基因确诊或临床诊断的 CD 患儿均终生随访,随访策略参照 OTCD。

7. 再发风险及防控
参照 CPS1D。

(十)高鸟氨酸-高血氨-高同型瓜氨酸综合征

1. **概述** 高鸟氨酸-高血氨-高同型瓜氨酸综合征(hyperornithinemia-hyperammonemia-homocitrullinuria syndrome,HHH)因 ORNT1 酶功能缺陷所致,属于常染色体隐性遗传病。欧美估计发病率约为 1:350 000;法国-加拿大裔高发,患病率为 1:1 550。生化指标以血中 ORN 增高,尿同型瓜氨酸增高伴高血氨为特征。临床分新生儿期起病型(表现为嗜睡、喂养困难、呕吐、气促、抽搐等)及晚发型(表现慢性神经系统损伤、进行性痉挛性瘫痪和高血氨脑病、慢性肝功能损伤,凝血功能尤其凝血因子Ⅶ、Ⅹ功能异常较常见)。大多数为晚发型。

2. **病因、发病机制及代谢通路(图 4-12)** HHH 是因编码 ORNT1 酶的基因 *SLC25A15* 发生致病性变异,导致 ORNT1 酶活性减低,ORN 向线粒体内转运障碍,导致尿素循环中断所致。*SLC25A15* 位于 13q14.11,包含 8 个外显子和 7 个内含子,编码 301 个氨基酸。在肝脏、胰腺、成纤维细胞中表达。Leiden Open Variation Database、HGMD、ClinVar 已分别收录 29 种、42 种、165 种变异位点。*SLC25A15* 基因具有明显种族差异,c.562-564delTTC(p.Phe188del)为法国-加拿大裔奠基者变异,占人群变异的 28%;c.535C>T(p.Arg179X)为中东、日本奠基者变异,占人群变异的 16%。未发现基因型-表型相关性,同一家系临床表型、生化表型变异度大,故不能用基因型预测临床严重程度。

3. HHH 新生儿筛查

(1)HHH 新生儿 MS/MS 筛查:MS/MS 筛查关键指标为 ORN,新生儿型不易漏检,晚发型可有假阴性;配方奶喂养、早产儿、肝功能损伤患儿可出现假阳性。

(2)HHH 新生儿基因筛查:目前尚无针对 *SLC25A15* 基因的新生儿筛查。文献报道测序分析可检出 *SLC25A15* 99.3% 变异位点。

(3)建议新生儿联合生化及基因检测,理由如前述。

4. 诊断

(1)确诊手段:HHH 多通过检测 *SLC25A15* 基因联合临床诊断。基因诊断困难者可联合皮肤成纤维细胞 ORNT1 酶活性诊断。

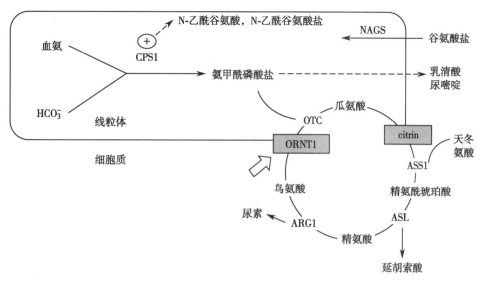

图 4-12　HHH 代谢通路图

（2）新生儿筛查结果判读：①MS/MS 筛查及 *SLC25A15* 检测结果均为阳性患儿可确诊，即 MS/MS 筛查 ORN 超过筛查切值且 *SLC25A15* 基因检出致病性纯合或复合杂合变异。②MS/MS 筛查结果阴性：A. *SLC25A15* 基因检出致病性变异的纯合子（包括纯合变异或复合杂合变异）需高度疑诊 HHH，建议密切随访，随访中出现上述相关临床症状和 / 或典型生化异常（MS/MS ORN 增高、尿同型瓜氨酸增高、高血氨）可诊断。B. *SLC25A15* 检出致病性不明确纯合子或杂合子需鉴别是 HHH 患者还是携带者（参照 CPS1D）。C. MS/MS 筛查结果

阳性，*SLC25A15* 阴性者随访方案参照 OTCD。

5. **治疗及预后**　HHH 治疗原则、饮食、药物参照 OTCD。若代谢指标控制理想不建议肝移植，因肝移植虽能改善高血氨，但对神经系统异常疗效不佳。预后影响因素参照 OTCD。

6. **随访建议**　对基因确诊或临床诊断的 HHH 患儿均终生随访，随访策略参照 OTCD。

7. **再发风险及防控**　HHH 以常染色体隐性方式遗传，再发风险及防控参照 CPS1D。该病新发变异少见。

（童　凡）

第三节　脂肪酸 β 氧化障碍

一、脂肪酸 β 氧化障碍概述

（一）概述

脂肪酸 β 氧化障碍（fatty acid oxidation disorders，FAOD）是一组由于脂肪酸进入线粒体进行 β 氧化过程中酶或转运蛋白功能缺陷导致脂肪酸代谢受阻，乙酰辅酶 A（acetyl-CoA）生成减少、ATP 产生不足、能量合成障碍所引起的机体功能障碍的疾病，属常染色体隐性遗传。由于酶或转运蛋白在脂肪酸 β 氧化代谢过程中的位置不同，因而临床表现及对机体的损害程度不一。临床以低血糖、肝功能障碍为主要临床症状。肝

脏、心脏、骨骼肌、脑发育的损害最为常见。本病总体患病率为 1∶（8 000~10 000），在本组疾病中，其中以原发性肉碱缺乏症最为常见，为 1∶（20 000~40 000）。在脂肪酸 β 氧化障碍途径中涉及的酶或转运体主要包括：位于细胞膜上的肉碱转运体（organic cation transporter，OCTN2）、位于线粒体外膜的酰基辅酶 A 合成酶、肉碱棕榈酰转移酶 Ⅰ（carnitine palmitoyltransferase Ⅰ，CPT-Ⅰ）、位于线粒体内的肉碱酰基肉碱移位酶（carnitine-acylcarnitine translocase，CACT）、肉碱棕榈酰转移酶 Ⅱ（carnitine palmitoyltransferase Ⅱ，CPT-Ⅱ）等。

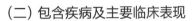

（二）包含疾病及主要临床表现

主要临床表现见表 4-7。

表 4-7　脂肪酸 β 氧化障碍汇总表

中英文疾病名称	疾病 OMIM 编号	基因和定位	基因 OMIM 编号	临床表现
原发性肉碱缺乏症 （primary systemic carnitine deficiency）	212140	SLC22A5， 5q31.1	603377	急性能量代谢紊乱、心肌病、心律失常、肌无力、肝脏损害
肉碱棕榈酰转移酶缺乏症 I 型 （carnitine palmitoyl transferase I deficiency）	255120	CPT1A， 11q13.3	600528	低酮性低血糖或肝性脑病所致突发呕吐、惊厥、昏迷、肝大伴转氨酶升高、凝血功能异常、高脂血症、高氨血症、肾小管性酸中毒
肉碱棕榈酰转移酶缺乏症 II 型（婴儿型） （carnitine palmitoyltransferase II deficiency, infantile）	600649	CPT2， 1p32.3	600650	低酮性低血糖、嗜睡、昏迷、惊厥、肝大、肝功能衰竭、心肌病
肉碱-酰基肉碱移位酶缺乏症 （carnitine-acylcarnitine translocase deficiency）	212138	SLC25A20， 3p21.31	613698	抽搐、嗜睡、昏迷、心肌病、心律失常、肝脏损害、肌肉损害
短链酰基辅酶 A 脱氢酶缺乏症 （short-chain Acyl-CoA dehydrogenase deficiency）	201470	ACADS， 12q24.31	606885	发育迟缓、低血糖、肌张力低下、惊厥、行为问题，也可见心肌病、胎儿生长受限和呼吸抑制，偶见急性酸中毒
3-羟酰基辅酶 A 脱氢酶缺乏症 （3-hydroxyl-CoA dehydrogenase deficiency）	231530	HADH， 4q25	601609	低酮性低血糖、癫痫、发育迟缓、小头畸形、暴发性肝衰竭，多伴有高胰岛素血症
中链酰基辅酶 A 脱氢酶缺乏症 （medium-chain acyl-CoA dehydrogenase deficiency）	201450	ACADM， 1p31.1	607008	饥饿、疾病、应激状态下低血糖、嗜睡、呕吐、抽搐，可有脂肪肝、发育迟缓、肌无力
极长链酰基辅酶 A 脱氢酶缺乏症 （very long-chain acyl-CoA dehydrogenase deficiency）	201475	ACADVL， 17p13.1	609575	心肌病型：心肌病、心肌酶升高、心包积液、Reye 综合征；肝病型：反复发作的低酮性低血糖、肝功能异常；肌病型：发作性肌病、横纹肌溶解
长链-3 羟酰基辅酶 A 脱氢酶缺乏症 （long-chain 3-hydroxyl-CoA dehydrogenase deficiency）	609016	HADHA， 2p23.3	600890	低酮性低血糖、肝脏病变、心肌病、横纹肌溶解症、渐进性和不可逆的外周神经病变及视网膜病变
三功能蛋白缺乏症 （tri-functional protein deficiency）	609015	HADHA、 HADHB， 2p23.3	600890 143450	低酮性低血糖、肌张力减退、心肌病、肝功能障碍、肝大、横纹肌溶解症、外周神经性病变
α-甲基乙酰乙酸尿症（β-酮硫解酶缺乏症） ［α-methylacetoacetic aciduria（β-ketothiolase deficiency）］	203750	ACAT1， 11q22.3	607809	急性发作的酮症性酸中毒、呕吐、嗜睡、高氨血症、高甘氨酸血症

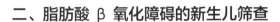

二、脂肪酸 β 氧化障碍的新生儿筛查

(一) FAOD 生化筛查现状及局限性

由于本组疾病发病年龄、临床表现、对器官组织等的损害严重程度具有非特异性,患病率较低、疾病相对罕见,因此临床上容易漏诊或误诊、较难获得及时诊断。但若能及时发现,经药物或特殊饮食等治疗有效,可以改善其预后。自 1963 年以来,美国首先开展的新生儿遗传代谢病筛查已被证实对早期发现 FAOD 获得成功。目前在全球范围广泛采用 MS/MS 方法进行筛查,2002 年,我国亦在上海交通大学医学院附属新华医院开展。浙江省于 2008 年对全省新生儿进行多项遗传代谢病的筛查,截止至 2019 年 12 月 31 日,已累计筛查 3 834 043 例,确诊 FAOD 患儿 274 例,患病率为 1∶13 993。但由于 FAOD 某些病种生化指标易受患儿的饮食、疾病、用药,以及母亲等因素影响(如母源性肉碱缺乏症、遗传性有机酸血症、红霉素、丙戊酸钠、环孢素 A、匹氨西林等药物使用者、素食者或患有消化道畸形、胃肠炎等疾病、血液透析和肾小管功能障碍患者,以及早产儿均能导致游离肉碱 CO 缺乏而导致假阳性),因而生化指标的筛查不可避免会出现一定的假阳性和假阴性结果。轻症或晚发型患儿早期亦缺乏典型生化指标改变,新生儿筛查此类患儿具有较高的假阴性率。相反,在新生儿出生时早发的重症者因夭折而错失筛查确诊的机会。我国《新生儿疾病串联质谱筛查技术专家共识》中建议:对 14 种 FAOD 中的 3 种是必筛项目,包括原发性肉碱缺乏症(PCD)、中链酰基辅酶 A 脱氢酶缺乏症(medium chain acyl-CoA dehydrogenase deficiency,MACDD)、极长链酰基辅酶 A 脱氢酶缺乏症(VLCADD)。

(二) FAOD 基因筛查现状、可行性及局限性

目前,国外有应用 NGS 技术如 Panel 和 WES 方法,针对新生儿或重症监护病房新生儿进行基因筛查的试验性研究,尚无针对 FAOD 的新生儿基因筛查研究。

FAOD 是一组致病基因较为明确的单基因隐性遗传病。随着基因检测手段和技术的快速进展,在检测的特异度和准确性等方面都获得极大提升和优化,检测费用也有大幅度的降低,这给 FAOD 实施基因筛查提供了可能性。

目前主要的困难为:

1. 变异位点致病性判定,尤其新发变异位点致病性判读困难。而软件预测致病性的准确性有待提高;实验室功能验证过程复杂,体外功能与体内存在差异。

2. 部分致病性变异位点用目前临床常用遗传检测手段易漏检,如启动子区、深度内含子等非编码部位的变异等。

3. 近年来遗传学研究进展迅速,疾病的遗传机制也在不断修正,某些单基因遗传病因发现存在调控基因而转变定义为寡基因遗传病。所以,遗传性疾病临床诊断强调兼顾表型及基因型。

(三) FAOD 联合生化及基因检测的优势

新生儿筛查目的是在出现临床症状前能够及时发现并给予明确诊断,早期治疗,改善疾病预后。FAOD 病种其生化改变往往出现在临床改变之前,此为 FAOD 生化筛查的基础。基于 FAOD 生化筛查及基因检测各有优缺点,联合筛查可互为补充,而通过生化联合基因筛查可提高 FAOD 检出效率,缩短确诊时间,是实现早期诊断、精准治疗,改善患儿预后的有效途径;且通过新生儿人群联合基因检测,可更快建立中国人群 FAOD 相关致病基因变异位点数据库,使更多本病患儿获得及时、准确的诊断;同时使重症型尤其新生儿早期夭折患儿有机会获得基因诊断,以便有效帮助家庭实现再次生育的产前诊断,也可为家庭其他成员提供准确的遗传咨询,免除此类家庭再次遭遇不幸。

三、原发性肉碱缺乏症

(一) 概述

原发性肉碱缺乏症(primary carnitine deficiency,PCD,OMIM 212140)又称原发性肉碱吸收障碍(carnitine uptake defect,CUD),或肉碱转运障碍(carnitine transporter deficiency,CTD),是由于 *SLC22A5* 基因突变引起高亲和力钠依赖性肉碱转运体 OCTN2(organic cation transporter 2)蛋白功能缺陷,尿中肉碱排出增加,血液、组织、细胞内肉碱缺乏,从而引起脂肪酸 β 氧化缺陷的疾病。患病率具有明显种族差异,一般为 1∶20 000~1∶40 000。浙江省筛查 3 834 043 例新生儿,确诊 PCD153 例,患病率为 1∶25 059。

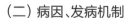

（二）病因、发病机制

PCD 是由于 *SLC22A5* 基因突变致细胞膜上的肉碱转运体（OCTN2）功能缺陷的常染色体隐性遗传病。OCTN2 存在于肠黏膜、肝脏、心肌、骨骼肌及肾小管等组织细胞膜上，将肉碱由细胞外转运至细胞内。OCTN2 功能缺陷导致组织细胞内肉碱缺乏，引起细胞功能障碍。

肉碱的主要功能是将中、长链脂肪酸从细胞质转运至线粒体内进行脂肪酸 β 氧化的必需载体。脂肪酸 β 氧化是为肝脏、心肌、骨骼肌提供能量的主要形式，肉碱缺乏致脂肪酸 β 氧化受阻，可造成低血糖及酮体减少，组织细胞内能量供应不足，导致细胞损伤，转氨酶及肌酸激酶增高。

本病为常染色体隐性遗传病，编码 OCTN2 的 *SLC22A5* 基因位于 5q31.1，含 10 个外显子，约 3.2kb 长。OCTN2 是一种跨膜蛋白，由 557 个氨基酸组成，包含 12 个跨膜位点及 ATP 结合位点。已报道的致病性突变超过 180 种（APUP 实验室 SLC22A5 数据库，约 1/2 致病性突变为错义突变，其余的为无义突变、剪接突变、小片段插入或缺失。HGMD 数据库还收录了 7 种大片段缺失。2014 年，上海市报告我国 20 例 PCD 常见突变为 c.760C>T（p.R254X），约占 25.6%。2020 年，浙江省对 111 例 PCD 患儿进行基因检测，均发现为纯合突变或复合杂合突变形式。共检出 *SLC22A5* 基因上 42 种变异，包括 30 种错义突变、5 种无义突变、4 种剪接突变和 3 种移码突变。其中以 c.1400C>G（p.S467C）突变最为常见，约占 33.33%（74/222）；其次为 c.51C>G（p.F17L）占 14.73%。可能与研究样本量较多更具有统计学意义有关。

（三）临床表现

PCD 患者临床表现多无特异性，起病年龄、受累脏器及严重程度有明显的异质性。婴幼儿期急性代谢紊乱、肌病是 PCD 比较常见的临床表现。发作性急性代谢紊乱常因应激状态（如上呼吸道感染、胃肠炎等引起的饥饿、高代谢状态）诱发发作，表现为喂养困难、呕吐、意识障碍、肝大、低酮症性低血糖、转氨酶增高、高氨血症等。心肌病表现是儿童期最常见的临床表现，包括扩张型心肌病和肥厚型心肌病，以扩张型心肌病更多见，也可发生心律失常。另外，还有一些不典型临床表现如反复恶心、腹痛、贫血、智力运动落后、精神

行为异常、易感染等。PCD 死亡率高，易被误诊为瑞氏综合征或线粒体病，而携带者多无症状。

（四）PCD 新生儿筛查

1. 生化筛查　目前只有 MS/MS 能够对血液中游离肉碱（free carnitine，C0）及不同种类酰基肉碱进行快速检测。游离肉碱检测切值：新生儿期与非新生儿期干血滤纸片 C0 参考范围略有不同；样品处理衍生法与非衍生法略有不同；不同实验室之间略有不同。新生儿及非新生儿 C0 低限均为 10μmol/L；新生儿 C0 上限为 50~60μmol/L（样品处理方法、不同实验室之间有差异），非新生儿 C0 上限为 60~90μmol/L（样品处理方法、不同实验室之间有差异）。新生儿筛查 C0 低于 10μmol/L，需要原血片复查，原血片复查仍低于 10μmol/L 判断为初筛阳性，需要召回新生儿采血复查（注意，召回采血时，需要喂奶后 3 小时采血），同时需要母亲采血检测血 C0。但美国 R4S 系统亦显示血液 C0、酰基肉碱水平在患病人群及正常人群间有重叠，因此，对 PCD 筛查指标仅采用 C0 会导致一定的假阳性和假阴性。

2. 基因筛查　目前国内外尚无针对 PCD 的新生儿基因筛查的研究报道。但由于本病致病基因较为明确，合理设计的遗传代谢病 Panel 已较为成熟，通过测序分析可检出约 70% 的 *PCD* 基因变异。

现通常采用的本病筛查与诊断流程为：召回筛查可疑阳性患儿，采用一般生化或特殊检查进一步明确诊断，对于仍然有异常的患儿再给予基因检测确诊。此程序一般需要 1~2 个月。考虑新生儿筛查效价比及治疗抉择，建议联合 MS/MS 及 NGS 方法（可采用优化后的遗传代谢病 Panel）进行 PCD 新生儿筛查，尽快获得患儿生化表型及基因型，实现早期诊断、精准治疗、改善预后、避免延误或过度治疗。

（五）诊断

1. 新生儿筛查　召回检测血 C0 低于 10μmol/L（或低于实验室自定低限），为了排除母源性肉碱缺乏，需要在喂足奶的情况下再次检测 C0，若 C0 连续 3 次检测 <10μmol/L，则可排除继发性肉碱缺乏，诊断为 PCD。

2. 实验室及影像学检测　可辅助诊断，肌肉或皮肤活检酶学检测方法复杂，临床较难开展。

3. 基因检测　①单基因检测：对 *SLC22A5*

基因序列进行分析,若未发现或仅发现1个杂合位点基因突变,加做基因缺失/重复分析;②高通量测序法(NGS):遗传代谢病靶向性多基因 Panel(包含 *SLC22A5* 基因),适用于血液肉碱谱异常不典型的疑似遗传代谢病患者,需通过基因检测鉴别或排外其他遗传性脂肪酸代谢异常、有机酸代谢异常等疾病,应用高通量测序法发现约70% PCD 患者突变位点;③更全面的基因组测序:包括 WES 和 WGS。

4. PCD 新生儿筛查结果判读

(1)生化筛查结果判读:①筛查 C0 低于 $10\mu mol/L$,需要原血片复查,原血片复查仍低于 $10\mu mol/L$ 判断为初筛阳性,需要召回新生儿采血复查(注意,召回采血时,需要喂奶后3小时采血),同时需要母亲采血检测血 C0。ACMG 推荐血液总肉碱及 C0 水平均降低为筛查阳性,尤其是 C0、酰基肉碱和总肉碱(C0 加酰基肉碱总和)均低于正常对照10%者 PCD 患者可能大。PCD 筛查的最佳指标为 C0,其次为 C18:1。②召回阳性者的确诊:召回检测 C0 正常,则排除 PCD;若 C0 仍低(伴或不伴有其他酰基肉碱降低),且母亲血 C0 值正常,则提示婴儿患 PCD,需要基因检测确诊;若母亲 C0 降低,且母亲为健康、非素食者,则提示母亲患 PCD,建议母亲基因检测确诊,若同时婴儿 C0 降低,提示婴儿为母源性肉碱缺乏症。值得注意的是,由于血 C0 值受多种因素的影响,有一定的假阳性和假阴性,故虽然经过新生儿串联质谱筛查 C0 正常者,若在成长过程中出现 PCD 疑似症状,仍需要进行串联质谱检测,鉴别是否为 PCD。

(2)基因筛查结果判读:PCD 为常染色体隐性遗传疾病,遵循孟德尔遗传定律。如果在 *SLC22A5* 基因中检测到一个纯合变异或两个杂合变异,建议对父母进行检测以确认遗传来源。如果结果确认变异分别遗传自父母,则可以确认患儿的两个 *SLC22A5* 等位基因都携带变异。如果父母中只有一方携带杂合变异,则建议进行基因缺失的检测,或排除假阳性的可能性。若检测到一个纯合变异或两个复合杂合变异:①若为已报道明确致病变异,提示为 PCD 患者;②若为未报道变异,预测均为致病变异,提示可能为 PCD 患者;③若为未报道变异,其中一个变异预测为致病不明确或良性,需要结合生化检验等鉴别是

否 PCD。若检测到1个杂合变异,提示可能为 PCD 基因突变携带者,仍不能排除本病者,建议随访。

(六)治疗

由于 PCD 多由饥饿、禁食、长时间剧烈运动、感染及手术等应激状态诱发,致使脂肪酸代谢障碍,从而引起能量代谢障碍及低血糖,故本病的治疗原则为:避免饥饿及长时间剧烈运动,在禁食、感染及手术史等应急状态时,需要注意补充葡萄糖及能量,预防疾病发作。

1. 避免饥饿及长时间高强度运动,防止低血糖发生。新生儿期建议喂养间隔时间不超过2~3小时;婴儿不超过4小时;儿童不超过8小时。发生低血糖等急性代谢紊乱时,需静脉注射葡萄糖[10% 葡萄糖 $10mg/(kg\cdot min)$ 起始,30分钟监测血糖,根据血糖浓度调节补糖速度],并补充左卡尼汀,尽快使血糖恢复正常。

2. 补充左卡尼汀为 PCD 主要的治疗方法,且需要终生治疗,急性重症患者初始剂量为 $100\sim400mg/(kg\cdot d)$,分3次口服或静脉滴注,根据血浆 C0 水平调整剂量,目标维持血浆 C0 浓度在正常范围,改善生存质量。对于严重疾病状态下不能耐受口服药物或禁食患者需静脉补充左卡尼汀。左卡尼汀副作用相对较少,大剂量给药可致肠道不适、腹泻或鱼腥样异味。可减少左卡尼汀单次剂量或增加服药次数(分4次服用),加用甲硝唑片 $10mg/(kg\cdot d)$ 连续口服1周改善。对左卡尼汀 $400mg/(kg\cdot d)$ 补充1个月后血液 C0 仍不能恢复正常或不能耐受大剂量左卡尼汀者,或伴有乙酰肉碱降低者,建议加用乙酰肉碱。

3. 对于继发性导致的肉碱缺乏症,需对原发疾病进行精确治疗。合并心肌病及转氨酶增高的患者,需要给予保护心肌及肝脏的药物,或同时到心脏或肝病专科治疗、随访管理。

(七)随访

PCD 是可治性遗传病,需要终生治疗及随访,新生儿筛查确诊无症状者,终生治疗一般不会发病,预后良好;临床患者在脏器发生不可逆损伤前治疗,预后较好;本病具有潜在致死性,不治疗可发生猝死。反复发作的低血糖、能量代谢障碍或严重心律失常是导致死亡的主要原因;极少数患者因低血糖或能量代谢障碍可损伤大脑,导致智力落后。

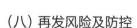

（八）再发风险及防控

1. PCD 为常染色体隐性遗传病。夫妻双方为携带者时,每次怀孕后代均有 25% 的机会为 PCD 患者,50% 的机会为无症状携带者,25% 机会为正常。

2. 建议 PCD 患者同胞常规检测血液肉碱谱,以鉴别其同胞是否为 PCD 患者,若确诊为 PCD 患者,也需治疗和随访。

3. 如果夫妻双方已经确认为 SLC22A5 突变携带者,再次生育时在妊娠 16~20 周经羊水穿刺或 10~12 周时行绒毛膜穿刺取样提取胎儿细胞 DNA,可对突变已知家系进行产前诊断。或通过胚胎植入前遗传学筛查,排除携带两个致病位点的胚胎。

四、短链酰基辅酶 A 脱氢酶缺乏症

（一）概述

短链酰基辅酶 A 脱氢酶缺乏症（short-chain acyl-coa dehydrogenase deficiency,SCADD,OMIM 201470）是一种由于 ACADS 基因突变导致其编码的短链酰基辅酶 A 脱氢酶（short-chain acyl-coa dehydrogenase,SCAD）功能缺陷,导致线粒体内脂肪酸 β 氧化障碍,血液中毒性产物蓄积所致脂肪酸代谢异常疾病。

短链酰基辅酶 A 脱氢酶缺乏症患病率有种族及地区的差异,文献报道,欧美等国家新生儿患病率为 1:25 000~1:120 000;日本患病率较低为 1:606 380;中国浙江省报道为 1:68 936。

（二）病因、发病机制

SCADD 是由于 ACADS 基因突变导致 SCAD 蛋白功能缺陷,SCAD 为线粒体脂肪酸 β 氧化代谢通路酰基辅酶 A 脱氢酶家族中一个重要酶,能催化 C4~C6 的短链酰基辅酶 A 脱氢。脱下的成对氢原子经电子转运黄素蛋白（electron transferring flavoprotein,ETF）和电子转运黄素蛋白脱氢酶（electron transport protein dehydrogenase,ETFDH）转运至线粒体呼吸链进行氧化磷酸化产生 ATP,而脱氢产生的烯酰基辅酶 A 在三功能蛋白作用下,生成 1 分子乙酰辅酶 A 和 1 分子少两个碳原子的酰基辅酶 A,完成一次 β 氧化过程。脂肪酸代谢生成的乙酰辅酶 A 可进入三羧酸循环彻底氧化分解,产生 ATP 为机体提供能量。SCAD 缺陷导致血液中丁酰基肉碱（butyryl-carnitine,C4）

及尿中的乙基丙二酸（ethylmalonic acid,EMA）增高。

（三）临床表现

SCADD 最常见的临床表现为神经系统受累。可在新生儿至成人期发病,多数起病年龄在 5 岁以内。新生儿筛查检出病例可多年无症状,偶见喂养困难、肌张力低、低血糖、语言发育迟缓的报道;而临床病例症状较复杂,重症如面部畸形、喂养困难、生长发育迟缓、代谢性酸中毒、酮症性低血糖、意识改变、抽搐、肌张力低、肌病等,无症状者也有报道。

（四）SCADD 新生儿筛查

由于本病预后良好,是否将其列入新生儿遗传代谢病必筛项目尚有争议,也有建议将其列入新生儿二级筛查病种。

1. **生化筛查** 对出生 48 小时后的新生儿足跟滤纸干血片采用 MS/MS 技术能够对血液中丁酰基肉碱（butyryl-carnitine,C4）及其他不同种类酰基肉碱进行快速检测。新生儿筛查 C4 及其比值增高（一般 C4 值 cut-off 参考值为 0.03~0.48μmol/L 或本实验室自行制定的参考值）,需要原血片复查,若复查仍高则判断为初筛阳性,则召回复查。通常 SCADD 患者 C4 绝对值高于正常范围 2 倍以上。

目前一般采用的本病筛查与诊断流程为:召回筛查可疑阳性患儿,采用一般生化或特殊检查进一步明确诊断,对于依然有异常的患儿再给予基因检测确诊。此程序一般需要 1~2 个月。

虽然 SCADD 血中 C4 及尿中 EMA 增高为其生化表型,但并非特异性,C4 增高也可见于异丁酰辅酶 A 脱氢酶缺乏症、乙基丙二酸脑病及多种酰基辅酶 A 脱氢酶缺乏症、线粒体呼吸链缺陷等疾病。EMA 增高可出现在乙基丙二酸脑病及多种酰基辅酶 A 脱氢酶缺乏症、牙买加呕吐病（Jamaican vomiting sickness）、线粒体呼吸链缺陷等;目前认为 C4、EMA 是 SCADD 非特异性生化标记,其升高程度与 SCADD 酶活性的缺乏程度未见明显相关性,因此,单纯生化筛查假阳性率较高。

2. **基因筛查** 目前尚无基因筛查的国内外先例及共识,但由于本病致病基因较为明确,合理设计的遗传代谢病 Panel 已较成熟,通过测序分析可检出基因变异。HGMD 数据库已收录 88 种 ACADS 基因变异,大部分为错义突

变。研究发现,欧美 SCADD 患者以 ACADS 基因 c.625G>A(p.G209S)和 c.511C>T(p.R171W)突变最为常见。与欧美国家的热点突变不同,本筛查中心确诊的中国 SCADD 患儿基因检测结果显示,ACADS 基因 c.1031A>G(p.E344G)突变频率最高,其次为 c.164C>T(p.P55L)和 c.991G>A(p.A331T)突变。

考虑新生儿筛查效价比及治疗抉择,建议联合 MS/MS 及 NGS 方法(可采用优化后的遗传代谢病 Panel)进行 SCAD 新生儿筛查,尽快获得患儿生化表型及基因型,实现早期诊断、精准治疗、改善预后、避免延误或过度治疗。

(五)诊断

对干血滤纸片串联质谱和/或基因筛查可疑阳性患儿,应立即召回行血串联质谱及尿有机酸分析,若发现 C4 和/或 EMA 增高者建议行进一步确诊检查。由于 SCADD 临床表现非特异性,部分病例无症状,临床易漏诊或误诊,对不明原因的低血糖、惊厥、肌张力异常、发育落后等患儿需考虑遗传代谢病的可能。检测项目包括:

1. **实验室检查** 可出现酮症性低血糖、代谢性酸中毒、血氨升高、肝功能异常等。部分患者可检出胰岛素降低,生长激素、皮质醇增高。

2. **血氨基酸谱及酰基肉碱谱检测** SCADD 患者血 C4(参考值 0.03~0.48μmol/L)及其比值增高,通常 C4 绝对值高于正常范围 2 倍以上。

3. **尿有机酸检测** SCADD 患者尿 EMA 增高。值得注意的是,并非每次检测均能发现 C4、EMA 增高,因此建议疑诊者至少检测 2 次以上。

4. **SCAD 酶活性测定** 检测 SCAD 酶活性方法多样,可对患者皮肤成纤维细胞、骨骼肌细胞等组织进行酶活性检测,酶活性减低可明确诊断。酶活性低于正常对照 30% 以下需考虑 SCADD。由于 SCAD 酶活性检测流程复杂,需取皮肤或肝组织活检,正常范围较难获取,目前临床难以常规开展。

5. **ACADS 分子检测** 检测 ACADS 基因突变是确诊 SCADD 的金标准。

(1)基因检测判读:本病为常染色体隐性遗传疾病,遵循孟德尔遗传定律。如果在 ACADS 基因中检测到一个纯合变异或两个杂合变异,建议对父母进行检测以确认遗传来源。如果结果确认变异分别遗传自父母,则可以确认患儿的两个

ACADS 等位基因都携带变异。如果父母中只有一方携带杂合变异,则建议进行基因缺失的检测,或排除假阳性的可能性。

(2)若检测到一个纯合变异或两个复合杂合变异:①若为已报道明确致病变异,提示为 SCAD 患者;②若为未报道变异,预测均为致病变异,提示可能为 SCAD 患者;③若为未报道变异,其中一个变异预测为致病不明确或良性,需要结合生化检验等鉴别是否为本病。检测到一个变异:提示可能为 SCAD 基因突变携带者,仍不能排除本病者,建议随访。

6. **其他影像学检查** 对合并神经系统异常患者建议头颅 MRI 检测;合并肝功能损害、肝大者建议肝脏 B 超检查。惊厥者建议脑电图;发育迟缓者需检测行为发育量表、社会适应能力、智力测定等。

(六)治疗

目前尚无统一的治疗共识,无特殊脂肪摄入限制或特殊添加饮食等要求。

1. **主要处理措施** 包括改善临床症状,避免长期禁食,采用与年龄相适应的健康心脏饮食。最长禁食时间:新生儿<4 小时;婴幼儿<6 小时;儿童<12 小时。

2. **急性发作期** 尤其对恶心、呕吐不能进食者静脉给予 10% 葡萄糖溶液,补液速度维持 8~10mg/(kg·min),能进食者口服葡萄糖液抑制分解代谢。低血糖类似处理。上述措施并不能改善临床进程,但患者症状会随年龄好转。

3. **药物治疗**

(1)左旋肉碱治疗:目前尚存在争议,一般认为游离肉碱低时可补充。

(2)维生素 B$_{12}$(核黄素):黄素腺嘌呤二核苷酸(flavin adenine dinucleotide,FAD)为 SCAD 蛋白辅助因子,对 SCAD 蛋白发挥重要作用,核黄素作为分子伴侣可修饰突变蛋白及稳定突变蛋白构象。但补充核黄素治疗研究结果的有效性并不一致,报道核黄素剂量为 10mg/(kg·d),最大剂量为 150mg/d,分 3 次。

(七)随访监测

建议确诊病例长期随访,监测内容包括体格发育情况,营养状态如蛋白、铁、红细胞、必需脂肪酸、血酰基肉碱(游离肉碱、C4)。每半年至一年专科门诊随访一次;有代谢性酸中毒、低血糖急性发

作史者需加强随访观察。

再发风险及防控 SCADD 为常染色体隐性遗传病,夫妻双方为杂合子时,每次怀孕后代均有25% 的机会为本病患者;50% 的机会为无症状携带者;25% 的机会为正常。

建议:①避免近亲结婚。②如果夫妻双方均为 ACADS 致病变异携带者且有再次生育需求的家庭,可在妊娠 10~12 周时经绒毛膜或在 16~20 周时经羊水穿刺提取胎儿细胞 DNA,对突变已知家系进行产前诊断。或通过胚胎植入前遗传学筛查,排除携带两个致病位点的胚胎。家族成员基因突变位点验证也可检出无症状患者或杂合子携带者,进行相关遗传咨询。③基于新生儿筛查病例预后明显好于临床病例,建议本病纳入新生儿筛查。

五、中链酰基辅酶 A 脱氢酶缺乏症

(一)概述

中链酰基辅酶 A 脱氢酶缺乏症(medium chain acyl-coa dehydrogenase deficiency,MCADD,OMIM 201450)是 ACADM(OMIM 607008)基因异常导致中链酰基辅酶 A 脱氢酶(medium chain acyl-coa dehydrogenase,MCAD)功能缺陷,中链脂肪酸 β 氧化受阻,导致能量生成减少和毒性代谢中间产物贮积引起的疾病。MCADD 属于常染色体隐性遗传病。该病患病率有明显的种族差异,是北欧人群最常见的脂肪酸 β 氧化障碍性疾病,患病率约为 1:7 500;西班牙裔、非洲裔及中东血统的新生儿患病率约为 1:23 000。亚洲人群患病率相对较低,中国台湾地区为 1:263 500;浙江省筛查新生儿 3 834 043 例,诊断 17 例 MCADD,患病率为 1:22 553;上海市筛查新生儿 540 000 例,患病率为 1:142 857。

(二)病因及发病机制

MCADD 是因 ACADM 基因发生突变导致其编码的 MCAD 蛋白功能缺陷,造成线粒体脂肪酸 β- 氧化障碍,肝内酮体生成减少所致。

MCAD 是酰基辅酶 A 脱氢酶家族成员之一,位于线粒体基质,在肝脏、骨骼肌、心肌、皮肤成纤维细胞中均有表达,能催化中链脂肪酸,主要特异性催化 C6~C10 β 氧化的第一步,去掉两个电子,引入一个双链;然后经 ETF 和电子转运黄素蛋白脱氢酶(electron transferring flavoprotein

dehydrogenase,ETFDH)转运至线粒体呼吸链进行氧化磷酸化产生 ATP,在线粒体三功能蛋白(mitochondrial trifunctional protein,MTP)的作用下,生成 1 分子乙酰辅酶 A 和 1 分子少两个碳原子的酰基辅酶 A,完成一次 β 氧化过程(图 4-13,见文末彩图)。MCAD 缺乏时中链脂肪酸 β 氧化受阻,乙酰辅酶 A 生成减少,导致 ATP 及酮体生成减少;线粒体内中链酰基辅酶 A 蓄积,酰基辅酶 A/ 游离辅酶 A 比值增大累及糖有氧氧化及三羧酸循环,导致 ATP 进一步减少。能量缺乏糖酵解加速;乙酰辅酶 A 的减少影响了丙酮酸羧化酶活性,糖异生被抑制。当 MCAD 缺陷时,一旦肝脏糖原在长期禁食和高能量需求期间耗尽,就会引发低酮症性低血糖。该基因在脂肪酸氧化速度快、能量需要量多的器官组织如肝脏、心脏、肾脏、棕色脂肪组织内表达较高。线粒体内蓄积的中链酰基辅酶 A 与甘氨酸结合,产生己酰甘氨酸、辛酰甘氨酸、葵酰甘氨酸,通过肾脏排出,减轻毒性产物的作用;与肉碱结合,产生己酰基肉碱(hexanoyl-carnitine,C6)、辛酰基肉碱(octanoyal-carnitine,C8)、葵酰基肉碱(decanoyal-carnitine,C10)进一步代谢,可导致继发性肉碱缺乏;转运到微粒体进行 ω 氧化,产生具有很强肝毒性的二羧酸,其中以辛二酸为甚。有毒代谢物如辛酸、葵烯酸、顺式 -4- 辛酸在血液、尿液、胆汁中贮积,导致氧化损伤,可能是 MCAD 脑病的发病机制之一。

ACADM 是目前发现导致 MCADD 的唯一致病基因,位于染色体 1p31.1,包含 12 个外显子。迄今 HGMD 数据库已报道了 180 余种 ACADM 基因突变位点,以错义突变为主。在北欧和吉卜赛人群中,最常见的突变是位于 11 号外显子的 c.985A>G(p.K304E)。在北欧人中,c.985A>G 致病基因携带频率为 1:40~1:100。其次常见突变是 c.199T>C(p.Y42H),其在 MCADD 新生儿中的等位基因发生频率约为 6%,携带者频率为 1/500。在日本、韩国人中 c.449-452del4(p.T150Rfs*4)突变最常见。浙江省新生儿筛查中心确诊的 10 例 MCADD 患者中共检测到 13 种突变位点。其中 c.449-452del4(p.T150Rfs*4)为主要突变形式,提示该突变可能是东亚人群的热点突变。

(三)临床表现

MCADD 基因型与临床表型的关系尚不明

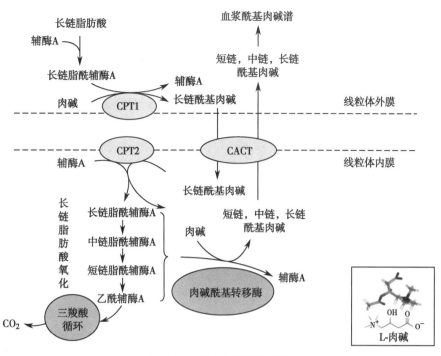

图 4-13　FAOD 代谢通路图

确,由于基因与基因、基因与环境的相互作用(包括细胞外环境、机体外环境或代谢压力因素),均可影响疾病的发展,故通过基因型不能准确预测患者的临床表型及疾病严重程度。同一家族患者常可见不同临床表型。轻症生化表型的个体仍可出现危及生命症状的潜在风险。诱发因素下(如饥饿、感染或应激状态)出现低血糖、呕吐、昏睡;也可能会发生癫痫;通常 3~24 个月起病,也可在成年期起病或无症状。急性期有典型的低血糖表现,严重时血糖可低至测不出,部分患者血糖正常。血糖降低伴酮体阴性有助于诊断,但部分患者表现为低酮症,尿中仍可测到酮体,会导致误诊。50% 的患儿伴有肝大,可迅速发展为昏迷和死亡。还可伴阴离子间隙增高、高尿酸血症、转氨酶升高和轻度高氨血症。心脏损害较为少见。成人期起病的患者临床表现多样,可有多器官受累,包括肌肉、肝脏、神经系统或心血管系统等。

本病患者病死率高,发病的患者中约 25% 死亡,50% 成人期急性起病患者死亡。约 1/3 急性发病后出现后遗症,包括生长发育迟缓、心理行为问题、癫痫、脑瘫、偏瘫、慢性肌无力等。轻症、成人型患者仍有猝死风险。由于 MCADD 缺乏特异性临床表现,还需要与临床为瑞氏综合征表现的疾病、酮体生成障碍、尿素循环障碍、有机酸代谢病、呼吸链复合物缺陷和先天性糖代谢异常、戊

二酸血症 Ⅱ 型、母源性因素、丙戊酸钠治疗、富含中链氨基酸奶粉喂养等鉴别。

(四) 新生儿筛查

尽管本病死亡率及神经系统后遗症发生率可高达 25%,但新生儿疾病筛查使该病的预后获得了极大的改善。随着串联质谱遗传代谢病筛查的发展,许多国家和地区已将其纳入新生儿疾病筛查项目,我国专家也已达成共识把本病列入新生儿筛查必筛项目中。

1. 生化筛查　对出生后 48 小时的新生儿足跟滤纸干血片采用 MS/MS 技术能够对血酰基肉碱进行检测,C6、C8、C10 升高(参考值分别为 0.03~0.17μmol/L、0.02~0.17μmol/L、0.03~0.22μmol/L),其中 C8 升高明显,是该病的特征性变化,因此将 C8 作为 MCADD 新生儿筛查、临床诊断和随访监测的主要指标,结合 C8/C10 比值可提高诊断的敏感性及准确性。

但在新生儿群体筛查中,无代谢压力情况下以 C8 鉴定 MCADD 可出现假阴性结果;C8 也不是 MCADD 的特异性指标,在其他遗传代谢病、新生儿接受丙戊酸钠治疗或以富含中链甘油三酯的饮食喂养时也会升高。国外不同筛查中心以酰基肉碱分析诊断 MCADD 的阳性预测值差异显著,为 8%~78%。浙江省报告阳性预测值为 7.5%。

2. 基因筛查　由于继发性肉碱缺乏时,游

离肉碱水平极低,C6~C10升高可不明显,单纯的MSMS筛查可导致一部分患者漏诊,假阴性率增高。虽然目前国内外尚无针对MCADD的新生儿基因筛查的研究报道,但因本病致病基因较为明确,合理设计的遗传代谢病Panel已较为成熟,通过测序分析可检出基因变异而早期发现和确诊。故生化联合基因筛查可提高本病的筛查效率和阳性预测值。

迄今HGMD数据库已报道了180余种*ACADM*基因突变位点,以错义突变为主。在北欧和吉卜赛人群中,最常见的突变是位于11号外显子的c.985A>G(p.K304E)。在北欧人中,c.985A>G致病基因携带频率为1∶40~1∶100。其次常见突变是c.199T>C(p.Y42H),其在MCADD新生儿中的等位基因发生频率约为6%,携带者频率为1/500。在日本、韩国人中c.449-452del4(p.Thr150Argfs*4)突变最常见。在浙江省新生儿筛查确诊的10例MCADD患者中共检测到13种突变位点,以错义突变为主。其中c.449-452del4(p.Thr150Argfs*4)为主要突变形式,提示该突变可能是东亚人群的热点突变。

3. 基因报告解读　本病为常染色体隐性遗传疾病,遵循孟德尔遗传定律。如果在*ACADM*基因中检测到一个纯合变异或两个杂合变异,建议对父母进行检测以确认遗传来源。如果结果确认变异分别遗传自父母,则可以确认患儿的两个ACADM等位基因都携带变异。如果父母中只有一方携带杂合变异,则建议进行基因缺失的检测,或排除假阳性的可能性。

若检测到一个纯合变异或两个复合杂合变异:①若为已报道明确致病变异,提示为MCADD患者;②若为未报道变异,预测均为致病变异,提示可能为MCADD患者;③若为未报道变异,其中一个变异预测为致病不明确或良性,需要结合生化检验等鉴别是否为本病。检测到一个变异:提示可能为*MCADD*基因突变携带者,仍不能排除本病者,可进一步行缺失/重复分析。高度怀疑者还需排除调控区、内含子变异或复杂染色体病可能,建议随访。

(五)诊断

目前多数MCADD患儿通过新生儿筛查发现C8、C8/C10增高,结合基因或酶学检测确诊。通常以C8绝对值超过2倍或C8及其比值同时增高或基因有阳性结果作为召回切值。

检测项目包括:

1. 常规实验室检查　包括血尿常规、肝功能、血气分析、血糖、血氨等。可表现为低酮症性低血糖、转氨酶增高、肌酸激酶升高、酸中毒、血氨升高等。

2. 血酰基肉碱谱检测　血酰基肉碱可发现C6、C8、C10升高(参考值分别为0.03~0.17μmol/L、0.02~0.17μmol/L、0.03~0.22μmol/L),其中C8升高明显,是该病的特征性变化,因此将C8作为MCADD新生儿筛查、临床诊断和随访监测的主要指标。但继发性肉碱缺乏时,游离肉碱水平极低,C6~C10升高可不明显,结合C8/C10比值可提高诊断的敏感性及准确性。

3. 尿有机酸检测　MCADD患者尿中二羧酸可增高(己二酸、辛二酸、葵二酸等),但病情稳定时二羧酸正常。因此尿有机酸分析适用于病情发作时,不适用于新生儿筛查。

4. 酶学检测　通过检测患者白细胞、成纤维细胞、肝细胞、肌细胞或羊水中的还原性ETF以测定患者的MCAD酶活性可以确诊。研究发现,残余酶活性高于10%,临床表现较轻;低于10%症状较重,但环境因素等仍有很大影响。目前国内临床尚未开展MCAD酶活性检测。

5. 致病基因分子检测　ACADM分子检测是目前最常用的MCADD确诊手段。

6. 其他　根据患者情况选择相应检查,如抽搐、发育落后可行头颅MRI、脑电图检查等;肝大者行肝脏B超检查。

(六)治疗

1. 避免饥饿、保证能量供应　建议最长禁食时间为6~12个月婴儿<8小时;1~2岁<10小时;>2岁<12小时。婴儿需要经常喂哺,睡前可摄入2g/kg生玉米淀粉作为复合碳水化合物的来源,以确保夜间有足够的葡萄糖供应,避免选择以中链甘油三酯作为主要脂肪来源的婴儿配方奶。患有MCADD的孕妇需注意避免分解代谢,以免发生肉碱缺乏、急性肝衰竭和HELLP综合征等。

2. 急性期　最重要的是通过口服提供简单的碳水化合物(如葡萄糖片或加糖的非饮食饮料)来逆转分解代谢,促进持续的合成代谢。对于无法口服的患儿应立即静脉注射葡萄糖,剂量为25%葡萄糖2ml/kg或10%葡萄糖以

(10~12)mg/(kg·min)的速度以维持高于5mmol/L的血糖水平。

3. 左卡尼汀　是否需长期补充左卡尼汀治疗尚有争议,一般建议若血游离肉碱低于正常时可小剂量补充。

4. 基因治疗　尚处体外研究阶段。

(七)随访监测

临床症状改善、异常酰基肉碱指标下降提示治疗有效。血肌酸激酶、转氨酶是监测病情评估疗效的理想指标。在婴儿出生后的头几个月,需每月随访一次,以确保家庭了解和接受 MCADD 治疗。情况良好的婴幼儿常规随访频率可根据患者、家庭而个性化制定。

(八)再发风险及防控

MCADD 为常染色体隐性遗传病,夫妻双方为杂合子时,每次怀孕后代均有 25% 的机会为本病患者;50% 的机会为无症状携带者;25% 机会为正常。

建议:①避免近亲结婚。②对高危家庭首先需明确先证者基因类型,基因型明确且有再生育需求的家庭,可在妊娠 10~12 周时经绒毛膜或在 16~20 周时经羊水穿刺提取胎儿细胞 DNA,对突变已知家系进行产前诊断。家族成员基因突变位点验证也可检出无症状患者或杂合子携带者,进行相关遗传咨询。③基于新生儿筛查病例预后明显好于临床病例,建议本病纳入新生儿筛查。

六、极长链酰基辅酶 A 脱氢酶缺乏症

(一)概述

极长链酰基辅酶 A 脱氢酶缺乏症(very long acyl-CoA dehydrogenase deficiency,VLCADD,OMIM 201475)系极长链酰基辅酶 A 脱氢酶缺陷,导致 C14~C20 脂肪酸 β 氧化代谢障碍引起的疾病。本病属于常染色体隐性遗传病,其患病率在不同地区有较大差异。欧美地区为 1:50 000~1:120 000,为第二常见的线粒体脂肪酸氧化代谢障碍疾病。沙特阿拉伯由于近亲婚配因素,患病率高达 1:37 000。亚洲地区则相对罕见。中国台湾地区新生儿疾病筛查报道的患病率为 1:390 000,浙江省筛查中心筛查 3 834 043 例新生儿,确诊 16 例 VLCADD 患儿,患病率为 1:239 628。

(二)病因、发病机制

VLCAD 位于线粒体内膜,是催化 C14~C20

脂肪酸氧化代谢反应的第一步酶。该酶在所有组织细胞中均有表达,尤其在心肌、骨骼肌、胎盘、胰腺高表达。酶活性缺陷直接导致线粒体内极长链脂肪酸氧化代谢障碍,毒性长链酰基肉碱在细胞内堆积,引起一系列临床症状和体征。VLCAD 由 *ACADVL* 基因(OMIM 609575)编码。该基因位于 17p13.1,总长 5.4kb,含 20 个外显子,编码 655 个氨基酸。至今已发现超过 230 种致病突变,包括无义突变、错义突变、剪接突变,其中错义突变是最主要的突变类型,约占总突变的 57%,缺失突变约占 21%,剪接突变占 11%。目前认为,本病的基因型与临床表型有明显相关。错义突变多导致酶活性降低和/或蛋白质稳定性降低,其临床表现较轻。一些无义突变和剪接突变往往导致酶活性完全缺失,引起严重的临床异常。如在心肌病型中无义突变占 71%。但也有研究认为基因突变分析并不能准确预测疾病的严重程度,因为酶的残余活性还受到温度等环境因素的影响。

(三)临床表现

根据临床表现轻重不同,可分为心肌病型、肝型和肌病型三种类型,有研究报道三型占比分别为 46%、39% 和 15%。心肌病型属于重型,肌病型、肝型为轻型。在心肌病型中,心脏是最主要的受累器官,可见肥厚型/扩张型心肌病、心包积液、心律失常等,可迅速进展为心力衰竭、多器官功能衰竭。肝型主要表现为低酮性低血糖、肝大、肝功能损害。肌病型多表现运动后发生横纹肌溶解、肌痉挛、肌痛或运动不耐受,血中肌酸激酶水平很高。

(四)筛查

由于本病累及多脏器、多系统的功能障碍,死亡率极高,然而新生儿疾病筛查使该病的预后获得了一定的改善。随着串联质谱遗传代谢病筛查的发展,许多国家和地区已将其纳入新生儿疾病筛查项目,我国专家也已达成共识把本病列入新生儿筛查必筛项目中。

1. 生化筛查　采用 MS/MS 技术能够对出生 48 小时后的新生儿足跟滤纸干血片中酰基肉碱进行检测,重要指标包括 C14:1 及 C14:1/C10等。C14:1 增高有诊断价值,或伴 C14:1/C10 比值增高,并其他长链酰基肉碱,如 C14、C14:1、C14:2、C16、C18:1 水平增高,均需召回复查。

2. 基因筛查　由于新生儿早产、疾病状态、

母亲孕期营养等因素使单纯的 MS/MS 筛查可导致一部分患者漏诊,假阴性率增高。虽然目前国内外尚无针对 VLCADD 新生儿基因筛查的研究报道,但本病致病基因较为明确,合理设计的遗传代谢病 Panel 已较为成熟,通过测序分析可检出基因变异而早期发现和确诊。因此,联合基因筛查可提高本病的筛查效率和阳性预测值,并能明确疾病的基因型。

本病基因的突变谱具有高度异质性,至今 HGMD 数据库已收录 230 余种 ACADVL 致病突变,包括无义突变、错义突变、剪接突变等。其中,ACADVL 基因 c.848T>C(p.V283A)变异在美国 VLCADD 人群较常见,c.65C>A(p.S22X)在中东地区较常见,而在亚洲人群中 c.1349G>A(p.R450H)变异的检出率较高。本中心确诊的 8 例 VLCADD 患者共检出 16 种变异,以错义突变为主,有 2 例患者携带 c.1349G>A(p.R450H)变异。

基因报告解读:本病为常染色体隐性遗传疾病,遵循孟德尔遗传定律。如果在 ACADVL 基因中检测到一个纯合变异或两个杂合变异,建议对父母进行检测以确认遗传来源。如果结果确认变异分别遗传自父母,则可以确认患儿的两个 ACADVL 等位基因都携带变异。如果父母中只有一方携带杂合变异,则建议进行基因缺失的检测,或排除假阳性的可能性。

若检测到一个纯合变异或两个复合杂合变异:①若为已报道明确致病变异,提示为 VLCADD 患者;②若为未报道变异,预测均为致病变异,提示可能为 VLCADD 患者;③若为未报道变异,其中一个变异预测为致病不明确或良性,需要结合生化检验等鉴别是否为本病。检测到一个变异:提示可能为 VLCADD 基因突变携带者,仍不能排除本病者,可进一步行缺失/重复分析。高度怀疑者还需排除调控区、内含子变异或复杂染色体病的可能,建议随访。

(五)诊断

临床表现、异常生化指标及血酰基肉碱谱特征性改变是临床诊断的重要依据,确诊依靠基因或酶学分析。

1. 常规实验室检查 低酮性低血糖、代谢性酸中毒,可见肌酸激酶、肌酸激酶同工酶、乳酸脱氢酶、转氨酶水平升高。肌病患者可见肌红蛋白尿。

2. MS/MS 血酰基肉碱谱分析 可见肉豆蔻烯酰基肉碱(C14:1)明显高于切值(笔者医院切值 0.03~0.24μmol/L)及 C14:1/C10(葵酰基肉碱)比值增高,并其他长链酰基肉碱,如 C14、C14:1、C14:2、C16、C18:1 水平增高,均需要原血片复查,复查仍高则需召回新生儿采血复查。由于线粒体内蓄积的 C14~C18 酰基辅酶 A 与游离肉碱结合形成酰基肉碱转移出线粒体,故本病患儿体内游离肉碱水平降低。

3. 尿气相色谱质谱(GC/MS)有机酸分析 可发现二羧酸尿,但轻症或无症状患者阴性。

4. 病理学改变 可见心肌、骨骼肌细胞内脂质沉积,肝脏脂肪变性。

5. 酶学分析 可对患儿皮肤成纤维细胞、外周血淋巴细胞、心肌、骨骼肌细胞或组织进行 VLCADD 酶活性检测。酶学分析也是确诊的金标准,但检测复杂,国内尚未常规普及。

6. 基因诊断 ACADVL 基因突变分析是确诊金标准。

(六)治疗

治疗原则为避免空腹、保证能量供应和低脂饮食。

1. 急性期治疗 立即静脉注射 10% 葡萄糖,速度为 10mg/(kg·min)及以上,维持血糖水平>5.5mmol/L,刺激胰岛素分泌,从而抑制肝脏和肌肉组织脂肪分解。心功能可以在积极有效治疗后得到较快的改善。急性期治疗还包括改善/保护重要脏器功能,纠正心律失常,防治横纹肌溶解及对症支持治疗等。

2. 长期治疗

(1)避免饥饿:避免饥饿是非常重要的长期治疗措施。提倡频繁喂养为机体提供足够的热量,防止过多的脂肪动员。建议最长禁食时间为:6~12 个月婴儿<8 小时;1~2 岁<10 小时;>2 岁<12 小时。

(2)饮食控制:总的原则是限制长链脂肪酸摄入,补充必需脂肪酸,同时保证每日足够的蛋白质和能量供应。饮食治疗应个体化,建议在营养医师指导下开展饮食治疗,制订每日食谱。

病情控制良好的患儿可通过补充必需脂肪酸以达到脂肪每日需要量,有症状的患儿建议每日长链脂肪摄入量控制为 25%~30%。推荐选择亚麻酸/亚油酸比例良好的核桃油、豆油、小麦胚芽油。中链脂肪酸(medium chain triglyceride，MCT)不需要依赖 VLCAD 催化可直接进入线粒体完成脂肪酸 β 氧化。MCT 来源能量应占每日总能量的 20%。心肌病型患儿 MCT 供能应达到每日总能量的 90%，而长链脂肪酸占 10%。肝型和肌型中偶发肌痛或横纹肌溶解的患儿 MCT 供能比例应达 20%。运动后肌痛和肌无力患儿在运动前补充 MCT(0.25~0.5)g/(kg·d) 或碳水化合物是有利的。可在夜间或紧张活动时补充生玉米淀粉以加强对空腹的耐受，也可作为急性期治疗措施之一，但一般不在每日饮食中常规补充。

(3) 左旋肉碱：是否补充肉碱一直存在着争议。短期应用可促进酮体生成，减少空腹低血糖发生。剂量一般为 50~100mg/(kg·d)。没有证据表明长期肉碱补充对疾病控制有利。

(七) 随访

临床症状改善、肌酸激酶、转氨酶正常，异常酰基肉碱指标下降提示治疗有效病情改善。肌酸激酶、转氨酶是监测病情评估疗效的理想指标。游离肉碱对监测病情也有参考价值。在婴儿出生后的头几个月，需每 1~2 个月随访一次，以确保家庭了解和接受 VLCADD 治疗。患儿至少应每年接受一次心脏超声检查和肝脏 B 超检查。

(八) 遗传咨询及产前诊断

VLCADD 为常染色体隐性遗传病，夫妻双方为杂合子时，每次怀孕后代均有 25% 的机会为本病患者；50% 的机会为无症状携带者；25% 的机会为正常。

应避免近亲结婚；对高危家庭首先需明确先证者基因类型，基因型明确且有再生育需求的家庭，可进行产前诊断。家族成员基因突变位点验证也可检出无症状患者或杂合子携带者，进行相关遗传咨询。基于新生儿筛查病例预后明显好于临床病例，建议本病纳入新生儿筛查。

(杨茹莱)

第四节　糖代谢障碍

糖代谢障碍指调节葡萄糖、果糖、半乳糖等代谢激素或酶结构、功能、浓度异常，或组织、器官病理生理变化，临床上重要的糖代谢紊乱主要是血糖浓度过高和过低。治疗需查找引起糖代谢紊乱的原发疾病，针对病因治疗，包含疾病见表 4-8。

一、糖原贮积症

(一) 概述

糖原贮积症(glycogen storage disease, GSD)是由于基因突变导致糖代谢过程相关酶(组织特异性磷酸化酶、酸性 α- 葡萄糖苷酶及糖原合成酶等)缺陷引起糖原(glycogen)代谢异常的一种碳水化合物代谢病。根据临床表现和受累器官分为肝和肌糖原贮积症，其中 I 型(OMIM 232200)、Ⅲ 型(OMIM 232400)、Ⅳ 型(OMIM 232500)、Ⅵ 型(OMIM 232700)、Ⅸ型(OMIM 300789)和 O 型(OMIM 240600)以肝脏病变为主，Ⅱ 型(OMIM 232300)、Ⅴ 型(OMIM 232600)和 Ⅶ 型(OMIM 232800)以肌肉组织受损为主。不同类型 GSD 发病率各不相同，且存在种族及地区差异性，GSD Ⅰ 型是肝糖原累积症中最常见类型，国外发病率约为 1:100 000，中国人的发病率尚不清楚。

(二) 病因和发病机制

1. **发病机制**　糖原是葡萄糖的储备形式(由葡萄糖 -6- 磷酸合成)，储存在肝脏中的糖原用于维持血糖稳定，肌肉中糖原分解产生三磷酸腺苷(adenosine triphosphate, ATP)保证运动中能量供应。糖原分解过程相关酶缺陷导致糖原分解代谢障碍，血糖迅速降低，旁路代谢亢进，脂肪大量动员，造成乳酸、丙酮酸及尿酸等升高，引起酸中毒；同时糖原异常蓄积在肝脏、肌肉等组织，出现相应组织受累表现，如肝大、肌肉酸痛、肌萎缩、肌无力和心肌肥厚等。

2. **遗传机制**　GSD 致病基因至今已报道 12 种，肝糖原贮积症致病基因 9 种，包括 *G6PC*、*G6PT*、*AGL*、*GBE1*、*PYGL*、*PHKA2*、*PHKB*、*PHKG2* 和 *GYS2* 基因，其中 *G6PC* 基因最常见，其次为 *AGL* 基因，其他基因突变导致的 GSD 罕见。肌

表 4-8 常见糖代谢障碍疾病基因和临床特点

中英文疾病名称	疾病 OMIM 编号	基因和定位	基因 ID 编号	临床表现
糖原贮积症（GSD）	GSD Ⅰa（232200）	G6PC,17q21.31	2538	肝糖原贮积症主要表现为早期低血糖和乳酸酸中毒等，肌糖原贮积症主要表现肌无力
	GSD Ⅰb（232220）	SLC37A4,11q23.3	2542	
	GSD Ⅱ（232300）	GAA,17q25.3	2548	
	GSD Ⅲ（232400）	AGL,1p21.2	178	
	GSD Ⅳ（232500）	GBE1,3p12.2	2632	
	GSD Ⅴ（232600）	PYGM,11q13.1	5837	
	GSD Ⅵ（232700）	PYGL,14q22.1	5836	
	GSD Ⅶ（232800）	PFKM,12q13.11	5213	
	GSD Ⅸa（306000）	PHKA2,Xp22.13	5256	
	GSD Ⅸb（261750）	PHKB,16q12.1	5257	
	GSD Ⅸc（613027）	PHKG2,16p11.2	5261	
	GSD Ⅸd（300559）	PHKA1,Xq13.1	5255	
	GSD 0a（240600）	GYS2,12p12.1	2998	
	GSD 0b（611556）	GYS1,19q13.33	2997	
半乳糖血症（galactosemia,GAL）	GALAC1（230400）	GALT,9p13.3	2592	进食奶类后出现呕吐、体重不增、腹泻、嗜睡和肌张力减低等症状
先天性乳糖酶缺乏症（CLD）	CLD（223000）	LCT,2q21.3	3938	喂奶后即发生严重水泻和脱水，改用无乳糖牛奶或黄豆配方奶后好转
遗传性果糖不耐受（HFI）	HFI（229600）	ALDOB,9q31.1	229	摄入含果糖等食物后出现恶心、呕吐、腹痛甚至昏迷等低血糖症状

糖原贮积症致病基因 3 种，包括 GAA、PYGM 和 PFKM 基因，其中 GAA 基因最常见。PHKA2 基因属于 X 染色体隐性遗传，其余基因为常染色体隐性遗传。

（三）临床表现

典型的肝糖原贮积症患儿常在生后出现症状，主要表现为新生儿或婴儿早期低血糖和乳酸酸中毒、鼻出血、反复间歇性腹泻及肝大等，患者可有发育延迟和骨龄落后。

肌糖原贮积症根据发病年龄可分为婴儿型和迟发型。婴儿型多累积骨骼肌和心肌，表现为四肢松软、运动发育迟缓、喂养和吞咽困难。体检示肌张力低下、心脏扩大、肝大和舌体增大。迟发型主要累及骨骼肌和呼吸肌，表现为缓慢进展的肌无力，运动能力较差，伴运动后肌肉痉挛和疼痛。

（四）实验室检查

1. **肝糖原贮积症** ①常规实验室检查：包括血尿常规、血糖、血脂、肝功能、肾功能、血气分析、血乳酸及尿酸等。可出现低血糖、血乳酸升高、高甘油三酯血症、高胆固醇血症、高尿酸血症和肝功能异常等。②口服糖耐量试验：空腹测定血糖和血乳酸，给予葡萄糖 2g/kg（最多 50g）口服，服糖后 30、60、90、120 和 180 分钟测定血糖和血乳酸，正常时血乳酸升高不超过 20%。基础值明显升高而在服糖后血乳酸明显下降提示 GSD Ⅰ型；GSD Ⅲ型血乳酸可有轻度升高。③胰高血糖素刺激试验：空腹和餐后 2 小时，肌内注射胰高血糖素 30~100μg/kg，于注射后 15、30、45 和 60 分钟测定血糖。空腹刺激试验，正常时 45 分钟内血糖可升高超过 1.4mmol/L，患者血糖无明显升高，血乳酸水平可升高；餐后刺激试验，正常时可诱导餐后血糖进一步升高,GSD Ⅰa 患者无血糖升高。④肝组织活检和酶活性检测:肝组织可见 HE 染色的空泡变性,PAS 染色阳性物增多,可有广泛脂肪沉积;电镜见胞质糖原增多。组织酶活性降低,糖原含量增加但糖原结构正常。由于该方法有创目前较少应用。⑤外周血白细胞 DNA 分析,进行基因诊断和产前诊断。

2. 肌糖原贮积症　①血清肌酶测定:肌酸激酶升高是肌糖原贮积症的敏感指标,但无特异性。以肌肉症状为表现的患者,大多数既在无症状时有持续性高肌酸激酶水平,在发作时血肌酸激酶明显升高。②肌电图:多为肌源性损害,可出现纤颤电位、复合性重复放电、肌强直放电,运动单位电位时限缩短、波幅降低。肌电图正常不能排除诊断。③乳酸前壁缺血试验:对诊断肌糖原贮积症的灵敏度及特异度均较高。正常人在运动后 1 分钟及 3 分钟时血乳酸值较基线值升高 3~5 倍,然后逐渐下降至正常值。患者前臂缺血试验运动后乳酸浓度无明显升高。④肌活检:光镜下可见非特异性肌源性损害,特征性改变为肌纤维空泡变性,空泡大小和形态各异,糖原染色阳性,溶酶体酸性磷酸酶染色强阳性。电镜下可见肌纤维间和肌膜下有大量的糖原聚集。⑤酶活性测定:外周血淋巴细胞、皮肤成纤维细胞或肌肉组织测定酶活性是诊断肌糖原贮积症的金标准。⑥基因突变分析:可以明确诊断。

(五)糖原贮积症筛查

糖原贮积症类型较多,且临床表型复杂多样,无特异性,其中 GSD Ⅱ型患者早期给予酶替代治疗(enzyme replacement therapy,ERT)可有效改善预后,2015 年,ACMG 将 GSD Ⅱ型纳入新生儿疾病筛查项目建议目录中。目前,GSD Ⅱ型是由于糖原代谢过程中酸性 α- 葡萄糖苷酶(acid alpha-glucosidase,GAA)新生儿筛查主要通过荧光法、串联质谱法及数字微流体荧光法检测干血滤纸片中酸性 α- 葡萄糖苷酶(GAA)活性进行。同时,GSD 患者致病基因明确,可行基因筛查。

1. 生化筛查

(1)筛查方法:选择数字微流体荧光法成本较高,多选择串联质谱法或荧光法进行新生儿 GSD Ⅱ型筛查,与荧光法相比,串联质谱法标本前处理更为繁杂。荧光法检测干血滤纸片中的 GAA 酶活性,初次筛查时只检测 GAA 酶活性,根据百分位数法确定筛查切割值,对初次筛查 GAA 酶活性低于切割值的标本判断为筛查阳性,进行召回,采血复查,召回仍阳性者,进行基因检测确诊。

(2)串联质谱筛查 GSD 的优点:①灵敏度高:串联质谱技术可检测 pmol/L 水平,GSD 患者酶活性水平为 μmol/L 水平;②准确度高:串联质谱技术是利用检测物的质荷比(质量数与所带电荷之比),通过三重四级杆检测,准确度高;③高通量:一台串联质谱仪 24 小时可以检测数百份样本。

(3)荧光法筛查 GSD 的优点:①特异度强:GAA 酶活性缺乏特异性引起 GSD Ⅱ型,对疾病诊断有重要意义;②灵敏度高:串联质谱技术可检测 pmol/L 水平,MMA 患者血 C3 水平为 μmol/L 水平;③高通量:一台串联质谱仪 24 小时可以检测 600 余份样本;④性价比高:串联质谱筛查 GSD 是与其他 40 余种氨基酸、有机酸及脂肪酸氧化代谢病一次实验同时筛查,具有较高的性价比。

(4)荧光法筛查 GSD 的缺点:①假阳性患者需要二级筛查确诊:GAA 基因存在假性缺陷等位基因,且亚洲人群中存在较高频率,导致筛查结果假阳性,对于筛查假阳性的患儿需要基因检测确诊;②假阴性:轻型 GSD 患者 GAA 酶活性未完全缺失,空间结构未被破坏,检测结果为假阴性;③非高通量:荧光法无法同时检测多种酶。

2. 基因筛查　GSD 致病基因已经明确可行基因筛查。

(1)筛查基因选择:GSD 致病基因包括 *G6PC*、*G6PT*、*AGL*、*GBEL*、*PYGL*、*PHKA2*、*PHKB*、*PHKG2*、*GYS2*、*GAA*、*PYGM* 和 *PFKM* 基因,其中 *G6PC*、*GAA* 和 *AGL* 基因突变所致患者最为常见,其他基因突变所致患者罕见,故优选 *G6PC*、*GAA* 和 *AGL* 基因作为检测基因筛查 GSD。

(2)基因筛查方法选择:GSD 致病基因以点突变常见,外显子缺失或重复者较少,故可选择 NGS 技术作为检测方法。

(3)该病基因筛查结果解释:GSD 致病基因中 *PHKA2* 为 X 连锁隐性遗传,导致 GSD Ⅸa 型,其他基因为常染色体隐性遗传,故基因筛查结果解释结果分为两类:常染色体隐性遗传基因检测结果和 *PHKA2* 基因检测结果。①常染色体隐性遗传基因检测结果:检测到两个变异:若为已报道明确致病变异,提示 GSD 患者;若为未报道变异,预测均为致病变异,提示可能为 GSD 患者;若为未报道变异,其中一个变异预测为致病不明确或良性,需要结合生化检验等鉴别是否为 GSD 患者。检测到一个变异:提示可能为 GSD 基因突变携带者,仍不能排除为 GSD 患者,建议生化检查确诊或排除 GSD。② *PHKA2* 基因:男性检测到一个变异:若为已报道明确致病变异,提示GSD Ⅸa 型患者;若为未报道变异,预测为致病变异,提示可能为 GSD Ⅸa 型患者;若为未报道变异,预测为致病不明确或良性,提示需要鉴别是否GSD Ⅸa 型。女性检测到一个变异:提示可能为GSD Ⅸa 型基因突变携带者,建议生化检测鉴别诊断;检测到两个变异(极为罕见):若均为已报道明确致病变异,提示为 GSD Ⅸa 型患者;若为未报道变异,预测均为致病变异,提示可能为 GSDⅨa 型患者;若为未报道变异,其中一个变异预测为致病不明确或良性,提示需要鉴别是否 GSDⅨa 型。③未检测到变异:提示患糖原贮积症的可能性较小,建议行生化筛查。

(4)基因筛查假阳性:检测的某些突变位点,经生化检测,排除致病性,导致检测结果假阳性。

(5)基因筛查假阴性:由于技术限制,某些存在的致病突变位点未检测到,导致假阴性,或GSD 存在新的致病基因,不包含在所检测基因范围内,导致假阴性。

3. 酶活性检测及分子遗传学检测　联合筛查 GSD 酶学检测假阳性的患者,立即用同一干血滤纸片样本进行二级分子生物学筛查,提高筛查确诊率,降低假阳性及假阴性率。

(六)诊断

根据典型临床表现,怀疑 GSD 的患者,应行相应实验室检查,结合检查结果初步诊断。高度疑诊患者可选择酶活性测定或基因突变分析以明确诊断。

(七)治疗

1. 对症支持治疗　包括对心肌病、心律失常、睡眠呼吸障碍及胃食管反流等的对症处理。

2. 饮食治疗　主要通过增加进餐次数维持血糖水平正常,预防空腹低血糖。婴儿期的主要治疗为高蛋白饮食和频繁喂养(每 2~3 小时一次)以保证血糖在正常范围,少数患者需要夜间胃管喂养。一岁左右时开始可每日给予 4 次生玉米淀粉,每次 1~2g/kg 以维持血糖正常,同时推荐蛋白

摄入量为 3g/(kg·d)。

3. 辅助治疗　包括补充维生素(维生素 D 和维生素 B_1 等)、钙(限制牛奶摄入所致)、铁(有贫血时)等。血甘油三酯 >10.0mmol/L 应服用降脂药物。血尿酸升高的患者,宜加用嘌呤抑制剂别嘌醇和碱化尿液制剂。

4. 酶替代治疗　婴儿型及晚发型 GSD Ⅱ患者可使用重组人酸性 α- 葡萄糖苷酶(如 myozyme),剂量 20mg/kg,每两周一次缓慢静脉滴注。

5. 其他治疗　对严重肝纤维化、肝衰竭和肝癌的患者可行肝移植,但肝移植会加重肌病和心肌病。

(八)遗传咨询

1. GSD 患者预后与发病早晚、饮食治疗或酶替代治疗早晚、血糖维持水平及基因类型。

2. 对有先证者病史的家庭,产前咨询及产前诊断是优生优育的重要措施。先证者如果通过基因突变分析发现两个致病突变,则母亲再次怀孕,可行绒毛膜穿刺术或羊水穿刺术,或行胚胎植入前基因检测(详见第十九章产前基因筛查),避免第二个患者出生。

3. 避免近亲结婚。

二、半乳糖血症

(一)半乳糖血症概述

半乳糖血症(galactosemia,GAL,OMIM 200400)是半乳糖代谢中酶功能缺陷所引起的一种常染色体隐性遗传病。根据相应酶缺陷可分为三型:半乳糖 -1- 磷酸尿苷转移酶缺乏型(galactose-1-phosphate uridyltransferase deficiency,GALT,OMIM 200400)、半乳糖激酶缺乏型(galactokinase deficiency,GALK,OMIM 200200)和尿苷二磷酸 -半乳糖 -4- 表异构酶缺乏型(uridine diphosphate galactose-4-epimerase deficiency,GALE,OMIM 200350)。GALT 缺乏型患病率为 1:60 000~1:30 000,GALK 缺乏型患病率为 1:1 000 000,GALE 缺乏型患病率为 1:250 000~1:10 000。中国深圳报道 GAL 总患病率约为 1:50 000。经典半乳糖血症是 GALT 缺乏引起的半乳糖血症。

(二)病因和发病机制

1. 发病机制　体内半乳糖的主要代谢途径是 Leloir 途径,GALT、GALK 及 GALE 是该途径中的三个必需酶,任何一个酶缺乏均可以引起半

乳糖代谢阻滞。GALT 是关键酶，在肝脏、红细胞及其他组织中均有表达。GALT 缺乏可导致半乳糖、半乳糖醇及半乳糖酸，以及半乳糖 -1- 磷酸（galactose-1-phosphate，Gal-1-P）在体内异常蓄积。这些代谢物异常可引起肝、肾、眼部及生殖系统等损伤，以肝脏损伤为主。

2. 遗传机制　经典型半乳糖血症致病基因为 *GALT* 基因，定位于 9p13，基因全长约 4.3kb，编码 379 个氨基酸。

（三）临床表现

经典半乳糖血症患儿常于新生儿期即发病，进食奶类后出现呕吐、拒食、体重不增、腹泻、嗜睡和肌张力减低等症状，随后出现黄疸及肝大。如未及时诊治，患儿可出现腹水、肝功能衰竭和出血等终末期症状。上述症状在限制半乳糖饮食后可得到明显改善。经典半乳糖血症的长期并发症主要累及大脑和性腺，包括智力落后、语言障碍、生长发育迟缓和共济失调等，女性患者会出现卵巢功能早衰。

（四）实验室及影像学检查

1. 常规实验室检查　可出现尿还原糖阳性、尿蛋白阳性、高胆红素血症、血转氨酶增高、凝血功能障碍、低血糖、高乳酸、酸中毒和氨基酸尿等。

2. 半乳糖及红细胞 Gal-1-P 检测　经典半乳糖患者血半乳糖通常 >10mg/dl；红细胞 Gal-1-P 可高达 120mg/dl，新生儿期一般 >10mg/dl。

3. 酶活性测定荧光法测定干血滤纸片样本中 GALT 活性。

4. 基因突变检测可明确诊断。

（五）半乳糖血症筛查

半乳糖血症在我国较罕见，基因分布分散，临床表现多为轻症型，建议临床高危病例早期行 GAL 筛查。目前新生儿疾病筛查方法主要采用生化筛查，绝大部分患者在生后血半乳糖增高，可行生化筛查。

1. 生化筛查

（1）特异代谢物及筛查方法：用 Beutler 试验测定 GALT 活性和 / 或用荧光分析仪测定血总半乳糖水平（半乳糖 + 半乳糖 -1- 磷酸），可以早诊断、早治疗，避免新生儿期死亡。

（2）荧光法筛查 GAL 的优点：①特异度强：GALT 是 Leloir 途径中的必需酶之一，其缺乏可引起半乳糖代谢阻滞；②准确度高：采用精密的微量分段流式技术，标本之间分离清晰不会相互干扰；③灵敏度高：即使很低的值亦可定量检测，结果精确、重复性好；④性价比高：荧光分析技术效率高，每天可分析 480 个样品的三项筛查检测，可直观地观察峰值表现，即时知道结果。

（3）荧光法筛查 GAL 的缺点：①部分患者需要基因确诊：荧光法筛查结果轻度增高者，需要基因检测确诊；②基因突变类型不明确：GAL 患者基因突变类型与临床表现及治疗预后有关，荧光法筛查属于生化筛查，不能明确基因突变类型。

2. 基因筛查　GAL 致病基因已明确，通过对致病突变的检测对半乳糖血症进行新生儿筛查。

（1）筛查基因选择：国内半乳糖血症三种类型患者均有报道，故三种类型基因均作为新生儿筛查基因。

（2）基因筛查方法选择：半乳糖血症致病基因点突变为主，故可选择 NGS 技术作为筛查方法。

（3）该病基因筛查结果解释：①检测到两个变异：若为已报道明确致病变异，提示为 GAL 患者；若为未报道变异，预测均为致病变异，提示可能为 GAL 患者；若为未报道变异，其中一个变异预测为致病不明确或良性，需要结合生化检验等鉴别是否 GAL。②检测到一个变异：提示可能为 *GAL* 基因突变携带者，仍不能排除为 GAL 患者，建议生化筛查。③未检测到变异：提示患半乳糖血症的可能性较小，建议行串联质谱筛查。

（4）基因筛查假阳性：检测到的某些突变位点，经生化检测，排除致病性，导致检测结果假阳性。

（5）基因筛查假阴性：由于技术限制，某些存在的致病突变位点未检测到，导致假阴性，或 GAL 存在新的致病基因，不包含在所检测基因范围内，导致假阴性。

（六）诊断

典型 GALT 缺乏的半乳糖血症患儿常在围产期即发病，其临床表现无特异性，主要依赖实验室检查来确诊。可通过 GALT 酶活性测定或其相应代谢产物检测协助诊断，基因检测可确诊。

（七）治疗

1. 饮食治疗　患儿应停止摄入母乳及普通配方奶粉，改用不含乳糖的奶粉。

2. 对症治疗　低血糖患者可持续葡萄糖输注维持血糖浓度。继发于肝功能衰竭出血倾向的患者,可输注新鲜冰冻血浆。高胆红素血症的治疗则需要依靠光疗。

(八) 遗传咨询

半乳糖血症是常染色体隐性遗传性疾病,每一对生育过半乳糖血症患儿的夫妻每次妊娠有25%可能生育患儿,产前诊断是避免再次生育患儿的重要措施。已知家系 GALT 致病突变,可运用分子遗传学方法对胎儿进行产前诊断。另外,家族成员基因分析可检出杂合子携带者,进行遗传咨询。若 GALT 致病突变不明,可培养羊水细胞测定 GALT 活性协助诊断。

三、先天性乳糖酶缺乏症

(一) 先天性乳糖酶缺乏症概述

先天性乳糖酶缺乏症(congenital lactase deficiency,CLD,OMIM 223000),是一种常染色体隐性遗传病。因乳糖酶缺乏,不能消化和代谢母乳或牛乳中的乳糖,导致发生非感染性腹泻。先天性乳糖酶缺乏症较罕见,截至目前,国内外共发现约50 例,欧洲地区芬兰人群中较常见,2012 年在日本首次发现 2 例。

(二) 病因和发病机制

1. **发病机制** 乳糖酶由小肠黏膜表面绒毛分泌,乳糖酶缺陷导致乳糖不能降解,被肠道菌群酵解成乳酸等有机酸,并在肠道生成大量氮气、甲烷和二氧化碳,引起腹胀,刺激肠壁造成水样便腹泻,大便含有糖分并呈酸性(pH<5.6)。

2. **遗传机制** 先天性乳糖酶缺乏症属于常染色体隐性遗传。致病基因 *LCT* 定位于 2q21.3,现发现基因突变有 20 余种不同类型。

(三) 临床表现

喂奶后数小时至数日后即可发生严重水泻和脱水,伴腹胀和肠鸣音亢进,严重时可出现肠绞痛或肠痉挛。改用无乳糖牛奶或黄豆配方奶后腹泻可在 2~3 天内好转。

(四) 实验室检查

1. 大便常规 粪便呈酸性 pH<5.5。

2. 还原糖定性试验 还原糖为阳性。

3. 小肠黏膜活检和酶活性测定 为直接检测方法,但可行性差,不宜在婴儿中进行。

4. 基因突变检测可明确诊断。

(五) 先天性乳糖酶缺乏症筛查

CLD 相关生化检测对新生儿要求较高,小肠黏膜活检测定酶活性创伤较大、操作复杂,均不适合新生儿筛查方法。尿半乳糖试验可用于新生儿 CLD 检测,但只能间接反映乳糖酶活性,故作为辅助检查。基因筛查特异度强、准确性高,但 CLD 发病率低,不适合新生儿筛查。

(六) 诊断

CLD 诊断需结合临床表现和实验室检查,基因检测可明确诊断。喂养含乳糖食物后出现严重腹泻、脱水等表现,改用无乳糖食物后腹泻可在 2~3 天内好转者应考虑本病。粪便 pH 检测和还原糖定性试验阳性有助于诊断。

(七) 治疗

CLD 患儿应避免乳糖摄入,采用无乳糖的婴儿配方营养粉或食品替代,满 3 个月以后的患儿提早加谷类或麦类食品。急性期伴脱水时首先静脉或口服补充液体,然后采用无乳糖营养粉饮食。

(八) 遗传咨询

CLD 患者家庭产前诊断是优生优育的重要措施。患者母亲若再次妊娠,可行绒毛膜穿刺术或羊水穿刺术,或行胚胎植入前基因检测(详见第十九章产前基因筛查),对突变已知家系进行基因产前诊断。

四、遗传性果糖不耐受症

(一) 遗传性果糖不耐受症概述

遗传性果糖不耐受症(hereditary fructose intolerance,HFI,OMIM 229600)是由于果糖二磷酸醛缩酶 B(aldolase B fructose-bisphosphate,ALDOB)基因突变导致的一种果糖代谢障碍的常染色体隐性遗传疾病。HFI 在欧洲中部人口中发病率约为 1∶26 100,国内尚无发病率相关报道。

(二) 病因和发病机制

1. **发病机制** 遗传性果糖不耐受症是由于果糖二磷酸醛缩酶 B 缺乏,1-磷酸果糖不能转化为 D-甘油醛和磷酸二羟丙酮,使 1-磷酸果糖在肝、肾和肠内堆积,导致肝糖原分解和糖异生受抑制,从而引发低血糖症。

2. **遗传机制** HFI 属常染色体隐性遗传,致病基因 *ALDOB* 基因含 9 个外显子,成熟 mRNA 长约 1 669bp,编码 364 个氨基酸。

(三) 临床表现

遗传性果糖不耐受症临床表现各异,严重程度与发病年龄、教育和饮食习惯有关。患者摄入含果糖、蔗糖或山梨醇食物后出现恶心、呕吐、腹痛、出汗、震颤、抽搐，甚至昏迷等症状，出现低血糖、酸中毒、低血磷、高尿酸血症及高丙氨酸血症等代谢指标异常，并且注射胰高血糖素不能改善低血糖，每次进食含果糖食物后均可诱发低血糖发作。长期反复摄入含果糖的食物可导致生长发育迟缓、智力障碍和肝功能异常。

(四) 实验室及影像学检查

1. 常规实验室检查　包括血尿常规、血生化、尿生化、肝肾功能和血气分析等。在急性症状出现时，患者血清血糖、血磷、血钾浓度均降低，同时血清果糖、尿酸、乳酸、丙酮酸、游离脂肪酸和甘油三酯升高。当患者血中果糖浓度超过 2mmol/L 时，尿液分析中可出现果糖。慢性患者表现为肝功能损害。患者低血糖时，血胰岛素水平降低，而胰高血糖素、肾上腺素和生长激素等升糖激素升高，血浆游离脂肪酸明显升高。

2. 胰高血糖素刺激试验(glucagon stimulation test)　静脉推注胰高血糖素 1mg，于注射后 15、30、45、60、90、120 分钟抽血测血糖，健康者血糖峰值比基础血糖增高 10%~20%，患者增高 2% 以内。

3. 果糖耐受试验(fructose tolerance test)　是一项有效的诊断方法，但有风险，需待患者病情稳定后数周进行。20% 果糖溶液按 200mg/kg，静脉注射，2 分钟完成，注射前(0 分钟)及注射后 5、10、15、30、45、60 和 90 分钟分别采集血标本，检测血糖和血磷水平，正常人注射果糖后血糖上升 0~40%，血磷无或仅轻微变化，本病患者注射果糖后 10~20 分钟血糖和血磷下降，血磷较血糖下降更快。

4. 酶学检查　采集肝、肾或肠黏膜组织，测定醛缩酶 B 活性。

5. 基因突变检测　*ALDOB* 基因存在致病纯合子或复合杂合突变可以明确诊断。

(五) 遗传性果糖不耐受症筛查

HFI 酶活性检测依靠肝脏活检，创伤较大，且存在一定程度的风险，难以广泛应用，因此 HFI 不适合采用病理和生化方法进行新生儿筛查。但 HFI 致病基因已经明确，可行基因筛查。

1. 筛查基因检测　*ALDOB* 基因变异。

2. 基因筛查方法选择　可选择与其他疾病基因一起利用基因 NGS 技术作为筛查方法。

3. 该病基因筛查结果解释

(1) 检测到两个变异：①若为已报道明确致病变异，提示为 HFI 患者；②若为未报道变异，预测均为致病变异，提示可能为 HFI 患者；③若为未报道变异，其中一个变异预测为致病不明确或良性，需要结合生化检验等鉴别是否 HFI。

(2) 检测到一个变异：提示可能为 HFI 基因突变携带者，需要鉴别是否为 HFI 患者。

(3) 未检测到变异：提示 HFI 的可能性较小。

4. 基因筛查假阳性　检测的某些突变位点，经生化检测，排除致病性，导致检测结果假阳性。

5. 基因筛查假阴性　由于技术限制，某些存在的致病突变位点未检测到，导致假阴性。

(六) 诊断

HFI 诊断需依靠临床表现和实验室检查，基因检测可明确诊断。喂食含果糖成分食品后有恶心、呕吐和低血糖表现，剔除饮食中果糖则无低血糖发作病史或有不明原因的低血糖症和肝大婴幼儿应考虑本病。胰高血糖素实验及尿果糖检测阳性有助于诊断。

(七) 治疗

1. 急性期治疗　急性低血糖发作患者以纠正低血糖、酸中毒及电解质紊乱为主，同时避免果糖、蔗糖和山梨醇摄入。急性肝功能衰竭患者给予对症支持治疗。

2. 饮食治疗　严格限制一切含果糖、蔗糖或山梨醇成分的食物和药物，补充维生素 C。口服生玉米淀粉避免夜间低血糖，口服左卡尼汀和辅酶 Q10 等改善代谢。

(八) 遗传咨询

1. 避免近亲结婚。

2. 产前诊断　HFI 高危家庭产前诊断是优生优育、防止同一遗传病在家庭中重现的重要措施。患者母亲若再次妊娠，可行绒毛膜穿刺术或羊水穿刺术，对突变已知家系进行基因产前诊断；或行胚胎植入前基因检测(详见第十九章产前基因筛查)。

(韩连书)

第五节　线粒体疾病

一、线粒体病概述

(一) 概述

线粒体 (mitochondria) 是位于细胞质中的一种膜性细胞器,是细胞内的"能量工厂"。人体除成熟红细胞外,其他细胞均含有数量不等的线粒体。线粒体可以完成多种生物化学反应,包括三羧酸循环、丙酮酸氧化、脂肪酸代谢、固醇代谢及氧化磷酸化过程,此外线粒体还参与细胞分化、细胞信息传递、细胞内钙离子稳态调节和细胞凋亡等。氧化磷酸化过程也称为线粒体呼吸链,是线粒体的主要功能之一,主要参与将丙酮酸和脂肪酸等底物氧化成水和二氧化碳的过程,在此过程中产生三磷酸腺苷 (ATP),从而为细胞活动提供能量。

线粒体病 (mitochondrial disease) 是因遗传性氧化磷酸化功能缺陷使 ATP 合成障碍而导致的一组临床异质性疾病。呼吸链氧化磷酸化是有氧呼吸的最终步骤,需氧量高的组织和器官受线粒体异常的影响更为明显。

(二) 包含疾病及主要临床表现

线粒体病的发病率约为 1:5 000,临床表现异质性高,全身各脏器组织都可能受累。线粒体病的诊断依据包括临床表现、组织学、酶学、生物化学和细胞分子学。依据诊断依据的多寡,分为疑诊、拟诊和确诊病例。根据 Morava 等修订的线粒体病诊断标准评分系统 (表 4-9) 包括临床表型 (包括肌肉、中枢神经系统和多系统症状)、代谢 / 影像学以及形态学检查三大部分,各项评分相加,8~12 分为确诊,5~7 分为拟诊,2~4 分为可能,1 分则排除。

线粒体病临床表现可归为下列几方面:

1. 中枢神经系统　精神发育迟滞、心理障碍、精神障碍、焦虑、痫性发作、认知障碍、共济失调、偏头痛、脊髓病、急性偏盲、失语等卒中样表现以及运动异常,如肌阵挛、肌张力障碍等。

2. 外周神经系统　周围神经病。

3. 骨骼肌肌病。

4. 眼　眼球活动受限或眼睑下垂、眼球震颤、视网膜色素病变、视神经病。

5. 耳　听力丧失。

6. 心脏　传导阻滞、心肌病。

7. 肾脏　肾小管功能不全、进行性肾脏功能受损、激素抵抗性肾病。

8. 皮肤　多毛、扭曲发。

9. 肝脏　肝脏衰竭。

10. 胰脏　糖尿病、胰腺外分泌不全。

11. 胃肠　肠病、蠕动障碍、假性肠梗阻。

12. 内分泌系统　生长激素缺乏、甲状腺 / 甲

表 4-9　线粒体病评分系统

	项目	内容
I	临床表现(最高 4 分)	
	肌肉系统(最高 2 分)	眼外肌麻痹、面肌病运动不耐受、肌无力、横纹肌溶解、肌电图异常
	中枢神经系统(最高 2 分)	发育迟滞、技能丧失、卒中样发作、偏头痛、抽搐、肌阵挛、皮质盲、锥体束征、锥体外系征、脑干受累
	多系统症状(最高 3 分)	血液系统、胃肠系统、内分泌系统、心脏、肾脏、视力受损、听力受损、神经病变、复发、家族史
II	代谢 / 影像学(最高 4 分)	血乳酸升高、乳酸 / 丙酮酸升高、丙氨酸升高,CSF 乳酸升高、蛋白升高、CSF 丙氨酸升高、尿三羧酸盐排泄、乙基丙二酸尿症,MRI 示卒中样改变、MRI 为 Leigh 综合样改变、MRS 乳酸峰
III	形态学(最高 4 分)	破碎红 / 蓝纤维、COX 阴性纤维、COX 染色降低、SDH 染色降低、SDH 阳性血管、电镜下线粒体异常

状旁腺功能异常、多种激素缺乏。

按照受累组织/器官及其核心症状,线粒体病可以仅影响单一组织/器官,如影响视觉的莱伯遗传性视神经病变(Leber's hereditary optic neuropathy,LHON)、影响听觉的伴/不伴氨基糖苷类敏感的非综合征性耳聋;也可以影响多个组织/器官并以神经/肌肉表型为主要症状。部分线粒体病在临床上具有一组特征表型,可表现为线粒体病综合征(表4-10),如卡恩斯-塞尔综合征(Kearns-Sayre syndrome,KSS)、慢性进行性眼外肌麻痹(chronic progressive external ophthalmoplegia,CPEO)、线粒体脑肌病伴高乳酸血症及卒中样发作(mitochondrial encephalomyopathy with lactic acidosis and stroke-like episode,MELAS)、肌阵挛性癫痫伴破红纤维病(MERRF)、视网膜色素变性共济失调性周围神经病(NARP)、Leigh 综合征(LS)、线粒体神经消化道脑肌病(MNGIE)及感觉性共济失调性神经病变(SANDO)等。

二、筛查现状、可行性及局限性

目前针对线粒体病缺乏有效治疗,并无对线粒体病进行新生儿筛查的实践。由于线粒体病临床表现异质性较高,缺少特异性的生化标志物,目前尚无针对线粒体病新生儿筛查的临床操作和生化检测。随着高通量测序在新生儿筛查中的应用,理论上可以通过检测核基因组的致病性突变以行新生儿筛查。但因每一种特定线粒体病的发病率并不高,暂时未见线粒体病的新生儿筛查效果报道。除非后续有效治疗方法面世,开展新生儿线粒体病筛查还尚不成熟。

表 4-10 部分线粒体病综合征的临床表型

疾病	主要症状	其他症状
Alpers-Huttenlocher 综合征	肌张力低下、癫痫、肝功能衰竭	肾小管病变
共济失调性神经病变综合征(ANS):包括 MIRAS、SANDO、MEMSA	SANDO、其他 ANS:感觉性轴突神经病变伴不同程度的感觉性及小脑共济失调	癫痫、构音障碍和/或肌病
CPEO	眼外肌麻痹、双侧眼睑下垂	近端轻度肌病、肌病
KSS	进行性眼外肌麻痹发病年龄<20 岁、视网膜色素病变、脑脊液蛋白>1g/L、小脑共济失调、心传导阻滞之一	双侧耳聋、吞咽困难、糖尿病、甲状旁腺功能减退痴呆
Pearson 综合征	儿童期铁粒幼细胞贫血、全血细胞减少、胰腺外分泌功能衰竭	肾小管缺陷
婴儿期肌病和乳酸酸中毒	1 岁内肌张力降低、喂养和呼吸困难	致死型伴心肌病变和/或 Toni-Fanconi-Debre 综合征
Leigh 综合征	亚急性复发性脑病、小脑和脑干损伤征;婴儿期发病	基底节高信号、母方神经性或 Leigh 综合征病史
NARP	儿童晚期或成人期发病的周围神经病变、共济失调、视网膜色素病变	基底节高信号、视网膜电流图异常、感觉运动性神经病变
MELAS	脑卒中样发作<40 岁;癫痫和/或痴呆、破红纤维和/或乳酸酸中毒	糖尿病、心肌病(起始为肥厚性;后期为扩张性)双侧耳聋、视网膜色素病变、小脑性共济失调
MEMSA	肌病、癫痫、小脑性共济失调	痴呆、周围神经病变、痉挛
MERRF	肌阵挛、癫痫、小脑性共济失调肌病	痴呆、视神经萎缩、双侧耳聋、周围神经病变、痉挛、多发性脂肪瘤
LHON	亚急性无痛性双侧视力障碍;男:女为 4:1;平均发病年龄 24 岁	肌张力障碍、心脏预激综合征

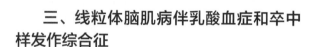

三、线粒体脑肌病伴乳酸血症和卒中样发作综合征

（一）概述

线粒体脑肌病伴乳酸血症和卒中样发作综合征（mitochondrial encephalomyopathy with lactate acidosis and stroke like episodes，MELAS）是一种多系统疾病，表现多样。绝大多数感染者为2~40岁出现MELAS的症状和体征。常见临床表现包括脑卒中样发作、伴有癫痫和/或痴呆的脑病、肌无力和运动不耐受、正常的早期精神运动发育、反复头痛、反复呕吐、听力受损、周围神经病变、学习障碍和身材矮小。在脑卒中样发作期间，神经影像学显示T$_2$加权信号区增加，与传统的血管分布不一致（因此称为"脑卒中样"）。乳酸血症非常常见，肌肉活检显示典型的红色纤维参差不齐。

（二）临床表现

MELAS的临床表现主要有：40岁以前脑卒中样发作、获得性脑病伴癫痫发作和/或痴呆、复发性头痛、肌无力和运动不耐受、皮层视力丧失、偏瘫、反复呕吐、身材矮小、听力障碍、正常早期精神运动发育、周围神经病变、学习障碍。

脑成像改变：通过脑MRI可观察到在脑卒中样发作期间，受影响区域：T$_2$信号增强、不符合经典的血管分布（因此称为"脑卒中样"）、主要累及后脑（颞叶、顶叶和枕叶）或局限于皮质区或涉及皮质下白质的不对称、脑卒中样病变的缓慢扩散发生在最初症状出现后的几周内，通常由T$_2$加权MRI记录、磁共振弥散加权成像显示MELAS脑卒中样病变的表观扩散系数（apparent diffusion coefficient，ADC）增加，而缺血性卒中时ADC降低，磁共振血管造影通常是正常的，磁共振波谱显示N-乙酰天冬氨酸信号减少和乳酸累积；头部CT：基底节钙化偶见；肌电图与神经传导研究：研究结果与肌病过程一致，但神经病变可能共存。神经病变可以是轴突性或混合性轴突和脱髓鞘。

（三）病因和发病机制

MELAS脑病理检查可见蛛网膜下腔和皮质小血管异常增多，管壁厚薄不均，脑皮质、皮质下白质、基底节、丘脑、脑干及小脑可见多发性灶性海绵样改变，其内出现神经细胞丢失，伴随星形细胞增生和小血管增多等，严重部位呈囊状改变。病变范围不符合动脉血管分布特点。电镜下发现颅内血管平滑肌和内皮细胞内线粒体增多，以软脑膜小动脉及直径250μm的动脉较明显。

MELAS的诊断是基于满足临床诊断标准和确定MELAS相关基因的致病变异。线粒体基因 *MT-TL1* 中的 m.3243A>G 致病变异存在于约80%的MELAS患者中。*MT-TL1* 或其他mtDNA基因的致病变异，特别是 *MT-ND5*，也可以引起这种疾病。

（四）MELAS新生儿筛查

MELAS以发育落后、反复脑炎样发作为特点，临床表现多样化，且通常在2岁后发病。利用高通量测序技术可以检测患者的致病突变，但现有技术所需费用不仅昂贵，且MELAS患病率很低，故目前针对MELAS暂未开展有效的新生儿筛查项目。

（五）诊断和治疗

1. **诊断** MELAS是因mtDNA中的致病变异引起的，由母体遗传传递。先证者的父亲不存在携带mtDNA致病变异的风险。先证者的母亲通常具有mtDNA致病变异，可能有症状，也可能无症状。携带mtDNA致病变异的男性不能将该变异遗传给他的任何后代。携带mtDNA致病性变异（无论是有症状还是无症状）的女性都会将这种变异传递给她的所有后代（表4-11）。

MELAS综合征多为散发，多于儿童期起病，以头痛、呕吐和反复卒中样发作为突出特点。卒中样发作的表现形式包括视野缺损、失语、精神症状、轻偏瘫、偏身感觉障碍等。脑卒中样发作导致的功能损害一般可逐渐恢复，但随着病程延长及发作次数增多，常导致认知功能减退。卒中样发作前部分有感染或发热诱因，易误诊为病毒性脑炎。部分患者合并神经性耳聋、糖尿病、眼外肌麻痹、多毛、身材矮小、乏力或运动不耐受等。

表 4-11 MELAS 相关的线粒体 DNA 的致病变异

携带致病变异的患者比例	基因
>80%	*MT-TL1*
<10%	*MT-ND5*
罕见	*MT-TC*、*MT-TF*、*MT-TH*、*MT-TK*、*MT-TL2*、*MT-TQ*、*MT-TV*、*MT-TW*、*MT-TS1*、*MT-TS2*、*MT-ND1*、*MT-ND6*、*MT-CO2*、*MT-CO3*、*MT-CYB*

在同一家系中,有的成员表现为 MELAS,有的成员仅出现耳聋或糖尿病,还有的成员为无症状的基因突变携带者。

2. 治疗症状治疗 MELAS 的治疗通常是支持性的。急性脑卒中样发作期,建议在症状出现后 3 小时内静脉注射精氨酸(儿童 500mg/kg,成人体表面积 $10g/m^2$),在之后的 3~5 天内,连续 24 小时静脉注射类似剂量的精氨酸。辅酶 Q10、左旋肉碱和肌酸对某些患者有益。感音神经性听力损失可通过人工耳蜗植入治疗;癫痫发作对传统抗惊厥疗法有反应(应尽量避免丙戊酸钠)。上睑下垂、心肌病、心脏传导缺陷、肾病和偏头痛均按标准方法治疗。糖尿病可以通过饮食调整、口服降糖药或胰岛素治疗来控制。运动不耐和虚弱可能对有氧运动有反应。

主要表现的预防:MELAS 患者首次出现脑卒中样发作,就应预防性地服用精氨酸,以降低脑卒中样发作的复发风险。建议口服精氨酸 150~300mg/(kg·d),分三次服用。

二次并发症的预防:由于发热性疾病可能引发急性加重,患有 MELAS 的个体应接受标准的儿童疫苗、流感疫苗和肺炎球菌疫苗。

应定期监测受影响者的症状和病情进展,并定期监测其亲属。建议每年进行眼科、听力学和心脏病学(心电图和超声心动图)评估。每年进行一次尿液分析和空腹血糖水平。

应避免的药物/情况:线粒体毒素,包括氨基糖苷类抗生素、利奈唑啉、香烟和酒精;用于癫痫治疗的丙戊酸;二甲双胍易引起乳酸中毒;二氯乙酸可增加周围神经病变的风险。

妊娠管理:受影响或有风险的孕妇应监测糖尿病和呼吸功能不全,可能需要治疗干预。

四、莱伯遗传性视神经病变

(一)概述

莱伯遗传性视神经病变(Leber's hereditary optic neuropathy,LHON)是一种由于线粒体 DNA 发生致病突变而导致的以视力丧失为主要表现的疾病。其特点为双侧无痛但突然发生的视力衰竭,包括视力模糊、清晰度和色觉的严重受损、视神经萎缩、出现盲点等,最终丧失各种视觉能力。少数情况下,患者还伴有心律不齐、神经系统异常(如震颤、周围神经病、运动障碍等),与多发性硬化症的特征有一定的相似性。该病通常于青年期(20~30 岁)起病,多数患者起病时表现为单眼中央区域视力模糊,随后 2~3 个月内另一侧出现相似症状;也有约 25% 的患者起病时双眼视力同时衰竭。约 95% 的患者在 50 岁前完全丧失视力。

(二)病因和发病机制

LHON 是由线粒体 DNA 基因 *MT-ND1*、*MT-ND4*、*MT-ND6* 及 *MT-ND4L* 突变造成,严格遵守母系遗传。以下为最主要的 3 个致病突变,可解释 90%~95% 的 LHON:

1. *MT-ND1* 基因的 m.3460G>A 突变。

2. *MT-ND4* 基因的 m.11778G>A 突变,该突变存在于 70% 的北欧患者以及 90% 的亚洲患者中,是这两个人群中 LHON 的主要致病突变。

3. *MT-ND6* 基因的 m.14484T>C 突变,在法属加拿大人群中较为常见。

线粒体承载着机体中能量转化的功能,当线粒体基因中编码参与能量代谢功能的氧化呼吸链复合物或其他调节成分的基因发生突变时,可能造成能量供应不足及视神经的死亡,从而引起 LHON 的相关表现。*MT-ND1*、*MT-ND4*、*MT-ND6* 及 *MT-ND4L* 均为编码线粒体复合物 I 中 NADH 脱氢酶组分的基因。研究显示,相比于其他线粒体病,呼吸链缺陷在 LHON 中表现较为轻微,其中 *MT-ND1* 基因 m.3460G>A 突变与相对较为严重的呼吸链反应缺陷关联。但这些基因突变导致 LHON 的具体机制尚不清楚。

LHON 并非一种完全外显的疾病,有相当一部分携带致病变异的个体终生不发病。目前的数据显示,这些携带者中约有 50% 的男性及 85% 的女性从未有过视力下降或相关疾病。LHON 的外显率也与年龄相关,95% 的患者在 50 岁之前起病。各个不同突变的携带者也有不同的病征表现,其中:①m.3460G>A 与最严重的视力功能丧失相关;②m.11778G>A 与中等严重程度的表现相关;③m.14484T>C 突变携带者视力功能方面具有较好的长期预后。此外,线粒体 DNA 存在异质性,个体中可能存在野生型与突变型线粒体 DNA 并存的情况。异质性约存在于 10%~15% 的 LHON 突变携带者中,有研究表明 m.11778G>A 突变在淋巴细胞中占比低于 75% 时并不会引起疾病。但在大部分个体中,LHON 致病突变都是以同质状态出现。

此外,遗传以外的因素可能也参与 LHON 的发病及病程,如吸烟及酒精摄入等,但目前针对这些环境因素与 LHON 发病关系的研究尚无一致的结果。

(三)新生儿筛查

LHON 的发病率在大多数人群中尚无确切数据。在欧洲人群中,预计发病率为 1:30 000~1:50 000。因 LHON 发病时间较晚,通常在青年期,目前国际及国内尚无针对该病的新生儿筛查项目。

(四)诊断和治疗

该病通常通过临床表征或分子遗传学手段进行诊断。

1. 临床表征的诊断性依据　主要来源于眼科、神经科、生化检查及家族史。眼科表现主要为青年期突然发生的双侧、无痛性视力衰竭,包括视力严重下降至无法看清手指,以及视野中央出现逐渐增大的盲区;视网膜毛神经纤维层水肿、毛细血管扩张和血管曲折;视盘萎缩;电生理研究所提示的视神经功能障碍和视网膜疾病。眼科以外主要表现为神经系统异常,包括姿势性震颤、周围神经病变、运动障碍、多发性硬化症样疾病;非特异性肌病;心律失常等。神经影像方面,MRI 可能显示白质病变和 / 或视神经内的高信号。生化检查可提示一定程度的呼吸链缺陷。

2. 分子遗传学手段的主要诊断依据　为发现相关线粒体基因的致病突变,包括 *MT-ND1*、*MT-ND4*、*MT-ND6* 及 *MT-ND4L*。

目前主要通过以下手段进行基因测序:①鉴于 3 个常见致病突变占 90%~95%,首选对 m.3460G>A、m.11778G>A 以及 m.14484T>C 进行针对性测序;②在未检测到上述 3 个致病突变时,可对 *MT-ND1*、*MT-ND2*、*MT-ND4*、*MT-ND4L*、*MT-ND5* 和 *MT-ND6* 进行多基因靶向测序;③在上述基因测序没有发现致病突变,但临床仍高度怀疑 LHON 时,可做完整的线粒体 DNA 测序。

(五)治疗和随访

LHON 的治疗和医学管理主要包括视觉辅助和康复等支持性治疗。诊断该病后,应首先进行最佳矫正视力相关的评估,用静态或动态视野法评估视野,从而制订相应的视力辅助方案。同时可筛查心电图及可能的相关神经系统并发症,如出现相应症状,可考虑转诊至相应科室寻求对症管理和治疗。

鉴于 LHON 为遗传性变异,诊断后有必要对患者及家庭成员进行相应的遗传咨询。该病为母系遗传,先证者父亲没有携带相同变异的风险,但母亲通常携带相同的线粒体变异,并且可能会出现视力丧失等。同胞患病的风险取决于母亲的状况,如果母亲确认携带线粒体致病突变,则先证者的所有同胞都会遗传该变异体,但症状表现不一。若先证者为男性,则不会将致病变异传递给任何后代;但若先证者为女性,无论其是否患病,线粒体变异都将传递给她的所有后代。如果女性携带异质性线粒体突变,其可能将较低水平的突变传递给后代,疾病风险也随之降低。需要强调的是,线粒体突变的存在不能预测视力丧失的发生、发病年龄、严重程度或进展速度。

目前正在临床试验阶段的疗法包括:①艾地苯醌(一种短链合成苯醌)口服和 / 或补充维生素(B_{12} 和 C),双盲随机安慰剂对照研究评估后,发现治疗组中视力恢复的比例更高;但无证据支持在无症状携带者中预防性使用艾地苯醌可获益;②抗氧化剂 α- 生育三烯酚 - 醌(EPI-743)(一种维生素 E 衍生物)正在进行 open-label 研究其在急、慢性 LHON 中对视觉的益处。

此外,基因治疗和线粒体置换是未来可能发展的治疗手段。体外和动物模型研究中已取得的临床前数据展示了这一疗法的可能潜力,目前针对 m.11778G>A 突变的基因治疗临床试验已启动,该治疗方案旨在向玻璃体内注射经修饰的 AAV2 病毒载体以表达替换突变的 *MT-ND4* 基因。此外,目前也有研究预防线粒体致病变异由母亲垂直传递的体外受精技术,但这些策略的安全性及临床适用性仍有待考量。

五、Leigh 综合征

(一)概述

Leigh 综合征(Leigh disease)又称亚急性坏死性脑脊髓病(sub-acute necrotizing encephalo-myelopathy),是由线粒体能量生成异常引起的进行性神经退行性疾病,起病年龄可从新生儿期到成年期,特征通常是病毒感染后 3~12 个月出现症状。并发性急性疾病期间出现的代偿失调(血液、脑脊液乳酸水平升高)通常与精神运动发育迟缓或退化有关。神经系统症状包括肌张力低下、痉挛、运动障碍(包括舞蹈症)、小脑共济失调和周围神经病变。神经系统以外的症状可能包括眼科疾病(视神经萎缩、色素性视网膜炎、眼球运动障碍)、心脏病(肥厚型或扩张型心肌病)、肝大或衰竭、肾脏损害等。约 50% 的患者因呼吸或心力衰竭而于 3 岁前死亡。根据澳大利亚及瑞典南部的统计数据,该综合征的发病率为 1∶40 000~1∶30 000。

(二) 病因和发病机制

Leigh 综合征涉及的基因包括线粒体基因和核基因,总共超过 30 个基因。基因突变可导致细胞的氧化磷酸化过程障碍,而细胞能量的缺乏导致细胞死亡,进而影响中枢神经系统功能、心肌细胞功能、运动功能等。本节重点讲述线粒体 DNA 相关的 Leigh 综合征。

(三) 新生儿筛查

mtDNA 突变导致的 Leigh 病患者主要为母系遗传,m.8993T>G 点突变所致的 Leigh 综合征为经典突变。目前尚不适合新生儿基因筛查。

(四) 诊断

1. 分子遗传学诊断最常见的基因突变有 *MT-ATP6*、*MT-ND3*、*MT-ND5* 和 *MT-ND6*。较少见的基因突变包括 *MT-CO3*、*MT-ND1*、*MT-ND2*、*MT-ND4*、*MT-TI*、*MT-TK*、*MT-TL1*、*MT-TL2*、*MT-TV* 和 *MT-TW*。

对怀疑 mtDNA 相关的 Leigh 综合征,可首选 *MT-ATP6* 基因两种常见的变异直接检测,若结果阴性,则可选择线粒体基因测序分析。*MT-ATP6* 基因的 m.8993T>G 和 m.8993T>C 为最常见的变异,约 10% 的 Leigh 综合征患者携带 m.8993T>G 和 m.8993T>C,约 10%~20% 患者携带其他线粒体基因的致病突变。

2. Leigh 综合征诊断标准患者检测到上文所列基因的致病变异,且符合 Leigh 综合征的诊断标准,则可确诊 mtDNA 相关的 Leigh 综合征。

Rahman 等于 1996 提出 Leigh 综合征严格诊断标准:

(1)运动和智力发育迟缓的进行性神经系统疾病。

(2)脑干 / 基底神经节疾病的症状。

(3)血液 / 脑脊液中乳酸浓度升高。

(4)以下症状中的一项或多项:

1)脑部影像学检测显示典型 Leigh 综合征的特征。

2)典型的神经病理改变:基底节、丘脑、脑干、齿状核和视神经中的多个局灶性对称性坏死性病变。从组织学上来说,病变为海绵状坏死灶,并以脱髓鞘、神经胶质增生和血管增生为特征,可伴局部神经细胞丢失。

3)患病同胞出现典型的神经病变特征。

Baertling 等于 2014 提出了类似的诊断标准,用于乳酸水平未升高情况下诊断 Leigh 综合征,包括:

(1)线粒体功能障碍导致的神经退行性疾病症状。

(2)遗传性基因缺陷引起的线粒体功能障碍。

(3)双侧中枢神经系统病变。

(五) 治疗

目前尚无针对与 mtDNA 相关的 Leigh 综合征的特异性治疗方法。支持性治疗包括以下方面:

1. 酸中毒碳酸氢钠或柠檬酸钠可用于急性加重期酸中毒。

2. 癫痫发作在神经科医生的指导下,针对癫痫发作类型选择合适的抗癫痫药物。应避免使用丙戊酸钠和巴比妥酸钠,因为这两种药物对线粒体呼吸链有抑制作用。

3. 肌张力障碍

(1)苯甲酚、巴氯芬、贝那替秦和加巴喷丁可单独或联合使用。刚开始应使用低剂量,随后剂量逐渐增加,直至症状得到控制。

(2)肉毒杆菌毒素注射可用于患有 Leigh 综合征和严重难治性肌张力障碍患者。

4. 心肌病可在心脏病专家指导下进行抗充血性疗法。

5. 有必要常规评估每日的热量摄入,以及包括微量营养素和饮食管理在内的膳食结构合理性。

6. 建议为患者及其家庭提供心理支持。

(六) 遗传咨询

1. **家庭成员风险 - 先证者父母**

(1)先证者的父亲没有携带 mtDNA 致病变异的风险。

(2)先证者的母亲通常携带 mtDNA 致病变异,可能有症状。大多数情况下,母亲的 mtDNA 异常比例要比先证者低得多,并且通常无症状或仅出现轻微症状。个别母亲会有高比例的mtDNA异常，并在成年期出现严重症状。除m.8993T>G和m.8993T>C变异以外，母体外周血异常mtDNA比例较低不能排除脑或肌肉等组织中异常mtDNA比例可能较高的情况。

（3）先证者也可由于新发mtDNA致病变异而致Leigh综合征。一项由不同mtDNA突变导致Leigh综合征的105个病例的研究表明，约25%的病例是新发致病变异。

2. 家庭成员风险-先证者同胞

（1）同胞风险取决于母亲的基因突变情况，如果先证者的母亲携带mtDNA致病变异，则所有同胞都有遗传风险。

（2）对于m.8993T>G和m.8993T>C致病变异，如果先证者母亲的血液中未检测到突变的mtDNA，则先证者的同胞遗传到mtDNA变异而引起症状的风险非常低。

（3）对于m.8993T>G和m.8993T>C以外的变异，异常mtDNA在母体血液中可能无法检测到，但在其他组织（包括卵母细胞）中可以检测到。因此，根据突变的组织分布和异常mtDNA的比例，先证者同胞有出现症状的风险。

（4）如果先证者携带新发mtDNA致病变异（即母亲和其他母系亲戚的样本中没有致病变异），同胞则为低风险。

3. 先证者的后代

（1）携带mtDNA致病变异的男性先证者的后代没有遗传风险。

（2）携带mtDNA致病变异的女性先证者的所有后代都存在遗传变异的风险，且发病风险取决于组织分布和异常mtDNA的比例。

4. 其他家庭成员　其他家庭成员的风险取决于先证者母亲的基因突变情况：如果先证者的母亲携带mtDNA变异，则其同胞也有携带风险。

（余永国）

第六节　溶酶体病

一、溶酶体贮积症概况

（一）概述

溶酶体贮积症（lysosomal storage disease，LSDs）是一组遗传性代谢病，是由于基因突变引起溶酶体内的酸性水解酶、激活蛋白、转运蛋白或溶酶体蛋白修饰酶的缺乏或缺陷，导致代谢底物不能被有效降解而大量贮积，直接影响溶酶体功能并引发一系列的次级效应，最终导致不可逆的细胞损伤、细胞死亡以及器官功能障碍和变性。溶酶体贮积症的首例临床报道始于1881年的Tay-Sachs病，随着溶酶体及其功能被认识，1963年，糖原贮积症Ⅱ型（Pompe病）是第一个被明确的溶酶体贮积症，至今已有超过70种溶酶体病被报道，涉及1 300多个基因，其中50种为酶缺陷病、7种膜蛋白病、12种溶酶体相关细胞器病（disorders of lysosome-related organelles，LROs）和14种脂褐质沉积病。除少数为X连锁隐性遗传外（Fabry病、黏多糖贮积症Ⅱ型、Danon病），大多数属常染色体隐性遗传。虽然每个单病种溶酶体贮积症都很罕见，但其作为一组疾病并不少见，估计总体发病率为1∶5 000~1∶5 500），有些病种在有奠基者效应的封闭群体中发病率更高。

（二）溶酶体贮积症的分类

溶酶体贮积症种类繁多，传统上常按其降解的底物和发病机制分类（表4-12），每种溶酶体贮积症临床表现异质性较强，多有轻型和重型的表现度差异，重者围产期和婴儿期即可发病，病情重，寿命短。轻者可至成年发病，病情进展慢，寿命较长。大多数LSD为多器官受累，常累及神经系统、心脏、肾脏、肝脾、骨骼、皮肤、眼睛、耳朵等，通常患者在生后存在数月至数年、数十年的临床前无症状期，临床症状出现后，病情呈进展状态至逐渐加重或恶化。大多数LSD无特效治疗，以对症和辅助支持治疗为主。近年来酶替代治疗、造血干细胞移植（hematopoietic stem cell transplantation，HSCT）为部分患者带来福音，基因治疗也在探索中。本章主要介绍有血液学改变的戈谢病、尼曼-匹克病和酸性酯酶缺乏症。

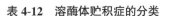

表 4-12 溶酶体贮积症的分类

分类	疾病种类
神经鞘脂贮积症	戈谢病、尼曼 - 匹克病 A/B 型、法布里病（Fabry 病）、球形细胞脑白质营养不良（Krabbe 病）、异染性脑白质营养不良（MLD）、Farber 病（脂肪肉芽肿病）、Tay-Sachs 病 / Sandhoff 病（GM2 神经节苷脂贮积症）、GM1 神经节苷脂贮积症
黏多糖贮积症	黏多糖贮积症 I 型、II 型、III 型、IV 型、VI 型、VII 型、IX 型
糖原贮积症	糖原贮积症 II 型（Pompe 病）
糖蛋白贮积症	岩藻糖苷贮积症、α- 甘露糖苷贮积症、β- 甘露糖苷贮积症、唾液酸贮积症、半乳糖唾液酸贮积症、天冬氨酰基葡萄糖胺尿症、申德勒病
脂质贮积症	酸性酯酶缺乏症（Wolman 病和胆固醇酯贮积症）
翻译后修饰缺陷病	多种硫酸酯酶缺乏症、黏脂贮积症 II 型、黏脂贮积症 III 型
跨膜蛋白病	胱氨酸病、Danon 病、活动性肌阵挛 - 肾衰竭综合征、唾液酸贮积症、尼曼匹克病 C 型、黏脂贮积症 IV 型
神经元蜡样脂褐质沉积症	神经元蜡样脂褐质沉积症 1~14 型（CLN 1~14）
溶酶体相关细胞器病（LORs）	赫曼斯基 - 普德拉克综合征 1~9 型、格里塞利综合征 1 型、格里塞利综合征 2 型、先天性白细胞颗粒异常综合征病

（三）新生儿筛查

1. **生化筛查** 近些年由于酶替代治疗和造血干细胞移植技术的进展，多个国家和地区开展了对一些相对高发的酶缺陷导致的溶酶体贮积症的新生儿筛查，较常选取的病种为戈谢病、尼曼 - 匹克病 A/B 型、法布里病、球形细胞脑白质营养不良、糖原贮积症 II 型、黏多糖贮积症 I 型；我国台湾地区还增加了黏多糖贮积症 II 型、IIIB 型、IVA 型和 VI 型。主要方法是采用串联质谱法（MS/MS）检测干血斑的相关酶活性，如果酶活性降低提示筛查阳性，则召回复查静脉血白细胞中相应酶活性，如仍阳性，随即进行相应致病基因突变检测以进一步确定诊断。

2. **基因筛查** 溶酶体贮积症是一组罕见的、严重危害儿童生活质量和寿命的高度致死致残性遗传代谢病，疾病种类多，总体发病率较高，患者常被延迟诊断多年，造成组织器官不可逆损伤。目前生化酶活性检测只能检出部分酶缺陷造成的溶酶体贮积症，对于非酶缺陷病只能依靠基因检测技术进行确诊。新生儿基因筛查可将已知的导致各种溶酶体病的致病基因纳入检测范围进行一次性高通量检测，筛查阳性者通过酶活性检测及其他生化指标和临床观察评估，以期早期诊断早期干预，将疾病的危害降至最低。

二、戈谢病

（一）概述

戈谢病（Gaucher disease）是最常见的溶酶体贮积症之一，属常染色体隐性遗传病，由法国医生 Phillipe Gaucher 在 1882 年首先报告。该病是由于患者体内酸性 β- 葡糖苷酶基因（*GBA*）突变导致机体酸性 β- 葡糖苷酶（acid beta-glucosidase，GBA）又称葡萄糖脑苷脂酶（glucocerebrosidase）缺乏，造成其底物葡萄糖脑苷脂（glucocerebroside，GC）在肝、脾、骨骼及肺甚至脑的巨噬细胞溶酶体中贮积，形成典型的戈谢细胞，损伤细胞功能，导致受累组织器官出现病变。临床表现为多脏器受累，进行性加重，并可危及生命。戈谢病是首先应用酶替代治疗并取得良好疗效的溶酶体贮积症。

戈谢病在世界各地均有发病，估计全球戈谢病 I 型的发病率为 1∶50 000~1∶40 000。II 型和 III 型目前尚无发病率统计，但根据各国和地区病例报告推测在非欧洲地区的发病人数相对较多，日本国内 III 型患者较多，约占 1/3。国内目前尚无发病率统计，各地均有病例发生，III 型患者比例也达 1/3。

（二）病因及发病机制

葡糖脑苷脂是细胞的组成成分之一，是一种

可溶性的糖鞘脂类物质,在体内广泛存在。生理情况下,来源于衰老死亡组织细胞的葡糖脑苷脂被单核巨噬细胞系统吞噬后,在溶酶体内经葡萄糖脑苷脂酶水解生成葡萄糖和神经酰胺。由于 *GBA* 基因突变造成机体葡糖脑苷脂酶残存酶活性明显降低,使其底物不能被降解而在肝、脾、骨骼、骨髓、肺和脑组织的单核巨噬细胞溶酶体中累积,形成典型的戈谢细胞,导致机体多器官受损。

戈谢病的致病基因 *GBA* 位于 1q21,cDNA 全长 2564 个碱基,包含 12 个外显子,其中外显子 1 为非编码外显子,*GBA* 基因下游 16kb 处有一个与其高度同源的假基因序列。目前国际上已报道的 *GBA* 突变超过 300 个,突变类型包括错义突变、无义突变、缺失或插入突变、剪切位点突变或真假基因重组等,其中绝大多数为错义突变,基因突变主要导致葡糖脑苷脂酶水解功能或稳定性下降。*GBA* 的突变类型具有种族差异,并与临床表型相关。在德裔犹太患者中,N370S、84GG、L444P 和 IVS2+l 这 4 种突变等位基因约占犹太人戈谢病基因突变的 95%,其中 N370S 占 78%。这四种突变在非犹太群体中占 50%~60%,以 L444P 最常见,占 36%,其次为 N370S,占 29%。中国人中最常见的突变类型为 L444P,占突变等位基因的 33%,而罕见 N370S,与日本和韩国相似。

至少具有一个 N370S 突变的患者不会出现神经系统症状,N370S 的纯合子患者症状较轻;具有 V394L、G377S 和 N188S 突变的纯合子患者均为 I 型,临床表现较轻;L444P 突变虽然在各型戈谢病患者中都曾检出,但纯合子患者表现为亚急性神经病变型(III 型);D409H 纯合子患者通常表现为心血管型。

(三) 临床表现

戈谢病常有多脏器受累的表现,但轻重差异很大,重者可在围产期致死,轻者可无症状。根据是否有原发性神经系统受累,将戈谢病主要分为非神经病变型(I 型)和神经病变型(II 型及 III 型),少见的围产期致死型(表 4-13)。

I 型(非神经病变型)无原发性中枢神经系统受累表现,是最常见的亚型。各年龄段均可发病,以学龄前儿童起病居多,病程长、进展缓慢,症状轻重差异很大,发病越早,残余酶活性越低,症状越重。通常 I 型患者 GBA 的活性相当于正常人的 12%~45%。

95% 以上的患者存在脾大,脾脏体积可增至正常人的 15~30 倍,多伴有脾功能亢进表现。80% 以上的患者出现肝大,严重时可发生肝硬化。脾功能亢进和骨髓浸润、梗死均可引起贫血、血小板减少和白细胞减少。70%~100% 的 I 型患者会出现骨病的临床表现或影像学改变。轻者仅表现为无症状性骨量减少,多数患者常有急性或慢性骨痛、病理性骨折和继发于软骨下塌陷的退行性关节炎等,严重者出现骨危象及致残。X 线可见骨质减少、骨质疏松和四肢长骨典型的烧瓶样畸形,重者还可见骨的局部溶解、骨梗死、病理性骨折、关节受损、骨硬化等。部分患者可有肺部受累,主要为间质性肺病、肺实变、肺动脉高压,出现呼吸困难、发绀和杵状指等症状。儿童患者常出现生长发育落后。

患者还可出现免疫系统异常、胆石症、糖和脂类代谢异常、多发性骨髓瘤等,而且恶性肿瘤发病风险增高。

表 4-13 戈谢病临床分型及特点

亚型	原发性中枢神经系统受累	骨病	其他
I 型(非神经病变型)	无	有	肝脾大、血细胞减少、肺部疾病
II 型(急性或婴儿型)	延髓征、锥体束征认知功能障碍	无	肝脾大、血细胞减少、肺部疾病、皮肤病变
III 型(亚急性或青少年型 IIIa,IIIb)	动眼神经功能障碍、抽搐、进行性肌阵挛性癫痫	有	肝脾大、血细胞减少、肺部疾病
心血管型(IIIc)	动眼神经功能障碍	有	二尖瓣或主动脉瓣钙化、角膜混浊、轻度脾大
围产期致死型	锥体束征	无	鱼鳞病或火棉胶样皮肤改变非免疫性胎儿水肿

Ⅱ型和Ⅲ型(神经病变型)Ⅱ型和Ⅲ型患者除有与Ⅰ型相似的肝脾大、贫血、血小板减少等表现外,均有神经系统受累表现。

Ⅱ型为急性神经病变型,此型GBA活性最低,几乎难以测出。婴儿期发病,最早于生后1~4周出现症状,患者眼球运动障碍,双侧固定性斜视,有迅速进展的惊厥发作、颈项强直、角弓反张、四肢强直、行走困难、吞咽困难等急性神经系统受损表现,伴精神运动发育落后,2~4岁前死亡。

Ⅲ型为慢性(或称亚急性)神经病变型,患者酶活性相当于正常人的13%~20%,早期表现与Ⅰ型相似,逐渐出现轻重不一的神经系统症状,病情进展缓慢,寿命可较长。患者因动眼神经受累出现眼球运动障碍(固定性斜视、水平注视困难)。还可出现共济失调、惊厥、肌阵挛发作,病情重者伴发育迟缓、智力落后或倒退。根据临床表现的差异可分三种亚型,以较快进展的神经系统症状及肝脾大为主要表现的Ⅲa型;以肝脾大及骨骼症状为主要表现而中枢神经系统症状较少的Ⅲb型;Ⅲc型也称心血管型,见于D409H纯合突变患者,主要表现为二尖瓣和主动脉瓣钙化,可出现呼吸困难、胸痛等症状,心脏瓣膜的钙化是导致此型患者死亡的原因,同时还伴随轻度脾大、角膜混浊、核上型眼肌麻痹等症状。Ⅲ型患者脑电图、脑干听觉诱发电位、头颅MRI检查可见异常改变。有些儿童患者可能出现神经症状较晚,神经症状出现之前常被诊断为Ⅰ型,故应长期观察随诊后定型。

围产期致死型:是最严重的亚型,胎儿期起病,约2/3的围产期致死型戈谢病胎儿在母亲妊娠中后期出现非免疫性胎儿水肿,常伴肝脾大,关节挛缩,部分患者出现皮肤鱼鳞病样改变、特殊面容等。胎儿水肿导致死胎或早产,早产儿出生后迅速死亡。没有水肿的胎儿生后一周内出现神经系统症状,3个月内死亡。

(四)新生儿筛查

1. **生化筛查** 戈谢病的新生儿筛查已在多个国家和地区开展,主要采用串联质谱法(MS/MS)检测干血斑的葡萄糖脑苷脂酶活性及lyso-GL1,如果酶活性降低提示筛查阳性,则召回复查静脉血白细胞中葡萄糖脑苷脂酶活性,如仍明显降低,即进行GBA基因突变检测以进一步确定诊断。

2. **基因筛查** 戈谢病常在儿童期发病,严重影响患儿生长发育、生活质量及寿命。早期诊断,无论是采取ERT治疗还是异基因造血干细胞移植均可显著改善预后,还可对患者父母再生育指导提供准确的遗传咨询、风险评估和产前诊断。新生儿基因筛查如检测到新生儿为GBA基因突变纯合子或复合杂合子,需再采取静脉血检测葡萄糖脑苷脂酶活性及壳三糖酶活性或lyso-GL1,以明确诊断。

(五)诊断

1. **骨髓穿刺涂片或活检** 在骨髓涂片的片尾可见到"戈谢细胞",这种细胞体积大,呈圆形、椭圆形或多边形,胞质丰富,呈淡蓝色或淡红色,其内充满交织成网状或洋葱皮样的条纹结构,具有一个或数个偏心核;糖原和酸性磷酸酶染色呈强阳性。戈谢细胞在肝、脾、淋巴结活检时也可见到。戈谢细胞不是戈谢病的特异细胞,还可见于其他疾病,不能作为确诊戈谢病的依据。

2. **酶学检测** 酶活性检测是诊断戈谢病的金标准。通常应用荧光定量方法检测患者外周血白细胞中葡萄糖脑苷脂酶活性,如果患者酶活性明显降低(通常低于正常值的30%)时,可确诊戈谢病。酶活性检测不仅用于患者诊断,还用于产前诊断,通过检测胎儿绒毛或羊水细胞中的GBA活性来判断胎儿是否受累戈谢病。患者的父母均为杂合子,其酶活性可在正常范围,也可介于正常人和患者之间,故此法不能用于确定携带者。戈谢病患者血浆中可见其他酶或蛋白的活性以及特异的生物标志物的升高,包括壳三糖酶、抗酒石酸酸性磷酸酶(tartrate resistant acid phosphatase,TRAP)、血管紧张素转化酶(angiotensin converting enzyme,ACE)、CCL18、神经鞘氨醇(glucosyl sphingosine,lyso-GL1)等,可间接支持诊断,经有效的特异性治疗后这些指标会趋于正常,故可作为疗效评价的生化指标。

3. **基因诊断** 通常采用DNA-PCR测序或NGS技术对患者的GBA基因进行突变检测,可检出90%以上患者的突变类型,患者可为突变纯合子或复合杂合子。患者的突变类型确定后,还可用于胎儿产前诊断,及其家族相关成员(包括父母)进行相应突变位点的检测以检出携带者(即突变杂合子),基因检测应注意避开假基因干扰,以免出现假阳性结果。

4. 脑电图及其他　Ⅲ型患者在神经系统症状出现前即可有脑电图波形异常,如出现慢波、棘波等,为临床分型和判断预后提供参考依据。腹部超声或CT、MRI用于了解肝脾大情况并测量体积,骨骼系统的X线片和MRI检查可显示骨骼外形异常和骨质受损状况,尤其是MRI检查能早于X线发现骨髓浸润。骨密度检测、肺功能检测等可显示异常。

（六）治疗

以往戈谢病以对症治疗为主,近年来,随着分子遗传学及生物工程技术的发展,特异性治疗戈谢病的酶替代治疗方法（ERT）已应用于临床。

1. 对症治疗　贫血患儿可补充维生素及铁剂,预防继发感染,大量出血或出血不止可临时输注红细胞及血小板以改善贫血或出血状况,但应注意大量、多次、快速的血制品输注对患儿脾脏造成的负荷过重,会导致脾脏短期内肿大明显,反而加重病情,故应严格输血指征和输注量;脾全部切除虽可减轻腹部负担并纠正贫血及血小板减少,但也会加速葡萄糖脑苷脂在骨、肝脏、肺脏等器官的蓄积,还增加了暴发严重感染的机会,儿童患者切脾应尤为慎重;骨病变的处理包括止痛、理疗、骨折处理、人工关节置换等,并可辅以钙剂、维生素D及双膦酸盐治疗骨质疏松;出现惊厥可使用抗癫痫药物治疗等。

2. 特异性治疗　主要包括酶替代治疗、底物减少疗法、骨髓移植。

（1）酶替代治疗（ERT）:ERT是将基因重组技术生产的外源性葡糖脑苷脂酶输入体内以分解需要降解的糖鞘脂类物质,并清除以往积聚的底物,使病情得到有效缓解。主要用于Ⅰ型和Ⅲ型患者的非神经病变的治疗。可明显改善Ⅰ型患者的临床症状体征,使肝脾回缩,血象恢复正常,减轻骨骼病变,维持儿童正常生长发育,提高生活质量,但需终生规律用药,治疗越早,疗效越好。Ⅱ型患者对于ERT、BMT和ERT均无效。对于Ⅲ型患者的神经系统症状无改善。2015年,由国内专家参考国外诊治规范和国内经验编写了《中国戈谢病诊治专家共识》,对国内戈谢病的规范诊治和监测提供了具体的指导细则。

（2）底物减少疗法（substrate reduction therapy, SRT）: 药物美格鲁特（Miglust）、Eliglustat均为口服药物,目前主要用于不能应用ERT治疗的轻度

或中度Ⅰ型戈谢病成年患者。它们均为葡糖神经酰胺合成酶抑制剂,可降低糖鞘脂(包括葡糖脑苷脂)的生物合成,稳定戈谢病的病情,减轻肝脾大程度,提高血红蛋白和血小板水平,缓解骨痛,其中美格鲁特可以通过血 - 脑屏障,可能改善Ⅲ型患者神经症状症状。

（3）骨髓移植（bone marrow transplantation, BMT）: 成功的BMT能够纠正患者的酶缺陷,改善贫血和血小板减少,使肝脾体积缩小。部分患者骨髓移植后已经发生的神经系统症状和骨病症状也趋于稳定。但戈谢病的BMT治疗风险较大,死亡率高,限制了其在Ⅰ型和Ⅲ型患者中的应用。此外,已经应用酶替代治疗的Ⅲ型患者和病情进行性加重的病例可以联合骨髓移植获得更好的疗效。

（七）遗传咨询

戈谢病是常染色体隐性遗传病,生育过戈谢病患者的家庭及亲属应进行遗传咨询。患儿父母如果再次生育,每次妊娠胎儿患病的风险为25%,且与性别无关;戈谢病患者本人结婚生育,可对其配偶进行*GBA*基因突变检测,如果配偶不是携带者,后代患病风险小,如果配偶是携带者,后代患病风险为50%。产前诊断是预防高危家庭再次生育戈谢病患儿最有效的方法,通常在高危孕妇妊娠取胎儿绒毛或是取羊水进行胎儿羊水细胞培养,检测绒毛或羊水细胞内葡萄糖脑苷脂酶活性或DNA基因突变,判断胎儿是否受累。

三、尼曼 - 匹克病

尼曼 - 匹克病（Niemann-Pick disease, NPD）也被称为鞘磷脂胆固醇脂沉积症,是一组常染色体隐性遗传病,患者多系统受累,主要表现为肝脾大、各种神经功能障碍及鞘磷脂或胆固醇贮积。根据临床表现和致病基因不同,NPD主要包括A/B型（NPD-A/B）和C型（NPD-C）,以下将分别论述。

（一）尼曼 - 匹克病 A/B 型

1. 概述　尼曼 - 匹克病A型和B型（NPD type A and type B, NPD-A & NPD-B）,又称酸性鞘磷脂酶缺乏症（acid sphingomyelinase deficiency, ASMD, OMIM 607608）,是一种罕见的溶酶体贮积症,1914年德国儿科医生Albert Niemann报道了第一例NPD-A型患儿,1927年Ludwig Pick进

一步明确了此病的形态学特点为脂质沉积的"泡沫样细胞"，故将此病以二人的姓氏命名。NPD由于鞘磷脂磷酸二酯酶1基因（sphingomyelin phosphodiesterase 1 gene，*SMPD1*）存在纯合或复合杂合突变，导致溶酶体酸性鞘磷脂酶（lysosomal acid sphingomyelinase，L-ASM）缺乏，使鞘磷脂在单核吞噬系统和肝细胞内的进行性贮积，表现为肝、脾、肺、骨髓和淋巴结甚至神经系统等多系统病变。此病在世界各地均有发病，推测患病率为1∶250 000，在德系犹太人后裔中为1∶40 000，以A型居多，国内目前无发病率统计。

2. **病因及发病机制** NPD-A/B 是常染色体隐性遗传病，其致病基因 *SMPD1* 位于染色体 11p15.1-p15.4，含6个外显子，编码含629个氨基酸的糖蛋白，目前全球已报道超过200种突变类型，包括点突变、剪切位点突变和微小缺失突变等，其中以错义突变居多，除少数族群外，无明显热点突变。基因型和表型的关系多不明确，p.Arg610del 纯合子症状轻；p.Leu139Pro、p.Ala198Pro、p.Arg476Trp、p.Pro323Ala、p.Pro330Arg和 p.Trp393Gly 见于症状偏轻的 NPD-B 型患者；p.His423Tyr 和 p.Lys578Asn 是沙特阿拉伯人最常见突变，见于早发的重症患者，p.Arg498Lys、p.Lys304Pro 和 p.Pro333Serfs*52 可导致 NPD-A型；p.Gln294Lys 和 p.Trp393Gly 可导致晚发神经病变的中间型 NPD。*SMPD1* 基因编码酸性鞘磷脂酶，主要在肝脏、肾脏、脑组织和小肠表达，以肝脏中最丰富。鞘磷脂是机体各种细胞膜和红细胞基质的主要成分，ASM 可将溶酶体内需要降解的鞘磷脂的磷酸胆碱残基剪切掉，使其分解为神经酰胺和磷酸胆碱。患者的 *SMPD1* 基因纯合或复合杂合突变导致鞘磷脂酶活性减低或缺乏时，鞘磷脂降解受阻，贮积在肝脏、脾脏、肺部甚至神经系统，导致细胞、组织和器官功能受损。受累细胞因鞘磷脂的积聚变大，因此在组织学上可见直径为 20~90μm 富含脂质的泡沫细胞，通常仅有一个偏位的小细胞核，染色质疏松，吉姆萨染色胞质呈蓝或蓝绿色，内有深浅不一的蓝色颗粒，酸性磷酸酶染色呈弱阳性，又称为尼曼-匹克细胞。

3. **临床表现** 根据患者的临床表现、疾病进展程度及神经系统是否受累将 NPD 分为三种类型，NPD-A 为婴儿急性神经型、NPD-B 变异型（也称中间型）为慢性神经型、起病较晚无神经病变

的肝脾型 NPD-B，各亚型的临床特点见表 4-14。NPD 最常见的症状是腹部膨隆，肝脾大，各个年龄均可因发现脾大而被诊断，重者生后即出现肝脾大，轻者可至成人期才发现脾大。脾脏增大引起脾脏功能亢进导致贫血、血小板和白细胞减少。肺部脂质浸润较常见，常合并呼吸道感染，严重者出现呼吸费力、气促等缺氧症状。儿童患者生长障碍，身材矮小较常见。NPD-A 型发病早进展快，神经系统症状重，患儿 6~12 个月内发育基本正常或接近正常，但之后出现明显倒退，最终呈痉挛强直状态，对外界刺激无反应，死亡较早。NPD-B 变异型和 NPD-B 型病情进展较慢，患者寿命与脏器受损严重程度相关。

4. **新生儿筛查**

（1）生化筛查：NPD-A/B 型的新生儿筛查已在多个国家和地区开展，主要采用串联质谱法（MS/MS）检测干血斑的鞘磷脂酶活性，如果酶活性降低提示筛查阳性，则召回复查静脉血白细胞中鞘磷脂酶活性，如仍明显降低，即进行 *SMPD1* 基因突变检测以进一步确定诊断。

（2）基因筛查：NPD-A/B 型常在儿童期发病，严重影响患儿生长发育和生活质量及寿命。早期诊断后进行异基因造血干细胞移植可显著改善预后，还可对患儿父母再生育指导提供准确的遗传咨询、风险评估和产前诊断。新生儿基因筛查如检测到新生儿为 *SMPD1* 基因突变纯合子或复合杂合子，需再采取静脉血检测鞘磷脂酶活性以明确诊断。

5. **诊断**

（1）组织病理学检查：患者肝、脾、肺、骨髓和淋巴结活检（常用骨髓穿刺），光镜下可见富含脂质的泡沫细胞，可提示诊断，但不能作为确诊依据。

（2）酶学检测：确诊的金标准方法为检测患者白细胞或培养的皮肤成纤维细胞中鞘磷脂酶活性，患者酶活性明显降低。

（3）基因诊断：*SMPD1* 基因突变检测发现患者存在两个分别来自父母的致病突变也可确诊。基因诊断不能完全替代酶学检测，特别是临床症状不典型和/或不能确定检测出的基因变异的致病性时，应作鞘磷脂酶活性检测确证。

（4）其他：腹部超声或 CT、MRI 用于了解肝脾大和肝硬化程度并测量体积，肺部薄层 CT 常用

表 4-14　NPD-A/B 型临床分型及临床表现

	NPD-A	中间型	NPD-B
起病年龄	早婴期(2~4 个月)	儿童期(2~7 岁)	婴儿期至成人均可起病
病情进展	快	神经症状进展较慢	不一
消化系统	3 个月出现肝脾大,进行性加重,可伴喂养困难、呕吐、胆汁淤积性黄疸、转氨酶升高	同 NPD-B	程度由轻到重均可见,脾大先于肝大。腹泻,肝大常伴肝功能异常,多数出现肝纤维化、门静脉高压或肝硬化甚至肝衰竭
神经病变	6~12 个月出现,发育里程碑落后,肌张力减退,深腱反射减弱或消失,吞咽困难。1 岁后精神运动发育停滞并出现倒退	周围神经病变,锥体外系征,精神症状,学习障碍。小脑共济失调、眼球震颤可出现于儿童早期。轻症患者可仅有肌张力减低和腱反射减弱,严重者运动能力丧失和智力退化	无
肺部病变	肺间质病变、晚期出现低氧血症,吸入性肺炎,反复呼吸道感染是致死的常见病因	同 NPD-B	胸部 X 线片和薄层 CT 检查可见肺间质病变,重者可出现氧依赖和活动严重受限
生长及骨骼	1 岁以内线性生长基本正常,体重增长缓慢	同 NPD-B	生长和骨骼发育迟缓、青春期延迟在儿童和青少年中很常见,可导致成年后显著矮小。轻者身高可正常。骨质疏松和骨量减少常致骨关节痛和病理性骨折
血液学改变	可无血液学改变或仅轻度血小板减少	同 NPD-B	血细胞减少可伴出血倾向,重症者可出现血象三系或二系减低
眼底黄斑晕或樱桃红斑	100% 出现	部分出现	部分出现(约 1/3)
寿命	3 岁左右死亡(中位年龄 27 个月)	肝病或肺病常致寿命缩短死亡年龄从儿童至成年不等	肝病或肺病常致寿命缩短,重者常在青春期前死亡,轻症患者可活至成年或接近正常
其他	睡眠障碍,易怒	同 NPD-B	头痛、复发性耳感染

来评估肺部浸润状况,可见小叶间隔增厚、毛玻璃密度影和钙化等改变;双能 X 线骨密度检测了解是否存在骨质疏松或骨量减少;肺功能检查可评估年长患儿的通气和换气功能。NPD-A 型患儿头颅 MRI 可以正常,也可表现为脑萎缩、白质 T_2 高信号等。

6. 治疗　目前此病尚无特效治疗,酶替代治疗仍在临床试验阶段。多采取对症治疗,如积极抗感染治疗肺部疾病,改善营养状况等。巨脾造成严重脾脏功能亢进血小板减少和重度贫血的患者可考虑做脾脏切除或部分切除手术以改善贫血和血小板减少,但有加重肺部病变的可能。骨髓移植或造血干细胞移植能使患者肝脾缩小,脾功

能亢进得到改善,但如治疗过晚对神经系统损伤的改善效果甚微。对严重肝功能受损的患者,肝移植可以改善肝功能,但对神经系统症状也无改善。国际 ASMD 专家组在 2018 年发表了“酸性鞘磷脂酶缺乏症患者的临床监测建议”,对儿童患者明确了评估指标和随访间期。

7. 遗传咨询　NPD-A/B 型是常染色体隐性遗传病,患儿父母如果再次生育,每次妊娠胎儿患病的风险为 25%,且与性别无关,因此需做产前诊断。通常对高危孕妇取胎儿绒毛或取羊水进行胎儿羊水细胞培养,检测绒毛或羊水细胞内酸性鞘磷脂酶活性并提取胎儿 DNA 进行 *SMPD1* 基因突变检测,判断胎儿是否受累。

（二）NPD-C 型

1. 概述 以往认为尼曼-匹克病 NPD-C 型只是 NPD-A/B 的一个亚型，与 NPD-A/B 型临床表现类似但有差异，1966 年 Brady 发现只有 NPD-A/B 型患者存在鞘磷脂酶活性降低，而 C 型患者该酶活性正常，后来发现其为溶酶体胆固醇转运缺陷导致胆固醇在细胞内贮积而致病，属常染色体隐性遗传病，致病基因为 NPC1 和 NPC2。临床上以神经系统退行性变伴有肝脾大、黄疸、脾功能亢进为主要表现。NPD-C 型发病率为 1:150 000~1:100 000，国内缺乏准确的发病率调查。

2. 病因及发病机制 90% 以上的 NPD-C 型患者是由于 NPC1 基因突变所致，其余为 NPC2 基因突变导致。NPC1 基因位于 18 q11-q12，含 25 个外显子，编码一个用于次级溶酶体定位的大的膜糖蛋白，目前已知突变超过 300 种。NPC2 基因位于 14q24.3，含 5 个外显子，编码一种小的与胆固醇高亲和力结合的可溶性溶酶体蛋白，已报道突变有 30 余个。正常情况下，内吞的低密度脂蛋白被运送到次级溶酶体，在那里被水解释放出游离胆固醇，游离胆固醇被迅速地从溶酶体运输到质膜和内质网，酯化后转运至细胞膜、线粒体等部位利用。NPC1 或 NPC2 基因发生纯合突变或复合杂合突变均可导致胆固醇转运障碍，使游离的胆固醇在溶酶体内贮积，形成充满脂质的"泡沫样细胞"，干扰了低密度脂蛋白胆固醇介导的稳态反应（特别是胆固醇酯的形成），导致细胞功能受损。患者肝脾中贮积的脂质包括未酯化的胆固醇和鞘磷脂、双磷酸盐、糖脂，以及鞘磷脂，脾脏的贮积比肝脏更明显。在患者脑组织中，胆固醇和鞘磷脂均未明显积聚，但糖脂（神经酰胺）显著增加，特别是神经节苷 GM2 和 GM3，推测可能破坏了脑内脂质的钙稳态。脑组织病理改变类似阿尔茨海默病，可见神经元轴突萎缩、神经纤维结节形成等。

3. 临床表现 NPD-C 的临床表现异质很强，发病年龄从围产期一直到成年期（晚至 70 岁），患者的寿命也从生后数天直到 60 岁以上，差异很大。但大多数患者的死亡年龄为 10~25 岁。NPD-C 是一种典型的神经内脏疾病，内脏受累（肝脾大、肺部浸润）和神经或精神症状可在不同年龄段出现，各自有完全独立的过程。除了少数出生时或出生后 6 个月内死于肝衰竭或呼吸衰竭的患儿，所有患儿都有一段正常或相对正常的发育阶段，但最终都将进展为进行性、致命性的神经系统退行性疾病。通常情况下，肝脾大常早于神经系统症状出现，但也有约 15% 的患者仅有神经系统症状，成人发病的患者中，接近 1/2 的患者至少在诊断时缺乏内脏受累症状。典型患者的神经系统异常主要包括小脑共济失调、构音障碍、吞咽困难和进行性痴呆，多数病例表现有特征性的垂直核上凝视性麻痹（vertical supranuclear gaze palsy，VSGP），眼球运动异常是 C 型患者最早出现的神经系统症状，VS,GP 是其特征性表现，几乎见于所有的青少年及大部分成年患者。首先表现为眼球垂直运动障碍，之后出现水平运动障碍，最终出现完全性核上性麻痹，导致患者阅读、表达及交流能力明显受限。部分患者会出现听力、视力下降。各个时期患者的临床表现见表 4-15。

4. 新生儿筛查 基因筛查：NPD-C 型常在儿童期发病，导致早发的严重的神经退行性病变，严重影响患儿生活质量并危及生命。早期诊断后在神经系统受损前或受损早期进行异基因造血干细胞移植或可减缓神经系统受损；或口服泽维可（miglustat，美格鲁特）改善预后，还可对患儿父母再生育指导提供准确的遗传咨询、风险评估和产前诊断。新生儿基因筛查如检测到新生儿为 NPC1 基因或 NPC2 基因突变纯合子或复合杂合子，需密切观察病情进展，必要时做皮肤成纤维细胞 Filipin 染色或胆固醇酯化率的检测以明确诊断。

5. 诊断

（1）组织病理学检查：患者肝、脾、肺、骨髓和淋巴结活检（常用骨髓穿刺），光镜下可见富含脂质的泡沫细胞或海蓝细胞。

（2）皮肤成纤维细胞 Filipin 染色：Filipin 染料能与游离的胆固醇特异性结合，荧光显微镜下可见核周溶酶体强荧光信号（即游离胆固醇），为 NPD-C 阳性细胞，是确诊 NPD-C 的方法之一。>80% 的 NPD-C 型病例可以观察到这种典型表现。

（3）胆固醇酯化率的检测：具有经典表型的患者细胞胆固醇酯化率明显降低甚至为零，而变异型患者的细胞只有轻度的酯化受损。对于这一类患者，基因诊断更加重要。该方法灵敏度较 Filipin 染色低。

表 4-15　不同年龄段患者的主要临床表现

分型	起病时间	神经、精神症状	肝脾大等
围产期型	出生前、≤3 个月	不明显	新生儿水肿、肝脾大、腹水、胆汁淤积性黄疸、呼吸衰竭、肝脏衰竭
早婴型	3 个月 ~2 岁	半岁后出现运动发育迟缓,中枢性肌张力减低、获得性运动技能丧失,不会走路。头颅 MRI 显示白质营养不良和脑萎缩	肝脾大(首发症状,可孤立存在)
晚婴型	2~6 岁	进行性共济失调、步态异常、语言落后、构音困难、吞咽障碍、肌张力障碍、听力减退、癫痫发作、痴笑猝倒、VSGP;7~12 岁死亡	肝脾大
青少年型(最常见)	6~15 岁	学习障碍、注意力受损、动作笨拙、痴笑猝倒、VSGP、进行性共济失调、构音困难、吞咽障碍、肌张力障碍、近视、癫痫发作;寿命 20~30 岁	脾大为主(90% 患者)
成人型	>15 岁	痴笑猝倒、精神异常(精神分裂、抑郁)、认知减退、痴呆、学习困难、近视、癫痫发作、行为笨拙、VSGP	少数出现脾大

（4）基因诊断：基因检测可以确诊疾病,对于临床高度怀疑为 NPD-C 型的患者,即使 Filipin 染色阴性的患者,均应进行基因分析。*NPC1* 或 *NPC2* 基因检出 2 个等位基因致病突变有确诊意义。

（5）其他：腹部超声或 CT、MRI 用于了解肝脾大程度并测量体积,头颅 MRI 无特异性表现,多数报道提示有小脑、海马、大脑灰质的缩小,以及白质的异常信号。

6. 治疗　目前此病尚无特效治疗,可采用底物减少疗法及对症和辅助治疗。

底物减少疗法：泽维可（miglustat,美格鲁特）是葡萄糖神经酰胺合酶抑制剂,通过抑制葡萄糖神经酰胺合成进而阻止或延缓 NPD-C 型患者神经系统症状的进展,提高生存率,可用于 4 岁以上 *NPC1* 突变有神经系统受累表现的 NPD-C 型患者。

7. 遗传咨询　NPD-C 型是常染色体隐性遗传病,患儿父母如果再次生育,每次妊娠胎儿患病的风险为 25%,且与性别无关,需做产前诊断。通常对高危孕妇取胎儿绒毛或取羊水提取胎儿 DNA 依据先证者的突变进行 *NPC1* 或 *NPC2* 基因突变检测,判断胎儿是否受累。

四、法布里病

（一）概述

法布里病（Fabry disease）1898 年首先由 Anderson 和 Johann Fabry 报告的,是由于致病基因 *GLA* 的突变导致细胞溶酶体中 α- 半乳糖苷酶 A（α-Gal A）活性部分或全部缺失,致使神经鞘脂类化合物（三己糖酰基鞘氨醇,globotriaosylceramides,GL3）及衍生物血浆脱乙酰基的 GL3（globotriaosylsphingosine,Lyso-GL3）的正常降解受阻,未降解的底物在心、肝、肾、眼、脑及皮肤、血管内皮细胞等多种组织细胞溶酶体中堆积,导致一系列脏器病变。患者多在儿童至青少年时期出现临床症状,随病程进展而逐渐加重,未经治疗的经典型男性患者常在中青年时死于严重的肾衰竭或心脑血管并发症,平均寿命较健康人群缩短 20 年,迟发型或女性患者平均寿命较正常群体缩短约 10 年。经典型男性患者发病率为 1∶60 000~1∶40 000。

（二）病因及发病机制

法布里病是 X 连锁遗传病,致病基因为 *GLA* 基因,位于 Xq22,编码蛋白为 α-GLA,基因全长约 12kb,包含 7 个外显子,cDNA 由 1 350 个碱基组成,编码 429 个氨基酸的前体蛋白。至今已发现了近 1 000 种 *GLA* 基因突变,其中约 2/3 为错义突变和无义突变,其他类型如缺失插入和剪切位点突变及外显子缺失占 1/3,基因型和表型的关系不十分明确。在迟发型的心脏变异型患者中可见错义突变或剪切位点突变,p.N215S 可能与迟发型相关,所有迟发型的肾脏变异型个体的突变均为错义突变,p.R112H、p.R301Q 和 p.G328R 三种突变在经典型和迟发型患者中都能见到。中台湾地区最常见的突变为 c.IVS4+919G>A，患者表型虽多为迟发的心脏变异型，但仍存在病情轻重程度不同，轻者在 70 岁时仍无心脏异常，重者在 40 岁即出现肥厚型心肌病，提示在疾病的表达过程中存在其他修饰因子的作用。

（三）临床表现

根据起病时间和临床表型不同将法布里病分为经典型和迟发型（包括肾脏变异型和心脏变异型），女性患者多为迟发型。以男性经典型最常见，迟发型患者常因症状不典型被误诊。因系 X 连锁遗传病，家族中可以出现多名患者，同一家族中患者的患病程度可有差异。

经典型法布里病常起病于儿童及青少年时期，男孩多见，残余的 α-GLA 酶活性极低（小于正常值的 1%），临床症状出现早，而且受累器官广泛。

1. 首发症状　多为间歇性发作性四肢末端（手、足）剧烈的烧灼样疼痛或刺痛，始于儿童及青少年早期，平均发病年龄 10 岁，运动、疲劳、精神压力或温湿度的快速变化可诱发疼痛，一般持续数分钟到数天，可向肢体近端或身体其他部位放射，同时可伴发腹痛、发热和血沉增快等。大多数患者随年龄的增长疼痛的程度和频率会减轻和减少，但多数患者仍会有肢端感觉异常。

2. 皮肤血管角质瘤　是此病的皮肤损害特点，也是常见的早期表现之一。通常位于脐下至膝上部位，多在脐周、阴囊、腹股沟和臀部，双侧对称，也可以出现在指腹、手大小鱼际、甲床下、口腔黏膜和结膜等部位，初时为数个、鲜红色针尖大小，类似出血点样，随年龄增长逐渐呈小点状红黑色的毛细血管扩张团，伴随表皮细胞增殖，压之不褪，数量增多且可融合成片色。此外，在腹部和骶部会出现紫红斑和面颊部淡红色网状毛细血管扩张。

3. 持久性的少汗或无汗　见于绝大多数经典型男性患者，最早可始于 2 岁以前，但早期易被忽视。患者对热耐受性较差，气温高时常伴低热。少数患者（6.4% 的男性，12% 的女性）可表现为多汗。

4. 77% 的女性患者和 76% 的男性患者出现眼部病变，角膜、晶体、结膜和视网膜均可受累。儿童期即可出现特征性角膜涡轮样浑浊，30% 的男性可见晶状体后囊或附近有细小的颗粒物质呈轮辐样沉积，此外，视网膜和结膜可见动脉瘤和血管扭曲，严重的眼部病变可导致视力下降或失明。

5. 儿童和青少年期尿中可出现蛋白、管型和红细胞，随年龄的增长出现蛋白尿、等渗尿及肾小管功能逐渐恶化。30~50 岁逐渐出现肾功能恶化并发展为氮质血症及终末期肾病。

6. 心血管病变　包括肥厚型心肌病、心瓣膜病、房室传导异常、高血压和心肌梗死。大多数患者到中年会出现心悸，心电图异常如心律失常、ST 段改变、T 波倒置、PR 间期缩短、房室传导阻滞及左心室肥大等改变。心电图改变出现常较症状出现早，瓣膜病变多见于青少年，左心室肥厚或肥厚型心肌病常见于中年患者。

7. 中枢神经系统症状　一般为早发卒中，以短暂性脑缺血发作（transient ischemic attack，TIA）或缺血性卒中常见，导致偏瘫、偏盲、眩晕、共济失调和构音障碍等脑干和小脑损害等后循环受累的表现，预后较差。严重的自主神经损害可导致血压调节障碍，出现晕厥。少数患者出现脑神经损害表现，如感音神经性聋等。非特异性症状包括注意力不集中、头痛、认知功能障碍。

8. 69% 的患者存在胃肠道症状，表现为餐后发作性腹痛、腹胀、发作性腹泻、恶心和呕吐；还可出现哮喘、呼吸困难、通气障碍等，吸烟者病情可加重；青年和成年患者可出现腰椎和股骨颈处的骨质疏松；还可出现高频性听力丧失，眩晕、耳鸣等，以及阳痿、乏力和焦虑、消沉等心理问题。典型男性患者多在 12~14 岁出现特征性的面容，表现为眶上脊外凸，额部隆起和嘴唇增厚。

肾脏变异型患者可能没有典型的早期症状，主要表现为与经典型类似的肾脏损害，5/6 的患者没有血管角质瘤、肢端感觉异常、少汗或角膜混浊，但有中重度的左心室肥大。患者残余的 α-GLA 酶活性极低（小于正常值的 1%），常进展为终末期肾病。

心脏变异型患者具有部分残余的 α- 半乳糖苷酶活性（大于正常值的 1%），不表现典型的法布里病临床表现，直到 60~80 岁才出现左心功能不全、二尖瓣功能不全和 / 或心肌病，常伴轻或中度蛋白尿，但肾功能正常，一般不发生肾衰竭，往往被误诊为肥厚型心肌病。

女性杂合子大多数经典型男性患者家庭中的女性携带者都有较轻的症状和较好的预后，属迟发型患者。有的可无症状,但个别女性可见同男性相似的较重的表现,这是由于 X 染色体随机失活所致。约 70%~90% 的携带者可见不影响视力的角膜混浊,散在的皮肤血管角质瘤占 10%~50%,肢端疼痛占 50%~90%。随年龄的增长可出现轻至中度的左心室肥大和轻度二尖瓣脱垂。可出现蛋白尿和尿沉渣检查异常,约 10% 的携带者会发展为肾衰竭。重型女性患者还可出现更严重的心脏病变如重度左心室肥大、肥厚型心肌病、重度心律失常、心肌缺血或梗死、TIA、终末期肾病等。

(四)新生儿筛查

1. 生化筛查 法布里病的新生儿筛查已在多个国家和地区开展,主要采用 MS/MS 检测干血斑的 α- 半乳糖苷酶 A 活性及 lyso-GL3,如果酶活性降低而 lyso-GL3 显著升高提示筛查阳性,则召回复查静脉血白细胞中 α- 半乳糖苷酶 A,如仍明显降低,即进行 *GLA* 基因突变检测以进一步确定诊断。新生儿筛查发现,意大利新生男婴中的发病率为 1∶3 600,晚发型占绝大多数(11/12);在中国台湾省新生男婴中为 1∶1 368,其中晚发型(基因突变为 c.IVS4+919G>A)占 82% 以上。但应注意有些错义变异和非编码区变异虽能引起酶活性的一定程度的下降,但其致病性并不明确,无法确定是迟发型的致病突变还是多态性改变,必要时需做突变的体外功能试验和临床长期随访以明确其致病性。

2. 基因筛查 法布里病常在儿童期发病,逐渐出现多脏器严重损伤。早期诊断的患儿在脏器不可逆受损之前及早应用 ERT 治疗可显著改善预后,还可对患者父母再生育指导提供准确的遗传咨询、风险评估和产前诊断。新生儿基因筛查如检测到新生儿携带 *GLA* 基因突变,需采取静脉血检测 α- 半乳糖苷酶 A 及 lyso-GL3。

(五)诊断

1. 组织病理学检查 适用于肾脏、皮肤、心肌或神经组织的活组织检查。光镜下可见相应的组织细胞空泡改变,电镜下相应的组织细胞(如肾小球脏层上皮细胞、肾小管上皮细胞、血管内皮细胞和平滑肌细胞、心肌细胞、神经束衣细胞以及皮肤的汗腺等)胞质内充满嗜锇"髓样小体",是法布里病特征性病理表现。

2. α-Gal A 酶活性检测 通常采取荧光定量法检测患者外周血白细胞、血浆或培养的皮肤成纤维细胞中 α-Gal A 酶活性。男性患者的酶活性显著下降,是诊断的金标准。约 30% 女性患者的酶活性可在正常范围,故对于女性患者不能单纯依靠酶活性诊断。串联质谱干纸片法检测外周血 α-Gal A 酶活性更适用于新生儿筛查或高危群体筛查。需要注意的是,有些错义突变如 D21S,主要影响 GLA 酶在细胞内的运输、装配或分泌,其在血浆内的酶活性降低较白细胞内显著,因此需要对血浆和细胞内的酶活性都进行检测。

3. 基因诊断 提取患者外周血 DNA 或 RNA 应用一代或 NGS 技术进行检测 GLA 基因突变。几乎所有患者的 GLA 基因都存在致病突变,但约 5% 为外显子缺失或大片段缺失突变需要应用定量 DNA 检测技术才能发现。基因突变检测是确定女性杂合子的有效方法。

4. 血、尿 GL3 和血浆 lyso-GL3 测定 血、尿 GL3 检测不仅可以协助诊断法布里病,还是观察治疗效果的一项生化诊断指标。男性患者血、尿 GL3 均明显高于正常人,部分女性患者血、尿 GL3 可高于正常人。血浆 lyso-GL3 的敏感性较血、尿 GL3 更高,尤其对于女性患者。

5. 其他辅助检查 对怀疑或确诊的法布里病患者,还应进行尿常规、24 小时尿蛋白定量、肝肾功能、心电图、心脏超声心动图、眼科检查、头颅 MRI 等辅助检查。

(六)治疗

法布里病的治疗包括非特异性治疗和特异性治疗。非特异性治疗主要是对症治疗,如避免可以诱发或加重疼痛的因素(过热、过冷、运动等);控制血压和血脂;对疼痛的治疗可以使用苯妥英钠、卡马西平、加巴喷丁等;消化系统症状可以使用胰脂肪酶或胃动力药物;蛋白尿可以应用 ARB/ABI 类药物;终末期肾病患者给予血液或腹膜透析、肾移植;给予阿司匹林或其他抗血小板凝集药物预防脑卒中;心律失常患者安装心脏起搏器等;以及戒烟、戒酒、心理治疗等。

特异性治疗主要为酶替代治疗(ERT),ERT 可以减轻疼痛,逆转异常的脑血管反应,清除血浆和心、肾、皮肤等重要脏器中内皮细胞内的 GL3,还能改善肾脏病变,提高肌酐清除率,对缓解症状、延缓病情发展、提高生活质量,延长寿命起到了积极的作用。建议出现明显症状的男性儿童、青少年和成年患者确诊后立即开始 ERT；没有出现临床症状的男性在 10~13 岁考虑开始 ERT。由于法布里病临床表现个体间差异很大，治疗因其临床表现的严重程度不同而异，因此一旦诊断确立，在开始治疗之前，需对患者疾病的严重程度进行全面、准确的评估，为制订个性化的治疗方案、治疗反应的评估提供可靠的依据。ERT 治疗需长期规律应用，但其价格极昂贵。2021 年，由国内专家参考国外诊治规范和国内经验编写了《中国法布里病诊疗专家共识》，对国内法布里病的规范诊治和管理提供了具体的指导细则。

其他治疗包括分子伴侣酶增强剂和底物降解治疗也已在临床应用并获得一定的疗效。

(七) 遗传咨询

法布里病为 X 连锁遗传病，男性患者的母亲通常是致病基因的携带者，其每次妊娠都有 50% 的机会将致病基因传给后代，即生男孩 50% 的可能性是患者，生女孩有 50% 的可能性是杂合子。如果父亲是患者，他的儿子正常，女儿将全部是女性杂合子。因此，应对此类高危家庭进行遗传咨询、杂合子检测，并对有生育需求的杂合子女性进行孕期产前诊断。通常高危孕妇妊娠取胎儿绒毛，或取羊水做胎儿羊水细胞培养，进行绒毛或羊水细胞内 α-Gal A 活性或 DNA 基因突变检测，以判断胎儿是否受累。

五、黏多糖贮积症

(一) 概述

黏多糖贮积症（mucopolysaccharidosis，MPS）是溶酶体贮积症中的一类疾病，分为 I、II、III、VI、VII、IX 七型，每种类型又有不同的亚型。各型 MPS 都是由于糖胺聚糖类（glycosaminoglycans，GAGs）如硫酸皮肤素（dermatan sulfate，DS）、硫酸乙酰肝素（heparan sulfate，HS）、硫酸角质素（keratan sulfate，KS）及硫酸软骨素（chondroitin sulfate，CS）、透明质酸（hyaluronic acid，HA）在逐步降解过程中所需要的不同的水解酶活性出现缺陷（表 4-16），使不能完全降解的 GAG 在细胞溶酶体内逐渐累积，导致机体多器官、多系统损害，不同亚型的黏多糖贮积症患者即具有相似的临床表现，如身材矮小、骨骼畸形、肝脾大、面容粗陋等，又有各自不同的临床特点。除 II 型为 X 连锁隐性遗传病外，其他类型均为常染色体隐性遗传病。各型黏多糖贮积症的发病率都很低，我国尚无确切的发病率统计，世界各国或地区也有差异，通常为 1：100 000~1：50 000 或更低。我国 MPS II 型约占所有患者的 50%，其次是 MPSIVA 型、次之 MPS I 型。

表 4-16 黏多糖贮积症不同类型与其相应水解酶和致病基因

疾病名称	缺陷水解酶	致病基因	尿 GAG 种类
MPS I H 型（Hurler syndrome）	α-L- 艾杜糖苷酸酶	*IDUA*	HS、DS
MPS I H-IS 型（Hurler-Scheie syndrome）	α-L- 艾杜糖苷酸酶	*IDUA*	HS、DS
MPS I S 型（Scheie syndrome）	α-L- 艾杜糖苷酸酶	*IDUA*	HS、DS
MPS II 型（Hunter syndrome）	艾杜糖硫酸酯酶	*IDS*	HS、DS
MPS IIIA 型（Sanfilippo A syndrome）	类肝素 -N- 硫酸酯酶	*SGSH*	HS
MPS IIIB 型（Sanfilippo B syndrome）	α-N- 乙酰氨基葡糖苷酶	*NAGLU*	HS
MPS IIIC 型（Sanfilippo C syndrome）	α- 氨基葡糖苷乙酰转移酶	*HGSNAT*	HS
MPS IIID 型（Sanfilippo D syndrome）	N- 乙酰氨基葡糖 -6- 硫酸酯酶	*GNS*	HS
MPS IVA 型（Morquio A syndrome）	半乳糖 -6- 硫酸酯酶	*GALNS*	KS
MPS IVB 型（Morquio B syndrome）	β- 半乳糖苷酶	*GLB1*	KS
MPS VI 型（Maroteaux-Lamy syndrome）	芳基硫酸酯酶 B	*ARSB*	DS
MPS VII 型（Sly syndrome）	β- 葡糖苷酸酶	*GUSB*	HS、DDS
MPS IX 型	透明质酸酶	*HYAL1*	HA

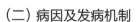

（二）病因及发病机制

MPS Ⅰ型的致病基因 *IDUA* 位于 4p16.3，编码 α-L-艾杜糖苷酸酶，包含 14 个外显子，653 个氨基酸，我国患者的常见突变为 p.L346R 和 p.W626X。MPS Ⅱ型的致病基因 *IDS* 位于 Xq27.3-q28，编码艾杜糖硫酸酯酶，包含 9 个外显子、550 个氨基酸，我国患者的常见突变 R486 突变与重型患者相关联，此外，*IDS* 基因大片段缺失、真假基因重组突变占全部突变的 30%，也常与重型关联。MPS ⅢA 的致病基因 *SGSH* 位于 17q25，编码类肝素-N-硫酸酯酶，MPS ⅢB 的致病基因 *NAGLU* 位于 17q21，编码 α-N-乙酰氨基葡糖苷酶，MPS ⅢC 的致病基因 HGSNAT 位于 8p11.21，编码氨基葡糖苷乙酰转移酶，MPS ⅢD 的致病基因 *GNS* 位于 12q24，编码 N-乙酰氨基葡糖-6-硫酸酯酶。MPS ⅣA 型的致病基因 *GNLNS* 位于 16q24.3，编码半乳糖-6-硫酸酯酶，包含 14 个外显子，522 个氨基酸，p.G66R、c.INS1+1G 突变为重型突变，我国患者的突变热点可能为 p.G340D、p.M318R；MPS ⅣB 型的致病基因 *GLB1* 位于 3p21.33，编码 β-半乳糖苷酶，包含 16 个外显子，*GLB1* 基因突变还可导致 GM1 神经节苷脂贮积症。MPSⅤⅠ型的致病基因 *ARSB* 位于 5q13-14，编码芳基硫酸酯酶 B，含 522 个氨基酸。MPSⅤⅡ型的致病基因 *GUSB* 位于 7q11.22，编码 β-葡糖苷酸酶，含 651 个氨基酸，L176F 突变临床表型较轻。MPS Ⅸ型的致病基因 *HYAL* 位于 13p21.3-p21.2。

（三）临床表现

所有类型 MPS 患者在出生时都表现正常，之后有一段正常或相对正常的发育过程，随年龄增长逐渐出现多器官损害表现，进行性加重。各型均有轻型或重型患者，典型病例发病早，症状重，多在 10~12 岁死亡。轻型病例由于器官损害的程度不同，临床表现和预后也存在差异。

1. **Ⅰ型** MPS ⅠH、ⅠH-ⅠS、ⅠS 是根据症状由重到轻而分类，ⅠH 为重症典型患者，ⅠS 患者智力正常，症状轻，寿命接近常人，ⅠH-ⅠS 介于两者之间，智力受损较轻或正常。典型患者的临床表现为患儿多在 3 岁后生长缓慢、身材矮小、语言及认知能力明显落后于同龄儿童；1 岁后逐渐出现面容改变，面容粗陋、前额突出、头前后径长、呈舟状、鼻梁低平、鼻腔分泌物多、唇厚外翻、舌大；耳大、耳郭厚；毛发及眉毛浓密；角膜混浊、青光眼、眼球突出；骨骼畸形、关节僵硬屈曲：脊柱后凸或腰椎前凸、胸廓畸形、短宽增厚的扁平足；手指屈曲伸不直，呈爪型，腕、肘、肩、髋、膝等关节僵硬挛缩，屈曲伸不直，活动受限，重症患者一岁以内即出现腰椎后突；腹部膨隆，肝脾大，可见脐疝和/或腹股沟斜疝；呼吸粗重，睡眠打鼾，严重时发生呼吸睡眠综合征；皮肤增厚粗糙，常发生中耳炎、呼吸道感染，腹泻、耳聋也比较常见。

2. **Ⅱ型** MPS 为中国人（黄种人）黏多糖贮积症中最常见的类型，接近 50%，分轻重两型，轻重患者比例约为 1:2。典型重症患者与Ⅰ型表现极为类似，但角膜始终清亮无混浊，此为与Ⅰ型的关键鉴别点；多动症、孤独症样行为在Ⅱ型患者中也较常见；此外，Ⅱ型为 X 连锁隐性遗传病，患者几乎均为男性，约 1/3 的家系中可见患者舅舅、姨表兄弟患病的现象。

3. **Ⅲ型** MPS 分为 A、B、C、D 四个亚型，虽由不同的溶酶体水解酶缺乏引起，但临床表现一致。此型患者的面容和骨骼改变较Ⅰ型和Ⅱ型轻，身高接近正常同龄儿童，无明显 MPS 的骨骼畸形和关节改变，无角膜混浊。但神经系统症状突出，智力语言发育严重落后、多动、睡眠障碍突出，可伴癫痫发作。约 10 岁出现迅速的神经系统功能退行性变，饮食、大小便不能自理，走路不稳、肢体僵硬，直至不能行走。

4. **Ⅳ型** 常见ⅣA 型，ⅣB 型极罕见，两者临床表现相似。患者智力正常，角膜混浊，面容改变轻（多为面中部发育不良、鼻梁低平）；主要表现为严重的多发性骨发育不良如短躯干侏儒、短颈、严重胸廓畸形（鸡胸、肋骨外翻）、腕关节松弛、肘和膝关节膨大、外翻，严重时影响行走。

5. **Ⅵ型** 患者外周的临床表现与ⅠH 相似，但智力始终正常。

6. **Ⅶ型** 极罕见，可见面容粗陋、肝脾大、骨骼及关节症状，但重者可表现为胎儿水肿或新生儿非免疫性水肿至早期死亡，轻者 MPS 症状较轻，可活至成年。

7. **Ⅸ型** 目前仅数例患者报道，与其他 MPS 的症状差异较大。患者仅有轻度的面容改变（鼻梁低平、悬雍垂裂）、身高略矮，智力正常，无骨骼畸形，自幼出现关节附近囊肿，随年龄增长逐渐增多。

（四）新生儿筛查

1. **生化筛查**　黏多糖病的新生儿筛查已在多个国家和地区开展，主要筛查发病率相对较高而且有 ERT 或适合异基因造血干细胞移植的 Ⅰ 型、Ⅱ 型、ⅣA 和 Ⅵ 型。多采用 MS/MS 检测干血斑的相应酶活性，因为有一些基因良性变异会导致酶活性的假性减少，故建议加用尿的干血片 GAG 定量检测作为二线筛查，以提高筛查的特异型和准确性。如果新生儿酶活性降低，则召回复查或抽取静脉血检测血浆或白细胞中相应酶的活性。通常患者要远低于正常下限。如相关酶活性仍明显降低，即进行基因突变检测以进一步确定诊断。

2. **基因筛查**　黏多糖贮积症常在婴儿和儿童期发病，逐渐出现多脏器严重损伤。早期诊断的患儿在症状前或疾病初期、脏器不可逆受损之前及早应用 ERT 或异基因造血干细胞移植治疗可显著改善预后，还可对患者父母再生育指导提供准确的遗传咨询、风险评估和产前诊断。新生儿基因筛查如检测到新生儿携带 MPS 相关致病基因突变或变异，需采取静脉血检测相应酶活性，必要时需结合尿 GAG 定量（Ⅰ、Ⅱ、Ⅲ、Ⅵ型）的结果联合分析变异的致病性，如不能明确，需密切监测病情变化，而非盲目治疗。

（五）诊断

1. **骨骼 X 线检查**　MPS 患者的骨骼 X 线检查呈多发性骨发育不良表现，如颅骨板增厚，蝶鞍底部呈 J 型；锁骨近端增厚；肋骨近端变细呈船桨样或飘带状；寰枢椎半脱位、椎体前缘上部缺损，下部突出呈鸟嘴状；脊柱后凸侧弯畸形；髋关节外翻，髋臼浅或增宽，股骨头骨发育不良；掌指骨远端增宽呈 "子弹头" 样改变；桡骨关节面向尺侧倾斜等改变。

2. **尿黏多糖检测**　使用二甲基亚甲蓝比色法（DMB-tris 或 Blyscan 方法对尿中全部 GAG 含量进行定量检测，除 MPS ⅣA 患者易呈现假阴性外，其他 Ⅰ、Ⅱ、Ⅲ、Ⅵ、Ⅶ型都有明显增高。还可以采用薄层层析或醋酸纤维薄膜电泳法、质谱方法检测尿中各型不同糖胺聚糖的含量，患者尿中不同类型 GAG 的升高，可帮助判断分型。质谱法分型定量的灵敏度、准确率都较高，可用以辅助诊断。

3. **酶学检测**　酶活性检测是诊断 MPS 的金标准，常用标本为从外周血分离的血浆、白细胞或经培养的皮肤成纤维细胞。当患者外周血血浆、白细胞或经培养皮肤成纤维细胞中某种降解黏多糖的酶活性明显降低，通常可确诊为 MPS。

4. **基因诊断**　提取患者外周血 DNA 应用一代测序或 NGS 技术进行各型黏多糖贮积症致病基因突变检测。90% 患者的相应基因都存在致病突变，但 5%~10% 为致病基因外显子缺失、重复、大片段缺失或重复、与假基因的重组突变等，这些情况应用一代、NGS 技术有时不易检出而造成假阴性结果，应警惕。

5. **其他**　腹部超声可见肝脾大。心脏超声心动图检查常见心瓣膜增厚，关闭不全、心脏扩大，严重时可出现心内膜增厚、冠状动脉狭窄等病变；头颅 MRI 可见头形异常、脑室增大，血管间隙影增多，白质发育不良、脑萎缩等改变；脊髓 MRI 可见椎管狭窄神经受压的征象。

（六）治疗

1. **非特异性治疗**　由于进行性骨骼损害和多关节屈曲挛缩，黏多糖病患者运动能力下降，户外活动减少，并常伴随胃肠及肝脏消化吸收功能障碍，容易合并维生素 A、D 缺乏及维生素 B 族缺乏，损害呼吸道免疫功能，进一步降低生活质量。因此鼓励患者户外活动，增加日晒，在保护骨关节的前提下进行运动训练。补充适量维生素 D 等。

对已经出现的骨骼发育异常，多数患者需要手术治疗，如脊髓减压及融合术、肢体截骨矫形术、髋关节重建及置换术。对上呼吸道阻塞的患者，常需要切除扁桃体和腺样体，术前要对患者进行详尽评估，睡眠呼吸异常的患者可以采用持续正压通气治疗或无创通气支持治疗。通气支持治疗无效或清醒状态下也存在呼吸梗阻的情况需要气管切开治疗。心脏手术包括瓣膜置换、气道重建等。颈椎不稳定、气道扭曲、心脏瓣膜疾病使患儿手术麻醉风险增大。

2. **特异性治疗**　目前已有治疗 Ⅰ、Ⅱ、ⅣA、Ⅵ、Ⅶ型的酶替代治疗，异基因造血干细胞移植成功后也可以使患者获得内源性酶，但强调早诊断、早治疗，才能使患者获益较多。需要强调的是，移植和酶替代都不能完全根治和缓解黏多糖贮积症患儿已发生的器官损害，但及早、及时和适当治疗可能会改变患者的病程，对患者治疗结局至关重要。

（七）遗传咨询

除 MPS Ⅱ型外,其他 MPS 均为常染色体隐性遗传病,有先证者的家庭再次生育患同一疾病的风险是 25%,MPS Ⅱ型为 X 连锁隐性遗传病。产前诊断是避免 MPS 再发的有效方式。在先证者酶学及基因诊断的基础上,母亲再次怀孕时需进行胎儿产前诊断,可取绒毛或取羊水细胞的基因和相应酶活性。

六、球形细胞脑白质营养不良

（一）概述

球形细胞脑白质营养不良（globoid cell leukodystrophy,GLD,OMIM 245200）又称 Krabbe 病（Krabbe disease,KD）,是一种罕见的常染色体隐性遗传溶酶体贮积症。是由于溶酶体内半乳糖脑苷脂酶基因（GALC）突变导致其编码的半乳糖脑苷脂酶（galactocerebrosidase,GALC）活性缺陷,以致不能正常降解的半乳糖脑苷脂在中枢神经和周围神经系统蓄积引起一系列临床表现。根据发病年龄分为婴儿型和晚发型,以往认为超过 85% 的患儿为婴儿型,15% 为晚发型。近年来随着新生儿筛查的扩展,发现晚发型的比例可能被低估。我国目前无发病率统计,美国新生儿发病率为 1：250 000,欧洲为 1：100 000,日本为 1：100 000~1：200 000。

（二）病因及发病机制

Krabbe 病的致病基因 GALC 位于染色体 14q31,全长 67.5kb,包含 18 个外显子,编码含 669 个氨基酸的 GALC 酶。GALC 酶可将髓鞘和中枢神经系统的特异性脑苷脂——半乳糖神经酰胺降解为半乳糖和神经酰胺,如果 GALC 基因存在纯合或复合杂合突变,导致该酶活性明显缺乏,使半乳糖神经酰胺贮积在神经系统,致神经元损伤,少突胶质细胞缺失、神经系统广泛的脱髓鞘及大量的多核球形细胞浸润。

目前已报道的 GALC 基因突变有 200 余种,在某些族群中有热点突变,如 30kb 缺失突变占欧洲婴儿型患儿的 45%,在墨西哥后裔患者中占 35%。虽然基因型和表型的关系尚未十分明了,但纯合的 30kb 缺失突变或一个为杂合的 30kb 缺失突变,另一个为严重致病突变（如无义突变、移码突变及一些错义突变）的组合,多表现为婴儿型。而 p.G286A、p.G57S、p.L634S 则与晚发型

相关。

（三）临床表现

1. **典型的婴儿型临床表现** 可分为四个阶段：第一阶段：婴儿在出生后最初几个月基本正常,多在 3~6 个月起病,常表现为无原因频繁哭泣,对声音非常敏感,易激惹,紧握拳,运动和智能发育开始迟滞。常因喂养困难和胃食管反流致体重不增或消瘦。第二阶段：神经系统症状迅速恶化,双下肢肌张力高,常呈伸直交叉状,头后仰,上肢屈曲,膝腱反射亢进。第三阶段的特点是体温和心率失控,伴失明、听力丧失和癫痫发作。第四阶段为终末期,患儿肌张力明显降低,无自主活动,对外界反应完全消失。多在 24 个月左右死于重症感染和呼吸衰竭。

2. **晚发型** 根据发病年龄分为晚婴型、青少年型和成人型。晚婴型多在生后 6 个月至 3 岁发病,病程进展类似婴儿型,大多在病后 4~6 年死亡。青少年型多在 3~8 岁起病,病情进展相对缓慢,主要表现为偏瘫 / 双瘫、视力受损、发热性癫痫和 / 或震颤等,6 岁以上儿童还可能先出现行为异常（注意缺陷 / 多动障碍和情绪障碍）,继之出现运动障碍,发病后退化较迅速。成年型 10~35 岁起病,主要表现为痉挛性瘫、外周神经病或精神障碍。晚发型患者平均在发病后 8 年左右死亡。

（四）新生儿筛查

1. **生化筛查** Krabbe 病的新生儿筛查已在多个国家和地区开展,美国纽约最早始于 2006 年主要采用 MS/MS 检测干血斑的半乳糖脑苷脂酶活性,若酶活性降低提示筛查阳性,则召回复查或测静脉血 GALC 酶活性,并进行 GALC 基因突变检测以进一步确定诊断。但 GALC 基因上有不少多态性变异包括有些错义变异和非编码区变异,它们虽能引起酶活性一定程度的下降,但有些变异致病性并不明确,无法确定是晚发型的致病突变还是良性多态性改变,必要时需做突变的体外功能试验和临床长期随访以明确其致病性,但加用二级检测应用干血片检测血半乳糖鞘氨醇可提高筛查的特异度和灵敏度。纽约曾筛查 2 000 000 例新生儿,348 人被随访,其中 143 人被认为有不同程度的患病风险,8 年后其中 5 人被确诊为婴儿型,46 人虽无症状但具有中至高度的患病风险。

2. **基因检测** Krabbe 病特别是婴儿型和晚

婴型不仅发病早，而且是高度致死致残性遗传病，如果在症状前被诊断，早期做造血干细胞移植（HSCT）治疗，可缓解病情进展。将 NGS 技术应用于新生儿 Krabbe 病的早期基因筛查从技术上是可行的，但由于 *GALC* 基因上存在较多多态性变异，需结合已报道的数据和 *GALC* 酶活性检测及新生儿临床表现的变化慎重诊断。已知的良性多态性变异有 p.R184C、p.D248N 和 p.I562T。

（五）诊断

1. **头颅 MRI**　典型表现包括大脑、小脑、丘脑、基底核、胼胝体等的异常信号改变，胼胝体后部及顶枕叶白质渐进性受累，呈双侧对称性分布的白质脱髓鞘改变，晚期可见脑萎缩、脑室扩大。

2. **脑脊液检查**　婴儿型和晚婴型脑脊液蛋白浓度升高，青少年型和成人型可正常或轻度升高。

3. **酶学检测**　采取外周血白细胞或经培养的皮肤成纤维细胞及干血滤纸片等检测 GALC 酶活性，患者酶活性明显降低，仅为正常对照的 0~5%。

4. **基因诊断**　提取患者外周血 DNA 应用一代测序或 NGS 技术进行 *GALC* 基因突变检测，必要时可采用基因芯片或定量检测方法分析是否存在大片段序列缺失或重复。

5. **其他**　脑电图、视觉诱发电位、听觉诱发电位等可发现异常，眼底检查如发现樱桃红斑也可协助诊断。

（六）治疗

目前尚无有效的特异性治疗，多为对症治疗如改善喂养（鼻饲、胃造瘘等）、控制惊厥发作、控制感染等。造血干细胞移植常用于新生儿筛查后确诊的无症状婴儿型患者，对部分患者可延缓病情进展，延长寿命。酶替代治疗和基因治疗尚在试验阶段。

（七）遗传咨询

此病是常染色体隐性遗传病，生育过 Krabbe 病患儿的家庭及亲属应进行遗传咨询。患儿父母如果再次生育，每次妊娠胎儿患病的风险为 25%，且与性别无关；产前诊断是预防高危家庭再次生育此病患儿的最有效方法，通常对高危孕妇胎儿绒毛或取羊水进行胎儿羊水细胞培养，检测绒毛或羊水细胞内 GALC 酶活性或 DNA 基因突变，判断胎儿是否受累。

（孟　岩）

第七节　脂质代谢障碍

脂质代谢障碍广义涵盖脂肪、脂肪酸、血脂（甘油三酯、脂肪酸等）、黏质脂、糖脂等多类疾病。脂质代谢障碍疾病包括肾上腺脑白质营养不良、GML 神经节苷脂病、中链脂肪酸酰基辅酶 A 脱氢酶缺乏、尼曼 - 匹克病、戈谢病和家族性高胆固醇血症等。由于脂肪酸代谢障碍已在第三节详述、尼曼 - 匹克病和戈谢病已在第六节溶酶体病中详述、肾上腺脑白质营养不良将在本章第八节过氧化物酶体病中详述，本节主要针对血脂代谢障碍。

一、血脂代谢障碍遗传病概述

（一）主要疾病和临床表现

血脂（blood lipids）主要包括甘油三酯（triglyceride，TG）、胆固醇（cholesterol，Ch）、类脂及游离脂肪酸（free fatty acid，FFA）等。甘油三酯又称中性脂肪，约占血脂 1/4。胆固醇约占血脂 1/3，有游离（1/3）和长链脂肪酸酯化的胆固醇酯（2/3）两种形式，也总称为总胆固醇（total cholesterol，TC）。类脂主要为磷脂（phospholipid，PL），约占血脂 1/3，包括卵磷脂、脑磷脂、神经磷脂等，还有糖脂、类固醇等。游离脂肪酸又称非酯化脂肪酸，约占 5%~10%，是机体能量的主要来源。脂类必须与蛋白质（载脂蛋白）结合形成脂蛋白才能溶于血，载脂蛋白主要有 ApoA、ApoB、ApoC、ApoD 和 ApoE 五类，不同脂蛋白含不同的载脂蛋白，脂蛋白按照超速离心法分为乳糜微粒（chylomicrons，CM）、极低密度脂蛋白（very low density lipoprotein，VLDL）、低密度脂蛋白（lowdensitylipoprotein，LDL）和高密度脂蛋白（high density lipoprotein，HDL）四种。

血脂代谢障碍遗传病是指因相关基因突

变导致的脂类物质在体内合成、分解、消化、吸收、转运发生异常，使各组织中脂质过多或过少，从而影响身体功能的情况。常由单基因缺陷或多基因缺陷，使参与脂蛋白转运和代谢的受体、酶或载脂蛋白异常所致。常见单基因遗传病有家族性高甘油三酯血症（familial hypertriglyceridemia，FHTG）、家族性高胆固醇血症（familial hypercholesterolemia，FH）、谷固醇血症（sitosterolemia，STSL）等（表4-17）。这些血脂代谢障碍遗传病常常起病隐匿，早期没有表现，部分严重患者可出现黄色瘤，临床上以黄色瘤就诊居多，部分因体检或其他疾病检查，发现血颜色（多见高甘油三酯患者）或血脂明显偏高才发现，少部分由于反复胰腺炎（多见高甘油三酯患者）、角膜弓、游走性多发性关节炎等就诊，容易误诊和漏诊。然而，血脂代谢障碍患者往往导致早发心血管疾病，如早发动脉粥样硬化性心血管疾病（arteriosclerotic cardiovascular disease，ASCVD）、脑卒中等，危害极大，早诊早治非常重要。

（二）血脂代谢障碍遗传病新生儿筛查

1. 级联筛查　血脂代谢障碍是动脉粥样硬化心血管疾病明确的致病因素，尤其是遗传性血脂代谢障碍疾病，往往导致早发心血管疾病，而早期治疗又能起到较好的疗效，避免严重并发症，故需要提高公众和卫生专业人员对潜在血脂代谢障碍遗传病的认识。从成本效益看，反向级联筛查

（儿童-父母筛查）是最合适的筛查方法。可以依据临床表现诊断，也可以根据基因检测结果诊断。值得注意的是，由于致病基因还未完全确定和基因突变的多样性，基因筛查阴性并不能完全排除相关遗传病，故综合临床表型和基因检测结果更可靠。在有专门筛查项目的国家，如荷兰、挪威、英国、澳大利亚、美国等国家，新诊断的病例和级联筛查的亲属结果比缺乏任何正式筛查项目的国家（通常<1%）要高得多；他们的筛查标准也不一样，澳大利亚和英国的多数初级保健单位完全实现电脑化，通常与病理提供者和医院服务联系在一起，从而有助于对慢性遗传性疾病（如FH）的患者数据库进行电子检查，美国则建议在9~11岁通过非禁食状况下非高密度脂蛋白胆固醇进行普遍筛查，斯洛文尼亚则对5岁以上儿童进行普遍筛查。我国目前也没有专门筛查项目，有研究者进行过地区性小样本新生儿血脂水平研究，结果表明进行早期筛查是有益的。与血脂异常的风险、识别和有效治疗有关的证据正在继续扩大。这使制订小儿血脂异常患者的治疗指南成为可能，但初级保健医生对这些指导原则运用缓慢。在这一领域需要进行持续的高质量研究，以便新的研究结果可以纳入随后的证据审查中，并改善临床实践指南。

2. 新生儿基因筛查　由于干滤纸片血斑血脂提取相对复查、稳定性有待进一步提升、假阳

表4-17　血脂代谢障碍遗传病概况

中英文疾病名称	主要致病基因	遗传方式	临床表现
家族性高甘油三酯血症（familial hypertriglyceridemia，FHTG）	*APOA5*、*RP1*、*LIPI*、*APOC2*、*ABC1*、*LMF1* 等	AD	一般没有明显临床表现，部分病情严重的患者可有黄色瘤，部分患者可能出现超重肥胖、反复胰腺炎等
家族性高胆固醇血症（familial hypercholesterolemia，FH）	*APOB*、*LDLR*、*PCSK9*、*LDLRAP1* 等	多AD，有报道 LDLR 可为 AR	通常纯合子患者表现严重，多数患者无明显临床表现，严重者可出现黄色瘤、角膜弓、高脂血症眼底变化，甚至游走性多发性关节炎
谷固醇血症（sitosterolemia）	*ABCG5*、*ABCG8*	AR	部分患者有高胆固醇血症，早发心血管疾病风险显著增加，皮肤多可见黄色瘤，后期可有关节炎、关节痛、肝损害、脾大等
家族性混合型高脂血症（familial combined hyperlipidemia，FCHL）	*LPL*、*USF1* 等	多为 AD	男性患者早发性冠心病者相当常见，吸烟可有显著作用；患者中肥胖和高血压较多见，一般无黄色瘤，偶可见非特异性睑黄色瘤

性率较高(如 FH 新生儿和非 FH 新生儿 LDL-C 水平有明显的重叠)等因素,血脂代谢障碍遗传病生化筛查还未有大批量开张。国内有研究者在 2000 年前后开展了小样本的新生儿脐带血测定总胆固醇或 LDL-C 尝试,统计了山东省青岛市 1 000 例足月新生儿脐血的胆固醇水平,>2.5mmol/L 为可疑者 70 例;1 岁后召回复查,取静脉血检测胆固醇>6.0mmol/L 者 2 例,最终均确诊为 FH。血脂代谢障碍遗传病的主要致病基因已经明确,遗传方式也已确定,故可选择 NGS 技术作为检测方法,作为临床筛查和诊断的依据,并据此为家庭其他成员提供准确的遗传咨询,为再次生育是否需要产前诊断提供依据,免除此类家庭再次经历痛苦。需要注意的是,目前部分遗传病的致病基因可能并不全面,或存在部分未被认识的致病基因,故基因筛查阴性并不能完全排除相关遗传病。

(三)诊治现状

血脂代谢障碍遗传病病因非常复杂,从单基因缺陷导致的罕见单基因疾病到复杂的多基因基础,还有遗传易感性结合其他疾病导致的继发性血脂异常。由于其心血管危害性已经明确,加上基因检测技术的快速发展,结合临床表现可以做出准确的临床诊断,故有条件的国家已经实施系列普遍筛查指南,部分国家的筛查做得相当出色,但绝大部分国家都还没有建立起普遍筛查机制。我国虽有地区性小样本研究,但仍无普遍筛查指南可供参考,其限制是多因素的,可能与参考范围制定、发病率低、假阳性率高、经济效益差、实施难度大等有关。加上我国基层医疗机构对这些疾病认识不够,不能早期识别,多种因素导致我国血脂代谢障碍遗传病诊断率低。儿童作为遗传病的高发人群,且对早期生活方式干预反应较好,能显著改善预后,故建立普遍筛查机制意义重大。

二、相关病种介绍

(一)家族性高胆固醇血症(familial hypercholesterolemia,FH)

1. **概述** FH 是一种以 LDL-C 升高、外周组织黄色瘤(xanthoma)、动脉粥样硬化及早发冠心病为主要特征的常染色体遗传病。国外资料显示杂合 FH(heterozygous FH,HeFH)患病率约为 1:500,纯合 FH(homozygous FH,HoFH)患病率约为 1:1 000 000,少数人群(如法语加拿大人和荷兰非洲人)中 HeFH 患病率可达 1:100。我国缺乏大样本调查,推测 HeFH 患病率接近 1:300。研究显示大多数国家中 FH 诊断率不足 1%,尤其是 HeFH。

2. **病因和发病机制** 经典为常染色体(共)显性模式,也有报道 LDLR 基因隐性遗传可能。普遍认为是单基因遗传,但存在纯合子、杂合子、复合杂合子、双杂合子等。目前明确致病基因包括 LDLR、APOB、PCSK9 和 LDLRAP1,分别对应 FH 四个基因型(表 4-18),但仅 60%~80% 临床诊断患者检测阳性,提示有其他基因突变导致 FH 可能。四个基因中,LDLR 突变致病最常见(>90%),APOB 突变占 5%~10%,PCSK9<1%,LDLRAP1 极罕见。另外,LDLR 可受生长激素受体(GHR)、ApoA2、G 底物(GSBS)和胞质环氧化物水解酶 2(EPHX2)等影响,因此也被纳入 FHCL1。目前,认为 FH 可能相关的其他基因包括脂肪酶 A(LIPA)、signal transducing adaptor family member 1(STAP1)、patatin-like phospholipase domain-containing protein 5(PNPLA5)等基因。LDLR 是 LDL 受体,参与 LDL-C 降解,其变异已报道 2 000 种以上,包括外显子无义、错义、插入、缺失等,启动子和典型剪接序列中的变异。LDLR 结构变异体的分析也应该经常进行,因为

表 4-18 FH 分型及相关基因

分型	疾病OMIM	遗传方式	基因	基因OMIM	致病机制	基因定位
FHCL1	143890	AD/AR	LDLR	606945	LDL-C 结合障碍	19p13.2
FHCL2	144010	AD	APOB	107730	不能促使 LDL 与 LDLR 结合	2p24.1
FHCL3	603776	AD	PSCK9	607786	促使胞内 LDLR 降解	1p32.3
FHCL4	603813	AR	LDLRAP1	605747	不能与 LDLR 胞内部分相互作用	1p36.11

LDLR 致病变异体中多达 10% 是大的重排。大多数导致 FH 的 *APOB* 致病变异体是 *APOB-100* 与 *LDLR* 结合的蛋白区域的错义变异体，导致配体缺陷的载脂蛋白 B（含 LDL）与 *LDLR* 结合不良。在欧洲人口中，*APOB* 中的 p.Arg3527Gln（以前称为 p.Arg3500Gln）最常见，占 FH 患者的 6%~10%。*PCSK9* 主要参与 *LDLR* 降解，其功能增益突变促进 *LDLR* 降解而引起 FH，其 p.Asp374Tyr 突变最常见。

3. **临床表现** 多数患者无任何症状和异常体征，通常 HoFH 表现严重，HeFH 较轻，但双杂合 FH 也可表现严重。临床上可能出现的表现为：

（1）黄色瘤：真皮或肌腱内沉积所引起的皮肤/腱黄色瘤，是临床诊断的重要标志，多出现在肘关节、踝关节、膝关节伸侧或臀部及手部等部位。黄色瘤可以分为疹样黄色瘤、块状黄色瘤、睑黄色瘤和腱黄色瘤，早期可仅表现为跟腱增厚。

（2）角膜弓：角膜周边部基质内的类脂质沉积形成的不透明白色环，约 30% 的 FH 患者有脂性角膜弓。HoFH 在 10 岁以前即可出现，HeFH 多在 30 岁后出现，<45 岁患者出现脂性角膜弓是提示 FH 的重要临床指标。

（3）大颗粒脂蛋白沉积在眼底小动脉引起高脂血症眼底变化。

（4）反复出现的游走性多发性关节炎和腱鞘炎，主要累及踝关节、膝关节、腕关节和近端指间关节，抗炎药物不能抑制。

（5）早发性心血管疾病：冠心病、脑卒中等，可在 20~30 岁发病。

4. **筛查** 对于成人或儿童的 FH 检测策略，全球并没有达成共识。不同国家地区会根据当地专家组或科学协会的意见采用适当高危筛选方法，如 2013 年欧洲动脉粥样硬化学会（European Atherosclerosis Society，EAS）共识、2018 年《家族性高胆固醇血症筛查与诊治中国专家共识》。有研究表明，级联筛查对于早期发现有重要作用。

（1）2013 年 EAS 共识，满足以下条件之一，儿童、成人和其家庭组成员应进行 FH 筛查：①成人血胆固醇 ≥8mmol/L（≥310mg/dl）；儿童血胆固醇 ≥6mmol/L（≥230mg/dl）；②家族成员 ASCVD；③家族成员患肌腱黄色瘤；④家族成员早发心源性猝死。鼓励医生绘制家族系谱对年龄、LDL、有或无 FH 进行追踪，使用确诊患者后代作为索引病例，并开始进行级联筛查（cascade screen）。级联筛查是指对先证者的家系（一级、二级、三级亲属）进行 LDL-C 和 FH 基因检测，与群体无差别普查比较，基于先证者的级联筛查有更好的经济效益比。

（2）2018 年《家族性高胆固醇血症筛查与诊治中国专家共识》建议：符合下列任意 1 项者要进入 FH 的筛查流程：①早发 ASCVD（男<55 岁或女<65 岁即发生 ASCVD）；②成人血清 LDL-C ≥3.8mmol/L（146.7mg/dl），儿童血清 LDL-C ≥2.9mmol/L（112.7mg/dl），且能除外继发性高脂血症者；③有皮肤/腱黄素瘤或脂性角膜弓（<45 岁）；④一级亲属中有上述三种情况。我国对 FH 先证者及家系还是限于个例或散在报道，FH 发现率低，缺乏大规模区域性的级联筛查。

（3）日本儿童筛查标准指南建议 10 岁儿童测定血脂；强调从医学经济学角度，级联筛查是最有效和经济的 FH 筛查方式，建议对儿童和成人先证者家系进行级联筛查。

美国心肺血液研究所（National Heart，Lung，and Blood Institute，NHLBI）建议在 9~11 岁和 17~21 岁的筛查 FH。由于儿童生长及发育所需，2 岁前不宜应用低脂饮食，同时考虑 8~10 岁前儿童应用他汀类药物治疗的安全性不确定，因此，有认为儿童最佳筛查年龄为 2~10 岁。我国对 FH 的筛查诊断方面的研究不多，主要包括普遍筛查（脐血、末梢血、静脉血）和重点人群选择性筛查、生化检测和基因检测。以脐血血脂作为 FH 早期筛查的指标，文献报道多是以其正常值的单侧 95% 百分位值为进一步追踪和确诊检查的界限。为提高筛查的效率，降低总体费用，有研究者建议用单侧 97.5% 百分位值作为我国 FH 早期筛查的界值，即 TC ≥2.47mmol/L 和 LDL-C ≥0.89mmol/L，对高危男婴要更加注意。有研究者在 2000 年前后开展了小样本的新生儿脐带血测定总胆固醇或 LDL-C 尝试，统计了山东省青岛市 1 000 例足月新生儿脐血的胆固醇水平，>2.5mmol/L 为可疑者 70 例；1 岁后复查，取静脉血检测胆固醇>6.0mmol/L 者 2 例，最终均确诊为 FH。未大规模开展可能与法律法规、参考范围制定、发病率低、假阳性率高、经济效益差等问题有关，2018 年《家族性高胆固醇血症筛查与诊治中国专家共识》建议在先证者的基础上进行家系的级联筛查。

脐带血 LDL-C 筛查 FH，由于 FH 新生儿和非 FH 新生儿 LDL-C 水平有明显的重叠，所以假阳性率较高。加拿大国家心肺和血液研究所推荐的指南建议儿童在 11 岁进行血脂常规筛查，有动脉粥样硬化性心血管疾病和 FH 一级家族史的应提前到 1 岁。尽管指南在理论上有很多益处，却在执行中有很多后续挑战，以及启动治疗的最佳时机数据的有限性。斯洛文尼亚是目前唯一成功实施了普遍高胆固醇血症筛查方案的国家，分为两步：一是在学龄前儿童（5 岁或 6 岁）对初级保健儿科医生的计划性访问中进行普遍高胆固醇血症筛查，达到阳性标准的患儿将被转到上级中心，标准为：TC>6mmol/L（231.7mg/L）或 >5mmol/L（193.1mg/L），并有早期心血管并发症的阳性家族史；二是根据临床指南对达到三级护理水平的儿童进行遗传性 FH 筛查，并对其家庭成员进行额外的级联筛查。在通过普遍高胆固醇血症筛查检测的转诊儿童中，约有 1/2 被确诊。基于 NGS 基因诊断，并结合家庭成员的级联筛查，斯洛文尼亚模式被证明是早期检测 FH 的一种独特而有效的方法。FH 致病基因和遗传方式基本明确，从技术层面可以进行新生儿基因筛查，首选 NGS 技术。*LDLR* 基因突变占绝大多数，*LDLR* 可作为重点筛查候选基因。基因以点突变常见，大片段缺失或重排少见，故可选择 NGS 技术作为检测方法。检测结果解读详见第二章基因筛查方法中结果解读的常染色体隐性遗传解读。基于 NGS 的目标区域扩增测序与临床检验结果和患者基础信息配合可以达到很高的特异度、精密度和检出率，不足之处是每个样本的检验成本高，在没有资金支持的情况下无法被广大患者和临床医生所接受。由于检测覆盖度（部分启动子、内含子剪切部位不被覆盖）、重排检测、变异位点致病性判定困难等因素，要做好假阴性可能的解释，必要时补充 *LDLR* 重排检测。

5. 诊断　临床诊断主要依靠病史和血脂检测结果。美国 MEDPED（Make Early Diagnosis to Prevent Early Deaths）标准仅依据血清 TC 和 LDL-C 水平，简单易行；但未考虑患者临床特征、家族史及具有诊断价值基因突变等因素，目前较少使用。现在应用比较多的包括英国西蒙标准

（Simon Broome criteria，SBR）和荷兰临床脂质网络（Dutch Lipid Clinic Network，DLCN）标准。

（1）英国西蒙标准（SBR）：①成人 TC>7.5mmol/L，或 LDL>4.9mmol/L；儿童 TC>6.7mmol/L，或 LDL>4.0mmol/L，或 LDL-C >4.9mmol/L。②一级或二级亲属高胆固醇血症。③一级亲属早发冠心病，其他心血管疾病。④黄色瘤或角膜环。若符合 ① + ② 或 ① + ③ 可能为 FH，若符合 ① + ④ 则可确诊为 FH。未能区分不同致病基因导致 FH。

（2）荷兰临床脂质网络（DLCN）标准：①若评分>8 分，则可确诊 FH；②若评分为 6~8 分，则极可能为 FH；③若评分为 3~5 分，则可能为 FH；④若评分为 0~2 分，则不太可能是 FH。每组指标只能选择评分最高的因素。综合考虑患者病理改变、基因检测和家族史等因素，引入了更为细致的评分系统，更容易确定潜在的 FH 患者。并且评分>5 分，黄色瘤患者及早发冠心病的高胆固醇血症患者推荐其进行基因学检测。

我国 2018 年制定《家族性高胆固醇血症筛查与诊治中国专家共识》，建议儿童 FH 的诊断标准为未治疗者 LDL-C 水平 ≥3.6mmol/L（140mg/dl），且一级亲属中有 FH 患者或早发冠心病患者。

JACC 建议提出 FH 相关基因检测的指征：①临床信息和家族史符合以下条件的可以考虑：A. 儿童 2 次以上 LDL-C>4.14mmol/L，无其他明显 LDL-C 升高原因，且父母有至少 1 人 LDL-C>4.91mmol/L 或有早发 CHD 和 HP 家族史；B. 成人 2 次以上 LDL-C>4.14mmoL/L，无其他明显 LDL-C 升高原因，有高胆固醇血症家族史，且有早发 CHD 家族史或本人疾病史；C. 未知 LDL-C（未治疗）水平的成人，本人有早发 CHD 史，且有高胆固醇血症和早发 CHD 家族史。②有风险的家属：先证者所有一级亲属都应当接受 FH 基因级联检测（针对已确定的致病变异）；若一级亲属拒绝检测或没一级亲属，则其二级亲属应当接受 FH 基因检测。级联基因检测应当涵盖家族所有有风险（与确诊 FH 患者有血缘关系）的个体。

NGS 是 FH 基因诊断的有效工具，但是要注意复合杂合、双杂合、微缺失、重排和隐性 FH 等可能。阳性变异中只有少部分致病，检测阴性并不能排除 FH。

6. 治疗　ESC/EAS 等指南提出一致目标，控制 LDL-C 水平作为首要靶目标。成人<2.5mmol/L

（<100mg/dl），伴冠心病或糖尿病则<1.8mmol/L（70mg/dl）。儿童<3.5mmol/L（135mg/dl），生长发育需要。现有治疗手段下，这一目标值很难实现，因此，希望能将 LDL-C 降低 50%。

（1）生活方式治疗：饮食和运动等生活方式治疗是首选，包括高脂食品限制，控制胆固醇和饱和脂肪酸摄入，同时保证必需脂肪酸的摄入，限制甜食，适当的运动增加热能的消耗，降低血中的脂质，应持之以恒。

（2）药物治疗：目前已将他汀类作为 FH 治疗一线用药，可同时联合胆固醇吸收剂或胆汁酸螯合剂。他汀类主要通过竞争性抑制三羟基三甲基戊二酰辅酶 A 还原酶（HMG-COA 还原酶），使肝脏内源性胆固醇合成减少。AAP 建议他汀类药物可用于 8 岁及以上儿童，目标是 LDL-C≤130mg/dl 及以下。EMEA 批准瑞舒伐他汀用于 6 岁以上儿童。胆固醇吸收抑制剂（依折麦布）作用于小肠绒毛刷状缘的胆固醇转运蛋白（NPC1L1）从而抑制胆固醇的肠道吸收，目前未见有临床意义的药物间药代动力学的相互作用，安全、耐受性良好，已获批用于 10 岁以上儿童。胆汁酸螯合剂（树脂类）可与胆汁酸结合，阻断肝肠循环，减少谷固醇的吸收。虽然还有 PSCK9 抑制剂、ApoB 反义寡核苷酸、ANGPTL3 阻断抗体等型降脂药物出现，但有使用年龄限制，儿童 FH 仍存在无药可用情况。

（3）其他治疗：血浆置换和血浆 LDL-C 分离法等血浆净化、肝移植，甚至基因治疗均有报道，但临床应用还存在不少问题，如肝移植供体匮乏、移植后手术并发症和死亡率高，临床应用还不够普及。

7. 遗传咨询　由 *LDLR*、*APOB* 或 *PCSK9* 基因突变引起的 FH 具有常染色体显性遗传模式。纯合 FH 的子代（配偶正常）均为杂合 FH，杂合 FH 的子代（配偶正常）：50% 为杂合 FH、50% 为正常人。建议行基因检测以确定突变基因，从而更准确推算遗传方式及概率。FH 患者很少在 *LDLR*、*APOB* 或 *PCSK9* 的多个基因中都有突变，多个基因同时突变的存在会导致更严重的 FH，通常在儿童时期即出现症状。当 FH 是由 *LDLRAP1* 基因突变引起时，该疾病以常染色体隐性遗传，患者的子代（配偶正常）均为携带者，但他们的血液胆固醇水平通常在正常范围内。

（二）谷固醇血症（sitosterolemia，STSL）

1. 概述　属于植物固醇血症（phytosterolemia），是一种罕见的常染色体隐性遗传代谢病，发病率<1:1 000 000，全球仅报道 100 余例，多见于东亚地区。由于谷固醇等植物固醇代谢障碍，血清谷固醇、豆固醇含量异常升高，并伴有高胆固醇血症，引起黄色瘤、早发心血管疾病、溶血性贫血等病变，如不能有效控制，青壮年时期死亡率很高。

2. 病因及发病机制　是由 *ABCG5*（2p21）或 *ABCG8*（2p21）基因突变导致 ATP 结合盒（ABC）异二聚体转运蛋白 G5-G8 功能丧失引起的，这些基因分别编码了固醇转运蛋白的两个亚基 sterolin-1 和 sterolin-2（表 4-19），该蛋白质参与清除人类细胞无法利用的植物固醇。固醇转运蛋白是一种跨膜转运蛋白，含有 2 个高度疏水结构域，各含 6 个穿膜片段，形成运输通道；另有 2 个是高度保守的 ATP 结合催化结构域，通过水解 ATP 实现底物跨膜转运。它主要分布于肠和肝细胞。食物中的植物固醇经小肠固醇内转运子 NPC1L1 的作用下进入肠道细胞后，而固醇转运蛋白可将它们排回肠道，从而降低了吸收；肝细胞固醇转运蛋白将植物固醇排入胆汁中，释放到小肠，随粪便排泄到体外。该过程去除了饮食中的大多数植物固醇，这些物质中仅约 5% 进入血液。固醇转运蛋白还以类似方式帮助调节胆固醇水平，仅 50% 胆固醇会被吸收，因此其功能障碍还会引起胆固醇升高。也有研究表明 NPC1L1 多态性对 STSL 患者有潜在保护作用。

表 4-19　谷固醇血症相关基因

突变基因	表型OMIM	基因	基因OMIM	编码蛋白功能	基因定位
ABCG5	618666	*ABCG5*	605459	sterolin-1	2p21
ABCG8	210250	*ABCG8*	605460	sterolin-2	2p21

ABCG5 或 *ABCG8* 基因突变会导致有缺陷的固醇转运蛋白，使肠道所有固醇吸收增加，肝脏排泄胆汁减少。这些脂肪物质会在动脉、皮肤和其他组织中积聚，从而导致动脉粥样硬化、黄色瘤及谷固醇血症等体征和症状。红细胞中过量的植物固醇（例如谷固醇）能使其细胞膜易于破裂，从而导致溶血性贫血。红细胞和血小板膜的脂质组成

的变化能引起其他的血液异常。

3. 临床表现　多数患者无任何症状和异常体征,但其高胆固醇血症危害大。临床上可能出现的表现为:

(1)早发心血管疾病:部分患者血清总胆固醇水平显著升高,引起早发动脉粥样硬化冠心病可导致心绞痛、主动脉瓣受累、心肌梗死和猝死等心血管疾病的风险显著增加。但是也有部分患者血清总胆固醇正常或稍高。

(2)黄色瘤:青少年阶段即可出现黄色瘤,表现为无痛性隆起性结节,好发部位在手腕、跟腱、膝关节、肘部、臀部等肌腱附着点周围,极少会出现在眼睑和面部。

(3)血液异常:部分患者出现如溶血性贫血伴红细胞异常(口型红细胞增多症)、凝血功能异常(大血小板、血小板减少)等血液异常表现。

(4)其他:随着疾病进展,部分患者出现关节炎、关节痛、肝损害、脾大等异常。

4. 疾病的筛查　由于 STSL 患儿和非 STSL 患儿 LDL-C 水平有明显的重叠,所以假阳性率较高;且发病率极低,故目前没有国家报道进行了STSL 普遍筛查,也有报道部分患者被误诊。大多数已报道病例均有各种各样的临床表现(黄色瘤和早发心血管疾病多见),在治疗过程中发现血脂异常,进一步分析、检测,甚至基因检测才得以确诊。从临床角度看,无论是否有黄色瘤,对于患有严重高胆固醇血症的婴儿或幼儿,若对低胆固醇饮食或胆固醇吸收抑制剂治疗有快速而良好的反应,而对他汀类药物治疗反应较差,也应该怀疑STSL。

有研究表明,靶向 NGS 能快速鉴定候选基因中的致病变异,有助于及时做出临床诊断,避免不恰当的诊断和治疗干预。如果各方面条件允许,可早期进行基因检测。

5. 诊断　根据典型的临床表现(如黄色瘤、早发心血管疾病)、血清谷固醇及豆固醇浓度升高、*ABCG5* 或 *ABCG8* 等位基因突变,可以确诊。对血浆和组织中植物固醇浓度(尤其是谷固醇、菜油甾醇和豆固醇)浓度增加(>1mg/dl)的个体,可

以确定 STSL 诊断。贝类固醇也可以升高。由于标准血脂曲线无法测试植物固醇的存在,因此必须将血液样品进行气相色谱 - 质谱(GC-MS)分析。血液测试显示植物甾醇水平明显升高,通常认为可诊断为 STSL。在未经治疗的 STSL 患者中,谷固醇浓度可高达 10~65mg/dl。

下列情况可出现植物固醇假阳性:①摄入市售婴儿配方奶粉(其中含有植物固醇)血浆植物固醇可能会短暂增加;②接受肠外营养(包含植物固醇)的胆汁淤积或肝病患者,植物固醇可能无法有效清除;③仅有一个基因突变的携带者偶尔会出现轻度的谷甾醇浓度升高(携带者中谷固醇的血浆浓度通常是正常的)。下列情况可有假阴性:①使用依泽替米贝或胆汁酸螯合树脂的个体;②饮食中植物性食物含量低的个体。

6. 治疗　采用饮食控制、药物治疗等综合干预方式,使血浆植物固醇浓度达到理想值(<10mg/L),降低胆固醇浓度。

(1)生活方式治疗(饮食和运动)是首选,包括控制贝类固醇和植物固醇摄入,限制高脂肪食品,适当控制胆固醇摄入,限制甜食、加强运动。通过严格的饮食控制,可使血浆谷固醇含量下降 30%。

(2)药物治疗:包括胆固醇吸收抑制剂依折麦布、胆汁酸螯合剂(树脂类)和他汀类等。但如家族性高胆固醇血症中所述,由于年龄等限制,儿童存在药物可及性问题。

治疗过程中需要监测植物固醇和胆固醇水平、动脉粥样硬化、血液、肝脾等。

7. 遗传咨询　有风险亲戚可通过血浆植物固醇浓度测量或分子遗传学检测(如果家族特异性突变是已知的)进行早期诊治。先证者父母均为携带者(无症状):先证者同胞有 25% 概率受到影响(发病),无症状携带者概率为 50%,正常(非携带者)概率为 25%。患者的子代(配偶正常)50% 为携带者、50% 正常。如果家族的致病突变已经被确定,携带者检测为高危家族成员,建议进行产前诊断。

(周 清　邹朝春)

第八节 其他代谢相关疾病

一、过氧化物酶体病

(一)过氧化物酶体概述

过氧化物酶体(peroxisome)是一种圆形或卵圆形单层膜囊状细胞器,存在于所有真核细胞内,至少含有 50 多种酶蛋白,包括镶嵌在过氧化物酶体膜上的膜蛋白及过氧化物酶体内的基质蛋白,主要是氧化酶、过氧化氢酶及过氧化物酶,参与极长链脂肪酸(very long chain fatty acids, VLCFA, $\geq C22$)的 β- 氧化、支链脂肪酸如植烷酸的 α- 氧化、缩醛磷脂及胆汁酸的合成代谢,并维持细胞内氧化还原反应的平衡。过氧化物酶体生物发生(peroxisome biogenesis)是一个复杂的生物过程,包括过氧化物酶体膜的形成、各种基质酶蛋白的导入、过氧化物酶体的生长、分化和增殖,至少有 13 种 PEX 基因编码的 16 种 Pex 蛋白(peroxins)参与,现已发现 PEX 基因达 36 种。

过氧化物酶体病(peroxisomal disorders)是因基因缺陷导致单个过氧化物酶体的酶缺陷或过氧化物酶体生物发生障碍所致的一组罕见遗传代谢病,至少有 15 种疾病,通常分为两大类:①单个过氧化物酶体酶缺陷:因基因缺陷引起一种或多种物质代谢障碍,如 X 连锁肾上腺脑白质营养不良(X-linked adrenoleukodystrophy, X-ALD)、植烷酰辅酶 A 羟化酶缺乏症(Refsum 病)、D- 双功能蛋白缺乏症(D-bifunctional protein deficiency)和高草酸尿症 I 型等;②过氧化物酶体生物发生障碍(peroxisome biogenesis disorders):如 Zellweger 系列病(Zellweger spectrum disorders, ZSD)、肢根斑点状软骨发育异常(rhizomelic chondrodysplsia puncata, RCDP)1 型和 5 型、过氧化物酶体分裂缺陷等。除 X-ALD 为 X 连锁遗传外,其余均为常染色体隐性遗传。过氧化物酶体病是细胞器代谢障碍,常累及多个系统,具有进展性和致死性临床特征,且缺乏特征性的临床表现。随着生化诊断技术的进步,尤其是新一代测序技术的广泛应用,越来越多的过氧化物酶体病被发现,过氧化物酶体病总体发病率约为 1:5 000,X-ALD 约为

1:17 000。常见过氧化物酶体病致病基因及其主要临床表现见表 4-20。

(二)过氧化物酶体病新生儿筛查

过氧化物酶体病是一组罕见的、严重危害儿童健康的致死性遗传代谢病,总体发病率较高,无有效治疗方法,且临床表现缺乏特异性,临床早期诊断困难。随着串联质谱技术及分子诊断技术的广泛应用,通过血 VLCFA 测定或新一代基因测序进行过氧化物酶体病新生儿筛查将成为趋势,从而实现早期诊断,经遗传咨询、精准预防,降低高危家庭再发风险,改善出生人口素质。

生化筛查:血 VLCFA 水平显著增高是筛查和诊断过氧化物酶体病的重要生化依据,可见于 X-ALD、双功能蛋白缺陷、酰基辅酶 A 氧化酶缺乏症及 PEX 基因缺陷所致的 Zellweger 系列病。因 X-ALD 是最常见的过氧化物酶体病,且儿童脑型患者经早期诊断,早期进行造血干细胞移植可显著改善疾病预后,2016 年美国率先将 X-ALD 纳入新生儿筛查项目。采用串联质谱法或高效液相色谱 - 串联质谱法检测干血斑中 VLCFA 水平,当 C26:0 增高伴 C26:0/C22:0 增高提示筛查阳性,召回复查血浆 VLCFA 水平,如仍增高,则进行 ABCD1 基因测序或全外显子测序明确诊断。生化筛查可检出 X-ALD 男性患者及绝大多数的女性携带者。同时可检出罕见的 Zellweger 系列病、双功能蛋白缺陷和酰基辅酶 A 氧化酶缺乏症。

基因筛查:因生化筛查对仪器设备及专业技术要求较高,且主要检测指标为直链的 VLCFA,未检测支链的植烷酸、胆酸等中间代谢产物,筛查病种有限,而基于新一代测序技术的基因筛查可同时筛查一组过氧化物酶体病,具有特异、高效的优点。其缺点是新变异位点解读困难,需结合生化指标。

综合所述,建议将过氧化物酶体病纳入新生儿基因筛查候选病种,将已知的单个过氧化物酶体酶缺陷基因及过氧化物酶体生物发生相关基因纳入基因筛查范围。对基因筛查阳性者,结合临

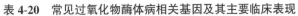

表 4-20 常见过氧化物酶体病相关基因及其主要临床表现

疾病名称	OMIM	缺陷蛋白	基因	定位	OMIM	临床表现
单个过氧化物酶体酶缺陷						
X 连锁肾上腺脑白质营养不良（X-ALD）	300100	ABCD1	*ABCD1*	Xq28	300371	直链饱和极长链脂肪酸转运缺陷。男性患者分脑型、肾上腺脊髓神经病型、肾上腺型；女性携带者常 40 岁后出现肾上腺脊髓神经病型。血 VLCFA 增高，植烷酸正常
酰基辅酶 A 氧化酶缺乏症	264470	酰基辅酶 A 氧化酶	*ACOX1*	17q25.1	609751	直链脂肪酸 β 氧化障碍。重者新生儿出现肌张力低下、频繁抽搐、脑白质异常、听力及视力受损，轻者表现小脑及脑干萎缩。血 VLCFA 增高，植烷酸正常
双功能蛋白缺陷	261515	双功能蛋白	*HSD17B4*	5q23.1	601860	脂肪酸 β 氧化障碍。重者新生儿期发病，特殊面容、肌张力低下、惊厥、早期死亡。轻者小脑共济失调、感觉性神经性耳聋和高促性腺激素性发育异常。血 VLCFA 和植烷酸均增高
SCPx 硫解酶缺乏症	613724	SCPx 硫解酶	*SCP2*	1p32.3	184755	支链脂肪酸 β 氧化障碍。极罕见。晚期起病，脑病及外周神经病。血降植烷酸及胆汁酸中间产物增高，VLCFA 正常
植烷酰辅酶 A 羟化酶缺乏症（Refsum 病）	266500	植烷酰辅酶 A 羟化酶	*PHYH*	10p13	602026	支链脂肪酸 α 氧化障碍。儿童晚期起病，进行性视网膜色素变性、视野及嗅觉缺失、多发性神经病变。血植烷酸增高，VLCFA 正常
高草酸尿症 1 型	259900	丙氨酸 - 乙醛酸转氨酶（肝特异性）	*AGXT*	2q37.3	604285	乙醛酸代谢障碍，导致乙醛酸盐及其产物（草酸盐和乙醇酸盐）过多。肾草酸钙沉积、肾钙化、肾功能损伤。尿草酸盐 > 0.5 mmol/ $(1.73m^2 \cdot d)$
肢根斑点状软骨发育异常 2 型（GNPAT 缺乏症）	222765	磷酸二羟丙酮酰基转移酶（DHAPAT）	*GNPAT*	1q42.1	602744	乙醚磷脂合成第一步障碍，所有组织和细胞缩醛磷脂（plasmalogen）缺乏。关节挛缩、颅骨异常、肌张力低下、白内障、四肢近端短小、骨畸形及点状钙化
肢根斑点状软骨发育异常 3 型（AGPS 缺乏症）	600121	烷基二羟丙酮磷酸合成酶（AGPS）	*AGPS*	2q31.2	603051	乙醚磷脂合成第二步障碍，缩醛磷脂缺乏
肢根斑点状软骨发育异常 4 型（FAR1 缺乏症）	616154	脂肪酰基还原酶 1（FAR1）	*FAR1*	11p15.3	616107	乙醚磷脂合成障碍，红细胞缩醛磷脂缺乏。罕见

续表

疾病名称	OMIM	缺陷蛋白	基因	定位	OMIM	临床表现
先天性胆汁酸合成障碍（MPM70缺乏症）	616278	膜蛋白 ABCD3	*ABCD3*	1p21.3	170995	支链脂肪酸及 C27-胆汁酸中间产物转运缺陷，胆汁酸合成障碍。仅报道 1 例。肝脾大及肝功能损伤。血胆汁酸中间产物增高
2-甲基酰基辅酶 A 消旋酶缺乏症	614307	AMACR	*AMACR*	5p13.2	604489	降植烷酸和 C27-胆汁酸中间产物降解障碍。成人期发病，周围感觉运动神经病，伴或不伴色素视网膜病
过氧化物酶体病生物发生障碍						
Zellweger 系列病（Zellweger 综合征，新生儿肾上腺脑白质营养不良，婴儿型 Refsum 病）	601539 214100	多种过氧化物酶体蛋白 Peroxins	*PEX1* *PEX2* *PEX3* *PEX5* *PEX6* *PEX10* *PEX12* *PEX13* *PEX14* *PEX16* *PEX19* *PEX26*	7q21.2 8q21.13 6q24.2 12p13.31 6p21.1 1p36.32 17q12 2p15 1p36.22 11p11.2 1q23.2 22q11.21	602136 170993 603164 600414 601498 602859 601758 601789 601791 603360 600279 608666	过氧化物酶体生物发生障碍，以 *PEX1* 和 *PEX6* 变异最常见。临床表现为特殊面容、肝功能、神经系统及肾上腺皮质功能异常，视力及听力障碍等。血 VLCFA 及植烷酸均增高
肢根斑点状软骨发育异常 1 型	215100	Pex5L-Pex7 复合体	PEX7	6q23.3	601757	含 PTS2 信号的基质蛋白（3-酮酰基辅酶 A 硫解酶、AGPS、植烷酸辅酶 A 羟化酶）导入障碍。特殊面容、智力障碍、白内障、长骨近端变短、关节挛缩，X 线示长骨干骺端点状钙化。血植烷酸增高，VLCFA 正常
肢根斑点状软骨发育异常 5 型	616716	Pex5L-Pex7 复合体	PEX5L	12p13.31	600414	含 PTS2 信号的基质蛋白导入障碍。血植烷酸增高，VLCFA 正常
过氧化物酶分裂缺陷	617086 614920	Mff Pex11β	MFF、 PEX11β	2q36.3 1q21.1	614785 603867	同时有线粒体脑病表现。显微镜下可见过氧化物酶体分裂异常，血生化指标正常

床评估及相应的生化代谢产物分析如血 VLCFA、植烷酸、胆汁酸中间产物分析等，有助于早期明确诊断，精准干预和预防。

（三）X 连锁肾上腺脑白质营养不良

1. 概述 X 连锁肾上腺脑白质营养不良（X-ALD，OMIM 300100）是最常见的过氧化物酶病，由于 *ABCD1*（ATP-binding cassette transporter subfamily D）基因变异致过氧化物酶体膜蛋白，ABCD1 酶功能缺陷，过氧化物酶体不能主动地将饱和直链 VLCFA 转运至过氧化物酶体内进行 β氧化代谢，VLCFA 在细胞、组织和体液中聚集，尤其在中枢神经系统、肾上腺、眼底等组织中聚集，引起中枢神经系统进行性脱髓鞘和肾上腺皮质功能不全等临床表现。该病呈 X 连锁隐性遗传，男性患者多见，女性携带者多在 40 岁以后发病，进展缓慢。

2. 病因及发病机制　致病基因 *ABCD1* 位于 Xq28，含 11 个外显子，编码 745 个氨基酸，为 ABC 转运体（ATP-binding cassette transporter）半个转运子，以同源二聚体或与 ABCD2、ABCD3 形成异源二聚体定位在过氧化物酶体膜上，参与极长链脂肪酰基辅酶 A 等代谢物质的转运。ABCD1 将胞质中饱和直链的 VLCFA 主动转运至过氧化物酶体内，而 ABCD2、ABCD3 分别负责非饱和直链 VLCFA 和支链 VLCFA 的转运。当 *ABCD1* 基因变异致 ABCD1 蛋白缺陷时，饱和直链 VLCFA 不能被转运至过氧化物酶体内，继而在细胞、组织及体液中蓄积，导致中枢神经炎症反应及脱髓鞘改变、肾上腺皮质损害等表现。在内质网延长酶作用下，VLCFA 碳链进一步延长，表现为 C26：0 及 C26：0/C22：0 水平增高，少数成年患者伴有 C24：0 轻度增高。目前 *ABCD1* 基因已知致病变异达 600 余种，多数为点突变，未见明显热点变异，无明显基因型及表型关系。

3. 临床表现　多数为男性患者，即使在同一个家庭，临床表现亦存在明显的个体差异。根据发病年龄、受累部位及进展速度等，X-ALD 可分为三种表型。

（1）脑型 X-ALD：约 60% 男性患者为脑型，根据发病年龄又分为儿童脑型（3~10 岁发病）、青少年脑型（11~21 岁发病）和成人脑型（21 岁后发病）。儿童脑型最多见，表现为 3~10 岁发病，进行性认知、行为和运动功能倒退，早期表现为注意力不集中、语言障碍、走路不稳和听力下降等，数月后发展成痴呆、失明、耳聋和椎体系统症状，发病 1~2 年后病情快速恶化。青少年脑型常以视力受累为首发表现。成年脑型病情进展稍缓慢，多数以精神症状为主，易误诊为精神分裂症，但多数患者发病一年后才出现神经系统症状，如步态不稳、视力和听力下降等。脑型患者头颅 MRI 显示不同程度的双侧脑白质对称性脱髓鞘病变，以双侧顶枕叶为主，脱髓鞘区域外周可见对比增强。

（2）肾上腺脊髓神经病（adrenmyeloneuropathy）：男性患者多在 20~30 岁发病，早期诊断较困难，除非家族中有先证者。根据是否合并脑白质脱髓鞘病变，又分为单纯性肾上腺脊髓型和脑型肾上腺脊髓型。前者进展缓慢，表现为双下肢无力或强直性痉挛、振动觉和位置觉障碍、性功能丧失。脑型肾上腺脊髓型进展迅速，约 40 岁死亡。

（3）单纯肾上腺皮质功能减退型：约 10% 的患者仅表现为肾上腺皮质功能减退，大多在中年期发展成肾上腺脊髓型。

女性携带者新生儿期即可表现为血 VLCFA 水平增高，常 40 岁后发病，约 88% 发展成肾上腺脊髓型，病情进展较缓慢。约 5% 女性出现肾上腺皮质功能减低，极少数（约 1%）累及中枢神经系统。

4. 诊断

（1）头颅 MRI 检查：典型表现为双侧脑白质对称性脱髓鞘病变，多位于双侧顶枕叶，向尾背侧移行，T_2W 高信号。早期病变可仅为单侧，较少累及额叶。脱髓鞘病变区域外周在 T_1W 成像中可见对比增强信号，为 X-ALD 特异性表现。

（2）血浆 VLCFA 分析：是诊断过氧化物酶体病的重要生化指标，空腹采集静脉血 2~5ml，肝素钠、肝素锂或 EDTA 抗凝均可，1 小时内分离血浆保存待测，避免样本溶血。检测方法包括气相色谱 - 质谱法及串联质谱法。气相色谱 - 质谱法可同时检测直链 VLCFA 及支链脂肪酸水平，X-ALD 表现为 C26：0 增高，伴 C26：0/C22：0 比值增高，支链植烷酸水平正常。近年来，多采用串联质谱法检测血浆 C22：0-C26：0-AC 或液相色谱 - 串联质谱法检测 C22：0-C26：0-LPC，其中 C26：0-LPC 最敏感。26：0-LPC 增高亦可见于 Zellweger 系列病、双功能蛋白缺陷、酰基辅酶 A 氧化酶缺乏症及 Aicardi-Goutieres 综合征。非空腹采血、样本溶血及生酮饮食可致假阳性。

（3）*ABCD1* 基因分析：该基因呈 X 连锁隐性遗传，男性半合子及女性杂合子均有诊断意义，结合血 C26：0 水平增高可明确诊断。基因型与表型无明显关系。

5. 新生儿筛查

（1）生化筛查：采用质谱技术检测干血片中极长链酰基肉碱（very long chain acylcarnitine，VLCAC）和溶血磷脂酰胆碱（lysophosphatidylcholine，LPC）的方式对新生儿进行 X-ALD 筛查。首选高效液相色谱 - 串联质谱法检测 C26：0-LPC 及 C26：0-LPC/C22：0-LPC 比值，灵敏度和特异度高，可检出 X-ALD 男性患者及女性携带者。串联质谱技术检测 C26：0-AC 水平及 C26：0-AC/C22：0-AC 比值，其优点是可加入常规串联质谱遗传代谢病筛查体系中同步检测，但灵敏度和特异度较低，约 20% 的女性杂合子 C26 : 0-AC 正常。当生化筛查阳性者，召回复查，进行血浆 / 血清 VLCFA 水平测定及 *ABCD1* 基因测序分析明确诊断，亦可直接采用原血片进行全外显子测序分析，有助于 X-ALD 诊断及鉴别诊断。

（2）基因筛查：新生儿 X-ALD 基因筛查尚未见报道。随着新一代测序技术的发展，可将 X-ALD 列为新生儿基因筛查候选病种。基因筛查阳性者（含女性杂合子），再进行干血片或血浆 VLCFA 测定明确诊断。

6. 治疗及随访　经新生儿筛查确诊的男性患者及女性携带者均处于无症状期，应定期随访评估、饮食干预指导。男性无症状患者建议于 3~12 岁每 6 个月进行一次头颅 MRI 扫描，及时发现中枢神经脱髓鞘改变，以便尽早进行造血干细胞移植。3 岁后每年进行一次肾上腺皮质功能评估，如 ACTH 及皮质醇测定等。

（1）饮食治疗：体内的 VLCFA 来自饮食及内源性合成，X-ALD 患者以内源性合成为主，单纯饮食限制脂类摄入效果差。口服 Lorenzo 油即三油酸甘油酯和三芥酸甘油酯混合物（4 : 1）可显著降低血浆 VLCFA 水平，但不能预防或逆转神经系统病变。

（2）糖皮质激素替代治疗：出现 ACTH 增高及皮质醇降低等肾上腺皮质功能减低表现者，给予糖皮质激素替代治疗，氢化可的松 12~15mg/（m²·d），分 2 次口服，应激状态（如发热、呕吐、腹泻、外伤和手术等）下，氢化可的松剂量增加 2~3 倍，预防肾上腺皮质危象，病情稳定后恢复维持量。

（3）造血干细胞移植：适用于早期的脑型 X-ALD，即 Loes 评分 <10 分且无明显神经系统症状者，文献报道，异基因造血干细胞移植 5 年生存率达 91%，通常于移植成功后 6~12 个月可稳定脑白质病变，但不能逆转已经发生的脑损伤。自体造血干细胞经基因修饰后自体移植、基因治疗等尚处于临床研究中。

（4）对症支持治疗。

7. 遗传咨询　X-ALD 属 X 连锁隐性遗传，携带者母亲再次生育时男孩患病风险为 50%，女孩携带者风险为 50%，可通过绒毛细胞或羊水细胞 *ABCD1* 基因分析进行产前诊断。亦可进行植入前诊断。女性杂合子胎儿是否终止妊娠尚无明

确共识。对高危家庭成员进行遗传咨询，并通过血 VLCFA 水平测定及 *ABCD1* 基因分析筛检出无症状男性患者及女性携带者。

（黄永兰）

二、先天性糖基化障碍概述

（一）概述

先天性糖基化障碍（congenital disorders of glycosylation，CDG）是近年来快速增多的一组遗传代谢性疾病，由蛋白或脂肪的异常糖基化所致。因表现多样，多器官系统功能异常，往往很难临床诊断。随着 NGS 技术的问世和普及、哺乳动物细胞模型的成熟及糖组学检测技术的发展，新的糖基化相关基因突变导致的疾病在人类不断发现。CDG 在全世界所有种族均有报道，通常男女发病率相同。有研究者根据 CDG 相关的 53 个基因已知致病突变在欧洲裔及非裔美国人频率计算出 CDG 患病率约为 1 : 10 000。最常见的是 PMM2-CDG，在荷兰人群中的患病率为 1 : 20 000，而爱沙尼亚人患病率为 1 : 77 000。然而大多数 CDG 已报道的病例不足百例，发病率及患病率至今不详。

（二）病因和发病机制

1. 病因　截至目前，科学家们发现 140 多个基因的突变和 CDG 相关，每型均有独特的糖基化酶缺陷。大部分糖基化障碍与蛋白质和天门冬酰胺结合的 N- 连接寡聚糖合成异常有关，被称为 N- 连糖基化障碍。人体所有细胞均需要按特定顺序合成寡聚糖，形成不同糖链与蛋白结合。寡聚糖对蛋白稳定性及细胞间信号传递所必需，寡聚糖合成异常可能导致不同器官功能的异常。因糖基化过程非常复杂，现在的了解并不全面，今后也将会不断发现新的先天性糖基化障碍。

2. 发病机制　糖基化是通过酶的催化，糖和蛋白（或脂肪）结合形成糖蛋白（或糖脂）的生物化学过程。糖基化的生理过程非常复杂，需要 100 多个步骤，每个步骤需要胞质、内质网、高尔基复合体及其他细胞器内相应酶的催化才能完成。每个酶的反应精确有序地对蛋白质（或脂肪）添加特定的糖分子或从蛋白质（或脂肪）去除特定的糖分子。糖与蛋白（或脂肪）结合后使蛋白质（或脂肪）与相应器官组织链接，保证其功能正常运行。糖基化过程在多种器官及神经系统发育过

程中至关重要。先天性糖基化障碍的患者通常存在一种或多种糖基化酶的功能缺陷,出现异常糖基化的蛋白(或脂肪),导致功能异常的糖蛋白(或糖脂),从而出现相应的临床表现。

绝大多数 CDG 遵循常染色体隐性遗传模式,父母均为致病突变携带者。少数 CDG 遵循常染色体显性遗传模式或 X 连锁遗传模式,自发(de novo)突变常见。既往 CDG 根据生物化学通路缺陷发生的部位分为 I 型及 II 型,另根据发现疾病的时间顺序添加相应字母(如 I a 型、I b 型、II a 型等)。 I 型(CDG-I)是合成大糖链通路相关的基因异常,而 II 型是由于改变糖链结构的酶功能缺陷导致。近年来科学家们制定了新的命名方式:基因名称 -CDG(如既往的 CDG- I a 型目前称为 PMM2-CDG)。新的命名方式有助于认识基因与疾病的关系,明确发病机制。

虽然先天性糖基化障碍被认为是罕见病,但越来越多的证据表明此病可能比想象中的要多见。全世界诊断的 1 200 例患者可能只代表了所有糖基化障碍患者冰山一角,因为先天性糖基化障碍患者确诊率很低。CDG 实际发病率及患者数量尚不明确,估计每 5 000 个人中可能有一例先天性糖基化障碍患者。早期的先天性糖基化障碍患者由于症状与其他遗产代谢病类似而可能会被误诊,如最常见的 PMM2-CDG(CDG- I a)患者有时候被误诊为线粒体疾病或共济失调性脑瘫。

（三）临床表现

每一种 CDG 的临床表现及疾病严重程度可有不同,但均影响人体多个器官系统,部分器官的症状到了一定年龄才表现出来。

1. 多种 CDG 可能出现的共有临床表现(每个患儿可能至少会有 3~4 种类似表现,强调全面评估的重要性) 特殊面容(前额突出、杏仁状眼睛、眼窝凹陷、眉毛高拱、耳郭偏大 / 下移 / 后旋、鼻梁短或塌陷、人中偏长且光滑、嘴唇丰厚 / 上唇偏薄且前凸)、特殊的体表特征(乳头内陷、短指或长指畸形、指 / 趾重叠、指 / 趾弯曲、全身水肿、皮肤发红或脱皮、皮下脂肪异常分布、多毛、皮肤橘皮样改变)、腹泻或营养不良、肝功能指标异常(白蛋白低下、转氨酶升高、胆汁淤积、肝衰竭、肝大、脾大、肝硬化、肝纤维化)、凝血功能异常、腺体功能异常、免疫功能异常、神经系统异常、运动发育落后、智力障碍、共济失调、语言落后、眼部异常、

脊柱或关节病变及心脏异常。

2. 部分先天性糖基化障碍的特殊临床表现 SLC35C1-CDG(II c 型)表现为严重的营养不良、发育落后、小头畸形、肌张力低下、特殊面容、反复细菌感染及白细胞升高。MPI-CDG(I b 型)患儿神经系统发育正常,但可能会出现肠道吸收及消化功能严重缺陷、蛋白丢失性肠病、肝功能异常、白蛋白低、低血糖、凝血功能障碍及血栓形成。PGM1-CDG(I t 型)表现为肝功能异常、悬雍垂裂、低血糖、乳酸升高、营养不良、矮小、扩张型心肌病、骨骼肌异常(运动不耐受,横纹肌溶解)及性激素异常。

（四）实验室及影像学检查

1. 常规实验室检查 包括血尿常规、肝肾功能、血气分析、血糖、凝血功能、免疫功能及内分泌激素水平。CDG 可出现低血糖、凝血障碍、肝肾功能异常、血细胞减少、电解质及酸碱平衡紊乱、免疫功能低下等。

2. 蛋白电泳及糖组学检测 可检测到异常糖基化,部分 CDG 可通过筛查已知的生物标志物进行诊断。血氨基酸 + 酰基肉碱谱检测及尿有机酸谱检测结果一般为正常,可作为排查其他常见代谢性疾病的手段。

3. 神经系统影像学检查 可能表现为大脑或小脑萎缩或受损、脑白质发育不良、脱髓鞘病变或髓鞘化延迟、Dandy-Walker 畸形、脑卒中样病变。

4. 脑电图检查 可见脑功能异常或癫痫样放电。

（五）先天性糖基化障碍筛查

1. 生化筛查

(1)初步筛查:血清转铁蛋白(transferrin,Tf)及载脂蛋白 C-III(apolipoprotein C-III)等电聚焦电泳(isoelectrofocusing,IEF)或毛细管区带电泳(capillary zone electrophoresis)可检测糖蛋白或脂蛋白 N- 糖基化及 O- 糖基化障碍。

(2)糖组学检测:电喷雾电离质谱(electrospray ionization mass spectrometry,ESI-MS)检测及 HPLC 检查方法确定检查异常糖基化的转铁蛋白或 IgG 可进一步明确糖基化障碍的严重程度及性质。个别 CDG 已有确诊意义的异常糖基化产物或生化标志物,可以针对性筛查确诊或除外某个 CDG。

2. 基因筛查 少数情况下临床表现及 IEF/质谱等方法考虑特定 CDG 时单基因测序及相关酶活性测定可帮助确诊，而多数情况下临床表现及糖类质谱检查特异度差，需要包括所有已知 CDG 相关基因的 Panel 甚至是 WES 等高通量测序技术帮助诊断。绝大多数 CDG 遵循常染色体隐性遗传模式，父母均为致病突变携带者。少数 CDG 遵循常染色体显性遗传模式或 X 连锁遗传模式，自发(de novo)突变较常见。

（1）常染色体隐性遗传模式的 CDG 基因结果解读：检测到两个变异：①若为已报道明确的致病性变异，提示为 CDG 患者；②若为未报道变异，预测均为致病变异，提示可能为 CDG 患者；③若为未报道变异，其中一个变异预测为致病不明确或良性，需要结合生化检验等鉴别是否CDG。检测到一个变异：提示可能为 CDG 基因突变携带者，但不能排除为 CDG 患者，建议生化筛查。

（2）常染色体显性遗传模式的 CDG 基因结果解读：检测到一个变异：①若为已报道明确的致病性变异，提示 CDG 患者；②若为未报道变异，预测为致病变异，且为自发变异，提示可能为CDG 患者；③若为未报道变异，预测为致病不明确或良性，或遗传自健康父母，提示需要鉴别是否CDG。

（3）X 连锁遗传模式的 CDG 基因结果解读：男性检测到一个变异：①若为已报道明确的致病性变异，提示 CDG 患者；②若为未报道变异，预测为致病变异，提示可能为 CDG 患者；③若为未报道变异，预测为致病不明确或良性，提示需要鉴别是否 CDG。女性检测到一个变异：提示可能为CDG 基因突变携带者，建议生化筛查；检测到两个变异(极为罕见)：①若均为已报道明确致病变异，提示为 CDG 患者；②若为未报道变异，预测均为致病变异，提示可能为 CDG 患者；③若为未报道变异，其中一个变异预测为致病不明确或良性，提示需要鉴别是否 CDG。

（六）诊断

由于 CDG 相关基因(140 多个基因)及表型(177 种独特表型)众多，不同基因突变所致 CDG 可出现相同表型，而同一基因突变所致 CDG 表型可截然不同，以及缺乏简单快速筛查方法及医务人员对 CDG 认识不足等众多原因，CDG 诊断面临巨大的挑战。

1. 蛋白电泳 血清转铁蛋白(Tf)及载脂蛋白 C Ⅲ(Apo C Ⅲ)等电聚焦电泳(isoelectro-focusing,IEF)或毛细管区带电泳(capillary zone electrophoresis)可检测糖蛋白或脂蛋白 N-糖基化或 O-糖基化障碍。部分 CDG 无法通过 Tf-IEF 或 Apo C Ⅲ-IEF 方法检测，且目前缺乏通用于所有 CDG 的检测方法。

2. 糖组学检测 电喷雾电离质谱检测及 HPLC 检查方法可确定检查异常糖基化的转铁蛋白或 IgG，进一步明确糖基化障碍的严重程度及性质。个别 CDG 已有确诊意义的异常糖基化产物或生化标志物，可以针对性筛查确诊或除外某个 CDG。

3. 少数情况下 临床表现及 IEF/质谱等方法怀疑特定 CDG，单基因测序及相关酶活性测定可帮助确诊。然而，多数情况下临床表现及糖类质谱检查特异度差，需要筛查所有已知 CDG 相关基因。可选择 CDG 基因包(Panel)或家系 WES 等高通量测序技术帮助诊断。

（七）治疗

1. CDG 特定类型的特异治疗方案

（1）MPI-CDG(Ⅰb 型)：患儿表现为神经系统发育正常，但肠道吸收及消化功能严重受损，出现蛋白丢失性肠病、肝功能异常、白蛋白低、低血糖及凝血功能障碍。如果早期诊断，甘露糖(mannose)治疗可能会明显改善腹泻症状及低血糖，治疗后白蛋白水平及凝血功能可恢复正常。一例反复血栓形成及凝血功能障碍的 MPI-CDG 患者，甘露糖治疗后未再出现血栓，凝血功能恢复正常。但也有学者报道 2 例患儿甘露糖治疗后仍未能阻断肝纤维化出现。治疗腹泻及肠病方面肝素治疗可替代甘露糖治疗。

（2）PGM1-CDG(Ⅰt 型)：表现为肝功能异常、悬雍垂裂、低血糖、乳酸升高、营养不良、矮小、扩张型心肌病、骨骼肌异常(运动不耐受，横纹肌溶解)、性激素异常。口服半乳糖或乳糖治疗后肝功能可好转，糖基化异常得以改善，性激素水平上升，未再出现横纹肌溶解，脂肪肝及心功能指标未出现继续加重的情况。

（3）SLC35C1-CDG(Ⅱc 型)：表现为严重的营养不良、发育落后、小头畸形、肌张力低下、特殊面容、反复细菌感染及白细胞升高。患者使用岩藻糖（fucose）治疗可能会控制反复感染，改善糖基化异常指标。

2. 体外或动物实验提示可能有效的治疗措施　CAD-CDG（尿苷治疗）、SLC35A1-CDG（唾液酸治疗）、GNE-CDG（补充乙酰甘露糖胺及 D- 甘露糖胺等唾液酸前体）、NANS-CDG（唾液酸缓释药物治疗）、PGM3-CDG（补充 N- 乙酰葡萄糖胺）、ALG1-CDG（甘露糖治疗）、ALG13-CDG（D- 半乳糖治疗）、MAGT1-CDG（补充镁离子）、PIGA-CDG（生酮饮食）、PIGM-CDG（丁酸钠治疗）、PIGO-CDG（口服维生素 B_6）、TMEM165-CDG（补充锰离子或半乳糖）、CCDC115-CDG（柠檬酸铁）、TMEM199-CDG（补铁治疗）、SLC39A8-CDG（补充半乳糖级尿苷等促进 UDP- 半乳糖合成，Mn^{2+} 治疗）及 ISPD-CDG（核糖醇或核糖醇代谢物后治疗）。

3. 对症、支持治疗　营养不良、口腔运动协调能力障碍、持续呕吐、发育落后、肝功能异常、凝血功能障碍、斜视、心包积液、甲状腺功能减退、抽搐、脑卒中样发作（发作时可补液）、骨骼发育异常及独立生活能力缺乏应对症处理。

（八）遗传咨询

1. CDG 患者预后与基因及突变类型有关。

2. CDG 患者家族成员检测 Tf-IEF 有助于发现同胞患者，基因分析可检出杂合携带者。

3. 产前诊断 CDG 是优生优育的重要措施。患者母亲若再次妊娠，可行羊水穿刺或绒毛膜穿刺取样提取胎儿细胞 DNA，或胚胎植入前基因检测，对突变已知家系进行基因产前诊断。

（王建设　库尔班江·阿布都西库尔）

参考文献

1. BROSS P, FREDERIKSEN JB, BIE AS, et al. Heterozygosity for an in-frame deletion causes glutaryl-CoA dehydrogenase deficiency in a patient detected by newborn screening: investigation of the effect of the mutant allele. J Inherit Metab Dis, 2012, 35 (5): 787-796.

2. ITUK US, ALLEN TK, HABIB AS. The peripartum management of a patient with glutaric aciduria type 1. J Clin Anesth, 2013, 25 (2): 141-145.

3. MARTI-MASSO JF, RUIZ-MARTÍNEZ J, MAKAROV V, et al. Exome sequencing identifies GCDH (glutaryl-CoA dehydrogenase) mutations as a cause of a progressive form of early-onset generalized dystonia. Hum Genet, 2012, 131 (3): 435-442.

4. SCHLUNE A, RIEDERER A, MAYATEPEK E, et al. Aspects of newborn screening in isovaleric acidemia. Int J Neonatal Screen, 2018, 4 (1): 7.

5. MINKLER PE, STOLL MSK, INGALLS ST, et al. Selective and accurate C5 acylcarnitine quantitation by UHPLC-MS/MS: Distinguishing true isovaleric acidemia from pivalate derived interference. J Chromatogra B, 2017, 1061-1062: 128-133.

6. LI Y, SHEN M, JIN Y, et al. Eight novel mutations detected from eight Chinese patients with isovaleric acidemia. Clin Chim Acta, 2019, 498: 116-121.

7. WILTINK RC, KRUIJSHAAR ME, VAN MINKELEN R, et al. Neonatal screening for profound biotinidase deficiency in the Netherlands: consequences and considerations. Eur J Hum Genet, 2016, 24: 1424-1429.

8. HSU RH, CHIEN YH, HWU WL, et al. Genotypic and phenotypic correlations of biotinidase deficiency in the Chinese population. Orphanet J Rare Diseases, 2019, 14: 6.

9. WOLF B. Successful outcomes of older adolescents and adults with profound biotinidase deficiency identified by newborn screening. Genet Med, 2017, 19: 396-402.

10. ROSS LF, CLAYTON EW. Ethical issues in newborn sequencing research: the case study of BabySeq. Pediatrics, 2019, 144 (6): e20191031.

11. HOLM IA, AGRAWAL PB, CEYHAN-BIRSOY O, et al. The BabySeq project: implementing genomic sequencing in newborns. BMC Pediatr, 2018, 18 (1): 225.

12. MENG L, PAMMI M, SARONWALA A, et al. Use of exome sequencing for infants in Intensive Care Units: Ascertainment of severe single gene disorders and effect on medical management. JAMA Pediatr, 2017, 171 (12): e173438.

13. 中华医学会儿科学分会内分泌遗传代谢学组, 中华预防医学会出生缺陷预防与控制专业委员会新生儿筛查学组. 高苯丙氨酸血症的诊治共识. 中华儿科杂志, 2014, 52 (6): 420-425.

14. LIU N, HUANG Q, LI Q, et al. Spectrum of PAH gene variants among a population of Han Chinese patients with phenylketonuria from northern China. BMC Med Genet, 2017, 18 (1): 108.

15. ZHANG Z, GAO JJ, FENG Y, et al. Mutational spectrum of the phenylalanine hydroxylase gene in patients with phenylketonuria in the central region of China. Scand J Clin Lab Invest, 2018, 78 (3): 211-218.

16. ANIKSTER Y, HAACK TB, VILBOUX T, et al. Biallelic mutations in DNAJC12 cause hyperphenylalaninemia, dystonia, and intellectual disability. Am J Hum Genet, 2017, 100 (2): 257-266.

17. KEVIN A, STRAUSS, VINCENT J, et al. Branched-chain α-ketoacid dehydrogenase deficiency (maple-syrupurinedisease): Treatment, biomarkers, and outcomes. Mol Genet Metab, 2020, 129 (3): 193-206.

18. 童凡, 杨茹莱, 刘畅, 等. 新生儿酪氨酸血症筛查及基因谱分析. 浙江大学学报 (医学版), 2019, 48 (4): 459-464.

19. PEÑA-QUINTANA L, SCHERER G, CURBELO ESTÉVEZM L, et al. Tyrosinemia type Ⅱ: Mutation update, 11 novel mutations and description of 5independent subjects with a novel founder mutation. Clin Genet, 2017, 92 (3): 306-317.

20. KELLER R, CHRASTINAP, PAVLIKOVA M, et al. Newborn screening for homocystinurias: recent recommendations versus current practice. J Inherit Metab Dis, 2019, 42 (1): 128-139.

21. SUN S, WEILE J, VERBY M, et al. A proactive geno-type-to-patient-phenotype map for cystathionine Beta-Synthase. Genome Med, 2020, 12 (1): 13.

22. NGUYEN KN, ABDELKREEM E, COLOMBO R, et al. Characterization and outcome of 41 patients with beta-ketothiolase deficiency: 10 years' experience of a medical center in northern Vietnam. J Inherit Metab Dis, 2017, 40 (3): 395-401.

23. COUGHLIN CR 2nd, SWANSON MA, KRONQUIST K, et al. The genetic basis of classic nonketotic hyper-glycinemia due to mutations in GLDC and AMT. Genet Med, 2017, 19 (1): 104-111.

24. BARIC I, STAUFNER C, AUGOUSTIDES-SAVVO-POULOU P, et al. Consensus recommendations for the diagnosis, treatment and follow-up of inherited methyla-tion disorders. J Inherit Metab Dis, 2017, 40 (1): 5-20.

25. HUEMER M, KOZICH V, RINALDO P, et al. Newborn screening for homocystinurias and methylation disor-ders: systematic review and proposed guidelines. J Inherit Metab Dis, 2015, 38 (6): 1007-1019.

26. CAMACHO J, RIOSECO-CAMACHHO N. Hyper-ornithinemia-hyperammonemia-homocitrullinuriasyn-drome.//ADAM MP, ARDINGER HH, PAGON RA, et al. Gene Reviews (R). Seattle (WA): University of Wash-ington, 2012, 1993-2020.

27. DIEZ-FERNANDEZ C, RUFENACHT V, GEMPERLE C, et al. Mutations and common variants in the human arginase 1 (ARG1) gene: impact on patients diag-nostics, and protein structure considerations. Hum Mutat, 2018, 39: 1029-1050.

28. HABERLE J, BURLINA A, CHAKRAPANI A, et al. Suggested guidelines for the diagnosis and manage-ment of urea cycle disorders: first vision. J Inherit Metab Dis, 2019, 42 (6): 1192-1230.

29. 胡真真, 杨建滨, 尚世强, 等. Region 4 Stroke 系统在新生儿遗传代谢病串联质谱筛查中的初步应用. 中华检验医学杂志, 2018, 41 (4): 300-304.

30. KANG E, KIM YM, KANG M, et al. Clinical and genetic characteristics of patients with fatty acid oxida-tion disorders identified by newborn screening. BMC Pediatr, 2018, 18 (1): 103.

31. HARA K, TAJIMA G, OKADA S, et al. Significance of ACADM mutations identified through newborn screening of MCAD deficiency in Japan. Mol Genet Metab, 2016, 118 (1): 9-14.

32. KANG E, KIM YM, KANG M, et al. Clinical and genetic characteristics of patients with fatty acid oxida-tion disorders identified by newborn screening. BMC Pediatr, 2018, 18 (1): 103.

33. DIEBOLD I, SCHÖN U, HORVATH R, et al. HADHA and HADHB gene associated phenotypes-Identification of rare variants in a patient cohort by Next Generation Sequencing. Mol Cellul Prob, 2019, 44: 14-20.

34. 杨茹莱, 杨艳玲, 韩连书, 等. 原发性肉碱缺乏症筛查与诊治共识. 中华医学杂志, 2019, 99 (2): 88-92.

35. FRIGENI M, BALAKRISHNAN B, YIN X, et al. Func-tional and molecular studies in primary carnitine defi-ciency. Hum Mutat, 2017, 38 (12): 1684-1699.

36. HAN L, WANG F, WANG Y, et al. Analysis of genetic mutations in Chinese patients with systemic primary carni-tine deficiency. Eur J Med Genet, 2014, 57: 571-575.

37. EL-HATTAB AW, SCAGLIA F. Disorders of carnitine biosynthesis and transport. Mol Genet Metab, 2015, 116: 107-120.

38. 杨茹莱, 童凡, 郑静, 等. 原发性肉碱缺乏症筛查诊断与治疗. 中国实用儿科杂志, 2019, 34 (1): 14-18.

39. LEE NC, TANG NL, CHIEN YH, et al. Diagnoses of newborns and mothers with carnitine uptake defects through newborn screening. Mol Genet Metab, 2010, 100: 46-50.

40. GALLANT NM, LEYDIKER K, TANG H, et al. Biochemical, molecular, and clinical characteristics of children with short-chain acyl-CoA dehydrogenase defi-ciency detected by newborn screening in California. Mol Genet Metab, 2012, 106: 55-61.

41. MADSEN KL, PREISLER N, ORNGREEN MC, et al. Patients with medium-chain acyl-coenzyme a dehy-drogenase deficiency have impaired oxidation of fat during exercise but no effect of L-carnitine supplementa-tion. J Clin Endocrinol Metab, 2013, 98: 1667-1675.

42. ROCHA H, CASTIÑEIRAS D, DELGADO C, et al. Birth prevalence of fatty acid β-oxidation disorders in Iberia. JIMD Rep, 2014, 16: 89-94.

43. TAJIMAG, HARA K, TSUMURA M, et al. Screening of MCAD deficiency in Japan: 16 years' experi-ence of enzymatic and genetic evaluation. Mol Genet Metab, 2016, 119 (4): 322-328.

44. PUREVSURENJ, HASEGAWA Y, FUKUDA S, et al. Clinical and molecular aspects of Japanese children with medium chain acyl-CoA dehydrogenase deficiency. Mol Genet Metab, 2012, 107 (1-2): 237-240.

45. LI Y, ZHU R, LIU Y, et al. Medium-chain acyl-coenzyme A dehydrogenase deficiency: Six cases in the Chinese population. Pediatr Int, 2019, 61 (6): 551-557.

46. MERRITT JL 2ND, VEDAL S, ABDENUR JE, et al. Infants suspected to have very-long chain acyl-CoA dehydrogenase deficiency from newborn screening. Mol Genet Metab, 2014, 111: 484-492.

47. CHIEN YH, LEE NC, CHAO MC, et al. Fatty acid oxidation disorders in a chinese population in taiwan. JIMD Rep, 2013, 11: 165-172.

48. 郑静, 张玉, 洪芳, 等. 浙江省新生儿脂肪酸氧化代谢疾病筛查及随访分析. 浙江大学学报 (医学版), 2017, 46 (03): 248-255.

49. SENTNER CP, HOOGEVEEN IJ, WEINSTEIN DA, et al. Glycogen storage disease type Ⅲ: diagnosis, genotype, management, clinical course and outcome. J Inherit Metab Dis, 2016, 39 (5): 697-704.

50. KISHNANI PS, HWU WL, POMPE DISEASE NEWBORN SCREENING WORKING GROUP. Introduction to the newborn screening, diagnosis, and treatment for pompe disease guidance supplement. Pediatrics, 2017, 140 (Suppl 1): S1-S3.

51. BODAMER OA, SCOTT CR, GIUGLIANI R, et al. Pompe Disease Newborn Screening Working Group. Newborn screening for Pompe disease. Pediatrics, 2017, 140 (Suppl 1): S4-S13.

52. MOMOSAKI K, KIDO J, YOSHIDA SS, et al. Newborn screening for Pompe disease in Japan: report and literature review of mutations in the GAA gene in Japanese and Asian patients. J Hum Genet, 2019, 64 (8): 741-755.

53. 陈婷, 邱文娟, 孙昱, 等. 假性缺陷等位基因影响糖原贮积病 Ⅱ 型的新生儿筛查. 中华检验医学杂志, 2019, 42 (12): 1031-1036.

54. BEYZAEI Z, GERAMIZADEH B. Molecular diagnosis of glycogen storage disease type Ⅰ: a review. Excli J, 2019, 18: 30-46.

55. ELLINGWOOD SS, CHENG A. Biochemical and clinical aspects of glycogen storage diseases. J Endocrinol, 2018, 238 (3): R131-R141.

56. WEINSTEIN DA, STEUERWALD U, DE SOUZA CFM, et al. Inborn errors of metabolism with hypoglycemia: glycogen storage diseases and inherited disorders of gluconeogenesis. Pediatr Clin North Am, 2018, 65 (2): 247-265.

57. DEMIRBAS D, COELHO AI, RUBIO-GOZALBO ME, et al. Hereditary galactosemia. Metabolism, 2018, 83: 188-196.

58. WELLING L, BERNSTEIN LE, BERRY GT, et al. International clinical guideline for the management of classical galactosemia: diagnosis, treatment, and follow-up. J Inherit Metab Dis, 2017, 40 (2): 171-176.

59. DEMIRBAS D, HUANG X, DAESETY V, et al. The ability of an LC-MS/MS-based erythrocyte GALT enzyme assay to predict the phenotype in subjects with GALT deficiency. Mol Genet Metab, 2019, 126 (4): 368-376.

60. JUMBO-LUCIONI PP, GARBER K, KIEL J, et al. Diversity of approaches to classic galactosemia around the world: a comparison of diagnosis, intervention, and outcomes. J Inherit Metab Dis, 2012, 35: 1037-1049.

61. WANES D, HUSEIN DM, NAIM HY. Congenital lactase deficiency: mutations, functional and biochemical implications, and future perspectives. Nutrients, 2019, 11 (2): 461.

62. FAZELI W, KACZMAREK S, KIRSCHSTEIN M, et al. A novel mutation within the lactase gene (LCT): the first report of congenital lactase deficiency diagnosed in Central Europe. BMC Gastroenterol, 2015, 15: 90.

63. UCHIDA N, SAKAMOTO O, IRIE M, et al. Two novel mutations in the lactase gene in a Japanese infant with congenital lactase deficiency. Tohoku J Exp Med, 2012, 227: 69-72.

64. DIEKMANN L, PFEIFFER K, NAIM HY. Congenital lactose intolerance is triggered by severe mutations on both alleles of the lactase gene. BMC Gastroenterol, 2015, 15: 36.

65. KIM AY, HUGHES JJ, PIPITONE DEMPSEY A, et al. Pitfalls in the diagnosis of hereditary fructose intolerance. Pediatrics, 2020, 146 (2): e20193324.

66. TRAN C. Inborn errors of fructose metabolism. What can we learn from them？ Nutrients, 2017, 9 (4): 356.

67. NG YS, TURNBULL DM. Mitochondrial disease: genetics and management. J Neurol, 2016, 263 (1): 179-191.

68. GORMAN GS, SCHAEFER AM, NG Y, et al. Prevalence of nuclear and mitochondrial DNA mutations related to adult mitochondrial disease. Ann Neurol, 2015, 77 (5): 753-759.

69. PARIKH S, GOLDSTEIN A, KOENIG MK, et al. Diagnosis and management of mitochondrial disease: a consensus statement from the Mitochondrial Medicine Society. Genet Med, 2015, 17 (9): 689-701.

70. DAVISON JE, RAHMAN S. Recognition, investigation and management of mitochondrial disease. Arch Dis Child, 2017, 102 (11): 1082-1090.

71. YOO DH, CHOI Y-C, NAM DE, et al. Identification of FASTKD2 compound heterozygous mutations as the underlying cause of autosomal recessive MELAS-like syndrome. Mitochondrion, 2017, 35: 54-58.

72. BONFANTE E, KOENIG MK, ADEJUMO RB, et al. The neuroimaging of Leigh syndrome: case series and review of the literature. Pediatr Radiol, 2016, 46 (4): 443-451.

73. SALLEVELT SC, DE DIE-SMULDERS CE, HENDRICKX AT, et al. De novo mtDNA point mutations are common and have a low recurrence risk. J Med Genet, 2017, 54 (2): 73-83.

74. MIKOSCH P. Gaucher disease and bone. Best Pract Res Clin Rheumatol, 2011, 25: 665-681.

75. BARIS HN, COHEN IJ, MISTRY PK, et al. Gaucher disease: the metabolic defect, pathophysiology, phenotypes and natural history. Pediatr Endocrinol Rev, 2014, 12 (1): 72-81.

76. CHARROW J, SCOTT CR. Long-term treatment outcomes in Gaucher disease. Am J Hematol, 2015, 90 (Suppl 1): S19-24.

77. EL-BESHLAWY A, TYLKI-SZYMANSKA A, VELLODI A, et al. Long-term hematological, visceral, and growth outcomes in children with Gaucher disease type 3 treated with imiglucerase in the International Collaborative Gaucher Group Gaucher Registry. Mol Genet Metab, 2017, 120: 47-56.

78. STIRNEMANN J, BELMATOUG N, CAMOU F, et al. A review of Gaucher disease pathophysiology, clinical presentation and treatments. Int J Mol Sci, 2017, 18 (2): 441.

79. KINGMA SD, BODAMER OA, WIJBURG FA. Epidemiology and diagnosis of lysosomal storage disorders; challenges of screening. Best Pract Res Clin Endocrinol Metab, 2015, 29: 145-157.

80. MARGARET MM, Dionisi-Vici C, Giugliani R, et al. Consensus recommendation for a diagnostic guideline for acid sphingomyelinase deficiency. Genet Med, 2017, 19: 967-974.

81. IMRIE J, HEPTINSTALL L, KNIGHT S, et al. Observational cohort study of the natural history of Niemannpick disease type C in the UK: a 5-year update from the UK clinical database. BMC Neurol, 2015, 15: 257.

82. MERCÈ P, MARK W, MARC CP. Miglustat in Niemann-Pick disease type C patients: a review. Orphanet J Rare Dis, 2018, 13: 140.

83. PATTERSON MC, CLAYTON P, GISSEN P, et al. Recommendations for the detection and diagnosis of Niemann-pick disease type C: an update. Neurol Clin Pract, 2017, 7: 499-511.

84. TANJUAKIO J, SUZUKI Y, PATEL P, et al. Activities of daily living in patients with Hunter syndrome: impact of enzyme replacement therapy and hematopoietic stem cell transplantation. Mol Genet Metab, 2015, 114: 161-195.

85. POLO G, GUERALDI D, GIULIANI A, et al. The combined use of enzyme activity and metabolite assays as a strategy for newborn screening of mucopolysaccharidosis type Ⅰ. Clin Chem Lab Med, 2020, 58 (12): 2063-2072.

86. FERREIRA CR, GAHL WA. Lysosomal storage diseases. Transl Sci Rare Dis, 2017, 2 (1-2): 1-71.

87. KOMATSUZAKI S, ZIELONKA M, MOUNT-FORD WK, et al. Clinical characteristics of 248 patients withKrabbedisease: quantitative natural history modeling based on published cases. Genet Med, 2019, 21 (10): 2208-2215.

88. SAAVEDRA-MATIZ CA, LUZI P, NICHOLS M, et al. Expression of individual mutations and haplotypes in the galactocerebrosidase gene identified by the newborn screening program in New York State and in confirmed cases of Krabbe's disease. J Neurosci Res, 2016, 94 (11): 1076-1083.

89. ORSINI JJ, KAY DM, SAAVEDRA-MATIZ CA, et al. Newborn screening for Krabbe diseasein New York State: the first eight years'experience. Genet Med, 2016, 18 (3): 239-248.

90. LANGAN TJ, ORSINI JJ, JALAL K, et al. Development of a newborn screening tool based on bivariate normal limits: using psychosine and galactocerebrosidase determination on dried blood spots to predict Krabbe disease. Genet Med, 2019, 21 (7): 1644-1651.

91. 傅平, 李文杰, 李明训, 等. 青岛地区新生儿脐血胆固醇测定早期筛查家族性高胆固醇血. 中国优生优育, 2002, 13 (2): 53-55.

92. 赵卫红, 刘玉洁, 寿好长, 等. 新生儿脐血血脂水平的检测. 中华儿科杂志, 2003, 41 (2): 107-109.

93. TURGEON RD, BARRY AR, PEARSON GJ. Familial hypercholesterolemia. Can Fam Physician, 2016, 62: 32-37.

94. GROSELJ U, KOVAC J, SUSTAR U. Universal screening for familial hypercholesterolemia in children: The Slovenian model and literature review. Atherosclerosis, 2018, 277: 383-391.

95. 中华医学会心血管病学分会动脉粥样硬化及冠心病学组, 中华心血管病杂志编辑委员会. 家族性高胆固醇血症筛查与诊治中国专家共识. 中华心血管病杂志, 2018, 46 (2): 99-103.

96. HARADA-SHIBA M, ARAI H, ISHIGAKI Y, et al. Working Group by Japan Atherosclerosis Society for Making Guidance of Familial Hypercholesterolemia. Guidelines for diagnosis and treatment of familial hypercholesterolemia 2017. J Atheroscler Thromb, 2018, 25: 751-770.

97. NORDESTGAARD BG, CHAPMAN MJ, HUMPHRIES SE, et al. Familial hypercholesterolaemia is under-

diagnosed and undertreated in the general population: guidance for clinicians to prevent coronary heart disease: consensus statement of the European Atherosclerosis Society. Eur Heart J, 2013, 34: 3478-3490.

98. Sullivan D, CSANZ Cardiovascular Genetics Working Group. Guidelines or the diagnosis and management of familial hypercholesterolemia. Heart Lung Circ, 2007, 16: 25-27.

99. VAVERKOVA H. Czech atherosclerosis society guidelines for the diagnosis and treatment of dyslipidemia in adults. Cas Lek Cesk, 2007, 146: 2-15.

100. BUONUOMO PS, IUGHETTI L, PISCIOTTA L. Timely diagnosis of sitosterolemia by next generation sequencing in two children with severe hypercholesterolemia. Atherosclerosis, 2017, 262: 71-77.

101. YAMAMOTO T, MATSUDA J, DATEKI S. Numerous intertriginous xanthomas in infant: A diagnostic clue for sitosterolemia. J Dermatol, 2016, 43: 1340-1344.

102. HU M, YUEN YP, KWOK JS, et al. Potential effects of NPC1L1 polymorphisms in protecting against clinical disease in a Chinese family with sitosterolaemia. Atheroscler Thromb, 2014, 21: 989-995.

103. Bastida JM, Benito R, Janusz K, et al. Two novel variants of the ABCG5 gene cause xanthelasmas and macrothrombocytopenia: a brief review of hematologic abnormalities of sitosterolemia. J Thromb Haemost, 2017, 15 (9): 1859-1866.

104. HUANG D, ZHOU Q, CHAO YQ, et al. Clinical features and genetic analysis of childhood sitosterolemia: two case reports and literature review. Medicine (Baltimore), 2019, 98 (15): e15013.

105. YOO EG. Sitosterolemia: a review and update of pathophysiology, clinical spectrum, diagnosis, and management. Ann Pediatr Endocrinol Metab, 2016, 21: 7-14.

106. LU K, LEE MH, HAZARD S. Two genes that map to the STSL locus cause sitosterolemia: genomic structure and spectrum of mutations involving sterolin-1 and sterolin-2, encoded by ABCG5 and ABCG8, respectively. Am J Hum Genet, 2001, 69: 278-290.

107. Dietary recommendations for children and adolescents. A guide for practitioners. Consensus statement from the American Heart Association. Circulation, 2005, 112: 2061.

108. Thompson GR, HEART-UK LDL Apheresis Working Group. Recommendations for the use of LDL apheresis. Atherosclerosis, 2008, 198: 247-255.

109. ISLINGER M, VOELKL A, FAHIMI HD, et al. The peroxisome: an update on mysteries 2. 0. Histochem Cell Biol, 2018, 150 (5): 443-471.

110. WATERHAM HR, FERDINANDUSSE S, WANDERS RJ. Human disorders of peroxisome metabolism and biogenesis. Biochim Biophys Acta, 2016, 1863 (5): 922-933.

111. DE BIASE I, TORTORELLI S, KRATZ L, et al. Laboratory diagnosis of disorders of peroxisomal biogenesis and function: a technical standard of the American College of Medical Genetics and Genomics (ACMG). Genet Med, 2020, 22 (4): 686-697.

112. BRAVERMAN NE, RAYMOND GV, RIZZO WB, et al. Peroxisome biogenesis disorders in the Zellweger spectrum: An overview of current diagnosis, clinical manifestations, and treatment guidelines. Mol Genet Metab, 2016, 117 (3): 313-321.

113. EICHLER F, DUNCAN C, MUSOLINO PL, et al. Hematopoietic stem-cell gene therapy for cerebral adrenoleukodystrophy. N Engl J Med, 2017, 377 (17): 1630-1638.

114. LIBERATO AP, MALLACK EJ, AZIZ-BOSE R, et al. MRI brain lesions in asymptomatic boys with X-linked adrenoleukodystrophy. Neurology, 2019, 92 (15): e1698-e1708.

115. ENGELEN M, KEMP S, DE VISSER M, et al. X-linked adrenoleukodystrophy (X-ALD): clinical presentation and guidelines for diagnosis, follow-up and management. Orphanet J Rare Dis, 2012, 7: 51.

116. 库尔班江·阿布都西库尔，王建设. 先天性糖基化障碍与肝脏疾病. 临床肝胆病杂志，2019, 35 (8): 1684-1689.

117. SCOTT K, GADOMSKI T, KOZICZ T, et al. Congenital disorders of glycosylation: new defects and still counting. J Inherit Metab Dis, 2014, 37 (4): 609-617.

118. NG BG, FREEZE HH. Perspectives on glycosylation and its congenital disorders. Trends Genet, 2018, 34 (6): 466-476.

119. JAEKEN J, PÉANNE R. What is new in CDG? J Inherit Metab Dis, 2017, 40 (4): 569-586.

120. REILY C, STEWART TJ, RENFROW MB, et al. Glycosylation in health and disease. Nat Rev Nephrol, 2019, 15 (6): 346-366.

121. CHANG IJ, HE M, LAM CT. Congenital disorders of glycosylation. Ann Transl Med, 2018, 6 (24): 477.

122. WADA Y. Mass spectrometry of transferrin and apolipoprotein C-Ⅲ for diagnosis and screening of congenital disorder of glycosylation. Glycoconj J, 2016, 33 (3): 297-307.

123. ABU BAKAR N, LEFEBER DJ, VAN SCHERPEN-

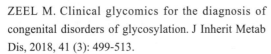
ZEEL M. Clinical glycomics for the diagnosis of congenital disorders of glycosylation. J Inherit Metab Dis, 2018, 41 (3): 499-513.

124. BRASIL S, PASCOAL C, FRANCISCO R, et al. CDG Therapies: From bench to bedside. Int J Mol Sci, 2018, 19 (5): E1304.

125. WITTERS P, CASSIMAN D, MORAVA E. Nutritional therapies in congenital disorders of Glycosylation (CDG). Nutrients, 2017, 9 (11): E1222.

第五章　呼吸系统疾病新生儿基因筛查

第一节　概　　述

一、主要疾病和临床表现

呼吸系统遗传病是指由基因突变引起的,主要病变在气管、支气管、肺部及胸腔的遗传性疾病,其中以影响气管、支气管和肺部较多。呼吸系统单基因遗传病,包括肺部原发性疾病,如原发性纤毛运动障碍(primary ciliary dyskinesia,PCD)、囊性纤维化(cystic fibrosis,CF)、遗传性肺泡表面活性物质代谢障碍(pulmonary surfactant metabolism dysfunction,SMDP)、肺泡蛋白沉积症(pulmonary alveolar proteinosis,PAP)等,还包括存在肺部受累的单基因病和遗传综合征,如先天性中枢低通气综合征(congenital central hypoventilation syndrome,CCHS)、可能累积纤毛的 Bardet-Biedl 综合征(Bardet-Biedl syndrome,BBS)、可能累积肺部血管的遗传性出血性毛细血管扩张症(hereditary hemorrhagic telangiectasia,HHT)等(表 5-1)。虽多数属于罕见病,但通常累及较广、病情较重、预后较差及危害较大,给患儿家庭及社会造成了极大负担。

表 5-1　呼吸系统较常见单基因疾病汇总表

中英文疾病名称	主要致病基因	遗传方式	临床表现
原发性纤毛运动障碍(primary ciliary dyskinesia,PCD)	*DNAH5*、*CCDC39*、*CCDC40*、*DNAI1*、*DNAH11*、*CCDC114* 等	大多数为常染色体隐性遗传,个别为 X 连锁和常染色显性遗传(表 5-2)	幼儿主要表现为流脓涕,中耳炎反复,顽固性咳嗽、咳痰、肺部感染为主;儿童则主要表现为慢性或反复性中耳炎;青年以慢性鼻窦炎多见
囊性纤维化(cystic fibrosis,CF)	*CFTR*	常染色体隐性遗传	分泌腺的功能紊乱,黏液腺增生,分泌液黏稠,汗液氯化钠含量增高
遗传性肺泡表面活性物质代谢障碍(pulmonary surfactant metabolism dysfunction,SMDP)	*SFTPB*、*SFTPC*、*ABCA3*、*CSF2RA*、*CSF2RB*	5 种亚型中,3 种为常染色体隐性遗传病,各有 1 种为常染色体显性遗传病和 X 连锁隐性遗传(表 5-3)	既可为新生儿呼吸衰竭,也可为儿童期或成人期起病的间质性肺疾病

续表

中英文疾病名称	主要致病基因	遗传方式	临床表现
肺泡蛋白沉积症(pulmonary alveolar proteinosis,PAP)	*SFTPB*、*SFTPC*、*ABCA3*、*NKX2.1*、等	多为常染色体隐性遗传(表5-4)	临床表现多变,呼吸困难、运动不耐受、咳嗽及生长不良或体重减轻,重者可出现呼吸衰竭
先天性中枢性低通气综合征(congenital central hypoventilation syndrome,CCHS)	*PHOX2B* *GDNF*、*RET*、*ASCL1*、*EDN3*	常染色体显性遗传	清醒时肺通气良好,在睡眠期间通气不足,出现低氧血症、高碳酸血症和血氧饱和度持续降低,可出现反复发绀
肺泡微石症(pulmonary alveolar microlithiasis,PAM)	*SLC34A2*	常染色体隐性遗传	起病隐匿,以肺泡内出现钙化微石为主要特征。影像学呈"风暴样"改变
α_1-抗胰蛋白酶缺乏症(α_1-antitrypsin deficiency,A1ATD)	*SERPINA1*	常染色体共显性遗传	慢性阻塞性肺疾病、慢性肝炎、肝硬化、肝脏肿瘤等疾病

二、呼吸系统单基因遗传病新生儿筛查

(一)筛查现状

呼吸系统单基因遗传病病种相对罕见,较难获得及时诊断。大多数呼吸系统单基因遗传病尚缺乏非常灵敏和特异性指标,新生儿筛查开展很少。由于欧美国家囊性纤维化发病率高,新生儿筛查很多国家开展已经几十年,多数采用免疫反应性胰蛋白酶(immunoreactive trypsin,IRT)、汗液检测和基因分析等(详见本章第三节囊性纤维化)。国内尚无囊性纤维化发病率或患病率报告,根据国外华人发病率推测,国内囊性纤维化发病率比较低,目前尚无相关筛查项目开展。

(二)新生儿基因筛查

近年来遗传学研究进展迅速,很多呼吸系统遗传病的致病基因明确,为基因筛查提供可能。鉴于已知的相关疾病多为点突变,故可选择 NGS 技术作为检测方法。新生儿基因筛查诊断,可为家庭其他成员提供准确的遗传咨询,为再次生育是否需要产前(移植前)诊断提供依据,免除此类家庭再次经历痛苦。需要注意的是,目前部分遗传病的致病基因可能并不全面,存在部分未被认识的致病基因,因此,基因筛查阴性并不能完全排除相关遗传病。

三、诊治现状

呼吸系统单基因疾病因其遗传因素不易被挖掘、临床表型特异性差等因素易被忽略,但临床中发现有不少单基因病以肺部疾病起病或合并呼吸系统症状,因此对呼吸系统单基因病研究十分重要。

随着基因检测技术的发展和精准医疗在全球范围内的广泛开展,临床诊断不清、诊断困难的疑难少见病例通过全外显子测序诊断的阳性率为20%~30%。虽然对于全外显子测序的研究如火如荼,但由于检测覆盖度、变异位点致病性判定困难等因素,以及我国尚无系统的临床遗传诊断流程和临床遗传专业从业人员,常出现临床医生表型采集不准确,生物信息分析与临床脱节的情况,影响基因检测和诊断可靠性。另外,由于很多病例往往是小范围散发病例,使得较难判断其遗传模式,综上所述的多种因素严重影响了单基因病的诊治。儿童作为遗传病的高发人群,分子诊断在遗传病的诊治、预后评估及产前咨询等方面起重要作用,同时对人类身体健康及社会发展有重大意义,因此急需建立系统的单基因遗传病研究系统。

第二节　原发性纤毛运动障碍

一、概述

原发性纤毛运动障碍（primary ciliary dyskinesia，PCD）是由于编码纤毛结构蛋白或纤毛功能调控蛋白的基因突变导致的遗传病。男女患者比例相当，绝大多数为常染色体隐性遗传。国外报道发病率为 1：20 000~1：15 000 活产新生儿，但因其漏诊、误诊率较高，实际的发病率可能更高，属于呼吸系统较常见的遗传罕见病。PCD 常在儿童期发病，多在 15 岁前起病，不同发病年龄的患者症状多有规律性。幼儿主要以流黏脓涕、中耳炎反复发作，顽固性咳嗽、咳痰、肺部感染为主；学前和学龄儿则主要为慢性或反复性中耳炎；青少年以慢性鼻窦炎多见；成人则常表现为复发性支气管炎、支气管扩张、肺不张、鼻息肉等。多种症状并不一定同时出现，多数表现为其中某一或两个系统的症状。就诊患者主要以咳嗽、咳痰等下呼吸道症状居多。其中鼻窦炎/鼻息肉、支气管扩张和内脏转位称为卡塔格内三联症（Kartagener syndrome），约占 PCD 的 50%，可同时伴有宫外孕、不孕不育及脑积水等。少部分患者并发先天性心脏病（如房间隔缺损、室间隔缺损）、唇裂、聋哑等其他畸形。

二、病因及发病机制

基因突变是原发性纤毛运动障碍的基本病因，纤毛是一种"毛发样"的细胞器，广泛分布于人体，其基本结构包括体部、基底部和冠部，电镜横断面均可见 9 对外周微管结构，双联体微管上有内、外动力蛋白臂相连。根据纤毛的结构和功能分为 3 类：①原始纤毛：呈"9+0"结构，即有 9 对外周微管，无中央微管，为不动纤毛，在胚胎发育过程中的感觉和信号转导中起重要作用；②结纤毛：分布于胚胎结细胞表面，亦为"9+0"结构，为运动纤毛，调控胚胎发育过程中液体流动方向，决定了内脏的位置分布；③运动纤毛：呈"9+2"结构，即由 9 对外周微管 +2 个中央微管构成，分布于呼吸道上皮细胞、脑室管膜细胞、输卵管等，

其功能障碍导致的疾病即为 PCD，表现为内脏转位、慢性鼻窦炎、支气管炎、肺不张、支气管扩张、不孕不育、脑积水等。精子尾部的活动能力依赖于纤毛的微管，因此 PCD 男性经常存在不育。

纤毛轴丝含有上千种多肽，任何一种多肽缺陷都可引起纤毛超微结构或功能的缺陷，因此，本病表现出明显遗传异质性。目前，有文献报道与纤毛结构形成和功能可能相关的基因有350 余种，其中已被明确相关的基因有 150 余种。PCD 患者的纤毛结构可有内、外动力蛋白臂缺失或减少，中央管增多、减少或轮辐结构异常，其中最常见的为动力蛋白臂缺失或缩短，还可存在内动力蛋白臂缺陷和外动力蛋白臂缺陷、中央微管或轮辐或连接丝的缺陷、内动力蛋白臂缺陷、同时存在内动力蛋白臂缺陷和轮辐缺陷、中央微管异位或发育不全等。然而这种导致纤毛结构异常的基因突变引起的仅占 PCD 患者的 50%~60%，还有多种基因突变引起纤毛运动复杂调控失调而发病。

目前，根据不同的突变基因可将 PCD 分为44 型（1~45，缺 31），明确基因 42 个，其中 *DNAH5* 突变导致 3 型（占 15%~20%）、*CCDC39* 突变导致的 14 型（占 2%~10%）、*CCDC40* 突变导致的15 型（占 2%~8%）、*DNAI1* 突变导致的 1 型（占2%~9%）、*DNAH11* 突变导致的 7 型（约占 6%）、*CCDC114* 突变导致的 20 型（约占 6%）较为常见。除导致 36 型 *PIH1D3* 基因为性连锁隐性遗传、43型 *FOXJ1* 基因为常染色体显性遗传外，其他已知遗传模式均为常染色体隐性遗传（表 5-2）。尽管目前有 40 多个与 PCD 相关的基因，但约 30% 临床诊断为 PCD 的患者中不能明确具体遗传缺陷基因。随着时间推移和高通量测序技术的发展，还会有更多致病基因会被发现确认。

迄今 Leiden Open Variation Database、HGMD、ClinVar 数据库已收录上述基因的大量变异位点，尤其是几个比较常见的基因（如 *DNAH5*、*CCDC39*、*CCDC40* 和 *DNAI1*）。国内目前尚无大样本研究总结报告。

表 5-2 PCD 分型和相关基因

分型	表型OMIM	遗传方式	基因	基因OMIM	编码蛋白功能	基因定位
CILD1	244400	AR	DNAI1	604366	缺少外动力蛋白臂	9p13.39p13
CILD2	606763	AR	DNAAF3	614566	缺少外动力蛋白臂	19q13.42
CILD3	608644	?	DNAH5	603335	缺少外动力蛋白臂	5p15.2
CILD4	608646		?			15q13.1-q15.1
CILD5	608647	AR	HYDIN	610812	部分缺少中央微管	16q22.2
CILD6	610852	AR	NME8	607421	缺少外动力蛋白臂	7p14.1
CILD7	611884	AR	DNAH11	603339	结果无明显异常	7p15.3
CILD8	612274		?			15q24-q25
CILD9	612444	?	DNAI2	605483	缺少外动力蛋白臂	17q25.1
CILD10	612518	?	KTU	612517	缺少外动力蛋白臂	14q21.3
CILD11	612649	?	RSPH4A	612647	缺少中央微管	6q22.1
CILD12	612650	?	RSPH9	612648	缺少中央微管	6p21.1
CILD13	613193	AR	DNAAF1	613190	缺少外动力蛋白臂	16q24.1
CILD14	613807	?	CCDC39	613798	缺少外动力蛋白臂和丝轴异常	3q26.33
CILD15	613808	?	CCDC40	613799	缺少外动力蛋白臂和丝轴异常	17q25.3
CILD16	614017	AR	DNAL1	610062	缺少外动力蛋白臂	14q24.3
CILD17	614679	AR	CCDC103	614677	缺少外动力蛋白臂	17q21.31
CILD18	614874	AR	DNAAF5	614864	缺少外动力蛋白臂	7p22.3
CILD19	614935	AR	LRRC6	614935	缺少外动力蛋白臂	8q24.22
CILD20	615067	AR	CCDC114	615038	缺少外动力蛋白臂	19q13.33
CILD21	615294	AR	DRC1	615288	缺少连接蛋白,轴丝排列紊乱	2p23.3
CILD22	615444	AR	ZMYND10	607070	缺少外动力蛋白臂	3p21.31
CILD23	615451	AR	ARMC4	615408	缺少外动力蛋白臂	10p12.1
CILD24	615481	AR	RSPH1	609314	缺少中央微管	21q22.3
CILD25	615482	AR	DNAAF4	608706	缺少外动力蛋白臂	15q21.3
CILD26	615500	AR	C21orf59	615494	缺少外动力蛋白臂	21q22.11
CILD27	615504	AR	CCDC65	611088	缺少连接蛋白,轴丝排列紊乱	12q13.12
CILD28	615505	AR	SPAG1	603395	缺少外动力蛋白臂	8q22.2
CILD29	615872	AR	CCNO	607752	纤毛、中性粒和基粒减少	5q11.2
CILD30	616037	AR	CCDC151	615956	缺少外动力蛋白臂	19p13.2
CILD32	616481	AR	RSPH3	615876		6q25.3

分型	表型 OMIM	遗传 方式	基因	基因 OMIM	编码蛋白功能	基因定位
CILD33	616726	AR	*GAS58*	605178		16q24.3
CILD34	617091	AR	*DNAJB13*	610263		11q13.4
CILD35	617092	AR	*TTC25*	617095	缺少外动力蛋白臂	17q21.2
CILD36	300991	XLR	*PIH1D3*	300933		Xq22.3
CILD37	617577	AR	*DNAH1*	603332		3p21.1
CILD38	618063	AR	*CFAP300*	618058		11q22.1
CILD39	618254	AR	*LRRC56*	618227		11p15.5
CILD40	618300	AR	*DNAH9*	603330		17p12
CILD41	618449	AR	*GAS2L2*	611398		17q12
CILD42	618695	AR	*MCIDAS*	614086	CCNO 调控因子、有丝分 裂调控因子	5q11.2
CILD43	618699	AD	*FOXJ1*	602291		17q25.1
CILD44	618781	AR	*NEK10*	618726		3p24.1
CILD45	618801	AR	*TTC12*	610732		11q23.2

三、新生儿筛查

目前尚无针对 PCD 相关生化或基因的新生儿筛查。随着分子遗传技术水平提高、测序成本等降低,PCD 相关基因越来越明确,都为 PCD 新生儿基因筛查打下了良好基础。不过,现仍有约 30% 临床诊断为 PCD 患者中不能明确具体遗传缺陷基因,因此,需要注意分子遗传学检测假阴性问题。

考虑 PCD 相关基因变异以突变为主,大片段缺失等罕见,建议 NGS 方法进行 PCD 新生儿筛查。可以做所有相关基因筛查;如果采取重点筛查时,由于 *DNAH5*、*CCDC39*、*CCDC40*、*DNAI1*、*DNAH11* 和 *CCDC114* 较为常见,故优选这些基因作为检测基因筛查。检测结果解读参照第二章基因筛查方法结果解读中不同遗传方式的解读,需要注意部分基因遗传方式还不明确。

四、诊断

早期诊断对指导日常生活、免疫接种、呼吸道感染时及时治疗、预防支气管扩张和肺功能恶化具有重要意义。黏液纤毛清除功能的检查方法、电镜检查、高速视频显微成像检查等可有助于确诊,需要与继发性纤毛功能障碍、囊性纤维性变、原发性免疫缺陷等鉴别。鉴于 PCD 为一种单基因遗传病,原则上可以应用 NGS(全外显子或全基因测序)进行遗传学诊断,明确患者的突变基因或位点,对诊断明确的家庭,应该进一步做家属的相关基因突变检测,为患者及其家属提供遗传咨询。

BEAT-PCD 网站由 European Union Framework Programme Horizon 2020 资助,主要由专业人员参与 PCD 诊疗研究合作。美国 PCD 基金致力于 PCD 研究基金募集、举办会议、社区教育和患者宣传。欧洲还创建了一个 PCD 患者的注册网站。

五、治疗

目前尚无根治 PCD 的方法,现以内科治疗为主,包括应用抗菌药物预防及控制感染,黏液促排剂促进痰液咳出,应用促进纤毛运动的药物(如三磷酸腺苷、氨溴索等),提高机体免疫力治疗、加强营养,以及减少感染机会,定期复查肺功能和监测气道微生物。其中,先天性心脏病、鼻窦炎、中耳炎、不孕不育等,应根据适应证进行手术,少数患者可进展到终末期肺病,需要进行肺移植。国外也有使用慢病毒载体进行体外基因治疗和诱导干细胞治疗报告,但都处于研究阶段,还不够成熟。

第三节 囊性纤维化

一、概述

囊性纤维化(cystic fibrosis,CF)是位于 7 号染色体长臂上的囊性纤维化跨膜传导调节因子(cystic fibrosis trays membrane conductance regulator,CFTR)基因突变导致的常染色体隐性遗传病。在亚洲发病率较低,多见于欧洲及美洲白种人,是白种人最常见的常染色体隐性遗传病之一,活产儿中的发病率为 1 : 3 000~1 : 2 000。是一种多系统受累的疾病,其中以呼吸系统损害最为突出。表现为外分泌腺的功能紊乱,黏液腺增生,分泌液黏稠,汗液氯化钠含量增高,常伴其他系统受累,如胰腺功能不全等,而肺部疾病是最常见的死亡原因。CF 在新生儿期起病,约 80% 的患儿可在 5 岁内诊断。临床表现多样,首发症状多为反复咳嗽、腹泻及体重不增等,实际上许多患者症状轻微或不典型,临床医生应警惕为 CF 的可能性。

二、病因及发病机制

CFTR 基因位于 7q31,全长约 250kb,共有 27 个外显子,CFTR 是一种受调节的氯离子通道,可调控细胞表面氯离子和钠离子通道的活性,编码成熟 CFTR 蛋白中的 1 480 个氨基酸,该蛋白有 2 组结构区,每组结构区含 6 个跨膜区域、2 个细胞内核苷酸结合折叠区(nucleotide-binding fold,NBF)及一个含有多个磷酸化位点的高电荷"R 结构域"。氯离子通道的激活需要磷酸激酶 A 介导的 R 结构域磷酸化和 NBF 中持续存在 ATP,因此,CFTR 是一种 cAMP 依赖性氯离子通道蛋白,其合成、结构及功能的异常可导致上皮细胞中氯离子和水分泌的减少,最终造成细胞外分泌液含水减少,含盐量升高,黏液堆积,阻塞某些器官(如呼吸道、胰腺等外分泌器官)的管腔,从而造成感染及炎性反应。

CFTR 基因最早于 1989 年由 Riordan 等克隆分离成功,CF 的表型表达差别很大,主要取决于突变(1 个或多个突变)的具体情况,目前已知的突变大约有 2 000 余种,相关突变的信息可以在 CFF 的数据库找到,然而这些突变中仅有 10% 为常见突变,大多数突变为发生率很低的少见突变。其中一部分突变是致病突变,可导致典型 CF 表现,还有一些突变并不引起典型的 CF 表现,仅与轻微病变或单个系统病变有关,被称为"CFTR 相关疾病"或"CFTR 相关代谢综合征"。不同突变种类可造成个体疾病不同严重程度的症状。最常见致病突变为 p.Phe508del(也记作 δF508、delF508、F508del 或 c.1521_1523delCTT,它们均指编码第 508 位上苯丙氨酸残基的 3 个 DNA 碱基缺失),大约在 70% 的 CF 患者中可出现。

依据 CTFR 合成、结构和功能的异常可以将 CTFR 基因突变分为 6 类。第 Ⅰ 类突变:蛋白质生成缺陷。此类突变产生新的终止密码子,使转录过早中止,造成蛋白合成缺陷,包括各种无义突变、移码突变及剪切位点突变,如 p.Trp1282X、p.Gly542X 和 p.Arg553X。第 Ⅱ 类突变:蛋白质加工缺陷,从而阻碍蛋白质运输到正确的细胞位置,大多数的 CF 为此类突变,如 p.Phe508del、p.Asn303Lys 和 p.Pro574His。第 Ⅲ 类突变:调节缺陷,CFTR 的调节区受到破坏,使之不能正常开启,而失去离子通道的功能,包括 p.Gly551Asp、p.Gly551Ser、p.Gly1349Asp 和 p.Ser1255Pro。第 Ⅳ 类突变:氯离子电导或通道门控缺陷,影响氯离子通道的传导性或对离子的选择性,使氯离子转运率降低,包括 p.Arg117His、p.Arg334Trp、p.Arg347Pro 和 p.Pro547His。第 Ⅴ 类突变:由于启动子或剪接异常导致转录减少,影响 RNA 剪接,产生正常转录子的同时也产生异常的转录子,致使具有正常功能的 CFTR 减少,包括 p.Ala455Glu 等。第 Ⅵ 类突变:加速细胞表面的通道运转,造成 CFTR 在细胞膜顶部结构不稳,常向羟基端方向断裂,包括 c.432delTC 和 p.Gln1412X 等。其中后三类多见于病情较轻的病例中。

CF 患儿肺部病变主要的发病机制是因气道黏液 - 纤毛清除系统被破坏。由于 CFTR 功能障碍改变了气道表面及腺体的生理功能,使得水分泌减少而重吸收增加,导致气道分泌物黏稠,纤毛无法正常摆动。黏稠、增厚的黏液附着在呼吸道上,导致呼吸困难及反复感染,从而表现为慢性、进行性阻塞性肺部疾病,最终可造成呼吸衰竭,同时因为肺循环阻力增加,可引起肺动脉高压和肺源性心脏病等,因此在囊性纤维化治疗中预防及减慢肺功能恶化具有重要意义。

三、新生儿筛查

CF 在欧美白种人发病率和患病率高,其他人种发病率低。虽然目前尚无可治愈 CF 的方法,但欧美研究显示早期筛查诊断对患者生存质和生存时间的意义巨大。美国、法国及澳大利亚等很多西方发达国家常规开展新生儿筛查,可以早期识别出 CF,有助于早期干预并改善结局,大大提高了本病的早期诊断率,同时也显著提高 CF 患者的生存率。欧洲囊性纤维化协会(European Cystic Fibrosis Society)、欧洲囊性纤维化研究协调行动(European Coordination Action for Research in Cystic Fibrosis)和国际新生儿筛查协会等国际组织一直推荐 CF 的新生儿筛查。国内也有尝试进行新生儿筛查。美国疾病控制与预防中心研究认为基于充分证据,CF 新生儿筛查对儿童带来健康益处超过危害的风险。

自 20 世纪 70 年代开始探讨 CF 新生儿筛查以来,最早采用的是胎粪中白蛋白含量检测。目前,不同国家和地区采取的筛查方法不完全一致,主要包括干滤纸片(血斑)免疫反应性胰蛋白酶(IRT)检测,IRT 筛查阳性再进行汗液试验(sweat test)、基因检测 CFTR 突变等确诊。如荷兰 CF 新生儿筛查(newborn screening for cystic fibrosis,NBSCF)采用 IRT、胰腺炎相关蛋白(PAP)、Inno-LiPaDNA 分析(35 个突变)和扩展基因分析(extended gene analysis,EGA)4 步。CF 新生儿筛查灵敏度受 IRT 截值、采血时间的影响较大。因此,部分国家和地区采用两阶段 IRT-IRT 方案,取得不错效果。汗液试验 Cl⁻ 反映外分泌腺的功能异常,被认为是 CF 诊断金标准,Cl⁻>60mmol/L 可以确诊 CF,Cl⁻<30mmol/L 可判断为 IRT 筛查假阳性,Cl⁻ 为 30~59mmol/L 需要进一步随访、结合基因检测等综合判断。

CF 的致病基因和遗传方式非常明确,从技术层面可以进行新生儿基因筛查。CFTR 基因目前已知的突变有 2 000 余种,热点突变不明显,大多数突变为发生率很低的少见突变。基因以点突变常见,大片段缺失少,故可选择 NGS 技术作为检测方法。检测结果解读参照第二章基因筛查方法中结果解读的常染色体隐性遗传解读。由于检测覆盖度(部分启动子、内含子剪切部位不被覆盖)等原因、变异位点致病性判定困难等因素,要做好假阴性可能的解释。

四、诊断

CF 的诊断主要依据临床表现、家族史、汗液试验及基因检测结果。2017 年囊性纤维化基金会(Cystic Fibrosis Foundation,CFF)发布了 CF 诊断指南,进一步规范了婴幼儿 CF 的诊断标准:临床考虑 CF,并合并汗液试验阳性(汗液氯离子≥60mmol/L)即可诊断。若汗液试验为 30~59mmol/L,则需要 CFTR 基因分析和／或功能分析,包括:①若具有 2 个可引起 CF 的 CFTR 突变可诊断;②若有未明确的基因突变,则进行 CFTR 功能分析,主要包括鼻腔电位差(nasal transepithelial potential difference,NPD)和肠道电流测定(intestinal current measurement,ICM),若 CFTR 无功能,则为 CF;③若无 CFTR 突变,则排除 CF。若汗液试验<30mmol/L,则不考虑 CF 的诊断;推荐临床医师在诊断时要使用最新的 CFTR 基因分析,充分肯定了基因诊断技术对 CF 诊断的重要性。

五、治疗

CF 的防治主要是早发现、早诊断和早治疗,为多学科的联合治疗,主要包括 CFTR 基因治疗、CFTR 的药物治疗(包括增强剂、抑制剂、激素及抗菌药物等)、患者教育、营养支持及遗传咨询等多个方面。其中基因治疗主要集中于开发基因转运载体,从而可以安全地运送正常 CFTR 基因以替代功能障碍的 CFTR 是 CF 治疗的新方向,也是从根本上治愈 CF 的手段,该技术前景广阔,为目前研究的热点,基因治疗的关键问题在于载体的效率、转基因的持久性和克服宿主免疫应答等,目前尚需进一步的研究。

第四节　遗传性肺泡表面活性物质代谢障碍

一、概述

遗传性肺泡表面活性物质代谢障碍(pulmonary surfactant metabolism dysfunction,SMDP)是由于编码与肺泡表面活性物质产生及功能相关的蛋白的基因突变导致的一种罕见病,不同的基因突变类型,其遗传方式也不相同,可引起家族性或散发性肺疾病,临床表现既可为新生儿呼吸衰竭,也可为儿童期或成人期起病的间质性肺疾病(interstitial lung disease,ILD)。根据临床表型的异质性和致病基因的不同,该疾病可分为 5 个亚型,分别为 SMDP1、SMDP2、SMDP3、SMDP4 和 SMDP5。其中有研究指出 ABCA3 突变是人类遗传性表面活性物质功能障碍最常见的原因(表 5-3)。

表 5-3　SMDP 分型和相关基因

分型	表型OMIM	遗传方式	基因	基因OMIM	编码蛋白功能	基因定位
SMDP1	265120	AR	*SFTPB*	178640	参与表面活性物 SP-B	2p11.2
SMDP2	610913	AD	*SFTPC*	178620	参与表面活性物 SP-C	8p21.3
SMDP3	610921	AR	*ABCA3*	601615	参与表面活性物合成	16p13.3
SMDP4	300770	XR	*CSF2RA*	306250	编码 CSF2R 亚基,影响 STAT5 磷酸化	Xp22.32
SMDP5	614370	AR	*CSF2RB*	138981	编码 IL5R、CSF2R 和 LI13RA 亚基	22q12.3

二、病因和发病机制

肺泡表面活性物质(pulmonary surfactant, PS)是一种脂质和蛋白质的混合物,在肺泡 II 型上皮细胞的内质网中合成并且存储在高度致密的膜状细胞器——板层体(lamellar bodies,LBs)中。受生理刺激后分泌到肺泡腔,以板层体颗粒(lamellar body-like particles,LBPs)或管状髓鞘(tubular myelin,TM)的形式有效地吸附到呼吸空气 - 水界面,形成稳定的肺表面活性物质膜,可稳定肺泡大小,减少肺弹性回缩力,防止呼气末肺泡塌陷。表面活性物质包括表面活性蛋白 A(SP-A)、SP-B、SP-C 和 SP-D。SP-B 和 SP-C 是低分子量的疏水的蛋白质,与脂质成分相互作用,对表面活性物质降低表面张力的特性很重要。SP-A 和 SP-D 是分子量较大、结构相关的亲水性糖蛋白,在肺的固有免疫中发挥重要作用。另外,ATP 结合盒家族蛋白成员 A3(member A3 of the ATP binding cassette family of proteins,ABCA3)是一种在板层体界膜上发现的跨膜蛋白,而 LB 是溶酶体来源的细胞器,是表面活性物质组装及在分泌前存储于 II 型肺泡上皮细胞内的场所,因此其对功能性表面活性物质的产生也很重要。

当相关基因突变时可通过提前出现翻译终止或蛋白质加工过程中进行错误折叠,导致相关蛋白减少或完全缺失,使表面活性物质的构成异常,不能正常发挥降低表面张力的功能。

三、新生儿筛查

目前尚无针对 SMDP 相关生化或基因的新生儿筛查。随着分子遗传技术水平提高、测序成本等降低,SMDP 相关基因越来越明确,都为 SMDP 新生儿基因筛查奠定了良好基础。现据报道,仍有部分临床诊断为 SMDP 患者中不能明确具体遗传缺陷基因,因此,需要注意分子遗传学检测假阴性的问题。

考虑 SMDP 相关基因变异以突变为主,大片段缺失等罕见,建议 NGS 方法进行 SMDP 新生儿筛查。可以做所有相关基因筛查;如果采取重点筛查时,因 *ABCA3*、*SFTPB* 和 *SFTPC* 基因变异较为常见,故优选这些基因作为检测基因筛查。检测结果解读参照第二章基因筛查方法结果解读中不同遗传方式的解读。

四、诊断

肺泡表面活性物质代谢障碍是一类疾病,不同基因突变导致不同的疾病类型,如新生儿期可为新生儿呼吸窘迫综合征,儿童期可表现为间质性肺部疾病等,故诊断标准不一,可通过实验室检查、影像学、肺功能测定,基因检测或肺活检等方面帮助诊断。

现已有很多实验室可开展对表面活性物质功能障碍疾病相关基因的分析,此检查为无创,如果分子学诊断结果为阳性,可避免进行肺活检,故推荐进行此项检查。同时识别致病基因可为预后提供重要信息,如 SFTPB 突变患者病情较重,死亡率高,但 ABCA3 和 SFTPC 突变患者可能病情较轻,生存期较长。此外,识别致病突变也有助于产前诊断。

五、治疗与预后

1. **一般性支持治疗**　吸氧、机械通气、营养支持等。

2. **药物治疗**　如外源性表面活性物质、全身性皮质类固醇、羟氯喹等药物。

3. **全肺灌洗**(whole lung lavage,WLL)　全肺灌洗已用于治疗较年长儿童和成人 PAP 患者。

4. **肺移植**　对于大部分 SFTPB 突变婴儿及严重型 SFTPC 及 ABCA3 相关表面活性物质功能障碍的个体,肺移植是唯一的确定性治疗。

5. **预后**　因 SFTPB 突变导致肺疾病的患者若不进行肺移植,大部分会死亡,目前也有少数 SP-B 部分缺乏、肺疾病较轻微且生存期较长的患者的报道。ABCA3 或 SFTPC 突变导致疾病的严重程度不同,其预后也相应不同,总体来说,较 SFTPB 突变病情轻。

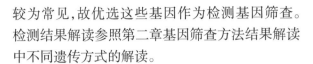

第五节　先天性肺泡蛋白沉积症

一、概述

先天性肺泡蛋白沉积症(congenital pulmonary alveolar proteinosis,CPAP)是一种肺泡表面活性物质代谢异常的遗传罕见病,以肺泡及终末呼吸性细支气管内富含类似于肺泡表面活性物质的脂蛋白样物质沉积为特点,有越来越多的证据表明,大多数儿童 PAP 病例是由遗传性或获得性表面活性物质代谢缺陷导致,这种缺陷可引起气腔内表面活性物质过度蓄积,导致肺通气和换气功能异常,从而出现呼吸困难和低氧血症等。基于目前的研究发现,可将 PAP 大致分为先天性、继发性和特发性三类,其中先天性肺泡蛋白沉积症,主要包括遗传性肺泡表面活性物质代谢障碍(pulmonary surfactant metabolism dysfunction,SMDP)、赖氨酸尿性蛋白质耐受不良(lysinuric protein intolerance,LPI)和甲硫氨酰 -tRNA 合成酶(methionyl-transfer RNA synthetase,MARS)变异。婴儿和幼儿 PAP 最可能的病因是遗传性表面活性物质代谢病或免疫缺陷。先天型 PAP 的临床表现多变,早至新生儿期出现重度呼吸衰竭,晚至大龄儿童出现更隐匿的慢性间质性肺疾病症状,包括呼吸困难、运动不耐受、咳嗽及生长不良或体重减轻等。

二、病因、发病机制及代谢通路

主要与 SP-B、SP-C 或粒细胞 - 巨噬细胞集落刺激因子(granulocyte-macrophage colony-stimulating factor,GM-CSF)受体 βc 链的基因突变有关,或与 SLC7A7 基因突变有关。肺泡表面活性物质是由肺泡 Ⅱ 型上皮细胞(alveolar type Ⅱ epithelial cell,AEC2)产生并分泌至肺泡腔内,表面活性物质的主要成分是磷脂,其对降低气液平面的表面张力至关重要,可稳定肺泡大小,减少肺弹性回缩力,防止呼气末肺泡塌陷。SP-A、SP-B、SP-C、SP-D,以及 ABCA3 和 NKX2-1 在内的其他蛋白质对功能性表面活性物质的产生很重要。GM-CSF 通过与肺泡巨噬细胞表面的特异性受体结合,调节肺泡巨噬细胞的成熟,从而促进其对表面活性物质的降解、病原的识别和吞噬、细菌杀灭等功能,维持表面活性物质的代谢稳态。

大部分先天性 PAP 常因 *SFTPB* 基因纯合子结构移位突变(c.121ins2)导致移码和提前出现翻译终止的密码子,生成不稳定的转录物,并继发 SPC 加工过程的异常,出现 SP-C 增高。SP-B 缺乏会造成板层小体和管状鞘磷脂生成的减少,以及肺泡腔内蛋白物质的沉积而引起发病。*SFTPC* 和 *SFTPD* 基因变异也可引起 PAP,而因相关基因(如 *SFTPB*、*SFTPC*、*ABCA3* 和 *NKX2-1*)突变引起肺泡蛋白沉积,属于遗传性表面活性物质代谢病。

还有部分先天性 PAP 患儿是因编码 GM-CSF 特异性受体的基因缺陷(如 *CSF2RA* 和 *CSF2RB* 等),使肺泡表面活性物质降解异常,从而导致 PAP。有研究发现 LPI 患者极易出现 PAP,而 LPI 是因编码阳离子氨基酸转运蛋白 y+ 的轻链的 *SLC7A7* 基因突变所致。另外,研究者在少数来自留尼旺岛的 PAP 患者中发现了 MARS 突变,考虑可能与该突变相关(表 5-4)。目前,对 PAP 的发病机制尚未明确,仍需进一步研究。

表 5-4　PAP 与相关基因

分型	表型 OMIM	遗传方式	基因	基因 OMIM	编码蛋白功能	基因定位
SMDP1	265120	AR	*SFTPB*	178640	参与表面活性物 SP-B	2p11.2
SMDP2	610913	AD	*SFTPC*	178620	参与表面活性物 SP-C	8p21.3
SMDP3	610921	AR	*ABCA3*	601615	参与表面活性物合成	16p13.3
		AR ?	*SFTPD*	178635	参与表面活性物 SP-D	10q22.3
CAHTP	610978	AD	*NKX2-1*	600635	参与表面活性物合成	14q13.3
SMDP4	300770	XR	*CSF2RA*	306250	编码 CSF2R 亚基,影响 STAT5 磷酸化	Xp22.32
SMDP5	614370	AR	*CSF2RB*	138981	编码 IL5R、CSF2R 和 LI13RA 亚基	22q12.3
LPI	222700	AR	*SLC7A7*	603593	阳离子氨基酸转运蛋白 y+ 的轻链	14q11.2
ILLD	615486	AR	*MARS1*	156560	蛋白质合成	12q13.3

注:CAHTP,choreoathetosis and congenital hypothyroidism with or without pulmonary dysfunction,伴或不伴肺功能障碍的舞蹈手足徐动症和甲状腺功能减退症,曾称为脑 - 肺 - 甲状腺综合征(brain-lung-thyroid syndrome);ILLD,interstitial lung and liver disease,间质性肺病和肝病

三、新生儿筛查

先天性 PAP 主要包括 *SMDP*、*LPI* 和 *MARS* 变异,但还有一些病因和机制不明,目前尚无针对 PAP 相关生化或基因的新生儿筛查。随着分子遗传技术水平提高、测序成本降低,PAP 相关基因越来越明确,PAP 新生儿基因筛查已逐渐成为可能。考虑 PAP 相关基因变异以突变为主,大片段缺失等罕见,可考虑利用 NGS 方法进行 PAP 和相关疾病的相关基因一起进行新生儿筛查。

四、诊断

先天性 PAP 的确诊需支气管镜做肺泡灌洗或开胸肺活检的病理检查结果,同时结合患儿临床表现、影像学检查、家族史等,可对大多数

患者做出诊断。疑似先天型 PAP 的婴幼儿应行基因检测,检查有无 *SFTPB*、*SFTPC*、*NKX2-1* 和 *ABCA3* 突变,以便评估有无遗传性表面活性物质代谢病,还应检测有无 *CSF2RA* 和 *CSF2RB* 突变等,也可根据 *SLC7A7* 突变结果来检验有无 LPI。一些遗传性表面活性物质代谢病患者可能无法通过基因检测成功诊断,则需要支气管镜或肺活检明确。

五、治疗

主要包括支持性氧疗、全肺灌洗、皮下注射或雾化吸入重组 GM-CSF、免疫调节治疗(如利妥昔单抗和血浆置换等)、肺移植等。研究发现在 PAP 的成人患者,启用他汀类药物治疗共存疾病高胆固醇血症后可见临床改善,利用 *CSF2RB* 基因敲除

建立的鼠 PAP 模型也对他汀类药物治疗有反应，证实他汀类药物作为一种新型的药物治疗 PAP 的可行性。另外，在动物模型研究中发现先天性 PAP 患者移植经过优化可表达 CSF2RA 基因的"先天性 PAP 特异性诱导多能干细胞"，可有效诱导功能正常的单核细胞/巨噬细胞分化，证实了人诱导多能干细胞源性的巨噬细胞肺移植治疗先天性 PAP 的有效性，为先天性 PAP 的治疗提供了新途径，但目前尚在动物实验阶段，仍需进一步探索。

六、预后

对于 SFTPB 或 ABCA3 基因突变的呼吸衰竭新生儿，若不实施肺移植通常就会死亡。大龄儿童的 SFTPB 或 ABCA3 基因突变最常引起慢性间质性肺疾病，该病进展缓慢，部分患者最终可能也需要肺移植。其他存在这些遗传性表面活性物质代谢病的个体可能存在稳定的慢性肺疾病，生存质量也尚可。

第六节　先天性中枢性低通气综合征

一、概述

先天性中枢性低通气综合征（congenital central hypoventilation syndrome，CCHS）是以呼吸中枢的代谢控制障碍为特征的一种罕见病，属于常染色体显性遗传病。典型的临床表现为清醒时肺通气良好，在睡眠期间通气不足，出现低氧血症、高碳酸血症和血氧饱和度持续降低，可出现反复发绀，但患儿并不出现鼻翼扇动、三凹征等呼吸困难表现。CCHS 主要在婴幼儿期发病，但部分病例可至成年期发病。除睡眠呼吸障碍外，CCHS 还有自主神经功能调整障碍及先天性巨结肠、神经胶质瘤等并发症。由于对该病认识的不足，存在漏诊病例，因此对本病的早期发现和治疗，将有助于避免患者严重后果的发生。

二、病因和发病机制

目前认为 CCHS 的发病机制是由于患者呼吸中枢在入睡后对动脉血二氧化碳分压和动脉血氧分压的异常变化没有相应的通气反应所致，研究发现类似配对同源基因（PHOX2B）是其主要的致病基因。目前研究显示 90% 以上的 CCHS 患者存在 PHOX2B 基因突变，除 PHOX2B 外，其他基因 GDNF、RET、ASCL1 和 EDN3 突变也被证实为其致病基因，均为常染色体显性遗传（表 5-5）。

表 5-5　CCHS 与相关基因

分型	表型 OMIM	遗传方式	基因	基因 OMIM	编码蛋白功能	基因定位
1	209880	AD	PHOX2B	603851	转录因子，参与调节呼吸中枢	4p13
2	209880	AD	GDNF	600837	神经营养因子	5p13.2
3	209880	AD	RET	164761	受体酪氨酸激酶	10q11.21
4	209880	AD	ASCL1	100790	转录因子	12q23.2
5	209880	AD	EDN3	131242	参与轴突发育等	20q13.32

PHOX2B 基因位于染色体 4q12，约 4.8kb，由 3 个外显子和 2 个内含子组成，mRNA 长度为 3074bp，其编码由 314 个氨基酸组成配对同源盒转录因子。编码中枢和外周神经系统发育所需转录因子，与自主神经系统的发育有着密切的关联，CCHS 患儿调节呼吸中枢的通路受 PHOX2B 基因调控。此外，其在神经嵴细胞演化过程中也起到一定的作用，很多患儿除了低通气外，还会出现自主神经失调症。PHOX2B 基因片段中的外显子 3 包含了 20 个丙氨酸重复序列，其中有 15~27 个核苷酸是整码复制的，造成丙氨酸重复扩展，而丙氨酸重复扩展长度与自主神经功能紊乱的严重性之

间存在一定关系。致病突变类型包括丙氨酸重复扩展突变(polyalanine repeat expansion mutation, PARM)和非丙氨酸重复扩展突变(non-PA rcpeat mutation, NPARM),突变类型与临床表型有明显的相关性。一般来说, NPARM较PARM的临床表现更为严重。

三、新生儿筛查

目前尚无针对CCHS相关生化或基因的新生儿筛查。随着分子遗传技术水平提高、测序成本降低、CCHS相关基因越来越明确等,都为CCHS新生儿基因筛查奠定了良好基础。但据报道,目前仍有少部分临床诊断为CCHS的患者中不能明确具体遗传缺陷基因,也有存在其他候选基因的报道,因此需要注意分子遗传学检测假阴性问题。

考虑CCHS相关基因变异以突变为主,大片段缺失等罕见,建议用NGS方法进行CCHS新生儿筛查。可以做所有相关基因筛查;如果采取重点筛查时,由于 PHOX2B 突变占90%以上,其他基因较为少见,故优选这些基因作为检测基因筛查。检测结果解读参照第二章基因筛查方法结果解读中常染色体显性遗传方式的解读。

四、诊断

根据2010年美国胸科协会(The American thoracic society), CCHS诊断标准包含以下4点:①持续存在的睡眠状态通气不足及高碳酸血症,即 $Pa(CO_2) > 7.98kPa$;②症状常在1年内出现;③除外可解释通气不足的肺部原发病或神经肌肉功能障碍;④无心脏原发病的表现。其中基因检测在CCHS的诊断和治疗中的重要性,可预测疾病临床严重程度分型及预测可能存在的并发症。建议患儿的父母也进行基因检测,以明确是否存在此病,同时还需考虑对CCHS患者进行MRI、造影等,明确有无相关并发症的检查,如神经嵴肿瘤、先天性巨结肠等。

五、治疗与预后

CCHS是一种终生性疾病,早期诊断治疗十分重要。治疗的基本目标是确保最佳的通气和氧饱和度。治疗原则主要是早期诊断、全面评估,以及多学科协同治疗等,提高患者生活质量。主要包括常规治疗、通气支持及药物治疗(格尔德霉

素等),其中通气支持治疗是目前最主要的治疗方式,包括正压通气、负压通气和膈肌起搏。与有创通气相比,无创通气时相关并发症的发生率较低,因此无创通气治疗是CCHS的有效治疗方式,改善了患儿的生存质量,同时长期有效的家庭通气则能够提高患儿的生存率。而CCHS患者的预后主要与能否尽早诊断,能否得到合适的通气支持息息相关。

(刘 敏 唐兰芳)

参考文献

1. SHAPIRO A, DAVIS S, MANION M, et al. Primary ciliary dyskinesia (PCD). Am J Respir Crit Care Med, 2018, 198 (2): 3-4.

2. POPRZECZKO M, BICKA M, FARAHAT H, et al. Rare human diseases: model organisms in deciphering the molecular basis of primary ciliary dyskinesia. Cells, 2019, 8 (12): E1614.

3. 中华医学会儿科学分会呼吸学组疑难少见病协作组,国家呼吸系统疾病临床医学研究中心,《中华实用儿科临床杂志》编辑委员会. 儿童原发性纤毛运动障碍诊断与治疗专家共识. 中华实用儿科临床杂志, 2018, 33 (2): 94-99.

4. MIANNÉ J, AHMED E, BOURGUIGNON C, et al. Induced pluripotent stem cells for primary ciliary dyskinesia modeling and personalized medicine. Am J Respir Cell Mol Biol, 2018, 59 (6): 672-683.

5. RUBBO B, LUCAS JS. Clinical care for primary ciliary dyskinesia: current challenges and future directions. Eur Respir Rev, 2017, 26 (145): 170023.

6. PRICKETT M, JAIN M. Gene therapy in cystic fibrosis. Transl Res, 2013, 161 (4): 255-264.

7. KLIMOVAA B, KUCA K, NOVOTNYB M, et al. Cystic fibrosis revisited-a review study. Med Chem, 2017, 13: 102-109.

8. BOYLE MP, DE BOECK K. A new era in the treatment of cystic fibrosis: correction of the underlying CFTR defect. Lancet Respir Med, 2013, 1 (2): 158-163.

9. CASTELLANI C, SOUTHERN KW, BROWNLEE K, et al. European best practice guidelines for cystic fibrosis neonatal screening. J Cyst Fibros, 2009, 8 (3): 153-173.

10. GUPTA A, ZHENG SL. Genetic disorders of surfactant protein dysfunction: When to consider and how to investigate. Arch Dis Child, 2017, 102 (1): 84-90.

11. ZUO YY, VELDHUIZEN RA, NEUMANN AW, et al. Current perspectives in pulmonary surfactant: inhibition, enhancement and evaluation. BiochimBiophys Acta, 2008, 1778 (10): 1947-1977.

12. KURLAND G, DETERDING RR, HAGOOD JS, et al. An official America Thoracic Society clinical practice guideline: classification, evaluation, and management of childhood interstitial lung disease in infancy. Am J Respir Crit Care Med, 2013, 188 (3): 376.

13. AVITAL A, HEVRONI A, GODFREY S, et al. Natural history of five children with surfactant protein C mutations and interstitial lung disease. Pediatr Pulmonol, 2014, 49 (11): 1097.

14. ROSEN SH, CASTLEMAN B, LIEBOW AA, et al. Pulmonary alveolar proteinosis. N Engl J Med, 1958, 258 (23): 1123-1142.

15. INOUE Y, TRAPNELL BC, TAZAWA R, et al. Characteristics of a large cohort of patients with autoimmune pulmonary alveolar proteinosis in Japan. Am J Respir Crit Care Med, 2008, 177 (7): 752-762.

16. KUMAR A, ABDELMALAK B, INOUE Y, et al. Pulmonary alveolar proteinosis in adult: pathophysiology and clinical approach. Lancet Respir Med, 2018, 6 (7): 554-565.

17. SPIELMANN M, HERNANDEZ-MIRANDA LR, CECCHERINI I, et al. Mutations in MYO1H cause a recessive form of central hypoventilation with autonomic dysfunction. J Med Genet, 2017, 54 (11): 754-761.

18. RAND CM, CARROLL MS, WEESSE-MAYER DE, et al. Congenital central hypoventilation syndrome: a neurocri stopathy with disordered respiratory control and autonomicre gulation. Clin Chest Med, 2014, 35 (3): 535-545.

19. BACHETTI T, BOCCA P, BORGHINI S, et al. Geldanamycin promotes nuclear localisation and clearance of PHOX2B misfolded proteins containing poly alanine expansions. Int J Biochem Cell Bioi, 2007, 39 (2): 327-339.

第六章　循环系统疾病新生儿基因筛查

心血管疾病因其较高的发病率和死亡率，已成为一个主要的公共卫生问题。心血管疾病包括从心肌梗死到先天性心脏病的一系列疾病，其中大多数与遗传因素高度相关。单基因遗传性心血管疾病是指由单基因突变导致并符合孟德尔遗传规律的以心血管系统损害为唯一表型或伴有心血管损害的疾病，数量达百余种。很多此类疾病临床表现高危，在我国发病人群总数庞大，且呈现家族聚集的特点。主要的单基因心血管疾病包括离子通道疾病、特发性心肌病和以心血管系统为主要受累的综合征性疾病。目前，基因诊断在该类疾病的诊断、危险评估、防治以及选择性生育方面的作用日益重要。本章针对临床较为常见、致病基因明确且早期明确诊断能显著改善预后的单基因遗传性心血管疾病。

第一节　心脏离子通道病（心律失常）

一、概述

心脏离子通道病（cardiac ion channelopathy）也称为原发性电生理紊乱（primary electrical disorders），是一类由于编码心脏离子通道和/或其调节蛋白的基因发生突变，引起心脏动作电位或细胞内钙离子浓度改变，从而导致心电不稳定而发生危及生命的室性心律失常。该类包括多种遗传性疾病，其中长 QT 综合征（long QT syndrome，LQTS，OMIM 192500）、Brugada 综合征（Brugada syndrome，BrS，OMIM 601144）和儿茶酚胺敏感性多形性室性心动过速（catecholaminergic polymorphic ventricular tachycardia，CPVT，OMIM 604772）较为多见，发病率分别约为 1∶2 500、1∶2 000 和 1∶10 000，也是导致在无结构性心脏病的情况下心源性猝死的主要病因。故本章节将重点阐述这三种疾病。由于心源性猝死可能是该类疾病的首发症状，因此早期诊断至关重要。

二、病因和发病机制

LQTS 特征是心电图 QT 间期异常延长，反映了参与动作电位的离子电流变化引起的心肌细胞复极延长，而延长复极使 L 型电压依赖性钙通道有时间从失活中恢复，并促进新的钙离子内流，可能产生新的去极化（即早期后去极化）。目前已经发现 15 个基因与其发病相关，分别是 *KCNQ1*、*KCNH2*、*SCN5A*、*ANK2*、*KCNE1*、*KCNE2*、*CAV3*、*KCNJ2*、*CACNA1C*、*SCN4B*、*AKAP9*、*SNTA1*、*KCNJ5*、*CALM1* 和 *CALM2* 基因，均为编码心肌钾、钠、钙离子通道或其相互作用的蛋白，其中 *KCNQ1* 基因（LQTS 1 型）、*KCNH2* 基因（LQTS 2 型）、*SCN5A* 基因（LQTS 3 型）最为常见，占所有基因诊断阳性病例的 92%。*KCNQ1* 和 *KCNH2* 基因致病机制为功能丧失，而 *SCN5A* 基因为功能获得。这些基因中的致病性变异导致离子通道功能异常（如钾通道功能丧失、钠通道功能增强、钙离子内流增加），这种异常的离子功能导致心脏动作电位的延长和心肌细胞对早期后去极化的高敏感性，从而引发室性心律失常，即尖端扭转型室性心动过速。

已有 25 种不同基因的突变与 BrS 有关，其中 18 种编码离子通道亚单位（*SCN5A*、*SCN1B*、*SCN2B*、*SCN3B*、*SCN10A*、*CACNA1C*、*CACNB2b*、*KCND3*、*KCNE3*、*KCNAB2*、*KCND2*、*KCNE5*、*KCNJ8*、*ABCC9*、*KCNH2*、*CACNA2D1*、*HCN4* 和 *TRPM4*），7 种编码调节蛋白（*FGF12*、*GPD1L*、*SLMAP*、*PKP2*、*SEMA3A*、*RANGRF* 和 *HEY2*）。这些基因的致病性变异通过钠离子内流电流减少或早期复极期间钾离子外流电流增加两种主要机制引起病理生理变化。其中，最主要的为编码心脏钠离子通道 α 亚基的 *SCN5A* 基因，占 BrS 的 25%。*SCN5A* 基因中有 300 多种不同的突变与该病相关，大多数突变通过损害或改变通道的门控特性导致功能丧失，而确切的分子机制取决于通道内突变的位置，也与疾病的临床严重程度相关。已有研究表明，在 BrS 患者中，导致截短蛋白的变异，患者往往具有更严重的表型（可能导致钠离子内流更大程度的降低）。

研究阐明，CPVT 的分子机制是其依赖肾上腺素能刺激时肌质网异常释放钙离子。过量的钙离子由细胞膜钠钙交换蛋白介导，每排出一个钙离子，交换体将三个钠离子转入细胞中，产生净去极化电流，通过一种称为延迟后去极化的机制导致心律失常。参与调控细胞钙内流、肌质网钙释放及胞质游离钙离子浓度的基因发生致病性变异是其主要发病机制。目前共发现 6 个致病基因，*RYR2* 或 *CALM1* 或 *CALM3* 基因的杂合变异（常染色体显性遗传），*CASQ2* 或 *TRDN* 或 *TECRL* 基因纯合或复合杂合变异（常染色体隐性遗传）。其中，*RYR2* 基因变异约占 60%。*RYR2* 基因编码的 Ryanodine 受体是心肌细胞肌质网上的钙离子释放通道，是心肌兴奋 - 收缩偶联的重要组成部分。正常情况下，心脏节律是由窦房结控制的，其发出信号，指挥心肌细胞上的钙离子通道释放钙离子。当心肌细胞中的钙离子通道变异时，不再受窦房结的指挥，特别是在运动或情绪激动时，交感神经兴奋释放肾上腺素，使钙离子通道敏感性增加，提前释放钙离子，引起心律失常。

三、临床表现

LQTS 以心电图上 QT 间期延长、T 波异常及尖端扭转型室性心动过速为主要特征，因发作短暂，通常可自发停止，临床表现为轻微的头晕症状（最常见），严重者可表现为类似癫痫样发作，持续时间长会引发晕厥、心搏骤停、心室颤动甚至心源性猝死。一般在儿童及青春期发病，20% 未经治疗的患者在首次发作晕厥后 1 年内死亡，50% 的患者于 10 年内死亡。心律失常事件的诱因和触发事件与基因型相关，LQTS 1 型患者多在运动或情绪激动时发作，LQTS 2 型患者主要在睡眠中突然声音刺激时发作，而 LQTS 3 型患者则主要在休息或睡眠中发生室性心动过速，甚至心源性猝死。

BrS 特征是心脏传导异常即心电图 $V_1 \sim V_3$ 导联 ST 段异常和室性心律失常的高风险，症状常在休息、睡眠、发热或其他迷走神经紧张的状态下发生，表现为晕厥、夜间濒死感、心悸、胸部不适甚至猝死等，很少在运动时出现。尽管诊断年龄从婴儿期至成年晚期不等，其临床表现主要发生于成年期。猝死的平均年龄约为 40 岁。临床表现还包括婴儿猝死综合征（即儿童在出生后第一年无可确定原因死亡）和夜间猝死综合征，其他传导缺陷包括一度房室传导阻滞、心室内传导延迟、右束支传导阻滞和病态窦房结综合征。BrS 患病率有明显的性别差异，男性患者高达 8~10 倍，且预后较差。

CPVT 主要表现为无器质性心脏病个体在交感兴奋状态下（运动、情绪应激、药物）发生双向性或多形性室性心动过速，可发展为心室颤动，引起患者晕厥，甚至猝死。因发病年龄轻（通常 <20 岁），晕厥时又常伴抽搐及大小便失禁，易误诊为癫痫。若不治疗，CPVT 是高致命性的，在未接受治疗的情况下，35 岁以前的死亡率可达到 30%~50%。主要见于儿童和青少年，首次发病通常在 10~20 岁，为晕厥发作，猝死也可能是首发症状，高达 80% 的患者发生过晕厥，约 30% 的患者经历至少 1 次心搏骤停。首次发作年龄与疾病的严重程度有明确的关系，年龄越小，预后越差。

四、实验室及影像学检查

1. **实验室检查**　血清电解质、肌钙蛋白及血清肌酸激酶等排除心肌缺血、电解质紊乱等。

2. 静息心电图、动态心电图、平板运动试验、超声心动图提示不同类型心律失常，但心脏结构无明显异常。

3. 动态脑电图、视频脑电图排除癫痫等疾病。

4. **遗传学检测**　通过单基因 Sanger 测序、高通量测序检测上述基因的致病性变异。

五、筛查

离子通道病患者主要是通过基因检测筛查。对发现致病基因突变先证者的家系进行遗传筛查，有助于发现新的患者和致病基因突变携带者；对于未发病的基因突变携带者，应进行临床随访和酌情干预；携带明确致病基因突变的患者，若有意愿并在符合伦理的前提下，可以通过选择性生育获得不携带该致病基因突变的后代。

1. **筛查基因选择**　LQTS 致病基因包括 *KCNQ1*、*KCNH2*、*SCN5A*、*ANK2*、*KCNE1*、*KCNE2*、*CAV3*、*KCNJ2*、*CACNA1C*、*SCN4B*、*AKAP9*、*SNTA1*、*KCNJ5*、*CALM1* 和 *CALM*。BrS 致病基因包括 *SCN5A*、*SCN1B*、*SCN2B*、*SCN3B*、*SCN10A*、*CACNA1C*、*CACNB2b*、*KCND3*、*KCNE3*、*KCNAB2*、*KCND2*、*KCNE5*、*KCNJ8*、*ABCC9*、*KCNH2*、*CACNA2D1*、*HCN4*、*TRPM4*、*FGF12*、*GPD1L*、*SLMAP*、*PKP2*、*SEMA3A*、*RANGRF* 和 *HEY2*。CPVT 致病基因包括 *RYR2*、*CALM1*、*CALM3*、*CASQ2*、*TRDN* 和 *TECRL*。

2. **基因筛查方法**　选择离子通道病致病基因较多且以点突变为主，故通常选择 NGS 技术作为检测方法。

3. **该病基因筛查结果解释**　对于检测的变异需要进一步评估其致病性。若先证者已发现致病基因突变，家系直系亲属同一基因位点的突变亦可明确；若致病基因变异在家系中与疾病不连锁，使用高通量测序对不连锁患者重新进行基因筛查，检测是否存在其他致病基因突变，这一类变异需要结合基因的遗传模式、变异类型（功能丧失或功能获得）、人群频率等综合评估致病性。若先证者发现携带意义未明的基因变异时，应通过家

系筛查明确变异致病性，若不能明确结果需要谨慎处理。基因检测应以临床、心电图和超声心动图结果为指导。

六、诊断与治疗

（一）诊断

1. **LQTS 诊断**　需满足以下：①系统评分（表 6-1）得分 ≥3.5 分，排除其他原因引起的 QT 间期延长；②有明确的 *LQTS* 基因致病性变异；③ 12 导联心电图校正后 QT 间期（QTc）≥500ms，具有重复性，排除其他；④ 12 导联心电图 QTc 在 480~490ms，具有重复性并伴有不明原因的晕厥，排除其他。需要注意的是，约 25% 携带致病性变异的患者心电图的 QT 间期正常（<440ms），其中 LQTS 1 型为 36%，LQTS 2 型为 19%，LQTS 3 型为 10%。

表 6-1　LQTS 诊断的系统评分

系统评分项目	得分
心电图检查	
QTc ≥ 480ms	3
QTc=460~479ms	2
QTc=450~459ms（男性）	1
运动压力测试恢复的第 4 分钟内 QTc ≥480ms	1
尖端扭转型室性心动过速	2
T 波交替	1
3 个导联 T 波切迹	1
心律缓慢	0.5
临床表现	
晕厥	
伴应激状态	2
不伴应激状态	1
家族史	
有患 LQTS 的家庭成员	1
直系亲属 30 岁以下不明原因心脏性猝死	0.5

注：评分 ≤1 分，LQTS 的诊断可能性小，评分 1.5~3 分，LQTS 的诊断为临界型；评分 ≥3.5 分，LQTS 的诊断可能性大；校正 QT（corrected QT，QTc），通过 Bazett 公式计算，QTc = QT/RR

2. **BrS 目前诊断标准**　为 V_1~V_2 导联位于第 2、第 3 或第 4 肋间的患者 ST 段抬高 ≥2mm。

心电图既可自发观察,也可以使用钠通道阻滞剂(Ⅰ类抗心律失常药物)进行激发性药物试验后观察。临床确诊 BrS 除心电图特征外,需记录心室颤动或多形性室性心动过速或有猝死家族史。BrS 必须与其他类似表型的疾病区别,如代谢和电解质紊乱、右心室机械性压迫和急性缺血性或心包疾病等,这些疾病的患者也可能诱发 Brugada 样心电图模式。基因检测可以帮助分型并鉴别诊断。

3. **CPVT 的诊断** 可通过运动平板试验或基因检测。诊断需满足以下条件:①年龄 ≤ 40 岁;②心脏结构和冠状动脉无异常;③静息心电图正常;④不能用其他原因解释的,由运动或儿茶酚胺诱发特异的双向性或多形性室性心动过速。CPVT 的外显率未达到 100%,仅依靠运动试验或肾上腺素激发试验可能会遗漏一些无症状的突变携带者。

(二)治疗

1. **LQTS 的治疗** 包括对症处理和长期监测。β- 受体阻滞剂为首选药物,钠离子通道阻滞剂对于 LQTS 3 型患儿可缩短 QT 间期。发生过心搏骤停的患者均应建议安装植入式心律转复除颤器,或对于 β- 受体阻滞剂不耐受 / 有禁忌证的患者如哮喘。左颈交感神经节切除术适用于高危患者,且不接受植入式心律转复除颤器或有禁忌证者,或对 β- 受体阻滞剂无效或不耐受者。每6~12 个月心内科复诊随访。避免竞技体育活动、剧烈运动和情绪波动,以及导致 QT 间期延长的药物。

2. BrS 患者如有晕厥或心搏骤停病史建议安装植入式心律转复除颤器。异丙肾上腺素可用于抑制 BrS 患者的心律失常风暴。奎尼丁可以根据以下情况应用:①确诊为 BrS 并有心律失常风暴史;②满足植入 ICD 指征,但有 ICD 禁忌证或拒绝植入者。BrS 患者在术中及术后恢复期应进行心电图监测以预防并发症。每1~2 年进行一次心电图监测。避免高热、麻醉剂、抗抑郁药物和具有钠阻断作用的抗精神病药物,1C 类抗心律失常药物(即氟卡尼、普罗帕酮)和 1A 类药物(即普鲁卡因胺、二丙胺)等。

3. CPVT 治疗的主要手段是应用 β- 受体阻滞剂。在没有禁忌证(如哮喘)的情况下,非选择性 β- 受体阻滞剂推荐用于所有患者,或为避免过敏性哮喘加重,可使用心脏特异性 β- 受体阻滞剂美托洛尔。当 β- 受体阻滞剂的保护作用不足时(如运动中晕厥或复杂心律失常复发),则应加用氟卡尼。植入式心律转复除颤器适用于在接受 β- 受体阻滞剂治疗期间反复心搏骤停的患者或不能服用 β- 受体阻滞剂的患者。左心交感神经切除术可考虑用于对其他疗法不耐受或对 β- 阻断疗法有禁忌证的患者。每 6~12 个月心内科随访以监测治疗的效果。避免竞技运动和其他剧烈运动及洋地黄类药物,因洋地黄有助于延迟后去极化和触发活动而引起心律失常发生。

七、遗传咨询

有猝死家族史者,应积极进行基因筛查,对患者亲属进行评估。

1. LQTS 大多呈常染色体显性遗传,少数呈常染色体隐性遗传,大部分患者的致病基因变异遗传自父母,由新发致病性变异引起的 LQTS 比例很小,父母携带变异有 50% 的概率遗传给下一代,故一旦检测到致病性变异,其他相关家庭成员需要进一步行心电图评估及遗传学检测。

2. BrS 是一种基因异质性疾病,仅 20%~30% 的确诊患者检测到候选突变。除 *KCNE5* 基因外,所有 BrS 致病基因均为常染色体显性遗传。考虑到在一些家庭中观察的疾病低外显率,有学者认为部分 BrS 可能与更复杂的遗传模式有关。大多数被诊断为 BrS 的患者,其变异遗传自父母。由新发致病性变异引起的病例比例估计为 1%。常染色体显性遗传 BrS 患者的每个孩子都有 50% 的概率遗传该致病性变异,需要进行家族史评估和遗传学检测。

3. CPVT 可呈常染色体显性或隐性遗传。常染色体显性 CPVT 患者的每个孩子都有 50% 的机会遗传致病性变异。常染色体隐性 CPVT 患者的父母一般为杂合携带者,少数病例报道中杂合子也可出现轻微异常,如良性心律失常。一旦在家族中发现致病性变异,就可以对高危妊娠进行产前诊断和胚胎植入前遗传学诊断。

第二节 马方综合征

一、概况

马方综合征(Marfan syndrome,MFS,OMIM 154700)是一种以眼、骨骼、心血管三联征为典型表现的全身性结缔组织病,其临床表型高度异质性,患病率为 1∶5 000~1∶10 000,多呈常染色体显性遗传方式发病。MFS 的早期死亡率与心血管系统相关,未经诊断、治疗的患者,主要致死原因为主动脉瘤或夹层动脉瘤破裂,也可因严重并发症如心力衰竭或感染性心内膜炎所致,故早期诊断、监测和治疗对于患者的预后具有重要的意义。

二、病因和发病机制

目前研究发现原纤维蛋白 -1 基因(*FBN1*)和转化生长因子 β 受体基因(*TGFBR1/TGFBR2*)突变是 MFS 发生的主要分子机制。原纤维蛋白 -1 是一种细胞外基质蛋白,其作用是促进在弹性组织和非弹性组织中均存在的一种称为微纤维的结构形成,并参与弹性基质的稳态、基质细胞的附着,以及特定生长因子的调控。相关动物模型的研究表明在发育中的肺、二尖瓣、骨骼肌、硬脑膜和升主动脉中可以观察到过量的生长因子 TGF-β 信号转导,而微纤维结构能调节基质的形成和 TGF-β 的激活。体内 TGF-β 拮抗已被证明可以减轻或预防肺气肿、二尖瓣黏液瘤性改变和骨骼肌肌病。原纤蛋白 -1 缺陷小鼠表现为进行性主动脉增大。

已经描述了 1 000 多种引起 MFS 的 *FBN1* 基因致病性变异,变异类型主要为无义、移码、剪接位点和错义变异。*FBN1* 基因致病性变异被认为具有显性负活性,患者的蛋白质残留水平通常远低于野生型的 50%。由于变异主要导致功能丧失,故其致病机制为单倍剂量不足。少数(低于 10%)具有典型表现的患者未能检测到 *FBN1* 基因的突变,潜在原因可能是完全性等位基因的缺失或基因的调控改变所致。一些不典型的 MFS 患者存在 *TGFBR1/TGFBR2* 基因变异。

三、临床表现

MFS 临床严重程度不一,患者既可表现为单个特征,也可在新生儿期就出现严重的多系统累及。患者通常具有特殊的外貌或称为马方体征,表现为骨骼过度线性生长和关节松弛,如细长的手指或脚趾,形如"蜘蛛指"或"蜘蛛趾";瘦长的躯干;长脸,颧骨扁平,小颌畸形,上颚狭窄高拱,伴牙齿拥挤;脊柱侧弯或鸡胸;扁平足或高弓足。全身多个脏器均有病理改变,有时以某个器官的病变为主。其特征性病变是心血管系统,主要为动脉中层弹力纤维发育不全,主动脉受侵犯导致的主动脉根部扩张形成主动脉瘤、主动脉夹层;主动脉瓣和二尖瓣受侵犯引起主动脉瓣或二尖瓣关闭不全。眼部异常表现为高度近视(最常见)、晶状体脱位(可见于 60% 的患者)、视网膜脱离、青光眼、白内障等。其他也可见硬脊膜膨出导致骨侵蚀和神经卡压、自发性气胸、皮肤萎缩纹、切口疝等。

四、实验室及影像学检查

1. **实验室检查** 血清黏蛋白降低、尿羟脯氨酸增加等。

2. **影像学检查** 脊柱 X 线片评估脊柱有无侧弯(左右半胸肋骨之间的垂直差等于 1.5cm,Cobb 角至少为 20°),超声心动图见主动脉瓣、主动脉根部改变为特征性病变,心脏 CT 或 MRA 评估主动脉全长发育情况等。

3. **遗传学检测** 通过单基因 Sanger 测序、NGS 检测到 *FBN1* 基因或 *TGFBR1/TGFBR2* 基因致病性变异,但即使存在基因变异,诊断仍需要满足临床标准。

五、筛查

MFS 易引发主动脉夹层和 / 或主动脉破裂,致死率较高,早期诊断和治疗可改善预后。一旦 MFS 患者进行了基因检测,并确定了潜在的基因变异,可对家庭其他成员对同一变异进行检测。

对高危家庭成员进行检测有助于确定他们是否患有 MFS,以及是否存在马方综合征相关特征的风险,如主动脉瘤和主动脉夹层。疾病筛查方法主要是基因筛查。

1. 筛查基因选择 检测基因应包括 MFS 的致病基因 *FBN1*、*TGFBR1* 和 *TGFBR2* 基因。此外,还有一些表型与 MFS 类似但患病率更低的其他综合征,如勒斯 - 迪茨综合征、腭心面综合征等。筛查基因还应包括 *SMAD3*、*TGFB2*、*TGFB3* 和 *SKI* 基因。

2. 基因筛查方法 选择 MFS 致病基因以无义、移码、剪接位点和错义变异常见,少数变异类型为外显子缺失或重复,故主要选择 NGS 技术作为检测方法。

3. 该病基因筛查结果解释 筛查致病基因,对发现的基因变异致病性应通过家系共分离证据

判断,并谨慎解释。若先证者发现致病基因突变,推荐家系直系亲属进行同一基因突变检测;若致病基因变异在家系中与疾病不连锁,推荐使用高通量测序对不连锁患者重新进行基因筛查,检测是否存在其他致病基因突变。若先证者发现携带意义未明的基因变异时,应通过家系筛查明确变异致病性。需要注意的是,并非所有的 MFS 患者都可以通过基因检测找到致病变异,可能是当前检测技术无法找到,需结合临床、心脏超声等综合评估。

六、诊断与治疗

(一) 诊断

1. 基于阳性家族史及多器官系统受累的特征性表现诊断,尤其是晶状体异位和主动脉瘤具有重要临床意义。诊断依据见表 6-2。

表 6-2 MFS 诊断标准(2010 修订版)

无家族史的患者,满足以下情况:

1. 主动脉根部扩张(Z 值 ≥ 2.0)+ 以下之一:
(1)晶状体异位
(2)*FBN1* 基因致病性变异
(3)系统评分* ≥ 7
2. 晶状体异位 + 检测到与主动脉扩张相关的 *FBN1* 基因变异

有一级亲属阳性家族史的患者,满足以下任一情况:

1. 晶状体异位
2. 系统评分* ≥ 7
3. 主动脉根部扩张(≥ 20 岁患者 Z 值 ≥ 2.0,或 < 20 岁患者 Z 值 ≥ 3.0)

注:* 系统评分:手腕和拇指的异常 3 分,手腕或拇指的异常 1 分,鸡胸 2 分,漏斗胸或胸部不对称 1 分,后足畸形 2 分,扁平足 1 分,气胸 2 分,硬脊膜膨出 2 分,髋臼前突 2 分,上部量 / 下部量比值减小及臂长 / 身高比值增加 1 分,脊柱侧弯或胸腰段脊柱后凸 1 分,肘关节伸展受限 1 分,3/5 的面部特征 1 分,皮纹 1 分,近视 1 分,二尖瓣脱垂 1 分

2. 遗传学检测检测 *FBN1* 基因致病性变异是分子诊断的首选。即使存在 *FBN1* 变异,诊断仍需要满足临床标准。少数患者可检测到 *TGFBR1* 或 *TGFBR2* 基因致病性变异。

3. 鉴别诊断 ①腭心面综合征,具有多种 MFS 特征,包括肢体细长、蜘蛛样指 / 趾、漏斗胸、脊柱侧弯、主动脉根部扩张(较少见)、硬腭高拱等,也有不同于 MFS 的其他临床表现,如颅缝早闭、发育迟缓、Chiari 畸形等,由 *SKI* 基因发生致病性变异所致;②高胱氨酸尿症为一种先天性甲硫氨酸代谢异常疾病,可表现为马方体型、晶状体脱位、漏斗胸、脊柱侧弯等。但其有血栓形成、精神发育迟滞等表现,尿串联质谱提示异常,近 1/2 的患者可对药理剂量的维生素 B_6 有一定治疗

反应。

(二) 治疗

以多学科协同对症治疗为主。

1. 药物治疗 β- 受体阻滞剂可减缓主动脉扩张进程,降低发生主动脉夹层的风险,除非有禁忌证,成人及儿童患者均建议服用。多个前瞻性试验表明,β- 受体阻滞剂和氯沙坦联合使用较 β- 受体阻滞剂单独应用对儿童和成人的主动脉根部扩张具有更好的保护作用。

2. 手术治疗 多数情况下可通过眼镜改善视力问题,发生晶状体脱位需要手术干预;骨骼畸形包括脊柱侧弯及胸廓异常可通过手术改善外观;避免发生急性主动脉夹层或破裂,手术修复主动脉的指征:①成人或年长儿主动脉外径达

5.0cm；②主动脉根部直径增加 1.0cm/ 年；③进行性加重的主动脉瓣反流。

3. 注意避免的情况 避免接触性运动体育、竞技运动、可能引起关节损伤或疼痛的活动（有氧运动）；避免刺激心血管系统（如减充血剂和咖啡因等）、引起血管收缩（如曲坦类）的药物；避免行准分子激光原地角膜消除术矫正屈光不正；有复发性气胸风险的患者避免进行抗阻力呼吸（如铜管乐器）或正压通气（如潜水）等活动。

4. 监测随访 每年行眼科检查；当主动脉直径尚小和 / 或主动脉扩张速度缓慢时，每年行超声心动图监测升主动脉；当成年患者主动脉根部直径超过 4.5cm、主动脉扩张超 0.5cm/ 年、存在显著主动脉瓣反流时，更需频繁监测。患有 MFS 的妊娠期妇女在围产期需要密切监测，每 2~3 个月行超声心动图监测主动脉根部大小和生长，应继续使用 β- 受体阻滞剂，而其他如血管紧张素转换酶抑制剂或血管紧张素受体阻断剂类药物应该停止使用以防流产或胎儿出生缺陷。

七、遗传咨询

约 75% 的 MFS 患者有阳性家族史，一旦检测到患者存在基因致病性变异，对其父母或同胞需要进行进一步遗传咨询和检测，而 MFS 患儿的父母再次生育时需进行产前诊断。需注意罕见情况下，表型正常父母也可能是生殖系嵌合体。MFS 患者的每个孩子都有 50% 的概率遗传致病性变异，而其外显率近乎为 100%，故一旦发现致病性变异，需要进行风险评估及产前诊断，也可选择胚胎植入前遗传学诊断。

（王 剑）

参考文献

1. GARCIA-ELIAS A, BENITO B. Ion channel disorders and sudden cardiac death. Int J Mol Sci, 2018, 19 (3): 692.

2. GIUDICESSI JR, RODEN DM, WILDE AAM, et al. Classification and reporting of potentially proarrhythmic common genetic variation in long QT syndrome genetic testing. Circulation, 2018, 137 (6): 619-630.

3. BOHNEN MS, PENG G, ROBEY SH, et al. Molecular Pathophysiology of Congenital Long QT Syndrome. Physiol Rev, 2017, 97 (1): 89-134.

4. SCHWARTZ PJ, ACKERMAN MJ. The long QT

syndrome: a transatlantic clinical approach to diagnosis and therapy. Eur Heart J, 2013, 34 (40): 3109-3116.

5. GOLDENBERG I, MOSS AJ. Long QT syndrome. J Am Coll Cardiol, 2008, 51 (24): 2291-2300.

6. BRUGADA J, CAMPUZANO O, ARBELO E, et al. Present Status of Brugada Syndrome: JACC State-of-the-Art Review. J Am Coll Cardiol, 2018, 72 (9): 1046-1059.

7. SIEIRA J, DENDRAMIS G, BRUGADA P. Pathogenesis and management of Brugada syndrome. Nat Rev Cardiol, 2016, 13 (12): 744-756.

8. MICHOWITZ Y, MILMAN A, ANDORIN A, et al. Characterization and Management of Arrhythmic Events in Young Patients With Brugada Syndrome. J Am Coll Cardiol, 2019, 73 (14): 1756-1765.

9. BEZZINA CR, LAHROUCHI N, PRIORI SG. Genetics of sudden cardiac death. Circ Res, 2015, 116 (12): 1919-1936.

10. BLAYNEY LM, LAI FA. Ryanodine receptor-mediated arrhythmias and sudden cardiac death. Pharmacol-Ther, 2009, 123 (2): 151-177.

11. ABRIEL H, ROUGIER JS, JALIFE J. Ion channel macromolecular complexes in cardiomyocytes: roles in sudden cardiac death. Circ Res, 2015, 116 (12): 1971-1988.

12. EL-SHERIF N, BOUTJDIR M. Role of pharmacotherapy in cardiac ion channelopathies. Pharmacol-Ther, 2015, 155: 132-142.

13. PYERITZ RE. Marfan syndrome: improved clinical history results in expanded natural history. Genet Med, 2019, 21 (8): 1683-1690.

14. MILLERON O, ARNOULT F, DELORME G, et al. Pathogenic FBN1 Genetic Variation and Aortic Dissection in Patients With Marfan Syndrome. J Am Coll Cardiol, 2020, 75 (8): 843-853.

15. CAÑADAS V, VILACOSTA I, BRUNA I, et al. Marfan syndrome. Part 1: pathophysiology and diagnosis. Nat Rev Cardiol, 2010, 7 (5): 256-265.

16. GAO LG, LUO F, HUI RT, et al. Recent molecular biological progress in Marfan syndrome and Marfan-associated disorders. Ageing Res Rev, 2010, 9 (3): 363-368.

17. HOLM TM, HABASHI JP, DOYLE JJ, et al. Noncanonical TGFβ signaling contributes to aortic aneurysm progression in Marfan syndrome mice. Science, 2011, 332 (6027): 358-361.

18. STHENEUR C, TUBACH F, JOUNEAUX M, et al. Study of phenotype evolution during childhood in Marfan syndrome to improve clinical recognition. Genet Med, 2014, 16 (3): 246-250.

19. CAÑADAS V, VILACOSTA I, BRUNA I, et al. Marfan syndrome. Part 2: treatment and management of patients. Nat Rev Cardiol, 2010, 7 (5): 266-276.

第七章　消化系统疾病新生儿基因筛查

第一节　肝豆状核变性

一、概述

肝豆状核变性（Wilson disease，WD，OMIM 606882）是金属铜代谢异常所致的一种遗传代谢性疾病，由第 13 号染色体上编码铜转运 P 型 ATP 酶（ATP7B）基因变异导致铜在肝细胞内转运和经胆汁排泄障碍，使过量的铜沉积在肝脏、神经系统、肾脏、角膜等多个脏器组织中，从而出现相应的临床表现。

据 WHO 估算肝豆状核变性全球患病率为 1:(10 000~30 000)，但在人群中分布不均衡，一般认为亚洲人群中的患病率高于欧美人群。欧美国家基因测定结果提示其患病率约为 1.42：10 000；日本为 1.24：10 000，韩国约为 3.3：10 000，我国为 5.87：10 000，其中香港约为 1.85：10 000。近亲结婚人群中患病率还会明显升高。肝豆状核变性也是我国最常见的单基因遗传病之一。

二、病因和发病机制

（一）发病机制

铜是人体必需的微量元素之一，是体内许多酶和蛋白的必需辅助因子。正常情况下，铜经膳食进入人体后主要在十二指肠摄取，经门静脉血液运送至肝脏，肝细胞摄入的铜大部分和空铜蓝蛋白牢固结合形成铜蓝蛋白再释放入血，然后被运送至全身各个组织。大部分内源性铜从胆汁通过胆道由粪便排出，尿液和汗液排铜量极少。ATP7B 蛋白是一种金属转运 P 型三磷酸腺苷（ATP）酶，主要表达在肝脏和肾脏，参与铜的跨膜运输，将铜转运入高尔基复合体或毛细胆管内，在铜的排泄中起主要作用。当编码 ATP7B 的基因变异引起该蛋白功能降低或缺乏时，铜不能进入到高尔基复合体和毛细胆管，空的铜蓝蛋白的肽链不能及时和铜结合，使机体不能形成足量的血浆铜蓝蛋白，最终使胆汁排泄铜明显减少，导致过多的铜沉积于全身各个脏器内并引起损伤，出现相应的临床症状，其中以肝和脑等组织最为显著。另外，铜蓝蛋白合成减少，血浆中非铜蓝蛋白结合铜增加，也可导致铜离子沉积于身体各部位，尿液中铜排泄增加。

（二）遗传机制

肝豆状核变性呈常染色体隐性遗传，大多数为复合杂合变异，少数为纯合变异，致病基因是位于染色体 13q14-q21 的 ATP7B 基因，ATP7B 基因变异形式多样，可包括错义突变、无义突变、剪切突变、小插入 / 缺失突变、大片段缺失突变、调控序列突变等，其中以点突变最为常见。目前已报道 600 余种变异类型，不同人种和地域存在不同的突变谱，其中有几种突变具有较高的突变频率，如 p.H1069Q 在欧洲和北美最常见，p.Arg778L 在亚洲最常见，我国较常见的变异类型依次为

p.R778L、p.P992L、p.T935M 和 p.A874V。值得注意的是，NGS 技术大概能检测 95% 的患者的变异类型，仍有 5% 的患者可能检测不到。基因变异类型、临床表型及疾病严重程度之间的关系不紧密。

三、临床表现

肝豆状核变性患者虽然在出生后就有胆汁排铜障碍，但需要铜累积至一定程度才表现出临床症状，因此肝豆状核变性多于青少年期起病，发病年龄为 3~50 岁，少数可迟至成年期，甚至可晚年发病（最大年龄 85 岁）。肝豆状核变性临床表现较为多样，取决于铜在体内不同组织器官的沉积，最主要的是肝脏和神经系统，症状性患者多以肝病或神经／精神症状就诊。年龄和临床表型关系的研究提示年轻患者中多以肝病起病（<10 岁，83%；10~18 岁，52%；>18 岁，24%），而随着年龄的增加，以神经／精神症状起病的比例增加（<10 岁，17%；10~18 岁，48%，>18 岁，74%），另外 10 岁以后，也有少部分病例因肾脏、内分泌和血液系统表现而就诊。

肝豆状核变性可呈现各种肝脏疾病，症状前期可表现为无症状性肝大及血清转氨酶水平升高，症状期多表现为非特异性肝病，如急性肝炎、肝大、单纯的脾大、脂肪肝、自身免疫性肝炎、代偿性或失代偿性肝硬化、急性肝功能衰竭等。晚期可出现肝硬化的严重并发症，如食管静脉曲张破裂出血及肝性脑病等。肝硬化并发门静脉高压引起的脾大，可导致脾亢，引起血小板和白细胞减少而就诊。

神经系统方面，肝豆状核变性的症状多变，最初症状常轻微，无特异性，包括行为改变、学习成绩下降、不能进行需要精细手眼协调的活动等，然后逐渐出现特征性神经系统异常，包括类似于帕金森病的运动失能 - 僵硬综合征；以震颤为主的假性硬化；共济失调；张力障碍综合征等。部分患者可有构音障碍、吞咽困难、写作困难和运动迟缓。部分患者也可以精神异常为首发表现，包括注意力缺陷、抑郁或情绪波动、痴呆、性格改变等，甚至出现敌视社会行为、精神错乱等精神病症状。

眼睛的改变包括 K-F 环和向日葵样白内障，K-F 环是肝豆状核变性最重要的眼部特征。

铜沉积于肾脏可出现肾脏异常，表现为蛋白

尿、糖尿、磷酸盐尿、尿酸尿、氨基酸尿和镜下血尿。部分患者可有肾结石。急性肝功能衰竭和终末期肝病患者可出现严重的肾功能不全。

血液系统受累最常见的是 Coombs 阴性的血管内溶血，可单独发生，也可和神经系统症状或肝病症状同时出现。急性肝功能衰竭合并 Coombs 阴性的血管内溶血时易发生肾衰竭，预后不良。

骨骼异常常见于骨质减少，可有佝偻病、骨软化、自发性骨折、骨质疏松、骨软骨炎、髌骨软化症、早发型骨性关节炎、早发性膝和腕的退行性关节炎等。许多患者有大关节僵硬的主诉。

皮肤改变可有胫前、颈前皮肤色素加深、黑棘皮病等。其他不常见的改变有甲状旁腺功能不全、胰腺炎、心肌病、心律失常、糖尿病、下丘脑 - 垂体 - 性腺轴改变等。

四、实验室及影像学检查

1. **常规实验室检查** 包括血尿常规、肝功能、肾功能、凝血功能等，可出现肝功能异常、血尿、血象异常。

2. **病因相关实验室检查** 包括血浆铜蓝蛋白、血清铜、24 小时尿铜、Coombs 试验、网织红细胞等，可出现铜蓝蛋白降低、24 小时尿铜升高、血清游离铜升高、Coombs 阴性的血管内溶血等。

3. **肝脏影像学检查** 肝脏超声检查常显示不同程度的肝实质异常声像、肝脾增大和门静脉高压的声像特点。肝实质异常声像可表现为肝实质光点增粗甚至结节状改变。

4. **头颅 MRI 检查** 在肝豆状核变性患者中可能发现豆状核（尤其壳核）、尾状核、中脑和脑桥、丘脑、小脑及额叶皮质 T_1 加权像低信号和 T_2 加权像高信号，或壳核和尾状核在 T_2 加权像上显示高低混杂信号，还可有不同程度的脑沟增宽、脑室扩大、脑积水等。

5. **肝脏穿刺检测** 肝铜含量或肝组织罗丹宁染色提示肝脏组织铜含量增加。

6. **基因突变检测** 可根据临床表现及实验室检查结果选用一代测序或 NGS 检测 *ATP7B* 基因致病变异。

五、肝豆状核变性筛查

肝豆状核变性属于相对常见的遗传代谢病，如不治疗，致残率及致死率均较高。但作为先天性遗传病中少数可治性疾病之一,如早期诊断,正确治疗可控制病情进展,甚至逆转已有损害,因此早期诊断非常重要。现我国临床上儿童肝豆状核变性病例大多因入学或入托时发现肝功能检查异常而就诊,此时开始治疗一般都能取得良好的长期效果,但也有长期误诊,病情严重甚至出现不可逆转的并发症时才得到诊断,因此新生儿筛查是理想的诊断手段之一。

肝豆状核变性患者虽出生时就存在铜代谢障碍,但一般在铜积累一定程度(>3岁)才会出现临床症状,因此在新生儿期不发病,此期不能靠症状筛查。临床上诊断肝豆状核变性的指标有铜蓝蛋白、24小时尿铜、肝脏的铜干重等。肝脏的铜测定需要侵入性检查,不适合新生儿筛查。铜蓝蛋白是临床上诊断肝豆状核变性最重要的指标之一,但新生儿期血浆铜蓝蛋白生理性水平较低,随着年龄增加会逐渐升高,在半岁左右才达到成人水平,因此也不适合新生儿筛查。24小时尿铜定量因缺乏新生儿期正常值,且收集24小时尿液不现实,故也不适合新生儿筛查。因此,要实现肝豆状核变性的新生儿筛查还需要发现更好的新的生物标志物。

基因筛查是可行手段之一。作为常染色体隐性遗传病,检测纯合或复合杂合变异:①若为已报道明确的致病性变异,提示为肝豆状核变性患者,可在1~2周岁开始预防性治疗,并应该定期随访,以便调整治疗方案;②若为未报道变异,预测均为致病变异,提示可能为肝豆状核变性患者,可在1~2周岁后进行铜代谢指标和肝功能指标的检测;如果确定为肝豆状核变性患者,开始预防性治疗,并定期随访,根据病情调整治疗方案;③若为未报道变异,其中一个变异预测为致病不明确或良性,需要1~2周岁进行铜代谢和肝功能指标等检测,必要(出现肝功能异常)时进行肝穿刺活检等鉴别是否为肝豆状核变性。检测到一个变异提示可能为 ATP7B 基因突变携带者,但不能排除为肝豆状核变性患者,建议1~2岁进行铜代谢相关指标和肝功能生化筛查等。

六、诊断与治疗

(一)诊断

目前,肝豆状核变性的诊断采用国际上较为认可的 Leipzig 评分系统进行诊断(表6-3)。≥4分,高度可能为肝豆状核变性(诊断);2~3分,可能为肝豆状核变性,尚需进一步寻找证据;0~1分,不考虑肝豆状核变性。

表 6-3 肝豆状核变性诊断评分系统(Leipzig 评分系统)

评分项目	评分				
	–1分	0分	1分	2分	4分
K-F 环		无		有		
支持 WD 诊断的神经系统症状和/或典型的脑部 MRI		无		有		
Coombs 阴性溶血 + 高血铜水平		无	有			
24 小时尿铜(无急性肝炎时)		正常	1~2ULN	>2ULN		
肝铜定量	正常		<5ULN（>50μg/g,<250μg/g）	>5ULN（>250μg/g）		
肝细胞 Rhodanine 染色(仅在肝铜无法测定时)		阴性	阳性			
血清铜蓝蛋白(比浊法)		>0.2g/L	0.1~0.2g/L	<0.1g/L		
ATP7B 基因致病变异		无	1个		2个	

注:K-F 环,Kayser-Fleischer 环;ULN,upper imitofnormal,正常上限。24 小时尿铜,目前儿童中采用的 cut-off 值为 40μg/24h,即认为正常水平为 <40μg/24h

(二) 治疗

肝豆状核变性是先天性遗传病中少数可治疗的疾病之一,所有患者包括无症状期患者(除肝移植外)均需终生药物治疗。早期诊断、早期治疗,按医嘱治疗,患者多可维持正常生活,完全无症状长期生存。治疗原则是减少铜的摄入和增加铜的排出。基础治疗包括低铜饮食和药物治疗,急性肝衰竭病例可能需要血浆置换、血液透析和肝移植等,肝移植是目前唯一可治愈本病的方法。

1. 低铜饮食 应尽量避免使用含铜量高的食物,如贝类海鲜、坚果、巧克力、蘑菇和动物内脏等。

2. 药物治疗 为目前肝豆状核变性治疗的主要方法,药物治疗越早效果越好,但需终生维持,突然中断可引起暴发性肝衰竭。有症状的儿童诊断后立即进行治疗,无症状通过家庭筛查诊断的儿童可在2~3岁开始治疗。目前治疗的药物有两大类:一是螯合剂,能强力促进体内铜离子排出,如青霉胺、曲恩汀等;二是阻止肠道对外源性铜的吸收,如锌剂等。

(1)D-青霉胺:是金属螯合剂,可促进铜从尿中排出,还可诱导金属硫蛋白减少铜对肝脏的损害,是目前治疗肝豆状核变性的主要药物。起始剂量为150~300mg/d,每周增加1次至20mg/(kg·d),分2~3次给药;在青少年中可1 000mg/d(最大剂量1 500mg/d),分2次或4次给药。维持剂量:10~20mg/(kg·d),不超过750~1 000mg/d,分2次给药。在餐前1小时或餐后2小时口服,维持治疗时使24小时尿铜维持在200~500μg为宜。通常在2~6个月后肝功能可改善,当不能耐受或出现副作用如过敏反应、发热、粒细胞减少、血小板减少、淋巴结肿大、蛋白尿等,需考虑换药。

(2)曲恩汀:又名三亚乙基四胺,也是金属螯合剂,作用机制与青霉胺相似。起始剂量为20mg/(kg·d),分2~3次给药,青少年中可1 000mg(最大剂量1 500mg)分2~3次给药。维持剂量为10~15mg/(kg·d),分成2~3次给药。在餐前1小时或餐后3小时服用,维持治疗时使24小时尿铜维持在200~500μg。通常在2~6个月后肝功能可改善。当不能耐受或出现副作用如过敏反应、关节痛、铁粒幼细胞贫血等,需考虑换药。

(3)锌制剂:诱导肠道金属硫蛋白,减少铜在肠道的吸收,铜可随着肠道细胞的更新排出体外,

属于阻止肠道对外源性铜吸收的制剂。其制剂有醋酸锌、葡萄糖酸锌和硫酸锌。剂量:>16岁和体重>50kg,150mg锌元素分成3次;6~16岁和体重<50kg,75mg锌元素分成3次口服,<6岁,50mg锌元素分成2次口服。可在餐前1小时或餐后2小时口服。维持治疗时,24小时尿铜维持在30~75μg,血锌>125μg/dl,24小时尿锌>2mg。通常2~6个月肝功能会改善,在1年左右ALT恢复正常。若效果不佳或不能耐受,或出现副作用如恶心、腹痛和胃溃疡等,则考虑换药。

(4)其他药物:二巯基丙磺酸钠、二巯丁二钠、二巯基丁二酸、二巯丙醇、依地酸钙钠等均为铜螯合剂,也可用于肝豆状核变性的治疗,均为非常规用药,在其他药物无效时可考虑应用。四硫钼酸铵有骨髓抑制和损害骨骼的不良反应,不推荐使用于儿童。

3. 血浆置换、血液透析治疗 对于暴发性肝衰竭或终末期肝豆状核变性患者,血浆置换或血液透析治疗可在短时间内使体内游离铜水平降低,并清除体内其他毒性物质,为肝移植赢得机会和时间。文献报道,部分肝豆状核变性急性肝衰竭时通过血浆置换后加用驱铜治疗可避免肝移植。

4. 肝移植 为目前唯一的治愈手段。当发生急性肝衰竭,或终末期肝病不能耐受药物治疗或药物治疗失败时,需要考虑肝移植。多数认为对有严重神经或精神症状的肝豆状核变性患者因其损害已不可逆,不宜做肝移植。肝移植后铜的代谢异常被纠正,因此不需要继续使用肝豆状核变性的药物治疗。携带者可以作为供肝来源。

七、遗传咨询

肝豆状核变性患者预后和开始治疗的早晚及患儿服药的依从性相关,与基因变异类型关系不大。肝豆状核变性为常染色体隐性遗传疾病,同胞有25%的患病概率;在非近亲结婚家庭也可出现连续两代人同患肝豆状核变性,且肝豆状核变性有晚发性可能,当有新病例诊断时,同胞和一级亲属的筛查是必要的,需对患者的同胞、子女、父母均进行筛查。筛查的项目包括体格检查,血清铜蓝蛋白、肝功能测定和*ATP7B*基因筛查。由于肝豆状核变性及早药物治疗效果佳,目前并未建

议行产前诊断,高危患儿可在 1~2 岁进行肝豆状核变性筛查。除基因筛查外,目前缺乏其他可用

于新生儿筛查的合适指标。

(方薇园 王建设)

第二节 家族性肝内胆汁淤积症

一、概述

家族性肝内胆汁淤积(familial intrahepatic cholestasis)是一组常染色体隐性遗传病,以肝内胆汁淤积为主要表现,可反复发生或持续进展。持续进展的病例又称进行性家族性肝内胆汁淤积症(progressive familial intrahepatic cholestasis,PFIC),轻症可表现为良性复发性肝内胆汁淤积症(benign recurrent intrahepatic cholestasis,BRIC)。部分 BRIC 反复发作,最终进展为 PFIC。10%~15% 的儿童胆汁淤积症可归因于家族性胆汁淤积症。PFIC 通常在婴儿或儿童期起病,最终进展至肝衰竭。目前,PFIC 确切发病率尚无报道,估计为 1:(50 000~100 000),男女发病率无差异。

二、病因和发病机制

(一)遗传机制

根据致病基因不同,家族性肝内胆汁淤积症分为 7 型,均呈常染色体隐性遗传。1~7 型分别由定位于染色体 18q21-22 区域的 *ATP8B1*(编码 FIC1 蛋白)、定位于 2q24 区域的 *ABCB11*(编码 BSEP 蛋白)、定位于染色体 7q21 区域的 *ABCB4*(编码 MDR3 蛋白)、定位于染色体 9q21.11 区域的 *TJP2*(编码 TJP2 蛋白)、定于染色体 12q23.1 区域的 *NR1H4*(编码 FXR 蛋白)、定位于染色体 18q21.1 区域的 *MYO5B*(编码 MYO5B 蛋白)突变、定位于染色体 4q26 区域的 *USP53*(编码 USP53 蛋白)突变。不同种族之间基因突变谱存在差异。

(二)发病机制

1. ***ATP8B1* 缺陷病致病机制** FIC1(*ATP8B1*)是 P 型 ATP 酶 4 型亚家族(P4 ATPase)成员,表达于上皮细胞的顶膜,包括肝细胞的毛细胆管膜。ATP8B1 介导磷脂酰丝氨酸由细胞外膜向内膜的转位,其引起胆汁淤积的机制尚不清楚,可能和肝

细胞毛细胆管膜上胆固醇和磷脂的比例降低,导致 ABCB11 功能下降有关。*ATP8B1* 在多种器官表达,包括肝脏、胰腺、肾脏和小肠。因此,部分患者可出现胰腺炎、腹泻、甲状腺功能减退和听力损害等肝外表现,严重病例肝移植后可出现慢性难治性腹泻。

2. ***ABCB11* 缺陷病致病机制** BSEP 是肝细胞毛细胆管膜胆盐转运蛋白,属 ABC(ATP-Binding cassette)转运蛋白超家族成员,是位于肝细胞毛细胆管面分泌胆汁酸的运载体,目前在人类尚未发现替代途径。人类胆汁流的形成 75% 是胆盐依赖性的,分泌至毛细胆管的胆盐是形成胆汁流的主要驱动力。BSEP 蛋白的表达水平和/或功能损害会严重影响胆盐的分泌,进而影响胆汁流的形成,导致胆汁淤积;胆汁酸在肝细胞内蓄积,损伤肝细胞,引起炎症和纤维化,所以该蛋白的表达水平和功能与淤胆性疾病的关系甚为密切。*ABCB11* 插入、缺失、无义和剪切位点突变均可导致 BSEP 蛋白功能严重缺陷,肝细胞毛细胆管膜几乎没有 BSEP 蛋白表达。由于突变类型和严重程度的差异,*ABCB11* 突变导致的肝内胆汁淤积症临床上可表现为 PFIC2 或 BRIC2。

3. ***ABCB4* 缺陷病致病机制** MDR3 蛋白位于肝细胞毛细胆管膜上,为磷脂输出泵,将磷脂从肝细胞转运到胆管中,是胆管中磷脂分泌的限速步骤。正常情况下,肝细胞合成的磷脂通过 MDR3 转运到胆汁中,与胆盐共同形成微粒,使胆盐亲水性增加,减轻胆盐的去垢作用,保护胆管细胞免受胆盐的毒性损伤。*ABCB4* 发生突变,导致与胆管中磷脂分泌相关的 MDR3 蛋白缺失或表达降低,胆汁中磷脂缺乏,胆盐不能与磷脂构建混合微粒,胆盐游离,对毛细胆管膜发生毒性去垢作用,使胆管细胞发生损伤,出现胆汁淤积、小胆管增生、炎症浸润,逐渐进展为门管区纤维化,肝硬化及门静脉高压,最后发展为终末期肝病。

4. ***NR1H4* 缺陷病致病机制** FXR 是核受体

蛋白家族成员之一,接收胆汁酸信号激活并进行反馈调节,是维持体内胆汁酸稳态最重要的核受体蛋白。FXR 在肝脏、小肠上皮细胞、肾脏特异性表达,当胆汁酸分泌增多时,FXR 激活并反馈抑制胆汁酸的从头合成途径中的限速酶,并促进胆汁酸向小肠的分泌。在药物损伤、炎症、脂肪肝等条件下,FXR 激活并在转录、蛋白水平调控胆汁组分转运体 ABCB11/BSEP、ABCB4/MDR3、ABCC2/MRP2 表达以减轻肝损害(这些转运体本身的缺陷将导致胆汁淤积发生)。

5. *TJP2* **缺陷病致病机制**　紧密连接是参与上皮细胞间和内皮细胞间连接的结构,肝细胞之间通过紧密连接使胆汁中高浓度的物质局限于毛细胆管内,不能反流进入血液。*TJP2* 突变可导致紧密连接蛋白功能缺陷,出现胆汁淤积。

6. *MYO5B* **缺陷病致病机制**　MYO5B 蛋白隶属于 5 型肌球蛋白家族,在各种细胞内广泛表达,参与细胞内物质运输,以及细胞膜 - 细胞器膜的囊泡循环。其与 Rab 家族蛋白的相互作用在小肠上皮细胞微绒毛面形成、肝细胞毛细胆管面形成过程中至关重要。有证据提示 *MYO5B* 缺陷导致胆汁淤积的机制影响了 BSEP 的正确定位。

三、临床表现

(一) PFIC 临床特征

多数类型家族性胆汁淤积症表现为一个连续的疾病谱,严重型为 PFIC,以持续性肝内胆汁淤积、黄疸伴瘙痒为特征。其中 *ATP8B1* 缺陷病和 *ABCB11* 缺陷病通常在 1 岁之前发病,少数患儿在新生儿期起病,部分可到青春期才出现胆汁淤积。一部分患者可在儿童早期迅速进展到终末期肝病,还有一部分在十几岁时缓慢进展为肝硬化。瘙痒是大多数患儿最明显的临床特征,其严重程度与黄疸程度不成正比。此外,患儿可出现肝脾大,随着肝脏损伤的进展,逐渐出现肝功能衰竭及门静脉高压的表现。*ABCB11* 缺陷可伴发胆结石,无肝外表现,但发生肝癌和胆管癌的风险较大。

生长发育障碍是 PFIC 患儿另一个主要特征,多数患儿身材矮小。患儿出生后前几个月,营养物质吸收障碍及生长发育障碍较常见,脂溶性维生素吸收障碍可以导致维生素 K 缺乏性出血、维生素 E 缺乏性神经肌肉功能异常等。

除 *ABCB11* 和 *ABCB4* 缺陷外,部分其他类型 PFIC 可有肝胆外表现。如 *ATP8B1* 缺陷可有复发性胰腺炎、腹泻、听力损害、慢性咳嗽或喘息、甲状腺功能减退,TJP2 缺陷和 USP53 缺陷可有听力损害等。截至目前,严重突变导致的 FXR 缺陷都在早期死亡。

(二) BRIC 临床特征

BRIC 通常由对蛋白功能损害相对较轻的突变引起,主要表现为黄疸和瘙痒反复发作。首次起病可发生在任何年龄,多数在 20 岁前发病,通常会有 2~4 周以乏力、食欲缺乏及瘙痒为特征的黄疸前期,黄疸期可持续数周至数月不等,以 2~3 个月常见。目前,尚无有效的预防或缩短黄疸发作期的方法。在无症状期,该病患者无临床表现。部分患者反复发作,可进展为慢性持续性肝病。

四、实验室及影像学检查

(一) 常规实验室检查

各型家族性胆汁淤积症发作期的共同生化特征是血清胆汁酸和转氨酶升高,多数伴有血清胆红素及碱性磷酸酶水平升高;胆汁中初级胆汁酸水平降低。其中 *ABCB4* 缺陷同时有血 GGT 水平升高,而其他各型血 GGT 水平正常或基本正常。*ATP8B1* 缺陷病患者血清转氨酶水平一般不会高于正常值上限的 2 倍。*ABCB11* 缺陷病常有外周血白细胞计数升高,转氨酶水平一般高于正常值上限的 5 倍以上。BRIC 患者在黄疸发作期,血清胆汁酸、胆红素及碱性磷酸酶水平升高,但在无症状期生化指标恢复正常。多数 PFIC 患儿会出现脂溶性维生素缺乏,血清维生素 D、K 及 E 水平下降。

(二) 影像学检查

除 *ABCB11* 和 *ABCB4* 缺陷病可有胆结石表现外,其余各型在影像学上无明显异常,肝脏超声、MRI 或 CT 一般显示胆管无扩张,肝胆系统无畸形。

(三) 病理检查

各型表现为低 GGT 的胆汁淤积症在发作期均可见肝细胞及毛细胆管胆汁淤积,一般无小胆管增生表现。随着病情进展会出现肝纤维化,纤维化最初可见于小叶中央和 / 或门管区,纤维化持续进展,最终发展为肝硬化。免疫组化 *ATP8B1* 缺陷病常发现肝细胞毛细胆管膜上 *GGT* 表达缺失,而 *MRP2* 和 *BSEP* 正常表达。*ABCB11* 缺陷病免疫组化常可发现肝细胞毛细胆管膜上 BSEP 表达缺失或定位异常,而 *GGT* 和同源转运体 MRP2 正常表达。*TJP2* 缺陷病肝组织免疫组化可见 *TJP2* 蛋白表达缺失,电镜可见紧密连接异常。*NR1H4* 缺陷病肝组织病理显示为肝细胞巨细胞变伴胆汁淤积及胆管增生,免疫组化可见 *FXR* 及 *BSEP* 表达缺失。*MYO5B* 缺陷病可见 MYO5B 颗粒粗大。

ABCB4 缺陷病早期以轻度门管区纤维化、小胆管增生及炎症浸润为主要特征,晚期表现为胆汁淤积、明显小胆管增生、广泛门管区纤维化和肝硬化。婴儿期起病者免疫组化常可发现肝细胞毛细胆管膜上 *MDR3* 表达缺失。

BRIC 发作期肝组织活检提示良性改变,发作间期肝组织病理无异常。

(四) 基因检测

除 *ABCB4* 缺陷病外,其他 5 型家族性肝内胆汁淤积症均表现为低 GGT 胆汁淤积症,根据临床表现和常规生化检测结果难以鉴别,现在多选用包含胆汁淤积症致病基因的高通量测序或外显子组测序 / 基因组测序进行检测。

五、家族性肝内胆汁淤积症筛查

(一) 生化筛查

目前尚未发现家族性肝内胆汁淤积症的特异代谢产物,因此尚无特异性生化筛查指标。

(二) 基因筛查

目前各型家族性胆汁淤积症均呈常染色体隐性遗传,以点突变常见,可选择二代测序(Panel、WES、WGS)技术作为检测方法:①如果检测到纯合或复合杂合变异,均为明确的致病性变异,或预测为致病变异提示为患者或可疑患者,应该定期随访,及早发现有关疾病表现;②若检测到纯合或复合杂合变异,其中一个变异预测为致病不明确或良性,需要观察随访是否出现有关症状表现;③如果检测到单个变异,提示可能为基因突变携带者,但不能排除为患者(另一个致病突变未检测到),建议注意是否出现有关表现。

六、诊断与治疗

(一) 诊断

在肝内胆汁淤积情况下,结合基因检测结果

可做出诊断。血清 GGT 水平正常者需要与先天性胆汁酸合成缺陷相鉴别。PFIC 和 BRIC 患儿的血清初级胆汁酸水平明显升高,而胆汁酸合成缺陷患儿的血清中虽有异常的胆汁酸前体,但无初级胆汁酸,血清总胆汁酸水平降低或与结合胆红素升高程度明显不成比例。临床上,对于血清 GGT 升高的原因不明的胆汁淤积性肝病,需考虑 *ABCB4* 缺陷病的可能,但首先需除外已知引起胆汁淤积的疾病,如胆道闭锁、先天性肝内胆管发育不良征、α_1- 抗胰蛋白酶缺陷症、囊性纤维化、硬化性胆管炎及肝外胆管阻塞等。

(二) 治疗

1. **药物治疗**　包括熊去氧胆酸、苯巴比妥、考来烯胺、利福平等。熊去氧胆酸可促进胆汁排出,减少体内的胆汁含量,缓解胆汁淤积对肝细胞的损害,肝功能有望得到改善,也是缓解瘙痒的一线治疗。对于效果不明显者,可试用考来烯胺、苯巴比妥或利福平。

2. **补充维生素及热量**　适当补充脂溶性维生素 A、D、E、K 及中链脂肪酸,以满足患儿生长发育所需。

3. **胆汁转流术**　PFIC1 患者可进行胆汁转流术,有报道多数患者术后肝功能指标恢复正常或改善,且组织学显示改善或进展停止。

4. **肝移植**　由于 PFIC1 患者常伴有肝外表现,肝移植后并不能改善肝外病变,并且移植肝可发生脂肪性肝病,进一步发展为肝硬化,因此,肝移植治疗一般不作为优先推荐。PFIC2 无肝外长期病变,并且有很高的肝癌发生率,最佳治疗方法是及时进行肝移植。目前肝移植也是治疗 PFIC3 最有效的方法。

5. **靶向治疗**　分子伴侣 4- 苯基丁酸(4-phenylbutyrate,4-PB)、依伐卡托(ivacaftor)可稳定由错义突变导致的蛋白质异常折叠,促进某些错义突变在体外细胞的蛋白表达。已有临床病例报道,4-PB 可改善 PFIC2 及 BRIC2 患者的肝功能指标及瘙痒症状。随着致病基因突变谱的扩展,以及常见突变对蛋白表达或功能损害的研究进展,根据患者基因型进行个体化治疗将成为趋势。

七、遗传咨询

各型家族性肝内胆汁淤积症均以常染色体隐

性方式遗传,因此同胞通常有 1/4 的概率为患者。建议对先证者家系其他无症状成员进行携带者检测。有再次生育需求的高危家庭通过妊娠 16~20 周时经羊水穿刺或 10~12 周时经绒毛膜绒毛取样

提取胎儿细胞 DNA,可对突变已知家系进行产前诊断,也可通过第三代试管婴儿技术避免新患者产生。

(李丽婷　王建设)

第三节　先天性胆汁酸合成障碍

一、概述

先天性胆汁酸合成障碍(congenital bile acid synthesis defect,CBAS)是一组罕见的遗传性疾病,多属于常染色体隐性遗传,是由于编码胆汁酸合成过程中某种酶的基因突变造成人体内无法合成有正常功能的胆汁酸,或产生高毒性的异常胆汁酸蓄积所致。多数 CBAS 患者在婴儿期和儿童期以胆汁淤积性肝病和 / 或脂溶性维生素缺乏相关临床症状起病,在儿童后期和成人期表现为进行性神经系统疾病。多数 CBAS 患者可通过口服补充初级胆汁酸及脂溶性维生素等治疗获得良好疗效,因此早期识别和明确诊断尤为重要。

目前较明确的有 8 种酶缺乏可引起相关疾病,包括胆固醇 7α- 羟化酶缺乏症(cholesterol 7α-hydroxylase deficiency)、3β- 羟 基 -$\Delta 5$-C_{27}- 类固醇氧化还原酶缺乏症(3β-hydroxy-Δ 5-C27-

steroid oxidoreductase deficiency)、$\Delta 4$-3- 氧 固 醇 5β 还 原 酶 缺 乏 症(Δ4-3-oxosteroid-5β-reductase deficiency)、氧固醇 7α- 羟化酶缺乏症(oxysterol 7α-hydroxylase deficiency)、固醇 27- 羟化酶缺乏症(sterol 27-hydroxylase deficiency)、2- 甲酰基辅酶 A 消旋酶缺乏症(2-methylacyl-CoA racemase deficiency)、胆汁酸辅酶 A 连接酶缺乏症(bile acid CoA ligase deficiency)、胆汁酸辅酶 A 氨基酸 N- 酰基转移酶缺乏症(bile acid-CoA:amino acid N-acyltransferase deficiency)。从儿童到成人,可出现不同的疾病谱,具体病种见表 6-4。先天性胆汁酸合成障碍约占儿童胆汁淤积性疾病病因的 2%。固醇 27- 羟化酶缺陷引起的脑腱黄瘤病(cerebro tendinous xanthomatosis,CTX),发病率约为 1:70 000。其他几种目前均只有少数病例报道,无法统计发病率。

表 6-4　先天性胆汁酸合成过程中酶缺乏引起的疾病

疾病名称	疾病 OMIM 编号	基因和定位	基因 OMIM 编号	主要临床表现
胆固醇 7α- 羟化酶缺乏症(cholesterol 7α-hydroxylase deficiency)	无	CYP7A1	118455	高脂血症
3β- 羟基 -Δ5-C_{27}- 类固醇氧化还原酶缺乏症(3β-hydroxy-Δ 5-C27-steroid oxidoreductase deficiency)	607765	HSD3B7 16p11.2-12	607764	婴儿期低 GGT 肝内胆汁淤积症、脂肪泻、肝衰竭,儿童期或成人期肝硬化、肝衰竭、佝偻病、维生素 K_1 缺乏相关凝血障碍
Δ4-3- 氧固醇 5β- 还原酶缺乏症(Δ4-3-oxosteroid-5β-reductase deficiency)	235555	AKR1D1 7q33	604741	婴儿期低 GGT 肝内胆汁淤积症、肝衰竭
氧固醇 7α- 羟化酶缺乏症(oxysterol 7α-hydroxylase deficiency)	613812 270800	CYP7B1 8q21.3	603711	婴儿期低 GGT 肝内胆汁淤积症、肝衰竭,遗传性痉挛性截瘫 5A 型

续表

疾病名称	疾病 OMIM 编号	基因和定位	基因 OMIM 编号	主要临床表现
固醇 27- 羟化酶缺乏症（sterol 27-hydroxylase deficiency）	213700	CYP27A1 2q35	606530	脑腱黄瘤病（婴儿低 GGT 肝内胆汁淤积、肝衰竭、白内障、黄瘤、进行性中枢神经系统病变）
2- 甲酰基辅酶 A 消旋酶缺乏症（2-methylacyl-CoA racemase deficiency）	214950 614307	AMACR 5p13.2	604489	成人进行性感觉神经病变、肝内胆汁淤积症
胆汁酸辅酶 A 连接酶缺乏症（bile acid CoA ligase deficiency）	无	SLC27A5 19q13.43	603314	肝内胆汁淤积症
胆汁酸辅酶 A 氨基酸 N- 酰基转移酶缺乏症（bile acid-CoA: amino acid N-acyltransferase deficiency）	607748	BAAT 9q22.3	602938	家族性高胆烷血症

二、病理生理

胆汁酸属于酸性类固醇，包括一组结构多样的物质。胆酸和鹅去氧胆酸常被称为"初级"胆汁酸，可以和甘氨酸、牛磺酸、葡萄糖醛酸等结合存在。胆汁酸在体内的重要作用包括：其合成是胆固醇的主要分解途径；本身作为胆汁流形成的主要驱动力，并因此为许多内源性和外源性毒物的胆道排泄所必需；介导肠道脂质包括脂溶性维生素的吸收。

胆汁酸的合成包括胆固醇 7α- 羟化酶启动的经典途径和固醇 27- 羟化酶启动的替代途径。前者仅存在于肝脏中，是成人期胆汁酸合成的主要途径；后者的早期几步在其他器官也可发生，可能在婴儿期起主要作用。3β- 羟基 -C$_{27}$- 类固醇氧化还原酶、Δ4-3- 氧固醇 -5β- 还原酶、固醇 27- 羟化酶同时存在于两种途径，其他如胆固醇 7α- 羟化酶仅存在于经典途径，氧固醇 7α- 羟化酶仅存在于替代途径。

胆汁酸合成过程所需酶缺如导致胆汁酸合成障碍时，一方面正常胆汁流无法形成，造成一些主要通过胆汁排泄的物质如结合胆红素等在体内的蓄积；另一方面则可能产生过量的毒性中间产物或旁路产物蓄积体内，直接对人体脏器造成毒性。同时胆汁酸肠肝循环障碍可引起脂肪和脂类维生素吸收障碍，造成脂肪泻、生长发育迟缓、佝偻病、出血倾向等。由于将 γ- 谷氨酰转移酶从胆管或

毛细胆管膜洗脱需要初级胆汁酸，所以胆汁酸合成障碍引起胆汁淤积时，γ- 谷氨酰转移酶不升高。

三、3β- 羟基 -Δ5-C27- 类固醇氧化还原酶缺乏症（3β-HSD 缺乏症）

（一）定义

3β-HSD 缺乏症，也称为先天性胆汁酸合成障碍 1 型（congenital bile acid synthesis defect 1, CBAS1），是 CBAS 中最常见的类型，属于常染色体隐性遗传，1987 年 Clayton 等首次在沙特阿拉伯人中发现。

（二）病因和发病机制

3β- 羟基 -Δ5-C$_{27}$- 类固醇氧化还原酶（C$_{27}$ 3β-HSD）是一种内质网上的膜结合酶，胆汁酸合成过程中的关键酶之一，在胆固醇转化为胆汁酸的经典途径和替代途径中，中间产物 7α- 羟基胆固醇和 7α- 羟基氧甾醇在 3β-HSD 的催化下，将 Δ5 键异构化到 Δ4 位置，并将带有 27 个碳原子的中间产物的 3β-OH 氧化为 3-oxo，继续参与胆汁酸合成的下一步反应。

3β-HSD 缺乏症是因编码 C$_{27}$ 3β-HSD 的基因 HSD3B7 发生了致病性变异，导致 3β-HSD 酶活性减低或缺失，胆汁酸合成的经典途径和替代途径中断，初级胆汁酸（胆酸或鹅去氧胆酸）合成障碍，无法形成正常胆汁流。HSD3B7 位于 16 号染色体短臂上（16p11.2），全长 3kb，包含 6 个外显子和 5 个内含子，编码 369 个氨基酸的 3β-HSD。

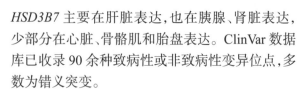

HSD3B7 主要在肝脏表达,也在胰腺、肾脏表达,少部分在心脏、骨骼肌和胎盘表达。ClinVar 数据库已收录 90 余种致病性或非致病性变异位点,多数为错义突变。

(三)临床表现

发病年龄为 3 个月至 26 岁,多数在 3 岁以前发病,尤其多见于婴儿期。婴幼儿期发病表现为进行性肝内胆汁淤积症,可见明显皮肤巩膜黄染,伴有茶色尿、白陶土或浅黄色粪便、脂肪泻,可出现生长发育迟缓、肝脾大及出血倾向。儿童期和成人期发病表现为不明原因的肝硬化、肝衰竭,也可表现为脂溶性维生素缺乏引起的生长迟缓、佝偻病及出血倾向等。

(四)实验室检查

肝功能检查可见高结合胆红素血症,伴有转氨酶和碱性磷酸酶升高,γ- 谷氨酰转移酶和总胆汁酸水平常在正常范围内,或仅有轻微升高。25-$(OH)D_3$ 水平偏低,凝血酶原时间不同程度延长。尿液胆汁酸质谱分析可见大量异常代谢产物 $3\beta,7\alpha$- 二羟胆烷酸和 $3\beta,7\alpha,12\alpha$- 三羟胆烷酸。

肝组织病理显示非特异性改变,如肝巨细胞样变、肝细胞排列紊乱、胆栓形成、胆汁淤积、炎症样变和纤维形成。

四、Δ-4-3- 氧固醇 -5β- 还原酶缺乏症

(一)定义

Δ-4-3- 氧固醇 -5β- 还原酶缺乏症,也称为先天性胆汁酸合成障碍 2 型(congenital bile acid synthesis defect 2,CBAS2),属于常染色体隐性遗传,1988 年,Setchell 等首次在单卵双胎男孩中发现。

(二)病因和发病机制

Δ-4-3- 氧固醇 -5β- 还原酶属于醛酮还原酶超家族,在胆汁酸合成过程中催化中间产物 7α- 羟基 -4- 胆甾烯 -3- 酮和 $7,12\alpha$- 二羟基 -4- 胆甾烯 -3- 酮转化为相应的 3-oxo-5β(H)中间产物。

CBAS2 是由于基因 *AKR1D1* 发生了致病性变异,导致 Δ-4-3- 氧固醇 -5β- 还原酶活性减低或缺失,胆汁酸合成的经典与替代途径均中断。*AKR1D1* 位于 7q33,全长约 42kb,包含 9 个外显子和 8 个内含子,编码 326 个氨基酸,主要在肝脏表达。

(三)临床表现

目前报道的病例均在婴儿早期出现进行性肝内胆汁淤积症,临床表现与 CBAS1 相似,但较后者更迅速进展至肝硬化、肝衰竭。

(四)实验室检查

与 CBAS1 相似,CBAS2 肝功能检查可见高结合胆红素血症伴转氨酶和碱性磷酸酶升高,γ- 谷氨酰转移酶正常范围,但总胆汁酸水平正常或轻度升高,且更早出现凝血酶原时间延长。尿液胆汁酸质谱分析可见大量异常代谢产物 7α- 羟基 -3- 氧代 -4- 胆甾酸和 $7,12\alpha$- 二羟基 -3- 氧代 -4- 胆甾酸的甘氨酸与牛磺酸结合产物。肝组织病理可见巨细胞肝炎,肝细胞及胆管细胞内胆汁淤积,部分髓外造血。

五、氧固醇 7α- 羟化酶缺乏症

(一)定义

氧固醇 7α- 羟化酶缺乏症,临床表型包括先天性胆汁酸合成障碍 3 型(congenital bile acid synthesis defect 3,CBAS3)和遗传性痉挛性截瘫 5A 型(spastic paraplegia 5A,SPG5A),均属于常染色体隐性遗传,1998 年,Setchell 等首次报道了一例以婴儿胆汁淤积症起病的男性患儿。2008 年 Tsaousidou 等报道了 5 例遗传性痉挛性截瘫 5A 型患者。

(二)病因与发病机制

氧固醇 7α- 羟化酶位于内质网,属于细胞色素 P450 家族,主要参与肝脏内胆汁酸合成,大脑内类固醇激素、生殖系统雌激素受体配体的代谢及免疫球蛋白的生成。在胆汁酸合成的替代途径中,氧固醇 7α- 羟化酶催化 27- 羟基胆固醇转化为 $7\alpha,27$- 二羟基胆固醇。

氧固醇 7α- 羟化酶缺乏症是由于编码氧固醇 7α- 羟化酶的基因 *CYP7B1* 突变,导致酶活性减低,胆汁酸合成替代途径与大脑内类固醇激素代谢中断,但目前引发脊髓损伤的机制尚不清楚。*CYP7B1* 定位于染色体 8q12.3,全长 220kb,包含 6 个外显子和 5 个内含子,编码 506 个氨基酸,主要在肝脏、大脑和生殖系统表达。ClinVar 数据库已收录 200 余种致病性或非致病性变异位点。

(三)临床表现

本病可在婴儿期、儿童期和成年期起病。婴儿期起病者在新生儿期即出现明显的胆汁淤积,

并进行性加重,伴肝脾大、出血倾向等,最终多导致死亡。儿童期和成年期起病者(SPG5A)临床表现以上运动神经元退行性病变所致双下肢无力和痉挛为主的综合征。

(四) 实验室检查

婴儿期肝内胆汁淤积症起病患者,肝功能与CBAS1 相似。血浆和尿液胆汁酸谱分析显示存在大量不饱和单羟基胆汁酸、3β- 羟基 -5- 胆酸和3β- 羟基 -5- 胆甾酸。肝活检显示肝细胞内胆汁淤积、桥接性纤维化、广泛的巨细胞转化和胆管增生。

SPG5A 患者血浆和脑脊液(cerebrospinal fluid,CSF)中 27- 羟基胆固醇水平升高,头颅 MRI显示脑室周围和皮质下白质异常信号,脊髓 MRI检查正常。

六、脑腱黄瘤病

(一) 定义

固醇 27- 羟化酶缺乏症引起的临床表型称为脑腱黄瘤病(cerebro tendinous xanthomatosis,CTX)属于常染色体隐性遗传病,由于基因突变引起胆汁酸合成过程中的固醇 27- 羟化酶功能缺陷导致初级胆汁酸合成障碍,胆固醇及其中间代谢产物胆甾烷醇在晶状体、脑、肌腱、骨骼等多个系统内异常堆积,主要以葡糖醛酸化胆汁醇的形式从尿液和胆汁中排泄。1974 年 Setoguchi 等首次报道 CTX 与胆汁酸合成障碍相关。

(二) 病因与发病机制

固醇 27- 羟化酶是一种广泛表达的线粒体酶,催化胆固醇代谢和胆汁酸合成过程中的多羟基化反应,包括胆汁酸合成替代途径的第一步和经典途径中胆汁酸中间产物的 27 羟化。

固醇 27- 羟化酶是一种广泛表达的线粒体酶,催化胆固醇代谢和胆汁酸合成过程中的多羟基化反应,包括胆汁酸合成替代途径的第一步和经典途径中胆汁酸中间产物的 27 羟化。

固醇 27- 羟化酶活性降低,通过替代途径切割胆固醇侧链的能力受限,初级胆汁酸合成减少,几乎不产生鹅去氧胆酸,C-27 胆汁醇中间产物增加,绝大多数以葡萄糖醛酸苷或婴幼儿起病者以硫酸盐形式排泄至尿液中。此外,胆固醇合成上调、胆甾醇产物增加,血浆胆甾醇升高、组织中胆甾醇及胆固醇沉积,特别是脑(主要是白质)、晶状

体和肌腱,分别导致神经功能障碍、白内障和肌腱黄瘤。

胆甾烷醇沉积于中枢神经系统的机制还不完全清楚。目前,CTX 小鼠模型(CYP27A1 敲除小鼠模型)没有如同人类 CTX 患者一样出现胆甾烷醇或胆汁醇沉积或出现神经系统症状和体征。部分研究通过胆甾烷醇饮食喂养小鼠,发现小鼠体内各组织胆甾烷醇水平升高,但除了脑组织,这表明胆甾烷醇无法通过血 - 脑屏障。有数据显示CTX 患者血 - 脑屏障完整,表明胆甾醇沉积可能是由于脑内胆甾烷醇清除途径受损或胆固醇合成胆甾烷醇增多,以循环前体形式进入大脑。胆汁酸前体 7α- 羟基 -4- 胆甾烯 -3- 酮(比胆甾烷醇更快速通过血 - 脑屏障),可有效转化为胆甾烷醇,通过神经元、星形胶质细胞、小神经胶质细胞和人类单核细胞衍生巨噬细胞,由此引起脑内胆甾烷醇沉积。

CYP27A1 基因定位于常染色体 2q35,包含 9个外显子和 8 个内含子,长约 18.6kb,编码 498 个氨基酸的固醇 27- 羟化酶,在包括肝脏、大脑、脾脏、肾脏等多个组织中表达。ClinVar 数据库已收录 300 余种致病性或非致病性变异位点,多数为错义突变。基因型与临床表型和严重程度无明显关联。此外,具有同一种突变的家族间和个体间临床表型也不同,包括一个既往报道的同卵双胎,表现为不同的临床表型。

(三) 临床表现

多种多样,婴幼儿期起病者可表现为胆汁淤积症,严重程度不一;儿童早期表现为幼年性白内障和慢性腹泻,可伴有发育迟缓;儿童后期表现为肌腱异常、学习困难或精神疾病;成人早期出现黄色瘤,发生在跟腱、髌腱、手伸肌腱、肘伸肌腱、肺部、骨骼、中枢神经系统等部位;成年期表现为进行性神经功能障碍,包括小脑性共济失调、锥体束征、智力低下或痴呆、痉挛性截瘫、构音障碍、癫痫或周围神经病变等。有研究表明儿童期发病的白内障占 85%,肌腱黄色瘤占 90%,智力低下和椎体征占 80%,小脑征占 73%,癫痫占 50%。少数患者还会出现肌无力、骨质疏松、早期动脉粥样硬化和冠脉疾病、甲状腺功能减退等。

(四) 实验室检查

婴儿期以肝内胆汁淤积症起病者,肝功能表现与 CBAS1 型相似,部分患者血胆固醇水平升

高,尿中富集的硫酸化胆汁醇,超过单葡萄糖醛酸苷胆汁醇(CTX 的经典生化标志物)。

儿童后期或成人期起病者,血浆和组织中胆甾烷醇浓度升高,尤其是在大脑、黄瘤、胆汁中。血浆胆甾烷醇测定常用于诊断,尿胆汁醇测定、血浆和尿液胆汁酸分析也可以作为 CTX 的诊断方法,胆汁中不存在鹅去氧胆酸(CDCA),鹅去氧胆酸与胆酸比例异常低。组织中胆固醇浓度升高,但血浆胆固醇水平偏低或正常,高密度脂蛋白(HDL)组成异常,肝脏表达低密度脂蛋白受体增加。血浆和胆汁中胆汁酸前体升高,多重液相色谱电喷雾电离串联质谱(LC-ESI-MS/MS)定量分析可见血浆酮甾醇(7α- 羟基 -4- 胆甾烯 -3- 酮, 7α,12α- 二羟基 -4- 胆甾烯 -3- 酮,7α,12α- 二羟基 -5β- 胆甾烷 -3- 酮)升高。

CTX 出现神经系统症状时,MRI 显示不同程度大脑和小脑萎缩,广泛的脊髓异常信号(脊柱黄瘤患者),双侧齿状核异常信号。头颅 CT 可见小脑白质低密度。脑电图表现为非特异性病变,弥漫性慢波,伴有频繁尖波发放。

周围神经系统神经病变,在多种神经生理检查中存在异常。部分 CTX 患者视觉诱发电位、躯体感觉诱发电位、脑干听觉诱发电位、神经传导速度研究表明本病患者存在中枢传导延迟。还有研究表明本病患者存在运动或感觉运动轴索神经病变、脱髓鞘性神经病变。

(五) 诊断与鉴别诊断

当出现以下情况时,需考虑先天性胆汁酸合成缺陷,进一步行尿液胆汁酸质谱分析:胆汁淤积症,尤其是不伴瘙痒、排除梗阻性黄疸,总胆汁酸水平正常或仅轻微升高(和胆红素升高不成比例),γ-GT 水平正常;脂溶性维生素吸收不良(佝偻病、步态不稳或血清维生素 E 水平偏低时);肝脏病理表现为巨细胞肝炎、脂肪样变、髓外造血;原因未明的肝病(尤其是肝硬化);儿童期和青年期发病的步态不稳、行走障碍、双下肢无力,伴有末梢感觉障碍、膀胱功能障碍等。

由于先天性胆汁酸合成缺陷 1、2、3 型早期临床及生化表现相似,明确酶缺陷需在血和尿胆汁酸分析基础上结合基因检测。

遗传性痉挛性截瘫 5A 型需要临床表现结合基因检测明确诊断,以排除其他病因引起的遗传性痉挛性截瘫。

固醇 27- 羟化酶缺陷患者,可根据临床表现结合血尿质谱分析进行生化诊断,基因检测用于明确诊断。

对于已发生新生儿肝功能衰竭的患儿,在排除胆道闭锁、囊性纤维化、先天性感染、α_1- 抗胰蛋白酶缺乏症、半乳糖血症、脑肝肾综合征、Citrin 缺陷症、CTX 和先天性肝内胆管发育不良征等后,需考虑先天性胆汁酸合成缺陷。此时胆汁酸代谢严重紊乱,质谱检查的价值受限,需要直接进行基因筛查明确诊断。

(六) 治疗

先天性胆汁酸合成障碍 1、2 型患儿,早期采用鹅去氧胆酸(chenodeoxycholic acid,CDCA)和 / 或胆酸(cholic acid,CA)替代治疗,辅以补充维生素 K_1、维生素 E、维生素 AD 等脂溶性维生素,临床症状往往显著缓解,预后较好。鹅去氧胆酸和 / 或胆酸的治疗剂量多是经验性的,从 5~10mg/(kg·d)开始,根据肝功能变化和尿液质谱分析异常代谢产物的量进行调节。

先天性胆汁酸合成缺陷 3 型患儿,熊去氧胆酸(ursodeoxycholic acid,UDCA)与 CA 治疗无效,近年有报道 CDCA 治疗临床症状可逐渐缓解。遗传性痉挛性截瘫 5A 型目前尚无特殊治疗方法。

固醇 27- 羟化酶缺陷患者,长期采用 CDCA 治疗(成人 750mg/d)可以使胆汁酸合成趋于正常,胆汁和血尿中异常代谢产物消失,血浆和脑脊液中的胆甾烷醇浓度恢复正常,改善神经生理病变情况,但脑部 MRI 并未见明显改善。β-羟 -β- 甲基戊二酸单酰辅酶 A(HMG-CoA)还原酶抑制剂单独或联合鹅去氧胆酸也可降低胆汁醇水平并改善临床体征,但可能会引起肌肉损害。50 岁以后至少单眼需要行白内障摘除术。辅酶 Q10 可改善肌无力症状。补充维生素 D 和钙可改善骨质疏松。癫痫、痉挛和帕金森病需对症治疗。

(七) 遗传咨询

避免近亲结婚。先证者的同胞通常有 1/4 的概率患同样疾病,因此应该对先证者进行基因诊断,对其一级亲属进行突变筛查;可通过羊水 / 绒毛膜穿刺对胎儿进行产前诊断,或通过第三代试管婴儿技术避免同样患者出生。

(赵　静　王建设)

第四节　Crigler-Najjar 综合征

一、概述

Crigler-Najjar 综合征（Crigler-Najjar syndrome，CNS，OMIM 218800）是一种罕见的常染色体隐性疾病，由 UGT1A1 突变引起。UGT1A1 位于染色体 2q37.1 区域，编码尿苷二磷酸葡萄糖醛酸转移酶 1A1（UDP-glucuronosyltransferase，UGT1A1），该酶介导非结合胆红素的葡萄糖醛酸化。胆红素与葡萄糖醛酸结合后具有亲水性，可由肝胆系统排至肠道。Crigler-Najjar 综合征表现为非结合胆红素血症，一般当血清总胆红素（total bilirubin，TB）>85μmol/L，但直接胆红素与总胆红素比值<20%。根据经苯巴比妥诱导后 UGT1A1 酶活性的残存情况，可将 UGT1A1 缺陷分为三型，即 Crigler-Najjar 综合征 1 型（CNS-Ⅰ，UGT1A1 酶无活性）、Crigler-Najjar 综合征 2 型（CNS-Ⅱ，UGT1A1 酶活性为正常水平的 4%~10%）和 Gilbert 综合征（Gilbert syndrome，GS，UGT1A1 酶活性为正常水平的 20%~30%）。临床上，CNS-Ⅰ血清 TB 一般高于 25mg/dl（427.5μmol/L），CNS-Ⅱ血清 TB 波动于 5~25mg/dl（85.5~427.5μmol/L），GS 血清 TB 一般不高于 5mg/dl（85.5μmol/L）。其中 Crigler-Najjar 综合征发病率为 1 :（750 000~1 000 000）活产婴儿。

二、病因和发病机制

（一）发病机制

UGT1A1 编码的 UGT1A1 酶是胆红素结合过程中的关键酶，也是尿苷二磷酸葡萄糖醛酸转移酶（UDP-glucuronosyltransferases，UGTs）家族中唯一参与胆红素结合作用的酶，该酶仅在肝脏表达。UGT1A1 突变可导致 UGT1A1 活性完全或部分丧失，非结合胆红素不能在肝细胞内与葡萄糖醛酸结合形成结合胆红素，导致血清中非结合胆红素水平升高。

（二）遗传机制

CNS 一般认为是常染色体隐性遗传病。UGT1A1 编码区均可发生突变。CNS-Ⅰ型多由可导致截短蛋白的突变导致，UGT1A1 酶活性丧

失。CNS-Ⅱ多由错义突变导致，其中 c.211G>A（p.G71R）和 c.1456T>G（p.Y486D）最为多见，编码的 UGT1A1 酶活性下降。

三、临床表现

（一）CNS-Ⅰ

是 UGT1A1 缺陷中最严重的一种，通常血清总胆红素水平>428mg/dl，其特点是 UGT1A1 活性完全或接近完全丧失，苯巴比妥诱导治疗无效。患者出生后 3 天内即出现严重的黄疸。如果得不到及时诊治，将发生胆红素脑病，危及生命。苯巴比妥治疗无效。可以使用血浆置换及光疗预防胆红素脑病的发生。在光疗和血浆置换疗法发明之前，CNS-Ⅰ患者多在生后 2 年内死亡、遗留严重的脑损伤或永久性神经系统后遗症。该病患者需要终生间断光疗。经过精心管理和强化光疗，患者可以存活到青春期，但是胆红素脑病的风险始终存在。随年龄增加，光疗的效果可能会逐渐降低，患者发生突发性脑损伤的风险升高。

（二）CNS-Ⅱ

表现为持续非结合胆红素血症，血清总胆红素水平 85~428μmol/L。临床上以皮肤和巩膜黄染为主要表现，无皮肤瘙痒，肝脾不大，少数严重病例可能出现转氨酶升高，一般不影响生长发育。CNS-Ⅱ患者部分 UGT1A1 活性残存，服用苯巴比妥或其他肝酶诱导剂后可使血清胆红素明显下降。CNS-Ⅱ患者虽很少出现胆红素脑病，但若未及时发现导致黄疸明显加深（>300μmol/L）的情况，仍有发生不可逆神经系统损伤的风险，尤其在感染、饥饿、创伤、应用肝损伤药物时，风险更高。

四、实验室及影像学检查

1. **常规实验室检查**　CNS-Ⅰ和 CNS-Ⅱ共同生化特征是血清非结合胆红素明显升高，表现为非结合胆红素血症，转氨酶及胆汁酸水平正常；网织红细胞一般在正常范围内，可与溶血导致的非结合胆红素血症相鉴别。

2. **影像学检查**　肝胆系统可无异常。

3. 病理检查　肝组织病理一般无特异性表现。

4. 基因检测　可选择 Sanger 测序或 NGS 检测 UGT1A1。

五、Crigler-Najjar 综合征筛查

(一) 生化筛查

新生儿出生后黄疸超过生理性黄疸水平，应该及时检测血总胆红素和结合胆红素水平，并检测网织红细胞计数。非结合胆红素明显升高，网织红细胞计数正常要考虑本病。

(二) 基因筛查

对于新生儿生后持续非结合胆红素显著升高，在除外溶血性贫血后，可选择 Sanger 测序或 NGS 技术对 *UGT1A1* 基因进行测序。CNS 属常染色体隐性遗传：①如果检测到纯合或复合杂合变异，均为明确导致 UGT1A1 完全无功能的致病性变异，可明确诊断为 CNS-Ⅰ型；②若检测到纯合或复合杂合变异，其中一个变异导致完全无功能，另一个变异致病不明确，需要观察随访胆红素变化情况，以及对苯巴比妥治疗的反应，明确是 CNS-Ⅰ型或其他类型；③如果检测到单个导致完全无功能或严重变异，可能为基因突变携带者，但不能排除为患者（另一个严重致病突变未检测到），建议随访胆红素变化情况，做出进一步诊断。

六、诊断与治疗

(一) 诊断

血清中非结合胆红素升高，除外溶血等其他病因，结合 *UGT1A1* 测序结果，可做出诊断。需结合其他临床症状和辅助检查，除外先天性血红蛋白病（如地中海贫血和镰状细胞贫血）、自身免疫性溶血性贫血、红细胞膜缺陷及阵发性睡眠性血红蛋白尿等导致非结合胆红素升高的疾病。

(二) 治疗

1. 光疗　可使用蓝光或白光，蓝光效果更佳。通过一定波长光线照射皮肤，使血清中脂溶性的非结合胆红素转变为水溶性的异构体，不经过肝脏代谢，经胆道或尿液排出体外，从而降低体内胆红素水平。儿童期，血清 TB 水平高于 200μmol/L，开始光疗。

2. 药物治疗　CNS-Ⅱ患者可在光疗基础上采用肝酶诱导剂治疗，通常使用苯巴比妥诱导 UGT1A1 酶活性，可有效降低患者血清胆红素水平，降低并发症风险。儿童推荐治疗剂量为 3~5mg/(kg·d)。

3. 血浆置换　多用于 CNS-Ⅰ患者血胆红素急性升高期，快速降低血清非结合胆红素水平，防止胆红素脑病发生。

4. 肝移植　目前肝移植是治疗 CNS-Ⅰ的唯一根治方法。

5. 其他　肝细胞或肝祖细胞移植已被用于治疗 CNS-Ⅰ患者。将来基因治疗可能也会用于 CNS-Ⅰ患者。

七、遗传咨询

CNS 以常染色体隐性方式遗传。CNS-Ⅱ一般不影响生长发育，可带病生存。建议对 CNS-Ⅰ先证者家系其他无症状成员进行携带者检测。有再次生育需求的高危家庭在妊娠 16~20 周时经羊水穿刺或 10~12 周时经绒毛膜绒毛取样提取胎儿细胞 DNA，可对突变已知家系进行产前诊断。也可使用第三代试管婴儿技术，避免同样疾病患儿出生。

（李丽婷　王建设）

参考文献

1. FERENCI P, STREMMEL W, CZLONKOWSKA A, et al. Age and sex but not ATP7B genotype effectively influence the clinical phenotype of Wilson disease. Hepatology, 2019, 69 (4): 1464-1476.

2. SOCHA P, JANCZYK W, DHAWAN A, et al. Wilson's disease in children: a position paper by the hepatology committee of the european society for paediatric gastroenterology, hepatology and nutrition. J Pediatr Gastroenterol Nutr, 2018, 66 (2): 334-344.

3. ANANTHANARAYANAN M, BALASUBRAMANIAN N, MAKISHIMA M, et al. Human bile salt export pump promoter is transactivated by the farnesoid X receptor/bile acid receptor. J Biol Chem, 2001, 276 (31): 28857-28865.

4. LI LT, LI ZD, YANG Y, et al. ABCB11 deficiency presenting as transient neonatal cholestasis: Correlation with genotypes and BSEP expression. Liver Int, 2020, 40: 2788-2796.

5. QIU YL, GONG JY, FENG JY, et al. Defects in myosin VB are associated with a spectrum of previously undi-

agnosed low γ-glutamyltransferase cholestasis. Hepatology, 2017, 65 (5): 1655-1669.

6. LI L, DEHERAGODA M, LU Y, et al. Hypothyroidism associated with ATP8B1 deficiency. J Pediatr, 2015, 167 (6): 1334-1339.

7. SAMBROTTA M, STRAUTNIEKS S, PAPOULI E, et al. Mutations in TJP2 cause progressive cholestatic liver disease. Nat Genet, 2014, 46 (4): 326-328.

8. ZHANG J, LIU LL, GONG JY, et al. TJP2 hepatobiliary disorders: Novel variants and clinical diversity. Hum Mut, 2020, 41: 502-511.

9. GOMEZ-OSPINA N, POTTER CJ, XIAO R, et al. Mutations in the nuclear bile acid receptor FXR cause progressive familial intrahepatic cholestasis. Nat Commun, 2016, 7: 10713.

10. ZHANG J, YANG Y, GONG JY, et al. Low-GGT intrahepatic cholestasis associated with biallelic USP53 variants: clinical, histological, and ultrastructural characterization. Liver Int, 2020, 40 (5): 1142-1150.

11. HAYASHI H, SUGIYAMA Y. 4-phenylbutyrate enhances the cell surface expression and the transport capacity of wild-type and mutated bile salt export pumps. Hepatology, 2007, 45 (6): 1506-1516.

12. VARMA S, REVENCU N, STEPHENNE X, et al. Retargeting of bile salt export pump and favorable outcome in children with progressive familial intrahepatic cholestasis type 2. Hepatology, 2015, 62 (1): 198-206.

13. CLAYTON PT. Disorders of bile acid synthesis. JIMD, 2011, 34: 593-604.

14. 方玲娟 , 王建设 . 先天性胆汁酸合成障碍与胆汁淤积性肝病 . 临床肝胆病杂志 , 2010, 26 (6): 585-588.

15. GONZALES E, GERHARDT MF, FABRE M, et al. Oral cholic acid for hereditary defects of primary bile acid synthesis: a safe and effective long-term therapy. Gastroenterology, 2009, 137: 1310-1320.

16. STILES AR, MCDONALD JG, BAUMAN DR, et al. CYP7B1: one cytochrome P450, two human genetic diseases, and multiple physiological functions. J Biol Chem, 2009, 284 (42): 28485-28489.

17. GONG JY, SETCHELL KDR, ZHAO J, et al. Severe neonatal cholestasis in cerebrotendinousXanthomatosis: genetics, immunostaining, mass spectrometry. J Pediatr Gastroenterol Nutr, 2017, 65 (5): 561-568.

18. STRAUSS KA, AHLFORS CE, SOLTYS K, et al. Crigler-Najjar syndrome type 1: pathophysiology, natural history, and therapeutic frontier. Hepatology, 2020, 71: 1923-1939.

19. DHAWAN A, LAWLOR MW, MAZARIEGOS GV, et al. Disease burden of Crigler-Najjar syndrome: systematic review and future perspectives. J Gastroenterol Hepatol, 2020, 35: 530-543.

20. ABUDUXIKUER K, FANG LJ, LI LT, et al. UGT1A1 genotypes and unconjugated hyperbilirubinemia phenotypes in post-neonatal Chinese children: A retrospective analysis and quantitative correlation. Medicine (Baltimore), 2018, 97: e13576.

第八章 泌尿生殖系统疾病新生儿基因筛查

泌尿生殖系统包括以排泄功能为主的泌尿器官和繁衍种族生殖器官,包括肾脏、输尿管和膀胱,女性卵巢、子宫、女性外生殖器及睾丸、前列腺和男性外生殖器。虽然功能上截然不同,但在发病上却属于同源器官,结构上密切相关,功能上相互联系。很多遗传病会影响泌尿器官和生殖器官,如特纳综合征、先天性肾上腺皮质增生症,可以导致性器官发育异常。本章节主要介绍 Alport 综合征、多囊肾病等累积肾小球和肾小管病变为主遗传病的诊断和筛查。

第一节 Alport 综合征

一、概述

Alport 综合征(Alport syndrome,AS)是一种遗传性家族性肾小球疾病,临床表现以血尿和肾功能进行性减退,伴有感音神经性聋和眼部病变为特征,又称为遗传性进行性肾炎。

二、病因和发病机制

Ⅳ型胶原家族由 6 种 α 链(α1~α6 链)组成,分别由 6 种不同基因 COL4A1-COL4A6 编码。这些基因成对地定位于染色体上:COL4A1 和 COL4A2 定位于 13q34;COL4A3 和 COL4A4 定位于 2q36.3;COL4A5 和 COL4A6 定位于 Xq22.3。

Ⅳ型胶原分子的 α 链组成三螺旋结构分子,在哺乳动物的基底膜结构中发现了三种三螺旋结构分子,即 α1α1α2(Ⅳ)、α3α4α5(Ⅳ)和 α5α5α6(Ⅳ)。α1α1α2 存在于所有组织基底膜中,α3α4α5 存在于肾小球基底膜、远曲小管基底膜及眼部晶状体囊、角膜后弹力层、玻璃膜、内界膜,以及耳部的耳蜗螺旋缘、内沟、外沟、螺旋凸、血管纹基底膜中,α5α5α6 存在于肾小囊及皮肤基底膜中。

AS 是由基因 COL4A3、COL4A4 和 COL4A5 的突变引起的。以往认为 80%~85% 的患者为 X 连锁显性遗传 AS(XLAS,OMIM 301050),主要是由 COL4A5 基因突变引起的。常染色体隐性遗传 AS(OMIM 203780)是由 COL4A3 或 COL4A4 基因突变所致,约占所有患者的 15%。还有非常少见的患者表现为常染色体显性遗传 AS(OMIM 104200),由 COL4A3 或 COL4A4 基因的突变引起。近年来,在一部分临床表型为 AS 的患者中发现了共同存在 COL4A3、COL4A4 或 COL4A5 突变的双基因型遗传模式。目前 AS 分类工作组将 AS 的基因异常统一分类,分为:

1. XLAS 由 COL4A5 基因突变引起,男性患者为半合子,女性患者为杂合子。迄今已报道了 600 余种突变。突变类型多种多样,其中大片段重组,甚至全部的基因缺失占 5%~15%;小的缺失、插入、单个碱基突变所致的错义突变、无义突变以及剪接位点突变等更多见。

2. **常染色体遗传** 由 COL4A3 或 COL4A4 基因突变引起,包括 ARAS(纯合子或复合杂合子)或 ADAS(杂合子)。突变类型多种多样,无明显的热点突变。

3. **双基因遗传** COL4A3、COL4A4 和 COL4A5 中的两个基因突变引起,包括 COL4A3 和 COL4A4 两个基因在同一条染色体上突变,临床表现为常染色体隐性遗传方式;COL4A3 和 COL4A4 两个基因在不同染色体上突变,临床表现为常染色体显性遗传方式;COL4A3 或 COL4A4 与 COL4A5 同时突变,不遵循任何孟德尔遗传规律。

三、临床表现

(一) 肾脏表现

1. **血尿** 肾小球源性血尿最常见,出现早。呈持续或间歇镜下血尿,62%~67% 伴发作性肉眼血尿,往往与上呼吸道感染或劳累有关。

2. **蛋白尿** 在小儿或疾病早期不出现或极微量,但随年龄增长或血尿的持续而出现并不断加重,甚至发展为大量蛋白尿或肾病水平蛋白尿。

3. **终末期肾病**(end-stage renal disease,ESRD) XLAS 男性患者肾脏预后极差,几乎全部将发展至 ESRD,通常从肾功能开始异常至肾衰竭为 5~10 年。XLAS 女性患者出现 ESRD 比较晚,也可终生只有镜下血尿,没有肾功能的恶化。ARAS 患者临床表现相对轻些。

(二) 耳部表现

主要表现为感音神经性聋,耳聋为进行性,两侧不完全对称,最初累及高频区,需进行纯音听阈检查才可发现,随年龄增长逐渐累及全音域,最终影响交流。

(三) 眼部表现

见于 15%~30% 的患者。前圆锥形晶状体、黄斑周围点状和斑点状视网膜病变,以及后囊下的白内障等是具有诊断意义的特征性病变。前圆锥形晶状体可表现为变性近视度数加深,病变和早期肾衰竭相关,需借助眼科裂隙灯检查。黄斑周围斑点状视网膜病变通常不影响视力,但会随肾功能减退而进展,需要用视网膜摄像检查。

(四) 其他

在部分 XLAS 患者中合并存在弥漫性平滑肌瘤,受累部位常为食管、气管和女性生殖道,除 AS 典型症状以外,还可出现吞咽困难、呼吸困难等。

四、疾病的筛查

目前国内外尚缺乏本病的新生儿疾病筛查方法。对于疑似患儿,完善生化检测可见尿红细胞持续增多,尿蛋白增加,随疾病进展可出现血肌酐、尿素氮增高。肾脏组织电镜显示肾小球基底膜出现弥漫性增厚、变薄极不规则、致密层撕裂分层、篮网状改变。

应用抗 IV 型胶原不同 α 链的单克隆抗体,在肾活检及简单易行的皮肤活检组织进行免疫荧光学检查,可用于筛查 COL4A5 基因携带者。针对这一疾病的基因筛查策略主要包括以下三个步骤:

步骤 1,对目标基因进行靶向的 NGS;当检测到致病性变异时,通过 Sanger 测序对其进行确认。

步骤 2,当无法通过步骤 1 检测到突变时,可进入步骤 2,其涉及对患者和正常人的 NGS 数据进行比较的配对分析,以筛选拷贝数变异(copy number variation,CNV)。当配对分析显示这三个基因(COL4A3、COL4A4 和 COL4A5)中的任何一个有 CNV 的可能性时,便开始通过多重连接依赖性探针扩增(multiplex ligation-dependent probe amplification,MLPA)检测 CNV。

步骤 3,当无法通过步骤 1 和步骤 2 检测出致病突变体时,应用反转录 - 聚合酶链反应(reverse transcription-polymerase chain reaction,RT-PCR)检测分析皮肤成纤维细胞 IV 型胶原 α5 链的 mRNA,并直接测序以检测由于内含子或外显子突变体引起的异常剪接。

通过上述三个步骤,可在 90% 以上的临床怀疑为 AS 的病例中检测任何一种基因的致病变异。

五、诊断

1. **可疑诊断** 持续性肾小球性血尿或血尿伴蛋白尿的患者伴以下任一条及以上表现即可疑诊断为 AS。

(1)有 AS 家族史。

（2）无其他原因可以解释的血尿、肾衰竭家族史。

（3）双侧感音神经性聋、眼部异常（包括圆锥形晶状体或黄斑周围斑点状视网膜病变、后囊下白内障、后部多形性角膜营养不良）。

（4）弥漫性平滑肌瘤。

2. **确诊标准**　持续性肾小球性血尿或血尿伴蛋白尿的患者有以下标准任一条及以上表现即可确诊 AS。

（1）*COL4A3*、*COL4A4* 和 *COL4A5* 基因异常：*COL4A5* 具有一个致病性突变，或 *COL4A3* 或 *COL4A4* 基因具有两个致病性突变。

（2）肾脏组织电镜显示肾小球基底膜特异性的异常改变：如弥漫性增厚、变薄极不规则、致密层撕裂分层、篮网状改变。

（3）组织基底膜Ⅳ型胶原 α3、α4、α5 链免疫荧光染色异常　XLAS 表现为男性患者 α3、α4、α5（Ⅳ）单克隆抗体在皮肤、肾小囊、肾小球基底膜染色完全为阴性；女性患者 α3、α4（Ⅳ）单克隆抗体在肾小球基底膜染色为间断阳性，肾小囊及皮肤染色为阴性，α5（Ⅳ）单克隆抗体在肾小球基底膜、肾小囊及皮肤染色均为间断阳性。ARAS 表现为 α3、α4（Ⅳ）单克隆抗体在肾小球基底膜、肾小囊及皮肤染色均为阴性，α5（Ⅳ）单克隆抗体在肾小球基底膜染色为阴性，在肾小囊及皮肤染色均为阳性。

（4）遗传型诊断：对于临床确诊为 AS 患者及其家系成员均应进行遗传型诊断，从而对先证者进行预后评估，对先证者及其家系进行遗传咨询。进行遗传型诊断可借助系谱图分析、肾组织和 / 或皮肤组织基底膜Ⅳ型胶原 α3、α4、α5 链免疫荧光染色以及 *COL4A3-COL4A5* 进行基因测序分析。

六、治疗

AS 尚无特异性的有效治疗方案，治疗的主要目的是控制尿蛋白，预防肾小管上皮细胞损伤，抑制肾间质纤维化的进程，进而保护肾功能，减慢患者进展至 ESRD 的速度。

（一）药物治疗

血管紧张转换酶抑制剂（angiotensinconverting enzyme inhibitor，ACEI）及血管紧张素受体阻滞剂（angiotensin receptor 1 blocker，ARB）对改善 AS 患者尿蛋白和延缓肾脏病变的进展有一定的作用。

（二）肾脏替代治疗

AS 患者进展至 ESRD，则需要行肾脏替代治疗，包括血液透析、腹膜透析和肾移植。AS 患者肾移植总体肾脏存活率较好，但有 3%~5% 的 XLAS 男性患者移植后发生抗肾小球基底膜病使移植失败，对于移植后再次出现大量肾小球性血尿、蛋白尿、肾功能不全的患者，需行移植肾活检，排除抗肾小球基底膜病。*COL4A5* 基因突变男性患者不能作为供肾者，女性携带者也不建议作为供肾者，约 15% 的 XLAS 患儿为新发突变，如果母亲经临床及基因检测排除了 AS 则可以作为供肾者。如果女性携带者已经作为供肾者进行了肾移植，则供肾者及受肾者均需接受肾保护治疗。

（三）肾外表现治疗

听力损害无特异性的治疗方案，可使用助听器对症治疗，并且终生需避免工业噪声及耳毒性药物造成新的损伤。眼部晶状体病变进行性加重，影响视力，可采用人工晶体置换术，视网膜病变通常不影响视力，不需要特殊治疗。

（四）其他治疗方案

既往报道环孢素治疗 AS 可显著降低蛋白尿、保护肾功能，然而近期有研究报道，长期使用会加快肾间质纤维化而不能保护肾功能，目前不作为常规治疗方案。目前也有一些有潜在治疗作用的新药已进入临床试验，如甲基巴多索隆（bardoxolone methyl）、RG-012（作用于 microRNA-21 干扰）等半合成药物，为将来 AS 的治疗带来新的希望。

本病预后不佳，一旦确诊，患者要严密随访，进行合理的遗传咨询和饮食指导。建议患者每 3 个月行尿液相关检查，包括尿常规、尿蛋白 / 肌酐比、24 小时尿蛋白定量等。同时建议每 6 个月进行肾功能评估，如血生化、24 小时肌酐清除率等。随着肾功能进行性减退，患者会出现高血压、肾性骨病、贫血等慢性肾脏病并发症，要注意随访患者相应病情进展，并依据出现的症状进行相应治疗。

七、遗传咨询

遗传咨询的内容主要包括疾病的遗传方式、其他家族成员进行基因检测的指征、患者及家系成员可能患病情况及发生肾衰竭的风险、家族成员后代患病及发生肾衰竭的可能性大小,以及患者本身长期治疗和管理等情况。对已经确诊为AS 的家系,若有生育需求者,在怀孕前该家系应该进行基因检测,确定基因突变的具体位点,并由具备临床遗传学知识的医生根据其遗传型进行合理正确的遗传咨询和生育指导。有明确的致病性基因突变位点且致病基因突变明确者,可进行产前基因诊断,即对胚胎或胎儿在出生前明确是否

遗传了该家系的突变基因,以实现优生优育。AS 产前基因诊断可以通过绒毛活检术和羊膜腔穿刺术获得胎儿 DNA 样本进行诊断,亦可以通过植入前基因诊断实现。然而,需要注意产前基因诊断的局限性,即可能存在母源性 DNA 污染的风险和仅检测到已知的基因突变位点并不能除外存在其他基因突变位点的可能性。

第二节 多囊肾病

多囊肾病(polycystic kidney disease,PKD)是一种常见的遗传性肾脏病,主要表现为双侧肾脏出现多个大小不一的囊肿,囊肿进行性增大,最终破坏肾脏的结构和功能,导致终末期肾衰竭。按遗传方式分为常染色体显性遗传多囊肾病和常染色体隐性遗传多囊肾病。

一、常染色体显性遗传多囊肾病

(一) 概述

常染色体显性遗传多囊肾病(autosomal dominant polycystic kidney disease,ADPKD)是最常见的遗传性肾病,患病率为 1:1 000~1:400。临床特征为肾单位所有部分均囊性扩张且肾囊肿进行性扩大,最终破坏肾的结构和功能。ADPKD 除累及肾以外,还可引起肝脏、胰腺和其他器官囊肿。临床上常隐匿进展。

(二) 病因和发病机制

ADPKD 的致病基因主要为 *PKD1*(OMIM 173900)和 *PKD2*(OMIM 613095),分别占患者的 80%~85% 和 10%~15%。但仍有约 10% 的 ADPKD 患者可能是由其他基因,如 *GANAB*、*DNAJB11* 突变造成的。

PKD1 基因位于 16p13.3,含有 46 个外显子,编码 4 302 个氨基酸,蛋白产物多囊蛋白 1(polycystin-1,PC1)为 11 次跨膜蛋白,参与细胞间信号转导,调节细胞周期。*PKD2* 基因位于 4q22~4q23,含有 15 个外显子,编码 968 个氨基酸,蛋白产物多囊蛋白 2(polycystin-2,PC2)是一种非选择性阳离子钙通道,属于 TRP 通道的瞬时受体电位(transient receptor potential,TRP)多囊亚

家族,具有 6 个跨膜段的完整膜蛋白。迄今报道的 *PKD1* 和 *PKD2* 基因突变形式分别为 81 种和 41 种,包括错义突变、无义突变、剪切错误、缺失、插入和重复等。

PC1 及 PC2 共同表达在肾脏纤毛并形成多囊蛋白复合体,PC1 感受细胞外流体的机械刺激(纤毛活动)或化学刺激后,PC2 通道开放,引起细胞膜电位变化,从而调节上皮细胞内钙离子浓度。而多囊肾病小管上皮细胞遗传了父代的 *PKD* 突变基因(生殖突变),基因为杂合子,在感染、毒素等环境因素 "二次打击" 下,体细胞发生突变,引起纤毛或多囊蛋白结构和功能异常,细胞周期调控和细胞内代谢障碍,细胞内钙离子浓度降低,AC 活性增强,引起细胞内 cAMP 浓度增高,其结果是囊性纤维化跨膜电导调节体(cystic fibrosis transmembrane conductance regulator,CFTR)驱动的氯化物和液体分泌增加,同时还包括 mTOR 复合物、细胞外信号调节激酶(ERK)活性增加,Janus 激酶/信号转导和转录激活因子(JAK-STAT)通路加强,5'-AMP 活化蛋白激酶(AMPK)活性下降,从而促进囊肿的形成。

(三) 临床表现

1. **腰、腹痛** 由于囊肿和肾脏增大,肾包膜张力增加或牵引肾蒂血管神经引起。急性剧烈的疼痛常为囊肿出血或继发感染。合并结石或出血后血块堵塞输尿管可引起肾绞痛。

2. **血尿** 可为镜下血尿或肉眼血尿,发生率为 10%,常呈发作性,由囊壁血管牵扯破裂所致。

3. **蛋白尿** 23% 的患者表现为轻度蛋白尿,并呈持续性。

4. 感染 泌尿系感染和囊肿感染是常见并发症,女性较男性多见,逆行感染为主要途径,主要表现为囊肿感染、膀胱炎、肾周感染、肾盂肾炎等。

5. 高血压 为本病常见的早期表现,发生率为 5%~44%。因肾素 - 血管紧张素 - 醛固酮系统活性升高所致,并且与囊肿增大有关。高血压是 ADPKD 患者肾脏预后恶化的预兆,并且与心血管疾病的发病率和死亡率增加有关。

6. 腹部肿块 肾脏肿大明显时可在上腹或腰部扪及。

7. 尿毒症 为本病末期表现。

8. 尿液浓缩缺陷 约 60% 的患儿可出现多尿和烦渴,为轻度多尿症的最早表现,通常未被发现。

9. 肾外表现 该类患儿肾外的临床表现多样化,可累及肝脏、胰腺、脾脏、精囊、胸主动脉瘤和脑动脉瘤等。约 58% 的 15~24 岁患者合并肝囊肿,但其在 ADPKD 患儿中并不常见。虽然颅内动脉瘤在 ADPKD 患儿中罕见,但是颈内动脉破裂可致患儿早期死亡和残疾。心脏瓣膜异常如 12% 的患者合并二尖瓣脱垂。除此之外,还可出现食管裂孔疝、腹股沟疝等。

(四) 疾病的筛查

目前国内外尚缺乏本病的新生儿疾病筛查方法。ADPKD 患者的成年直系亲属应进行疾病筛查;推荐对有明确 ADPKD 家族史的胎儿进行肾脏超声检查,ADPKD 胎儿可表现为肾脏回声增强,约 11% 胎儿可有肾囊肿形成,胎儿期超声对 ADPKD 的检出灵敏度和特异度均较差。

尿常规早期无异常,中晚期有镜下血尿,部分患者出现蛋白尿。伴结石和感染时有白细胞和脓细胞。尿渗透压测定是筛查手段之一,因病变早期可出现肾浓缩功能受损表现。完善血生化检查,血肌酐值随肾脏代偿能力的丧失呈进行性升高。肌酐清除率为较敏感的指标。

1. 对于明确有 ADPKD 家族史的孕妇,要筛查诊断胎儿是否携带致病基因,则要根据孕周大小选择具体的检查方法:产前诊断可以在孕期进行,早孕期(6~9 周)可以通过绒毛检测,中孕期(16~22 周)可以通过抽取羊水或(22~25 周)脐带血,运用基因诊断的方法,对胎儿进行基因检测。晚孕期优先选择胎儿 B 超检查肾脏结构,阴性者

可以通过羊水穿刺术或脐带血穿刺术提取胎儿基因进行确诊。

2. 对于无阳性家族史的孕妇,B 超是其首选的检查方法。如果 B 超显示胎儿多囊肾结构的孕妇,则可以进一步提取胎儿基因利用基因分析找出突变的基因。

(五) 诊断

ADPKD 尚无统一的诊断标准,应根据患儿的家族史、临床表现、实验室检查和影像学改变进行诊断。

1. 临床诊断标准 主要诊断标准:双肾皮髓质分布多个液性囊肿及有明确的常染色体显性遗传家族史;次要诊断标准:多囊肝、肾功能不全、腹部疝、心脏瓣膜异常、胰腺囊肿、颅内动脉瘤和精囊腺囊肿。只要符合主要诊断标准和任意一项次要诊断标准即可临床诊断。

2. 影像学诊断 B 超是首选,准确性高达 96%,可检出直径为 0.5~1cm 的囊肿。超声发现双侧增大的肾脏,合并数个囊肿。如果无 ADPKD 家族史的儿童或青少年在常规超声检查中怀疑 ADPKD,则建议父母进行诊断性超声检查。在超声诊断结果无法确诊或不能进行分子表型检测的情况下,可以考虑 MRI 作为排除疾病的替代选择。MRI 对发现肾脏较小的囊肿更为敏感,可检出直径为 0.3cm 的囊肿。

3. 基因诊断 当超声结果无法确诊而又需要排除 ADPKD 时(如肾脏捐献者是否为非典型 ADPKD 患者、家族史阴性患者需明确诊断以排除其他囊肿性疾病、胚胎植入前遗传学诊断需要、需明确基因型对患者预后或疾病进展速度做出评估),则进行基因诊断这一金标准的检测。可检测约 90% 的 ADPKD 患者的基因突变,剩余 10% 符合 ADPKD 诊断的患者不存在 *PKD1* 和 *PKD2* 突变。由于 *PKD1* 基因大小及假基因存在的问题,主要采用长片段 PCR 联合 NGS 技术进行检测。

(六) 治疗

目前尚无确切疗效的治疗方案,主要治疗措施是控制并发症,延缓疾病进展。

1. 一般治疗 合理饮食及调整生活方式。强调低盐饮食,避免超重,当囊肿较大时,谨慎参加剧烈接触性运动或其他囊肿破裂创伤潜在风险的活动。患者应定期随访。

2. **控制并发症**

（1）疼痛：对于反复出现剧烈疼痛或合并尿路感染的患者可给予止痛治疗，必要时行腹腔镜手术干预。

（2）出血：针对血尿产生的原因，如囊肿增大、高血压、泌尿系感染及尿路结石等积极治疗，卧床休息，常用止血药物作用不大，出血量较大需输血治疗，内科治疗无效者，可慎重考虑手术治疗。

（3）高血压：并发高血压的患儿，及时考虑给予 AECI 或 ARB 进行降压治疗。

（4）囊肿压迫：对于早、中期 ADPKD 患者，可采取传统的囊肿去顶减压术，通过去除囊壁，解除囊肿对周围组织的压迫及减轻肾筋膜的张力，保护剩余正常肾单位，改善肾功能。

（5）感染：尿路感染的患儿应积极地进行抗感染治疗，防止肾功能的恶化，选用具有穿透囊肿的药物，如磺胺类药物。肝脏囊肿在儿童中罕见，如果合并感染，建议手术引流。

（6）脑血管瘤：对于存在脑血管瘤的患儿，尽管发生破裂的风险低，但仍应积极行 MRA 等检查监测病情变化。

（7）终末期肾病（end-stage renal disease，ESRD）：对于发展至终末期肾病的患者，则应考虑透析和肾移植术。ADPKD 患儿长期生存率较高，儿童期发展至 ESRD 的比例低。

临床上随访评估的重点包括血压、蛋白尿及肾脏功能包括肾小球滤过率（GFR）等。儿童患者中建议 5 岁以上或高危个体，至少每 2 年进行一次血压检测，需按照儿童高血压的诊断标准来进行科学判定。

（七）遗传咨询

推荐所有确诊 ADPKD 患者及其直系亲属自愿接受遗传咨询，讨论疾病的遗传方式，家庭成员的患病风险，影像学筛查及基因检测的作用、适应证和结果解读，计划生育和产前、症状前诊断等。ADPKD 遗传是亲代患者自身精子或卵子携带致病基因，形成受精卵，最终发育成人，导致 ADPKD 遗传给子代。基于基因检测技术和辅助生殖技术的进步，现代医学可以先检出 ADPKD 患者家系致病突变基因位点及类型，利用辅助生殖体外受精技术筛查出不带病的胚胎，并将其植入母体内，生育不遗传 ADPKD 的健康下一代，这一方法又称为"第三代"试管婴儿技术或胚胎植入前遗传学检测技术（preimplantation genetic test，PGT）。应用 PGT 阻断 ADPKD 致病基因遗传可降低患儿出生率，值得推荐。但采用该技术来阻断 ADPKD 遗传也受到诸多因素的限制，首先，该方法只能排除家系中明确的致病突变基因遗传，无法避免 PKD 基因自发突变致病，相当于将疾病发生率从 5% 降至 0.01%；其次，尽管现有的基因检测技术快速发展，但仍有约 10% 的 ADPKD 患者及家系无法检出明确致病基因突变，也不能实施 PGT 阻断疾病遗传；最后，患者实施辅助生殖技术的成功率也受很多因素影响。因此，应充分告知患病父母，是否选择利用 PGT 阻断 ADPKD 遗传，由其自行决定。

二、常染色体隐性遗传多囊肾病

（一）概述

常染色体隐性遗传多囊肾病（autosomal recessive polycystic kidney disease，ARPKD），以往也称为婴儿型多囊肾病，是一种隐性遗传疾病，发生率仅为 1∶20 000~1∶50 000，但它是婴儿期常见的一种遗传性囊性疾病。特征为肾集合管囊性扩张和胆管板重塑发育缺陷，双肾多发性液性囊泡，并进行性生长，破坏肾脏的结构和功能，最终导致尿毒症；胆管扩张纤维化可导致不同程度的先天性肝纤维化；胎儿期常合并羊水过少及肺发育不良，预后较差。

（二）病因和发病机制

ARPKD 主要是由多囊肾/多囊肝病变 1 基因（polycystic kidney and hepatic disease 1，PKHD1，OMIM 263200）突变导致。PKHD1 中不同类型的变体如无义突变、错义突变和截短突变，是导致大多数 ARPKD 病例的原因。父母双方均携带突变的 PKHD1 基因，才能使其子女发病。PKHD1 定位于 6p12.3-p12.2，由 67 个外显子组成，编码一个由 4074 个氨基酸组成的单次跨膜受体样蛋白——纤维素蛋白（fibrocystin/polyductin，FPC）。FPC 在肾脏、肝脏、胰腺、消化道、神经管、血液系统、肺脏等组织特异表达，主要定位在极化上皮细胞的初级纤毛上。初级纤毛作为机械传感器，将机械信号转换为化学信号在上皮细胞和内皮细胞间传递。基因突变导致纤毛功能的紊乱触发了囊肿的生成和扩张的生理过程。近期也有研究证实 DZIP1L 基因突变导致 ARPKD 的罕见病例报道。

（三）临床表现

发病年龄不同，临床表现有较大差异。1971年，Blyth 等学者根据患儿的起病年龄、肾脏和肝脏损害程度，将 ARPKD 分为 4 种类型：围产期型、新生儿型、婴幼儿型、青少年型。

1. **围产期型** 肾脏病变最严重，约 90% 集合管受累，临床上以巨肾、严重肾衰竭及呼吸功能受损为特点，约 30% 的患儿存活不超过 1 周。肾功能严重受损，可出现尿量和羊水的减少，并可导致肺发育不良。

2. **新生儿型** 约 60% 集合管扩张，患儿一般在 1 个月内出现临床症状，1 年内死于肾衰竭。巨肾压迫肺部，加重由羊水过少引起的肺发育不全，重度肺发育不全的患儿可并发气胸、肺不张、肺泡表面活性物质缺乏、胎粪吸入、持续胎儿循环和细菌性肺炎等。部分患儿在生后 6 个月，由于肾脏自身的发育，肾小球滤过率可得到一定的改善，肾脏体积可略有减小。

3. **婴幼儿型** 约 25% 集合管受累，患儿出生后 3~6 个月内出现肾衰竭和门静脉高压症，多于儿童期因肾衰竭而死亡。患儿常伴短期的低钠血症，可自行恢复。随时间推移，患儿发生尿液浓缩障碍出现多尿烦渴等。高血压也是常见的严重并发症，并发症还包括慢性肾功能不全、泌尿系统感染和肾钙化等。

4. **青少年型** 约 10% 集合管受累，肾脏损害程度较轻，几乎所有的患者在出生时均伴有胆管的异常，但肝脏病变程度轻重不一，轻者出现无症状的镜检下病理结构异常，严重者出现先天性肝脏纤维化、肝脾大、门静脉系统高压等。这些患者早期并无自觉症状，往往到青少年期甚至成年期因肝脾大及其并发症（胃食管静脉曲张、血小板减少、细菌性胆管炎等）才被诊断。ARPKD 患者的肝损害呈弥漫性改变，但又仅限于门静脉系统，由于肝细胞功能很少受累，所以只有部分患者会出现胆红素或血清转氨酶的轻度升高。

（四）疾病的筛查

目前国内外尚无该病的新生儿基因筛查措施的应用。胎儿期二维超声的影像诊断即可建立 ARPKD 的筛查，尤其是发现双侧肾脏增大，伴弥漫回声增强或皮髓质分界不清的征象强烈提示 ARPKD 的诊断。同时建议无症状的家长进行超声筛查。完善生化检测可发现部分患者存在低钠、胆红素或血清转氨酶的轻度升高。

基因检测有助于筛查出家庭中无症状的患者。PKHD1 基因非常大，随着分子诊断技术的不断进步，具有高通量优势的 NGS 技术曾为基因诊断、鉴别诊断及遗传咨询的有力手段。

（五）诊断

目前尚无 ARPKD 的确诊标准，但 Zerres 等学者提出的诊断标准，经过一定的修改后，已经被广泛应用。具体如下：

1. **具有 ARPKD 的典型 B 超表现** 包括增大的、强回声的、伴皮髓质分界不清的肾脏。

2. **一条或多条以下内容** ①患儿父母>40岁时，B 超未发现肾囊肿；②临床、实验室检查或影像学检查发现肝纤维化的证据；③肝脏病理提示存在特征性胆管板异常；④同一家族的同胞中有通过病理检查确诊的 ARPKD 患者；⑤父母近亲婚配提示为常染色体隐性遗传。

如果患儿未能通过上述诊断标准，又存在高度可疑的情况，可考虑肾脏病理检查。此外，随着 NGS 技术的临床推广应用，PKHD1 的致病突变能够通过 Panel 或 WES 获得准确的分子诊断。因此，在 ADPKD 的诊断中，PKHD1 的基因检测报告可作为重要的辅助检测手段之一。

（六）治疗

ARPKD 目前无特殊治疗，主要是对症治疗，针对新生期、儿童期及成人期制订全面合理的治疗计划。

1. **新生儿期治疗** 一旦胎儿期诊断ARPKD，需要产科、新生儿科及儿科肾脏专科医师共同组成多学科团队制订合理的生产及生后的治疗方案。生产计划中需考虑由于胎儿肾脏过大造成可能的剖宫产。出生后新生儿需进入 ICU 监护，重点评估呼吸系统发育程度，30%~40% 的拟诊 ARPKD 患儿会发生先天性肺发育不良，需呼吸支持。部分轻度肺发育不良的 ARPKD 患儿经过高频通气治疗即成功获救；持续肺动脉高压在部分新生儿中非常突出，可通过生后第一天的早期一氧化氮（NO）治疗而获得逆转；部分呼吸窘迫合并肺动脉高压的危重新生儿病例，可能需要体外膜肺治疗。是否施行透析治疗应由经治医师和患儿家长共同决定。腹膜透析具有较好的生存率。

2. 儿童期治疗　ARPKD 存活的婴儿在生后最初的几个月内肾功能会一过性改善。由于双侧巨大的肾脏对呼吸和喂养的障碍,部分医疗单位会建议单侧肾脏切除来改善呼吸和喂养,但是目前没有充分的数据证据支持肾切除对呼吸或高血压的改善。ARPKD 中高血压的有效控制首选 ACEI 类药物或 ARB 类药物,有助于延缓慢性肾脏疾病(chronic kidney disease,CKD)进展。但是不建议联合应用 ACEI 与 ARB,以免增加副作用。针对可能发生的胆管炎,不建议预防性抗生素或熊去氧胆酸治疗。在肝移植术前需抗生素预防性治疗 6~12 周。脾功能亢进继发的白细胞减少并不增加胆管炎发生的危险,因此脾切除并不常规建议。ARPKD 的患者可能发生血尿或泌尿道感染,需在出血和感染期常规应用抗生素治疗。

3. 移植方案的制订　尽管 ARPKD 的肝病表型轻重不一,仍需多方面充分讨论移植方案,包括肝肾联合移植及肝脏和肾脏序贯移植的方案。现有的报道显示肝肾联合移植的预后优于单独肾脏移植。

一旦胎儿期超声拟诊断 ARPKD,需每 2~3 周随访超声,主要是羊水体积及胎儿肾脏标准测量。ARPKD 中高血压发生率为 33%~75%。新生儿生后 1 个月内即可发生高血压,需密切评估和随访。定期检测全血细胞计数,特别是血小板计数。5 岁龄建议完善门静脉高压的评估,包括超声检查肝脏和脾脏的最大直径,肝内外胆管扩张情况。如果 5 岁龄评估无异常发现,则可考虑以后每 2~3 年随访评估门静脉高压的情况。

(七) 遗传咨询

ARPKD 系常染色体隐性遗传疾病,建议 ADPKD 患者的 1 级亲属进行遗传学咨询。患者家系中兄弟姐妹的表型及病情轻重会差异巨大。腹部超声筛查有助于家系中其他兄弟姐妹的对 *PKD* 的筛查,同时基因检测有助于筛查出家庭中无症状的患者。*PKHD1* 基因非常大,随着分子诊断技术的不断进步,具有高通量优势的二代基因测序技术曾为基因诊断、鉴别诊断及遗传咨询的有力手段。

第三节　巴特综合征

一、概述

巴特综合征(Bartter syndrome,BS)是一种遗传性肾小管疾病,以肾性失盐、低钾血症、代谢性碱中毒、血浆肾素 - 血管紧张素 - 醛固酮活性增高为主要的临床特征,最早可于胎儿期发病,最多见于儿童期。

二、病因和发病机制

BS 是目前公认的一种罕见的遗传性肾小管疾病,患病率约为 1∶1 000 000,该种综合征可能会导致产前和新生儿死亡,1962 年由 Bartter 等首次报道。不同类型的 BS 是由不同基因突变引起的,这些基因编码的转运体和通道参与了髓袢升支粗段的盐的重吸收。髓袢升支粗段中几个参与盐重吸收的转运蛋白的基因突变导致了不同类型的 BS。

Ⅰ 型 BS:由染色体 15q15-21 上的 *SLC12A1*

基因(OMIM 601678)的突变所致,为常染色体隐性遗传。该基因编码 Na-K-2Cl 转运体蛋白 NKCC2,表达于肾小管髓袢升支粗段(thick ascending limb,TAL)的管腔膜上,负责 Na^+、Cl^-、K^+ 的重吸收,并间接影响 Ca^{2+} 及水的重吸收。由于 NKCC2 的功能障碍引起 TAL 对 Na^+、Cl^-、K^+ 和 Ca^{2+} 的重吸收减少并带走大量水所致。

Ⅱ 型 BS:由染色体 11q24 上的 *KCNJ1* 基因(OMIM 241200)突变所致,为常染色体隐性遗传,临床上也归于新生儿型 BS。*KCNJ1* 基因编码电压依赖的 K^+ 通道蛋白 ROMK,该蛋白有 3 种亚型:ROMK1 位于中心集合小管(cortical collecting duct,CCD),可分泌 K^+,受醛固酮的调节;ROMK3 位于 TAL,可将重吸收的 K^+ 转运回小管液中,维持小管液中的 K^+ 浓度,以保证 NKCC2 功能的正常发挥;ROMK2 于 CCD 和 TAL 上均有表达。

Ⅲ 型 BS:由染色体 1p36 的 *CLCNKB* 基因(OMIM 607364)突变引起,为常染色体隐性遗传。

该基因编码 Cl⁻ 通道蛋白 CLC-Kb,主要表达于髓质 TAL 的基底侧、远端小管的管周膜,以及皮质集合小管的 A 型闰细胞上,可将上皮细胞重吸收的 Cl⁻ 转运回血管内。

Ⅳ型 BS:Ⅳa 型 BS 由于染色体 1p31 上的 *BSND* 基因(OMIM 602522)突变,患儿的 TAL 基底膜、髓祥升支细段、耳蜗的血管纹边缘细胞及前庭系统壶腹嵴的暗细胞上缺失了一种 Barttin 蛋白,为常染色体隐性遗传。Ⅳb 型 BS 由于 CLC 基因家族中的 *CLCNKA* 和 *CLCNKB* 分别编码 CLC-Ka 与 CLC-Kb 蛋白,主要表达于肾脏,能将重吸收的 Cl⁻ 转入血管内。Barttin 蛋白是 Cl⁻ 通道 CLC-Ka 和 CLC-Kb 的 β 亚基,参与调节 CLC-K 的稳定性及细胞膜表面定位,对 CLC-K 功能的维持有重要作用。

Ⅴ型 BS:与染色体 3q13 的 *CASR* 基因(OMIM 601198)激活突变有关,为显性遗传。*CASR* 基因编码 CaSR 蛋白,是一种 Ca^{2+} 敏感的 G 蛋白偶联受体,主要表达于甲状旁腺与肾脏。正常情况下,甲状旁腺上 CaSR 的表达与细胞外 Ca^{2+} 的浓度呈负反馈关系,*CASR* 激活突变后引起 CaSR 的表达增加。

三、临床表现

Ⅰ型 BS:此型临床上属于新生儿型 BS,约 90% 的病例在孕 24~30 周即因胎儿多尿引起羊水过多,甚至早产。胎儿生后除了多尿外,还有喂养困难、腹胀、呕吐、低体重、发育迟缓等,甚至严重脱水、抽搐而危及生命,这与患儿体内严重的电解质紊乱和代谢性碱中毒有关。患儿不断丢失盐、水和 H^+,致使胃肠道功能紊乱,继而严重影响机体的代谢和生长,甚至危及生命。尽管 BS 患儿体内有着高 RAAS 活性,但血压往往正常或偏低。

Ⅱ型 BS:Ⅱ型与Ⅰ型 BS 的临床症状相似,这是由于 ROMK 蛋白的缺陷影响了 NKCC2 功能的正常发挥。但 NKCC2 的功能仍有保留,因此Ⅱ型的临床症状较Ⅰ型轻。有学者认为 CCD 上 ROMK 蛋白的缺陷会导致 K^+ 的分泌减少,也可解释Ⅱ型 BS 的低钾血症轻于Ⅰ型。临床上两者较难区分。

Ⅲ型 BS:临床症状轻于Ⅰ型和Ⅱ型,发病年龄也较晚,多于学龄期甚至成年后,但也有 2 岁前

发病的报道;一般无羊水过多或早产,以烦渴、多尿、嗜盐、脱水、手足搐搦为主要表现。这与其电解质丢失较少有关,因为 CLC-Kb 并非 TAL 上唯一的 Cl⁻ 通道。

Ⅳ型 BS:临床上属于新生儿型 BS 伴感音性耳聋,患儿除了上述临床症状外,感音性耳聋为其重要特点。Barttin 的缺陷导致两个 CLC-K 的异常,因此电解质丢失及临床表现较重。母亲孕期即可出现羊水过多,需反复抽吸羊水以避免早产;生长迟缓明显。由于血管纹边缘细胞与内淋巴的生成有关,CLC-K 功能异常可引起内淋巴性质改变,从而导致感音性耳聋。

Ⅴ型 BS:该型又称为 BS 合并常染色体显性遗传性低血钙,患儿临床上表现出类似Ⅱ型 BS 的症状,并伴有低血钙、高尿钙和低甲状旁腺激素血症,患儿出现类似Ⅱ型 BS 的症状。

四、疾病的筛查

目前,国内外尚无该病的新生儿基因筛查措施的应用。由于与其他共转运体的相互作用及不同程度的代偿途径,尚无报道基因型与表型的确切关系,表型鉴定仍然是诊断 BS 的第一步。完善生化检测可见低钾,代谢性碱中毒,尿钾、钠、氯排泄增多,血氯降低,伴或不伴血钠降低等,肾活检可有肾小球球旁器增生、肥大。

基因筛查:Ⅰ型 BS 的染色体 15q15-21 上存在 *SLC12A1* 基因的突变;Ⅱ型 BS 的染色体 11q24 上存在 *KCNJ1* 基因突变;Ⅲ型 BS 的染色体 1p36 上存在 *CLCNKB* 基因突变;Ⅳa 型 BS 的染色体 1p31 上存在 *BSND* 基因突变;Ⅳb 型 BS 染色体 1p36.13 存在 *CLCNKA* 和 *CLCNKB* 突变;一过性 BS 的 X 染色体连锁上存在 *MAGE-D2* 突变;Ⅴ型 BS 的染色体 3q13 上存在 *CASR* 基因突变。

五、诊断

BS 的诊断主要依靠临床表现和生化指标,确诊需要基因。主要表现为:①乏力、麻木等低钾血症临床症状;②肾性低钾;③代谢性碱中毒;④血氯降低,伴或不伴血钠降低;⑤血肾素、血管紧张素、醛固酮增高;⑥血压正常或偏低;⑦血前列腺素水平增高;⑧肾活检有肾小球球旁器增生、肥大。若为变异型 BS 则尚有低镁

血症、低尿钙症的特点,常不伴血前列腺素水平升高。

六、治疗

本病是由基因突变引起的,目前尚无根治方法,但现有的治疗仍可使患儿获得较好的生活质量。

传统的治疗包括补充氯化钾、前列腺素抑制剂和醛固酮拮抗剂(螺内酯),可使低钾血症得到部分缓解。由于患者对大剂量的钾盐往往不能很好地耐受,因此还会使用保钾利尿剂,如螺内酯、依普利酮或阿米洛利,有助于提高血清钾和纠正代谢性碱中毒。低钾血症可能导致醛固酮受体水平降低,血管紧张素转换酶抑制剂可以帮助减少蛋白尿和纠正低钾血症。由于患者可有少尿和脱水的表现,因此在使用时需警惕急性肾损伤的潜在可能,一些研究者建议以小剂量(低于常规剂量低值)并提供足够的液体摄入时使用。如血管紧张素受体阻滞剂可能具有类似的作用,但在 BS 患者中缺乏相关资料。

对 BS 的对症治疗可以极大地改善生长速度和平衡代谢、水电解质的稳定。但对于长期使用前列腺素抑制剂(如吲哚美辛)的患者来说,因可能存在反复甚至严重的胃肠道不适,故需要常规

行内镜检查。COX2 选择性抑制剂如罗非考昔,对胃的副作用相对较小,但心血管事件的高风险限制了这种应用。目前,对于 COX 抑制剂的疗效是否最好,副作用是否少,是否应在学龄期逐步停用还是终生使用问题上仍存在争议。因可能会影响胎儿肾脏的成熟和肾单位的总数,故在产前给予母亲非甾体抗炎药(NSAIDs)对 BS 胎儿进行治疗仍存在争议。

明确 BS 突变基因和蛋白质,可作为未来针对性治疗的靶点。未来的治疗策略应该侧重于可纠正突变蛋白缺陷的药物,但目前仍存在争议。本病的大多患儿预后较好,早期正确的治疗能明显降低病死率、减少后遗症,大多数患儿都可以正常生活,但彻底治愈本病仍是患者和医师的终极目标。

七、遗传咨询

对于明确诊断的患者家系来说,建议完善家系图和家族内相关成员的家系检测,尤其对于 V 型(常染色体显性遗传)的 BS 来说,每代均有可能发病,进行产前遗传咨询尤为重要。因此,对于 BS 患者而言,基因检测不仅是患者本人的确诊,明确 BS 分型,也应成为一种生育指导和产前诊断的方法。

第四节　遗传性肾病综合征

一、概述

遗传性肾病综合征(hereditary nephrotic syndrome)指由于肾小球滤过屏障组成蛋白的编码基因或其他相关基因突变所导致的肾病综合征。

遗传性肾病综合征根据有无家族史分为家族性和散发性;根据发病年龄可分为先天性(生后 3 个月内发病)、婴儿型(生后 4~12 个月发病)、儿童型(儿童期发病)、青少年型及成人型肾病综合征;根据有无其他系统受累分为非系统性(孤立性)和系统性肾病综合征。临床绝大多数表现为激素耐药型 NS(steroid resistant nephrotic syndrome,SRNS),随访 10 年后近 50% 的患儿进展至终末期

肾病(end stage renal disease,ESRD)。另因致病基因的不同,故不同类型的遗传性肾病亦有其自身特点。

二、病因和发病机制

目前有超过 45 个与遗传性肾病综合征有关的基因被克隆、定位。这些基因的编码蛋白大多为肾小球裂孔隔膜蛋白分子(如 *NPSH1*、*NPSH2*、*PLCE1* 等)、足细胞分子骨架蛋白(如 *ACTN4*、*INF2*、*MYO1E* 等)或肾小球基膜结构分子(*LAMB2*、*ITGB4*、*ITGA3* 等);一些突变基因编码是足细胞发育和维持功能所必需的转录因子或蛋白酶(如 *WT1*、*LMX1B*、*SMARCAL1* 等),还有一些基因编码产物为溶酶体(*SCARB2*、*NEU1*)、线粒

体（*COQ2*、*PDSS2*、*MTTL1*）蛋白或 DNA 核小体重组调节子（*SMARCAL1*）。明确这些不同基因突变所致遗传性肾病综合征的新进展有助于根据不同致病基因做出遗传性肾病综合征的诊断，以及进一步的分子分型，从而在临床工作中做出正确诊断和制订有针对性的治疗方案。肾小球毛细血管袢自内而外有 3 层屏障，即有窗孔的肾小球内皮细胞、肾小球基底膜（glomerular basement membrane，GBM）、足突及覆盖于足突裂隙间的裂孔隔膜（slit diaphragm，SD）。由于 GBM 限制了大分子血浆蛋白和带负电荷的蛋白，故对肾小球滤过屏障起重要作用。而后又发现 GBM 的改变及足突与 GBM 的脱开是蛋白尿的原因。但最近几年关于蛋白尿的研究多以足细胞为重点，特别是足细胞裂孔间的 SD 被视为分子屏障中最关键的部分，因此认为 SD 相关蛋白由于编码基因突变造成缺失或功能改变，从而引起 SD 受损是遗传性肾病综合征的主要原因。

三、临床表现

非系统性遗传性肾病综合征在临床上绝大多数表现为 SRNS，随访 10 年后近 50% 的患儿进展至 ESRD。另因致病基因的不同，不同类型的遗传性肾病亦有其自身特点。

四、疾病的筛查

目前尚无针对遗传性肾病综合征的新生儿筛查策略。由于致病基因的不同，各类型肾病综合征临床表现可有较大差异，严重者全身水肿、大量蛋白尿，有些最初临床症状可不明显，有些尿检可见红细胞、白细胞，血红蛋白、肌酐值变化差异较大，部分可有肾外表现。对于早发的肾病综合征患儿，可通过其临床表现、家族史、实验室检查、肾脏病理等指标筛查是否为原发性先天性肾病综合征。根据不同临床特征进行相关基因突变的分析可以进行基因诊断。

五、诊断

有糖皮质激素耐药家族史的 SRNS、疑似系统性 SRNS、对钙调神经磷酸酶抑制剂耐药的 SRNS，以及准备行肾移植的患儿都应进行基因检测，以明确基因诊断。临床中需要综合临床表现、家族史、实验室检查、肾脏病理和基因检测结果等

指标综合分析，以明确是否为遗传性肾病综合征并进行分类分型。

六、治疗

遗传性 SRNS 尚无临床可普遍应用的根治措施，针对临床症状、体征的各种治疗旨在有效控制危险因素，纠正生理和生化异常，保护肾脏，延缓肾功能减退速度。一旦进入 ESRD，则需要肾替代治疗。

1. **一般治疗**　适度休息，避免过度劳累；合理饮食，控制蛋白质和脂肪摄入，显著水肿和严重高血压时限制水、钠摄入；防治感染；避免使用可能损害肾脏的药物。

2. **对症治疗**　控制血压，合理使用降压药；对水肿较严重伴尿少者可配合使用利尿剂。

3. **药物治疗**　肾素 - 血管紧张素 - 醛固酮系统抑制剂：血管紧张素转化酶抑制剂和血管紧张素受体阻滞剂可降低蛋白尿、控制高血压、维持肾功能或延缓肾功能进展，重症患儿可同时加用吲哚美辛。遗传性 NS 患儿大多对糖皮质激素和免疫抑制剂治疗均无反应，因此，国内外主张对于确诊的遗传性 NS 不予激素或免疫抑制剂治疗。*COQ2*、*COQ6* 和 *ADCK4* 基因致病变异可导致辅酶 Q10 缺乏，应用辅酶 Q10 替代治疗可改变疾病进展。

4. **肾切除术**　肾切除已被用作是减少或阻止蛋白尿的治疗选择，但仅用于个别严重病例。双侧肾切除虽然可以完全阻止蛋白尿，使机体蛋白质和脂质恢复正常，但也不可避免地需要腹膜透析等肾替代治疗。

5. **肾移植**　遗传性 SRNS 进展为 ESRD 的风险高，许多患者需要行肾移植。遗传性 SRNS 患者肾移植后 NS 复发风险低，移植肾 5 年存活率 >80%，移植后患儿 5 年生存率 >90%。但也有报道 *NPHS1*、*NPHS2*、*ACTN4* 和 *WT1* 基因致病变异所致的遗传性 SRNS 患者在肾移植后出现了蛋白尿复发。NS 复发的机制还不明确，最常见的解释是抗体的生成和药物不良反应。复发病例应用环磷酰胺、环孢素、利妥昔单抗和血浆置换治疗常可获得一定缓解。

七、遗传咨询

对疑似遗传性肾病综合征的患儿，尤其是有

家族史的患儿,宜完善其家系图谱,评估相关家庭成员的患病风险,并积极行基因检测明确基因诊断和基因遗传方式分析;对于家庭中存在患病风险的胎儿,建议行产前筛查,评估胎儿患病情况,给予妊娠期指导。

（沈　茜）

参考文献

1. SAVIGE J, GREGORY M, GROSS O, et al. Expert guidelines for the management of Alport syndrome and thin basement membrane nephropathy. J Am Soc Nephrol, 2013, 24 (3): 364-375.

2. KASHTAN CE, DING J, GAROSI G, et al. Alport syndrome: a unified classification of genetic disorders of collagen Ⅳ alpha345: a position paper of the Alport Syndrome Classification Working Group. Kidney Int, 2018, 93 (5): 1045-1051.

3. SAVIGE J, ARIANI F, MARI F, et al. Expert consensus guidelines for the genetic diagnosis of Alport syndrome. Pediatr Nephrol, 2019, 34 (7): 1175-1189.

4. LEE JM, NOZU K, CHOI DE, et al. Features of Autosomal Recessive Alport Syndrome: A Systematic Review. J Clin Med, 2019, 8 (2): 178.

5. Alport 综合征诊疗共识专家组 . Alport 综合征诊断和治疗专家推荐意见 . 中华肾脏病杂志 , 2018, 34 (3): 227-231.

6. 朱思齐 , 董科显 , 苗欢欢 , 等 . 常染色体显性多囊肾病的发病机制及治疗 . 国际遗传学杂志 , 2019, 42 (1): 56-62.

7. REDDY BV, CHAPMAN AB. The spectrum of autosomal dominant polycystic kidney disease in children and adolescents. Pediatr Nephrol, 2017, 32 (1): 31-42.

8. 常染色体显性多囊肾病临床实践指南专家委员会 . 中国常染色体显性多囊肾病临床实践指南 . 2 版 . 临床肾脏病杂志 , 2019, 19 (4): 227-235.

9. RASTOGI A, AMEEN KM, AL-BAGHDADI M, et al. Autosomal dominant polycystic kidney disease: updated perspectives. Ther Clin Risk Manag, 2019, 15: 1041-1052.

10. GUAY-WOODFORD LM, BISSLER JJ, BRAUN MC, et al. Consensus expert recommendations for the diagnosis and management of autosomal recessive polycystic kidney disease: report of an international conference. J Pediatr, 2014, 165 (3): 611-617.

11. FULCHIERO R, SEO-MAYER P. Bartter Syndrome and Gitelman Syndrome. Pediatr Clin North Am, 2019, 66 (1): 121-134.

12. SUN M, NING J, XU W, et al. Genetic heterogeneity in patients with Bartter syndrome type 1. Mol Med Rep, 2017, 15 (2): 581-590.

13. 徐虹 , 丁洁 , 易著文 , 等 . 儿童肾脏病学 . 北京 : 人民卫生出版社 , 2018: 154.

14. PAIVA COELHO M, MARTINS E, VILARINHO L. Diagnosis, management, and follow-up of mitochondrial disorders in childhood: a personalized medicine in the new era of genome sequence. Eur J Pediatr, 2019, 178 (1): 21-32.

15. OH J, BECKMANN J, BLOCH J, et al. Stimulation of the calcium-sensing receptor stabilizes the podocyte cytoskeleton, improves cell survival, and reduces toxin-induced glomerulosclerosis. Kidney Int, 2011, 80 (5): 483-492.

16. BÜ SCHER AK, BECK BB, MELK A, et al. Rapid response to cyclosporin A and favorable renal outcome in nongenetic versus genetic steroid-resistant nephrotic syndrome. Clin J Am Soc Nephrol, 2016, 11 (2): 245-253.

17. HINKES B, WIGGINS RC, GBADEGESIN R, et al. Positional cloning uncovers mutations in PLCE1 responsible for a nephrotic syndrome variant that may be reversible. Nat Genet, 2006, 38: 1397.

18. HEERINGASF, CHERNIN G, CHAKI M, et al. COQ6 mutations in human patients produce nephrotic syndrome with sensorineural deafness. J clin Invest, 2011, 121 (5): 2013-2024.

第九章 内分泌系统疾病新生儿基因筛查

内分泌系统主要相对于外分泌腺而言,是神经系统以外的另一重要功能调节系统。可分为两大类:一是在形态结构上独立存在的肉眼可见器官,即内分泌器官,如垂体、甲状腺、甲状旁腺、肾上腺、松果体等;二为分散存在于其他器官组织中的内分泌细胞团,即内分泌组织,如胰腺内的胰岛等。在人体,通过下丘脑-垂体-甲状腺/肾上腺/性腺系统,调控了甲状腺激素、皮质激素、性激素合成和分泌;胰岛则主要参与糖代谢调控;对人类性活动影响较大,如性腺——卵巢和睾丸所分泌的性激素,是人类性活动的物质基础。如果参与腺体发育、激素合成或分解酶、激素受体,以及相关信号通路的基因异常,都可能导致相关内分泌疾病。生化方法检测相关激素和相关中间代谢产物已经用内分泌疾病筛查,如 TSH 和/或甲状腺素(T_4)已广泛用于先天性甲状腺功能减退症的新生儿筛查、17-羟孕酮(17-hydoxy progesterone,17-OHP)已经较广泛用于先天性肾上腺皮质增生的新生儿筛查。然而,无论是 TSH 筛查先天性甲状腺功能减退症,还是 17-OH 筛查先天性肾上腺皮质增生都存在一定缺陷,不仅存在较多假阳性,还可能存在假阴性(如中枢性甲状腺功能减退症、非经典型先天性肾上腺皮质增生)。因此,需要综合考虑新生儿基因筛查等技术,综合筛查可以降低假阴性概率。在此,我们主要就甲状腺功能减退症、先天性肾上腺皮质增生症、青少年起病的成人型糖尿病、先天性高胰岛素血症等进行基因等筛查进行综合分析介绍。

第一节 先天性甲状腺功能减退症

一、概述

先天性甲状腺功能减退症(简称先天性甲减,congenital hypothyroidism,CH)是因宫内甲状腺激素产生不足或其受体缺陷所致的先天性疾病,因甲状腺功能无法满足身体代谢需求,导致生长迟缓和智力低下。随着社会经济发展,先天性甲减新生儿筛查的普及,CH 检测及确诊有增高的趋势,各国报告的 CH 发病率为 1∶2 000~1∶4 000 活产新生儿。

二、病因及发病机制

CH 分为原发性(病因在甲状腺体本身)甲减和继发性(病因在垂体或下丘脑),也叫中枢性甲减,原发性 CH 主要分为甲状腺发育异常(dysgenesis,OMIM 218700)和甲状腺激素合成分泌异常(dyshormonogenesis)两类。甲状腺腺体发育异常分为甲状腺不发育/缺如(agenesis、athyreosis)、异位(ectopy)及甲状腺发育不全(hypoplasia)。占原发性 CH 的 75%~80%,此类

CH 中遗传缺陷致病仅占很小的比例。甲状腺腺体发育正常但甲状腺激素合成障碍占原发性 CH 的 15%~20%,此类缺陷通常是常染色体隐性遗传所致。

甲状腺原基细胞从胚胎期第 3 周开始发育,几周后从原始咽底部迁移到最终的颈前部位置,原基细胞分化形成甲状腺滤泡细胞。碘是合成甲状腺素的营养前体,甲状腺素的分泌由垂体前叶分泌的促甲状腺激素(thyrotropin,TSH)调控,TSH 与甲状腺滤泡细胞上的 TSH 受体结合,刺激甲状腺素的合成和分泌,同时也促进甲状腺本身的发育。当孕 10 周时胎儿甲状腺有浓缩碘功能,12 周左右开始合成 T_3 和 T_4,并且分泌量逐渐升高。胚胎期前 3 个月,NKX2-1、FOXE1、PAX8、HHEX 等基因从最初发育即有表达,而 TSH 受体(TSHR)、甲状腺球蛋白(thyroglobulin,Tg)、钠-碘泵(NIS/SLC5A5)和甲状腺过氧化物酶(TPO)基因在甲状腺滤泡细胞形成时才表达。胎儿下丘脑-垂体-甲状腺轴(H-P-T)在胚胎期 20 周左右形成,足月时功能趋于完善。下丘脑促甲状腺释放激素(TRH)刺激垂体 TSH 释放,血液循环中的甲状腺素抑制 TSH 和 TRH 的释放,形成下丘脑-垂体-甲状腺素轴的负反馈循环,维持甲状腺素的稳态平衡。

CH 多呈散发发病,女性有发病优势,一些基因突变与甲状腺腺体发育异常和甲状腺素合成分泌异常相关。队列研究发现,2% 病例呈家族发病形式,明显高于散发,但不是经典孟德尔遗传方式,系统筛查发现这些家族中病例呈无症状轻度甲状腺发育不良,有低外显率的常染色体显性遗传倾向。甲状腺的胚胎发育也与相邻间质和心脏发育等有关,这些编码基因突变会导致甲状腺发育异常和甲状腺素合成障碍,因此,甲减还包含综合征型甲减,但基因表达有较大差异和不完全的外显率,故目前多数研究认为 CH 是复杂类型的单基因病。

(一)甲状腺发育异常及相关致病基因

甲状腺发育异常主要包括甲状腺缺如、异位及发育不良。约 2% 有家族史提示可能存在甲状腺发育的基因突变,目前研究发现甲状腺发育异常相关基因突变者占本类型患者的 2%~5%,这些基因既与甲状腺发育有关,又与其他器官的发育有关(表 9-1),因此,此类基因突变患儿发生先天性甲减时会同时合并其他缺陷(综合征型甲减)。

表 9-1 与甲状腺发育障碍相关基因

基因名称	OMIM	遗传方式	基因定位	甲状腺	其他发育异常
NKX2-1	610978	AD 基因表达有差异	14q13.3	多样、可变的	呼吸窘迫综合征,亨廷顿病;脑-肺-甲状腺综合征
FOXE1	241850	AR	9q22.33	无甲状腺,严重甲减或甲状腺正常位置	腭裂、后鼻孔闭锁;隐性遗传 AR 班福司-拉扎勒斯综合征 Bamforth-Lazarus 综合征
PAX8	275100	AD	2q14.1	多样、可变的,基因表达有差异	泌尿道缺陷
NKX2-5	225250	AD	5q35.1	甲状腺原位甲减变异	先天性心脏发育缺陷,不是导致 CH 的主要因素
TSHR	275200	AR/AD	14q31.1	无甲状腺,发育不全/正常位置,正常大小和位置	
GLIS3	610199	AR	9p24.2	多样、可变的	多囊肾、进行性肝硬化、骨量减少、新生儿糖尿病、胆汁淤积等
JAG1	601920	AD	20p12.2	发育不良,可变、发育不良表达有差异	心脏缺损、肝脏、骨骼异常;常染色体显性遗传,表达有差异 先天性肝内胆管发育不良征

续表

基因名称	OMIM	遗传方式	基因定位	甲状腺	其他发育异常
TBX	602054	AD	22q11.21	甲状腺位置正常/发育不全,表达有差异	DiGeorge综合征,伴先天性心脏发育异常
NTN1	601614	遗传方式不详		甲状腺异位	关节炎
CDCA8	609977	AR	8:1p34.3	甲状腺异位	未见散发病例

1. **NKX2-1 基因** 编码甲状腺转录因子-1(thyroid transcription factor-1,TTF-1),与胚胎期甲状腺原基分化、移行、滤泡细胞的产生有关,并控制甲状腺相关基因如 *TG*、*TPO*、*TSHR* 和 *SLC5A5* 基因的表达。*NKX2-1* 基因同时在肺泡Ⅱ细胞和支气管内膜表达,控制肺表面活性物质蛋白 A(SP-A)、SP-B 和 SP-C 的合成,决定表面活性物质合成,如基因突变可导致肺表面活性物质严重缺乏,在新生儿期后可发展成间质性肺病;*NKX2-1* 基因在中枢神经系统前脑腹侧及下丘脑区域也有表达,可表现为出生时肌张力减退或舞蹈症等。因此,*NKX2-1* 基因杂合突变导致发生脑-肺-甲状腺综合征(brain-lung-thyroid syndrome)。*NKX2-1* 基因是甲状腺原基上最早决定前质发育的标志物,敲除本基因的胚胎鼠发生甲状腺缺如,说明本基因与甲状腺滤泡细胞发育相关。

2. **FOXE1 基因** 也称为甲状腺转录因子2(TTF-2),转录因子 forkhead 家族成员之一,从胚胎甲状腺原基开始,持续在甲状腺上表达,有调控甲状腺胚芽发育的功能,甲状腺外组织,如胸腺、咽、食管和气管发育后期也有表达,患者除甲减外还有腭裂、后鼻孔闭锁、会厌分叉、毛发刺状等发育障碍。纯合突变表现为 Bamforth-Lazarus 综合征,临床表现以甲状腺未发育为主,合并唇裂、无后鼻孔或腭裂等。

3. **PAX8 基因** 属于转录因子 *PAX* 族成员之一,与 *NKX2-1* 同为甲状腺胚胎原基上最早的标志物,发育和表达甲状腺特定基因。*NKX2-1* 与 *PAX8* 两者协同成为 TG 激活剂,与 TPO 和 TG 启动子绑定,起到了维持甲状腺不同细胞的功能的核心作用。刺激甲状腺生长,使胚胎干细胞转化为甲状腺细胞。*PAX8* 基因与 *FOXE1* 和 *HHEX1* 基因联合作用促进甲状腺滤泡细胞发育,影响 *SLC5A5* 的表达,使部分碘转运障碍,导致甲状腺激素合成障碍。*PAX8* 基因遗传方式为常染色体显性遗传不完全外显和表达有差异。在受累个体中临床症状体征有较大差异,甲状腺功能从基本正常到严重甲减,腺体形态从正常大小到无甲状腺都有发现。该基因除了在胚胎期甲状腺上表达外,还在耳、中枢神经系统、肾、输尿管、生殖道发育上表达,可出现相关的发育异常。*PAX8* 突变基因筛查对减少 TSH 筛查漏筛有一定意义。

4. **TSHR 基因** 基因编码 TSH 受体,表达在甲状腺滤泡细胞的基底外侧膜表面,*TSHR* 基因启动甲状腺生长、分化,且能激活甲状腺功能。复合杂合突变或纯合突变者,表型从甲状腺发育不全、缺如的严重型到轻度 TSH 升高均有。少数病例单基因遗传仅产生轻度 TSH 升高。故遗传方式隐性、显性均有。发生甲状腺素抵抗的病例,目前认为可能是 TSH 受体基因发生了突变。

5. **NKX2-5 基因** 在心脏发育中起重要作用,该基因突变与先天性心脏病相关,突变者出现心脏结构发育异常及中、重度 CH。CH 的先天性心脏病发生率高于普通人群心脏病发病率。

6. **可影响甲状腺发育的其他少见遗传变异**

(1)*BOREALIN*(*CDCA8*)基因编码非酶亚单位,为有丝分裂和胞质分裂的控制因子,参与干细胞的附着和移行,表达在胚胎甲状腺细胞发育和定位。

(2)*TBX1* 基因是编码控制甲状腺发育的转录因子。定位于染色体 22q11.21,半合子缺失与颅面发育障碍或迪格奥尔格综合征(DiGeorge 综合征)相关,迪格奥尔格综合征是复合发育障碍包括心脏流出道异常、轻度面部畸形、咽腭异常、黏膜下腭裂、胸腺和甲状旁腺发育不良或不发育,又称为 *TBX1*22q11.2 缺失综合征。

(3)*GLIS3* 基因编码抑制或活化转录的核蛋白,在胚胎早期的胰腺、甲状腺、眼、肝和肾上表达,基因突变者可有胎儿生长受限、先天性甲减、面部畸形、先天性青光眼、肝纤维化和多囊肾等,隐性遗传综合征,纯合突变表现为甲减和糖尿病婴儿。

(4)*JAG1*基因编码Jassed1蛋白,在器官发育过程中控制细胞分化,尤其是前肠衍生的内分泌组织。*JAG1*基因突变与先天性肝内胆管发育不良征相关,常染色体显性遗传,特征是肝内胆汁淤积,心脏、眼和椎骨异常,伴特征性面容。先天性肝内胆管发育不良征1型的患者非自身免疫性甲减的风险加大,杂合*JAG1*突变是甲状腺发育不良的新病因。

(二)甲状腺素合成分泌障碍及相关致病基因

患者甲状腺的位置及结构正常,因甲状腺滤泡细胞内甲状腺素合成步骤中断导致甲状腺素分泌不足,血甲状腺激素降低,刺激垂体TSH分泌增加,持续对甲状腺刺激,引起腺体增生肿大。患者表现为不同程度的甲减,低或正常T_4,TSH增高。一般来说,除了TG合成缺陷类型者TG降低,其余TG均增高,甲状腺影像学检查如超声、^{123}I或^{99}Tc放射性核素扫描可以区别激素合成障碍和腺体发育不良。钠碘泵缺陷者放射碘摄入减低或无摄入,因此超声与放射性核素扫描相结合非常重要。扫描后用高氯酸盐可确定碘有机

化缺陷,高氯酸盐阻断了钠-碘泵,导致有机化缺陷病例中未结合^{123}I的释放,甲状腺功能正常者释放不足10%,释放>90%说明存在总碘有机化缺陷(total iodide organification defect,TIOD),而释放10%~90%之间为部分有机化缺陷(partial iodide organification defect,PIOD),存在*TPO*、*SLC26A4*、*DUOX2*、*DUOXA2*基因缺陷可导致未结合^{123}I释放异常,*NIS*、*IYD*和*TG*基因缺陷不影响未结合^{123}I释放,因此释放正常。相对于甲状腺发育不良多散发发病,大部分激素分泌障碍是以常染色体隐性方式遗传,少部分是常染色体显性遗传。另外,两者差别是激素分泌障碍甲减遗传缺陷的表达即外显有差异,缺乏基因型与表型的相关性,提示可能还有其他遗传因素或环境因素影响,如多种遗传因素影响或食物碘摄入差异的影响因素。碘摄入增加会导致某型甲状腺激素分泌障碍(*SLC26A4*、*DUOX2*、*DUOXA2*、*IYD*和部分*SLC5A5*)。分泌障碍可以单发或以综合征形式发病。以往文献报道激素合成障碍所致CH占15%~20%,近年发现此类病因的病例有上升趋势,有文献报道发病者占CH的30%~40%。

单基因引发甲状腺素分泌障碍(见表9-2):

表9-2 与甲状腺激素合成及分泌障碍相关基因

基因名称	OMIM	遗传方式	基因定位	编码蛋白	临床表型
TG	274700	AR	8q24.22	甲状腺球蛋白	TG↓,摄碘率↑,碘代谢正常,程度不等甲减,甲状腺正常或肿大
TPO	274500	AR	2p25.3	甲状腺过氧化酶	TG↑,摄碘率↑,腺体正常或肿大,甲减,碘有机化缺陷
SLC5A5(*NIS*)	274400	AR	19p13.11	钠-碘泵	TG↑,碘摄入↓,程度不等的甲减和甲状腺肿大
DUOX2	607200	AD/AR	15q21.1	双氧化酶	TG↑,摄碘率↑,部分或完全碘有机化缺陷,腺体正常或肿大,异常排碘。程度不等的暂时或永久甲减
IYD/DEHAL	274800	AR	6q25.1	脱卤素酶	TG↑,摄碘率↑,血、尿中碘化酪氨酸增高,尿碘丢失,缺碘性甲状腺肿大,程度不等甲减
SLC26A4/PDS	274600	AR	7q22.3	Pendrin负离子转运体	TG↑,摄碘率↑,部分碘有机化障碍,轻-中度甲减,甲状腺肿大或正常,位置正常。彭德莱综合征:感音性耳聋,导水管扩大、碱中毒倾向等
DUOXA2	274900	AR	15q21.1	双氧化酶相关蛋白,促进内质网上双氧化酶	TG↑,摄碘率↑,部分或完全碘有机化缺陷,腺体正常或肿大,位置正常异常排碘
GNAS	103580	AD印记基因,母系遗传	20q13.32	刺激鸟嘌呤核结合蛋白的α亚单位(G蛋白α亚基)	TG正常,摄碘率↓,部分TSH抵抗,轻度甲减腺体大小及位置正常,正常代谢率。假性甲状旁腺减退症(PHP,多种激素抵抗)

1. **甲状腺球蛋白（TG）基因** *TG* 基因仅在甲状腺上表达，控制甲状腺滤泡细胞合成 TG，用于合成、储存甲状腺素，此过程受转录因子 *NKX2-1*、*FOXE1*、*PAX8* 调控。*TG* 缺陷属常染色体隐性遗传，可发生轻至重度的甲减，伴甲状腺肿大，有较大的临床异质性，可表现为单纯甲状腺肿，也有严重甲状腺肿大合并严重甲状腺功能减退。放射性核素扫描碘摄入率增高而高氯酸盐的释放率正常。发生率约为 1:100 000。

2. **TPO 基因** 位于甲状腺滤泡细胞的顶膜上，编码的酶作用于酪氨酸碘化过程。TPO 缺陷导致激素分泌障碍性永久甲减。发病率约为 1:66 000 是常染色体隐性遗传。严重甲状腺功能减退、甲状腺肿大伴 TG 水平升高，放射核素摄入率和高氯酸盐释放率增高，说明碘有机化障碍，碘有机化障碍最常出现的是 *TIOD*、*TPO* 基因缺陷，*DUOX2* 基因其次。*PIOD* 要考虑其他原因，如 *DUOX2*、*DUOXA* 和 *2SLC26A4* 突变。

3. **SLC5A5（原名 NIS）基因编码** 钠碘泵是位于甲状腺细胞底膜上的糖蛋白，其功能是将碘从血液摄入到甲状腺细胞内。因 *SLC5A5* 基因缺陷导致碘摄入不足，因而甲状腺素合成的底物不足发生甲减。临床表现为甲状腺肿大，甲减程度轻重不一，放射性核素扫描碘摄入减少或无摄入，甲状腺位置正常，腺体肿大，血 TG 升高，唾液中放射碘浓度减低，唾液碘与血浆碘之比减低。碘化钾治疗有效判断其存在碘运输障碍。属常染色体隐性遗传。临床表型多变，包括无甲状腺肿大和甲状腺功能正常。临床异质性的原因尚不完全清楚，可能与碘摄入差异有关。基因型与表型相关性研究显示 NIS 缺乏患者新生儿筛查 TSH 可能正常而出现假阴性结果，在婴儿或儿童期发展为甲减。基因筛查可能对本型有一定意义。

4. **DUOX1 和 DUOX2 基因编码** 甲状腺双氧化酶 1 和甲状腺双氧化酶 2，属还原型辅酶 Ⅱ（reduced nicotinamide adenine dinucleotide phosphate，NADPH）类，在甲状腺滤泡细胞顶膜上产生甲状腺过氧化氢。*DUOX1* 和 *DUOX2* 基因定位在 15q15.3，双向转录。*DUOX2* 在甲状腺上较 *DUOX1* 有更高的表达，是控制因子。目前发现甲减和亚临床甲减患者中 *DUOX2* 突变率高达 29%，*DUOX2* 基因突变是导致激素分泌障碍型甲减的常见原因。大部分单或双等位基因致病突变

与亚临床甲减和暂时性甲减相关，三个或更多致病突变可发生永久性甲减，说明多致病突变共存导致疾病严重状态。*DUOX2* 突变也出现在甲状腺发育不良患者上，说明 *DUOX2* 基因对甲状腺发育不良也有作用。*DUOX1* 可对 *DUOX2* 突变产生代偿，会导致 *DUOX2* 突变表型差异。日本 *DUOX2* 缺陷发生暂时性甲减病例发病率较高被认为是从食物中摄入较高的碘代偿了 *DUOX2* 的功能缺陷。

5. **IYD（DEHAL1）基因编码** 碘化酪氨酸脱碘酶（iodotyrosine deiodinase，IYD）也叫碘化酪氨酸脱卤素酶 1（iodotyrosine dehalogenase1，DEHAL1），其功能是将单碘酪氨酸和二碘酪氨酸降解成为碘和酪氨酸，碘再循环用于合成甲状腺素。*IYD* 基因主要在甲状腺表达，但在肝肾也有表达。*IYD* 缺乏导致血碘化酪氨酸（单碘和二碘）增高，从尿排泄增加，进而尿碘丢失，出现碘缺乏甲减和甲状腺肿大。*IYD* 突变导致甲减为常染色体隐性遗传，发病率罕见。所有的患者都表现为甲减、甲状腺肿大，伴血、尿高碘化酪氨酸，IYD 酶活性明显下降。发病年龄有很大差异，从数月至 8 岁均有，新生儿筛查可正常，因而导致漏筛。这种遗传甲减可被认为是一种发生在儿童 / 青春期或以后的非自身免疫性甲状腺肿大。*IYD* 基因筛查可能对早期诊断有一定意义。

6. **SLC26A4 基因编码蛋白** 定位于甲状腺滤泡细胞的顶膜，将滤泡细胞内的碘进行氧化，该基因突变与感音性耳聋相关，即彭德莱综合征（Pendred syndrome，PDS），为常染色体隐性遗传，特征为感音性耳聋、甲状腺肿大、部分碘有机化障碍导致甲状腺功能减退。患者在婴儿期或儿童期后听力丧失，听力障碍与内耳发育异常有关，MRI 和 CT 等影像学检查可发现前庭水管扩大，甲状腺肿大和甲减的进展与碘摄入有关，通常发生在儿童和青春期后。因此患者新生儿筛查时可能正常而漏筛甲减。PDS 的发生率为 7.5:100 000~10:100 000，占所有遗传性耳聋的 10%，此基因约有 200 种突变，大部分患者是纯合突变，但也有复合杂合突变。基因筛查可能对本病有一定意义，有助于减少漏筛。

7. **单基因缺陷导致的甲状腺激素分泌障碍综合征** *GNAS* 基因编码激活 G 蛋白的 a 亚基（Gas），Gas 是 cAMP 信号通路的关键控制因

子,Gas 控制腺苷酰环化酶激活 TSH 受体和类似的糖蛋白激素(LH、FSH 和 hCG)受体,Gas 使 CAMP 升高刺激甲状腺激素的合成和分泌。

奥尔布赖特遗传性骨营养不良(Albright's hereditary osteodystrophy,AHO)特征是身材矮小、糖尿病、圆脸、皮下骨化和短指。1988 年发现在对 PTH 和 TSH 抵抗方面 AHO 与 GNAS 基因突变存在相关性。有四种假性甲状旁腺功能减退症(pseudohypoparathyroidism,PHP)。

(1)PHP1a(AHO 表型 + 对 PTH、TSH、GnRH、LH、FSH 等激素抵抗)。

(2)PHP1b(只有对 PTH、TSH、GnRH、LH、FSH 等激素抵抗)。

(3)PHP/AHO(只有 AHO 表型)。

(4)进行性骨发育异常(progressive osseous heteroplasia,POH)。

主要的激素抵抗分子检测方式分别是母亲 GNAS 基因编码区 PHP1a 功能丢失突变和 GNAS 基因 PHP1b 缺失。另外,印记 PHP1a 缺失或部分单亲二体(PHP1b)可能是原因之一。GNAS 基因部分编码区 LOF 突变导致假的 PHP/AHO。PHP1a 型甲减表现为从亚临床型到临床型重度甲减,PHP1a 和 PHP1b 严重性差异在出生时就可反映出来。甲减是早期线索,其中 PHP1a 占 30%。

(三) 其他可能导致甲减的基因

1. **HOXA3 基因** 基因突变可影响第三、第四咽弓发育,包括甲状腺发育不良。

2. **HHEX 基因** 通过影响转录因子而影响发育,鼠胚胎早期本基因表达在甲状腺,影响甲状腺发育。

3. **SHH 基因** 胚胎发育关键因子,缺失者甲状腺发育不良。

4. **TPST2 基因** 酪氨酸蛋白硫酸盐酸化酶 2,TSH 受体酪氨酸硫酸盐化是 TSH 受体信号传递的关键,硫酸化缺陷出现甲减临床表现。

5. **FGF8 基因** 影响胚胎发育可导致甲状腺发育不良。

6. **NTN1 基因** NTN1 缺失影响细胞移行,导致甲状腺发育不良、先天性心脏病等。

7. **ANO1 基因表达** 在甲状腺滤泡细胞顶膜的活化钙通道,基因缺陷导致碘进入滤泡膜有机化缺陷。

(四) 其他遗传机制

尽管双基因或少基因突变作为甲减附加的病因解释,但大部分甲状腺发育不良病例和腺体发育正常的甲减,仍无法用遗传解释。两个其他遗传机制:三核苷酸重复编码多 A 道扩大及染色体微缺失或微重复,即拷贝数变异。

由于 21 号染色体三体引发的唐氏综合征和在染色体 7q11.23 存在 1.5~1.8Mb 杂合微缺失形成的威廉综合征,都可发生先天性甲减。唐氏综合征合并轻微的原发甲减,可能是由于 21 号染色体 DYRK1A 基因过度表达,引起的甲状腺发育不良,也可能是 21-三体影响染色质功能,对表达在 21 号染色体以外其他染色体上基因失去控制;大部分威廉综合征患者的甲状腺偏小,这两个综合征会给寻找甲状腺发育不良遗传学的原因提供线索。

(五) 中枢性甲减

1. **TSHβ 基因** 导致新生儿期 TSH 严重降低,表现典型的甲减临床症状及垂体增生,血泌乳素正常。为常染色体隐性遗传。

2. **TRHR 基因** 导致促甲状腺释放激素(thyrotropin-releasing hormone,TRH)缺乏。为常染色体隐性遗传,男性病例可表现儿童期生长迟缓及超重,女性患者黄疸消退延迟。

3. **免疫球蛋白超家族成员 1 基因**(immunoglobu lin superfamily member 1,IGSF1)**基因** X 连锁中枢性甲减综合征,临床表现轻到中度甲减,伴多种垂体激素缺乏,男性易受累,睾丸异常发育,成年巨睾症。可有青春期延迟、低泌乳素血症和严重的生长激素缺乏。女性携带者也可表现为中枢性甲减。TSH 正常,TSH 对 TRH 反应迟钝。

4. **TBL1X 基因** X 连锁中枢性甲减,转导素样蛋白 1(transducin-like protein1,TBL1X)是 TH 受体复合物被抑制的核受体的重要亚基。男性患者,甲状腺功能减退,可有听力障碍,血 TSH 水平正常,对 TRH 刺激反应正常。

5. **IRS4 基因** X 连锁轻度中枢性甲减,男性患者表现轻度甲减,TSH 水平正常,对 TRH 的反应减弱。

6. **PIT-1 和 PROP-1 基因** 导致 TSH 减低。

三、临床特点

在胎儿甲状腺发育及功能成熟之前,母体的

甲状腺素通过胎盘进入胎儿体内,对胎儿发育起到保护作用,到孕晚期,仍有少量母体甲状腺素进入胎儿体内直到出生,即使胎儿甲状腺缺如,出生时婴儿血清中仍可检测到甲状腺素。因此,典型甲减临床症状出现较晚。

母孕及分娩期可有胎动减少、胎儿心率偏低、呈过期产、巨大儿等。大部 CH 患儿新生儿期无典型症状,即使是甲状腺发育不全患儿,因母体的甲状腺素通过胎盘对胎儿有保护作用,也延缓了新生儿典型症状的出现;有部分甲状腺功能的患儿症状可能迟至数月、数年后才出现。

典型 CH 者新生儿期或婴儿期可能表现为嗜睡、少动、少哭、喂养困难、哭声嘶哑、眼睑水肿、体温过低、皮肤花纹状、腹胀、脐疝、便秘、黄疸消退延迟、肌张力低、反射减弱等临床表现,由于呼吸道黏液水肿导致鼻塞、呼吸困难;心动过缓、低血压伴脉压小。皮肤黄疸以间接高胆红素增高为主,贫血。随着新生儿筛查的开展,先天性甲减一经确诊立即开始治疗,因此多数患儿并未出现典型临床表现。

如未获得及时诊治,婴幼儿期及儿童期可表现为智力低下和体格发育落后,身材矮小等典型的症状体征。出现眼距宽、鼻梁塌,唇厚舌大、面色苍黄、眼睑肿胀等特殊面容特征,反应迟钝、皮肤粗糙,头发干枯,脐疝、腹胀、便秘等。

未经治疗或治疗不规范儿童导致假性性早熟,如睾丸增大和乳房早发育,这是由于 TSH 对卵泡刺激素受体有交叉反应,但是缺乏生长加速和骨成熟。

四、新生儿筛查

CH 患儿临床症状多为非特异性,依赖临床症状难以早期诊断。对新生儿出生后进行群体 CH 筛查,通过实验室检测可发现患儿在典型临床症状出现前血液特征性改变,得以早期诊断并实施有效治疗,是预防本病导致发育障碍的有效手段。

(一) 生化筛查

新生儿出生因应激反应出现 TSH 短暂升高,正常情况下 1~2 天降至正常。而 CH 患者出生后因甲状腺素分泌不足,刺激下丘脑和垂体分泌 TSH 增加,导致血 TSH 浓度持续增高。TSH 和 FT_4 呈负对数线性关系,血清 FT_4 微小的减少会引起 TSH 代偿性的大幅度增高,因此,血清 TSH 是检测原发性甲状腺功能减退症最敏感的指标。新生儿在出生后通过检测 TSH 可以早期发现甲状腺功能减退症患者,即为先天性甲状腺功能减退症的新生儿筛查。

有产科及新生儿科的医疗机构,新生儿出生后 72 小时后至 7 天内采集足底血制成滤纸干血斑标本,递送到新生儿疾病筛查中心实验室,检测干血斑内 TSH 浓度,如 TSH 浓度增高,立即召回患儿进行复查确诊,如复查 TSH 增高、FT_4 减低,则确诊为先天性甲减,立即给予左甲状腺素替代治疗。

该方法只能筛查出原发性甲减及高 TSH 血症,无法筛查 TSH 不升高的中枢性甲减(继发性甲减)。早产儿和低出生体重儿由于下丘脑 - 垂体 - 甲状腺轴发育不成熟,甲减发病率高。资料显示出生体重低于 1 500g 的极低出生体重儿 CH 的发生率接近 1:400,但因 TSH 延迟升高,新生儿筛查对部分早产儿 TSH 延迟升高者和中枢性甲减者会出现假阴性。有些 CH 患儿如危重新生儿、接受过输血等治疗及碘摄入及有机化障碍等延迟发病类型甲减患儿,TSH 延迟升高,约 5% 的先天性甲减无法通过生化筛查的方法检出。

因此,即使新生儿筛查正常也不能排除甲减,低出生体重儿和极低出生体重儿建议 2 周时重复筛查检验。

(二) 基因筛查

1. 先天性甲减基因突变的特点 用 NGS 测序方法对 CH 患者进行的候选基因队列研究发现,超过半数的 CH 患者有遗传物质改变,动物鼠甲减模型发现甲减患者发生多个基因突变的比例远超单一基因突变的发生比例。CH 候选基因突变在普通人群中也有发生,但发生率非常低,因此,推测致病基因突变单独表达对甲状腺功能产生的影响非常小,但是小的、甚至作用在不同水平(甲状腺形态发育或激素合成)等位基因致病突变的组合就能导致婴儿出生患有 CH。无论是否有甲状腺病家族史,CH 的发病机制可能是由于多个产生微小功能损害的少见等位基因突变的总和所致,而不是一个基因突变对应一个临床表型;推测寡基因是 CH 遗传学病因。

据此可解释甲减多为散发发病、遗传方式复杂、相同基因突变的表达和外显有较大差异等特点。

CH 主要分为甲状腺发育异常及甲状腺激素合成分泌异常两类，甲状腺发育异常的发生常与以下 5 个基因的突变相关，分别为 *TSHR*、*PAX8*、*NKX2-1*、*FOXE1* 及 *NKX2-5* 基因；甲状腺激素合成分泌障碍可发生在激素合成的每一步，最少与以下 7 个基因突变相关，包括碘运输 *SLC5A5* 基因缺陷，碘合成障碍 *TPO*、*DUOX2*、*DUOXA2*、*SLC26A4*、*TG* 及 *IDY/DEHAL1* 基因缺陷。研究发现，还有其他更少见的遗传变异，也影响甲状腺发育及功能情况。

建议每一个甲减患儿都应进行遗传咨询，分析其可能的遗传方式及再发风险等。

2. **甲减基因筛查的可行性**　随着快速外显子测序技术的研究应用，与基因突变相关的 CH 发生率越来越高，包括甲状腺发育不良和甲状腺素分泌障碍导致的 CH，说明基因检测技术对 CH 的发病原因及诊断分型等有一定临床意义，因此，甲减基因突变分析及基因筛查对本病早诊断有进一步探讨的必要。

PAX8、*FOXE1*、*NKX2-1*、*NKX2-5* 和 *TSHR* 等基因突变在甲状腺发育不良类甲减病例中，单一基因突变发生率为 0.6%~6%，而甲状腺分泌障碍患儿有纯合或复合杂合突变率为 39%~49%，其中 *DUOX2* 或 *TG* 基因发生突变多见。加上双等位基因单基因突变，三基因、二基因突变等因素，甲减与基因突变相关率上升至 60%。

因影响甲状腺发育及分泌功能的相关基因数量较多，用高通量测序技术对可能影响甲减发育或影响甲状腺功能的多个基因组成目标基因组进行测序分析，可以快速判断甲减是否有遗传因素，临床诊疗有此需求、实验室检测也是可能的。

3. **建议进行基因筛查的 CH 患儿及高危儿**　有先天性甲减家族史；早产儿极低出生体重儿；重症监护室正在治疗的新生儿合并 CH；特殊类型的甲减，新生儿筛查可出现假阴性。

采用基因筛查可避免因生理、病理条件限制出现假阴性，提高甲减筛查阳性率。

4. **建议进行甲减基因筛查的相关基因**　见表 9-3。

表 9-3　进行甲减基因筛查的基因组合表（建议）

影响甲状腺体发育	影响激素代谢	其他基因
NKX2-1	*TG*	*AHO*
FOXE1	*TPO*	*HOXA3*
PAX8	*SLC5A5（NIS）*	*HHEX*
NKX2-5	*DUOX2*	*SHH*
TSHR	*IYD/DEHAL*	*TPST2*
GLIS3	*SLC26A4/PDS*	*FGF8*
JAG1	*DUOXA2*	*NTN1*
TBX	*GNAS*	*ANO1*
NTN1		
CDCA8		

5. **甲减基因筛查的临床意义及结果解读**　根据 CH 发生的相关基因突变等遗传变异，采用 NGS 技术进行 WES、WGS 或已知 Panel 测序，测序阳性者进行 Sanger 测序验证及家系分析，目的是：①明确导致 CH 的基因名称、突变位点、突变类型及判断此 CH 患者的遗传方式等，据此判断为遗传因素导致 CH，根据基因缺陷类型制定订个性化的治疗方案，如根据左甲状腺素补充治疗的剂量、耐受性、受体敏感性等差异，进行个性化治疗。有 *TPO*、*TG* 基因缺陷患者需制订个性化甲状腺素治疗方案和随访方案，使 TSH 浓度控制在正常范围的下限，目的是有效避免腺体肿大。基因分析可找出轻度 TSH 抵抗患者，因甲状腺素治疗对其可能不敏感；一些综合征型甲减注意甲状腺外器官功能情况，及早发现其他器官的异常，给予必要的治疗随访，如 *NKX2-1* 基因突变携带者有危及生命的呼吸系统疾病的风险，应进行呼吸系统疾病的预防及干预，一些综合征可出现轻度的甲状腺功能异常及其他畸形，其中阿拉吉尔综合征 1 型（Alagille syndrome type 1，ALGS）、歌舞伎面谱综合征或威廉姆斯综合征表现为心脏或主动脉血管异常、程度不等的甲状腺功能异常及表达率和外显率差异很大的基因缺陷。②评估 CH 患儿父母再生育的 CH 再发风险，部分碘代谢缺陷者可进行预防。③有些晚发型甲减类型，因其新生儿筛查 TSH 检测正常而漏筛，通过 CH 基因筛查可以预测其在生长发育阶段发病，及早采取干预措施。部分高危新生儿在进行生化检测 TSH

筛查的同时进行基因筛查,作为新生儿 TSH 生化检测筛查阴性的补充,避免迟发性 CH 漏诊。

五、诊断及治疗

(一) 诊断

血 TSH 增高,FT₄ 降低,诊断甲状腺功能减退症;血 TSH 减低或正常,FT₄ 降低,诊断为中枢性甲状腺功能减退症或低甲状腺素血症;血 TSH 增高,FT₄ 正常,诊断为高 TSH 血症或亚临床性甲减;暂时性甲减,指甲状腺素暂时缺乏,通常数月后甲状腺素水平达正常。暂时性低甲状腺素血症是指由于其他疾病所致 T₄ 缺乏、TSH 不升高,甲状腺素水平可恢复正常,常见于早产儿。

(二) 治疗

甲减一经确诊,立即治疗,治疗的目标是使血清 TSH 正常和 FT₄ 在正常范围的上限,以避免对患儿脑发育的损害。

首选左旋甲状腺素(L-T₄)治疗,新生儿筛查确诊者,初始治疗剂量为 $10\sim15\mu g/(kg\cdot d)$,剂量选择参考确诊时 TSH 水平,每日一次口服,治疗后 2 周检查甲状腺功能,最好 FT₄ 在 2 周内,TSH 在治疗后 4 周达到正常。对于伴有严重先天性心脏病的患儿,初始治疗剂量应减少。治疗 2 周后复查,根据血 FT₄、TSH 水平调整治疗剂量。治疗的目的是保证生长和发育正常,因此理想目标是维持 FT₄ 在正常范围上限内,而 TSH 为 0.5~2.0mU/L。在随后的随访中,甲状腺激素维持量需个体化,随 FT₄、TSH 值调整,婴儿期一般为 $5\sim10\mu g/(kg\cdot d)$,1~5 岁为 $5\sim6\mu g/(kg\cdot d)$,5~12 岁为 $4\sim4.5\mu g/(kg\cdot d)$。

当患儿身高停止线性增长时,左旋甲状腺素的需要量就相对稳定。

患儿一般治疗数周后食欲好转、腹胀消失、活动增多,心率维持在正常范围。药物过量患儿可导致颅缝早闭和甲状腺功能亢进的临床表现,如烦躁、多汗等,需及时减量。

每次调整剂量后 1 个月复查。1 岁内每 2~3 个月复查 1 次,1 岁以上每 3~4 个月复查一次,3 岁以上 6 个月复查一次。复查时应进行体格检查和发育评估,在 1 岁、3 岁、6 岁分别进行智力发育评估。

六、遗传咨询

育龄妇女孕前及孕期进行甲状腺功能相关检查及遗传咨询,如孕母自身患有甲减或代偿性甲减,需要甲状腺素补充治疗,以免影响胎儿宫内发育。孕母患甲亢等,孕期抗甲状腺抗体增高及服用抗甲状腺药物,需注意对胎儿甲状腺功能的抑制,出生后应及时检查新生儿甲状腺功能及抗甲状腺抗体浓度,有些可致新生儿暂时性甲减。孕期碘营养异常等因素可导致新生儿甲状腺功能异常。

产前筛查发现其他发育异常情况,注意合并甲减的发育异常综合征的发生,必要时进行产前诊断及基因分析。因甲状腺功能减退症有遗传因素或基因缺陷者仅占一定比例,且出生后经新生儿筛查诊断后治疗,生长发育接近正常同龄儿童,因此推荐常规进行产前胎儿基因诊断。

第二节　先天性肾上腺皮质增生症

一、概述

先天性肾上腺皮质增生症(congenital adrenal hyperplasia,CAH)由于肾上腺皮质激素生物合成过程中所必需的酶缺陷,引起肾上腺皮质激素合成部分或完全障碍,经负反馈作用,导致肾上腺皮质增生、雄激素分泌过多,出现不同程度的肾上腺皮质功能减退和雄激素过多综合征。常表现为低血钠、高血钾、高血压、女性男性化和男性性早

熟等。是一组先天性常染色体隐性遗传性疾病,其中 90% 以上的患者是因 CPY21A2 基因突变导致的 21-羟化酶缺乏所致。基因型与表型高度相关。开展新生儿筛查后本病的全球发病率约为 1:15 000,有高度地区差异。有些国家和地区如埃及、土耳其、东部欧洲等,本病发生率高达 1:7 700 以上。

先天性肾上腺皮质增生症根据酶缺陷(基因缺陷)的种类分为:21-羟化酶(P450c21)缺

陷（基因 *CYP21A2*，OMIM 201910）、11β- 羟化酶（P450c11）缺陷（基因 *CYP11B1*，OMIM 202010）、17α- 羟化酶缺陷 /17,20- 裂解酶缺陷（P450c17）（基因 *CYP17A1*，OMIM 202110）、3β- 羟类固醇脱氢酶（3βHSD）缺陷（基因 *HSD3B2*，OMIM 201810）、先天性类脂类肾上腺皮质增生症（*StAR*，OMIM 201710）、细胞色素 P450 氧化还原酶（*POR*，OMIM 613571）缺乏症（*P450* oxidoreductase deficiency，*PORD*），胆固醇侧链裂解酶（P450scc）缺陷（基因 *CYP11A1*，OMIM 613743）等，其中最常见的是 21α- 羟化酶缺乏症，占 90%~95%，其次为 11β- 羟化酶缺乏症，占 3%~5%；17α- 羟化酶缺乏症和 / 或 17,20- 裂解酶缺乏症、3β- 羟类固醇脱氢酶缺乏症约占 1%，其他类型更少见（图 9-1）。

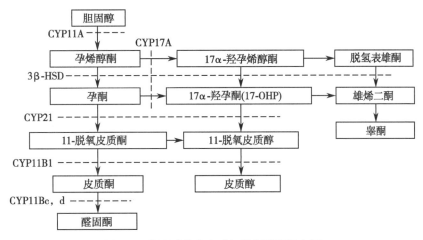

图 9-1 类固醇激素合成与代谢障碍示意图

CYP11A，胆固醇侧链裂解酶基因；CYP17A，17α- 羟化酶基因；3β-HSD，3β- 羟类固醇脱氢酶；CYP21，21- 羟化酶基因；CYP11B1，11β- 羟化酶 1 基因；CYP11Bc,d，11β- 羟化酶 c.d 基因

二、病因与基因变异

（一）病因

肾上腺皮质在相应的酶催化作用下，将胆固醇转变为皮质醇、醛固酮及睾酮等，皮质醇的合成和分泌受垂体前叶分泌的促肾上腺皮质激素（adrenocorticotropin，ACTH）、下丘脑分泌的促肾上腺皮质释放激素（corticotropin-releasing hormone，CRH）调控，形成了下丘脑 - 垂体 - 肾上腺轴负反馈调节机制，维持肾上腺皮质激素合成与分泌的动态平衡。

皮质醇的前体 17- 羟孕酮增加，导致失盐、脱水等，代偿的结果就是肾素 - 血管紧张素 - 醛固酮系统活性增加。

由于基因突变导致酶的缺乏，引发皮质醇、皮质酮合成减少而刺激垂体前叶分泌 ACTH 增多，肾上腺受 ACTH 刺激而增生肿大，因而增加皮质醇的生物合成以维持生理需求，但同时刺激肾上腺皮质网状带增生产生大量的雄激素，引起男性化改变，胆固醇转化类固醇激素的过程所需的酶除了 3β- 羟类固醇脱氢酶（3β-HSD）以外，均为线粒体和微粒体蛋白的细胞色素 P450 家族，这些酶活性的调节依赖于促激素刺激、SF-1 因子及生理需要等。促激素 ACTH 可刺激 21- 羟化酶产生，需要中介蛋白 StAR 的参与。由于不同的酶缺乏，可伴有不同的水盐代谢紊乱和性征异常等症状。

（二）21- 羟化酶缺乏症

所有类型的 CAH 均为常染色体隐性遗传基因突变所致酶缺陷。最常见的类型为 21- 羟化酶缺乏症（21-hydroxylase deficiency，21-OHD），占 CAH 的 90%~95%，编码基因 *CYP21A2*，定位染色体 6p21.3，由 495 个氨基酸组成，长度 3.4kb，有 10 个外显子。

CYP21A2 基因在人类白细胞抗原Ⅲ区组织相容性复合物内，与相邻三个基因 RP、C4、TNX 组成了 730kb 长度的 *RCCX* 复合体，即 C4（*C4A* 和 *C4B*）、CYP21A2（*CYP21A1P* 和 *CYP21AP*）、RP（*RP1* 和 *RP2*）和 tenascin（*TNXA* 和 *TNXB*）4 个基因组成或称为 *C4-CYP21* 重复序列。在分子进化

过程中串联重复,形成了一个 RCCX 单体、2 个单体组合和 3 个单体组合,以 *RP1-C4A-CYP21A1P-TNXA-RP2-C4B-CYP21A2-TNXB* 顺序排列。最常见的串联组合就是 *RP1-C4A-CYP21A1-TNXA/ RP2-C4B-CYP21A2-TNXB* 双体模块。

CYP21A2 基因缺陷主要有以下几种类型:①邻近 *TNXB* 基因位置发生的 *CYP21A1P* 小片段的基因转换,包括不平衡基因重组时发生的片段缺失,*CYP21A1P* 序列转移到 *CYP21A2* 基因上;②自发突变;③ RCCX 复合体内形成了 *CYP21A1P/ CYP21A2* 和 *TNXA/TNXB* 基因的嵌合体。

基因转换和缺失是 *CYP21A2* 基因突变最多见的致病因素。

1. **由 *CYP21A1P* 基因导致 *CYP21A2* 基因缺陷** *CYP21A1P* 基因与 *CYP21A2* 外显子 98% 同源,非编码区 96% 同源,两者相距 30kb、有 65 个核苷酸不同。*CYP21A1P* 基因可能是减数分裂或有丝分裂时姐妹染色单体的错配和染色体遗传物质不平衡交换时产生的无功能的假基因。*CYP21A1P* 基因通过同源遗传信息单向交换、一个基因的序列转换为相关基因的序列等方式,导致 *CYP21A2* 基因失活,基因编码的 21-OHD 酶活性降低从而产生 CAH 临床症状。70%~80% 的 *CYP21A2* 基因变异都是由 *CYP21A1P* 基因转换所致。将假基因上有害突变转移到活性基因上,常见导致 *CYP21A2* 基因失活或活性下降的 15 个突变,分别为 4 个启动子突变、1 个内含子突变、2 个外显子 3 和 7 的移码突变、8 个单碱基错义突变(分布在外显子 1、4、7 上各 1 个;外显子 6 上 3 个及外显子 8 上 2 个突变),见表 9-4。

CYP21A2 基因突变 75% 来自假基因,突变的类型有基因转换、片段缺失等,目前已经报道的 *CYP21A2* 基因突变有 230 余种,大部分患者是复合杂合突变。20%~25% 是由于缺失、嵌合基因及不平衡互换造成的。只有 1%~2% 是新发突变。

如果基因突变导致酶几乎完全失活或酶活性低至 2% 以下,临床上会表现失盐、单纯男性化症状;如酶活性剩余 20%~60%,可表现症状轻微的非典型 CAH;基因型为复合杂合突变患者,表型与其中影响酶活性轻微的突变相关。

表 9-4 *CYP21A1P* 基因型 - 表型

突变	启动子	内含子	外显子	突变类型	活性影响程度
c.89C>T(p.P30L)			1	轻度单碱基错义突变	酶活性 40%~70%
c.655C/A>G		2		异常剪切	<5% 酶活性
c.707-714delGAGACTAC (p.G110fs)			3	移码突变导致 8 个碱基对缺失终止点提前	酶完全缺失
c.999T>A(p.L172N)			4		酶活性降至 2%
c.1380T>A(p.I236N) c.1383T>A(p.V237E) c.1389T>A(p.M239K)			6	3 个突变同时发生,底物结合障碍	酶活性为 0
c.1683G>T(p.V281L)			7	轻度单碱基错义突变	20%~50%
c.1762-1763insT(p.L307fs)			7	单碱基插入形成移码突变导致终止提前	酶完全缺失
c.1994C>T(p.PQ318X) c.2108C>T(p.R356W)			8	氢键破坏	酶完全缺失
c..-103A>G c.-110T>C c.-113G>A c..-126C>T	√			非编码区突变	转录活性降至 20%

2. 由于不平衡交叉重组导致基因大片段缺失　CYP21A2 基因突变有 20%~25% 是由减数分裂时两条姐妹染色单体的错位和在 RCCX 内遗传物质的不平衡交叉互换产生,导致缺失和产生嵌合基因,交叉点可发生在 C4、CYP21 和 TNX 三个基因之间,依据交叉点不同,可产生多种类型的错位和交叉。不同类型的融合基因嵌合体。

首先,当交叉位点位于 C4 基因,形成三个 RCCX 单体:内有一个 CYP21A2 拷贝和两个 CYP21A1 拷贝,因 CYP21A2 拷贝完整,因此无发生 CAH 的风险。还有一个是单一 RCCX 的单体,内有一个 CYP21A2 拷贝和功能完整的 C4A/C4B 嵌合体,因 CYP21A2 拷贝完整,无 CAH 风险。因此,每一条染色体都有完整的 CYP21A2 基因,在 C4 基因处发生交叉互换不会导致 21- 羟化酶缺乏症。

其次,当交叉点位于 TNX 基因,形成一个 RCCX 单体,内有一个 CYP21A2 拷贝和一个 CYP21A1P 拷贝缺失,此类型可发生 CAH。还形成三个 RCCX 单体,内有两个 CYP21A2 拷贝和一个 CYP21A1P 拷贝,因有完整的 CYP21A2 基因,无发生 CAH 风险,因此,在 TNX 处交叉互换时只有 CYP21A2 基因缺失时才发生 CAH。

最后,当交叉位点在 CYP21,形成 3 个 RCCX 单体内有 1 个 CYP21A2 拷贝、1 个 CYP21A1P 拷贝和 1 个 CYP21A1/CYP21A2 嵌合体,因内有完整 CYP21A2 拷贝,因此无发生 CAH 风险。另一个为 RCCX 单体,其内为 CYP21A1P/CYP21A2 嵌合体,因内有基因突变,故有发生 CAH 的风险。

(三)基因型与表型相关性

CYP21A2 基因变异中,按照基因突变对酶活性影响的严重性可分为:大的缺失或内含子突变引起剪接改变导致酶失活,酶功能完全丧失,表型失盐型。点突变可残存 1%~2% 正常酶活性,见于女性男性化患者。p.V281L、p.P453S、p.P30L 突变导致对氧化还原酶、离子键和氢键干扰,酶活性为 20%~60%,表型为迟发型(非经典型 nonclassic,NCCAH)。p.V281L、p.P453S 突变与表型有较好的相关性,但 p.P30L 表型变异较大。

通常基因型与表型有一定相关性,本病是常染色体隐性遗传,复合杂合突变者临床表型由保留最大酶活性(致病性较轻)的突变决定。复合杂合突变患者一个突变致病程度为非经典型、另一个突变致病程度为经典型,其临床表型为非经典型 CAH。如临床表型为经典型 CAH 者,复合突变患者通常有两个经典 CAH 突变,分别来自父母。

约 90% 病例的基因型与表型有相关性,一般来说,儿童期可以通过基因型预测失盐型还是非经典型 CAH。

多数情况基因型与表型明显相关。但表观遗传学研究发现,DNA 甲基化可能对患者的代谢和认知后遗症有一定影响,因此,表型与基因型的相关性及影响因素有待进一步研究。P450 氧化还原酶缺乏症是细胞色素 P450 的电子供体酶,该酶缺乏会导致 17- 羟化酶和 21- 羟化酶缺陷,故 PORD 会出现 21-OHD 的相关临床症状。

部分 21- 羟化酶缺乏症基因型与表型相关比较明确(表 9-5),但也有基因型与表型不一致的情况(表 9-6)。

表 9-5　CYP21A2 突变基因型与表型相关性

表型	失盐型(SW)	失盐型(SW)	单纯男性化型(SV)	非经典型(NCCAH)
酶活性	0	<1%	1%~2%	20%~60%
突变位点	30kb 缺失	c.IVS2-13A/C>G	p.I172N	p.V281L
	8bp 缺失		p.I77T	p.R339H
	外显子 6 突变组			p.P453S
	p.Q318X			p.P30L
	p.R356W			
	p.L307fs			
	p.G110fs			

表 9-6 *CYP21A2* 基因型与表型不一致类型

突变位点	常见表型	不一致率及少见表型
p.P30L	NCCAH	<30% 经典型
p.IVS2-13A/C>G	SW	<20% SV
p.I172N	SV	<25% SW
p.Q318X	SW	*CYP21A2* 重复共存,酶活性正常

其他因素可影响基因型-表型相关性,除了 *CYP21A2* 基因,其他基因也影响表型,如编码细胞色素 P450(2 类)酶蛋白有 21-羟化酶样活性,P450 氧化还原酶多态性及 RNA 剪切因子突变等可改变类固醇激素作用而影响表型,导致基因型-表型不一致。

胚胎期肾上腺皮质分化受转录因子-类固醇生成因子 1(SF-1)和先天性肾上腺皮质发育不全的剂量敏感性反转的 X 染色体基因 1(*DAX-1*)调控。SF-1 调节类固醇生成酶、ACTH 受体、类固醇生成的急性调节蛋白(StAR)和米勒管(Müllerian duct)抑制物质的组织特异性表达。

胚胎发育过程中,在肾上腺及腺垂体、下丘脑中均有 SF-1 的表达,SF-1 可调节上述器官分泌激素的表达,这些激素对肾上腺发育非常重要,SF-1 缺乏可导致先天性肾上腺发育不全和性发育异常。

DAX-1 基因在性腺、肾上腺、垂体促性腺细胞和下丘脑有表达,基因突变导致成人肾上腺皮质永存带的发育受损出现肾上腺皮质功能减退和低促性腺激素的性腺功能减退症状。

(四)群体及种族基因型与临床发生率

中国人群中常见 c.IVS2-13A/C>G(12 剪切点)、p.I172N 和 p.R356W 突变,约占 69.3%。而在法国、阿根廷、奥地利、意大利、西班牙、土耳其和葡萄牙的病例中突变 p.V281L 常见,最常见于 NCCAH 患者中。美国不同的民族中最常见的等位基因突变是不同的,如外显子 7 上 c.1685G>T(p.V281L)突变与 NCCAH 相关,常见于纽约的德系犹太人群,发病率为 1:27,其中 1/3 是杂合携带者,这在亚裔及本土美国人中没有看到。中东部人群中 c.IVS2-13A/C>G 和 p.V281L 突变常见,p.Q318X 突变非常明显于突尼斯人中,在西部阿拉斯加的爱斯基摩人和伊朗人 CAH 患者基因型,c.IVS2-13A/C>G 占据优势部分。了解种族多样性和 *CYP21A2* 基因突变的特异性有助于指引诊断。另外,自发突变的发生率为 5%~10%,有上升趋势。

通过新生儿筛查发现,经典型 CAH 的发生率为 1:(13 000~16 000),但在一些特殊人群中发生率有差异,如美国和欧洲特殊人群发生率为 1:(10 000~23 000),日本为 1:21 000,新西兰为 1:27 000,中国及印度均为 1:6 000。非典型性 CAH 是人类最常见的常染色体隐性遗传病之一,发病率约为 1:1 000。某一个民族其携带特有基因型,可能源于始祖效应,有丝分裂时不均衡交叉,或基因转换时源于 *CYP21A1P* 假基因的变异。

文献报道,埃及、土耳其及欧洲中部地区,*CYP21A2* 突变基因常见为 p.I2G、p.Q318X、clusterE6、p.I172N、p.P30L、p.V281L、p.R356W、p.V237E 和 F306+nt 等,不同地区的基因热点突变类型有差异。

(五)*CYP21A2* 基因突变的实验室分析

CYP21A2 基因检测特点是基因组区域高度变异,在同一个等位基因可共存两个或以上突变或存在一个以上 *CYP21/C4* 复合单体,且需要注意识别假基因。检测发现的突变基因可与父母基因进行验证,以调查突变基因来源、确认突变及验证新发突变,约 10% 患者遗传变异未在常见突变靶点上,用全编码区测序方法发现罕见突变。当基因型与表型不一致时,或有临床表现和生化改变却只发现一个突变时,采用全编码区测序对确定基因型很重要。Southern 印记法针对不同基因的特异探针与相应的内切酶结合进行基因突变分析,实时定量 PCR 和 MLPA 方法更适宜检测 *CYP21A2* 基因上大缺失和重复,但是,全部 PCR 和 Sanger 测序技术都有导致等位基因脱落的不足,即只有一个等位基因被扩增和测序。对亲本分析可用于控制等位基因脱落。*CYP21A2* 基因测序包含全部 *CYP21A2* 基因和部分 *TNXB* 等 *RCCX* 其他基因,WGS(编码区和剪切点)可以覆盖常见突变和罕见突变。

(六)其他类型的先天性肾上腺皮质增生症

1. **11β-羟化酶(P450c11β)缺乏症** 11β-羟化酶缺乏症(11-hydroxylase deficiency,11-OHD,OMIM 202010)是 CAH 第二常见类型,占欧洲裔总患者的 5%~8%,但在中东穆斯林和犹太人中发

病占比为15%,发生率为1:(100 000~200 000)活产婴儿,在摩洛哥犹太人中发生率最高,为1:(5 000~7 000)活产婴儿。

*CYP11B1*酶是P450类1型线粒体酶,作用于11-脱氧皮质醇转化为皮质醇和11-脱氧皮质酮转换为皮质酮。酶缺乏会导致皮质醇减少和11-脱氧皮质醇增加和盐皮质激素前体DOC增加,导致雄激素合成增加,产生高血压和高雄激素血症。46,XX的11-OHD典型患者的外生殖器女性男性化,男女性别者均青春期提前。

致病基因*CYP11B1*定位于染色体8q24.3,有9个外显子,与醛固酮合成基因*CYP11B2*高度同源。目前发现*CYP11B1*基因50余个致病突变,分布在全部的编码区,多集中在外显子2、6、7和8。大部分是错义和无义突变,但也存在剪切点突变、微小缺失、小插入和复杂重排导致酶活性失活,或仅存少许活性。在*CYP11B2*和*CYP11B1*之间发生不平衡交叉重组产生嵌合体基因,部分嵌合体基因受血管紧张素2和钾的调控,而不受ACTH调控,导致醛固酮增多(家族性醛固酮增多症1型),不属于CAH。少部分*CYP11B2/CYP11B1*嵌合体基因导致11β-羟化酶缺乏(11-OHD)也会导致CAH。

此型新生儿期可有17-OHP增高,在新生儿筛查21-羟化酶缺乏时可呈阳性。临床特点为基础脱氧皮质铜和11-脱氧皮质醇增高,高血压和雄激素增高。因过多的皮质酮产生糖皮质激素的作用,患者无肾上腺皮质激素缺乏表现。11-OHD经典型(46,XX基因型,外生殖器女性男性化)和所有性别患儿假性青春期性早熟,非经典型表现为儿童期高雄激素血症,非常少见。

2. 17α-羟化酶(P450c17)缺乏 17α-羟化酶是一个微粒体P450类酶,催化合成皮质醇前体的17-羟基化作用,合成17-羟孕烯醇酮、17-羟孕酮和合成性类固醇激素需要的19-碳前体。*CYP17A1*基因编码17α-羟化酶,508个氨基酸的蛋白质,有8个外显子,定位于10q24.3。*CYP17A1*基因突变导致17α-羟化酶缺乏(17α-hydroxylase deficiency,17-OHD,OMIM 202110),已发现有70多种致病突变。大部分人群中没有热点突变,因此,分子遗传学诊断需要进行全编码区域测序。

病例占所有CAH的1%,17α-羟化酶缺乏导致糖皮质激素和盐皮质激素合成代偿性增加,睾酮等雄性激素减少,临床特点是性别发育幼稚,男性缺男性化特征或乳房发育,而女性阴毛发育延迟和月经过少,高血压和低血钾。少数患者仅有17,20-裂解酶缺乏。导致位于*CYP17A1*分子内的氨基酸被置换,仅表现为损害性别激素合成。有观点认为,单独的17,20-裂解酶缺乏不应归类为CAH。

一些种族发生17-OHD高风险,包括加拿大门诺派人和荷兰费里斯省人,西班牙和葡萄牙的巴西人常见W406R和R362C突变。

3. 3β-羟类固醇脱氢酶2型缺乏症 3β-羟类固醇脱氢酶(3β-HSD)作用于孕烯醇酮向孕酮的转化、17α-羟孕烯醇酮向17α-羟孕酮转化、脱氢表雄酮(DHEA)向雄烯二酮转化和雄烯二醇向睾酮转化的过程。3β-HSD是生物合成类固醇激素包括醛固酮、肾上腺皮质醇、肾上腺和性腺性分泌的性激素等的基础,3β-HSD缺乏导致罕见类型的CAH,常染色体隐性遗传,基因定位1p12,有4个外显子,3β-HSD基因有*HSD3B1*和*HSD3B2*两个亚型,*HSD3B1*基因编码3β-HSD1型酶,表达在胎盘、乳腺、肝脏、皮肤等组织,孕期胎盘孕酮的合成需要3β-HSD1型酶参与,目前尚未发现3β-HSD1型基因突变病例,可能是本基因突变导致酶缺乏影响孕酮合成会引起流产。*HSD3B2*基因在肾上腺和性腺表达,基因突变导致酶缺乏引起少见和致命的CAH。

3β-羟类固醇脱氢酶2型缺乏症(*HSD3B2*,OMIM 201810),临床可见失盐或非失盐表现。典型临床表现为男女患者均有不同程度失盐症状,基因型为男性者,胚胎早期即出现睾酮生物合成减少,导致男性外生殖器不发育,出生时有严重的尿道下裂和小阴茎。相反,基因型为女性患者,外生殖器发育正常或轻微男性化如阴蒂增大等。因胎儿肾上腺产生大量的DHEA,DHEA能被肾上腺外的3β-HSD1酶转化为睾酮。由于有肾上腺外3β-HSD酶存在,使依据激素水平来诊断本病变得复杂,因异常增高17-羟孕烯醇酮在肾上腺外被转化为17-OHP,易与21-羟化酶缺乏征17-羟孕酮增高混淆诊断。轻症3β-HSD缺乏使儿童过早出现痤疮、阴毛和生长发育加速,年轻女性阴毛发育晚、神经障碍和多囊卵巢。本病激素基础水平升高,ACTH激发17-羟孕烯醇酮升高,17-

羟烯醇酮 / 皮质醇比值升高,超过均值 +10SD 有意义,同时基于基因分析确定诊断。

$HSD3B2$ 基因约有 40 种致病突变,大部分病例基因型与表型一致。但是,单独依靠体外酶活性测定不能预测男性外生殖器发育不足的程度。多囊卵巢综合征会出现类似非典型 $HSD3B2$ 酶缺陷导致成年女性多毛和月经失调,$HSD3B2$ 基因正常可区别。

4. P450 氧化还原酶缺陷(P450 oxidore-ductase deficiency,PORD)(OMIM 613571) 是一个罕见类型 CAH,P450 氧化还原酶(P450 oxidoreductase,POR)包括合成类固醇的 17α-羟化酶 /17,20- 裂解酶(P450c17)、21- 羟化酶(P450c21)和芳香化酶(P450aro,CYP19A1)。基因定位 7q11.2,有 16 个外显子,已经发现 50 余个致病突变,轻至中度患者大部分是复合杂合错义突变,而几乎所有重型患者都携带一个大片段的缺失,POR 基因致病突变类型除错义突变外,还有移码突变和剪切点突变,缺失和部分重复,突变分布在整个基因,基因型与表型关系尚未建立。

鼠 POR 基因缺陷可导致胚胎发育异常和胚芽死亡。儿童基因缺陷表现为外生殖器异常、骨骼异常及颅面发育不良(安特利 - 比克斯勒综合征,Antley-Bixler syndrome,ABS,OMIM 201750),成年女性表型正常但有原发闭经和多囊卵巢。大部分 POR 患者有 ABS 的表现,在围产期尺桡骨、桡骨肱骨融合。

男女婴儿均表现出生时外生殖器无法判断性别,46,XY 男孩表现为严重的外生殖器欠发育,因 17,20- 裂解酶缺乏导致雄激素合成障碍所致;46,XX 女孩表现为严重的男性化,出生后雄激素水平减低,男性化症状就不再进展。因 CYP19A1 酶活性降低使无法代谢的雄激素累积在胎盘,导致女性胎儿男性化,有时孕母也发生男性化。大部分患者出现肾上腺皮质功能低下症状。

5. 先天性类脂类肾上腺皮质增生症 先天性类脂类肾上腺皮质增生症是一类严重的肾上腺和性腺类固醇激素合成障碍,类固醇合成急性调节蛋白(StAR,OMIM 201710)促进胆固醇进入线粒体,在线粒体内胆固醇被 P450scc(CYP11A1,OMIM 613743)转化为雄烯二酮。StAR 在肾上腺和性腺上表达,控制类固醇激素的合成。StAR 基因突变导致类固醇激素合成障碍,典型的先天

性类脂类 CAH,类固醇激素近乎消失,表现为严重的生后数月肾上腺功能异常、失盐和外生殖器与遗传性别反转。少数非经典型病例症状延迟出现。

本病由编码 StAR 基因突变所致,基因定位 8p11.23,目前报道 StAR 基因突变有 40 余种,为少见类型,在日本、韩国、巴勒斯坦阿拉伯人中有报道。因原发性 StAR 依赖的类固醇激素合成障碍,因糖皮质激素和盐皮质激素缺乏,女性患者新生儿期即可表现为严重失盐致命危险。

文献报告,StAR 和 P450scc 缺陷都被认为是类脂 CAH 的病因。但是大部分患者是因 StAR 基因突变所致。

三、临床表现

临床表现与基因变异导致剩余酶活性密切相关,一般分经典型和非经典型(迟发型)两类,经典型又分失盐型(salt wasting,SW)和非失盐型 / 单纯男性化型(simple virilizing,SV),与醛固酮缺乏程度不同相关,两者均有性发育异常,表现为女性男性化、外生殖器畸形,单纯男性化型无失盐表现。非经典型(nonclassic,NC)女性外生殖器发育正常。

(一)失盐型

21- 羟化酶严重不足,酶活性通常在正常酶活性 2% 以下甚至完全缺乏,约占经典型的 75%。由于酶缺乏导致醛固酮和皮质醇激素明显不足,可在出生后 1~2 周出现症状,表现为喂养困难、呕吐、腹泻、低血糖、低血压,由于脱水导致体重下降,难以纠正的低钠血症、高钾血症和代谢性酸中毒,可由应激因素诱发,如感染、外伤、手术,甚至预防接种等,导致肾上腺危象,严重者出现低血容量休克、循环衰竭,如未及时治疗多于 1~4 周内死亡。患儿可有皮肤、乳晕和阴囊等色素沉着。阴蒂大、大阴唇融合、共用泌尿生殖窦失盐型更明显一些,而内生殖器子宫和卵巢发育正常。容易发生性别错判,社会性别误认为男性。

女性首先发现外生殖器假两性畸形,男性化程度与酶缺陷程度相关,严重者阴唇完全融合,阴茎尿道形成,表现为正常男性的外生殖器,但是没有男性生殖腺。

男婴出生后无性别疑问,易漏诊,失盐症状多发生在回家后,死亡风险大。无生殖器畸形的

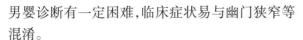

男婴诊断有一定困难,临床症状易与幽门狭窄等混淆。

(二) 单纯男性化型

21-羟化酶部分缺乏所致,酶活性为正常的2%~11%,发病人数占经典型的25%。因酶缺乏导致皮质激素有合成不足的趋势,在下丘脑-垂体-肾上腺的负反馈作用下,刺激 ACTH 分泌增多,导致肾上腺皮质增生,肾上腺皮质激素前体合成增多,17-OHP 合成显著增多,使皮质醇分泌接近正常。同时,肾素、血管紧张素代偿性分泌增加,使醛固酮分泌增加,从而保持血钠稳定,通常不出现电解质紊乱。由于激素前体如 17-OHP 增加,导致雄激素合成增多,在男性和女性婴儿中产生不同的症状。女性婴儿阴蒂肥大,进而大阴唇背侧融合和阴囊化,严重者阴蒂似阴茎,外阴酷似男性尿道下裂伴隐睾,类似不同程度男性化外生殖器,出生后易致性别错判,但子宫和输卵管通常发育正常;男性婴儿睾丸分泌的雄激素可维持正常的雄性外生殖器特征,肾上腺合成增加的雄激素作用很小,婴儿出生时外生殖器多正常,少数有阴茎增大,阴囊色素沉着,随着年龄增大,出现明显的雄激素过多体征,阴茎粗大,但睾丸正常大小或偏小,此点与真性性早熟睾丸增大不同。未经治疗者青春期发育提前,可能 7 岁前就发育成熟,骨骺早闭,最终成人终身高矮小。

(三) 迟发型(非经典型)

21-羟化酶活性是正常的 11%~75%,皮质醇和醛固酮水平正常,但因缺乏对 ACTH 的负反馈抑制,使 ACTH 分泌增加,导致合成激素的底物增多,因此合成肾上腺皮质雄激素增多。出生时外生殖器正常,晚发雄激素增高表现。临床上可表现为儿童期或成年早期出现阴毛早现、骨龄加速;女性出生时外生殖器形态正常,在青少年或青春期可有多毛、月经初潮延迟、月经过少、闭经,成年女性不孕,男性可能没有症状,或仅有痤疮、生殖力减弱;也可能无临床症状。

四、新生儿筛查

(一) 生化筛查

新生儿出生后生理性血 17-OHP 浓度升高,24 小时后下降,而 21-OHD 患者因酶缺陷导致皮质醇、醛固酮合成减低,底物 17-OHP 浓度升高,负反馈刺激 ACTH 升高,导致 17-OHP 浓度持续

升高。因此,通过检测新生儿血液 17-OHP 浓度即为新生儿 CAH 筛查模式,17-OHP 增高即判断为 CAH 筛查阳性,增高者需立即召回进行复查确诊。目前,国内外新生儿疾病筛查中心多将 CAH 纳入新生儿筛查项目中。

新生儿筛查流程如下。

1. **滤纸干血斑标本采集**　按原卫生部《新生儿遗传代谢病筛查血片采集技术规范》要求,新生儿出生后经知情告知,监护人签署书面同意书后,采集新生儿足跟血滴到新生儿筛查专用 Whatman 903# 滤纸上,晾干后制成滤纸干血斑标本,递送到筛查中心实验室进行 17-OHP 检测。考虑孕母或新生儿使用了糖皮质激素可降低新生儿血 17-OHP 的浓度及 ACTH 和皮质醇分泌有昼夜节律,清晨分泌最高等影响因素,为提高筛查检测的可靠性,建议在早晨、治疗用糖皮质激素前进行新生儿筛查采血。

2. **实验室检测**　多采用时间分辨免疫荧光法测定滤纸干血斑中 17-OHP 浓度,检测原理为样本血标本中 17-OHP 与被示踪剂标记的 17-OHP 竞争结合抗体,通过测定结合了抗体的被示踪剂标记的 17-OHP 荧光强度,计算样本血标本中 17-OHP 浓度,两者呈反比关系。实验中注意,检测环境被示踪剂污染或血标本中含有 EDTA 抗凝剂等可影响检测结果。要求新生儿筛查实验室必须接受国家卫生健康委临床检验中心的质量监测和检查,实验室 17-OHP 检测室内质量控制及室间质量评价合格,检验试剂和检验设备要有国家批准文号。

3. **结果判断**　因 17-OHP 水平与新生儿胎龄及出生体重相关,早产儿或低出生体重儿其 17-OHP 水平高于足月正常体重儿。出生后新生儿合并某些心肺疾病、重症感染及其他应激状态时 17-OHP 也会一过性增高。为避免假阳性和召回率过高,各个实验室应根据婴儿胎龄、出生体重制定 17-OHP 的阳性切割值(cut-off 值)。可疑阳性者尤其是 17-OHP 升高明显者(达危急值者)需立即召回进行复查,以便及早确诊和治疗,避免失盐型患者出现电解质紊乱、脱水和休克等不良后果。

因新生儿出生后 17-OHP 生理性升高,如提前采血会出现检测假阳性结果,早产儿因生理发育不成熟原因,肾上腺皮质胎儿带的萎缩和永存带的发育较足月儿落后,肾上腺皮质醇合成的酶

暂时性缺乏,但是合成皮质醇的前体,即合成 17-OHP 能力充分,导致 17-OHP 水平暂时性增高出现假阳性。

4. 召回确诊 对可疑阳性者应当立即进行召回,尤其是 17-OHP 明显增高者,高度疑似 21-OHD,需立即召回并高度注意失盐型 21-OHD 的相关症状体征,避免出现肾上腺危象。但有些患儿症状体征不明显,需进行如下实验室检测,进一步明确诊断。患儿血 ACTH、睾酮、17-OHP、脱氢表雄酮硫酸酯(dehydroepiandrosterone sulfate,DHEAS)、雄烯二酮、肾素等增高,单纯男性化者醛固酮可正常或升高,失盐型患儿醛固酮可降低,血浆皮质醇多低于正常水平。辅助检查肾上腺超声、CT/MRI 可显示肾上腺增生,并排除肾上腺出血、钙化、萎缩或其他病变等,X 线骨龄超前等可有助于确诊。

5. 二线筛查 采用时间分辨免疫荧光法等生化方法测定 17-OHP 的方法灵敏度好,但是特异度差,因检验中其他皮质激素如 11- 脱氧皮质醇可与 17-OHP 产生交叉反应导致 17-OHP 检测结果高于血中实际 17-OHP 水平,呈假阳性;早产、低出生体重、感染等应激反应等也可导致血 17-OHP 一过性增高,产生假阳性,导致召回率高,确诊率低。因此,对筛查阳性者建议进行二线筛查。即用原血斑进行液相色谱质谱技术检测 17-OHP 及其他类固醇浓度,计算(17-OHP+21- 脱氧皮质醇)/ 皮质醇的比值,进一步分析检验结果,减少假阳性。

(二) 基因筛查

1. 标本 干血斑标本需要的血量少、易转运,在环境温度下保存的标本内 DNA 也有较好的稳定性。因此,简化了血液收集的过程并明显降低了成本,干血斑易于实验室内操作,传播感染性疾病的风险低,是长期保存生物样本节俭的方法。用新生儿筛查干血斑提取基因组 DNA,对提取的 DNA 进行浓度纯度质量检测后,即可进行基因分析。既往基因分析多采用静脉采血 EDTA 抗凝,从白细胞中提取基因组 DNA,进行突变分析。

2. 基因筛查策略 21-OHD 的 *CYP21A1* 基因突变 90% 集中在常见突变位点中,基因型与表型有较好的相关性。可首选 *CYP21A1* 基因常见突变位点组进行筛查。有单位采用膜杂交方法,分析常见的突变位点,方法简便、快捷,通量大、成本低。也有采用多态性短串联重复序列(polymorphic short tandem repeat,STR)+Sanger 测序;印迹杂交 *CYP21* 探针及限制片段长度多态性扩增方法等多种实验室分析方法,为全面检出基因突变及拷贝数变异。

除 21-OHD 外还有其他类型 CAH,将 *CYP21A2*、*CY11B1*、*CYP17A1*、*HSD3B2*、*StAR* 及 *POR* 等相关基因同时筛查检测,目前最多采用基因包测序分析 +MLPA 技术联合基因分析,目的是检出点突变、微缺失及微重复,如果此常见致病位点组内未见异常,可选择 WES 或 WGS。

3. 基因筛查的意义

(1)基因筛查可减少生化筛查的假阳性或假阴性。

(2)对 17-OHP 不增高类型的 CAH,生化筛查无法筛查检出,通过基因筛查可及时确诊,对非经典型 21-OHD、17-OHP 检测多不增高,筛查呈阴性,患者多在青春期前或青春期确诊,基因筛查可以提早诊断。

(3)95% 的 CAH 基因型与表型相关,基因型与表型相关见表 9-5 和表 9-6,检测基因对预测表型有意义。但也有例外,其中 p.P30L 突变大部分表型为轻度 CAH,酶活性很高,但也有表现为中度以上。如 P30L/del、P30l/I172N、P30L/V281L 基因型多表现为 NCCAH,少部分为经典型 CAH。P30L/Q318X 基因型多表现为 SV,少部分表现为 NCCAH,P30L/I2splice 除大部分表现为 SV 外,少部分表现为 NCCAH 和 SW。

五、诊断及治疗

(一) 21-OHD 的诊断

根据出生后出现喂养困难、电解质紊乱、生殖器发育异常等临床表现,新生儿筛查结果及相关辅助检查如皮质醇、醛固酮和雄激素等内分泌激素和生化检测结果变化、染色体核型分析、肾上腺超声等影像学检查,结合基因分析可明确诊断。

(二) 21-OHD 外的其他类型 CAH 的诊断

不同酶缺陷的 CAH 的临床、生化和内分泌激素改变不同,按照临床和实验室检查结果,综合判断 CAH 类型,以制订治疗方案。各型的主要临床表现、激素改变和生化异常见表 9-7。

表 9-7　不同类型 CAH 的酶缺陷、激素、生化及临床特点

酶缺陷	21-OHD（SW）	21-OHD（SV）	11β-羟化酶缺乏（11-OHD）	17-α羟化酶缺乏（17-OHD）	3β-羟类固醇脱氢酶缺乏	类脂性 CAH
编码基因（OMIM）	CYP21A2（201910）	CYP21A2（201910）	CYP11B1（202010）	CYP17A1（202110）	HSD3B2（201810）	StAR/CYP11A（201710）
皮质醇	↓↓	↓	↓	↓↓/N	↓	0
醛固酮	↓	N	↓↓↓	↓↓↓	↓↓	0
DHEAS	↑	N/↑	↑	↓↓↓	↑↑↑	0
雄烯二酮	↑↑	↑↑	↑↑↑	↓↓↓	↓	0
睾酮	↑	↑	↑	↓↓↓	↓	0
堆积的底物						
17-OHP	↑↑↑	↑↑	↑	↓↓↓	N/↓	0
肾素活性	↑↑	N/↑	↓↓	↓↓↓	↑	↑↑↑
去氧皮质酮	↓	↓	↑↑	↑↑	↓	
11-去氧皮质醇	↓	↓	↑↑	↓	↓	
皮质酮	↓	↓	—	↑	↓	0
孕烯醇酮	--	--				+-
17-孕烯醇酮					↑↑	0
临床表现						
失盐	+	--	—	低钾	+	+
高血压	--	--	+	+		
间性外阴	+(F)	+(F)	+(F)	+(B)	+(B)	+(M)
外周性性早熟	+	+	+	--		
青春发育障碍	--	--	--	+	+	+

注:+,有;--,无或不作为检测生化标记;F,女性;M,男性;B,两性;N,正常;0,不能检出

（三）治疗

新生儿出生后筛查确诊的患儿要立即给予治疗,避免肾上腺危象导致死亡,儿童期治疗目的是维护正常的生长和青春期发育,已进入青春发育期者最大限度维护正常生育功能。同时辅助外科手术矫正外生殖器畸形,避免肾上腺继续增生等。

肾上腺皮质激素补充治疗:21-OHD 经典型患儿一经诊断应立即给予治疗,越早越好,终生治疗。其目的是对肾上腺皮质激素合成不足进行补充治疗,并抑制垂体促肾上腺皮质激素的释放,从而抑制肾上腺雄激素的过量产生,停止男性化的发展。选择糖皮质激素如氢化可的松替代治疗,总剂量 10~15mg/（m²·d）,失盐危象、应激情况时剂量偏大、静脉注射或静脉滴注。病情稳定后减至口服最低剂量。失盐型 21-OHD 需联用盐皮质激素 9α-氟氢可的松治疗,剂量 0.05~0.2mg/d,平均 0.1mg/d,每天 1~2 次口服。肾上腺危象时补液纠正低血容量性休克和电解质紊乱。外生殖器矫

形治疗。监测体格发育及骨龄,了解年生长速率和第二性征的发育。避免治疗不足或治疗过度。

六、遗传咨询、产前诊断及产前治疗

（一）遗传咨询

遗传咨询的目的是对本病正确认知,加强遗传病的健康教育和心理干预,促进开展必要的筛查和风险评估。

所有类型 CAH 都是常染色体隐性遗传,患者父母致病基因携带状态决定再生育时再发风险程度,关注再生育患者的风险是遗传咨询的重要内容之一。杂合子个体即携带者不表现疾病症状,如果双亲均为携带者,生育患者、携带者和健康儿童的概率分别是 25%、50% 和 25%。如果双亲一方是携带者、另一方是患者,每生育一胎均有 50% 概率为携带者、50% 概率是患病者,男女风险相同。

21-OHD 经典型的发病率为 1:11 000~1:20 000,普通人群中致病基因携带率为 1:50~1:71

（平均 1:60），经典 CAH 患者与表型健康配偶生育一个经典型 CAH 患儿的概率是 1:120（如果配偶未行基因检测，则其为携带者的概率是 1:60，生育患者的概率 =1/60×0.5）；非经典 CAH，约 2/3 患者是复合杂合突变，即携带一个经典型 CAH 致病突变和一个非经典 CAH 致病突变，与表型健康的配偶生育经典型的 CAH 的风险为 1:360（配偶经典型 CAH 基因的携带率 × 非经典 CAH 患者携带一个经典型 CAH 基因概率 =1/60×2/3×1/2×1/2）。相比较于 CYP21A2 等位基因均正常的个体，当有 ACTH 刺激时，杂合携带者 17-OHP 可轻微升高，但是激素测定不能准确预测基因携带状态，遗传学检测方可明确突变出现的情况。

当对再发 CAH 风险进行遗传咨询时，也要考虑遗传学检测技术可能漏掉阳性结果的可能，正确分析检测结果及进行合理解读非常必要；当先证者的致病突变确定，建议检测先证者配偶的致病基因携带状态，也可以考虑检测家族其他成员，但不作为常规检测。是否有确切的诊断和治疗方法、疾病的影响等都是遗传咨询的内容。

（二）产前诊断及胎儿治疗

产前诊断是有创采集胎儿 DNA 的方法，从绒毛或羊膜腔穿刺取样诊断胎儿基因型，将基因型明确的 46,XX CAH 患病胎儿产前治疗避免女性男性化。治疗方法为孕母口服地塞米松，通过胎盘进入胎儿循环中，抑制胎儿垂体 ACTH 分泌，减少胎儿肾上腺皮质雄激素的过度产生，因此减轻女性胎儿男性化畸形的形成。

在疾病症状出现前开始治疗的必要性是明确的。但胎儿肾上腺发育始于妊娠 6~8 周，胎儿外生殖器发育从妊娠 9 周开始，如父母均为致病基因携带者，最佳时间为妊娠 9 周前进行胎儿诊断和鉴定胎儿性别。绒毛膜穿刺可在孕 9~11 周进行，而从孕母外周血分离胎儿游离细胞 DNA 技术，可早在妊娠 6~7 周对胎儿 CAH 进行诊断和性别鉴定，以尽早对女性患病胎儿进行产前治疗，避免男性胎儿和未患病胎儿宫内糖皮质激素暴露导致的影响。

对获得治疗胎儿的疗效、出生后的生长发育和并发症等尚需长期随访观察。

对有家族患病史，父母均为致病基因携带者，基因型明确，可行胚胎植入前诊断（preimplantation genetic diagnosis，PGD），对胚胎进行 CAH 基因分析，植入基因检测阴性的胚胎，可分娩健康的婴儿。

CAH 是单基因遗传病，基因和干细胞移植是本病治疗的一个发展方向，有报道对患有 21- 羟化酶缺乏的鼠进行基因治疗取得进展，用腺病毒载体的编码 CYP21A2 基因注入肾上腺，已被敲除肾上腺细胞内 21- 羟化酶的小鼠和牛有望恢复受损的肾上腺皮质功能。

CAH 是危及生命的一种遗传代谢病，用检测激素水平的方法进行新生儿筛查，目的是早确诊、早治疗，因准确性、检测通量、速度及价格成本等因素尚未开展分子筛查。但基因分析对于确定诊断、遗传咨询等有重要意义。

因 CAH 致病突变多和基因重复等复杂因素，基因诊断还存在挑战，近年来，方法学进展促进了基因分析能力提高，随着分子病理学进展，个体遗传信息包括 CAH 基因型将有力促进早期精准诊断及个性化治疗的发展。

（文 伟）

第三节 青少年起病的成人糖尿病

一、概述

青少年起病的成人糖尿病（maturity-onset diabetes of the young，MODY）是一组以胰岛素分泌受损，无或伴有轻度胰岛素作用缺陷的临床异质性疾病。MODY 是目前最常见的单基因相关糖尿病，在欧洲占所有糖尿病的 2%~5%，多呈常染色体显性遗传，偶有新发变异。迄今为止，已报道 14 种不同的基因变异引起 MODY（表 9-8）部分基因变异可引起除糖尿病外的其他临床特征，如肾囊肿或胰腺外分泌功能障碍。

二、病因和发病机制

MODY 不同亚型由参与控制胰腺细胞发育、功能和调节的不同基因突变引起，导致葡萄糖感受和胰岛素分泌受损，少有胰岛素作用缺陷。常

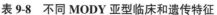

表 9-8　不同 MODY 亚型临床和遗传特征

中英文疾病名称	疾病 OMIM	基因和定位	基因 OMIM	临床表现
青少年起病的成人糖尿病 1 型（MODY1）	125850	HNF4A, 20q13.12	600281	新生儿糖尿病,婴儿期高胰岛素血症性低血糖,低甘油三酯
青少年起病的成人糖尿病 2 型（MODY2）	125851	GCK, 7p13	138079	稳固的轻度空腹血糖升高
青少年起病的成人糖尿病 3 型（MODY3）	600496	HNF1A, 12q24.31	142410	糖尿病、尿糖
青少年起病的成人糖尿病 4 型（MODY4）	606392	PDX1, 13q12.2	600733	纯合子:永久性新生儿糖尿病,胰腺发育不全
青少年起病的成人糖尿病 5 型（MODY5）	137920	HNF1B, 17q12	189907	糖尿病、肾脏畸形,生殖泌尿道异常,胰腺发育不全,低出生体重
青少年起病的成人糖尿病 6 型（MODY6）	606394	NEUROD1, 2q31.3	601724	新生儿糖尿病,儿童或成人发病的糖尿病神经系统异常
青少年起病的成人糖尿病 7 型（MODY7）	610508	KLF11, 2p25.1	603301	与 2 型糖尿病相似
青少年起病的成人糖尿病 8 型（MODY8）	609812	CEL, 9q34.13	114840	外分泌功能障碍,脂肪过多
青少年起病的成人糖尿病 9 型（MODY9）	612225	PAX4, 7q32.1	167413	易发酮症酸中毒
青少年起病的成人糖尿病 10 型（MODY10）	613370	INS, 11p15.5	176730	新生儿糖尿病,儿童或成人起病糖尿病
青少年起病的成人糖尿病 11 型（MODY11）	613375	BLK, 8p23.1	191305	超重,胰岛素分泌相对衰竭
青少年起病的成人糖尿病 12 型（MODY12）	125853	ABCC8, 11p15.1	600509	纯合子:永久性新生儿糖尿病;杂合子:暂时性新生儿糖尿病
青少年起病的成人糖尿病 13 型（MODY13）	616329	KCNJ11, 11p15.1	600937	纯合子:新生儿糖尿病
青少年起病的成人糖尿病 14 型（MODY14）	616511	APPL1, 3p14.3	604299	儿童或成人起病糖尿病

见的类型包括:

（一）HNF4A-MODY（MODY1 型）

HNF4A-MODY 也称 MODY1 型,由肝细胞核因子 4α（hepatocyte nuclear factor 4α,HNF4A）基因杂合变异导致,会导致家族性症状性糖尿病。HNF4A 位于 20q13.12,是主要在肝脏中表达的转录因子,调节参与葡萄糖转运和代谢的基因转录,以及肝细胞中脂蛋白的生物合成。其编码的蛋白在胚胎发育早期表达于胰腺胚芽 PDX-1 阳性细胞中,晚期广泛表达于所有胰腺内分泌细胞、外分泌细胞。HNF4A 基因突变并不常见,仅占所有MODY 病例的 3%~5%,目前在 173 个家系中发现了超过 100 个 HNF4A 突变。HNF4A 杂合变异的患者表现出进行性的胰岛 β 细胞功能异常。

（二）GCK-MODY（MODY2 型）

GCK-MODY 也称 MODY2 型,由葡萄糖激酶（glucokinase,GCK）基因失活杂合变异引起,是无症状家族性高血糖最常见的病因,MODY2 型患儿调节胰岛素分泌功能多正常,仅调节血糖的阈值偏高。GCK 是胰岛 β 细胞的葡萄糖感受器,是葡萄糖磷酸化步骤中的关键限速酶。GCK 失活杂合突变是 MODY 的第二常见原因,在英国约占 MODY 患者总数的 32%。截止至 2009 年,已在 1 400 多个家系中发现超过 600 个 GCK 突变。GCK 纯合变异或复合杂合变异可导致永久性新生儿糖尿病,呈常染色体隐性遗传。GCK 激活杂合突变导致婴儿持续性高胰岛素血症性低血糖,GCK 的失活杂合突变提高了胰岛素分泌的葡萄

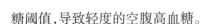

糖阈值,导致轻度的空腹高血糖。

(三) HNF1A-MODY(MODY3型)

HNF1A-MODY 也称 MODY3 型,由肝细胞核因子 1α(hepatocyte nuclear factor 1α,HNF1A)基因变异导致,是 MODY 中最常见的亚型。HNF1A 是在各种器官(如胰腺、肾脏、肝脏和肠道)中表达的转录因子。目前已在大约 1 200 个家系中发现 400 多种 HNF1A 突变,该基因外显子 4(p.P291fsinsC)为热点突变。这些突变改变了与葡萄糖转运相关的蛋白(如葡萄糖转运蛋白),以及与线粒体葡萄糖代谢有关的关键酶的表达。HNF1A 基因敲除小鼠由于葡萄糖诱导的胰岛素分泌受损而患上糖尿病,这些小鼠 β 细胞增殖减少和凋亡增加导致 β 细胞功能逐渐下降。HNF1A 突变具有很高的外显率,到 25 岁时将近 63% 的携带者患有糖尿病,到 55 岁时将近 96% 携带者患有糖尿病。由于 HNF1A 也表达于胰腺以外的其他组织,因此 HNF1A-MODY 患者可表现出胰腺外表现,如尿糖阳性,由于肾脏的葡萄糖阈值低,甚至可出现在糖尿病发病前。

(四) HNF1B-MODY(MODY5型)

HNF1B-MODY 也称 MODY5 型,由肝细胞核因子 1β(hepatocyte nuclear factor 1β,HNF1B)基因变异导致,又被称为肾囊肿和糖尿病综合征。HNF1B 是与胰腺、肾脏、肝、肺、肠和生殖泌尿系统的早期器官生成有关的转录因子。因此,HNF1B 突变的患者所有上述器官中都会出现异常,最常见的是肾脏表现,如肾囊肿、肾发育不良和家族性增生性肾小球囊性肾脏疾病。

三、临床表现

MODY 不同亚型因发病机制不同,临床表现也有各自特征。常见的类型包括:

(一) HNF4A-MODY(MODY1型)

HNF4A 基因缺陷可导致双向临床表现。15% 出生时可发生对二氮嗪敏感的高胰岛素血症性低血糖,通常在婴儿期消退。随后胰岛素生成逐渐减少,青少年时期可表现为糖耐量异常,后期逐渐出现空腹血糖升高和糖尿病的"三多一少"症状,但很少出现酮症。临床还可见巨大儿,骨软化、氨基酸尿、高磷酸尿及血脂代谢紊乱等表现。

(二) GCK-MODY(MODY2型)

呈家族性、轻度、非进展性高血糖(5.5~8.0mmol/L),常无糖尿病经典"三多一少"症状,多在体检时发现,早期无明显糖耐量异常,到青春期或成年期逐渐出现糖耐量异常,餐后血糖或糖耐量试验 2 小时血糖较空腹可有显著增高,很少会出现远期微血管或大血管并发症。

(三) HNF1A-MODY(MODY3型)

HNF1A 基因变异造成肾小管葡萄糖转运受损,会影响葡萄糖重吸收,因此餐后尿糖阳性多先于临床高血糖前出现,临床表现为肾性糖尿。MODY3 在 8 岁以下的儿童中很少见。糖耐量异常多在青少年期出现,餐后或糖耐量试验 2 小时血糖显著升高,早期空腹血糖可正常,随着年龄增长逐渐出现空腹血糖升高和糖尿病的"三多一少"症状,但很少出现酮症。HNF1A 变异也可引起高胰岛素血症低血糖,但非常罕见。杂合 HNF1A 突变引起的高血糖可进行性加重,HNF1A-MODY 发生长期并发症的风险与 1 型和 2 型糖尿病相似,因此,这些患者需要严格的血糖控制。

(四) HNF1B-MODY(MODY5型)

MODY5 患者存在临床异质性,携带相同突变的家庭成员的临床表现可能有所不同。HNF1B 基因杂合变异很少导致单纯的糖尿病症状,绝大部分都伴随肾囊肿或其他肾发育不良,可伴有一定程度的肝源性胰岛素抵抗。临床表现以糖尿病、肾脏发育异常、女性泌尿生殖道畸形(特别是子宫畸形)为特征性表现,还可能出现高尿酸血症、痛风和肝肾功能异常。糖尿病症状出现较晚,常发生在青春期或成年早期。通常在 45 岁时发展为肾功能不全,在无糖尿病肾病的情况下,大约 50% 的患者发展为终末期肾衰竭,需要进行肾脏替代治疗。胰腺外分泌功能下降,粪便弹性蛋白酶减少。胰腺影像学可见胰体和 / 或胰尾部的缺失。

四、疾病的筛查

对于无法归类于 1 型糖尿病和 2 型糖尿病,或临床已经有提示高度怀疑单基因糖尿病者,如家族多代(三代以上)高血糖或糖尿病史;诊断 1 型糖尿病 5 年后,仍有部分胰岛 β 细胞功能保留,胰岛素需要量低,血清 C 肽在正常范围或稍偏低;6~12 月龄起病,自身抗体阴性;合并胰腺外病变;轻度、非进展的空腹高血糖;新生儿期有高胰岛素性低血糖症；有明显的胰岛素抵抗表现，但不伴有严重肥胖；不寻常的脂肪分布，均应考虑进行基因检测。NGS 能够以较低的成本同时分析多个基因，对于临床信息不够明确的患儿，NGS 优于单基因检测。

五、诊断

MODY 的进一步确诊主要方法为分子遗传学检测，可以早期明确 MODY 的类型。

六、治疗

不同 MODY 亚型需个体化治疗。MODY1 型患者大部分对磺脲类药物治疗敏感，但应注意的是，儿童应从低剂量起用（成人正常起始剂量的 1/4），用药前需取得监护人的知情同意，并密切关注其用药安全性及不良反应，如严重的低血糖、胃肠道反应、过敏反应及肝肾功能损伤等。磺脲类药物控制不佳或不能耐受者需胰岛素治疗。MODY2 型患者常规剂量的胰岛素或口服降糖药物并不能有效降低血糖或糖化血红蛋白，大多数可通过单纯饮食、运动来控制血糖，很少会出现远期微血管或大血管并发症。MODY3 型可使用磺脲类药物代替胰岛素治疗来控制血糖，同样必须注意磺脲类药物在儿童患儿中的用药安全性，尽量从低剂量（成人正常起始剂量的 1/4）开始，以避免发生低血糖。如果发生低血糖，可考虑

使用该类药物的缓释剂或进餐时服用短效药物。MODY4 型、MODY9 型、MODY11 型、MODY14 型患者可通过单纯饮食、运动或口服降糖药或胰岛素进行治疗。MODY5 型患者需要早期胰岛素治疗。MODY6 型、MODY7 型、MODY8 型、MODY10 型、MODY13 型患者需口服降糖药或胰岛素进行治疗。MODY12 型患者通过口服降糖药治疗，可以尝试磺脲类药物。

MODY 患者应注意监测血糖、饮食管理、运动治疗、药物治疗、宣教管理，避免糖尿病的急性并发症，如糖尿病酮症酸中毒，长期随访高血糖可引起的慢性微血管损害，肾功能不全、视网膜病变和周围神经病变等。同时不同亚型需要有个体化的随访内容，如 MODY4 型须随访肾脏发育异常、女性泌尿生殖道畸形、高尿酸血症、痛风和肝肾功能异常情况。

七、遗传咨询

MODY 以常染色体显性遗传。有家族史的患者，其同胞有 50% 的概率患病。新发变异患者，其同胞再发概率较低。患者有 50% 的机会将致病性变异传给下一代。需要注意的是，在对可能先证者的家族史做调查时，有些家族成员可能会因症状轻微而没被发现，必要时须做糖耐量试验。家族成员也可能被诊断为妊娠期糖代谢异常或 2 型糖尿病等。

（吴　蔚　朱铭强）

第四节　先天性高胰岛素血症

一、定义和概述

先天性高胰岛素血症（congenital hyperinsulinism，CHI）是遗传性异常引起胰岛 β 细胞不适当分泌胰岛素导致的一组严重低血糖症。于 1954 年由 McQuarrie 首次描述，是婴幼儿频发性、持续性低血糖的最常见原因。CHI 患者持续反复发作的低血糖易造成永久性脑损伤，癫痫、脑性瘫痪等神经系统损害。

二、发病机制

胰岛 β 细胞释放胰岛素主要受血糖和氨基酸

代谢的调节。正常胰岛细胞的细胞膜钾通道处于开放状态，保持细胞内外钾离子浓度差和电压差。葡萄糖和氨基酸经三羧酸循环途径，氧化产生大量三磷酸腺苷（adenosine triphosphate，ATP），ATP/ 二磷酸腺苷（ADP）升高，使细胞膜 ATP 敏感性钾通道（K_{ATP}）关闭，引起细胞膜去极化，导致细胞内外电压降低。进而电压门控钙离子通道打开，使钙离子内流，促进高尔基复合体的胰岛素囊泡微丝微管的收缩，最终刺激胰岛 β 细胞释放胰岛素。细胞内钙离子水平升高，其他一些协同因素还会通过"放大"途径刺激胰岛素分泌，包括线粒体激活途径、副交感神经激活途径及肠促胰素受体途径。

因此,当胰岛 β 细胞释放胰岛素这一正常生理机制存在遗传性异常时,胰岛 β 细胞过度分泌胰岛素,导致先天性高胰岛素血症。1995 年,在 *Science* 上首次报道了两个 CHI 致病基因 *ABCC8* 和 *KCNJ11*,分别编码胰岛 β 细胞膜上 K_{ATP} 通道的两个亚基 SUR1 和 Kir6.2。随着测序技术的进展,截至目前共报道了 11 种可导致 CHI 的单基因突变(表 9-9)。

表 9-9　CHI 基因突变类型

疾病	突变基因	基因 OMIM	突变位点	遗传模式	二氮嗪治疗
单基因突变					
K_{ATP}-HI	*ABCC8/ KCNJ11*	600509/ 600937	11p15.1	AR/AD/散发	多数无效
GDH-HI	*GLUD1*	138130	10q23.3	AD	有效
GCK-HI	*GCK*	138079	7p13	AD	无效
SCHAD-HI	*HADH1*	601609	4q25	AR	有效
UCP2-HI	*UCP2*	601693	11q13.4	AD	有效
HNF4A-HI	*HNF4A*	600281	20q13.12	AD	有效
HNF1A-HI	*HNF1A*	142410	12q24.31	AD	有效
MCT1-HI	*SLC16A1*	600682	1p13.2	AD	无效
HK1-HI	*HK1*	142600	10q22.1	AD	有效
PGM1-HI	*PGM1*	171900	1p31.3	AR	无效
综合征相关 HI					
贝 - 维综合征	*IGF2/H19/CDKN1C/ KCNQ1*	147470/103280/ 600856/607542	11p15.4	散发为主,家族性的 为 AD	部分有效
歌舞伎面谱综合征	*KMT2D/KDM6A*	602113/300128	12q13.12/ Xp11.3	散发	部分有效
特纳综合征	*KDM6A*?	300128	X	散发	部分有效

K_{ATP} 通道基因突变(*ABCC8* 和 *KCNJ11*)所致 CHI 最常见,占 40%~45%。K_{ATP} 通道基因突变的 CHI 患者表型严重,且对二氮嗪治疗大多数反应差。K_{ATP} 通道基因突变的遗传形式包括:①隐性遗传:此型最常见,患儿 K_{ATP} 通道完全缺陷,因此往往临床表现更重且二氮嗪治疗效果不佳;②显性遗传:不同的突变程度导致患儿残存不同程度的 K_{ATP} 通道功能,临床表型不一,可为非典型的表现,如间歇发作低血糖,也可呈持续性高胰岛素血症,多数患儿二氮嗪治疗结合频繁喂养可维持血糖在正常范围。上述两种遗传形式均可导致弥散型 CHI。另外,单等位基因、父系隐性遗传的 *ABCC8* 或 *KCNJ11* 失活突变多导致局灶型 CHI,可采用 ^{18}F- 多巴正电子发射断层显像(^{18}F-DOPA-PET-CT)对病变进行定位并手术治愈。

此外,CHI 单基因突变还有 *GLUD1*、*GCK*、*HADH1*、*UCP2*、*HNF4A*、*HNF1A*、*PGM1* 等。除少数基因突变(*GCK*、*PGM1*)外,其他位于 K_{ATP} 通道上游基因突变所致 CHI 均对二氮嗪治疗有反应。其中,较常见的二氮嗪有效的单基因突变为 *GLUD1* 基因突变。该突变编码谷氨酸脱氢酶(glutamate dehydrogenase,GDH),使 GDH 对变构抑制剂 GTP 的灵敏度降低,导致 GDH 活性增强,从而使由谷氨酸生成的 α- 酮戊二酸增多,GDH 活性增强,ATP/ADP 升高,胰岛素过度分泌。CHI 第三大病因(占 1%)是 *GCK* 基因激活突变。GCK 是葡萄糖代谢限速酶,*GCK* 基因激活突变导致胰岛素分泌的血糖阈值下调，导致空腹 HI 低血糖。

除上述编码蛋白的单基因突变外，还发现了非编码基因异常导致 CHI，成为综合征的一个临床表现。最常见的是 11p 部分三体综合征、贝 - 维综合征（Beckwith-Wiedemann syndrome，BWS，OMIM 130650），因甲基化障碍，约 50% 的 11p 部分三体综合征患儿有高胰岛素血症表现。其次是歌舞伎面谱综合征（OMIM 147920、300867），推测与编码赖氨酸特异性甲基转移酶的 KMT2D 基因和编码赖氨酸特异性脱甲基酶的 KMD6A 基因新发突变有关。特纳综合征近年来也被认为与 CHI 有关，可能与 X 染色体上的 KDM6A 基因单倍体剂量不足有关。

三、临床表现

不同类型的基因突变 CHI 患儿，临床表现有所差异，主要表现为婴幼儿频发性、持续性低血糖。K_{ATP} 通道基因突变（ABCC8 和 KCNJ11）所致患儿，出生时多为大于胎龄儿、巨大儿，常新生儿期起病，表现为严重的低血糖、脸色苍白、心动过速、喂养困难等，还有嗜睡、易怒、呼吸暂停、哭声虚弱 / 高亢，甚至出现新生儿抽搐、意识丧失等。年长儿发生低血糖时可表现为颤抖、心动过速、心悸，出汗、饥饿、感觉异常，行为改变、易怒、困倦，还可出现定向障碍、癫痫、昏迷等。

GLUD1 基因突变者，除低血糖发作外，还因 GDH 消耗谷氨酸，生成大量的血氨，形成高氨血症，故临床也称高胰岛素血症 / 高氨血症综合征。

GCK 基因激活突变的表型相对丰富，发病年龄广，从新生儿至 77 岁都有报道，临床中可无症状，也可表现为抽搐，意识丧失，病程呈复发缓解，或持续型，低血糖发生于饥饿、餐后、运动时。

四、筛查

CHI 新生儿筛查目前尚未展开。但对于 CHI 高风险患儿，应在出生时进行血糖筛查，然后在 48 小时内进行血糖监测，直至排除低血糖风险。CHI 高风险主要是指：①新生儿有症状性低血糖；②新生儿有围产期应激事件：出生窒息 / 缺血、胎儿窘迫、母亲先兆子痫 / 子痫或高血压、胎儿生长受限（小于胎龄）、胎粪吸入综合征、胎儿红细胞增多症、红细胞增多症、低温等；③先天性综合征（如贝 - 维综合征）、异常体貌特征（如中线面部畸形、小头畸形）；④有低血糖遗传病家族史的新生儿；

⑤新生儿为大于胎龄儿；⑥早产儿或过期产儿；⑦糖尿病母亲的婴儿。对于不能语言表达症状的婴幼儿，血糖低于 50~60mg/dl（2.8~3.3mmol/L）可能出现神经系统相关不适，也建议进行低血糖相关的评估。

CHI 筛查主要是监测血糖变化，血糖低于 2.8mmol/L 则为低血糖。另外，需检测血浆胰岛素、β- 羟丁酸、游离脂肪酸等。临床上，一般不常规进行 CHI 的基因筛查。对于临床表现及生化检测高度提示先天性高胰岛素血症的患儿，需要进行基因检测。如行单基因检测，首先考虑 ABCC8、KCNJ11、GCK、GLUD1，其次考虑 HADH1、SLC16A1、HNF4A、HNF1A 等。如临床上还有特殊面容等，需注意某些相关综合征。现 NGS 技术日益发展，基因检测越来越方便。

五、诊断与治疗

（一）诊断

CHI 的诊断需基于患儿的临床表现和低血糖发作时的生化标志。主要是以下 4 条：①血糖 <2.8mmol/L 时，血浆胰岛素 >1μU/ml；②皮下或肌内注射 0.5mg 胰高血糖素后血糖升高幅度 >2~3mmol/L；③低血糖发作时，血浆 β- 羟丁酸 <1.5mmol/L，尿酮体阴性；④为防止低血糖发生，给予的治疗需持续数月或数年。

现在国际上更多采用诊断性饥饿试验来明确诊断。即在监护良好、准备充分的特定条件下，患儿处于饥饿状态，密切关注患儿临床表现，并监测血糖、β- 羟丁酸、尿酮体等变化。随后予以胰高血糖素激发试验，即皮下或肌内注射 0.5~1mg 胰高血糖素，15~45 分钟后血糖如升高幅度 >1.67mmol/L 则可确诊。

对 CHI 患者药物效果差的、怀疑为局灶性病变，建议采用 ^{18}F- 多巴正电子发射断层显像（^{18}F-DOPA-PET）-CT 可对病变进行定位并手术治愈。

CHI 还需与其他原因引起的新生儿及婴幼儿低血糖相鉴别，如围产期窒息、应激、宫内窘迫、小于胎龄儿（small for gestational age infant，SGA）、升糖激素不足等，根据临床病史及观察转归进行区别。

（二）治疗

CHI 治疗是一个长期的过程。短期治疗目标是尽早恢复血糖>3.9mmol/L,防止进一步发生低血糖;远期目标则是预防大脑损害,促进正常成长。治疗方案应综合患儿临床表现、对药物反应、*CHI*基因突变类型、病理分型等来制订,诊疗流程见图9-2。

首次发现患儿低血糖时,需加强喂养,并密切监测血糖。若不能通过改变喂养方式及种类纠正者需静脉葡萄糖输注,按6~8mg/(kg·min)速率输注。考虑GDH-HI患儿应限制食物蛋白质含量,尤其是限制亮氨酸的含量(<200mg)可有效预防低血糖的发生。

目前常用的治疗药物为二氮嗪、奥曲肽、长效生长抑素类似物制剂、胰高血糖素、静脉葡萄糖输注等。其中,二氮嗪是最早用于治疗 CHI 的药物,其作用于 K_{ATP} 通道的 SUR1(*ABCC8*)亚基链接区。新生儿及婴儿常用剂量为5~15mg/(kg·min),从小剂量开始治疗。CHI 单基因突变 *GLUD1*、*HADH1*、*UCP2*、*HNF4A*、*HNF1A* 等对二氮嗪治疗有效。而 K_{ATP} 和 *GCK* 突变所致 CHI,多为无效型。生长抑素类似物,主要是抑制 α 和 β 细胞分泌胰高血糖素和胰岛素,减少内脏和肝脏的血流量,常用剂量为5~20mg/(kg·min),每日3~6次或胰岛素泵持续泵注。该药物代谢快,常需要联合持续肠内葡萄糖,每隔3小时一次喂养。胰高血糖素由于半衰期较短限制了其长期应用,目前一般仅作为紧急治疗严重低血糖。

对于局灶型 CHI 患者或药物治疗效果不佳的患者,可考虑采用手术治疗。对于基因检测结果提示为单等位基因、父系隐性遗传的局灶型

CHI 患儿,结合 ^{18}F-DOPA-PET-CT 定位,可选择局灶病变切除。药物治疗效果不佳的 CHI 患者,可选择胰腺次全切除术,但术后仍存在低血糖或出现术后医源性糖尿病的风险,故需严格掌握手术指征。

（三）随访

CHI 患者的随访,主要包括继续监测血糖,关注药物副作用,评估患者生长发育和脑损害情况。大量研究表明,CHI 患者持续、反复发作的低血糖极易造成永久性脑损伤,遗留癫痫、脑瘫等神经系统损害。主要神经系统损害有语言障碍、学习障碍、孤独症、注意缺陷多动症等。因此,所有 CHI 儿童都需要定期进行发育相关随访评估。

六、遗传咨询

CHI 最常见的 K_{ATP} 通道基因突变(*ABCC8* 和 *KCNJ11*),其遗传方式多为常染色体隐性遗传。已分娩过 CHI 患儿的夫妻,再次怀孕前建议行基因检测以确定突变基因。但少部分 *ABCC8* 和 *KCNJ11* 基因突变的遗传方式,为常染色体隐性遗传及单等位基因、父系隐性遗传的 *ABCC8* 或 *KCNJ11* 失活突变,需更专业的遗传咨询分析。其次常见的 *GLUD1*、*GCK* 等为常染色体显性遗传,以自发突变为主,杂合突变患者的子代(配偶正常)半数为杂合患者,半数为正常人。此外,许多 CHI 患者基因检测未见异常,这类患者家系的遗传咨询比较困难。

（吴　蔚　王金玲）

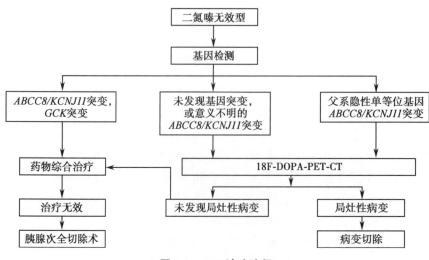

图9-2　CHI 诊疗流程

参考文献

1. LAURA K, GUNNAR K, KAMILA S, et al. The Pathogenic TSH β-subunit variant C105Vfs114X causes a modified signaling profile at TSHR. Int J Mol Sci, 2019, 20 (22): 5564.

2. HUIJUAN W, XIAOHONG K, YANRUI P, et al. Mutation spectrum analysis of 29 cases in 43 Chinese patients with congenital hypothyroidism. Mol Med Rep, 2020, 22 (1): 297-309.

3. LUCA P, GUIDITTA R, TIZIANA F, et al. Genetics and management of congenital hypothyroidism. Best Pract Res Clin Endocrinol Metab, 2018, 32 (4): 387-396.

4. TETSUYA M, SHUJI F, TAKAHIKO K, et al. Congenital primary hypothyroidism with the homozygous nonsense mutation p. K1347 in the thyroglobulin gene and a normal-sized thyroid gland on levothyroxine replacement. Int Med, 2019, 58: 2669-2673.

5. BENJAMIN D, LORNA P, DEBORAH R, et al. High-resolution computed tomography findings of thyroid transcription factor 1 deficiency (NKX2-1 mutations). Pediatr Radiol, 2019, 49 (7): 869-875.

6. SOYOON J, JEONGHO L, DONG H, et al. Persistent goiter with congenital hypothyroidism due to mutation in DUOXA2 gene. Ann Pediatr Endocrin Metab, 2020, 25: 57-62.

7. RYAN JB, YUI W, REHAM SE. Increased prevalence of TG and TPO mutations in Sudanese children with congenital hypothyroidism. J Clin Endocrin Metab, 2020, 105 (5): 1-9.

8. MITHRA L, NARASIMHANM, AHMED K. Genetics of congenital adrenal hyperplasia and genotype-phenotype correlation. Fertil Steril, 2019, 111 (1): 24-29.

9. LEANDRO S, CARLOS B, CECILIA F. CYP21A2 mutation update: comprehensive analysis of databases and published genetic variants. Hum Mutat, 2018, 39 (1): 5-22.

10. BRUQUE C, DELEA M, FERNANDEZ C, et al. Structure-based activity prediction of CYP21A2 stability variants: A survey of available gene variations. Sci Rep, 2016, 6: 39082.

11. BARBARO M, SOARDI FC, ÖSTBERG LJ, et al. In vitro functional studies of rare CYP21A2 mutations and establishment of an activity gradient for nonclassic mutations improve phenotype prediction in congenital adrenal hyperplasia. Clin Endocrinol, 2015, 82: 37-44.

12. 中华医学会儿科学分会内分泌遗传代谢学组 . 儿童单基因糖尿病临床诊断与治疗专家共识 . 中华儿科杂志 , 2019, 57 (7): 508-514.

13. URAKAMI T. Maturity-onset diabetes of the young (MODY): current perspectives on diagnosis and treatment. Diabetes Metab Syndr Obes, 2019, 12: 1047-1056.

14. FIRDOUS P, NISSAR K, ALI S, et al. Genetic testing of maturity-onset diabetes of the young current status and future perspectives. Front Endocrinol (Lausanne), 2018, 9: 253.

15. HATTERSLEY AT, SAW G, POLAK M, et al. ISPAD Clinical Practice Consensus Guidelines 2018: The diagnosis and management of monogenic diabetes in children and adolescents. Pediatr Diabetes, 2018, 19 (Suppl 27): 47-63.

16. MING-QIANG Z, YANG-LI D, KE H, et al. Maturity onset diabetes of the young (MODY) in Chinese children: genes and clinical phenotypes. J Pediatr Endocrinol Metab, 2019, 32 (7): 759-765.

17. Stanley CA. Perspective on the genetics and diagnosis of congenital hyperinsulinism disorders. J Clin Endocrinol Metab, 2016, 101 (3): 815-826.

18. WANG WY, SUN Y, ZHAO WT, et al. Congenital hyperinsulinism in China: a review of Chinese literature over the past 15 years. J Clin Res Pediatr Endocrinol, 2017, 9 (3): 194-201.

第十章　免疫系统疾病新生儿基因筛查

第一节　免疫性疾病

一、概述

免疫性疾病包括免疫缺陷病和自身免疫性疾病,免疫缺陷病是由遗传性或获得性原因,造成免疫系统缺损,导致免疫功能低下和免疫应答异常,临床表现为对感染易感的一类疾病;免疫缺陷病根据病因分为原发性免疫缺陷(多为遗传病,可为常染色体隐性遗传、常染色体显性遗传和 X 连锁的遗传等)和继发性免疫缺陷(除遗传因素外,多有环境因素或放射线、药物损伤等引起)。根据受损的免疫系统分为体液性免疫缺陷如丙种球蛋白缺乏症等以抗体水平低下为主要特征的疾病、细胞性免疫缺陷病如先天性胸腺发育不全等以 T 细胞缺损为主要特征的疾病、吞噬系统缺陷病如慢性肉芽肿病等以巨噬细胞或其他白细胞吞噬功

能障碍为主要特征的疾病、联合免疫缺陷病即同时具有体液性免疫和细胞性免疫及补体等缺陷的疾病。

自身免疫性疾病是自身抗原特异性抗体或致敏 T 细胞攻击自身抗原,导致自身组织和器官产生病理改变和功能障碍的现象,根据累计的器官及范围分为器官特异性自身免疫病(常见的是自身免疫性肠病、自身免疫性肝病等)和系统性自身免疫病(常见的是系统性红斑狼疮、干燥综合征等),自身免疫性疾病多与一种或多种 HLA 等位基因有关,例如 *HLA* 基因是决定自身免疫性肠病易感性的主要原因。

二、疾病种类及主要临床表现(表 10-1)

表 10-1　免疫性疾病汇总表

中英文疾病名称		疾病 OMIM 编号	致病基因和定位	基因 OMIM 编号	主要临床表现
重症联合免疫缺陷症	X 连锁重症联合免疫缺陷病(X-linked SCID, XSCID)	312863	γ 链基因 Xq13.1	308380	均为男性,大多数于生后 3~6 个月起病,表现为反复发热及肺炎、慢性腹泻、口腔念珠菌病和脓疱疮等,若不能进行造血干细胞移植治疗,绝大多数 1 岁内死亡

续表

中英文疾病名称		疾病 OMIM 编号	致病基因和定位	基因 OMIM 编号	主要临床表现
重症联合免疫缺陷症	常染色体隐性遗传性重症联合免疫缺陷病	600802	*JAK-3*,19p13.1	600173	发病早,威胁生命的严重感染、发育迟缓、口腔念珠菌病等
		608971	*IL-7Rα*	146661	多表现为典型的重症联合免疫缺陷病临床特征,部分有血小板减少症,但对激素或静脉丙种球蛋白效果差
		102700	*ADA*,20q13.11	608958	表现为典型的重症联合免疫缺陷病临床特征,但发病更早,伴非免疫表现,如肋软骨畸形和骨骼发育不良、神经系统异常、感觉神经性耳聋和肝功能损害等
		601457	*RAG*,11p13	179615/179616	生后早期严重感染,肝脾大和淋巴结肿大、红皮病等
自身免疫性肠病	与 IPEX 综合征相关的自身免疫性肠病(IPEXS)	304790	*FOXP3*,Xp.11.23	300292	发生于男性,可有早发性顽固性腹泻、多发性内分泌病,如 1 型糖尿病、自身免疫现象及生长落后等,预后极差,常于婴儿期死亡
	自身免疫性多内分泌腺病-念珠菌病-外胚层营养障碍 APECED 又称自身免疫性多腺体综合征(APS)相关的自身免疫性肠病	240300	*AIRE*,21q22.3	607358	常见于特定族群如芬兰人、伊朗犹太人等。部分早期可有顽固性腹泻,伴 AE 抗体阳性,同时常伴有慢性黏膜-皮肤念珠菌病及甲状旁腺功能减退等
慢性肉芽肿病	X 连锁隐性遗传病(X-CGD)	607554	*CYBB*,xp211.1	300481	通常在生后数月出现发热,反复化脓性皮肤感染,形成瘢痕伴局部淋巴结肿大、白细胞增多、血沉增快
	常染色体隐性遗传病(AR-CGD)	233700	*NCF1*,7p11.23	608512	
	X 连锁无丙种球蛋白血症(XLA)	604401	*BTK*,Xq22.1	300300	男性发病,生后 4~6 个月开始发病,可累及多个系统的感染,主要表现为反复、严重的细菌感染,如反复中耳炎、慢性鼻窦炎等

第二节　重症联合免疫缺陷症

一、概述

重症联合免疫缺陷病(severe combined immune deficiency,SCID)是因淋巴细胞出现发育缺陷或 T 细胞与 B 细胞间相互作用信号障碍而引起的一类以同时有体液免疫和细胞免疫发育阻滞或损伤为特征的疾病,总体发病率为 1:(50 000~100 000)。患者常为新生儿或婴幼儿,发病年龄早、临床表现重、预后较差,若未得到及时诊断和治疗,多在 1 岁内死亡。该病多数为基因突变所致,多为 X 染色体或常染色体隐性遗传病,其中最常见的为白细胞介素(interleukin,IL)

2、4、7、9、15 和 21 共用受体 γ 链突变导致的 X 连锁重症联合免疫缺陷病，约占 50%；其他还有白介素 7 受体链 α 链（IL-7 receptor α chain，IL-7Rα）、蛋白酪氨酸激酶 3（Janus kinase-3，JAK-3）、腺苷脱氨酶（adenosine deaminase，ADA）、嘌呤核苷磷酸化酶（purine nucleoside phosphorylase，PNP）、突变激活基因 1 或 2（recombination activating gene 1 and 2，RAG1 或 RAG2）等，其中 *ADA* 基因突变导致的 ADA 缺陷是最常见的常染色体隐性遗传 SCID，约占总病例数的 20%。人类 SCID 大多数由共用 γ 链、JAK-3 或 IL-7Rα 缺陷导致。

二、病因及发病机制

SCID 根据是否存在 B 淋巴细胞和 NK 细胞缺陷，可以分为 $T^-B^-NK^+$、$T^-B^-NK^-$、$T^-B^+NK^+$ 和 $T^-B^+NK^-$ 4 种表型。目前发现的能引起 SCID 的突变基因主要有 17 个，包括 *IL2RG*、*JAK3*、*IL7R*、*PTPRC*、*CD3D*、*CD3E*、*CD247*、*CORO1A*、*LAT*、*RAG1*、*RAG2*、*DCLRE1C*、*PRKDC*、*NHEJ1*、*LIG4*、*AK2* 和 *ADA*。其中，X 连锁重症联合免疫缺陷病最常见，约占所有 SCID 患者总数的 50%，其次为 *ADA* 缺陷，约占 SCID 患者总数的 20%，其他常染色体隐性遗传约占 SCID 患者总数的 40%。

（一）X 连锁重症联合免疫缺陷病（X-linked SCID，XSCID）

是 SCID 中最常见的类型。发病机制为编码 IL-2、IL-4、IL-7、IL-9、IL-15 受体 γ 链的基因突变，引起 T 细胞和 NK 细胞早期分化受阻。IL-2 受体（IL-2R）为分子量 140kD 的糖蛋白，由 α、β、γ3 条肽链组成。IL-2Rα 链（又称 CD25）只与 IL-2 结合；IL-2Rβ 链（又称 CD122）属于造血因子受体家族，与促红细胞生成素、IL-3、IL-3、IL-7、生长因子等受体相似。IL-2Rγ 链（或 CD132）与 IL-4、IL-7、IL-9、IL15 受体共用 γ 链。α、β、γ 链基因分别位于染色体 10、22 和 X 染色体。IL-2Rγ 链含有 369 个氨基酸，细胞外区有 232 个氨基酸，穿膜区有 29 个，胞质内尾肽为 86 个，可与细胞内酪氨酸激酶相互作用。γ 链是 IL-2R 传导信号的主要成分。受体信号主要引起细胞内的受体相关蛋白发生酪氨酸磷酸化，引起肌醇磷酸代谢变化和钙离子变化等。白介素与 γ 链结合后能活化有蛋白激酶活性的 JAK3 和 JAK1，IL-2 通过 JAK3、JAK1 诱导信号转导分子和转录激活因子的磷酸化，激活基因转录。IL-2

与 IL-2R 结合，诱导 T 淋巴细胞增殖和分化。因此，当 IL-2Rγ 链突变时，可引起 T 淋巴细胞分化受阻。由于 IL-4、IL-7、IL-9、IL15 在 T、B 淋巴细胞及 NK 细胞增殖、分化中起重要作用，故它们的受体突变也必然会引起体液和细胞免疫的缺陷。

（二）常染色体隐性遗传 SCID

其中最常见的类型为腺苷脱氨酶缺陷症。ADA 是一种嘌呤降解酶，可以使腺苷脱氨产生次黄嘌核苷。若 ADA 缺乏，则脱氧腺苷水平升高，并逐渐磷酸化为三磷酸脱氧腺苷。大量的脱氧腺苷及其代谢产物在细胞内累积，产生细胞毒性（大量的脱氧 ATP 干扰 DNA 合成中所必需的核糖核酸还原酶作用）。*ADA* 基因定位于染色体 20q13，cDNA 长 1533bp，编码 362 个氨基酸。ADA 存在于所有组织细胞内，但 ADA 缺陷仅在少数组织产生病理变化，主要为淋巴细胞、骨生长异常、神经功能异常等。

（三）MHC 表达缺陷

包含 MHCI Ⅰ、MHC Ⅱ 类分子表达缺陷。MHC Ⅰ 类分子缺陷是由于 *TAP1* 或 *TAP2* 基因突变引起，所编码的 TAP1 和 TAP2 是转运用于装配 MHC Ⅰ 分子多肽，可引起 $CD8^+$ 细胞和 NK 细胞缺乏。MHC Ⅱ 分子缺陷机制较为复杂，可引起 $CD4^+$ 细胞缺乏。

三、临床表现

（一）感染典型

SCID 患儿出生时一般没有特别表现，由于患儿存在细胞免疫异常，2 月龄前也可发生致命感染。感染部位及病原多种多样，包括反复肺炎，反复鹅口疮，持续腹泻，反复中耳炎，持续病毒感染（如呼吸道合胞病毒、EB 病毒、巨细胞病毒等），因此该病的感染具有反复、严重、难治、机会致病、病原谱广等特点。

（二）疫苗病

SCID 免疫功能极度低下，可发生减毒活疫苗感染和播散。

（三）生长发育落后或停滞

SCID 患者表现较突出，与患儿反复感染、腹泻和相应基因缺陷均有关。SCID 患儿还可伴有皮疹、肝脾淋巴结肿大类似红皮病表现，为一类特殊"泄漏"（Leaky）型基因突变残余部分蛋白活性所致，称为奥梅恩综合征。

另一部分患儿可出现脂溢性皮炎、血细胞减

少症、硬化性胆管炎,可能与母体细胞植入 SCID 患儿引起移植物抗宿主病有关。患儿一旦体内存在母体细胞植入,则高度提示 SCID 可能。

四、新生儿筛查

(一) 生化筛查

基于 SCID 多数缺乏 T 细胞,既往采用淋巴细胞计数进行筛查,因血常规无法与其他筛查共用标本,同时部分 SCID 不伴淋巴细胞的明显减少,限制了该方法的应用。另外,有研究尝试通过测定 ADA 酶活性进行 ADA 缺陷导致的 SCID 筛查,但由于漏筛及假阳性率较高,未以推广。

国外与我国台湾已将基于外周血干血斑 T 细胞受体切除环(T-cell receptor excision circles,TREC)定量检测技术应用于 SCID 的新生儿筛查。由于 SCID 多数出生时无临床表现,但已存在 T 细胞减少,此为 TREC 筛查的生化基础。T 细胞在胸腺中经过一系列复杂的基因重排,发育为成熟 T 细胞。在 T 细胞发育早期重排形成 $TCR\alpha$ 基因时,将位于 $TCR\alpha$ 基因座的 V 区和 J 区间的 $TCR\delta$ 基因删除,$TCR\delta$ 基因座两侧的 δREC 和 $\Psi J\alpha$ 删除片段形成的环形 δREC-$\Psi J\alpha$ DNA 即 TREC(图 10-1)。TREC 是 T 细胞在胸腺发育成熟为识别各种抗原的 T 细胞库过程中,编码 T 细胞受体(T cell receptor,TCR)基因片段重排产生的副产物,仅存在于近期从胸腺输出的 T 细胞中,且 T 细胞分裂过程中 TRECs 不复制,可作为判断胸腺输出初始 T 淋巴细胞功能的可靠指标,因此,无论是否存在潜在因素,TREC 数量低

下或缺如即表明幼稚 T 细胞不足。

SCID 是一组以 T 淋巴细胞缺陷为主要特征的疾病,TREC 拷贝数减少或缺失,均需怀疑 SCID。但是,由于目前筛查数据的有限性,缺乏与胎龄相关的 TREC 参考范围,导致早产儿的假阳性率偏高;产前糖皮质激素使用导致循环 T 细胞数量降低,严重的心脏缺损及消化道异常均可增加假阳性率;虽然 TREC 筛查基本无阴性漏检典型 SCID 病例的可能,但该检测手段不能识别所有存在 T 细胞功能缺陷的婴儿,MHC Ⅱ 缺陷、ZAP70 缺陷及其他 T 淋巴细胞受体重排正常、远端成熟及功能通路障碍的疾病,可能具有正常数量的 TRECs;此外,TREC 仅可检出 T 细胞缺陷,不能检出体液免疫缺陷及中性粒细胞异常;故 TREC 阴性结果不能排除新生儿患其他免疫缺陷疾病的可能。

(二) 基因筛查

目前国内外尚无针对 SCID 的基因筛查,主要采用 NGS 技术辅助明确诊断。与 SCID 相关的基因突变有多种,且还在不断增加。因此,没有一个单一的检测能够可靠地识别所有出生时患有 SCID 的婴儿。基因组医学技术的快速发展导致了 NGS 有效性和成本的下降,WES 和 WGS 在诊断医学中的地位已经确立。国外研究报道,对 35 名急性不适婴儿进行 WGS 检测,其中 20 名被快速诊断为遗传性疾病,其中 13 名发现了新突变,诊断直接影响 10 例患者的治疗决策(包括特殊治疗或姑息治疗)。NGS 很可能在新生儿 SCID 和其他疾病的筛查中发挥作用。Bodian 等人还评估了 WGS 作为一种筛查策略,以评估 1 696 名新生儿中 163

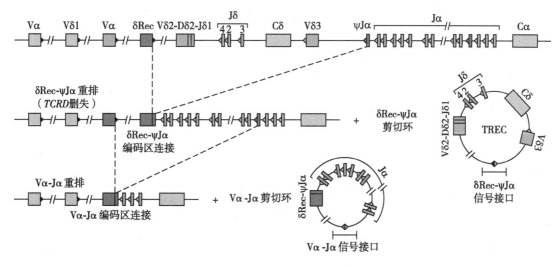

图 10-1　TREC 形成过程示意图

个与美国目前筛查的疾病有关的基因变异,表明 WGS 是对传统新生儿筛查的补充,减少假阳性结果,提供比传统技术更精确的诊断信息。

五、诊断

(一)确诊手段

常规检查可有血清免疫球蛋白 IgG、IgA 和 IgM 降低,血常规淋巴细胞计数降低,淋巴细胞亚群 CD3$^+$T 细胞明显降低(<20% 淋巴细胞),或具有经胎盘传递而来的母体 T 细胞,但仅作为辅助检测手段,故目前临床通过 SCID 相关基因测序确诊。

(二)新生儿筛查结果的判读

TREC 筛查及基因检测结果均为阳性者可确诊。

1. TREC 筛查结果阴性

(1)基因检测发现致病明确的变异位点:①变异位点位于 X 染色体,若为男性新生儿基于其 100% 外显率仍可确诊;②单个变异位点位于常染色体,则继续密切随访;③两个以上变异位点且来源于非同一条染色体,则确诊;④两个以上变异位点来源于同一条染色体,则继续随访。

(2)基因检测发现意义未名的变异位点:①变异位点位于 X 染色体,男性新生儿需密切随访,随访中出现相关生化和 / 或临床症状可诊断;②变异位点位于常染色体,继续随访。

2. TREC 筛查结果阳性　基因检测阳性者建议定期随访及复查 TREC,恢复正常者可终止随访,若持续异常者建议行检测基因缺失、重复变异等,长期密切随访,进一步探究其遗传背景,随时调整诊断状态。

3. SCID 的诊断标准　2 岁以内的患者具有经胎盘传递而来的母体 T 细胞或 CD3$^+$T 细胞低于 20%,绝对淋巴细胞计数 <3×10^9/L,并符合以下至少 1 项:①细胞因子共有的 γ 链(γc)基因突变;②JAK3 基因突变;③RAG1 或 RAG2 基因突变;④IL-7Rα 基因突变;⑤ADA 活性低于对照的 2% 或其两个等位基因均突变。许多新的致病基因逐渐被发现,因此结合临床及免疫表型,检测到新的致病基因突变或蛋白表达异常也应诊断 SCID。

六、治疗

目前,临床上 SCID 的主要治疗方法包括对症治疗、替代治疗、造血干细胞移植、基因治疗等。

1. 对症及抗感染治疗　预防隔离、抗感染、

营养支持等。

2. 替代治疗　积极规律静注人免疫球蛋白 (intravenous immunoglobulin,IVIG)替代治疗。目前采用每次 300~600mg/kg,间隔 3~4 周一次的替代剂量。注意免疫球蛋白代谢个体差异较大,宜根据患者输注前的谷浓度调整免疫球蛋白替代剂量及间隔时间,保持免疫球蛋白血清谷浓度 5~8g/L 以上。ADA 缺陷国外采用酶替代疗法,但我国目前尚无产品上市。

3. 造血干细胞移植　SCID 唯一的根治方法为造血干细胞移植。1968 年首例骨髓移植成功,并成为标准的免疫重建手段。采用同胞兄妹遗传背景完全相同的供者,尽管部分患儿 B 细胞重建不理想,造血干细胞移植成功率可高达 90% 以上。XSCID 进行造血干细胞移植通常并不需要清髓预处理,有时可不用任何免疫抑制药物,移植后虽然可能仅为嵌合状态,但亦可保全患儿生命。

4. 基因治疗　基因治疗越来越受到关注。ADA 基因缺陷、XSCID 等疾病基因治疗已经进入临床试验阶段,是最具前景的新型治疗手段。基因治疗的优势在于不需要寻找 HLA 配型相合供者,避免移植物抗宿主病的发生。目前已经进入临床试验阶段。大部分 SCID 患儿发病的免疫机制与单基因缺陷相关。将外源正常基因导入靶细胞,纠正或补偿基因缺陷和异常,以达到治疗的目的。目前,SCID 中 XSCID 和 ADA 型可通过基因疗法得到治疗。

5. 随访确诊病例　定期复查,了解淋巴细胞水平、免疫球蛋白水平等。TREC 筛查阴性者,若基因检测发现致病明确的单个变异位点位于常染色体或两个以上变异位点来源于同一条染色体,则继续密切随访;若基因检测发现意义未名的变异位点,需密切随访,随访中出现相关生化和 / 或临床症状可诊断。

七、再发风险及防控

X 连锁隐性遗传的 SCID,男性患者的儿子均不受影响;而女儿均继承其致病变异。女性 SCID 致病性变异携带者每次怀孕都有 50% 的机会将致病性变异传给下一代,继承致病变异的男性均为患者;继承致病性变异的女性为携带者。常染色体隐性遗传的 SCID,每一胎后代均有 25% 机会为患者,50% 者继承致病位点为携带者,25% 无致病位点遗传。建议对先证者家系及其他无症状

成员进行携带者检测。有再生育需求的高危家庭可在妊娠 10~12 周行绒毛膜绒毛取样或 16~20 周行羊水穿刺取样提取胎儿细胞 DNA,对突变已知家系进行 SCID 产前诊断。

第三节 自身免疫性肠病

一、概述

自身免疫性肠病(autoimmune enteropathy, AIE)是一种病因不明、临床罕见的疾病,以小肠黏膜上皮绒毛萎缩为主的自身免疫性疾病。临床以顽固性腹泻、重度营养吸收不良、低蛋白血症为特点。病理表现为小肠绒毛萎缩、黏膜固有层淋巴细胞浸润、隐窝上皮内凋亡小体增多,血清学可有抗上皮细胞抗体或抗杯状细胞抗体。各年龄段均可发病,儿童较为多见,尤其是婴幼儿。目前,儿童缺乏大样本研究,发病率估计在 1/100 000 以下。合并有全身性自身免疫性疾病表现时,AIE 是一种独立的疾病还是全身性自身免疫性疾病的小肠表现,现尚无明确定论。根据是否合并自身免疫缺陷分为:与 IPEX 综合征(immuno dysregulation, polyendocrinopathy, enteropathy, X-linked syndrome, IPEXS)相关的 AIE 和与 APECED(autoimmune polyendocrinopathy-candidiasis-ectodermal dystrophy)又称自身免疫性多腺体综合征(autoimmune polyglandular syndrome, APS)相关的 AIE。导致 T 细胞过度活动的基因突变是 AIE 两种类型的基础,其中 IPEXS 及 APECED 分别表现为 X 连锁和常染色体隐性遗传性疾病。

二、病因及发病机制

自身免疫性肠病的发病机制尚不完全明确。小肠作为机体黏膜免疫屏障,在防御外源致病性病原体,防止异源性抗原引起变态反应,参与全身的免疫调节作用等,若小肠黏膜免疫功能失调或有缺陷,可能引起消化道其或全身性的病理改变和疾病发生。异常人类白细胞抗原(human leukocyte antigen, HLA)-Ⅱ类分子在肠上皮细胞隐窝和黏膜固有层的 IL-2 受体细胞表达,导致肠上皮细胞产生的自身抗体可损伤肠上皮细胞;患者体内存在小肠上皮细胞抗体,一般处于免疫耐受状态,并不发病,若某种感染(如李斯特杆菌感染等)打破免疫耐受状态,肠上皮细胞表面抗原和

CD4+ 阳性 T 细胞被激活,导致肿瘤坏死因子增多,进而损伤肠道黏膜上皮细胞;另外,还有学者推测多发性内分泌病 *FOXP3* 基因突变使 FOXP3 蛋白表达下调或缺失,调节性 T 细胞功能失调,CD25+/CD4+/FOXP3+ T 细胞数量减少导致患者出现免疫不耐受。

IPEXS 是由 *FOXP3* 基因突变导致的罕见免疫系统遗传疾病,是 X 连锁隐性遗传病,男婴若早期出现顽固性腹泻、(特别是 1 型糖尿病)、自身免疫现象及生长落后等,应警惕 AIE。IPEXS 患儿预后极差,多数在婴儿期死亡。APECED(APS)为一种常染色体隐性遗传病,由位于 21q22.3 的 *AIRE* 基因突变引起,多发生于特定族群,如芬兰人、伊朗犹太人等。APECED 部分患者早期也可表现为顽固性腹泻,且 AE 抗体阳性,但常伴慢性黏膜 - 皮肤念珠菌病及甲状旁腺功能减退等。

三、临床表现

自身免疫性肠病患者常表现为顽固性腹泻、重度营养吸收不良和低蛋白血症。患儿往往因营养吸收障碍常导致发育不良,体重多低于同龄正常儿童,部分患者甚至需要行全胃肠外营养。婴幼儿 AIE 中,由于营养障碍或肠道黏膜屏障缺陷等原因,患儿更易于并发局部或全身性的感染。

四、新生儿筛查

本病发病机制尚不清楚,且无特异性指标用于疾病筛查,目前国内外尚缺乏本病的新生儿疾病筛查方法。由于本病临床症状表现严重,干预越早,预后越好,故针对基因突变异常所致的自身免疫性肠病,通过 NGS 技术进行疾病筛查可在疾病症状出现前进行识别并明确诊断。

五、诊断及治疗

(一)诊断

1. **常规检查** 血清学检查可有抗肠上皮细

胞抗体和 / 或抗杯状细胞抗体。

2. 内镜检查 气囊辅助小肠镜可作为诊断 AIE 的重要手段，气囊辅助小肠镜不仅可直接观察小肠黏膜，还可活检小肠黏膜行病理组织学检查。内镜下主要表现为小肠环形皱襞减少、变平，黏膜表面出现裂隙、凹槽，镜下注水染色时可更清晰地观察黏膜绒毛改变，包括绒毛短钝、增粗、倒伏及剥脱以至消失，大片黏膜受损时可见因水肿和萎缩相间形成的颗粒样隆起，还可发现部分患者存在胃和结肠黏膜的炎症改变。胶囊内镜因其应用简便，患者较易接受，可完成全部小肠的观察。

3. 病理检测 AIE 小肠黏膜活检组织病理学改变主要有绒毛萎缩、隐窝脓肿及增生、隐窝上皮内凋亡小体和黏膜固有层的淋巴细胞弥漫性浸润、数量增多，上皮内淋巴细胞(intestinal intraepithelial lymphocytes, iIEL)相对少等。

4. 基因检测 可作为基因突变所致 AIE 的确诊及鉴别诊断的依据。

(二) 治疗

目前缺乏 AIE 治疗的专家共识。对于重症患者，建议早期给予全肠外营养治疗；对于轻症者，可给予要素肠内营养或低碳水化合物肠内营养。AIE 一经诊断，即需要在营养支持治疗基础上给予皮质类固醇和 / 或免疫抑制剂治疗。

近年来，有报道应用肿瘤坏死因子 -α(tumor necrosis factor α, TNF-α) 单抗制剂英夫利昔治疗重症 AIE 及应用阿达木单抗(Adalimumab)成功治疗 AIE，目前还只是少数病例报告或个案报告，其疗效如何尚难评价。

(三) 随访

定期随访生长发育及营养状况。

六、再发风险及防控

IPEXS 系性染色体隐性遗传病，男性发病，女性为携带者。IPEXS 患儿的家庭再次生育子女时，男性患病概率为 50%，女性携带致病基因的概率为 50%。APECED(APS)是常染色体隐性遗传病，先证者的父母均为携带，再次生育的风险为 25%，50% 为基因携带，25% 完全正常。故具有自身免疫性肠病家族史的家庭，需高度警惕，且有先证者的家庭，均应极早地进行遗传咨询和产前诊断，可避免此类疾病患儿的出生实现优生优育，减轻家庭经济负担。

第四节 慢性肉芽肿病概述

一、概述

慢性肉芽肿病(chronicgranulomatousdisease, CGD)是一种少见的原发性吞噬细胞功能缺陷病，由于基因突变引起吞噬细胞还原型辅酶Ⅱ(NADPH)氧化酶缺陷，导致吞噬细胞不能杀伤过氧化物酶阳性细菌与真菌。多在 2 岁以内发病，少数可晚至 10 岁以后。临床主要表现为反复严重感染，以及在反复感染的部位形成肉芽肿为特征。约 65%CGD 为 *CYBB* 基因突变引起的 X 连锁隐性遗传病(X-CGD)，35% 为 *CYBA*、*NCF1*、*NCF2* 和 *NCF4* 基因突变引起的常染色体隐性遗传病(AR-CGD)。

二、病因及发病机制

吞噬细胞 NADPH 氧化酶复合物由 5 个亚基组成，其中 2 个亚基位于静息期的细胞膜内，3 个亚基位于细胞质内。两个膜结合亚单位是 gp91phox(分子量为 91kD 的跨膜糖蛋白)和 p22phox(分子量为 22kD 的跨膜非糖蛋白)，两者形成一种称为细胞色素 b558 的异二聚体，并相互黏附以稳定表达和成熟，当细胞膜与微生物接触激活时，三个细胞质亚基(p47phox、p67phox 和 p40phox)形成异三聚体并转移到细胞色素 b558。

编码 NADPH 氧化酶 5 个亚基的基因为 gp91phox 的 *CYBB*(位于 X 染色体上)、编码 p22phox 的 *CYBA*、编码 p47phox 的 *NCF1*、编码 p67phox 的 *NCF2* 和编码 p40phox 的 *NCF4*。CYBB 及 CYBA 存在于细胞膜，活化后与细胞质内的 3 种亚基 *NCF1*、*NCF2* 及 *NCF4* 跨过细胞膜在 RAC-GTP 酶介导下共同形成活化的 NADPH 氧化酶复合物，而后者由鸟嘌呤核苷酸转换因子家族中 VAV 蛋白进行调控。同时 VAV1 蛋白通过与 NCF2 直接作用使活性增强,及通过正反馈环放大 RAC 核苷酸的转换及 NADPH 氧化酶的活化作用。中性粒细胞和吞噬性白细胞通过烟酰胺腺嘌呤二核苷酸磷酸氧化酶复合物(NADPH)产生活性氧(ROS),如超氧自由基,介导氧化暴发。慢性肉芽肿病患者的中性粒细胞损害了NADPH 氧化酶机制,导致 ROS 产生受损,无法产生中性粒细胞外陷阱(NETs)。据国外数据

报道,约 65%CGD 患者在 CYBB 中存在分子缺陷(大多数为半合子男性,少数为杂合子女性),性连锁隐性遗传的 CGD 各亚型均由于编码细胞色素 b 的 qp91^{phox} 亚单位 CYBB 基因突变引起。CYBB 基因含 13 个外显子,位于 Xp211.1,约占 30kb。常染色体隐性遗传性 CGD 占 30%(25%因 p47^{phox} 缺陷引起,其余 5% 因 p67^{phox} 和 p22^{phox}缺陷引起)。因此,5 个基因中任何一个基因有 3个分子缺陷可导致 CGD(图 10-2,见文末彩图)。

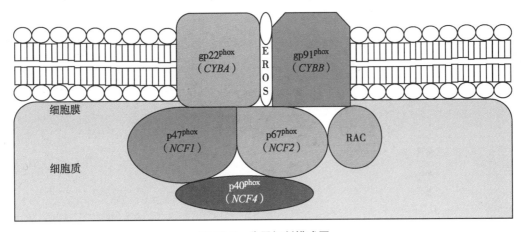

图 10-2　分子机制模式图

三、临床表现

通常在生后数月出现临床表现,大多数在出生后第 1 年内至少会发生一次严重的感染。部分患儿可能残留部分 NADPH 活性,故诊断可能会延迟至青春期或成年后,甚至 60 岁才确诊。肺部感染最为常见,消化道感染、慢性鼻炎和结膜炎也常发生。脓肿形成是 CGD 重要表现,可发生在机体的任何部位,尤其常见于肝脏、脾脏、肺及骨骼。最常见致病菌为金黄色葡萄球菌、沙门菌属,大肠埃希菌,假单胞菌属和曲菌。此外,出色素杆菌属、分枝杆菌、放线菌属等不常见的细菌也是该病的致病菌。发生感染的病原体能灭活过氧化物,故持续存在于 CGD 患儿的中性粒细胞中,从而成为慢性炎症和肉芽肿形成的发源地。

既往认为 CGD 仅仅易感过氧化氢酶阳性微生物,但是随着分子技术的出现,其他微生物的感染也逐步被发现。30 种弱致病性微生物可导致CGD 患者的严重感染。CGD 感染通常是局部侵袭性的,但也可能发生血源性传播感染。

四、新生儿筛查

目前国内外尚无该病的新生儿筛查措施。临床中流式细胞术检测结果异常者,可采用 NGS 技术进一步明确诊断。但流式细胞检测正常并不能除外蛋白表达完整功能减弱的可能,故需结合NGS 明确诊断。本病属于免疫缺陷性疾病,治疗越早效果越好,故建议早期联合基因检测进行疾病的早期筛查与诊断,以确定其遗传缺陷,为遗传咨询和产前筛查提供依据。通过突变分析可以筛选出无疾病表型的疾病携带者。

五、诊断和治疗

(一)诊断

1. **实验室检查**　四唑氮蓝试验(NBT)为CGD 最为重要的筛查实验;采用流式细胞术检测中性粒细胞中氧化酶活性(DHR 法),结果正常并不代表完全正常,因为可能存在一个蛋白表达完整但功能减弱的突变。

2. **确诊检查**　NGS 技术进行明确诊断。

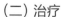

（二）治疗

1. 传统的治疗方法 主要是终生使用抗生素和抗真菌药物预防。CGD 患者应接受除卡介苗以外的所有常规儿童免疫接种。

2. 造血干细胞移植 异基因 HCT 是治疗 CGD 的唯一有效方法,造血干细胞移植是可以治愈的,大多数患者移植后结肠炎完全缓解。但由于患儿 T、B 淋巴细胞无异常,故移植难度较大,但仍然是重症患儿挽救生命的重要手段。

3. 基因治疗 基因治疗是一个有吸引力的替代方案。对于没有 HLA 相同供体的患者,基因治疗可能成为替代异基因 HCT 的可行方法。该方法目前还处于研究阶段。

4. 随访 定期随访患儿的生长发育、肝功能。

六、再发风险及防控

X-CGD 系性染色体隐性遗传病,男性发病,女性为携带者。X-CGD 患儿的家庭再次生育时,男性患病概率为 50%,女性携带致病基因的概率为 50%。AR-CGD 是常染色体隐性遗传病,若先证者为 AR-CGD,父母均为携带,再次生育的患者的风险为 25%,50% 为基因携带,25% 完全正常。故具有 CGD 家族史的家庭如母系家族中有男性夭折病史,同胞有男性夭折病史,需高度警惕,且有先证者的家庭,均应极早地进行遗传咨询和产前诊断,可避免此类疾病患儿的出生实现优生优育,减轻家庭经济负担。

第五节 X 无丙种球蛋白血症

一、概述

X 连锁无丙种球蛋白血症(X-linked agamm-aglobulinemia,XLA)是由于人类 B 细胞系列发育障碍引起外周血 B 淋巴细胞缺乏和血清各种免疫球蛋白水平降低或缺乏的原发性免疫缺陷,也称为先天性低丙种球蛋白血症。XLA 是 Bruton 酪氨酸激酶(Bruton's tyrosine kinase,BTK)基因突变所致,仅男孩发病,女性为携带者。多于生后 4~12 个月开始出现反复多部位感染,尤其是荚膜细菌感染,以呼吸道感染为主。静脉注射 IVIG 替代治疗是目前 XLA 的首选治疗,可明显提高血清免疫球蛋白水平,显著减少严重感染次数及减轻感染症状,因此早期诊断及干预可挽救患儿的生命,进而提高患儿生长发育及远期生活质量。目前我国尚无 XLA 发病率及患病率的相关数据报道。

二、病因及发病机制

该病为 B 细胞 BTK 基因突变造成 B 细胞系列成熟障碍,最终导致机体外周血成熟 B 淋巴细胞减少或缺如,继而导致免疫球蛋白合成不足,使机体发生免疫缺陷。BTK 基因为 XLA 的致病基因,属于非受体酪氨酸激酶 Tec 家族的成员,染色

体定位为 Xq21.3-22,基因全长 37.5kb,含 19 个外显子,其 cDNA 包含 2 560 个核苷酸,除外第 1 号外显子,其余 18 个外显子编码 BTK 蛋白的 659 个氨基酸,发生在 BTK 基因任何位点的突变均可能导致其功能障碍,使成熟 B 细胞减少。BTK 基因的 5 个结构域为酪氨酸激酶区、酪氨酸激酶同源区、血小板 - 白细胞 C 激酶底物同源区、Src 同源区 3 和 Src 同源区 2。目前世界范围内已报道的基因突变类型超过 760 多种,包括错义突变、无义突变、插入、缺失和剪接位点突变等,其中以错义突变最多见,其次为无义突变和剪切突变。

三、临床表现

由于母体的 IgG 可通过胎盘进入胎儿循环,因此患儿一般出生后数月内可以没有任何临床表现,随着体内母源性 IgG 的分解、消耗,通常于生后 4~6 个月开始发病,容易发生呼吸道和消化道等感染,一般起病年龄 9~18 个月,但也有成年甚至更晚才起病者。

XLA 最突出的临床表现是反复严重的细菌感染,感染部位以呼吸道感染最为常见,长期、反复的呼吸道感染可导致支气管扩张、杵状指等不可逆转的器官功能损害。消化道感染常见的症状有腹泻、腹痛、胃食管反流和胃肠炎,致病菌大部

分为细菌感染。因 Btk 在 T 淋巴细胞上无表达，不影响细胞免疫，所以 XLA 患儿对病毒感染的反应过程正常，但仍可因肠道病毒感染而引起肠炎。重症感染的 XLA 患儿可出现侵袭性中枢神经系统感染症状。XLA 患儿接种脊髓灰质炎疫苗后可引发疫苗相关性脊髓灰质炎。另外，XLA 患儿容易出现中耳炎、慢性鼻窦炎、营养不良、贫血、粒细胞减少、血小板减少、生长激素缺乏症及甲状腺激素紊乱等并发症状。此外，还可发生肿瘤、自身免疫和炎症性疾病，包括类风湿关节炎、皮肌炎等。

四、新生儿筛查

国外有文献报道采用 ELISA 方法检测 DBS 中 IgG、IgM 和 IgA 的水平，作为 16 岁及 16 岁以上患者低丙种球蛋白血症的筛查工具。预计本方法也将作为年幼儿童的一种筛查工具，但尚未评估足够的样本，从儿童患者的不同年龄组进行充分的验证测试。

与 T 细胞一样，B 细胞在发育过程中也经历可变区、多样性区和连接区［V(D)J 重组］的重排，以产生独特的 B 细胞抗原受体，这一过程称为 kappa 重组切除环（KREC）的上位环状 DNA。KREC 水平反映了 B 细胞的复制历史，在评估造血干细胞移植后 B 细胞的恢复和评估普通可变免疫缺陷（CVID）等抗体缺乏性疾病患者中具有潜在的实用价值，证明 KREC 分析在鉴别 B 细胞缺乏症新生儿中的实用性，表明 XLA 患者的血液和 Guthrie 标本中没有 KREC。新生儿 Kappa 删除元件重组环（KRECs）的筛查，B 细胞成熟过程中释放的 DNA 片段，对于某些形式的无丙种球蛋白血症是存在的，但尚未在临床中普遍筛查应用。

目前国内外尚无新生儿基因筛查测序技术的应用，在基因组时代下，WES 和最终的 WGS，很可能涉及下一代的前期测序。在基于人群的新生儿筛查项目中采用该策略之前，必须在大型前瞻性试验中对该方法进行评估。

五、诊断和治疗

（一）诊断

1. **实验室检查** 细胞及体液免疫功能检查是 XLA 诊断的关键之一，血清中各类 Ig 明显降低或缺乏是 XLA 的典型免疫学特征。患儿血清 IgG 水平降低通常 <2g/L，大部分 XLA 患者血清 IgG 为 1~2g/L，少数患者（<10%）的血清 IgG 可 >2g/L。而 IgM 和 IgA 水平通常 <0.2g/L。患儿外周血中成熟 B 淋巴细胞减少或缺乏，外周血 CD19$^+$B 淋巴细胞计数显著降低，一般 <2%。另外，淋巴结及淋巴组织缺乏生发中心和淋巴滤泡，骨髓中无浆细胞，但祖 B 细胞数量正常，T 淋巴细胞数量及功能正常。

2. **基因检测** BTK 基因突变分析是 XLA 的确诊依据，已报道该基因突变类型超过 780 种，突变类型多样，主要包括错义突变、无义突变、插入或缺失突变、剪接位点突变。

（二）治疗

1. **控制感染** XLA 感染的细菌病原常局限于荚膜细菌、支原体和肠道病毒，选择针对性的抗感染药物，及时采用病原学和药敏结果指导进一步抗感染治疗。

2. **IVIG 替代治疗** 采用免疫球蛋白 300~800mg/kg 输注，3~4 周一次，保证血清 IgG 水平高于 5g/L。

3. **合并症治疗** 关节炎若经 IVIG 治疗无明显改善，可采用非甾体抗炎药治疗。

4. **免疫重建造血干细胞移植** 进行免疫重建是免疫缺陷治疗的根治手段，但其临床可行性及安全性并不优于目前的替代治疗，故免疫重建仍需继续研究，提高其临床可行性及安全性。

（三）随访

每 3~4 周输注一次免疫球蛋白，定期监测血清免疫球蛋白水平及 B 淋巴细胞计数；监测生长发育及营养状况评估。

六、再发风险及评估

XLA 系性染色体隐性遗传病，男性发病，女性为携带者。XLA 患儿的家庭再次生育子女时，男性患病概率为 50%，女性携带致病基因的概率为 50%。故具有 XLA 家族史的家庭如母系家族中有男性夭折病史，同胞有男性夭折病史，需高度警惕，且有先证者的家庭，均应极早地进行遗传咨询和产前诊断，可避免此类疾病患儿的出生实现优生优育，减轻家庭经济负担。

（邹 琳 王冬娟）

参考文献

1. MICHOS A, TZANOUDAKI M, VILLA A, et al. Severe combined immunodeficiency in Greek children over a 20-year period: rarity of γc-chain deficiency (X-linked) type. J Clin Immunol, 2011, 31 (5): 778-783.

2. CHIEN YH, CHIANG SC, CHANG KL, et al. Incidence of severe combined immunodeficiency through newborn screening in a Chinese population. J Formos Med Assoc, 2015, 114 (1): 12-16.

3. KING JR, HAMMARSTRÖM L. Newborn screening for primary immunodeficiency diseases: history, current and future practice. J Clin Immunol, 2018, 38 (1): 56-66.

4. 黄淑敏, 赵正言. 重症联合免疫缺陷病新生儿筛查及免疫系统重建研究进展. 浙江大学学报(医学版), 2019, 48 (04): 351-357.

5. SINGHI A, GOYAL A, DAVISON J. et al. Pediatric autoimmune enteropathy: an entity frequently associated with immunodeficiency disorders. Mod Pathol, 2014, 27: 543-553.

6. 毛高平, 张亚飞, 李白容. 自身免疫性肠病. 世界华人消化杂志, 2016, 24 (29): 4040-4047.

7. ANJANI G, VIGNESH P, JOSHI V, et al. Recent advances in chronic granulomatous disease. Genes Dis, 2019, 10 (1): 84-92.

8. 杨子馨, 王亚娟, 王帆宁. 新生儿期慢性肉芽肿病6例临床特点及 CYBB 基因分析. 中华实用儿科临床杂志, 2014, 29 (20): 1556-1559.

9. YEL L, RABBAT CJ, CUNNINGHAM-RUNDLES C, et al. A novel targeted screening tool for hypogammaglobulinemia: measurement of serum immunoglobulin (IgG, IgM, IgA) levels from dried blood spots (Ig-DBS Assay). J Clin Immunol, 2015, 35 (6): 573-582.

第十一章 血液系统疾病新生儿基因筛查

血液系统疾病是指各种因素(如感染、理化因素、变态反应、肿瘤、营养代谢性、失血性、遗传性和不明原因等)而累及的血液和造血组织,以及器官的一组疾病。其临床表现的共同特征为贫血、溶血及出血现象、感染、黄疸、肝脾肿大等。本章主要介绍与遗传因素有关的具有代表性的疾病,如地中海贫血(thalassemia)、葡萄糖-6-磷酸脱氢酶缺乏症(glucose-6-phosphatedehydrogenase deficiency, G6PD)、血友病 B(hemophilia B,HB)和 Wiskott-Aldrich 综合征(Wiskott-Aldrich syndrome)。

第一节 地中海贫血

一、概述

地中海贫血(thalassemia,简称地贫),又称海洋性贫血、珠蛋白生成障碍性贫血,属于血红蛋白病的一种。由于珠蛋白基因缺失或突变使得合成血红蛋白的一种或几种珠蛋白肽链生成减少或丧失,导致血红蛋白功能障碍所致的一组遗传性溶血性疾病。

地中海贫血是单基因隐性遗传性疾病,全世界约有 5% 的人群携带地中海贫血变异基因,主要分布在地中海地区、中东、非洲及东南亚等热带和亚热带地区,在我国长江以南各省是该病的高发区,特别是海南省、广西壮族自治区和广东省。

地中海贫血根据珠蛋白肽链合成障碍不同,可分为 α- 地中海贫血、β- 地中海贫血、δβ- 地中海贫血和 δ- 地中海贫血等类型,其中以 α- 地中海贫血和 β- 地中海贫血较为常见;依据临床表现分为静止型、轻型、中间型、重型地中海贫血。近年来,对地中海贫血倾向于基于临床管理标准简单分类,因输血频率和输血数量可直接反映该病的严重程度,因此,通常将患者分为输血依赖性地中海贫血(transfusion-dependent thalassemia, TDTs),患者不能产生足够的血红蛋白,需要依赖输血才能存活;及非输血依赖性地中海贫血(non-transfusion-dependent thalassemia,NTDTs)。

二、病因、发病机制与遗传方式

(一)病因、发病机制

地中海贫血是由于珠蛋白基因突变或缺失,使珠蛋白肽链一种或几种合成减少或完全不能合成,从而使与其结合的肽链剩余,游离的肽链聚集形成包涵体并沉积在红细胞膜上,使红细胞受损、膜脆性增强;持续无效造血的变形功能低下的红细胞较易被脾脏破坏,故导致慢性血管外溶血性贫血,这是地中海贫血的主要原因。

(二)遗传方式

地中海贫血是常染色体隐性遗传性疾病,目前已报道 100 多种 α- 地中海贫血和 200 多种β-地中海贫血基因变异。中国人群常见的α-地贫基因变异类型主要有3种α-地贫缺失型（--^{SEA}、-α$^{3.7}$、-α$^{4.2}$），3种α-地贫突变型（CS、QS、WS）。β-地贫突变型常见有17种（CD41-42、CD71-72、CD14-15、CD27/28、CD17、CD31、CD43、IVS-Ⅱ-654、IVS-Ⅰ-1、IVS-Ⅰ-5、-28、-29、-30、-32、IntCD、CD26、Cap+41-43），以上基因变异类型覆盖了98%以上的α-地贫和95%以上的β-地贫。

在高发地区中，如父母双方均为相同类型的地中海贫血基因携带者，则他们生育的后代有1/4为重型地中海贫血，有1/2为地中海贫血基因携带者，有1/4为正常个体，地中海贫血的患病概率不受性别影响。

三、临床表现

地中海贫血临床表现因基因突变和缺失类型不同表现轻重不一，无论是α还是β型中重度地中海贫血均可不同程度地出现以下临床表现：

1. 贫血表现　为轻重不一的小细胞低色素、溶血性贫血，贫血表现可随病情、病程逐渐加重。患儿会出现肝脾大、黄疸、面色灰暗、体格发育不良等症状。

2. 铁负荷过载　TDTs输血治疗是中至重度地中海贫血的血铁过载的主要原因，而在NTDTs中胃肠道铁吸收过多则是主要原因。因体内缺乏排除过量铁的机制，故接受规律输血治疗的中至重度地中海贫血患儿不可避免地发生铁过载，体内铁积累会对很多组织产生毒性，导致心力衰竭、肝硬化、肝癌、生长迟缓和多种内分泌失调等诸多症状。

3. 特殊面容　地中海贫血患儿骨髓异常增生导致长骨形成不良和颅面骨改变等畸形，呈现头骨突出、颧骨高耸、上颌骨肥大、鼻梁塌陷、眼裂增宽、龅牙等典型特征的地中海贫血面容。

4. 感染　因高代谢状态及脾脏功能亢进，导致免疫力下降，患儿极易引发多种感染。

四、常见地中海贫血类型

（一）α-地中海贫血（简称α-地贫，OMIM 604131）

1. 基因型　α-珠蛋白基因簇位于16号染色体上，每条染色体上均有2个α-珠蛋白基因。缺失一个α基因可写成-α/αα，突变一个α基因可写成αα^T/αα，以此类推。

2. 临床表型　α-地贫根据受累基因数量和临床症状，分为静止型、轻型、中间型（血红蛋白病，HBH病）、重型（胎儿水肿综合征）四种类型（表11-1）。

表 11-1　α-地中海贫血的分类和临床表现

表型	异常基因	基因型	临床症状
静止型	1个基因异常	-α/αα αα^T/αα	该型无明显临床症状，血液学一般无阳性表型
轻型 （标准型）	2个基因异常	--/αα -α/-α -α/αα^T αα^T/αα^T	大多数为无症状地中海贫血基因携带者，部分临床表现可为间断或有轻度贫血。常规血液学筛查表现为典型小细胞低色素贫血。国内常见的非缺失型α-地中海贫血杂合子α^{CS}α/αα，α^{QS}α/αα，虽然只有一个α基因缺陷，但其临床表现可为轻型（标准型）α-地中海贫血
中间型 （HBH病）	3个基因异常	--/-α --/αα^T	表现为中度溶血性贫血，出现典型的HbH条带。部分血红蛋白H病患者基因型为α^{CS}α/α^{CS}α、α^{QS}α/α^{CS}α、α^{QS}α/α^{QS}α，由于此类突变累及功能较强的α$_2$基因，临床表型为HBH病表现
重型 （胎儿水肿综合征）	4个基因异常	--/--	血红蛋白检测Hb Bart占80%~90%，或有少量的HbH，Hb Portland。胎儿水肿综合征在妊娠15~26周B超下有提示，胎儿可出现心/胸比值增大，腹水、胸腔、心包积液，胎盘增大增厚，肝脾大，皮下水肿等。绝大多数出现水肿，肝脾大，死胎或早产后立即死亡。

（二）β-地中海贫血（简称β-地贫，OMIM 613985）

1. 基因型　β-珠蛋白基因簇位于11号染色体上，每条染色体上只有1个β-珠蛋白基因。完全不能合成β链者称为β^{0}地贫（β^0/β^A），部分合成β链者称为β$^+$地贫（β$^+$/β^A）。

2. 临床表型　β-地贫根据基因型和病情分为轻型、中间型、重型β-地贫和遗传性胎儿血红蛋白持续症四种类型（表11-2）。

表 11-2　β-地中海贫血的分类和临床表现

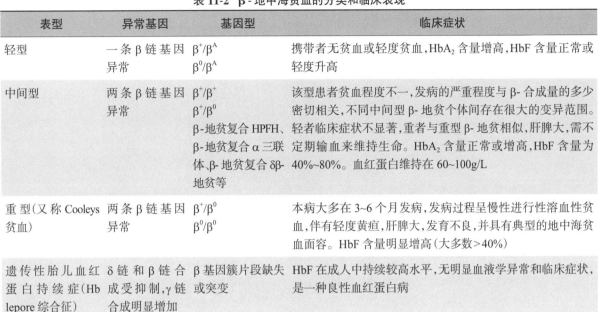

表型	异常基因	基因型	临床症状
轻型	一条 β 链基因异常	β⁺/βᴬ β⁰/βᴬ	携带者无贫血或轻度贫血,HbA₂ 含量增高,HbF 含量正常或轻度升高
中间型	两条 β 链基因异常	β⁺/β⁺ β⁺/β⁰ β-地贫复合 HPFH、β-地贫复合 α 三联体、β-地贫复合 δβ-地贫等	该型患者贫血程度不一,发病的严重程度与 β-合成量的多少密切相关,不同中间型 β-地贫个体间存在很大的变异范围。轻者临床症状不显著,重者与重型 β-地贫相似,肝脾大,需不定期输血来维持生命。HbA₂ 含量正常或增高,HbF 含量为 40%~80%。血红蛋白维持在 60~100g/L
重型(又称 Cooleys 贫血)	两条 β 链基因异常	β⁺/β⁰ β⁰/β⁰	本病大多在 3~6 个月发病,发病过程呈慢性进行性溶血性贫血,伴有轻度黄疸,肝脾大,发育不良,并具有典型的地中海贫血面容。HbF 含量明显增高(大多数>40%)
遗传性胎儿血红蛋白持续症(Hb lepore 综合征)	δ 链和 β 链合成受抑制,γ 链合成明显增加	β 基因簇片段缺失或突变	HbF 在成人中持续较高水平,无明显血液学异常和临床症状,是一种良性血红蛋白病

五、实验室检查与辅助检查

(一) 常规血液学及骨髓细胞血检查

地中海贫血为小细胞低色素贫血,血细胞分析中红细胞(erythrocyte,RBC)、血红蛋白含量(hemoglobin,HGB)、平均红细胞体积(mean corpuscular volume,MCV)和平均红细胞血红蛋白含量(mean corpuscular hemoglobin,MCH)均有不同程度降低;红细胞形态改变,如大小不等、中央淡染,出现异形、靶形、碎片红细胞、有核红细胞、点彩红细胞、嗜多染红细胞等;红细胞渗透脆性降低;变性珠蛋白小体阳性、包涵体生成试验阳性;网织红细胞正常或增高。骨髓象红系增生明显活跃,以中、晚幼红细胞占多数,成熟红细胞改变与外周血相同。

(二) 血红蛋白分析

1. **α-地贫**　静止型血红蛋白(Hb)分析正常,部分 *HbCS* 基因变异型可检测出微量的 HbCS。静止型、轻型及中间型脐血均可检测出 1%~25%Hb Bart,出生后 6 个月内逐渐下降至消失;轻型 HbA2 和 HbF 含量正常或稍低;成人期 HbH 为 0.8%~40%,HbA₂ 降低。HbH-CS 患者有少量的 HbCS。HbQ-H 患者 HbQ 为 80%,HbH 为 15%~20%,少量 Hb Bart 及 HbQ₂,无 HbA 及 HbA₂。重型 Hb 分析显示,80%~90% 为 Hb Bart,不等量的 Hb Potland(10%~29%),微量的 HbH,无 HbA、HbA₂

及 HbF。

2. **β-地贫**　轻型 HbA₂ 水平增高,为 3.5%~6%,HbF 含量在 0.5%~4% 之间;中间型 HbF 含量在 40%~80% 之间,HbA₂ 为 2%~5%;重型 HbF 水平明显增高,达 40%~98%,HbA₂ 含量在 2%~5% 之间。

3. **影像学检查**　重型 β-地贫颅骨 X 线片可见颅骨内外板变薄、板障增宽,在骨皮质间出现垂直短发样骨刺。

4. **基因分析**　地中海贫血基因突变为片段缺失和点突变,中国人常见分类见表 11-3、表 11-4。常用的基因分析方法有应用跨越断裂点 PCR(Gap-PCR)、MLPA、多色探针熔解曲线分析技术(multiplex melting curve analysis,MMCA)、等位基因特异性寡核苷酸(allele-specificoligonucleotide,ASO)探针杂交法、突变扩增系统 PCR(amplification refraction mutation system PCR,ARMS-PCR)、DNA 测序等技术。

表 11-3　中国人群常见的缺失型地中海贫血基因

地贫种类	缺失/突变位点	位点描述
缺失型 α-地贫	--SEA	东南亚型,缺失范围约为 20kb
	-3.7	右缺失,缺失范围包括 α₂ 基因右侧和 α₁ 基因左侧的 3.7kb
	-4.2	左缺失,缺失包括 α₂ 基因在内的 4.2kb

表 11-4　中国人群常见的非缺失型地中海贫血的突变谱

地贫种类	突变位点	HGVS 命名	碱基改变	表型
α- 地贫	CS	HBA2：c.427T>C	CD142（TAA>CAA）	Hb CS
	QS	HBA2：c.377T>C	CD125（CTG>CCG）	Hb QS
	WS	HBA2：c.369C>G	CD122（CAC>CAG）	Hb Westmead
β- 地贫	CD41-42	HBB：c.126-129delCTTT	CD41-42（−TCTT）	β^0
	CD17	HBB：c.52A>T	CD17（AAG>TAG）	β^0
	CD31	HBB：c.94delC	CD31（−C）	β^0
	CD26	HBB：c.79G>A	CD26（GAG>AAG）	Hb E
	CD71-72	HBB：c.216_217insA	CD71-72（+A）	β^0
	CD43	HBB：c.130G>T	CD43（GAG>TAG）	β^0
	Int	HBB：c.2T>G	Initiation codon（ATG>AGG）	β^0
	CD14-15	HBB：c.45_46insG	CD14-15（+G）	β^0
	CD27-28	HBB：c.84_85insC	CD27/28（+C）	β^0
	-28	HBB：c.-78A>G	-28（A>G）	β^+
	-29	HBB：c.-79A>G	-29（A>G）	β^+
	-30	HBB：c.-80T>C	-30（T>C）	β^+
	-32	HBB：c.-82C>A	-32（C>A）	β^+
	IVS-I-1	HBB：c.92+1G>T	IVS-I-1（G>T）	β^0
	IVS-I-5	HBB：c.92+5G>C	IVS-I-5（G>C）	β^+
	IVS-II-654	HBB：c.316_197C>T	IVS-II-654（C>T）	β^+
	Cap	HBB：c.-11_-8delAAAC	5'UTR Cap+40-43（−AAAC）	β^+

基因型或临床类型相同的患者,因调控基因即修饰基因的表达不同,同时也因自身体质不同,临床表征存在差异。

六、地中海贫血的筛查与产前诊断

地中海贫血是"可防难治"的一种遗传性疾病,在高发地区进行群体筛查,特别是对孕妇进行产前筛查与诊断是阻断中重症地中海贫血患儿出生的主要手段,因此,做好地中海贫血的筛查非常重要。在新生儿期开展地中海贫血基因筛查有利于早期发现中间型 α- 地贫（HBH 病）和 / 或重度 β- 地贫,进行早期规范治疗,抑制地中海贫血病情的发展,以减少贫血对儿童生长发育的影响,提高患儿的生命质量和生命周期,同时为后期骨髓移植、干细胞及基因治疗做好准备。

常用的筛查方法有外周血细胞分析（末梢血常规检测）、红细胞脆性实验、血红蛋白电泳分析、基因检测等。

(一) 地中海贫血筛查

筛查对象、方法、阳性指标与地中海贫血类型（表 11-5）。

(二) 产前诊断

对高危夫妇于怀孕后实施胎儿产前基因诊断,避免生育重型或中间型地中海贫血患儿。

1. **适应证**　具有以下情况之一者,应该进行产前诊断:

(1)曾生育过重型或中间型 α 或 β- 地贫患儿的夫妇。

(2)夫妇双方均为 α- 地贫基因携带者。

(3)夫妇双方均为 β- 地贫基因携带者。

表 11-5 地中海贫血筛查对象、方法、阳性指标与筛查地中海贫血类型

筛查方法	筛查对象	阳性指标	地贫类型	存在问题
血常规初筛	新生儿、新婚或围产期夫妇,未做过地贫筛查者	MCV<82fl MCH<27pg	α-地贫和/或β地贫	难以将地中海贫血和缺铁性贫血区分,容易漏检静止型地中海贫血
血红蛋白电泳复筛	新生儿、血常规初筛阳性者	HbA₂<2.5%,轻度降低	轻型α-地贫	容易漏检静止型地中海贫血,HbA₂>3.5% 疑为β-地贫,HbA₂<2.5% 疑为α-地贫,无法确认具体类型,存在一定的个体差异
		HbA₂<2.5%,显著降低,出现 HbH 区带	血红蛋白 H 病	
		Hb Bart 80%~100% 少量 HbH 区带	胎儿水肿综合征	
		HbA₂>3.5%,大多在 4%~8%,HbF 轻度增高	轻型β-地贫	
		HbA₂增高或正常,HbF>10%	中间型β-地贫	
		HbF 30%~90% HbA 低于 40%	重型β-地贫	
		异常血红蛋白条带	α-地贫和/或β-地贫	

（4）夫妇双方均为 α 复合 β-地贫基因携带者。

（5）夫妇一方为 α 或 β-地贫基因携带者,另一方为 α 复合 β-地贫基因携带者。

2. 产前诊断时机和方法的选择

（1）有创性产前诊断:在妊娠 11~13 周进行绒毛活检,或 16~22 周羊膜腔穿刺抽取羊水,或妊娠 23 周后进行脐带血穿刺抽取胎儿脐带血进行 DNA 提取及地中海贫血基因检测。当确定胎儿为中间型或重型地中海贫血,依据知情同意原则,由孕妇及家属决定是否终止妊娠。

（2）无创产前检测:为非侵入性产前诊断。基于孕妇外周血中存在胎儿游离 DNA 或胎儿细胞进行。既往的临床应用,仅限于父源基因变异与母亲的基因型不同的情况下的产前诊断。目前,数字 PCR 及高通量测序技术具有强大的分析能力,有可能确定完整的胎儿基因型,包括检测父源性和母源性基因变异,但目前尚未应用于临床。

（3）PGT:胚胎植入前,遗传学检测。即对体外受精的胚胎在植入前对基因变异进行检测,避免异常胚胎的移植。地中海贫血的 PGT 包括体外受精、胚胎培养和活检、单细胞基因诊断、囊胚移植等,成功妊娠后,于孕中期再实施产前诊断,以验证 PGT 结果。

七、诊断与治疗

（一）诊断依据

遗传病表型与基因型结果相符,是正确开展遗传病诊断的基本原则,地中海贫血在中国人群高发的基因突变谱是我国确诊该病的诊断标准。根据前述的临床特点和实验室检查,结合阳性家族史,可做出诊断。基因分析可明确地中海贫血基因变异的类型,其临床表型是轻型或重型,主要取决于珠蛋白基因的突变类型,除从临床常见基因突变类型外,还取决于珠蛋白基因和修饰基因的检测结果。

（二）治疗

地中海贫血综合征的治疗原则。

1. 静止型、轻型无症状者不必治疗。

2. 重型或有溶血危象者常常需要输血和去铁治疗。重型地中海贫血需及早治疗,定期输血和去铁,输血量和输血频率随病程而定。患儿血红蛋白水平维持在 90~105g/L,才能保证患儿的生长发育,防止骨骼病变。中间型地中海贫血患儿接受 10~20 次输血或血清铁蛋白(serum ferritin,SF)>1 000μg/L 后开始进行铁螯合剂治疗。常用去铁药物甲磺酸去铁胺注射液、去铁酮片、地拉罗司分散片等。

3. 脾切除 每年纯红细胞输注量超过200ml/kg，经过有效去铁治疗后铁负荷仍增加的患儿可考虑脾切除治疗；脾功亢进者出现持续红细胞破坏增加、白细胞减少或血小板减少、反复感染或出血的患儿，也可考虑切除脾脏进行治疗。脾切除并不适合所有患者，5岁以下患儿进行脾切除治疗，会增加发生严重败血症发生的风险。

4. 造血干细胞移植 本方法是目前唯一可临床治愈重症β-地中海贫血的手段。移植方式包括骨髓移植、外周血干细胞移植、脐带血移植，年龄越小，移植效果越好，有条件者应在2~6岁时尽早接受移植。

5. 基因治疗 随着基因工程技术的发展，国际上已有重症β-地中海贫血患者采用基因治疗取得很好疗效的报道。国内也有专家在基因编辑治疗重症β-地中海贫血进行大量的研究和探索，有望取得突破性进展。

八、遗传咨询

地中海贫血综合征，是一组遗传性血红蛋白合成障碍性疾病，种类繁多，临床表现轻重不一。

（一）遗传咨询对象

凡生育过Hb Bart血胎儿水肿综合征、HBH病、重症β-地贫患儿的夫妇；可疑或确诊为α或β-地贫患者及携带者；家族中有生育过重症α或β-地贫死亡者均应接受遗传咨询，并根据具体情况进一步行胎儿产前诊断。

（二）遗传咨询内容

1. 确定夫妻双方/先证者地中海贫血基因变异类型，建立遗传咨询档案。

2. 评估可能生育重症α或β-地贫的风险 当夫妻双方都携带（--/αα、αα/--）α^0或（β^0/β、β^0/β^0）地中海贫血基因型，他们的子代罹患重症α或β-地贫的风险为25%。

3. 评估可能生育HBH病的风险 如夫妻一方携带α^0地中海贫血基因（--/αα），另一方携带α^+地中海贫血基因型（-α/αα），他们的子代罹患HBH病的风险为25%、可能为正常的为25%、地中海贫血基因α^0（--/αα）携带者为25%、地中海贫血基因α^+（-α/αα）携带者为25%。如夫妻一方携带α^0地中海贫血基因（--/αα），另一方是纯合子α^+（$\alpha\alpha^+/\alpha\alpha^+$）地中海贫血基因型，他们的子代有罹患HBH病（--/$\alpha^+\alpha$）的风险为50%，50%是地中海贫血基因α^+-携带者。

4. 如夫妻双方仅一方携带β-地中海贫血基因变异，它们的子代有50%的概率为地中海贫血基因携带者（或轻型β-地贫），50%的概率为正常子代，不需要做产前诊断。

第二节 葡萄糖-6-磷酸脱氢酶缺乏症

一、概述

葡萄糖-6-磷酸脱氢酶（glucose-6-phosphate dehydrogenase，G6PD）是X染色体上管家基因编码的一种细胞内酶，也是红细胞磷酸戊糖途径的限速酶和关键酶。若G6PD活性减少或缺乏时，既影响核糖生成，也使NADPH生成量减少及还原型谷胱甘肽（glutathione，GSH）含量下降，导致细胞内H_2O_2累积，使血红蛋白氧化变性，导致红细胞能量代谢障碍、功能缺陷、细胞膜脆性增加、变形性下降而发生溶血。

葡萄糖-6-磷酸脱氢酶缺乏症（OMIM 300908）是人类目前最常见的遗传性红细胞酶缺陷病之一，是一种X连锁不完全显性遗传性疾病，是引起溶血性疾病的重要原因之一。该病在世界范围内均有报道，全世界约有4亿人罹患此病，主要集中发生在非洲热带、中东、东南亚、南美洲某些地区、亚洲热带和亚热带地区、地中海某些地区，其基因频率高达5%~25%。我国南方发病率为4%~15%，在广东、广西、云南、四川、福建、台湾及海南发病率较高，呈"南高北低"的分布态势。

二、病因、发病机制与遗传方式

（一）病因、发病机制

葡萄糖-6-磷酸脱氢酶缺乏症是位于Xq28的G6PD基因突变引起的酶活性降低所致，全长约20kb，包含13个外显子和12个内含子，共编码 515 个氨基酸。迄今为止,报道 G6PD 基因突变型约 240 种,95% 为编码区点突变,极少数非编码区突变,多为外显子单个碱基置换导致的错义突变,极少数无义突变、缺失。研究资料表明,迄今已发现约 240 种 G6PD 基因变异型。中国已经发现了 40 多种点突变和多态性位点,20 余种为常见突变(点突变),有地区与民族差异。中国人常见的基因型为 c.1388G>A、c.1376G>T、c.95A>C、c.871G>A、c.1360C>T 及 c.844G>C 等。其中最主要的有 3 种,即 c.1376G>T、c.1388G>A 和 c.95A>G,其发生率占总突变的 68.5%~91.0%。除错义突变以外,中国人群中还常见同义突变 c.1311C>T 伴发 c.IVS-Ⅱ93T>C。

根据酶活性和临床表现,葡萄糖-6-磷酸脱氢酶缺乏症可分为五种类型。Ⅰ型酶活性丧失或重度降低,临床表现为先天性非球形细胞性溶血性贫血;Ⅱ型酶活性丧失 90%,在诱因下可引发急性溶血性贫血;Ⅲ型酶活性轻至中度降低,酶活性为 10%~60%,临床表现为药物性溶血性贫血;Ⅳ型酶活性轻度降低或酶活性正常,酶活性为 >60%,可无临床表现;Ⅴ型酶活性增高,罕见。我国出现的葡萄糖-6-磷酸脱氢酶缺乏症类型主要是Ⅱ型和Ⅲ型(表 11-6)。

(二)遗传方式

葡萄糖-6-磷酸脱氢酶缺乏症是一种 X 连锁不完全显性遗传病,男性患者为半合子,女性患者则为纯合子与杂合子两种形式,男性半合子和女性纯合子患者常伴有严重的酶活性缺陷。女性杂合子酶活性变异范围较大,因女性杂合子细胞内带有一对 G6PD 等位基因,即野生型等位基因和变异型等位基因。在胚胎早期,女性两条 X 染色体中的一条要发生失活。由于其中一条 X 染色体的失活,使得女性杂合子体内部分细胞群表达 G6PD 野生型等位基因,而另一部分细胞群表达 G6PD 变异型等位基因,成为嵌合体。如果 G6PD 变异型等位基因细胞群的比例高,则这个女性杂合子将表现出 G6PD 活性明显降低,如果 G6PD 野生型等位基因细胞群比例高,则表现为 G6PD 的酶活性轻度降低或正常,但其带有的致病基因将传给后代,1/2 的男孩为 G6PD 变异的半合子(患者),1/2 女孩成为 G6PD 变异的杂合子,这些女性是否出现 G6PD 变异,取决于其体内正常 G6PD 酶活性细胞与异常细胞的比值。由此得出,临床上表型正常的父母,可生育 G6PD 异常子女的原因。同时也提示 G6PD 变异女性携带者的诊断不能单独依靠 G6PD 酶活性判断,应该采用基因检测做诊断依据。

三、临床表现

根据诱发溶血的不同原因,可将临床表现分

表 11-6　G6PD 基因型与酶活性的关系

序号	突变名	突变类型	氨基酸	外显子	酶活类型
1	Gaohe	95A>G	His->Arg	2	Ⅲ
2	Vanua Lava	383T>C	Leu->Pro	5	Ⅱ
3	Quing Yan	392G>T	Gly->Val	5	Ⅲ
4	Mahidol	487G>A	Gly->Ser	6	Ⅲ
6	Nankang	517T>C	Phe->Leu	6	Ⅱ
8	CoimbraShunde	592C>T	Arg->Cys	6	Ⅱ
9	Viangchan,Jarnmu	871G>A	Val->Met	9	Ⅱ
10	Fushan	1004C>A	Ala->Asp	9	Ⅱ
11	Chinese-5	1024C>T	Leu->Phe	9	Ⅲ
12	Chinese-2	1360C>T	Arg->Cys	11	Ⅱ
13	Canton Taiwan-Hakka	1376G>T	Arg->Leu	12	Ⅱ
16	Kaiping	1388G>A	Arg->His	12	Ⅱ

为五类。

(一) 蚕豆病

葡萄糖 -6- 磷酸脱氢酶缺乏症在食入蚕豆后发生的急性溶血性贫血为蚕豆病,大多数发生于蚕豆成熟季节。轻者不伴有黄疸和血红蛋白尿,重者可在短期内出现溶血现象,极重者病情发展迅速,可出现惊厥、昏迷、休克、急性肾衰竭等。

(二) 药物诱发的溶血性贫血

G6PD 患者服用包括抗疟药、解热镇痛药、硝基呋喃类、磺胺类、酮类、砜类等氧化型药物后引起急性溶血性贫血,临床表现与蚕豆病相似。

(三) 感染诱发的溶血性贫血

细菌感染如伤寒、细菌性肺炎、败血症、病毒感染等均可诱发 G6PD 缺乏者发生溶血,临床表现与蚕豆病相似,但溶血程度多较轻,黄疸不明显,停药后病情迅速恢复。

(四) 新生儿 G6PD 缺陷溶血病

葡萄糖 -6- 磷酸脱氢酶缺乏症是新生儿高胆红素血症、胆红素脑病最主要的因素之一,患者发生胆红素脑病的风险要远高于非葡萄糖 -6- 磷酸脱氢酶缺乏症患者。葡萄糖 -6- 磷酸脱氢酶缺乏症者新生儿期黄疸高峰出现时间相对较早,部分早产儿还可出现自发性溶血,极易造成胆红素脑病,但不同患者黄疸的严重程度有较大的变异性,如本病患者合并尿苷二磷酸葡萄糖酸基转移酶 1A1(UDP-glucuronosyl transferase,UGT1A1)基因突变将会出现更显著的高胆红素血症。当血中胆红素水平过高,胆红素分子极易通过血 - 脑屏障引起胆红素脑病,称为胆红素脑病。胆红素脑病患儿早期表现为肌张力降低、嗜睡、吸吮反射减弱或消失,上述症状持续 12~24 小时后,开始出现痉挛、角弓反张,严重者因呼吸衰竭而死亡。存活患儿可遗留神经系统症状,表现为手足徐动症、眼球运动障碍、听力障碍和牙釉质发育不全称为胆红素脑病四联症。此外,患儿常伴有智力低下、癫痫、运动发育障碍等。

(五) 遗传性非球形细胞性溶血性贫血 (HNHA)

G6PD 缺乏患者出现的 HNHA 为 Ⅰ 型,临床表现为轻、中度贫血,溶血可因感染服用药物而加重,常伴有肝脾大、黄疸。

四、实验室检查与辅助检查

(一) G6PD 酶活性筛选试验

高铁血红蛋白还原试验、荧光斑点试验、硝基四氮唑蓝纸片法、亮甲酚蓝或亚甲蓝标记法等,可半定量判断 G6PD 酶活性,其酶活性分为正常、中度及严重异常。对于筛选结果呈阳性的病例需进行定量检测,测定 G6PD 酶活性以明确诊断。

(二) 红细胞 Heinz 小体生成试验

G6PD 变异的红细胞内可见 Heinz 小体,计数 >5% 有意义,但该试验缺乏特异性,也可以见于其他原因引起的溶血,如地中海贫血。

(三) 红细胞 G6PD 酶活性测定

是主要的生化诊断依据,常用方法为免疫荧光法。其检测原理是利用样本中的 G6PD 酶,催化葡萄糖 -6- 磷酸(G6P)转化为 6- 磷酸葡萄糖酸(6PG)时,氧化型辅酶 Ⅱ(NADP)转化为还原型辅酶 Ⅱ(NADPH),通过监测 340nm 处 NADPH 吸光度上升的速率可计算出样本中的 G6PD 酶活性。需要注意的是,溶血高峰期及恢复期酶活性可正常或接近正常,通常在发生急性溶血 2~3 个月后复查较为准确地反映患儿的 G6PD 酶活性。

G6PD 酶活性不稳定,测定时受标本采集、递送时间与方法、检测方法等多因素影响,同时因采取的上述酶活性测定方法进行诊断也有一定的局限性,如男性半合子及女性纯合子酶活性程度约为正常人的 5%,通过普通的酶活性检测即可被检出,但女性杂合子酶活性可正常或轻度降低,单纯采取酶活性测定极易漏诊。

(四) 基因检测

基因确诊在临床及遗传咨询中可提供重要信息。目前基因分析主要是多色探针熔解曲线分析技术(multiplex melting curve analysis,MMCA)、突变扩增系统 PCR(amplification refraction mutation system PCR,ARMS-PCR)、高分辨溶解曲线法(high-resolution melt,HRM)和 Sanger 测序。从检测覆盖率、通量、成本、操作简便等综合考虑,多色探针熔解曲线分析技术(multiplex melting curve analysis,MMCA)法适合于 G6PD 基因筛查。

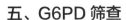

五、G6PD 筛查

（一）新生儿疾病筛查

新生儿期筛查是早期预防葡萄糖-6-磷酸脱氢酶缺乏症，避免严重黄疸、溶血等并发症发生的有效方法，在国际上得到广泛的认可。世界卫生组织（World Health Organization，WHO）建议，男性患病率为 3%~5% 的地区，应常规开展葡萄糖-6-磷酸脱氢酶缺乏症新生儿疾病筛查。具体方法是采取出生后 3 天的新生儿足跟血，对 G6PD 酶活性进行检测，对可疑阳性患儿进行生化和/或基因确诊。本病患者酶活性低于正常人，早期筛查常用的方法是直接检测酶活性方法，如高铁血红蛋白还原实验、荧光斑点法、硝基四氮唑蓝纸片法、亮甲酚蓝或亚甲蓝标记法等，能够测定酶活性程度不同，每种检测方法所得的参考范围不同，各检测机构应建立本实验室的阳性切值。目前广泛开展的葡萄糖-6-磷酸脱氢酶缺乏症新生儿筛查的方法为荧光斑点法。

（二）孕产妇筛查

因葡萄糖-6-磷酸脱氢酶缺乏症是 X 连锁不完全显性遗传，孕妇是否为葡萄糖-6-磷酸脱氢酶缺乏症基因携带很重要，但是因女性杂合子酶活性检测的局限性，因此建议孕妇将基因检测作为主要手段。如孕妇为葡萄糖-6-磷酸脱氢酶缺乏症患者，均是 G6PD 基因纯合突变

导致，提示孕妇不能接触禁忌清单中的食物、药物和日用品，预防溶血发生（表 11-7、表 11-8）；同时建议对胎儿父亲进行 G6PD 基因检测，通过遗传咨询评估胎儿 G6PD 缺乏风险，密切关注孕妇宫内黄疸和新生儿黄疸情况，及时进行医学干预。

葡萄糖-6-磷酸脱氢酶缺乏症完全可以通过预防和及时接受正确的治疗而有效地避免发生，因此，在我国葡萄糖-6-磷酸脱氢酶缺乏症的高发区进行广泛筛查是十分必要的。

六、诊断与治疗

（一）诊断与鉴别诊断

葡萄糖-6-磷酸脱氢酶缺乏症虽然是一种高发的酶缺陷遗传病，但我国出现的绝大部分葡萄糖-6-磷酸脱氢酶缺乏症患者只有在诱因的存在下，才会出现相应的临床症状。葡萄糖-6-磷酸脱氢酶缺乏症的诊断主要依靠实验室证据，对于有阳性家族史、病史中有急性溶血特征，有进食蚕豆或服用氧化类药物等诱因的患者，应考虑本病并进行相关检查，G6PD 酶活性降低，基因检测发现致病性变异即可确诊。对于女性杂合子的诊断，需要进行基因检测与明确诊断。本病需要与新生儿 ABO/Rh 溶血性贫血、自身免疫性溶血性贫血、阵发性睡眠性血红蛋白尿等疾病鉴别诊断。

表 11-7　葡萄糖-6-磷酸脱氢酶缺乏症药物禁忌

药物分类	禁用	慎用
抗疟药	伯氨喹，氯喹，扑虐喹，戊胺奎，阿的平	奎宁，乙胺嘧啶
砜类	噻唑砜，氨苯砜	
磺胺类	磺胺甲噁唑，磺胺二甲嘧啶，磺胺吡啶，柳氮磺吡啶	磺胺嘧啶，磺胺甲嘧啶
解热镇痛药	乙酰苯肼，乙酰苯胺	氨基比林，安替比林，保泰松，对乙酰氨基酚，阿司匹林，非那西丁
其他	呋喃妥因，呋喃唑酮，呋喃西林，呋喃妥英，小檗碱，硝咪唑，硝基异山梨醇，二巯丙醇，亚甲蓝，三氢化砷，维生素 K_3、K_4	氯霉素，链霉素，异烟肼，环丙沙星，氧氟沙星，左氧氟沙星，诺氟沙星，萘啶酸，布林佐胺，多佐胺，甲氧苄啶，盐酸普鲁卡因胺，奎尼丁，格列本脲，苯海拉明，氨苯那敏，秋水仙碱，左旋多巴，苯妥英钠，苯海索丙磺舒，对氨基苯甲酸，维生素 C，维生素 K_1
中药	含川莲，珍珠粉，金银花，腊梅花，牛黄，茵栀黄（含金银花提取物）成分的内外用药物，保婴丹	

表 11-8　葡萄糖 -6- 磷酸脱氢酶缺乏症食物、日用品禁忌

分类	名称	禁用与慎用
食物	豆类	禁止食用蚕豆。慎食用所有豆类及其制品、组织化大豆蛋白、组织化植物蛋白、植物胶增稠剂(阿拉伯胶、白蛋白、含大豆的味精、香料或天然香料、植物胶、植物乳化剂)
	亚硫酸盐	亚硫酸盐常作为食物防腐剂加入食品中,如红酒、干果、果汁、啤酒、坚果、泡菜、土豆泥、脱水土豆,调料和早餐麦片等,食用前务必仔细阅读食品包装标签中的成分
	薄荷醇	薄荷醇的牙膏、糖果、薄荷糖、漱口水及其他产品。除外从天然薄荷油中提取出的薄荷
	人工食用色素	可以导致溶血,除外存在于天然食物中的色素
	人工维生素 C	慎用
	铁补充剂	葡萄糖 -6- 磷酸脱氢酶缺乏症患者发生溶血时,不适于再使用含铁的食品
	维生素 K	建议 G6PD 患者,除有因缺乏维生素 K 而导致的内出血高风险,应尽可能避免食用维生素 K
	苦瓜	苦瓜中含有奎宁,应避免在 G6PD 患者中食用
	红茶 / 绿茶提取物	红茶和绿茶提取物可明显降低葡萄糖 -6- 磷酸脱氢酶缺乏症患者还原性谷胱甘肽水平,加重溶血发生,应避免食用
	脆肉鲩鱼	是一种用蚕豆喂养的草鱼,食用后引起溶血
日用品	奎宁水	也称开胃水,含有奎宁,可导致葡萄糖 -6- 磷酸脱氢酶缺乏症患者发生溶血。禁用
	白花油	一种家庭外用涂抹药剂,含有薄荷脑、樟脑、水杨酸甲酯等多种导致溶血发生的成分。禁用
	冬青油	即水杨酸甲酯,可导致溶血发生。禁用
	香蕉水	花露水、痱子水、奎宁头水、饮料、糖果、烘焙食品、布丁中常含香蕉水,可引起溶血
	臭丸	即卫生球,含萘白色樟脑球,引发溶血。禁止使用臭丸放入衣柜驱虫
	樟脑	天然或合成樟脑都会引起溶血,相关制品都要禁用。禁止使用樟脑丸放入衣柜驱虫
	硝基漆	装修涂料,引发溶血
	杀虫剂 / 空气清新剂	一些喷雾会导致溶血

(二) 治疗

本病无特殊治疗方法,新生儿疾病筛查是早期诊断,预防的重点。同时在本病高发地区患者应用氧化性药物前,应常规进行本病的筛查,避免使用氧化性药物。当出现急性溶血时,对于急性溶血者可去除诱因,立即停止接触和食入可疑食物、药物(见表 11-7、表 11-8),注意纠正水、电解质酸碱平衡和肾功能不全等急性溶血性贫血的处理原则进行治疗。输红细胞(避免直系亲属血源)及使用糖皮质激素可改善病情,对于葡萄糖 -6- 磷酸脱氢酶缺乏症的新生儿并发高胆红素血症时,可采取输注白蛋白、光疗、口服苯巴比妥等措施,尽可能地缩短高胆红素血症的持续时间,降低胆红素脑病的发生率。

七、遗传咨询

该病可按 X 染色体不完全显性遗传方式进行遗传咨询。男女均可患病,男性同胞患病会以 100% 概率遗传给儿子,不遗传给女儿;女性同胞患病会以 50% 的概率分别遗传给女儿和儿子。

本病为遗传性疾病,但属于可预防性疾病,有一定诱因才发病,一般不需对胎儿进行产前诊断。但是,如果由葡萄糖 -6- 磷酸脱氢酶缺乏症引起的慢性非球形红细胞溶血性贫血的患者后代,就需进行产前诊断,要先明确先证者及父母的基因变异型,取羊水或绒毛,对胎儿进行 G6PD 相应位点测序,以明确胎儿基因变异类型。

(王 洁)

第三节 血 友 病

一、概述

血友病（hemophilia，OMIM 306700）是一组X连锁隐性遗传的凝血功能障碍的出血性疾病，表现为终生存在的轻微损伤后长时间出血，以关节肌肉出血多见。包括血友病A和血友病B。其中血友病A又称遗传性抗血友病球蛋白缺乏症，由凝血因子Ⅷ（FⅧ）缺乏引起；血友病B又称遗传性凝血因子Ⅸ（FⅨ）缺乏症，由FⅨ缺乏引起。本病以血友病A较为常见（占80%~85%）。据估计，每出生5 000~7 000个男婴中，就有1名血友病A患者。

二、病因和发病机制

FⅧ基因位于Xq28，全长186kb，由26个外显子和25个内含子组成，编码由2 351个氨基酸残基组成的多肽链。截止至2015年12月，FⅧ基因突变数据库报道了2 320种不同的突变，包括点突变、基因缺失、基因插入、无义突变、剪接突变等。其中，基因内含子22和1倒位突变引起的FⅧ蛋白缺乏占重型血友病A分子发病机制的42%和2%~5%；中型和轻型血友病中86%为错义突变。FⅨ基因片段较小，长约34kb，含8个外显子，编码由461个氨基酸组成的多肽链前体，经一系列化学修饰后形成含415个氨基酸的成熟FⅨ。FⅨ基因突变包括缺失、插入和点突变，现FⅨ突变数据库收录的突变位点有1 094种，其中约80%为单个碱基突变。

血友病A和血友病B均为X连锁隐性遗传，由女性传递、男性发病。FⅧ和FⅨ水平下降或蛋白结构异常均可使凝血过程第一阶段中的凝血活酶生成减少，引起血液凝固障碍，导致出血倾向。FⅧ是血浆中的一种球蛋白，它与von Willebrand因子（vWF）以非共价形式结合成复合物存在于血浆中，防止其过早降解。FⅨ是一种由肝脏合成的糖蛋白，在其合成过程中需要维生素K的参与。活化因子Ⅶ和活化因子Ⅸ（FⅨa）结合在活化血小板的表面，形成因子X激活复合物，又称X酶。在活化因子Ⅷ（FⅧa）的存在下，FⅨa激活因子X的速度明显加快。由于FⅧa和FⅨa都是形成X酶所必需的，因此血友病A和血友病B具有相似的临床出血表现。其中任一缺乏，都会引起相似的血小板表面X酶活性的下降，随后导致凝血酶生成的减少。血友病患者因凝血酶生成减少，故血块生成延迟。所形成的血块脆性增加且易被清除，对于纤维蛋白溶解高度易感，可以造成临床过度出血和伤口愈合不良。

三、临床表现

血友病以体内多种组织过度出血为特征，包括软组织血肿和关节内出血。周期性关节内出血是该病的一个特征。出血症状的轻重及发病的早晚与凝血因子的活性水平相关。

（一）关节内出血

重度血友病A患儿关节出血约占所有出血的75%。多见于膝关节，其次为踝、髋、肘、肩关节等。关节内出血以轻度不适为征兆，在几分钟或几小时之后疼痛逐渐加剧，关节通常肿胀发热，运动受限。反复关节出血的并发症是关节畸形，伴发肌肉软组织萎缩，出现膝屈曲、外翻，腓骨半脱位，形成特征性的血友病步态。

（二）肌肉出血和软组织血肿

这是重型血友病A的一个特点，多发生在创伤或活动过久后，多见于用力的肌群。但无论有无外伤，出血都可能进入皮下结缔组织或肌肉形成血肿，导致局部肿痛和活动受限。肌肉出血的顺序为小腿、大腿、臀部和前臂。舌部出血或系带出血在儿童中较为常见，与外伤有关。

（三）创伤或手术后出血

不同程度的创伤、小手术，如拔牙、扁桃体摘除、脓肿切开、肌内注射或针灸等，均可引起严重的出血。

（四）皮肤、黏膜出血

由于皮下组织、口腔、齿龈黏膜易于受伤，为出血的好发部位。幼儿亦常见于头部碰撞后出血和血肿。

（五）其他部位的出血

如鼻出血、咯血、呕血、黑便、血便和血尿等；也可发生颅内出血，是最常见的致死原因之一。

血友病 B 的出血症状与血友病 A 相似，患者多为轻型，出血症状较轻。

四、实验室检查

1. **血友病 A 和 B 实验室检查的共同特点** ①凝血时间延长（轻型者正常）；②活化部分凝血活酶时间延长；③凝血酶原消耗不良；④凝血活酶生成试验异常；⑤出血时间、凝血酶原时间和血小板正常。

2. **血友病 A 和 B 实验室检查的鉴别** 当凝血酶原消耗试验和凝血活酶生成试验异常时，可进行纠正试验，其原理为正常血浆经硫酸钡吸附后尚含有因子Ⅷ，不含因子Ⅸ，正常血清含有因子Ⅸ，不含因子Ⅷ。据此，如患者凝血酶原消耗时间和凝血活酶生成时间被硫酸钡吸附后的正常血浆所纠正，而不被正常血清纠正，则为血友病 A；如以上两个试验被正常血清所纠正而不被经硫酸钡吸附的正常血浆纠正，则为血友病 B。

3. **凝血因子测定** FⅧ 或 FⅨ 促凝活性（FⅧ：C 或 FⅨ：C）减少或极少，有助于判断血友病的类型、病情的轻重及指导治疗。正常新鲜血浆所含因子 Ⅷ：C 或因子Ⅸ：C 平均活性均为 1U/ml（以 100% 表示）。正常参考值：Ⅷ：C 78%~128%，Ⅸ：C 68%~128%。

五、血友病的筛查

（一）血友病筛查的主要方式

血友病的筛查主要包括孕前筛查、产前诊断和新生儿筛查。对于家族中有血友病患者的女性，其可能为携带者，因此建议孕前行血友病基因筛查。为避免血友病患儿的出生，必要时携带者可人工受孕，通过胚胎植入前行基因诊断等方式确保出生孩子的正常。

产前诊断的目的是对携带者的胎儿做基因检测，避免患儿出生。产前诊断的检测过程与携带者的检测过程基本相同。产前诊断标本获取主要有绒毛膜绒毛取样（chorionic villus sampling，CVS）、羊膜腔穿刺、脐带穿刺等。

1. **CVS** 一般在孕早期 10~12 周进行，若少于 10 孕周取样会有流产危险，取样后标本先做性别分析，若为男性会进一步做是否有血友病的检测。此方法的优势是，若发现为患者可在怀孕早期终止妊娠。不足的是会导致一定的胎儿丢失率等，同时在 CVS 获得的样本 DNA 分析难以做连锁分析、难以发现倒位突变。

2. **羊膜腔穿刺术** 一般在孕中期（16~18 周）执行，较安全、并发症少。但有获得的 DNA 量太少质量不高，不一定能满足基因检测的要求等潜在缺点。

3. **脐带穿刺术** 一般在孕 18~26 周进行，虽有一定的创伤性但操作熟练的情况下仍较安全，获得的脐血一方面可直接用来测定 FⅧ 的活性，此项优点是其他取材方法无法替代的；同时用脐血获得的 DNA 样本量较多且质量较高，基因检测成功率高。两者结果互相验证，从而提高产前诊断的准确性。

新生儿筛查：国外大样本调查问卷发现，相比于产前诊断，大部分血友病家庭更倾向于选择新生儿筛查，更注重于如何对孩子是否患血友病进行早期诊断，以便早期进行治疗并减少并发症。

（二）血友病 A 基因筛查常规流程

1. **内含子倒位的检测** 内含子 22 倒位是 20% 的血友病 A 患者的致病突变，内含子 1 倒位也有较高的频率。因此，首先要对血友病 A 患者的 FⅧ 基因内含子 22 倒位和内含子 1 倒位进行检测。用于检测内含子 22 倒位的方法有 Southern blot 法、长链 PCR 法、反转位移 PCR 法及长链 PCR 和 AccuCopy 技术定量相结合的方法等。当内含子 22 倒位或内含子 1 倒位检测结果为阴性时，我们需要对 FⅧ 基因的编码序列进行检测。

2. **FⅧ基因** 26 个外显子及其侧翼序列的基因检测分别针对 FⅧ 基因的共 26 个外显子及 5'端和 3' 端非编码区设计特异性引物，PCR 法扩增后采用 Sanger 法测序。使用该方法可以检测包括小片段的缺失、插入、点突变、剪切位点突变等绝大部分的 FⅧ 基因突变位点。FⅧ基因的第 14 号外显子是最大的外显子片段，是常见的突变部位。

3. **间接基因诊断** 可采用结合遗传连锁分析的间接诊断方法对血友病 A 的携带者进行分析与产前诊断，发掘高信息量的多态性位点并通过遗传连锁分析的方法定位致病基因所在的染色体,但这些多态性位点个体差异性大,遗传连锁分析所选择的位点并不能完全避免基因重组的发生,以及对结果的干扰和误判。

(三) 血友病 B 基因筛查流程

由于 *FIX* 基因较小,可直接采用 PCR 法进行基因突变检测。

六、诊断与治疗

(一) 诊断

一般根据病史、出血症状和家族史怀疑为血友病者,进一步确诊需进行有关实验室检查。基因序列分析除可确诊本病外,尚可发现轻症患者和致病基因携带者。根据 FⅧ 和 FIX 活性水平的高低可以将血友病分为三型,>5%~40% 为轻型,在大手术或外伤时可致严重出血,罕见自发性出血;1%~5% 为中间型,在小手术 / 外伤后可有严重出血,偶有自发性出血;<1% 为重型,肌肉或关节可发生自发性出血。

(二) 治疗

1. 预防出血　减少和避免外伤出血,避免使用阿司匹林和非甾体抗炎药,尽量避免肌内注射,如因患外科疾病需行手术治疗,应注意在术前、术中和术后补充所缺乏的凝血因子。

2. 局部止血　对表面创伤、鼻或口腔出血可局部压迫止血。早期关节出血者宜卧床休息,并用夹板固定肢体,放于功能位,亦可局部冷敷,并用弹力绷带缠扎。关节出血停止、肿痛消失时,可行适当体疗,以防关节畸形。严重关节畸形可用手术矫形治疗。

3. 替代疗法

(1) FⅧ 浓缩剂:由人的血浆制备而成。FⅧ 的半衰期为 8~12 小时,需每 12 小时输注 1 次,每输入 1U/kg 可提高血浆 FⅧ 活性约 2%。因子IX的半衰期为 18~24 小时,常 24 小时输注 1 次,每输入 1U/kg 可提高血浆因子IX活性约 1%。

(2) 基因重组人 FⅧ 和 FIX 制剂:可防止经血传播疾病,如艾滋病、乙型肝炎和丙型肝炎等。

(3) 冷沉淀:用于血友病 A 和血管性血友病 (vWD) 等的治疗,要求与受血者 ABO 血型相同或相容,冷沉淀中 FⅧ 含量是血浆的 5~10 倍,对血友病 A 的治疗效果优于血浆。

(4) 凝血酶原复合物:含有因子Ⅱ、Ⅶ、Ⅸ、Ⅹ,可

用于血友病 B 的治疗。

(5) 输血浆或新鲜全血:血友病 A 患者需输新鲜血浆或冰冻新鲜血浆,血友病 B 患者可输储存 5 天以内的血浆。

(6) 预防性替代治疗:定期输注 FⅧ,维持血浆浓度 >1%,从而阻止反复出血导致相关并发症,是重型患儿长期预防出血相关并发症及正常活动的主要手段。预防性治疗剂量策略多采用渐增性阶梯式方式:50μg/kg,每周 1 次;40μg/kg,每周 2 次;或 30μg/kg,每周 3 次。

4. 去氨酸加压素 (DDAVP)　有提高血浆内因子Ⅷ活性和抗利尿作用,常用于治疗轻型血友病 A 患者,可减轻其出血症状。

5. 抗纤溶制剂　可以增加血友病 A 患者的止血功能,如氨基己酸和氨甲环酸,纤溶抑制剂可作为黏膜出血的辅助治疗。

6. 基因治疗　基因治疗作为治愈血友病的有效途径,现全球范围内的动物实验和临床研究正在积极进行。随着其安全性和持久性等问题的解决,血友病基因治疗产品有望在近年内上市。

七、遗传咨询

血友病是 X 连锁隐性遗传,仔细全面的家族史对于携带者的检测至关重要。患有血友病的父亲,他所有的女儿都是血友病基因缺陷的携带者。如果已知的携带者有了女儿,那么这个女儿有 50% 的可能成为携带者。如果一个携带者的女儿或是血友病患者的女性后代希望怀孕,那么携带者检测尤为重要。有时,血友病的家族史血缘关系很远,血友病基因可能会跳过几代人。因此,对于有家族史者需要开展遗传咨询。

一般而言,男性患者与正常女性所生儿子均为正常,所生女儿均为携带者;女性携带者与正常男性所生的儿子有 50% 的概率为血友病患者,女儿有 50% 的概率为致病基因携带者;女性携带者与男性患者所生的儿子有 50% 的概率为血友病患者,所生女儿 50% 为携带者,50% 为患者;男性患者与女性患者所生的儿子和女儿都是患者,但这种概率极为罕见。

产前诊断是明确是否出生血友病患儿的重要途径。若胎儿为女性,其是否为携带者无需多虑,因为携带者通常没有出血倾向。若胎儿为男性,则进行 DNA 分析。是否将男性血友病胎儿足月

生下,应该由其父母在获得适当咨询和相关血友病基因、临床和治疗等信息后做出决定。随着血友病治疗的不断发展,继续妊娠生下患儿的决定将越来越多。

第四节 湿疹血小板减少伴免疫缺陷综合征

一、概述

湿疹血小板减少伴免疫缺陷综合征,又称为Wiskott-Aldrich 综合征(WAS,OMIM 301000),是一种少见的 X 连锁隐性遗传病。该病首先由Alfred Wiskott 和 Robert Aldrich 博士分别于 1937年和 1954 年最初报道,20 世纪 60 年代被正式命名为 WAS。目前发现,WAS 异质性强、临床表现多样,轻者仅表现为血小板下降,重者可表现为危及生命的出血、免疫缺陷、过敏症、自身免疫性疾病和肿瘤。在北美和加拿大地区,WAS 的发病率约为每 25 万出生男婴中有一例患儿,我国尚缺少相关的流行病学资料。随着 WAS 相关基因的发现,近 30 年来在 WAS 的发病机制的认知、临床诊断和治疗方面有了长足的进步。

二、病因和发病机制

WAS 基因位于 X 染色体,定位于 Xp11.22-p11.23,包含 12 个外显子,编码 WAS 蛋白(WASp),该蛋白由富含脯氨酸的 502 个氨基酸组成。虽然目前已经发现该基因存在 400 多种突变,但 9 种热点突变占 1/3 的病例。突变类型中以错义突变多见,主要位于 1~4 号外显子。9 号外显子的四种错义突变(p.L270P、p.S272P、p.I276S 和 p.I294T)主要引起先天性粒细胞减少和髓系发育异常,与 X 连锁的粒细胞减少症(X-linked neutropenia,XLN)有关。

WASp 仅表达于各类造血细胞和免疫细胞,主要参与细胞内信号转导和细胞骨架重构,在各系血细胞生成、迁移及维持正常形态、调节免疫细胞正常活性等方面均具有重要意义。*WAS* 基因突变导致 WASp 表达异常或缺失后,血小板和白细胞可出现形态和功能异常,如血小板体积缩小,形态结构异常,易在骨髓和脾被吞噬细胞清除,从而导致持续性血小板减少和出血倾向。淋巴细胞表面绒毛稀疏或缺如,呈"光头淋巴细胞"形态。同时多种免疫活性细胞功能异常,如调节性 T 细胞减少或缺失、B 细胞平衡失控而导致产生自身抗体和出现自身免疫性疾病,自然杀伤细胞功能异常可导致免疫功能缺陷,并易继发恶性肿瘤。

三、临床表现

WAS 的临床表现具有异质性和多样性的特点,典型的临床表现包括:

(一)出血倾向

WAS 的初期的常见症状是出生 6 个月内出现血便、瘀点、瘀斑等出血表现。患儿生后即出现血小板减少伴血小板体积减小,是该病持续、显著的特点。

(二)免疫缺陷

WAS 患儿容易发生细菌、病毒和真菌感染。常见的如细菌性中耳炎、鼻窦炎和肺炎、化脓性感染、尿路感染、脑膜炎、脓毒血症等。病毒感染临床表现可以非常严重,机会菌感染易见。这与固有免疫和特异性免疫均有缺陷有关。

(三)自身免疫性疾病

40%~70% 的病例存在自身免疫性疾病,其中 25% 的患儿存在多种自身免疫现象。以自身免疫性溶血性贫血最为常见,还包括中性粒细胞减少、关节炎、血管炎、炎症性肠病、肾脏疾病等。其发病主要与调节性 T 细胞功能异常和自身抗体的产生有关。

(四)特应性皮炎

可出现反复或严重湿疹、关节炎、哮喘、食物过敏等表现。血清嗜酸性粒细胞和 IgE 水平可增高。

(五)恶性肿瘤

根据回顾性研究资料,肿瘤的发生率可高达 13%~22%,平均发病年龄 9.5 岁。以淋巴瘤多见,还包括白血病、骨髓增生异常综合征、骨髓增殖性疾病等。

(六)基因型与表型的关联

根据 *WAS* 基因突变类型、WASp 缺陷的程度和临床表现,WAS 可分为四大类:典型的 WAS;X 连锁血小板减少症(X-link thrombocytopenia,XLT);间歇性 X 连锁血小板减少症(intermittent X-link thrombocytopenia,IXLT);X 连锁粒细胞减少症。XLT 和 IXLT 一般仅表现为血小板减少,常无湿疹或免疫功能下降,但有可能进展为典型 WAS;而 *XLN* 基因突变位于特定区域,不会进展为典型 WAS。

四、实验室检查

(一)血常规检测

血常规显示血小板不同程度地下降,平均血小板体积缩小,上限为 7fL,明显低于正常范围(9.4~12.5fL)。有出血者可有贫血表现,系慢性失血导致的小细胞低色素性贫血,少数继发自身免疫性溶血性贫血。骨髓巨核细胞数量正常或增多,但存在无效造血小板的现象。

(二)免疫功能检测

WAS 患儿出现体液和细胞免疫缺陷,但外周血 T 细胞和血清免疫球蛋白变化较大。根据国内赵晓东团队 132 例 WAS 病例的回顾性报道,总 T 淋巴细胞、辅助性 T 细胞和细胞毒性 T 细胞下降的比例分别为 31.3%、37.3% 和 38.6%。多数免疫球蛋白(IgG、IgA、IgM 和 IgE)水平正常或增高。

(三)WAS 基因和蛋白检测

见"WAS 的筛查"部分。

五、WAS 的筛查

WAS 基因相关疾病多起病于新生儿期,临床表现多样,表型较重者发病年龄早(平均为 0.7 月龄)。湿疹、血小板减少和免疫缺陷虽是 WAS 的典型临床特征,但在新生儿期,常缺乏上述典型的三联征,且不同的基因变异所致的临床表现差异大,给早期诊断带来困难。很多患儿虽然起病年龄早,但诊断年龄滞后,平均为 10.8 月龄,在诊断前已出现反复感染出血等表现,严重影响患儿预后。因此,WAS 的基因筛查有利于早期诊断、早期治疗,从而提高该人群的预后。

(一)WASp 表达的检测

WAS 基因突变可导致编码蛋白 WASp 表达降低甚至缺如,因此通过流式细胞术检测淋巴细胞表面 WASp 的表达水平可以初步判断是否存在 WAS。如果实验组与阴性对照平均荧光强度

(mean fluorescence intensity,MFI)差值低于 10 记为 WASp 表达阴性;与正常人阳性对照相比表达量减少,且 MFI 相差 10 以上记为 WASp 表达减少;MFI 与正常人阳性对照相差<10 或与阴性对照完全分开则记为 WASp 表达正常。但该方法存在一定的假阴性率,部分 WASp 表达正常者可以存在 *WAS* 基因突变。有研究报告,WASp 定量对于预测 WAS 突变的灵敏度为 89%,特异度为 100%。且该蛋白的表达水平与疾病的严重程度具有一定的相关性。

(二)WAS 的基因筛查

1. **WAS 的产前诊断** WAS 高危人群或高危孕妇需要加强遗传咨询和进行必要的产前诊断,对防止缺陷胎儿出生具有重要意义。羊膜腔穿刺是较为安全易行的方法,一般在孕 16~20 周进行,不易伤及胎儿,细胞培养成功率高,若发现问题可以及时妥善处理,检测结果具有较高的准确性。脐静脉穿刺是另一种可采用的方法,其导致流产的风险稍大,诊断时间稍晚,但具有检测迅速,减少母血污染可能的优点,且对于不适合进行羊膜腔穿刺的情况可以作为选择。

2. **疑似病例筛查** 对于具有 ITP 样特征,但临床表现不典型、治疗反应不佳的男性患儿,均应行 *WAS* 基因的检测,尤其是发病很早、血小板体积小、嗜酸性粒细胞和 IgE 水平增高,T 细胞及 NK 细胞数量下降的患儿。可以采用 Sanger 测序法先对热点突变基因进行检测,必要时再采用全外显子测序。目前以发现的热点突变(发生频率占突变总数的 2.5% 以上)包括:c.168C>T(p.T45M)、c.201C>T(p.A56V)、c.257G>A(p.V75M)、c.290C>T(p.R86C)、c.291G>A(p.R86H)、c.IVS6+5G>Afs190、c.IVS8+1G fs246、c.665C>T(p.R211X)和 c.995C>T(p.R321X)。对于结果阳性的,必要时需同时对其母亲、胞妹或母方家系成员进行检测以了解其携带状态,判断基因突变的致病性。

3. **高危新生儿筛查** 复旦大学附属儿科医院采用全外显子测序的方法对新生儿重症监护室患儿进行基因分析,在检测的 5 800 例患儿中,检测出 *WAS* 基因突变者 11 例,远高于整个人群的发病率。提示对于高危人群进行全外显子测序有利于早期发现病例,尽早干预。

4. **基因结果的解读** 致病或疑似致病变异

需符合以下条件之一：①已经被报道为致病变异，并且既往报道该变异导致疾病的表型和患儿的临床表型相符；②未报道过的新变异，但变异类型为对功能影响较大的有害变异，包括无义变异、终止密码变异、起始密码子变异、移码变异和剪接供体或受体变异；③在家系内验证结果符合遗传模式的，未报道过的新的错义变异，且变异在公共数据库及内部数据库中，无正常男性携带。

六、诊断与治疗

（一）诊断

对于血小板减少，尤其是合并湿疹、反复感染、自身免疫性疾病的一项或多项者，需要怀疑 WAS 的可能，其中血小板体积减小几乎仅见于 WAS 病例，特别有助于诊断。同时还需要进一步通过 WASp 表达测定、*WAS* 基因突变分析进行确诊。

WAS 表现多样，可以根据患儿存在血小板减少和 MPV 缩小、湿疹和感染倾向严重程度，以及是否继发自身免疫性疾病或恶性肿瘤等，赋以不同分值（1~5 分），以评价病情严重程度，指导临床治疗：1 分为仅有血小板减少和血小板体积减小，不伴任何其他临床表现；2 分为血小板异常，伴轻度或短暂湿疹，伴或不伴轻度感染；3 分为血小板异常，伴持续可控的湿疹和 / 或反复可控的感染；4 分为血小板异常，伴严重、难以控制的湿疹及反复重症感染；5 分为除血小板异常、湿疹和 / 或反复感染外，发生自身免疫性疾病和 / 或恶性肿瘤。评分低于 1 分纳入 IXLT，1~2 分归入 XLT，3~4 分为 WAS，发生自身免疫性疾病和 / 或肿瘤均评为 5 分，XLN 不评分。

（二）治疗

1. 血小板减少　除非血小板减少引起严重出血不能控制，一般不主张血小板输注。输注血小板或其他新鲜血液制品时，先行辐照以防移植物抗宿主反应（graft versus-host reaction，GVHR）。大剂量激素冲击及静脉注射丙种球蛋白对大部分患儿疗效欠佳。脾切除术虽能暂时改善血小板水平，但发生败血症等感染风险大。

2. 免疫缺陷　注意预防细菌、病毒、真菌及原虫等感染。如服用复方磺胺甲噁唑预防肺孢子菌肺炎。IVIG 可常规预防感染，用量应较大，每月 >400mg/kg，或每 2~3 周 1 次。接触水痘患者后应予大剂量 IVIG 及抗病毒药物。

3. 湿疹　湿疹严重时，可予以抗感染治疗，局部使用激素软膏，必要时短期全身使用糖皮质激素。免疫抑制剂他克莫司局部外用可有效控制湿疹，但皮肤破损严重者慎用。食物过敏会加重湿疹，建议 WAS 患儿行变应原检测避免过敏反应。

4. 造血干细胞移植　骨髓或脐血干细胞移植是目前根治 WAS 最有效的方法。WASp 阴性者，以及具有引起典型 WAS 表现的基因突变者建议尽早行造血干细胞移植，最佳时机应在 2 岁以内。

5. 基因治疗　通过回输基因纠正的自体造血干细胞治疗 WAS 的临床研究表明，该方法能显著改善 WAS 的各种临床表现和造血细胞、免疫细胞功能，但远期疗效及安全性还需要进一步观察。

七、遗传咨询

WAS 患者家庭产前诊断是优生优育的重要措施。WAS 的遗传特点是女方为携带者，50% 的可能将致病基因传给男孩成为患者，但男方为患者不直接传递给男孩。若母亲家族中有 WAS 患者，母亲孕前可进行相关基因检测，明确是否为携带者。若第一胎为 WAS 患儿，患者母亲再次妊娠者，可在妊娠 16~20 周行羊水穿刺或 10~12 周行绒毛膜穿刺取样提取胎儿细胞 DNA，或在胚胎植入前基因检测，对已知突变进行基因产前诊断。基因诊断已能在妊娠期间较为准确地判断该胎儿是否患有 WAS，也能准确决定胎儿性别而做出是否继续妊娠的意见。

（徐晓军）

参考文献

1. 顾学范 . 临床遗传代谢病 . 北京：人民卫生出版社，2015.
2. 贺林 . 今日遗传咨询 . 北京：人民卫生出版社，2019.
3. 邬玲仟，张学 . 医学遗传学 . 北京：人民卫生出版社，2016.
4. CAPPRLLINI MD, 余艳红，钟梅 . 输血依赖型地中海贫血的管理指南 . 北京：人民卫生出版社，2019.
5. 王治国，邹琳，国家卫健委临床检验中心新生儿疾病筛查室间质评专家委员会 . 新生儿葡萄糖 -6- 磷酸脱氢酶缺乏症筛查与诊断实验室检测技术专家共识 . 中

华检验医学 , 2019, 42 (3): 1-5.

6. 顾学范 , 中华预防医学会出生缺陷预防与控制专业委员会 . 新生儿筛查学组葡萄糖 -6- 磷酸脱氢酶缺乏症新生儿筛查、诊断和治疗专家共识 . 中华儿科杂志 , 2017, 52 (6): 411-414.

7. BOLTON-MAGGS PH, PASI KJ. Haemophilias A and B. Lancet, 2003, 361: 1801-1809.

8. KENNETH KAUSHANSKY. 威廉姆斯血液学 . 陈竺 , 陈赛娟 , 译 . 北京 : 人民卫生出版社 , 2018: 1922-1939.

9. BOARDMAN FK, HALE R, YOUNG PJ. Newborn screening for haemophilia: The views of families and adults living with haemophilia in the UK. Haemophilia, 2019, 25: 276-282.

10. 戴菁 , 王学锋 . 血友病基因诊断的现状思考 . 临床内科杂志 , 2020, 37 (1): 16-19.

11. MORATTO D, GILIANI S, NOTARANGELO LD, et al. The Wiskott-Aldrich syndrome: from genotype-phenotype correlation to treatment. Expert Rev Clin Immunol, 2007, 3: 813-824.

12. 肖慧勤 , 赵晓东 . Wiskott-Aldrich 综合征的临床研究进展 . 实用儿科临床杂志 , 2009, 24 (21): 1682-1685.

13. MASSAAD MJ, RAMESH N, GEHA RS. Wiskott-Aldrich syndrome: a comprehensive review. Ann N Y Acad Sci, 2013, 1285: 26-43.

14. 赵惠君 . Wiskott-Aldrich 综合征诊断治疗进展 . 中华实用儿科临床杂志 , 2016, 31 (15): 1129-1132.

15. CANDOTTI F. Clinical manifestations and pathophysiological mechanisms of the Wiskott-Aldrich syndrome. J Clin Immunol, 2018, 38: 13-27.

16. 刘旭 , 杨琳 , 王晓川 , 等 . 基因筛查在早期识别新生儿 WAS 基因相关疾病中的临床应用 . 中华儿科杂志 , 2019, 57 (6): 429-433.

第十二章　神经肌肉系统疾病新生儿基因筛查

神经系统可以分中枢神经系统(脑和脊髓)、周围神经系统(脑神经和脊神经),是人体生理活动重要功能调节系统。大量遗传病都可以通过影响神经系统基因表达或代谢产物贮积等机制,导致中枢神经系统受累,如 21- 三体综合征、特纳综合征等染色体病,苯丙酮尿症、先天性甲状腺功能减退症、黏多糖贮积症、肝豆状核变性等遗传代谢病,已分列在其他系统,这里不做赘述。人体肌肉约 639 块,按结构和功能的不同分为分布于消化道为主的平滑肌、心脏特异性的心肌,以及主要与骨骼密切相关的骨骼肌三种,参与消化、泵血和运动等生理功能。

与其他系统遗传病类似,细胞核内遗传物质变异是神经肌肉系统遗传病的重要病因;同时由于神经肌肉系统能量消耗占比非常高,线粒体异常导致能量代谢等异常首先会影响神经肌肉系统,因此,线粒体遗传物质变异是神经肌肉遗传病重要原因。线粒体遗传神经肌肉疾病已在线粒体疾病章节详述,本章主要介绍脊髓性肌萎缩、结节性硬化症、神经纤维瘤、发作性运动诱发性运动障碍、婴儿早期癫痫性脑病、肌营养不良、Rett 综合征等神经肌肉疾病。

第一节　脊髓性肌萎缩

一、概述

脊髓性肌萎缩(spinal muscular atrophy, SMA)是由于运动神经元存活基因 1(survival motor neuron gene 1,*SMN1*,OMIM 600354)突变导致 SMN 蛋白功能缺陷所致的遗传性神经肌肉病。SMA 是以脊髓前角运动神经元变性所致的肌无力和肌萎缩为主要临床特征,是导致婴幼儿死亡的首位遗传性疾病。该病在欧洲活产新生儿中平均发病率约为 1:12 000;中国新生儿发病率在大陆地区约为 1:9 788,在台湾地区约为 1:17 000。

二、病因和发病机制

SMA 为常染色体隐性遗传,其致病基因 *SMN1* 位于 5q13.2,编码运动神经元存活蛋白(survival motor neuron,SMN)。*SMN1* 双等位基因发生致病性变异导致 SMA 发生。约 95% SMA 患者为 *SMN1* 纯合缺失,约 5% 发生复合杂合变异,即一个 *SMN1* 等位基因缺失,另一个 *SMN1* 等位基因发生致病性变异。致病性变异包括无义、移码、剪接、错义等变异形式。

SMN 蛋白是真核细胞生物生存所必需的管家蛋白。SMN 作为亚单位与 Sm 蛋白结合,以SMN复合体形式募集Sm核蛋白和小核核糖核酸(snRNAs)组装成核糖核蛋白复合物。该复合物的主要功能是参与pre-mRNA加工,调节mRNA的转运、代谢和翻译。SMA病理生理学表现为脊髓前角运动神经元死亡和神经肌肉接头病变。SMN失功能仅特异性影响运动神经元的致病机制尚不清楚。

与SMN1高度同源的SMN2基因(OMIM 601627)可编码相同的SMN蛋白。SMN1和SMN2在第7外显子第c.840位存在C>T的差异碱基,影响了SMN2与SF2/ASF激动蛋白结合的剪接增强子(ESE)元件,导致SMN2外显子7的选择性剪接,90%的SMN2因外显子7跳跃而表达截短快速降解的SMN蛋白,仅有10%表达为全长功能性的SMN蛋白。SMN2纯合缺失不会导致SMA的发生,但是SMA患者携带的SMN2拷贝数的数量与SMA表型严重性呈明显的负相关,患者携带的SMN2拷贝数越多则表型越轻。SMN2拷贝数在以调控SMN蛋白为治疗策略的药物临床试验中常被作为基线数据之一,而在新生儿筛查治疗中则被作为评估症状前患者是否立即进行治疗的生物标志物。

三、临床表现和分型

SMA患者临床表现差异性大,从出生前至成人期均可发病。SMA主要临床表现为肌无力。肌无力表现为对称性、进行性加重,近端重于远端,下肢重于上肢。智力发育和感觉神经正常,腱反射减弱或消失。随着病情的进展,肌无力可进一步导致消化系统、呼吸系统、骨骼系统及其他系统异常,而呼吸衰竭是最常见的死亡原因。按照发病年龄和获得的最大运动里程碑SMA从重到轻分为五型(表12-1):0型为宫内发病,报道的病例数很少;Ⅰ型SMA又称为Werdnig-Hoffmann病(OMIM 253300),占SMA的50%~60%;Ⅱ型SMA也称为Dubowitz病(OMIM 253550),占30%~40%;Ⅲ型SMA也称为Kugelberg-Welander病(OMIM 253400),占10%~20%;Ⅳ型SMA(OMIM 271150)为成年型,发病人数较少。近年来的临床实践趋于将Ⅰ~Ⅲ型SMA进一步分为亚型,以便更好地理解自然病程和观察药物疗效。

四、新生儿筛查

截至目前,临床和临床前数据都表明早期治疗对于改变SMA进行性退化至关重要。有证据表明,Ⅰ型SMA在生后前3个月出现不可逆转的运动神经元丢失和严重的去神经支配,到6个月约90%以上的运动神经元丢失。一项系统性文献研究表明,Ⅰ~Ⅲ型SMA平均发病年龄分别是2.5

表12-1 脊髓性肌萎缩的分型和临床表现

表型	发病年龄	运动里程碑	临床表现	自然病程
0	宫内	无	出生即有严重肌张力低下,严重呼吸和吞咽功能障碍	少于数月
Ⅰ	<6个月	控头困难,部分可翻身,不能独坐	严重肌张力低下,平躺时下肢呈"蛙腿"样。四肢无力。舌肌、面肌和咀嚼肌无力,导致哭声低弱、吸吮无力、咽反射减弱,易发生误吸。矛盾呼吸,"钟型"胸廓,易反复呼吸道感染及呼吸衰竭。轻度关节挛缩	Ⅰa和Ⅰb≤2岁,Ⅰc的2岁生存概率约为90%
Ⅱ	6~18个月	能独坐,不能独走	缓慢加重的全身性肌无力和肌张力低下。运动发育落后。舌肌纤颤或手部肌束颤。随病情进展出现吞咽困难、咳嗽无力、呼吸功能不全、脊柱侧弯、关节挛缩等合并症。部分在儿童期丧失独坐能力	>2岁,多数可至成年
Ⅲ	>18个月	能独走	1岁内运动发育正常。缓慢独立行走,步态不稳,经常跌倒或在2~3岁时上下楼有困难。部分患者行走功能逐步倒退至丧失。随病情进展也有可能出现脊柱侧弯、呼吸功能不全等影响日常生活能力的合并症	自然寿命
Ⅳ	成人期	行走基本正常	早期运动发育正常,肌无力通常出现于20~30岁,进展缓慢	自然寿命

个月、8.3 个月和 39.0 个月,平均诊断年龄分别是 6.3 个月、20.7 个月和 50.3 个月。由于诊断延迟和缺乏 SMA 新生儿筛查,大多数患者确诊时已经超过通过治疗干预可以获得最大益处的临界点。一项比较在患者出现症状前后进行药物治疗疗效分析的临床试验显示,SMA 患儿在生后 6 周出现症状前使用诺西那生钠(nusinersen)治疗,在存活率、呼吸和喂养支持,以及达成运动里程碑的获益明显高于出现症状后开始治疗的患儿。该项试验证实了通过新生儿筛查,SMA 患儿可以达到最大的治疗获益。

一项研究通过专家调查法获得了关于建立 SMA 新生儿筛查治疗指南的专家共识。该共识认为开展 SMA 新生儿筛查具有如下理由:①自然史数据表明 SMA 呈进行性发展;②已具有被批准的治疗药物,且对症状前患儿给予治疗具有更高的治疗价值;③新生儿筛查方法在预实验中显示廉价可靠;④ SMN2 拷贝数可提供预后信息。

SMA 新生儿筛查为基因水平筛查,目前在一些国家和地区已经开展。应用荧光定量 PCR 或 MLPA 等技术检测受检者的 SMN1 基因和 SMN2 基因拷贝数,如 SMN1 外显子 7 存在双等位基因的纯合缺失即诊断为 SMA 患儿。如 SMN1 外显子 7 存在一个等位基因的缺失,尚需进一步检测另一个 SMN1 基因是否存在致病性变异,以便明确患儿为 SMN1 复合杂合变异或仅为 SMN1 杂合缺失的携带者。通过新生儿筛查,SMA 患儿通常在出生后 20 天左右可获得早期诊断和及时治疗。

五、诊断

患者表现为四肢近端和躯干的进行性、对称性肌无力和肌萎缩,肌束颤动,腱反射减弱或消失,智力发育和感觉神经正常,即可拟诊为 SMA。临床分型需要结合其发病年龄和运动里程碑。以下辅助检查有助于进一步明确诊断。

1. 基因检测　95% 的 SMA 患者 SMN1 第 7 外显子或第 7 和第 8 外显子纯合缺失,约 5% 患者为复合杂合突变,即一个 SMN1 第 7 外显子或第 7 和第 8 外显子为杂合缺失,另一个 SMN1 存在致病性变异。如果患者临床表现提示 SMA,肌电图检测结果提示神经源性损害,但基因检测结果具有两个完整 SMN1 拷贝,测序未发现 SMN1

致病性变异,则应考虑非 5qSMA 或其他运动神经元疾病的可能性。

2. 血清 CK　Ⅰ 型 SMA 大多正常,Ⅱ 型和 Ⅲ 型 SMA 患者可见 2~4 倍轻度增高,但一般不会超过正常值的 10 倍。

3. 肌电图检查　显示神经源性损害。

4. 肌肉活检　显示神经源性骨骼肌病理改变。

六、治疗

(一) 药物治疗

诺西那生钠注射液被国家药品监督管理局批准用于 SMA 患者的临床治疗。这是一种反义寡核苷酸药物,通过调控 SMN2 基因外显子 7 的选择性剪接,提升 SMN 蛋白表达水平,达到对 SMA 患者进行修正治疗的作用。该药 12mg/(5ml·支),为鞘内注射。负荷量治疗为 0、14、28、63 天各注射一针,维持量为每 4 个月注射一针,终生治疗。

利司扑兰被国家药品监督管理局批准用于治疗 2 月龄及以上年龄的 SMA 患者。利司扑兰是一种口服的小分子 SMN2 前体 mRNA 双位点剪接修饰剂,可穿透血脑屏障,全身分布,提高中枢神经系统及外周器官组织的功能性 SMN 蛋白水平。每瓶含利司扑兰 60mg,配制成 0.75mg/mL 的口服溶液,供每日一次口服或胃肠内给药。利司扑兰的推荐剂量取决于患者的年龄和体重。2 月龄至 <2 岁,推荐的每日剂量为 0.20mg/kg;≥2 岁(<20kg),0.25mg/kg;≥2 岁(≥20kg),5mg。终生治疗。

(二) 新生儿筛查患儿的治疗原则

由于不同型别 SMA 患者的发病时间、病情进展和预后均不相同,大部分患者在新生儿期尚未出现症状。SMA 新生儿筛查治疗的专家共识建议选择 SMN2 拷贝数作为预后生物标志物,依据患者携带的 SMN2 拷贝数决定在症状出现前是否立即进行治疗。携带 1~3 个 SMN2 拷贝的患者很可能发展为 0 型、Ⅰ 型、Ⅱ 型或 Ⅲ 型 SMA,应考虑立即进行治疗。携带 4 个 SMN2 拷贝的患者可能为 Ⅲ 型或 Ⅳ 型 SMA,这类患者建议定期随访,出现症状立即进行治疗。

不需要立即治疗的患儿建议每 3~6 个月随访一次,2 岁后每 6~12 个月随访一次。随访项目包括肌电图（electromyogram，EMG）、复合肌肉动作电位（compound muscle action potential，CMAP）、肌肉测量、体格检查、运动功能量表评估。同时建议家长／监护人关注如下情况，如出现异常应及时就医。如：①患儿运动、喂养或呼吸方式有显著变化；②嗓音或哭声变弱；③在不增加活动量的情况下疲劳感加剧；④婴幼儿出现喂养困难；⑤已获得的运动功能减退或丧失，或未达成预期的运动功能；⑥腹式呼吸；⑦发育停滞等。

（三）临床管理

SMA 是一种全身多系统受累的疾病，国内外管理共识一致认为应对 SMA 患者病程进行动态评估，开展多学科前瞻性管理。2018 年更新的管理共识按照患者运动里程碑分为不能独坐、独坐和独走的不同类别，提出了针对性的评估内容及干预和照护的建议。

1. **营养管理**　SMA Ⅰ型患儿存在吞咽困难、胃肠动力障碍、胃食管反流、胃排空延迟、便秘等问题。Ⅱ型和Ⅲ型患儿在病程后期也会面临同样问题。建议确诊 SMA 后进行生长发育和营养评估。患儿因吞咽咀嚼导致自主进食困难，应采取鼻胃管／鼻腔肠管或胃造瘘进行喂养。使用治疗胃食管反流的药物、摄入纤维、服用肠道调节剂、益生菌及促进胃肠蠕动的药物来缓解相应症状。

2. **呼吸支持**　Ⅰ型和Ⅱ型 SMA 患者，表现为进行性的呼吸功能下降。呼吸衰竭通常是导致这类患者死亡的主要原因。呼吸功能下降导致咳嗽能力受损伴下呼吸道分泌物清除不当，睡眠期间肺换气不足及复发性肺炎。患者确诊后应尽快进行呼吸系统评估，确定长期护理和急性护理的目标。发生呼吸道感染或肺炎时，应使用抗生素、改善通气等常规处理。建议进行流感疫苗和肺炎球菌疫苗接种以减少呼吸道感染；使用咳痰机和家用无创呼吸机，起到延缓呼吸功能下降的辅助治疗作用。

3. **康复及矫形**　大多数Ⅱ型和Ⅲ型 SMA 患者，脊柱侧弯是主要的问题，进行性脊柱侧弯可影响心肺功能。关节挛缩和髋关节脱位较常发生于Ⅱ型 SMA 患者。SMA 患者应定期评估肌肉和骨骼功能。Ⅰ型患者由于不能独坐，可进行姿势管理、处理挛缩和疼痛，注重日常活动能力和辅助设备治疗等。Ⅱ型患者可以独坐，建议轮椅代步和挛缩管理，进行康复训练的意义较大。适当时可手术治疗脊柱侧弯。Ⅲ型患者能独立行走，在髋关节脱位、四肢挛缩变形、脊柱后侧凸出现早期可采用矫形器或相应的护具来预防或延缓病变的进展，也可以采用外科手术予以矫形。Ⅰ型和Ⅱ型 SMA 患者易发生骨折，应定期进行骨密度、血清钙、维生素 D_3 的测定，必要时提供充足的钙和维生素 D 摄入。

七、遗传咨询和预防

SMA 为常染色体隐性遗传。通常患者的双亲均为无症状的突变基因携带者，即杂合子个体，*SMN1* 基因型为 1+0 或 1+1[d]。患者的每位同胞均有 25% 概率患病，50% 概率为无症状携带者，25% 概率为正常个体。SMA 携带者人群存在 4% 的 *SMN1* 2+0 基因型，即一条染色体存在 2 个 *SMN1* 基因，另一条染色体为 0 个 *SMN1* 基因。如果患者父母一方为 *SMN1* 的 2+0 基因型，另一方的 *SMN1* 基因外显子 7 杂合缺失（1+0）或点变异（1+1[d]）时，同胞的再发风险也为 25%。患者经基因检测确诊后，家庭其他成员也应进行携带者筛查并在孕前进行遗传咨询和风险评估。

生育过 SMA 的家庭再次妊娠，可以通过产前诊断或胚胎植入前遗传学检测（preimplantation genetic testing，PGT）进行生育选择。产前诊断通常在早中孕期取胎儿组织（一般为绒毛或羊水细胞）进行基因检测，当确认胎儿携带有与患者相同的 *SMN1* 基因突变时，提示是 SMA 胎儿，遵照知情同意的原则，由其双亲决定是否继续妊娠。PGT 是指将辅助生殖技术和遗传学分析技术相结合，通过对胚胎活检和遗传学检测，选择不携带已知致病突变的胚胎植入子宫从而获得健康的子代。经产前诊断或 PGT 出生的新生儿，应进行临床随访和记录。

（宋　昉）

第二节 结节性硬化症

一、概述

结节性硬化症(tuberous sclerosis complex,TSC,OMIM 191100/613254)是由于 *TSC1*(OMIM 605284)或 *TSC2*(OMIM 191092)基因致病性变异所致的一种神经皮肤综合征,呈常染色体显性遗传,也可散发。临床以多系统错构瘤为主要特征,常累及脑、皮肤、口腔、眼、心脏、肾脏和肺脏等多个器官。新生儿的发病率为 1:10 000~1:6 000。

二、病因和发病机制

致病基因 *TSC1* 和 *TSC2* 分别编码肿瘤抑制因子 hamartin 和 tuberin,两者形成蛋白质复合物,通过抑制哺乳动物西罗莫司靶蛋白(mammalian target of rapamycin,mTOR)信号通路调控细胞的生长和增殖过程。当 *TSC1* 或 *TSC2* 基因发生致病性变异时,hamartin/tuberin 复合物合成障碍,mTOR 通路过度活化,细胞异常增生,可导致在多种器官中发生错构瘤。

TSC1 基因定位于 9q34.13,约 1/3 的 TSC 患者携带该基因的致病变异,且致病变异主要位于 *TSC1* 基因外显子 15 和 17。*TSC2* 基因定位于 16p13.3,约 2/3 的 TSC 患者携带 *TSC2* 基因的致病变异,大约 33% 的致病变异位于 *TSC2* 基因外显子 32~41 及相应的剪接位点。此外,还有 10%~15% 的 TSC 患者存在 *TSC1* 或 *TSC2* 基因的体细胞嵌合。截止至 2020 年 5 月 LOVD 数据库(Leiden Open Variation Database,LOVD)收录 *TSC1* 基因致病变异和非致病变异 1 122 种,*TSC2* 基因的致病变异和非致病变异 3 253 种。其中,TSC 的致病变异均为功能丧失性变异,变异类型见表 12-2。

三、临床表现

TSC 临床表现多样,几乎任何器官都可受累,男性患者症状往往重于女性患者,*TSC2* 基因致病变异引起的表型通常重于 *TSC1* 基因。对于表型轻微的患者需要考虑嵌合体的可能。

表 12-2 *TSC1* 和 *TSC2* 基因致病变异类型的构成(%)

致病变异类型	*TSC1* 基因 (*n*=651)	*TSC2* 基因 (*n*=1 947)
小的缺失/插入	57.8%	37.7%
无义变异	22.7%	14.5%
剪接位点变异	10.9%	16.6%
大片段缺失/重排	2.9%	5.4%
错义变异	5.7%	25.7%

TSC 患者的皮肤异常包括皮肤色素脱失斑、面部血管纤维瘤、鲨革斑、前额斑块,甲周纤维瘤;中枢神经系统症状包括皮质发育不良、室管膜下巨细胞型星形细胞瘤(subependymal giant cell astrocytoma,SEGA)、癫痫发作、智力障碍/发育迟缓和精神疾病;肾脏异常包括血管平滑肌脂肪瘤、囊肿和肾细胞癌;心脏异常包括横纹肌瘤和心律失常;肺脏异常包括肺部淋巴管平滑肌瘤病(lymphangio-leiomyomatosis,LAM)。中枢神经系统肿瘤是 TSC 发病和死亡的主要原因,肾脏疾病是导致早期死亡的第二大原因。

四、TSC 筛查

TSC 的筛查主要为 *TSC1*/*TSC2* 基因筛查,适用于:①明确 TSC 诊断,尤其是当临床表型不足以诊断 TSC 时,如尚未出现典型症状的婴儿或临床表型轻微的成人可尽早获得疾病监测和治疗。②明确致病变异,用于家庭成员筛查或产前/植入前诊断。尚无 TSC 新生儿筛查的研究报道。

传统的基因筛查方法包括应用 Sanger 测序检测 *TSC1* 和 *TSC2* 基因的编码区、内含子/外显子交界区域的点突变,以及应用定量 PCR、MLPA 等技术进行基因内的缺失/重复分析,其诊断率为 75%~90%。NGS 可识别嵌合体及影响剪接的深部内含子变异,故可显著提高诊断率。因此,对于 TSC 疑似患者首先采用靶向 *TSC1*/*TSC2* 基因进行序列变异的检测,在结果为阴性的情况下再

对 *TSC1/TSC2* 基因进行缺失 / 重复分析。对于新生儿或症状不典型的成人则可采用多基因包（如 mTOR 通路基因包、癫痫基因包、智力障碍基因包等）或 WES 进行检测。

嵌合体指的是一个个体内存在两组或多组具有不同遗传成分的细胞系。TSC 患者可能仅为体细胞嵌合，也可能体细胞及生殖系（germline）细胞均有嵌合。*TSC1* 和 *TSC2* 基因的大片段缺失 / 重复的体细胞嵌合现象约为 5%，而单核苷酸变异的体细胞嵌合率尚不明确。体细胞嵌合可具有组织特异性，当外周血基因检测结果为阴性且患者符合临床诊断但症状较轻时，可进一步检测口腔黏膜、面部血管纤维瘤或色素脱失斑的皮肤，甚至是脑或肾脏等不同组织细胞。对于极低水平的嵌合体（<1%），需确认患者的多种组织样本中均存在同一变异，以排除测序伪影导致的假阳性干扰。

综上所述，基因筛查结果阴性并不能排除 TSC 的诊断。一方面需要考虑是否存在体细胞嵌合，另一方面仍有少数 TSC 患者病因尚不明确。

五、诊断

当具有一个主要临床特征或两个及以上的次要特征时，应考虑 TSC 的可能。

1. **TSC 主要特征**　包括血管纤维瘤（≥3 个）或头部纤维性斑块、心脏横纹肌瘤、皮质发育不良（结节和脑白质迁移线）、色素减退斑（3 个；直径 ≥5mm）、肺部 LAM、多发性视网膜结节性错构瘤、肾血管平滑肌脂肪瘤（≥2 个）、鲨革斑、SEGA、室管膜下结节（≥2 个）和甲周纤维瘤（≥2 个）。

2. **TSC 次要特征**　包括硬化性骨病变、"Confetti" 皮损（大量可散布于身体各个部位 1~3mm 的色素减退斑，如分布于手臂和腿部）、牙釉质凹陷（≥3 个）、口腔内纤维瘤（≥2 个）、多发性肾囊肿、非肾脏错构瘤和视网膜无色斑。

根据 2021 年更新后的 TSC 临床诊断标准，满足以下条件之一即可诊断为 TSC：

（1）具有两个主要特征或一个主要特征伴两个次要特征（注意：仅有 LAM 和血管平滑肌脂肪瘤，而无其他特征时不能诊断 TSC）。

（2）基因检测发现 *TSC1* 或 *TSC2* 基因杂合致病变异。

六、治疗和随访

（一）治疗

国际结节性硬化症共识会议推荐患者在诊断 TSC 后应进行系统评估，以明确疾病的严重程度及后续的管理需求。TSC 的治疗主要为对症治疗。

1. **SEGA**　早期发现大的巨细胞型星形细胞瘤可应用 mTOR 抑制剂，当 SEGA 的大小引起危及生命的神经症状时，可行手术治疗。

2. **癫痫**　早期控制癫痫发作可预防癫痫脑病的发生并减少认知行为障碍。不同治疗方案对婴儿痉挛的疗效也因人而异。有回顾性研究显示，应用氨己烯酸（vigabatrin）可控制 73% TSC 患儿的婴儿痉挛症。对于接受氨己烯酸治疗的患者，建议在治疗开始后 4 周内进行视力测试，治疗期间每 3 个月进行一次视力测试，治疗后 3~6 个月若出现周围视野受限则可停止视力测试。此外，EXIST-3 已获美国 FDA 批准用于 TSC 相关的部分发作性癫痫的辅助治疗。

3. **肾血管平滑肌脂肪瘤**　对于直径>4cm 或>3cm 且生长迅速的、无症状的血管平滑肌脂肪瘤，目前，推荐使用 mTOR 抑制剂作为短期内最有效的一线疗法；二线疗法为选择性栓塞术后的皮质类固醇治疗、保肾切除术或清创治疗外生性病变。对于急性出血，适宜使用栓塞术后皮质类固醇治疗，避免肾脏切除。

4. **面部血管纤维瘤**　局部应用 mTOR 抑制剂治疗有效。

5. **心脏横纹肌瘤**　新生儿心脏横纹肌瘤所致危及生命的并发症（如流出道梗阻），以前采用手术治疗。近来有研究提示，对于具有临床意义的心脏横纹肌瘤，mTOR 抑制剂可能是比手术更好的选择。

6. **LAM**　美国食品药品监督管理局批准 mTOR 抑制剂用于治疗 TSC 患者的肺部症状。LAM 的管理可参看官方指南。

（二）监测

建议对 TSC 的患者进行以下常规监测：

1. **中枢神经系统**　对于年龄<25 岁的无中枢神经系统相关症状的患者，每 1~3 年进行一次脑部 MRI，以监测是否有新的 SEGA 发生。对于无症状的 SEGA 儿童，也需按照以上方案进行

监测,确保瘤体没有生长。对于由 SEGA 导致脑室扩大但无症状的患者,应增加脑部 MRI 监测频率。

每年至少进行一次 TSC 相关的神经精神障碍(TSC-associated neuropsychiatric disorder, TAND)筛查,并在发育的关键点全面评估 TAND: 婴儿期(0~3 岁)、学龄前(3~6 岁)、学龄期(6~9 岁)、青少年期(12~16 岁)、成年早期(18~25 岁)。对已知或怀疑有癫痫活动的 TSC 患者进行常规脑电图检查,检查频率根据临床需要而定。

2. **肾脏** 每 1~3 年进行腹部 MRI 检查,用于评估血管平滑肌脂肪瘤和肾囊性疾病的进展。每年至少评估一次肾功能(包括肾小球滤过率)和血压。

3. **心脏** 对无症状的婴儿和有心脏横纹肌瘤的患者,每 1~3 年进行一次超声心动图检查,直至瘤体消退。对于有症状的患者,则可能需要更频繁或更高级的诊断评估。

4. **肺脏** 对 18 岁以上的女性或报告有呼吸系统症状的女性患者在每次门诊就诊时,进行劳力性呼吸困难和呼吸急促的 LAM 症状筛查。对于有 LAM 风险的个体,每次就诊时都应回顾有关吸烟风险和雌激素的使用情况。

对于无症状的 LAM 高危个体,即使基线评估中无肺囊肿,每 5~10 年也需进行一次肺高分辨率计算机断层扫描(high-resolution computed tomography,HCRT)。在 HRCT 上发现肺囊肿的患者应每年进行一次肺功能检查,每 2~3 年进行一次 HRCT 检查。

5. **皮肤** 每年进行一次详细的临床皮肤检查。

6. **牙科** 至少每 6 个月进行一次详细的临床牙科检查,并在 7 岁之前进行全景 X 线片检查。

7. **眼科** 对于在基线评估时即有眼科病变或视力症状的 TSC 患者,需每年进行一次眼科评估。

七、遗传咨询

约 2/3 的 TSC 病例为新生变异(de novo),1/3 的病例为常染色体显性遗传。一方面,若患者的致病变异为新生变异,那么其父母再次生育 TSC 患儿的风险为 1%~2%,另一方面,因患者的父母也存在生殖腺细胞嵌合的可能,故 TSC 再发风险会显著高于一般人群。如患者为常染色体显性遗传,家庭成员的男女风险相同,其同胞的再发风险为 50%,如配偶非 TSC 患者,其子女的再发风险也为 50%。因而对于致病变异明确的家系,应采用产前诊断或植入前遗传学诊断进行生育选择。

对于致病变异未明确的家系,则应通过超声或 MRI 监测胎儿情况。在一般人群中,当监测到心脏横纹肌瘤时,胎儿患 TSC 的可能性为 75%~80%,如果为多发横纹肌瘤,则患病风险更高。但是,孕期未监测到 TSC 的产前征象并不能排除胎儿患 TSC 的可能。

(曹延延 宋昉)

第三节 神经纤维瘤

一、概述

(一)概述

神经纤维瘤(neurofibromatosis,NF)是一组由于基因突变引起神经嵴细胞分化异常而导致多器官、多系统损害的常染色体显性遗传性疾病,临床表现多样。根据临床表现及病因可分为 3 种亚型:

1. **神经纤维瘤 I 型** 即 Von Recklinghausen 病(OMIM 162200),因第 17 号染色体 NF1 基因突变致病,发病率为 1∶3 000~1∶2 600 新生儿,约 90% 的患者属此类型,其中 50% 具有家族遗传史。

2. **神经纤维瘤 II 型**(OMIM 101000) 主要表现为听神经瘤,因第 22 号染色体 NF2 基因突变致病,发病率约为 1∶33 000 新生儿。

3. **神经鞘瘤**(schwannomatosis,OMIM 162091) 多发性神经鞘瘤为其特征性表现,发病率约为 1∶40 000,约 20% 患者具有家族史。

(二)病因与发病机制

1. **NF1 基因**(OMIM 613113) 定位于 17q11.2,

全长约350kb,包含61个外显子,转录产物为11~13kb信使RNA(mRNA),编码含2818个氨基酸的神经纤维蛋白(neurofibromin)。神经纤维蛋白广泛存在于各种组织,如中枢神经系统的感觉神经元和外周神经的施万细胞等。缺乏该蛋白可引起细胞过度生长与增殖,导致Ⅰ型多系统病变发生,且可能与智力低下、认知障碍和学习记忆障碍发生相关。

2. **NF2基因**(OMIM 607379) 属抑癌基因,定位于染色体22q12.2,包含17个外显子,转录产物为45kb mRNA,编码含595个氨基酸的merlin蛋白(moesin-ezrin-radixin-like protein)。merlin蛋白可诱导产生细胞生长抑制信号,该蛋白缺乏可减弱抑制细胞生长的信号,导致细胞迅速增殖失去接触抑制而形成瘤样增生。

3. **神经鞘瘤** 病因相对复杂,目前认为SMARCB1(OMIM 601607)和LZTR1基因(OMIM 600574)突变可能为其致病原因。

(三)临床表现

1. 神经纤维瘤Ⅰ型

(1)皮肤症状:咖啡牛奶斑(café-au-lait-spot):出生即可见,为神经纤维瘤的重要体征。出生时颜色较浅,随年龄增长逐渐变大,颜色变深且数目增多。多见于躯干、四肢,也可见于其他部位。形状大小不一,直径为1~2cm或更大,多呈卵圆形,边缘不整,不凸出皮肤。约20%的患者腋窝与会阴部可见雀斑样色素沉着,即腋部雀斑(axillary freckles),具有诊断意义。

大片黑色素沉着:见于簇状神经纤维瘤,中线位置色素沉着提示为脊髓肿瘤。

皮肤纤维瘤/纤维软瘤:儿童期发病,逐渐进展,主要分布于躯干和面部皮肤,也可见于四肢。肿瘤呈圆顶状软结节,有/无蒂,表面光滑,质软,皮肤完好;数目、大小不等,常为数毫米至1cm。皮内肿物隆起呈囊样,压之下陷放手复平,有疝样感,一般无疼痛或压痛。浅表神经肿瘤似珠样结节,可活动,伴疼痛、压痛、放射痛或沿神经干分布的感觉异常。

丛状神经纤维瘤(plexiform neurofibroma)又称橡皮病样多发性神经纤维瘤(elephantiasis neurofibromatosis),为神经干及其分支弥漫性神经纤维瘤,约占神经纤维瘤的30%,大多于儿童期出现,逐渐增大,可伴压痛,肿瘤数目数个至数百个,随年龄增长而增多,常伴皮肤与皮下组织过度增生,皮肤增厚、褪色,颈、面、唇、舌、颈后或肢体可见弥漫性肥大。瘤体质软有弹性,活动性良好,存在恶变可能。

(2)神经系统症状:约50%的患者可出现神经系统症状,如癫痫、瘫痪、视野缺损、颅内压增高等表现,主要由中枢或周围神经肿瘤压迫所致。

神经胶质瘤(glioma)是神经纤维瘤Ⅰ型最常见的中枢神经系统肿瘤,好发于视神经、脑干和小脑。视神经胶质瘤可见于15%的患者,但仅5%出现症状和体征,如视力减退、视野缺失、斜视和视盘苍白等。脑神经中以三叉神经、面神经、听神经和迷走神经最常受累,出现咀嚼肌无力和萎缩、面部麻木、周围性面瘫、耳鸣、听力减退等,部分可出现智能减退、记忆障碍及癫痫发作等。椎管内肿瘤可伴脊柱畸形、脊髓膨出和脊髓空洞症等。周围神经肿瘤呈串珠状沿神经干分布,马尾好发,突然长大或剧痛提示恶变。

(3)眼部症状:约2%的患者上睑可见纤维软瘤或丛状神经纤维瘤,眼眶扪及肿块和突眼搏动,虹膜可见粟粒橙黄色圆形小结节,为虹膜错构瘤(Lisch结节)。出生时即可出现,可随年龄增大而增多,20岁后几乎所有患者可见此结节,是神经纤维瘤Ⅰ型的特征表现,具有诊断意义。此外,眼底亦可见灰白色肿瘤、视乳头前凸;视神经胶质瘤可致突眼和视力丧失。

(4)其他表现:①骨发育异常:脊柱、颅面骨发育畸形等。肿瘤直接压迫可致骨骼改变、骨质破坏,长骨、面骨和胸骨过度生长、长骨骨质增生、骨干弯曲和假关节形成等。②胃肠道表现:胃肠道肿瘤多为良性,可出现便秘、肠梗阻、消化道出血等症状。③血管病变:可出现血管狭窄、闭塞、高血压、动脉功能不全、微小动脉瘤、动静脉畸形或动静脉瘘;病变继续发展,小动脉瘤破裂、膨出可形成大的假性动脉瘤;动脉瘤、动静脉畸形可破裂,重者发生失血性休克危及生命。④心胸表现:胸内非心脏肿瘤可引起气促、吞咽困难,侵犯肺或腐蚀肋骨。神经纤维瘤可伴先天性心脏缺损、肺动脉狭窄等。丛状神经纤维瘤Ⅰ型可侵及心脏及周围结构。左侧迷走神经受累可致心律不齐、猝死。此外,患者还可出现自发性气胸或血胸。

2. 神经纤维瘤Ⅱ型 特征性表现为双侧听神经瘤,常见于患侧渐进性听力下降,感音性耳聋。根据肿瘤大小及扩展方向可表现为:①听神经刺激或破坏症状:耳鸣、耳聋或眩晕;②肿瘤向小脑桥脑隐窝及岩骨尖方向生长并压迫三叉神经:同侧面部麻木、痛觉减退及角膜反射减退;③肿瘤向小脑桥脑角及脑干方向生长并压迫面神经和脑干:面肌抽搐、面瘫、对侧肢体轻瘫及锥体束征;④肿瘤向小脑脚方向生长并压迫小脑脚:小脑性共济失调、行走不稳;⑤肿瘤向枕骨大孔方向生长压迫后组脑神经:吞咽困难、进食呛咳、声音嘶哑、同侧咽反射减退或消失。

神经纤维瘤Ⅱ型可合并其他神经系统病变如脊髓、周围神经病变,包括脑膜瘤、室管膜瘤、神经胶质瘤、星形细胞瘤、脑膜膨出、脑积水及脊神经后根神经鞘瘤等。眼部病变如白内障、视网膜错构瘤,皮肤病变如皮肤肿瘤、斑块及皮下肿瘤等较少出现。

3. 神经鞘瘤 表现为多发性神经鞘瘤,通常无神经纤维瘤Ⅱ型相关的双侧听神经瘤、先天性白内障及室管膜瘤等表现。特征表现为不同于Ⅰ型和Ⅱ型的顽固性疼痛,疼痛与肿瘤负荷并无明确关系,故手术切除肿瘤尚不能完全缓解疼痛。

二、新生儿筛查

由于神经纤维瘤的临床表现与基因突变异质性较高,多数病例依据临床表现可做出诊断,且缺少特异性的生化标志物,基因筛查大规模开展的难度较大,目前国内外尚无针对该疾病新生儿筛查的系统报道。

三、诊断与治疗

(一)诊断

1. 神经纤维瘤Ⅰ型的诊断标准 依据美国国立卫生研究院(National Institutes of Health,NIH)的诊断标准(diagnostic criteria),同一患者存在下列两项或两项以上即可诊断:①≥6个咖啡牛奶斑,青春期前最大直径需>5mm,青春期后和成年最大直径需>15mm;②≥两个任何类型神经纤维瘤或一个丛状神经纤维瘤;③腋窝或腹股沟区雀斑;④视神经胶质瘤;⑤≥两个Lisch结节(虹膜错构瘤);⑥特殊骨性损害,如蝶骨发育异常(sphenoid dysplasia,以蝶骨大翼发育不良为特征性表现)或长骨皮质变薄,伴或不伴假性关节病;⑦一级亲属(双亲、兄弟姐妹或子孙后代)中存在确诊的神经纤维瘤Ⅰ型患者。

尚未满足上述诊断条件,但临床高度怀疑神经纤维瘤Ⅰ型者,基因检测可为诊断提供重要依据。

2. 神经纤维瘤Ⅱ型的诊断标准 同一患者存在下列任何一条者即可诊断:①影像学检查:CT/MRI见双侧第8对脑神经瘤;②一级亲属中存在神经纤维瘤Ⅱ型患者及单侧第8对脑神经瘤,或具备神经纤维瘤、脑膜瘤、胶质瘤、神经鞘瘤、青年后囊下晶体混浊任意两种表现。

3. 神经鞘瘤的诊断标准 排除所有神经纤维瘤Ⅱ型表现,无 NF2 基因突变且MRI确认无前庭神经鞘瘤,一级亲属无神经纤维瘤Ⅱ型患者。

(1)确诊标准:满足以下条件之一。

1)年龄>30岁且组织学证实存在≥2个非皮内神经鞘瘤。

2)病理证实为神经鞘瘤且一级亲属中存在满足上述条件者。

(2)疑诊标准:满足以下条件之一。

1)年龄<30岁且经组织学证实存在≥2个非皮内神经鞘瘤。

2)年龄>45岁且经组织学证实≥2个非皮内神经鞘瘤。

3)放射学检查证实存在神经鞘瘤且一级亲属中存在明确诊断为神经鞘瘤的患者。

(3)节段性神经鞘瘤诊断:符合①或②诊断标准且仅一处肢体/5个或更少的连续脊柱节段受累。

(二)治疗

1. 手术治疗 神经纤维瘤是一组由于基因突变导致的疾病,现有医疗技术尚无法从基因水平上对其进行根治,手术切除局部肿瘤是目前最主要的治疗方法。

2. 非手术治疗

(1)药物治疗:是神经纤维瘤治疗的另一重要手段,但相关药物研究仍在进行中。传统肿瘤化疗药物治疗效果有待确证。目前,用于治疗神经纤维瘤Ⅰ型的分子靶向药物以针对Ras信号通路药物为主,丝裂原活化细胞外信号调节激酶抑制剂也有望发挥治疗作用。而在NF2分子靶向在研药物中,贝伐珠单抗治疗效果最好,表皮生长因子受体抑制剂厄洛替尼和拉帕替尼亦见一定疗效。SMARCB1基因突变所致的神经鞘瘤,细胞周期蛋白D1/CDK信号通路可能为其中有效分子治疗靶点。

(2)放射治疗：对神经纤维瘤治疗效果不一，主要用于中枢神经系统病变，如视神经胶质瘤；也可用于无法接受手术治疗者。放射治疗可与手术治疗相配合，但接受放射治疗后，发生神经系统第二肿瘤的风险明显升高，故儿童患者不建议进行放疗。

(3)激光治疗：主要用于治疗色斑和多发性小病灶，淡化咖啡牛奶斑，改善外观。射频消融技术和 CO_2 激光可切除体表多发病灶，高效且无创。

(4)基因治疗(gene therapy)：为根本治疗方法，通过将正常 *NF* 基因或其产物导入人体，促进人体编码正常神经纤维蛋白以达到治疗效果。作为最具前景和最重要的疗法，基因治疗目前仍处研究阶段。

(5)其他：神经纤维瘤Ⅱ型患者双耳听力丧失后，若耳蜗神经功能保存良好可选择电子耳蜗植入进行听力重建；若耳蜗神经功能丧失则选择听觉脑干植入(auditory brainstem implant, ABI)等手术。

四、遗传咨询

神经纤维瘤是常染色体显性遗传性疾病，在Ⅰ型与Ⅱ型病例中，50% 为家族遗传性，50% 为新发突变致病，70%~90% 的神经鞘瘤病例为新发突变致病。此外，可见生殖腺嵌合或体细胞嵌合病例。对神经纤维瘤患者应分析其突变基因来源，筛查家庭成员并评估后代患病风险。生殖腺嵌合体女性生育 NF 患儿的风险取决于突变卵母细胞所占比例，故散发病例患者再次妊娠均应行产前诊断。

（毛姗姗）

第四节　发作性运动诱发性运动障碍

一、概述

发作性运动诱发性运动障碍(paroxysmal kinesigenic dyskinesia, PKD 或 paroxysmal kinesigenic movement disorder, PKMD, OMIM 128200)，又称发作性运动诱发性舞蹈手足徐动症，是以静止状态下突然随意运动诱发的肢体和躯干阵发性舞蹈、手足徐动症或肌张力不全等运动障碍为特征的一种疾病，发作持续时间短暂，间期意识清楚。PKD 是发作性运动障碍最常见的一种类型，发病率为 1 : 150 000，1967 年由 Kertesz 首次描述。

按有无家族史之分，PKD 的临床分型分为家族性和散发性；按是否继发于中枢神经系统感染、多发性硬化等原发性疾病分为继发性和原发性；按是否合并其他发作性疾病分为复杂型和单纯型。多数 PKD 为原发性，约 60% 的病例具有家族遗传史。临床确诊家族性 PKD 患者，单纯型 PKD 较为少见，大多伴有良性家族性婴儿癫痫、发作性共济失调、偏头痛或其他神经系统疾病。国外报道以复杂型 PKD 为多，国内则多见单纯型 PKD。

二、病因和发病机制

(一)遗传学说

家族性 PKD 以常染色体显性遗传为主，伴不全外显，少数家系为常染色体隐性遗传，并具有遗传异质性。据报道现已发现的致病位点为：

1. *EKD1* 位点(位于 D16S3100 和 D16S771 之间 18cM 的区域，OMIM 614386)16p11.2-q12.1。

2. *EKD2* 位点(位于 D16S685 和 D16S503 之间 15.8cM 的区域)16q13-q22.1。

3. *EKD3* 位点(位于 D3S1314 和 D3S1265 之间 10.2cM 的区域)可能位于 3q28-29。

2011 年，我国学者应用全外显子组扫描技术结合 Sanger 测序，在国际上首次报道富脯氨酸跨膜蛋白基因 -2(*proline rich trans-membrane protein 2*, PRRT2, OMIM 614386) 为 PKD 的致病基因，并定位于染色体 16p11.2，即 *EKD1* 位点。*PRRT2* 基因共包含 4 个外显子，与突触囊泡胞吐作用有关，直接影响神经递质的释放。该基因突变包括 c.649dupC、c.514-517delTCTG 及 c.972delA 突变，绝大多数为截短突变，其中最常见的突变为 c.649dupC。近几年研究报道，在大量散发性 PKD 患者中尚未检出 *PRRT2* 基因突变,提示 PKD 可能存在其他致病基因。

(二) 其他

除遗传学说外,多数学者认为 PKD 离子通道障碍、基底节功能异常、皮质及脊髓对外周运动的抑制功能减弱也可导致 PKD,但目前尚无直接研究证据支持以上观点。

三、临床表现

PKD 起病于儿童和青少年期,好发于 5~15 岁,以男性多见,男女之比为 2:1~4:1,无种族差异。发作可由突然随意运动或惊吓诱发,典型表现为运动开始时突然出现的异常运动,部分发作伴有先兆如肌紧张、肢体不均匀感、蚁走感或麻刺感等感觉异常。发作时表现为肌张力障碍、舞蹈症、手足徐动症、投掷样动作等不自主运动(involuntary movements),但意识清楚。发作常累及一侧肢体,并可波及对侧,躯干、面、舌等均可受累。累及面部时呈挤眉弄眼、噘嘴等奇异表情,累及口咽肌肉时则出现发音困难。发作持续时间一般为数秒至 5 分钟,偶可持续数小时,发作频率由一个月数次至一天 100 次以上不等。发作后通常无意识模糊,少数人可出现肢体麻木无力等感觉异常。神经系统查体阴性。

四、基因筛查

(一) 筛查对象

大部分 PKD 的发生与基因突变有关,故基因检测十分必要。已知 *PRRT2* 为 PKD 的主要致病基因,建议先对 *PRRT2* 基因位点和 *EKD1-3* 基因位点进行筛查。

(二) 筛查方式

临床医生需要注意针对不同类型的基因突变选择检测方式。可以通过核型评估 DNA(>5Mb)中的大量增添、缺失或重组。使用微阵列技术可以检测较小的拷贝数变体。如在患有异型、发育延迟和 PKD 表型的患者中,与单基因测序相比,染色体微阵列更可能检测到包含 16p11.2(包括 *PRRT2* 基因)的微缺失。当增添或缺失处于基因或外显子水平时,可选择 MLPA 进行检测。遗传变异处于核苷酸水平,则可以使用 Sanger 测序或 NGS。

五、诊断与治疗

(一) 诊断

2004 年 Bruno 等提出原发性 PKD 的临床诊断标准(clinical diagnostic criteria)。

1. 发病年龄为 1~20 岁且无家族史。
2. 明确的运动触发诱因,如突然运动、惊跳等。
3. 发作期无意识丧失、阵挛、舌咬破及尿便失禁,发作后可追述发作的全过程。
4. 每次发作持续时间短暂(多为 1 分钟内)。
5. 排除其他器质性疾病,神经系统体格检查正常。
6. 抗癫痫药物治疗有效。

PKD 需通过基因检测结合临床表型及辅助检查做出综合诊断。其中,头颅 MRI 及脑电图为首要辅助检查,两者正常者可诊断为原发性 PKD,若发现异常继发性 PKD 应考虑,需结合临床特征积极查找原发病因。

(二) 治疗

原发性 PKD 的治疗首选抗癫痫药物(antiepileptic drugs),如口服低剂量的奥卡西平(每天 75~300mg)或卡马西平(每天 50~300mg)均可有效减少或控制发作。另外,托吡酯、拉莫三嗪、氯硝西泮与丙戊酸也可用于治疗 PKD。继发性 PKD 需在治疗原发疾病基础上加用抗癫痫药物,擅自停药症状可能再发,但停药一般不会使发作持续或加重,且重新服药仍见效。本病预后良好,大多数患者在 20 岁以后发作频度显著减少,发作症状明显改善。

六、遗传咨询

家族性 PKD 主要是由 *PRRT2* 基因突变引起,以常染色体显性方式遗传,很少以常染色体隐性方式遗传。PKD 个体均有 50% 的机会遗传 *PRRT2* 基因突变至下一代,一旦在患病家庭成员中检出 *PRRT2* 基因突变,应对风险较高的妊娠进行产前检测,并进行胎盘植入前遗传学诊断。

(毛姗姗)

第五节　婴儿早期癫痫性脑病

一、概述

婴儿早期癫痫性脑病(early infantile epileptic encephalopathy,EIEE)又称大田原综合征(Ohtahara syndrome,OS),属年龄依赖性癫痫性脑病的一种形式,发病率不详。因起病年龄早,惊厥难以控制且预后差等,EIEE常被认为是一种恶性癫痫。多数患儿具有非对称性先天性脑结构异常,约75%在2~6个月可演变为婴儿痉挛症(West syndrome,infantile spasm,IS),1~3岁可演变为Lennox-Gastaut综合征。

二、病因和发病机制

EIEE患儿多数具有严重先天性或围产期脑损伤,神经影像学检查可见脑结构异常,如偏侧巨脑回、脑穿通畸形、艾卡尔迪综合征、卵圆体-齿状回发育不良、乳头体缺如、脑发育不全、局灶皮质发育不良等。但本病病因尚未完全明确,可能与癫痫家族史、母亲妊娠异常史、宫内感染、围产期窒息及代谢障碍等相关。

基因突变是先天性脑发育畸形或代谢障碍的重要原因之一,最常见的突变基因包括*ARX*、*CDKL5*、*SLC25A22*及*STXBP1*等。*ARX*基因(OMIM 300382)定位于Xp22.13,编码参与脑中间神经元增生与分化的蛋白。*ARX*基因突变常伴积水性无脑、无脑回畸形或胼胝体发育不全等脑发育畸形,可导致EIEE且75%可演变为婴儿痉挛症。*CDKL5*基因(OMIM 300203)定位于Xp22,患儿可表现为Rett综合征样刻板动作和小头畸形。*SLC25A22*基因(OMIM 609302)定位于11p15.5,该基因突变可导致严重肌阵挛发作。*STXBP1*基因(OMIM 602926)定位于9q34.1,编码蛋白在神经元表达、突触囊泡循环及神经元钙依赖性神经递质释放过程中发挥重要作用。*STXBP1*突变所致的大田原综合征亦可转变为婴儿痉挛症。

三、临床表现

1. EIEE的起病年龄在3月龄以内,多数在生后2周内即发病。主要发作类型为痉挛性发作(spasmodic seizure),表现为低头、弯腰、身体向前强直性屈曲,多成串发作,也可为孤立性发作。少数出现局灶运动性发作、半侧阵挛或全面强直阵挛发作,极少出现肌阵挛发作。清醒和睡眠时均可发作,部分仅在清醒状态时发作。发作可达一天2~40次,持续时间短暂,约10秒,部分患儿发作可持续长达5分钟。

2. EIEE可伴严重精神运动发育障碍,智力体格发育均显著落后,患儿不会哭笑和注视,竖头功能丧失,出现语言障碍、肢体偏瘫等严重脑损伤后遗症。

3. 脑电图的暴发-抑制(burst-suppression)为EIEE特征性表现,睡眠及清醒时持续存在。常见的为暴发段持续2~6秒,抑制段持续3~5秒,两次暴发间隔5~10秒,周期性出现。暴发部分为150~350μV,不规则慢波,混杂多灶性棘波,抑制部分几乎平坦,也可为不对称不同步的暴发-抑制。

四、婴儿早期癫痫性脑病新生儿筛查及诊断

(一)新生儿筛查

婴儿早期癫痫性脑病发病早、预后差、目前仍缺乏有效治疗,因此并无针对该疾病进行新生儿筛查的操作。除非后续有特效治疗方法面世,当前对新生儿行EIEE筛查尚不成熟。

(二)基因诊断

单个基因突变可引起各种不同的临床表型,相同的临床表型也可由不同基因突变所致。因此,遗传学检测应仔细结合临床表型谱,如发病年龄、临床症状、脑电图、头颅MRI及治疗效果等综合分析,对疾病做出准确诊断。

五、治疗及预后

EIEE目前尚无特效治疗方法,治疗方案主要包括抗癫痫药物、类固醇激素、饮食疗法、手术治

疗等。肾上腺皮质激素、左乙拉西坦为一线治疗药物,其他可用药物包括唑尼沙胺与氨己烯酸,临床也有使用苯巴比妥、丙戊酸钠、托吡酯、苯二氮䓬类等抗癫痫药物(antiepileptic drugs)控制抽搐,但疗效不一,目前尚缺乏大规模临床数据以证实抗癫痫药物对 EIEE 的确切疗效。促肾上腺皮质激素(ACTH)对一部分患儿可能有效,常规抗癫痫药物治疗无效的患儿,建议尽早采用生酮饮食。

EIEE 对药物治疗的反应普遍不佳,发作难以控制,死亡率高,预后差,疾病早期存活的患儿常出现严重智力低下、脑性瘫痪等神经系统后遗症。

六、遗传咨询

不同基因的突变致使该病遗传方式各异。如 *TBC1D24* 基因突变引起的 EIEE 以常染色体隐性方式遗传,*STXBP1* 基因突变引起的 EIEE 则以常染色体显性遗传。对于常染色体隐性遗传者,下一代中每人均有 25% 概率患有 EIEE,50% 的概率成为无症状携带者,25% 的概率不携带致病基因,故需对家族中是否存在 EIEE 的致病基因的家系成员进行携带者检测。一旦在家族成员中确定 EIEE 相关基因突变,需对风险较高的妊娠进行产前检测并行胎盘植入前遗传学诊断。

(毛姗姗)

第六节　杜氏肌营养不良

一、概述

假肥大型肌营养不良(pseudohypertrophy muscular dystrophy)包括杜氏肌营养不良(Duchenne muscular dystrophy,DMD,OMIM 300377)和贝克型肌营养不良(Becker muscular dystrophy,BMD)。DMD/BMD 的病因源于编码的抗肌萎缩蛋白的 *dystrophin* 基因(简称 *DMD*)突变所致的一种 X 连锁隐性遗传性疾病。根据"阅读框规则",如果 *DMD* 基因突变破坏了开放阅读框会导致肌细胞内膜上抗肌萎缩蛋白丢失,则为发病早、症状较重的 DMD 表型;如果依然保留开放阅读框的突变则为轻症表型 BMD。DMD 发病率在存活男婴中为 1:5 000(1:3 599~1:9 337),中国人群发病率为 1:4 560。

二、病因及发病机制

DMD 基因位于 Xp21.2-p21.1,有 79 个外显子,全长>2 500kb,*DMD* 基因编码的抗肌萎缩蛋白(dystrophin)是一种较大的细胞骨架蛋白,由 3 685 个氨基酸组成,相对分子质量为 427kd。其棒状分子结构全长约 150nm,由 dystrophin-N、-R、-C 端组成,其中:①N 末端与胞质内的 F-肌动蛋白相连:包含第 14~240 氨基酸,跨越 1~8 号

外显子;②中央棒状结构域:包含第 253~3 040 氨基酸,跨越 9~63 号外显子;③半胱氨酸富集区域:包含 3 080~3 360 氨基酸,跨越 64~68 号外显子,该区域与肌膜糖蛋白复合体(dystrophin associated glycoprotein complex,DGC)相连,包括 α、β-dystroglycan,α、β、γ、δ、ε-sarcoglycans 和 sarcospan 等亚基蛋白。因此,dystrophin 蛋白在建立细胞内骨架和肌小节与细胞外基质之间的联系中起着重要的作用,并为稳定细胞膜提供结构上的支持。此外,dystrophin 蛋白还参与细胞信号转导,尤其是通过与一氧化氮合酶的相互作用参与细胞信号转导。当 *DMD* 基因突变必然导致 DGC 的破坏,会继发性地造成 DGC 中的亚基蛋白缺失;同样 DGC 中任何一种亚基蛋白的缺失,如肢带型肌营养不良 2C~2F 也可造成 dystrophin 蛋白的继发性缺失。因此要结合临床表现、遗传方式和基因检测进行鉴别诊断防止误诊或漏诊。

三、临床表现

DMD 的主要临床表现为进行性加重的四肢近端肌、腰带肌无力、萎缩,腓肠肌肥大,严重影响患者的日常运动能力,根据病程的不同阶段分为 5 个阶段。第一阶段(隐匿期)出生至 2 岁:DMD 患儿出生时通常无典型临床症状。多数患儿运动

发育迟缓,站立、独立行走较同龄儿晚,平均在18个月学会走路。第二阶段是独走早期阶段(2~6岁):此阶段患儿肌无力进展迅速,行走易摔倒、腓肠肌假性肥大、Gower阳性,行走、跑跳、蹲起、上下楼梯费力程度越来越明显,呈现特征性行走姿态(鸭步)。第三阶段是独走晚期阶段(6~11岁):患儿肌无力症状进行性加重,蹲下站起、上下楼梯越发困难直至不能完成,这个阶段几乎不能完成10m的步行距离。第四阶段是不能独走早期阶段(10~15岁),大部分患儿丧失独立活动能力,肌无力、肌萎缩迅速进展,但仍可独坐或扶站。第五阶段是不能独走晚期阶段(>15岁):典型的临床表现为双上肢无力进行性加重、脊柱侧弯、呼吸肌无力及心力衰竭。进行性加重的呼吸肌无力导致夜间高碳酸血症和低氧血症,患儿常出现睡眠质量差和晨起头痛。因呼吸衰竭、呼吸道感染或心力衰竭,多数患者在青少年晚期死亡。家庭呼吸机的使用,可使DMD患者存活延长至20~30岁。

四、辅助检查和诊断

(一)血清肌酸激酶检测

为首选检查,DMD患者在新生儿期即可发现血清肌酸激酶(creatine kinase,CK)水平的显著升高,通常高于正常值数百倍以上。随着患儿的生长发育,CK可降至正常值的数十倍,当患者进入不能独走晚期后血清CK水平逐渐下降甚至接近正常。

(二)骨骼肌病理检查

骨骼肌变性、坏死、再生,结缔组织增生等现象是DMD的典型病理特征。不同病程时期的骨骼肌活检病理表现严重程度不同,晚期阶段大量肌纤维几乎耗竭被脂肪组织取代,这也是患者末期血清CK水平逐渐下降甚至接近正常的原因所在。抗dystrophin-N、-C、-R单克隆抗体免疫组织化学染色显示肌细胞膜dystrophin蛋白不同程度缺失,DMD患者骨骼肌呈完全缺失(图12-1,见文末彩图),BMD患者则呈部分缺失。

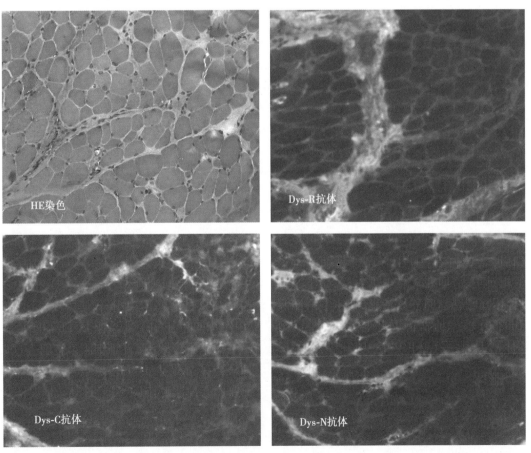

图12-1 DMD患者的骨骼肌病理结果显示dystrophin-N、-C、-R端单克隆抗体免疫组织荧光染色显示肌纤维dystrophin蛋白完全缺失(10×20)

（三）基因检测

DMD 基因突变形式复杂多样，主要包括大片段缺失（70%~75%）、重复突变（11%）、无义突变（10%）、其他突变如小的插入或剪切突变（7%）、错义突变约占 0.8%、内含子区突变等（1%~2%）。因此，需要选择正确的基因检测方式，方可检测致病位点。通常首选 MLPA 进行大片段缺失或重复检测，未发现此类突变的患者，进行 NGS 进一步检测 DMD 点突变、小的插入或剪切突变。如果 *DMD* 基因检测未发现 DNA 水平突变，肌肉活检骨骼肌抗 dystrophin-N、-C、-R 单克隆抗体免疫组织化学染色显示肌纤维 dystrophin 蛋白缺失患者（图 12-1），应进行肌肉组织 *DMD* 基因的 mRNA 检测。

（四）mRNA 检测

经临床体检、辅助检查及骨骼肌活检免疫组织化学染色确诊 DMD 的患者，通过 MLPA 法和 NGS 两种检测手段，不能明确 *DMD* 基因致病突变，需要行肌肉 mRNA 分析，验证内含子区点突变或基因重组是否是该类 DMD 患者的致病突变。图 12-2（见文末彩图）显示一例在肌肉活检确诊为 DMD 病理上对其肌肉组织 mRNA 测序，发现在外显子 2 和 3 间插入序列 74bp 序列，插入序列为 aaagaagtctcaattgctttactctgaagaagataatactgtttagaagacacatcattgcaagttttacatct。这个结果充分证明了利用 RNA 测序技术可以解决内含子区点突变问题，甚至其他肌肉疾病的基因变异致病性诊断也可借鉴。

五、新生儿筛查

1991 年，英国威尔士地区对 34 219 例男婴进行了 DMD 新生儿筛查，在男婴出生后 6 天或 7 天通过采足跟干血滤纸片（dried blood spot，DBS）测量 CK 活性，若发现阳性结果则复查静脉血清 CK 活性，再通过基因检测或肌肉活检明确诊断，结果发现 16 例 CK 活性增高的男性婴儿，其中 9 例最终被确诊为 DMD 患儿。1992 年，加拿大马尼托巴湖地区开展用 DBS 监测 CK 活性，43 513 例男婴中发现 8 例无症状男婴 CK 活性持续升高，之后确诊为 DMD 患儿。2012 年，Mendell 等人对 37 649 例新生儿 DBS 的 CK 活性进行检测，有 6 例男性婴儿 CK 均>2 000μmol/L，并通过 MLPA 法进行检测，发现均为 *DMD* 基因外显子大片段缺失。2016 年，柯青等人对我国浙江地区也开展了新生儿 DBS 的 CK 活性筛查，把公共卫生实验室已经广泛应用串联质谱法检测生物标志物并扩展到新生儿筛查领域以确定 DMD 患儿筛查，将 DMD 新生儿 DBS 筛查整合到已有的新生儿筛查计划提供了重要基础工作。

六、治疗

（一）糖皮质激素

糖皮质激素是目前国际公认治疗 DMD 的有效药物，长期应用可显著延长患儿的独立活动时间 2~5 年、可改善 DMD 患者的肌肉力量和呼吸功能、可减少心肺功能下降、降低脊柱侧凸的风险、延长患者寿命。指南推荐所有 DMD 患者应用糖皮质激素，建议泼尼松 0.75mg/（kg·d）或地夫可特 0.9mg/（kg·d）口服，也可采用间歇给药方案。目前国际间共识要求在 DMD 患者在运动功能减退前启动糖皮质激素治疗，且在丧失独立行走能力后继续维持治疗仍可延缓心肺功能恶化和减缓脊柱侧凸进展速度，通常建议完成国家 I 类疫苗接种后 4 岁起开始服用。

（二）基因治疗

无义突变通读、外显子跳跃、腺相关病毒介导的 micro/mini-dystrophin 基因替代和 CRISPR 基因组编辑是目前开发 DMD 治疗方法，这些方法其目的是使患者骨骼肌肌纤维膜上产生具有功能的抗肌萎缩蛋白。无义突变是指单碱基突变导致终止密码子提前出现，核糖体亚单位解离并终止蛋白质翻译，DMD 无义突变患者占总 DMD 患者人群的 11% 左右。无义突变通读治疗是通过与核糖体结合，阻止原终止突变信号的识别，从而跳过这个错误的终止子，诱导这些提前出现的终止密码子通读，从而继续翻译出全长的抗肌萎缩蛋白。外显子跳跃是指在 DMD 基因的前信使 RNA 剪接过程中，通过使用反义寡核苷酸序列（Antisense oligonucleotide，AON）跳过某些外显子，框外突变转变为框内突变，从而产生具有部分功能的截短的抗肌萎缩蛋白，使临床表型为 DMD 的患者转变成比较温和的 Becker 型肌营养不良（BMD）。目前已开发出适合跳跃第 45、51 和 53 号外显子的 DMD

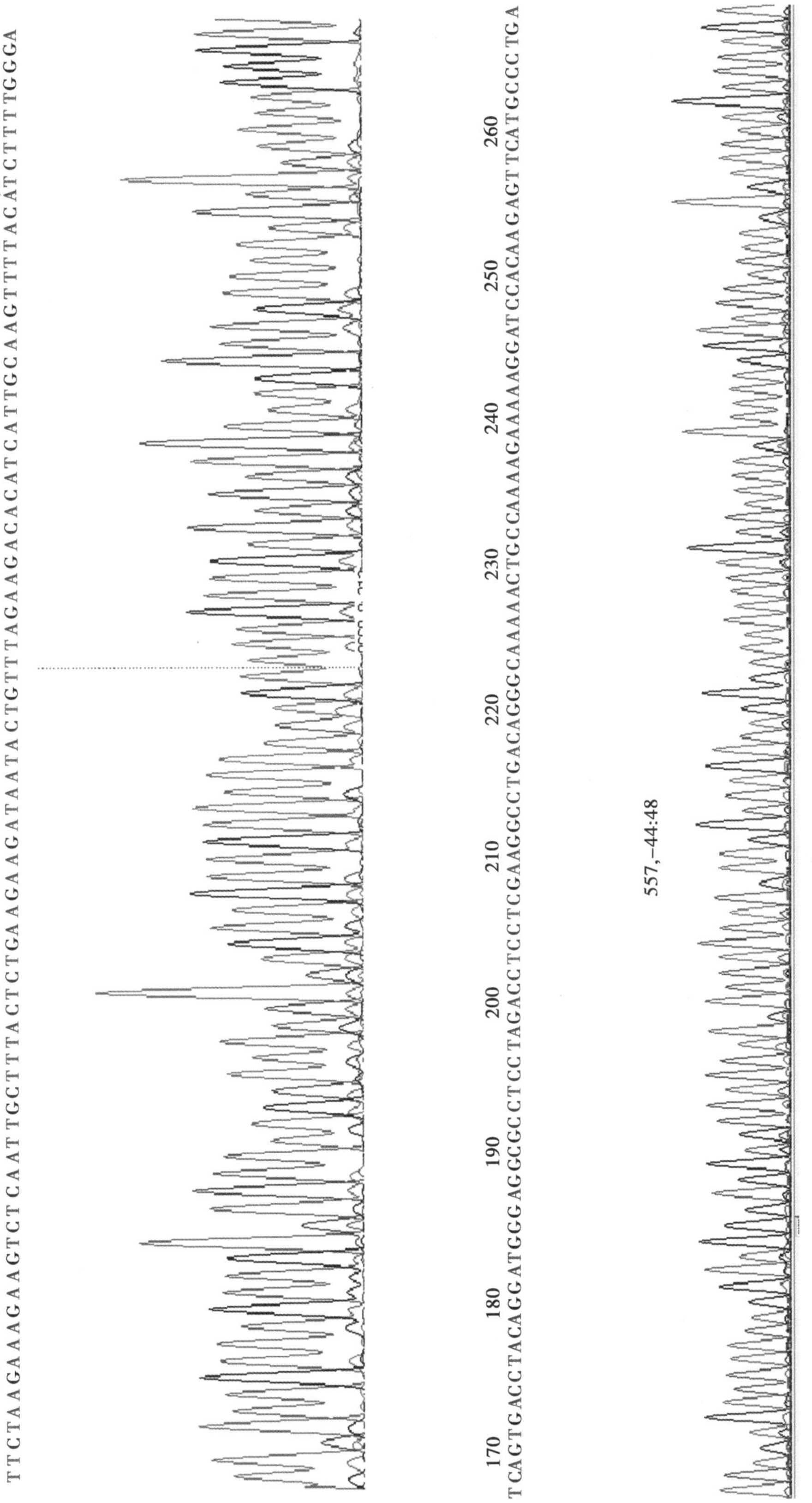

插入序列

170　　　180　　　190　　　200　　　210　　　220　　　230　　　240　　　250

TTCTTAAGAAAGAAGTCTCAATTGCTTTACTTCTGAAGAAGAGATAATACTGTTTAGAAGACACATCATTGCAAGTTTTACATCTTTTGGGA

557, -44:48

170　　　180　　　190　　　200　　　210　　　220　　　230　　　240　　　250　　　260

TCAGTGACCTACAGGATGGGAGGCGCCTCCTAGACCTTCCTCGAAGGCCTGACAGGGCAAAAACTGCCAAAAGAAAAGGATCCACAAGAGTTCATGCCCTGA

图 12-2　患者 DMD 基因 RNA 序列在外显子 2 和 3 之间插入 74bp 的序列,该插入序列来源于 2 号内含子

277

基因三款药物。腺相关病毒介导的 micro/mini-dystrophin 基因替代以病毒 AAV-9 为载体基因替代治疗是将外源遗传物质转入宿主细胞以纠正突变的基因。该方法首先分离目的基因,基因修饰后注细胞核,纠正突变肌纤维使细胞发挥正常功能。CRISPR 基因组编辑（Clustered regularly interspaced short palindromic repeats）是一种利用 CRISPR 序列指导基因组剪切的酶,通过非同源末端连接去除 DNA 片段或通过同源定向修复添加/替换 DNA 片段,对 DMD 基因突变序列进行靶向编辑校正,恢复被破坏的阅读框架从而恢复 dystrophin 蛋白的表达。基因编辑技术尚在 DMD 动物模型开发中,该技术对治疗 DMD 具有潜在的价值。

七、康复及多学科管理

DMD 患者在需终身接受不同类别的康复治疗,最大限度地维持残留的肌肉功能,延长生命,维持心肺功能提高患者生活质量。DMD 病程阶段分成可步行阶段和不可步行阶段。对可步行阶段 3 岁以上的患儿主要是如何维持肌肉力量、维持下肢肌肉伸展性和预防关节挛缩制定康复训练方案;对不可步行阶段患者维持上肢肌力并通过日常生活活动（Activities of Daily Living,ADL）能力作为来评价患者康复训练效果。在 DMD 病程发展过程中,需要用长下肢支具和短下肢支具辅助训练,对轮椅要求和其他康复器材选择以及居住环境改造需要个性化的量身定制。

在 DMD 病程中需要多学科介入,神经、康复、营养、呼吸、心内、内分泌、消化、矫形、心理、专职护理人员和社会工作者,根据患者所处的病程阶段及其他器官系统损害的程度,制定相应的个体化治疗与综合管理方案。特别是心脏、呼吸及脊柱三个方面管理尤为重要。

6 岁起 DMD 患者至少一年做一次心电图或心脏 B 超,心脏 MRI 检查较为敏感的能发现心脏 B 超不能显示的异常。当心脏射血分数低于 55%,血管紧张素转化酶抑制剂（ACEI）或血管紧张素受体Ⅱ阻滞剂要进行干预,最好由心内科医生指导用药。随着 DMD 患儿的成长,呼吸肌会逐渐受累。在可步行阶段的 DMD 患者应每年进行一次肺活量（vital capacity,VC）的检查;对已丧失行走阶段患者,每年除肺活量检查外,还要对咳嗽的最大流量（CPF）和清醒状态下的氧饱和度（SpO_2）进行检查;对于 VC<40% 并使用人工呼吸机的患者,要定期（1 年 1 次）睡眠时呼吸的监测。对 CPF 值没有达到 270ml/min,要借助人工咳痰机辅助咳嗽,必要时使用呼吸机或行气管切开术。DMD 随着病情进展肌力逐渐下降,70% 的患者,特别是丧失行走能力后患者常出现脊柱侧凸,脊柱侧凸对呼吸功能、进食、坐位等有较大的影响。另外,马蹄内翻足也更加明显,有时因皮肤张力过高出现溃疡。脊柱侧凸的外科手术治疗:脊柱侧凸手术的最佳时机是脊柱的侧弯角度（Cobb 角）在 20~40 度时,进行脊柱后路融合手术,可维持患者的最佳姿势,并保持一定的功能。若患者在可步行期间发生骨折,可通过内固定手术尽快稳定骨折,尽快恢复行走,最大限度维持行走能力。若患者失去行走能力发生骨折,可用夹板或石膏固定骨折部位。患者若出现背痛,要进行脊椎 X 线检查确认有无椎骨骨折。对于严重的马蹄内翻足畸形,可以进行手术矫正治疗。消化道功能与营养状态的管理与治疗定期评估,调整饮食结构、预防营养不良或肥胖,必要时放置胃管或胃造瘘。认知精神心理的管理与干预定期评估,必要时进行心理康复指导或药物治疗。

八、遗传咨询

DMD 基因突变约有 1/3 为新生突变,2/3 的突变源于母亲为携带者遗传因素。一旦明确先证者存在基因突变,其母亦应接受基因检测以确定是否为突变基因的携带者。如果证实其母为携带者,应采用产前诊断或植入前遗传学诊断进行生育选择,同时其母家族成员中的女性亲属,如姨母、姊妹、女儿也应行同一突变位点进行携带者检测,可有效降低 DMD 患儿再出生的风险。对于没有检测出 *DMD* 基因突变携带的女性,如果存在生殖系嵌合的情况,仍有再生育 DMD 患儿的风险。

另外,有少数女性携带者晚年会出现心力衰竭和下肢无力,基因检测有助于识别此类风险,使其尽早获得恰当的医疗建议。

（李西华）

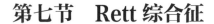

第七节 Rett 综合征

一、概述

Rett 综合征（Rett syndrome，RTT，OMIM 312750）也称雷特综合征、头小综合征，是一种以女性发病为主的神经系统发育障碍性疾病，发病率为 1 : 15 000~1 : 10 000。Rett 综合征是位于 Xq28 的甲基化结合蛋白 2（methyl-CpG-binding protein 2，MECP2）基因突变所导致。临床特征包括智力低下、语言功能丧失、手部刻板动作、步态异常等，目前临床尚无治愈手段。

二、病因及发病机制

MECP2 是 Rett 综合征的主要致病基因，定位于染色体 Xq28 区，编码 Mecp2 蛋白，在哺乳动物的大脑中表达。MECP2 基因的列或拷贝数改变可导致 Rett 综合征或 MECP2 重复综合征。此外，研究者在孤独症患者中也发现 MECP2 表达水平的改变。还有部分患者是由于 κ- 连锁基因细胞周期依赖激酶样 5（cyclin dependent kinase-like 5，CDLK5）、叉头框 G1（forkhead box G1，FOXG1）基因的突变所致。

Rett 综合征以散发病例为主（>99%），由 MECP2 基因新发突变所致。突变的 MECP2 基因主要位于父源 X 染色体上，故女性患者远多于男性。在罕见的家族性病例中，突变的 MECP2 基因遗传来自母亲。因 X 染色体非随机失活，母亲表型正常。值得注意的是，MECP2 基因突变也见于其他的神经系统疾病，如孤独症、非特异性 X 连锁智力发育迟滞等。

迄今为止，已发现与 RTT 相关的 MECP2 致病突变超过 250 种。其中最常见的 9 种突变包括 c.106R>W、c.133R>C、c.158T>M、c.168R>X、c.255R>X、c.270R>X、c.294R>X、c.06R>C 和 C- 末端截短，占全部病例的 78%。有研究表明，c.133R>C、c.294R>X 和 C- 末端截短突变与轻微表型相关，c.168R>X、c.255R>X、c.270R>X 和 c.158T>M 突变则与更严重的表型相关。

MECP2 突变如何导致 Rett 综合征的病理生理学机制尚不清楚。研究结果显示，MECP2 的两个主要的功能结构域包括甲基化 -CpG 结合结构域和转录抑制结构域。MECP2 基因发生突变后，将丧失控制其他基因表达的功能，导致下游基因在错误的时间和部位表达，影响突触的成熟与维持，造成神经系统功能异常，产生一系列的神经系统症状与体征，最终导致 Rett 综合征。

三、临床表现

Rett 综合征临床表现广泛，可分为经典型及非典型（变异型）综合征。临床主要表现有发育停滞、头部偏小、手部目的性动作出现障碍、智力发育不健全、语言及社会交互能力退化，随着病程的发展，部分患者还会出现肌肉萎缩，运动不协调甚至无法行走，呼吸和睡眠障碍，以及癫痫等严重症状。Rett 综合征临床表现具有阶段性且与年龄相关，根据美国国立神经疾病和卒中研究所 2018 年发布的 "Rett 概述"，把 Rett 综合征可分为 4 期。

1. **I 期 - 发病早期停滞期** 从 6~18 个月起，可持续数周到数月。患儿可出现眼的注视减少，对玩具的兴趣减低，学习和运动能力均较差，头围增长缓慢。

2. **II 期 - 发育快速倒退期** 从 1~3 岁起，可持续数周至一年。清醒状态下有手的刻板动作（搓手、绞手、拍手、洗手样动作、吸吮手指、单手的手指搓动等，入睡后消失）。逐渐出现步态不稳，运动困难；睡眠紊乱；情绪不稳定、易怒；大约有 1/2 的患儿出现惊厥。

3. **III 期 - 假性稳定期** 从 4~7 岁起。手的失用、运动障碍和惊厥表现得更突出，孤独、情绪的异常得到改善，对周围环境表现出一定的兴趣，反应能力、注意力及交流能力有一定程度的恢复。

4. **IV 期 - 晚期运动恶化期** 5~15 岁至成年。活动减少，有的失去行走能力，手的刻板动作较前减少；脊柱侧弯表现得较为突出，可有四肢末梢的萎缩和畸形，双足、手的变小，关节的挛缩等。

四、诊断

(一)临床诊断

当观察患儿头围增长缓慢时,应考虑 Rett 综合征的可能,并根据临床诊断加以明确。由于 *MECP2* 基因突变也见于其他疾病,因此单纯的 *MECP2* 基因突变并不足以确诊 Rett 综合征。典型 Rett 综合征的诊断需要存在发育倒退期,随后有一定的恢复或稳定,同时具备所有的主要标准。对于非典型(或变异型)的诊断,必须满足 4 个主要标准中的至少 2 个,以及次要标准 11 个中的 5 个。

主要标准:

(1)已获得的有目的的手的技能部分或完全丧失。

(2)已获得的语言能力部分或完全丧失。

(3)步态异常:运动功能受损(运动功能障碍)或完全丧失。

(4)手的动作刻板(搓手、绞手、拍手、打手、洗手、吸吮、手指搓动等)。

次要标准:

(1)呼吸不规律。

(2)睡眠节律紊乱。

(3)磨牙症。

(4)肌张力异常。

(5)周围血管舒缩障碍。

(6)脊柱后突或侧突。

(7)发育迟缓。

(8)手足小,手足皮温低。

(9)不明原因的尖叫或大笑。

(10)痛觉明显降低。

(11)强烈的眼神交流或眼示意。

(二)分子遗传学检查

对临床诊断为 Rett 综合征患者,需要针对 *MECP2* 基因检测。75%~80% 的突变类型是由于 *MECP2* 基因点突变及小片段缺失或插入而引起,则需要选择高通量法进行检测;15%~20% *MECP2* 基因突变是大片段缺失导致,可选择 MLPA 或联合定量 PCR 方法进行检测。*MECP2* 基因突变谱中可能有 10 个左右的热点突变,占总突变率的 60%~70%。对 *MECP2* 基因未检测突变时,则重点对 *CDKL5* 或 *FOXG1* 基因进行分析,部分患儿是因这两个基因突变所导致

的;或行全基因组拷贝数分析;如果都正常,需要重新考虑临床诊断。

五、新生儿筛查

75%~80% 的 Rett 综合征是 *MECP2* 基因发生突变而致病。2005 年,Ruthie 等人建议是否可通过 NGS 开展 *MECP2* 基因检测纳入新生儿筛查项目。然而,由于 NGS 成本较高和缺乏有效的症状前治疗,规模性开展筛查新生儿 Rett 综合征目前不切实际。相比之下,开展产前诊断防止 Rett 综合征缺陷儿出生更为重要。

六、治疗与随访

Rett 综合征是一种以运动、语言发育退化,以及典型的手部刻板动作等为特征的遗传性疾病。特别是在快速退化阶段患儿会部分或全部丧失有目的的手部功能和语言能力,同时出现运动障碍、呼吸异常、自闭及癫痫发作等表现。其中,生酮饮食对合并癫痫患儿有一定改善作用,故一旦确诊就需要制订长期个体化的综合康复治疗方案和随访跟踪。

七、遗传咨询

1. Rett 综合征是 X 连锁显性遗传病,主要累及女性患儿,主要机制是:① *MECP2* 突变导致男性胚胎死亡;② *MECP2* 突变常来自父源性基因突变。因此,不能安全按照 X 连锁显性遗传方式进行遗传咨询。

2. 先证者致病基因确认后,由于女性患者有 X 染色体失活偏倚,应对先证者母亲进行该基因突变检测。

3. 先证者同胞的发病风险,主要取决于是否为突变基因携带者;若母亲为非携带者,同胞再发风险低;若母亲是突变基因携带者,后代再发风险为 50%,应做产前诊断或第三代试管婴儿避免患儿出生。

4. 绝大多数先证者的父亲为非突变基因携带者,但不能排除其为生殖细胞嵌合的可能性。

5. 散发的 Rett 综合征患儿 99% 为新生突变。父母基因检测正常时,不能排除其为生殖细胞嵌合的可能性。该对夫妻再怀孕时,应做产前诊断。

(李西华)

参考文献

1. WIRTH B, KARAKAYA M, KYE MJ, et al. Twenty-five years of spinal muscular atrophy research: from phenotype to genotype to therapy, and what comes next. Annu Rev Genomics Hum Genet, 2020, 21: 231-261.

2. 张抒扬. 罕见病诊疗指南 (2019 年版). 北京：人民卫生出版社, 2019: 570-574.

3. QU YJ, BAI JL, CAO YY, et al. Mutation spectrum of the survival of motor neuron 1 and functional analysis of variants in Chinese spinal muscular atrophy. J Mol Diagn, 2016, 18 (5): 741-752.

4. 宋昉, 黄尚志. 脊髓性肌萎缩症遗传学诊断专家共识. 中华医学杂志, 2020, 100 (40): 3130-3140.

5. GLASCOCK J, SAMPSON J, HAIDET-PHILLIPS A, et al. Treatment algorithm for infants diagnosed with spinal muscular atrophy through newborn screening. J Neuromuscul Dis, 2018, 5: 145-158.

6. OGÓREK B, HAMIEH L, HULSHOF HM, et al. TSC2 pathogenic variants are predictive of severe clinical manifestations in TSC infants: results of the EPISTOP study. Genet Med, 2020, 22 (9): 1489-1497.

7. MCCORMACK FX, GUPTA N, FINLAY GR, et al. Officialamericanthoracic society/Japanese respiratory society clinical practice guidelines: lymphangioleiomyomatosis diagnosis and management. Am J Respir Crit Care Med, 2016, 194 (6): 748-761.

8. GUPTA N, FINLAY GA, KOTLOFFRM, et al. Lymphangioleiomyomatosis diagnosis and management: high-resolution chest computed tomography, transbronchial lung biopsy, and pleural disease management. An official American Thoracic Society/Japanese respiratory society clinical practice guideline. Am J Respir Crit Care Med, 2017, 196: 1337-1348.

9. BAKKER AC, ROSA SL, SHERMAN LS. Neurofibromatosis as a gateway to better treatment for a variety of malignancies. Prog Neurobiol, 2017, 152: 149-165.

10. GARDINER AR, JAFFER F, DALE RC. The clinical and genetic heterogeneity of paroxysmal dyskinesias. Brain, 2015, 138 (Pt12): 3567-3580.

11. DE GUSMAO CM, SILVEIRA-MORIYAMA L. Paroxysmal movement disorders-practical update on diagnosis and management. Expert Rev Neurother, 2019, 19 (9): 807-822.

12. KE Q, ZHAO ZY, GRIGGS R, et al. Newborn screening for Duchenne muscular dystrophy in China: follow-up diagnosis and subsequent treatment. World J Pediatr, 2017, 13: 197-201.

13. WALDROP MA, FLANIGAN KM. Update in Duchenne and Becker muscular dystrophy. CurrOpin Neurol, 2019, 32 (5): 722-727.

14. LI X, ZHAO L, ZHOU S, et al. A comprehensive database of Duchenne and Becker muscular dystrophy patients (0-18 years old) in East China. Orphanet J Rare Dis, 2015, 10: 5.

15. BIRNKRANT DJ, BUSHBY K, BANN CM, et al. Diagnosis and management of Duchenne muscular dystrophy, part 1: diagnosis, and neuromuscular, rehabilitation, endocrine, and gastrointestinal and nutritional management. Lancet Neurol, 2018, 17 (3): 251-267.

16. BIRNKRANT DJ, BUSHBY K, BANN CM, et al. Diagnosis and management of Duchenne muscular dystrophy, Part 2: respiratory, cardiac, bone health, and orthopaedic management. Lancet Neurol, 2018, 17 (4): 347-361.

17. MENDELL JR, SHILLING C, LESLIE ND, et al. Evidence-based path to newborn screening for Duchenne muscular dystrophy. Ann Neurol, 2012, 71: 304-313.

18. HU CP, LI XH. Gene therapeutic strategies and relevant clinical trials in neuromusculardisorder in China. Gene Therapy, 2020, 27: 321-328.

19. 中华医学会医学遗传学分会遗传病临床实践指南撰写组. Rett 综合征的临床实践指南. 中华医学遗传学杂, 2020, 31 (3): 308-311.

20. OPERTO FF, MAZZA R, PASTORINO GMG, et al. Epilepsy and genetic in Rett syndrome: A review. Brain Behav, 2019, 9 (5): 1-10

第十三章 骨骼系统疾病新生儿基因筛查

近几年，大规模测序技术应用疾病，促进了大量潜在骨骼疾病遗传缺陷的发现。一大批新的骨骼系统临床综合征、相关基因、信号通路等得到发掘。基于该领域的迅速发展，2019年国际骨骼发育不良学会命名委员会（Nosology Committee of the International Skeletal Dysplasia Society）修订更新了遗传性骨骼疾病的分类。该分类包含461种不同的遗传性骨病，并根据临床、放射学和/或分子表型分为42大类。值得注意的是，目前461种遗传性骨病中已经有425个发现致病基因（92%）。而在2006年这个数字

是58%（215/372），2010年为69%（316/456），2015年为88%（385/436）。正是因为NGS等遗传检测技术的飞速进步，不仅较常见的遗传性骨病更多地在基因层面确诊，且较少见的，或未经研究的骨病也可能先获得基因诊断，然后通过Gene Matcher等在线工具将其和罕见表型联系起来，从而提供从基因型到表型的诊断路径。基因筛查也将在遗传性骨病的诊治中发挥越来越重要的作用。因篇幅所限，本章仅对软骨发育不全，维生素D依赖性佝偻病和遗传性低血磷性佝偻病这三个较常见的遗传性骨病加以叙述。

第一节　软骨发育不全

一、概述

软骨发育不全（achondroplasia，ACH，OMIM100800）是一种常见的软骨发育不良，因软骨内骨化缺陷导致的发育异常，临床上以四肢短、躯干相对正常、面部发育不全、三叉戟手为特征。ACH的发病机制与4p16.3成纤维细胞生长因子受体-3（fibroblast growth factors receptor 3，FGFR3，OMIM134934）基因突变有关。

二、病因和发病机制

*FGFR3*基因包括19个外显子和18个内含子，4.4kb。FGFR3是发育调节跨膜受体，是酪氨

酸激酶受体家族中的一种，具有多种活性，除了在神经系统表达外，FGFR3在骨骼发育初期的软骨中表达水平最高；成纤维细胞生长因子（fibroblast growth factor，FGF）与受体FGFR3的结合，引发偶联和自身磷酸化作用，从而激活核内的转录因子，调控信号向细胞内传导。含有806个氨基酸残基。FGFR3主要由三部分组成，即胞外区、跨膜区和胞内区。FGFR3是软骨内成骨生长的重要负调节蛋白。动物实验发现，FGFR3激活后能从生理上阻断软骨内成骨形成，由FGFR3新生突变（功能获得）的转基因小鼠出现类似ACH的症状。而*FGFR3*基因敲除的小鼠比正常小鼠肢体延长，ACH的发病机制与*FGFR3*基因

跨膜区的点突变密切相关,最常见的突变为第1 138位核苷酸,即C.1138G>A,占病因的98%,而C.1138G>C,占1%,其中大约80%突变为新发,其发生与父亲年龄较大有关,还有约20%是由家族遗传所致。值得一提的是,*FGFR3*突变导致不同类型的骨骼发育不全,除软骨发育不全外,软骨发育不良(hypochondroplasia)和致死性骨发育不全(thanatophoric dysplasia)也是由该基因特殊位点的变异所致,临床表型轻重不一,需要进行鉴别。

三、临床表现

成年ACH患者身材矮小,男性平均身高131cm,女性平均身高124cm,特别是四肢近端短小,前额突出,面中部发育不全和三叉戟手,关节过伸,尤其是膝关节过伸最为常见,肘关节伸展和旋转受限。新生患儿的典型症状是驼背,当患儿学会走路后,腰椎严重前凸,亦常见肌张力轻至中度低下,导致活动能力发育推迟。患儿一般智力正常,但亦有患儿出现脑积水及其他中枢神经系统并发症。

ACH患者大多数智力正常并可以正常地生活,但婴儿期的死亡率为2%~5%,主要是由于枕骨大孔动脉挤压继而引起的中枢性窒息。有5%~10%的ACH患者在婴儿期会有各种并发症,主要包括脑积水、胸椎后凸、腰椎前凸、椎管狭窄和臀部后翘。ACH患者终生均可能发生脑积水,患者通常存在胸椎后凸,在成年期椎弓根缩短而导致椎管狭窄及椎间盘突出。另外,可出现膝内翻,伴有全身的关节松弛、肌张力减退、上气道堵塞和睡眠呼吸暂停。

四、疾病的筛查

ACH的发病率世界平均水平为1∶25 000活产婴儿。但在丹麦可高达1∶6 400,拉丁美洲为1∶1 000。ACH在胚胎时期就开始产生影响,导致骨骼明显发育缺陷,大多数患者会伴有各种并发症,给患者生活和精神带来巨大负担。但目前的治疗方法主要是减轻并发症产生的继发性损害,无法根治。因此产前诊断尤为重要。

目前产前的筛查主要是通过胎儿超声。胎儿超声表现包括相对大的头部和腹部、四肢短小、三叉手、胸腔狭窄、前额突出和羊水过多等,在孕中晚期能观察到胎儿长骨的缩短,但要注意这些表现并非ACH特有。可疑胎儿可通过*FGFR3*基因检测再进一步诊断。如果父母中有ACH的确诊患者,则可进行胎儿*FGFR3*基因产前诊断,介入性技术包括绒毛膜取样、羊膜腔穿刺术和脐带血穿刺术。如果突变不是来自母亲,而是来自父亲或新发突变,非介入性游离胎儿DNA检测也有助于诊断。

如果产前未能筛查诊断,新生儿期对疑似患者进行基因诊断非常有必要,早期诊断和早期干预能降低并发症的损害。

五、诊断

由于特殊的骨骼表现,ACH的临床诊断并不困难,而*FGFR3*基因的检测可以助其确诊。目前产前识别变得越来越常见和准确,绝大多数患者在婴儿早期被诊断。早期诊断至关重要,因为某些并发症只能通过婴儿早期评估来预防。正式的临床诊断标准尚未发表,但明显的ACH临床和放射学特征可做出疑似诊断。其特征包括身材矮小和四肢短,上臂和大腿的多余的皮肤褶皱,大头畸形,不同程度的前额突出,前囟大,迟闭,可能会持续到5~6岁。面部后缩,胸廓小,胸腰椎后凸畸形。严重的脊柱前凸在开始行走时出现。肘部伸展受限,短手指和三叉戟样手指放置,臀部和膝盖活动过度,腿内侧段弯曲。某些情况下,如早产儿,临床诊断可能较为困难,包括手臂缩短、大头畸形、面部发育不全和鼻前倾、小胸部、短手指和三叉戟手指放置、髋关节和膝盖活动过度、肌张力低下等可帮助诊断。

六、治疗

迄今为止,没有任何对症的药物被许可用于软骨发育不全的治疗。

相关研究表明,生长激素类、维生素类及其他药物治疗并不能显著地增加患者的身高。非手术治疗主要采用坐姿纠正,后凸畸形的理疗和支撑可能改善畸形。激素治疗可以用来缓解ACH患者的一些临床并发症。2012年有研究报道,基于软骨发育不全小鼠模型的生长板软骨细胞中甲状旁腺激素相关肽的表达减少,对小鼠间歇性注射特立帕肽(PTH1-34),增加了鼻-肛门长度,改善了肢体生长,但此后没有进一步的研究发表。2014年,报道腹膜内注射他汀类药物可以改善ACH小鼠模型中的长骨生长,但后来的研究表明,他汀类药物不抑制软骨细胞中的FGFR3信号转导。生长激素仅在日本被许可用于软骨发育不良的治疗,据报道,女性的身高增长幅度为2.8~4.2cm,而男性则为3.5~8cm。但是证据非常有限,尚未进行随机对照试验。近年来,还有针对FGF23及其信号通路的药物取得一定研究进展,包括靶向FGFR3配体的药物、靶向FGFR3及其下游信号通路的药物、靶向CNP受体NPR-B的药物。

在ACH患者随访中,小婴儿要特别关注颅骨-颈部关节问题,如有明确的脊索受压,应做减压手术,因其与婴儿猝死相关。ACH婴儿通常胸廓较小,但此时其顺应性反而增加,会在呼吸时出现矛盾运动,吸气时胸廓部分下陷,这些问题一般不会导致呼吸衰竭,但可能会出现慢性缺氧及喂养困难。ACH患儿均头围较大,同时有脑室扩大和脑脊液增多,其原因可能和脑积水的形成机制有共同之处,故ACH婴幼儿需要监测头围和有无脑积水。除此以外,随访中需要关注的问题还包括癫痫发作、颞叶异常等其他神经系统问题、中耳功能异常,以及各种骨科异常和错殆畸形。

七、遗传咨询

所有病例都为常染色体显性遗传。这些突变完全外显且表达差异很小。由于其显性遗传模式,ACH患者(配偶身高正常),后代有50%的风险受累。但是,ACH的病例大多数(可能是80%),是由于新的、自发的突变所致。也就是说,80%的ACH婴儿诞自健康父母。理论上说,ACH患儿的父母如身高正常,再生育ACH患儿的风险应该不高于普通人群,但事实上,即使ACH患者的父母正常,同胞发病率也较常人增加,这种复发风险远低于1%。

第二节　维生素D依赖性佝偻病

一、概述

维生素D依赖性佝偻病(vitamin D dependent rickets,VDDR),是一组遗传性骨骼发育疾病,共同特征为体内不能维持足够的活性维生素D水平或缺乏对活性维生素D的反应。它与维生素抵抗性佝偻病(vitamin D resistant rickets)不同,后者是指因为肾脏磷丢失导致低磷血症引起的佝偻病。从病理生理上讲,"维生素D依赖"这一定义并不确切,但因在临床上,患者需终生"依赖"使用活性维生素D,所以仍使用这一名称。

维生素D对钙、磷酸盐及骨代谢乃至免疫调节都有多种作用。最重要的生物学作用是促进肠道吸收钙和磷,从而促进骨矿化。维生素D缺乏或抵抗会干扰这些过程,有时可引起低钙血症和低磷血症。因低钙血症会刺激甲状旁腺激素(parathyroid hormone,PTH)的分泌,所以其发生常会被掩盖。发生继发性甲状旁腺功能亢进症时,升高的PTH通过作用于骨骼和肾脏,可纠正部分低钙血症,但却会同时增强尿磷酸盐排泄,从而促发低磷血症和骨软化症。

日常饮食中摄取的植物性维生素D_2及动物性维生素D_3,和人体自身皮肤细胞合成的内源性维生素D_3均为活性很低的激素前体,必须经过两次羟化作用后才能发挥生物学效应。第一次羟化过程发生在肝脏,在25-羟化酶的催化作用下生成25-$(OH)D_3$,这些酶包括微粒体酶CYP2R1和CYP3A4,以及线粒体酶CYP27A1,其中CYP2R1最重要,其缺陷导致维生素D依赖性佝偻病1B型。第二次羟化过程的主要场所是肾脏,由近端肾小管上皮细胞线粒体中的1α-羟化酶催化,该酶由CYP27B1基因编码,其缺陷导致维生素D依赖性佝偻病1A型。经过两次羟化过程合成的1,25-$(OH)_2D_3$通过维生素D受体(VDR)介导作用于靶器官。不同VDDR的共同特征是合成1,25-$(OH)_2D_3$的酶缺陷导致活性维生素D合成减少或受体缺乏所致,可以通过其缺陷原因加以区分(表13-1)。

表 13-1　维生素 D 依赖性佝偻病汇总

中英文疾病名称	疾病 OMIM 编号	基因和定位	基因 OMIM 编号	25-(OH)D	1,25-(OH)$_2$D
维生素 D 依赖性佝偻病 1A 型（vitamin D-dependent rickets，VDDR1A）	264700	CYP27B1（12q14.1）	609506	正常 / 升高	下降
维生素 D 依赖性佝偻病 1B 型（vitamin D-dependent rickets，VDDR1B）	600081	CYP2R1（11p15.2）	608713	下降	下降
维生素 D 依赖性佝偻病 2A 型（vitamin D-dependent rickets，VDDR2A）	277440	VDR（12q13.11）	601769	正常 / 升高	正常 / 升高
维生素 D 依赖性佝偻病 2B 型（vitamin D-dependent rickets，VDDR2B）	600785	Unknown	Unknown	正常 / 升高	正常 / 升高
维生素 D 依赖性佝偻病 3 型（vitamin D-dependent rickets，VDDR3）	NA	CYP3A4（7q22.1）	124010	下降	下降

二、先天性维生素 D 依赖性佝偻病 1A 型

（一）概述

是一种常染色体隐性疾病，其特征为酶缺陷，肾脏 25-(OH)D 向 1,25-(OH)$_2$D 转化能力缺失或不足，引起钙磷代谢紊乱及骨骼损害，表现为佝偻病的症状体征。

（二）病因和发病机制

在活性维生素 D 合成的过程当中，第二次羟化过程为限速步骤，25-(OH)D$_3$-1α 羟化酶是其反应的限速酶。因此，CYP27B1 基因突变导致 1α 羟化酶功能缺陷，影响维生素 D 合成的数量与速度，从而导致活性维生素 D 水平降低，引起钙磷代谢紊乱。CYP27B1 基因，由 9 个外显子组成，开放阅读框全长 4 859bp，编码蛋白为肾脏 25-(OH)D$_3$-1α 羟化酶，属于细胞色素 P450 酶家族。目前，据 ClinVar 数据库已报道的 CYP27B1 基因突变有 85 种，其中 66 种为单核苷酸突变，涉及所有 9 个外显子，包括错义突变、无义突变、缺失突变、剪接突变，其中大多数为错义突变，其次为移码突变。在魁北克法国 - 加拿大人的一个遗传隔离种群中，发现该病的全球发病率最高（1∶2 700）。该区域最常报道的突变是 958delG，即"夏洛瓦突变"。基因型与表型之间存在一定的相关性：较轻的表型通常与具有残留酶活性的突变（E189G、G102E 和 L343F）有关，有些较轻的情况可能临床症状不明显而被遗漏，实际上 VDDR1A 可能比报道的

要多。

（三）临床表现

患儿出生时看起来正常，但 2~24 月龄时与维生素 D 活性受损症状变得很明显。出生后最初几个月通常会出现低钾血症、烦躁不安、手足抽搐或癫痫发作，以及生长迟缓。如果没有及时诊治，则会出现骨折，佝偻病典型骨骼特征（如额突、长骨畸形和肋骨畸形）及生长受损。生化显示低血钙，低血磷、血清碱性磷酸酶和甲状旁腺激素水平升高。1,25-(OH)$_2$D 的血浆浓度低，甚至无法检测到。相比之下，血浆 25-(OH)D 的浓度正常或升高，可因予以维生素 D 的补充治疗和 25-(OH)D 清除率降低的影响。如果不加以治疗，骨骼畸形进行性加重，身材也会矮小。通过适当的治疗，该病可以治愈，并且可以正常生长。

（四）疾病的筛查

患者生化检查有低钙血症、低磷血症，血清碱性磷酸酶（ALP）的水平和甲状旁腺激素（PTH）升高。但与营养性佝偻病相比，25-(OH)D 一般正常而 1,25-(OH)$_2$D 低。值得注意的是，某些患者在血钙低的情况下，1,25-(OH)$_2$D 在正常范围或低限，仍然应被视为 1,25-(OH)$_2$D 水平不足。如被误诊为营养性佝偻病而用大剂量维生素 D 治疗者，25-(OH)D 水平会显著升高而尿钙排泄率低。另外，高 PTH 可能导致高氯血症、代谢性酸中毒和继发性高氨基酸尿。患儿在出生的前几个月症状可能并未出现，生化异常也不明显。现不推荐对无症状患者做基因筛查，但如果临床诊治

和生化表型疑诊为维生素 D 依赖性佝偻病,基因检测有助于明确诊断。

(五) 诊断

诊断主要依靠典型的佝偻病体征和影像学表现,碱性磷酸酶升高等生化表型。要和其他类型的佝偻病做鉴别,鉴别流程见图 13-1。

(六) 治疗

大部分 VDDR- Ⅰ 型患儿由于 1α- 羟化酶活性完全缺失,治疗应以骨化三醇替代治疗为首选

疗法,才能纠正活性维生素 D 的缺乏。部分患者给予大剂量的维生素 D_2 或 25-(OH)D_3 也可使患者症状改善。由于高浓度的 25-(OH)D 可以结合并激活 VDR,故也有可能使用未活化的生素 D(麦角钙化醇或胆钙化醇)或 25-(OH)D(骨化二醇),但是这些类似物必须以高剂量给药,如维生素 D 量增加到每日 10 000U 或双氢类固醇(DHT)每日 0.2~0.5mg 才见疗效,大大高于骨化三醇的剂量,因此出现高钙血症的风险会更大。

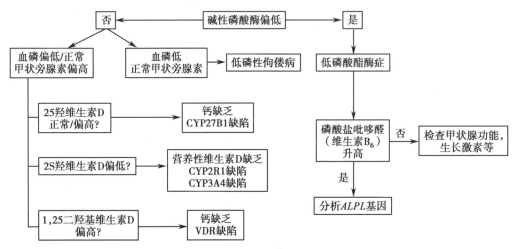

图 13-1　鉴别流程图

(引用自 Levine MA.Diagnosis and Management of Vitamin D Dependent Rickets.FrontPediatr, 2020,8:315)

骨化三醇可以胶囊或悬浮液的形式口服给药,也可静脉内给药。由于骨化三醇的半衰期短,通常每天服用 2 次。1α- 胆钙化固醇也克服了酶促阻滞,同样有效并且因其半衰期比骨化三醇更长,可以每天给药一次。治疗期间,血清 25-(OH)D 的水平可能非常高,但 1,25-(OH)$_2$D 的血浆浓度仍然很低甚至无法检测到。由于 25-(OH)D 的半衰期长,这些药物每天提供一次骨化三醇治疗剂量报道相差较大。有研究对患儿进行 12~36 个月随访,发现骨化三醇平均剂量达 1.2μg/(kg·d),最小剂量 0.5μg/(kg·d),最大剂量 2μg/(kg·d),可以使血钙、血磷及血清甲状旁腺激素(PTH)恢复正常水平,并且有追赶生长。也有研究称骨化三醇剂量为 1~2μg/(kg·d)时,可使病情完全恢复,临床、生化和影像学检查正常。

在治疗的前 3~6 个月内,因矿化不足的骨骼恢复需要异常大量的钙,所以应为患者提供量为

长期维持预期剂量 2~5 倍的骨化三醇。初始治疗期间也应给予钙补充剂(儿童每天 50mg/kg 元素钙),以防止因骨骼再矿化而出现的"骨饥饿"现象而导致低钙血症。治疗后,肠道中钙吸收保持恒定,但血清和尿液中的钙水平会随着饮食中钙摄入量的变化而波动。因此,需要以钙补充剂确保合理的钙摄入量。

治疗期间应根据患儿的血钙、血磷、甲状旁腺激素、碱性磷酸酶、尿钙 / 肌酐比等情况以调节剂量。同时监测佝偻病的体征恢复情况。

(七) 遗传咨询

该疾病为常染色体隐性遗传,最常见的是父母各携带一个杂合突变而先证者为复合杂合突变,此时需要对先证者的同胞行携带者筛查,对父母再生育的胎儿做产前筛查。同时,如果先证者仅发现杂合突变,要考虑有无遗漏另一个突变位点,包括存在非外显子区域,可能影响基因剪切或转录的另一突变等。

第三节　遗传性低磷性佝偻病

一、概述

低磷性佝偻病（hypophosphatemic rickets）是一组由于遗传或获得性病因导致的肾排磷性增多，从而导致低磷血症，骨骼矿化障碍的代谢性骨病。在儿童早期即可出现骨骼生长受限、颅缝早闭、佝偻病及运动能力发育延迟。成人期可出现骨折，包括不全骨折和假骨折线，骨关节炎，附着点病变和椎管狭窄，听力丧失。临床表现还包括矮身材、下肢长骨畸形、牙齿脓肿、骨软化症、关节疼痛和关节僵硬、肌肉疼痛无力、步态异常，患者生活质量甚至心理健康常常受到影响。发病率约为 1∶25 000。儿童多为遗传性病因，即遗传性低磷性佝偻病，一系列基因突变均可导致，但以 X 连锁的 *PHEX* 基因导致者占 80% 以上，其他类型罕见。各种遗传性低磷性佝偻病分类见表 13-2。

表 13-2　遗传性低磷性佝偻病的主要疾病

中英文疾病名称	疾病 OMIM 编号	基因和定位	基因 OMIM 编号	临床表现
X 连锁显性低磷性佝偻病（X-linked hypophosphatemia，XLH）	307800	*PHEX*（Xp22.1）	300550	骨骼生长受限、颅缝早闭、佝偻病矮身材、下肢长骨畸形、牙齿脓肿、骨软化症、关节疼痛和关节僵硬、肌肉疼痛无力、步态异常。低磷血症
X 连锁隐性低磷性佝偻病（hypophosphatemicrickets，X-linked recessive）	300554	*CLCN5*（Xp11.23）	300008	X 连锁高钙性肾结石症的一种形式，表现为近端肾小管再吸收障碍，高钙尿症、肾钙化病和进行性肾衰竭
常染色体显性遗传性低磷性佝偻病（autosomal dominant hypophosphatemic ricket，ADHR）	193100	*FGF23*（12P13.3）	605380	生长迟缓、佝偻病、骨痛骨软化和牙齿脓肿。肾脏磷酸盐消耗，低磷血症，1,25-(OH)D₃ 水平不正常
常染色体隐性遗传性低磷性佝偻病 1 型（autosomal recessive hypophosphatemic ricket，ARHR1）	241520	*DMP1*（4q22.1）	600980	低磷血症、佝偻病、牙本质缺损和多发龋齿等
常染色体隐性遗传性低磷性佝偻病 2 型（autosomal recessive hypophosphatemic ricket，ARHR2）	613312	*ENPP1*（6q23.2）	173335	身材矮小，牙齿发育不良，主动脉瓣增厚，轻度肺动脉狭窄骨龄延迟，低磷血症
Raine 综合征	259775	*FAM20C*	611061	广泛性骨硬化并具有骨膜骨形成和颅面畸形，包括前额狭窄突出，突眼，鼻梁凹陷和中面部发育不全等
皮肤骨骼低磷综合征（cutaneous-skeletal hypophosphatemia syndrome，CSHS）	163200	*RAS*（1p13.2）	164790	表皮痣和 / 或黑素细胞痣、局灶性骨发育不良和成纤维细胞因子 23（FGF23）介导低磷血症的一组综合征

续表

中英文疾病名称	疾病 OMIM 编号	基因和定位	基因 OMIM 编号	临床表现
低磷性佝偻病伴甲状旁腺功能亢进(hypophosphatemic rickets and hyperparathyroidism)	612089	*KLOTHO*(13q13.1)	604824	低磷血症、高钙血症和甲状旁腺功能亢进
遗传性低磷性佝偻病伴高钙尿症(hereditary hypophosphatemic rickets with hypercalciuria, HHRH)	241530	*SLC34A3*(9q34.3)	609826	低磷血症、生长迟缓、前额突出、肋软骨交界处凸起、肋骨变形、骨折、骨痛、骨皮质变薄
低磷血症伴肾结石 / 骨质疏松(nephrolithiasis/osteoporosis, hypophosphatemic)	612286	*SLC34A1*(5q35.3)	182309	低磷血症、高钙尿、肾结石、骨质疏松

二、X 连锁显性遗传性低磷性佝偻病

(一) 概述

X 连锁显性遗传性低磷性佝偻病(X-linked dominant hypophosphatemic rickets, XLH)是 X 连锁显性遗传的,以低血磷为特征的佝偻病,由于 X 染色体内肽酶同源性的磷酸调节基因(*PHEX*)突变而致病。该病的患病率约为 1:2 000,是常见的遗传性低磷佝偻病。

(二) 病因和发病机制

自从 1995 年首次报道 *PHEX* 基因突变以来,目前至少有 360 种以上的突变被注册登记进入了人类基因突变数据库,包括无义突变、错义突变、移码突变、剪接位点突变、缺失和复制突变。*PHEX* 的 22 个外显子、基因内剪切位点及 5'非翻译区均发现基因突变位点。

PHEX 主要在骨细胞和成骨细胞表达。全长 PHEX 蛋白可抑制 FGF23 表达,而突变的 *PHEX* 基因既可以通过增加酸性丝氨酸、天冬氨酸富集序列(ASARM)上调 FGF23 表达,也可使骨骼骨桥蛋白(osteopontin, OPN)的储存量增加,导致局部骨矿化受抑,血清 FGF23 水平升高。*FGF23* 基因定位在 12 号染色体上,有活性的 FGF23 蛋白含 227 个氨基酸,升高的 FGF23 可负向调节血清 1,25-(OH)D 水平,抑制肾近端小管和肠道对磷的重吸收,从而使血磷下降。

(三) 临床表现

患儿步态异常、下肢畸形、生长速度下降。3 岁以上的患者中牙脓肿非常普遍,因为牙本质矿化异常和牙釉质裂痕,导致口腔细菌侵入牙髓发生炎症而快速坏死。在未确诊的成年人中,XLH 的典型表现为身材矮小、骨软化、骨痛、骨关节炎、假骨折、僵硬、感觉异常和牙病(包括牙周炎、牙龈炎)。骨骼畸形通常在 6 个月时变得明显。2 岁后,患者出现步行延迟、蹒跚步态、进行性下肢畸形(内翻或外翻,常合并扭转)、腕部和踝部远端干骺端加宽、肋软骨交界处变厚和生长减速。四肢生长受损,而躯干增长相对正常导致不匀称性矮小。患者可出现头骨畸形,表现为顶壁变平、前额突出、骨缝变宽。发病后 10 余年,可出现中至重度感音神经性聋,表现为低频和高频听力受到影响。有些患者类似于梅尼埃病,出现耳鸣、眩晕伴低频听力丧失。X 线显示颞骨岩部出现骨硬化和增厚,伴内耳道狭窄。

(四) 疾病的筛查

XLH 是最常见的遗传性佝偻病,在活产儿中发病率为 1:20 000。疾病早期即可累及骨骼代谢,严重影响生长发育,早期筛查、早期治疗可以改善骨骼畸形。生化筛查均有血磷降低、尿磷排泄增加、血钙正常、PTH 正常或升高,FGF23 正常或升高。

因低磷性佝偻病 80% 以上为 XLH,低血磷者通过 *PHEX* 基因筛查可以检出大部分患者,新生儿期的早期诊断和治疗可以预防和改善骨骼畸形。检测 *PHEX* 突变的方法也可应用于植入前遗传诊断或产前诊断。

(五) 诊断

XLH 的诊断基于临床表现、放射学检查和生

化检查。家族史阴性的患者(约占 1/3),建议对 *PHEX* 基因进行突变分析,70%~90% 的病例可以确诊或排除。某些分子遗传缺陷,如大片段缺失,PHEX 假外显子缺失,或镶嵌现象可能会很难确定。如果临床表现不典型和 / 或基因检测阴性,建议进一步行生化、分子遗传和放射学检查。认定先证者的致病性 PHEX 变异需要遗传咨询,并筛选有风险的亲属。

(六) 治疗

1. **传统内科药物治疗** 包括磷酸盐制剂和活性维生素 D。FGF23 抑制体内 1α- 羟化酶活性,不能将 25-(OH)D 转化为活性 1,25-(OH)D,所以需要补充活性维生素 D。儿童 XLH 骨化三醇剂量为 20~30ng/(kg·d),分 2~3 次口服。元素磷剂量 20~60mg(0.7~2.0mmol)/(kg·d),尽可能分多次口服,ALP 升高者可以 4~6 次 /d,ALP 正常后可减至 3~4 次 /d。

2. **生长激素(growth hormone,GH)** 可作为 XLH 的辅助治疗。研究发现,在佝偻病控制良好的情况下使用 GH 可改善患者的线性生长速率。青春期前儿童的反应优于青春期患者。但要注意 GH 的使用可促进血磷增加,同时增加 ALP 的活性,和 PTH 水平的瞬时升高有关。XLH 严重矮小儿童的 3 年随机对照试验可见显著的生长反应,而没有身体比例的恶化。但对于最终成年后身高是否有改善,目前研究结果仍有争议。现多个指南仍对其在 XLH 中的使用持保留态度。已有研究显示 GH 可加速骨骼的矿化,故维生素 D 类似物需要加量 20%~30%。

3. **Burosumab** XLH 的传统治疗如口服骨化三醇和磷酸盐能够改善骨骼矿化,但不能解决因 FGF23 产生过多导致的肾磷酸盐重吸收和活性维生素 D 产生的障碍。Burosumab 是首个针对 FGF23 的全人源单克隆抗体,可通过直接与 FGF23 结合而抑制其下游信号通路,增加肾脏重吸收磷及血清活性维生素 D 水平,最终改善骨骼矿化。2018 年,美国及欧洲食品药品监督管理局分别批准用于 XLH 患者。下列情况下对于 ≥1 岁及骨骼仍在生长的青少年 XLH 患者推荐使用 Burosumab:①有明显骨病的影像学证据,传统疗法疗效不好或难以坚持;②或发生传统药物相关的并发症。儿童 Burosumab 的起始剂量为 0.4mg/kg,每 2 周皮下注射一次,以 0.4mg/kg 的增量滴定以提高空腹血清磷酸盐水平在正常参考范围的下限范围内。最大剂量为 2.0mg/kg(总量不超过 90mg)。Burosumab 的调整时间不应超过每 4 周一次,在剂量调整期间需于两次注射之间监测空腹血清磷酸盐水平,最好是上次注射后 7~11 天,以监测有无高磷血症。达到稳定状态后,一般认为是剂量不变 3 个月后,在注射前检测空腹血清磷酸盐水平,评估有无剂量不足。如果磷酸盐正常,或存在肾功能不全时,不建议 Burosumab 与传统药物联合使用。

4. **外科治疗** 儿童低磷性佝偻病的骨骼改变和畸形主要发生在负重下肢,形成较严重的膝内翻或膝外翻。初次治疗时即应给予膝关节的影像学检查,早期治疗可明显改善骨骼的变化和远期预后,但即便如此,仍有一部分儿童会发展至严重的骨骼畸形、步态异常或活动受限出现疼痛而需要外科手术。外科手术在骨骼成熟前后均可进行,现外科临床治疗方式包括急性矫正术、截骨术后克氏针或髓内针固定,可为术后下肢提供长期支持。术后患者如果预期长期卧床休息和 / 或不承重负重运动,可能需要停止骨化三醇治疗以避免因骨吸收增加而引起的高钙尿症和 / 或高钙血症。

5. **临床随访** 学龄前即开始传统两药治疗者,2~3 年内佝偻病应该改善,四肢畸形好转,身高应增加约 1*SD*。下肢畸形和关节无法完全靠临床测量评估,需要影像学评估帮助。肢体严重畸形的患者应由对代谢性骨病有经验的骨科医生评估,包括肢体长度和对齐方式(冠状面和矢状面),以及下肢的扭转。对于 >5~6 岁的患者,6 分钟行走(6-minute walk test,6MWT)检查可能有助于量化 XLH 对骨骼和肌肉功能的危害。患者牙齿萌出后,应至少每年进行两次牙科检查,大约 12 岁时正畸评估。应记录牙齿脓肿和急性口腔感染(包括颌面部蜂窝织炎)的次数(为牙齿矿化不良的间接指标)。在 5 岁以下的儿童中,要注意头围增加不足,异常头部形状或神经系统症状,包括头痛、因颅内压增高而呕吐。同时对脊柱前凸、后凸和 / 或脊柱侧弯进行检查。

6. **生化指标随访** 血清 ALP 水平是儿童和成人佝偻病活动情况和骨软化症可靠的生物标志物。鉴于骨特异性 ALP 占儿童血清中总 ALP 的 80%~90%,因此,该人群可使用总 ALP。而在成年人中,首选骨特异性 ALP,因还有约 50% 的循环 ALP 来自肝细胞。ALP 在治疗前一般有中等程度升高,治疗有效可出现降低。治疗不足时,ALP 水平升高,尿中钙水平通常较低;相反,佝偻病好转后,ALP 水平趋于正常化,尿钙水平开始升高。

最常见的治疗误区是纠正血磷至正常范围,这在儿童时期几乎不可能达到。如果一些患儿治疗后血磷接近正常范围,提示磷剂量可能过多,易导致甲状旁腺功能亢进。如出现继发性甲状旁腺功能亢进,可通过增加骨化三醇的剂量或减少磷剂量进行纠正。而抑制的 PTH 水平表明,相对于磷酸盐,骨化三醇的剂量过高。骨化三醇剂量同时需要测量血清和尿中钙的含量来评估,出现高血钙或高尿钙则要减少骨化三醇剂量。优选尿液点样,因为较为简便。有条件的患者可进行 24 小时尿液收集。骨化三醇需从起始剂量逐渐减少到维持剂量。服药期间还需要监测肾功能有无变化。以上指标一般每 3 个月检测 1 次。

(七) 遗传咨询

PHEX 基因为 X 连锁显性遗传。受累的男性将致病突变传给所有女儿而非儿子。女性患者有 50% 的概率将致病突变遗传给下一代。但家族内变异很大,无法预测其严重程度。如果已鉴定家庭中的 PHEX 致病变异,则可以对风险增加的孕妇进行产前诊断。有一部分 XLH 男性患者可能为嵌合型,如果子代出现常染色体显性遗传模式的新发突变,应该考虑其父辈存在生殖细胞嵌合的风险,可能将突变传递给其他子代,但是评估这个风险比较困难。

(吴 蔚)

参考文献

1. PAULI RM. Achondroplasia: a comprehensive clinical review. Orphanet J Rare Dis, 2019, 14 (1): 1.

2. HÖGLER W, WARD LM. New developments in the management of achondroplasia. Wien Med Wochenschr, 2020, 170 (5): 104-111.

3. TROTTER TL, HALL JG. Health supervision for children with achondroplasia. Pediatrics, 2005, 116: 771-781.

4. CALANDRELLI R, PANFILI M, D'APOLITO G, et al. Quantitative approach to the posterior cranial fossa and craniocervical junction in asymptomatic children with achondroplasia. Neuroradiology, 2017, 59 (10): 1031-1041.

5. 靳婵婵, 贺静, 朱宝生. 软骨发育不全的研究进展. 中国妇幼保健, 2014, 29 (31): 5186-5188.

6. MICCOLI M, BERTELLONI S, MASSART F. Height outcome of recombinant human growth hormone treatment in achondroplasia children: a meta-analysis. Horm Res Paediatr, 2016, 86 (1): 27-34.

7. MCCLURE PK, KILINC E, BIRCH JG. Growth modulation in achondroplasia. J Pediatr Orthop, 2017, 37 (6): 384-387.

8. LEVINE MA. Diagnosis and management of vitamin D dependent rickets. Front Pediatr, 2020, 8 (1): 315.

9. 陈晓阳, 赵正言. 维生素 D 依赖性佝偻病. 中国儿童保健杂志, 2017, 25 (5): 478-485.

10. SAHAY M, SAHA R. Rickets-vitamin D deficiency and dependency. Indian J Endocrinol Metab, 2012, 16 (2): 164-176.

11. JONES G, PROSSER DE, KAUFMANN M, et al. Cytochrome P450-mediated metabolism of vitamin D. J Lipid Res, 2014, 55 (1): 13-31.

12. CESUR Y, SEVIL A, YUCA M, et al. Vitamin D-dependent rickets: eight cases. Eur J Gen Med, 2016, 13 (1): 16-20.

13. ACAR S, DEMIR K, SHI Y. Genetic causes of rickets. J Clin Res Pediatr Endocrinol, 2017, 9 (Suppl 2): 88-105.

14. HAFFNER D, EMMA F, EASTWOOD DM, et al. Clinical practice recommendations for the diagnosis and management of X-linked hypophosphataemia. Nat Rev Nephrol, 2019, 15 (7): 435-455.

15. 丁桂霞. 低磷性佝偻病研究新进展. 中华实用儿科临床杂志, 2019, 34 (17): 1304-1308.

16. CARPENTER TO, IMEL EA, HOLM IA, et al. A clinician's guide to X-linked hypophosphatemia. J Bone Miner Res, 2011, 26 (7): 1381-1388.

17. LINGLART A, BIOSSE-DUPLAN M, BRIOT K, et al. Therapeutic management of hypophosphatemic rickets from infancy to adulthood. Endocr Connect, 2014, 3 (1): 13-30.

18. LIN Y, CAI Y, XU J, et al. "Isolated" germline mosaicism in the phenotypically normal father of a girl with X-linked hypophosphatemic rickets. Eur J Endocrinol, 2020, 182 (1): K1-K6.

19. PASMANT E, PACOT L. Should we genotype the sperm of fathers from patients with "De Novo" mutations. Eur J Endocrinol, 2020, 182 (1): C1-C3.

第十四章　皮肤病新生儿基因筛查

皮肤病是累及皮肤和皮肤附属器官疾病的总称。皮肤作为人体第一道生理防线，具有屏障防护、体温调节、感觉和分泌等作用，同时也易受体内外因素的影响（如外伤、感染、代谢异常和遗传因素等）导致皮肤病。目前，已经明确的皮肤遗传性疾病包括遗传性鱼鳞病、银屑病、大疱表皮松解症、外胚层发育不良、色素失调症、着色性干皮病、皮肤松弛症和全身多毛症等。本节主要介绍新生儿期常见的皮肤遗传病，包括大疱表皮松解症和外胚层发育不良。

第一节　大疱表皮松解症

一、概况

（一）概述

大疱表皮松解症（epidermolysis bullosa，EB）是一组导致皮肤脆弱、起水疱的皮肤遗传病，通常在出生时即出现症状，大约每 50 000 名儿童就有一个患病儿。患者的皮肤非常脆弱，通过摩擦或外伤引起水疱，因皮肤像蝴蝶的翅膀一样脆弱，被称为"蝴蝶宝贝"。皮肤由表皮、真皮和中间的基底膜组成，EB 的严重程度主要取决于水疱形成的位置和发生变异的基因情况，根据 EB 的类型和致病基因的不同，患者的症状、严重程度、生活质量和长期预后也有很大差异，治疗的重点是护理水疱和预防新的水疱。

（二）包含疾病

EB 的疾病致病基因可以遗传自患有该病的父母（AD）或没有表型的父母携带者（AR），或以患者的新发变异（*De novo*）形式出现。EB 有四种主要类型包括单纯型 EB（水疱位于表皮内）、交界型 EB（水疱位于透明层内）、营养不良型 EB（水疱位于致密板下层）和金德乐综合征（水疱位于表皮内、透明层内和致密板下层）。因每种亚型都有特定的遗传基因，同一个亚型的病例，个体间的严重程度也存在差异。

二、单纯性大疱表皮松解症

（一）概述

单纯性大疱表皮松解症（epidermolysis bullosa simplex，EBS）是一类皮肤受轻微摩擦或碰撞就会出现水疱的遗传性皮肤病。患者皮肤或黏膜上皮脆性增加，受轻微摩擦或碰撞就会出现水疱。水疱多发于指/趾、踝部、腕部、关节伸侧等易被摩擦部位，愈后可留下粟丘疹和皮肤萎缩性瘢痕。EBS 是最常见的大疱表皮松解症类型，估计发病率为 1∶30 000~1∶50 000。根据临床特征和遗传模式，EBS 可分为 5 个临床亚型，包括局部性 EBS（EBS-loc，又称 Weber-Cockayne 型）、Dowling-Meara 型（EBS-DM）、色素斑型（EBS-with mottled pigmentation，EBS-MP）、Koebner 型和隐性遗传的 EBS（表 14-1）。

表 14-1 常见 EB 的临床类型

中英文疾病名称	亚型的中英文疾病名称	疾病 OMIM	基因 /OMIM	遗传模式	临床表现
单纯性大疱表皮松解症 (epidermolysis bullosa simplex, EBS)	Weber-Cockayne 型 (epidermolysis bullosa simplex, Weber-Cockayne type)	131800	KRT5/148040 KRT14/148066 ITGB4/147557	AD	是 EBS 最常见、症状最轻的一个亚型。水疱局限于手和足。反复出现的手掌和脚底起疱,出现局灶性过度角化,但罕有萎缩性瘢痕。在儿童早期或青春期发病,夏季病情加重
	Dowling-Meara 型 (epidermolysis bullosa simplex, Dowling-Meara type, EBS-DM)	131760	KRT5/148040 KRT14/148066	AD	是最严重的 EBS 亚型。出生后反复发生的全身性皮肤水疱,轻微损伤即可发生。水疱成簇出现,呈"疱疹状",出血性水疱,严重时可致新生儿死亡。口腔、手、脚、肘、膝部易发。缺乏瘢痕,手掌和脚底过度角化,甲营养不良,脱落。夏季加剧,随年龄增长症状可改善
	Koebner 型 (epidermolysis bullosa simplex, Koebner type)	131900	KRT5/148040 KRT14/148066	AD	较 Dowling-Meara 型症状轻。口腔起疱,反复发生的全身性皮肤起疱,四肢多见,但掌跖部一般不形成水疱。缺乏瘢痕,轻微损伤即可发生。出生或婴儿早期发作,夏季加剧,随年龄增长,起疱局限于手掌和脚底过度角化,水疱局限于手掌和脚掌
	色素斑型 (epidermolysis bullosa simplex-with mottled pigmentation, EBS-MP)	131960	KRT5/148040 KRT14/148066	AD	儿童早期出现的皮肤水疱,网状棕色皮肤色素沉着,甲营养不良。严重程度存在季节差异
	隐性遗传的 EBS (Epidermolysis bullosa simplex, recessive 1)	601001	KRT5/148040 KRT14/148066	AR	出生时即发生的黏膜水疱(口腔、肛门起疱)、皮肤水疱,可遍布也可仅局部出现,萎缩性瘢痕较少见。随年龄增长有所缓解。可有生长发育迟缓、便秘等
营养不良型大疱性表皮松解症 (Dystrophic epidermolysis bullosa, DEB)	重症广泛型隐性 DEB (recessive dystrophic epidermolysis bullosa, severe generalized, RDEB-sev gen)	226600	COL7A1/120120	AR	典型的 DEB,严重类型,生后即出现的皮肤脆弱、水疱。散布于全身皮肤、口腔黏膜、食管黏膜和角膜。出现眼睑损伤、角膜瘢痕、消化道水疱、幽门狭窄、关节挛缩、手脚畸形、指甲脱落和因营养不良导致的贫血和发育落后。水疱持续存在,继发感染,产生瘢痕。常伴并发症,可导致发育成年后层发性鳞状细胞癌的发生风险高
	其他非重症的广泛型隐性 RDEB (recessive dystrophic epidermolysis bullosa, other, RDEB-other)	226600	COL7A1/120120	AR	此亚型的表型比较温和。婴儿期,水疱常在手、足、膝盖、肘部,也可更广泛地分布于躯干和弯曲的部位。不会有严重的引起疲容的瘢痕形成,但躯干、颈部和大腿上起水疱会引起皮肤萎缩,手、足、膝盖和肘部少见瘢痕或萎缩

续表

中英文疾病名称	亚型的中英文疾病名称	疾病 OMIM	基因/OMIM	遗传模式	临床表现
营养不良型大疱性表皮松解症（Dystrophic epidermolysis rmolysis bullosa，DEB）	显性 DEB（dominant dystrophic epide-rmolysis bullosa，DDEB）	226600	COL7A1/120120	AD	水疱常发生在手、足、膝盖和肘部。尽管愈后有瘢痕，但水疱是良性的。甲营养不良，甚至甲脱落，这是显性 DEB 的特点。随着年龄增长，水疱的产生会减缓
交界型大疱表皮松解症（Junctional epidermolysis bullosa，JEB）	Herlitz 型 JEB（致死型）	226650	LAMB3/150310 LAMA3/600805 LAMC2/150292	AR	临床表型严重，出生时即有严重的水疱或在新生儿时期有明显水疱及大片糜烂，可伴有尿道和膀胱的先天性畸形，愈后留有萎缩性瘢痕和栗丘疹、头皮受损则形成瘢痕性脱发，手足常不受累，但可伴有甲沟炎。口腔、鼻腔黏膜易出现水疱和糜烂
	非 Herlitz 型 JEB（非致死型）	226650	LAMB3/150310 ITGB4/147557 LAMC2/150292 COL17A1/113811	AR	病情相对较轻。在手、足、膝盖和肘部发生水疱。愈后留有局限性萎缩性瘢痕，栗丘疹少见，口腔也有糜烂性水疱，牙釉质可发育不全。随年龄增长病情可减轻。也可有甲营养不良、瘢痕性脱发、少发等
金德乐综合征（Kindler syndrome，KS）		173650	FERMT1/607900	AR	出生时全身水疱，随着年龄增长可缓解。继发萎缩性瘢痕，假性并指。特点是有皮肤异色病和光敏感。可有骨骼畸形和智力低下

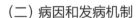

（二）病因和发病机制

遗传因素是 EBS 发病的主要因素，轻微的摩擦或碰撞可能是促发因素。EBS 的分子机制为细胞内角蛋白形成障碍，不能形成张力丝，导致表皮内和皮肤黏膜水疱形成。组织学上，EBS 患者的水疱发生在基底角质形成细胞内，因基底细胞内张力细丝异常，有裂隙并有大疱形成。EBS 的致病基因包括 *KRT5*、*KRT14* 和 *ITGB4*，遗传方式主要为常染色体显性遗传，也有常染色体隐性遗传的病例。EBS 的遗传异质性大，病情严重程度受多种因素的影响，家庭不同成员之间的病情也会不同。

呈常染色体显性遗传的致病基因变异以错义突变多见，主要致病机制为显性负效应。*KRT5* 和 *KRT14* 基因在不同亚型的病例中存在一些热点突变位点，如 *KRT5* 基因的 p.Glu477Lys 和 *KRT14* 基因的 p.Arg125Cys、p.Arg125His 和 p.Asn123Ser，多见于 EBS-DM 患者。而 *KRT5* 基因的 p.Pro25Leu 多见于 EBS-MP 患者。

（三）临床表现

依据水疱的分布、累及部位、是否伴有色素异常、遗传模式等，EBS 主要分为 5 个常见亚型，具体临床表现见表 14-1。

其中，Weber-Cockayne 型是症状最轻的一个亚型，水疱局限于手足，又称为手足型大疱性表皮松解症。出生时水疱很少或没有水疱，婴儿期因爬行/走路摩擦可在膝盖/小腿或脚底出现水疱。一些患者直到青少年或成年才被确诊。手掌/足底通常比手背/足背容易产生水疱。身体其他部位也可因被摩擦产生水疱。在夏天或潮湿环境下，病情可加重。随着年龄的增长，手掌、足底可发生过度角化。

Dowling-Meara 型症状最严重，水疱广泛分布，常见血疱，严重时可致新生儿死亡，少数病例可伴有食管受累。另外，色素斑型 EBS 皮肤脆弱在出生时即有，临床上难与 Dowling-Meara 型区别。但之后会在躯干和四肢上逐渐出现褐色的色素沉着斑和色素减退斑。Koebner 型是广泛的 EBS，患者出生时就发生水疱，分布较为广泛，皮肤损伤多发于四肢，但掌跖部一般不形成水疱。临床上，Weber-Cockayne 型发病率最高，此型为非致死型；Dowling-Meara 型和 Koebner 型较少见；色素斑型 EBS 则非常罕见。

（四）疾病的筛查

新生儿 EBS 的基因筛查适宜采用包括 *KRT5/KRT14* 基因的基于二代的测序技术。虽然 *KRT5/KRT14* 基因存在一些报道的热点致病变异位点，如果新生儿基因筛查仅局限于针对一些热点致病变异位点，则筛查覆盖的致病变异结果较为局限，故一些病例的致病基因变异可能遗漏。建议对可疑病例采用包含目标基因的筛查或测序分析，协助明确致病变异。

典型的 EBS 临床表现或明确的家族史可提示本病，皮肤活检结合显微镜电镜检查可从临床角度协助诊断。

（五）诊断与治疗

1. 诊断　EBS 诊断的依据主要是患者皮肤脆性增加，在轻微摩擦或不摩擦的情况下容易发生水疱，水疱愈后一般不留瘢痕。

皮肤活检：对因机械摩擦产生的新水疱进行活检是临床比较精确的检测方法，可以观察皮肤基底层细胞的裂隙。愈合的水疱可以通过免疫荧光显微镜进行形态学观察。皮肤活检组织的透射电镜可以检测角蛋白中间丝成簇情况，判断是否为 Dowling-Meara 型（角蛋白中间丝成簇分布）。对有家族史或有典型症状的（如仅在掌心和足底有水疱）病例，皮肤活检不是必需的。

皮肤活检在临床诊断 EBS 方面存在局限性，基因检测可以辅助明确诊断。

2. 治疗　支持治疗以防止皮肤起水疱，选择合适的敷料，促进开放性伤口的愈合，避免进一步皮肤损害，预防和治疗继发感染。新发的水疱可以手术划开排水。为预防并发症，要及时清洗伤口，适当地使用抗生素或药膏。若患儿因水疱或角化过度而行走困难，应穿合适的鞋并进行物理治疗。可针对患儿的具体情况，量身定制合适的活动，尽量减少对皮肤的伤害。

（六）遗传咨询

EBS 最常见的遗传方式为常染色体显性遗传，主要由 *KRT5* 或 *KRT14* 基因突变引起。但是在少数家庭也可以为常染色体隐性遗传。

在进行遗传咨询前，首先要通过家系分析明确家庭的遗传模式。通过基因检测，结合水疱活检明确具体亚型，进行遗传诊断并评估再发风险。对于基因诊断明确的家庭，再生育可以选择合适的产前诊断方法进行阻断。

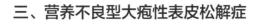

三、营养不良型大疱性表皮松解症

(一) 概述

营养不良型大疱性表皮松解症(dystrophic epidermolysis bullosa,DEB)是大疱性表皮松解症的一种严重的类型,水疱发生在致密板下层,会导致瘢痕形成。按照临床特征、遗传模式和超微结构等将DEB分为重症广泛型隐性DEB(recessive dystrophic epidermolysis bullosa,severe generalized,RDEB-sev gen),亦称Hallopeau-Siemens型DEB,其他非重症的广泛型隐性DEB(recessive dystrophic epidermolysis bullosa,other,RDEB-other),也称非Hallopeau-Siemens型和显性DEB(dominant dystrophic epidermolysis bullosa,DDEB)共3个亚型。RDEB-sev gen患儿可在出生时即夭折,存活患儿症状严重,RDEB-other亚型症状较轻。临床上,DDEB较为常见,此型的水疱只出现在手、足膝盖和肘部,症状比较温和,指甲特别是趾甲营养不良是DDEB的常见表现,而且只在该型中存在。

DEB在美国人群的发病率约为0.65：100 000。DDEB约为0.29：100 000。RDEB为0.4/1 000 000~0.6/1 000 000。

(二) 病因和发病机制

DEB的遗传方式有常染色体显性和常染色体隐性遗传两种。编码Ⅶ型胶原的 COL7A1 基因是DEB的致病基因,目前已经报道有超过870种突变。COL7A1 基因定位于3p21.3,编码胶原蛋白α-1(Ⅶ)链。COL7A1 基因突变导致皮肤基底膜Ⅶ型胶原缺失,临床表现为皮肤松解。COL7A1 基因全长9.2kb,共有119个外显子,8 835个核苷酸的开放性阅读框编码2 945个氨基酸,组成同源三体的三螺旋成胶原蛋白。

常染色体隐性DEB主要是因 COL7A1 基因的无义突变、插入、缺失、内含子剪接等使胶原蛋白Ⅶ功能缺失所导致的最严重的DEB类型。临床严重程度可能与终止密码子的位置相关。另外,如果等位基因中一条链发生终止突变,另一条链上为错义变异,形成部分功能的蛋白将导致中等严重程度的表型。常染色体显性的DEB主要是错义变异,影响胶原蛋白Ⅶ二级结构。其中,三螺旋结构域中外显子73~75的甘氨酸错义变异,如p.Gly2034Arg和p.Gly2043Arg较为常见。另外,还包括剪接变异和其他错义变异。不同患者的同一种突变其临床表型可以不同。

(三) 临床表现

1. 重症广泛型隐性DEB　出生时就会出现泛发的水疱、糜烂。在新生儿早期即累及全身,包括口腔黏膜、食管黏膜和角膜。口腔水疱感染,可使舌和腔底黏合(舌系带缩短)、口腔容积减小或张嘴幅度变小(小口畸形),影响患儿进食。食管糜烂会导致食管狭窄、进食困难和严重营养不良。肛门累及会导致严重的便秘。角膜糜烂会导致角膜结痂、失明。水疱愈合后会留下萎缩性瘢痕及粟丘疹、指/趾甲脱落,四肢关节由于水疱愈合形成瘢痕萎缩而造成畸形。幼儿会出现严重的营养不良、贫血、发育迟缓、毛发稀疏、牙齿生长异常、骨质疏松、心肌病和泌尿系统疾病等,大多在儿童期或青春期死亡。

慢性疼痛可对患者及其家属造成强烈的精神压力,多数患者有心理问题,包括焦虑、失望和药物依赖等。成年后鳞状细胞癌发生率极高(＞90%),并可发生转移。

2. 其他非重症的广泛型RDEB　表型比较温和,出生时或婴儿期发病,水疱局限,在手、足、膝盖、肘部常见,也可能更广泛分布于躯干和四肢弯曲的部位,黏膜损伤较轻,不会形成严重的毁容瘢痕。发生在躯干、颈部和大腿上的水疱会引起皮肤萎缩,但手、足、肘部或膝盖的水疱不会引起相应改变。

3. 显性DEB　在出生时或儿童期发病,水疱常发生在手、足、膝盖和肘部。起疱相对较温和,可治愈,但愈后仍会有瘢痕。甲营养不良、甲脱落现象是显性DEB的特点,有些轻症患者可能仅有甲营养不良。随着年龄的增长,水疱产生会有所减缓,但不会完全消失。胫骨前、膝盖突出或其他部位的皮肤会出现角化过度的类似痒疹的水疱。

(四) 疾病的筛查

鉴于 COL7A1 基因变异类型多,没有明确的热点突变位点,不宜进行基于基因变异位点的筛查,建议采用包含 COL7A1 基因的NGS技术进行筛查。同时,鉴于该病有常染色体显性和常染色体隐性两种遗传模式,在新生儿基因筛查时的变异解读需结合变异性质(错义变异还是移码变异)和患儿的临床表现(表型的严重程度),协助临床判断变异类型,明确诊断。COL7A1 基因全部测序检出率可达95%以上。对高度怀疑DEB的患者,也可以先对 COL7A1 基因的外显子 73~75 进行测序,这些区域可以检测 75% 的致病变异。对疑似 RDEB 患者则需要进行包括 COL7A1 基因在内的,可检测包括无义突变、错义突变、剪切变异、插入和缺失突变的 NGS。

(五) 诊断与治疗

1. **诊断** DEB 的诊断主要基于皮肤脆弱、家族史和针对临床怀疑的患者进行相应的检测。临床上,对于新生儿期有皮肤脆弱,轻微外伤易产生水疱的患者应考虑 DEB。家族史提示常染色体隐性遗传或常染色体显性遗传模式。基因测序分析是最明确的检测方式。皮肤活检、免疫荧光可检查基底膜蛋白的致密度和组织分裂程度,透射电镜可显示基底膜致密板裂缝,这些检查可辅助进行临床分型。免疫荧光染色显示重症广泛型隐性 DEB 的Ⅶ型胶原缺失,其他两型患者可有Ⅶ型胶原染色。一些新生儿期产生水疱的患者,Ⅶ型胶原蛋白会滞留在角质细胞内,而不是转移到基底膜。当 DEB 症状轻,没有水疱生成时则需要依赖基因检测。

2. **治疗** 没有特异性治疗,主要采用支持治疗,包括伤口护理、控制感染、营养支持,以及预防和治疗并发症。重点在于护理水疱,专业护理对于成功救治 DEB 新生儿至关重要。往往需要多学科医疗团队协作完成,包括培训患儿父母及后续转诊医疗机构的护士。

处理疑似 DEB 的新生儿时应非常小心。应避免足跟采血,改用静脉穿刺采血。新发的水疱需要切开排水,避免液体随张力四处扩散。需要转移时可把患儿放在厚的泡沫垫上进行转移,减少摩擦。尽早培训父母进行家庭护理,如喂食、洗澡、尿布使用、更换敷料等操作。

疼痛和瘙痒是影响 DEB 患者生活质量的主要因素,提倡各种局部、口服和心理疗法。皮肤感染在 DEB 中很常见,所有开放性伤口最终都被细菌定植。临床需慎重确定何时、如何治疗感染,最常见耐药菌是耐甲氧西林的金黄色葡萄球菌(methicillin-resistant staphylococcus aureus, MRSA)、铜绿假单胞菌和链球菌。

DEB 患者的治疗需要多学科医疗团队参与,通常包括皮肤科医生、专门处理伤口的 EB 专业护士、初级保健医护人员、治疗师、营养师和社会工作者等。需要定期监测是否存在并发症和后遗症,必要时还应请专科医生会诊和联合治疗,包括消化内科、眼科、肾病科、血液科、内分泌科、心脏科、疼痛治疗科、精神科、遗传科、整形外科及牙科等。DEB 的治疗方案应根据患者年龄、病情严重程度、症状、并发症和患者意愿个体化制订。重型 DEB 患儿会大大增加家庭负担,社区支持可以为这种慢性、严重影响日常生活的疾病患儿家庭提供必要的帮助。

(六) 遗传咨询

DEB 可以是常染色体显性遗传(DDEB)或常染色体隐性遗传(RDEB)。在进行遗传咨询前,首先明确遗传模式。基因检测是唯一精确的判断遗传模式和预测再发性风险度的指标。

家庭成员的风险评估:

1. **常染色体显性遗传** 约 70% 显性 DEB(显性 DEB)患者的双亲中的一方为患者,30% 的患者是新发变异(De novo)。在对先证者进行基因检测后,推荐对在先证者父母中发现的变异进行风险性评估,包括每个显性 DEB 患者后代遗传突变的概率为 50%。如果父母其中一方是存在血缘关系的显性 DEB 患者家属,那么亲属的风险度为 50%。如果父母双方均不是常染色体显性遗传状态,则需要考虑先证者可能为致病基因的新发变异。

2. **常染色体隐性遗传** 对于父母都为 RDEB 携带者的子女,在理论上有 25% 的概率患病,50% 可能为携带者,还有 25% 可能既不会患病也不是携带者。RDEB 患者的后代必然是致病突变杂合携带者。

产前诊断和胚胎植入前基因诊断都需要首先确定家系的具体致病变异和遗传模式。

四、交界型大疱表皮松解症

(一) 概述

交界型大疱表皮松解症(junctional epidermolysis bullosa, JEB)是一类皮肤和黏膜脆性增加,在微弱摩擦或不摩擦的情况下发生水疱的皮肤病。水疱严重时可在口腔、鼻腔、指/趾和气管形成肉芽组织。JEB 分为 Herlitz 型 JEB(致死型)和非 Herlitz 型 JEB(非致死型)。JEB 的总发病率为 0.44/1 000 000。非 Herlitz 型 JEB 的发病率为 0.7/10 000 000,Herlitz 型 JEB 的发病率约为 0.37/1 000 000。

(二) 病因和发病机制

LAMB3、LAMA3、LAMC2 和 COL17A1 基 因

是 JEB 的致病基因,均为常染色体隐性遗传。当两个等位基因发生移码突变时 JEB 表型较重,终止密码子发生的位置与 JEB 表型的严重程度相关。表型较轻的 JEB 一般由错义突变和剪接变异引起。中等程度的表型(也可能发展为严重的表型)可因无义突变、移码突变产生外显子跳跃导致。

LAMA3、*LAMB3* 和 *LAMC2* 基因编码蛋白(层黏连蛋白 A3、B3 和 C2)组装成异三聚体,即层黏连蛋白 332,与表皮的锚定纤维相连。这三个基因的突变会导致蛋白结构异常,降低皮肤对机械外力的承受力,易形成黏膜 - 皮肤水疱。

这些基因的突变包括无义突变、错义突变、剪接变异及插入缺失突变。等位基因编码提前终止的突变会导致严重的致死型 JEB,其中常见的一些热点突变均为导致编码提前终止的变异,并且多为纯合,如 *LAMA3* 基因的 c.151insG(p.Val51GlyfsX3)和 p.Arg650X,*LAMB3* 基因的 p.Arg42X、p.Gln243X、p.Glu320X、p.Arg635X,以及 *LAMC2* 基因的 p.Arg95X。

COL17A1 基因位于 10q24.3,含 56 个外显子,编码 1 496 个氨基酸的 XVII 型胶原蛋白。XVII 型胶原与 α-6 整合素相连接,是形成半桥粒的主要结构,将表皮细胞锚定于真皮细胞。

COL17A1 突变一般引起非 Herlitz 型 JEB,包括无义突变、插入缺失突变、剪接变异和错义突变。突变类型和位置与临床表型的严重程度相关。

(三) 临床表现

根据 JEB 患者的临床症状、遗传模式,以及皮肤活检组织中层黏连蛋白 332 和锚定纤维是否存在,将 JEB 分为 Herlitz 型 JEB(致死型)和非 Herlitz 型 JEB(非致死型)。

1. Herlitz 型 JEB　是 JEB 的严重类型,患儿在出生时即有水疱或在新生儿期出现明显的水疱和大片糜烂。水疱可发生在口腔皮肤黏膜,甚至是呼吸道、食管、膀胱、尿道和角膜等。水疱特别严重时可导致受累处形成肉芽组织。肉芽组织最常出现在鼻腔、口腔、耳、指 / 趾和经常受摩擦的地方,如臀部和枕部。肉芽组织容易擦破、流血,这些伤口会流失大量的血液、体液和蛋白,可引起婴儿的电解质紊乱或形成败血症,危及生命。如果婴儿幸存下来,产生的水疱不会再留下瘢痕,除

非发生严重的感染情况。声门、气管部位如果形成肉芽组织,会出现嘶哑的哭声,呼吸道的堵塞会导致呼吸困难。累及膀胱和尿道上皮会导致排尿困难、尿潴留、尿道感染及肾功能障碍。患儿如果出现严重贫血和发育障碍,大多在 2 岁内死亡,重症者在 1 年内死亡。

常见的并发症包括因营养吸收减少、伤口愈合对营养的需求增加而导致的生长缓慢、贫血、脱发、皮肤感染、败血症、电解质紊乱,以及骨质疏松、牙釉质发育不良等。鳞状细胞癌的发生率高。

2. 非 Herlitz 型 JEB　病情相对较轻。在出生时或 2~3 岁时发病,水疱好发于手、足、膝盖和肘部,可累及肾脏、输尿管或食管。水疱分布范围更广,可累及身体躯干,特别是四肢屈侧。愈后留有局限性萎缩性瘢痕,粟丘疹少见,口腔也有糜烂水疱,牙釉质不全。随着年龄的增长,病情可以减轻。

(四) 疾病的筛查

虽然致死型 JEB 存在 *LAMB3*、*LAMA3* 和 *LAMC2* 基因的一些热点突变位点,但并不能覆盖所有的致病变异。因此,针对该病的新生儿筛查建议采用覆盖上述候选基因的 NGS。*LAMB3*、*LAMA3*、*LAMC2* 和 *COL17A1* 基因的突变可以解释大多数 JEB 患儿的病因。其中,*LAMB3* 基因突变在所有 JEB 中占 70%,*COL17A1* 占 12%,*LAMC2* 占 9%,*LAMA3* 占 9%。而且,98% 以上为碱基序列变异,缺失变异罕见。

在进行初步评估后,对新发的水疱,特别是新生儿要尽早进行皮肤活检。皮肤活检可以通过电子显微镜和 / 或免疫荧光进行,检测基底膜蛋白可以发现病变蛋白。

(五) 诊断与治疗

1. 诊断　JEB 的临床诊断主要依据为皮肤脆性增加,微弱摩擦或不摩擦的情况下产生水疱,水疱可能是中等或严重的,累及口腔黏膜、鼻腔、指 / 趾和气管等,可形成肉芽组织。水疱很少或没有。

基因检测是首选的诊断方法,一般不再进行用于诊断目的的皮肤活检。由于 JEB 的表型谱较宽,涉及基因较多,基因检测可选择包括目标基因的基因包测序和 WES。

如果进行皮肤活检,可采用透射电镜或免疫荧光染色。活检取材应该是新发水疱边缘或机械

诱导水疱,同时取一些正常连接的皮肤。透射电镜可检测基底膜结构的数量和形态、锚定纤维、半桥粒和角蛋白中间丝的存在与否和形态,同时还可以观察微囊泡的情况。JEB 患者上皮基底膜的透明层可见裂痕。致死型 JEB 患者的半桥粒减少、发育不良,锚纤维显著减少或缺失。非致死型 JEB 可有锚纤维的减少,也可见半桥粒减少、发育不良。免疫荧光染色中,层黏连蛋白 332 染色异常或缺失。如果是 COL17A1 突变,则 XVII 蛋白染色异常。

2. 治疗 需要对怀疑 JEB 的患儿水疱情况进行评估,包括出现进行性声音嘶哑或喘鸣时的水疱形成部位的评估,如口腔、食管和气道,必要时进行气管造口术。对新发的水疱进行划开排液,避免液体继续扩散。需要保护皮肤,避免摩擦,外敷三层敷料和药膏,看护人员需要学习如何处理 EB 患者。

避免皮肤受外伤,日常牙科护理,穿着合适的衣、鞋,防止外物摩擦。提供心理支持服务。注意患儿体液和电解质平衡,营养不良的患儿要补给钙、维生素 D、锌和铁,必要时还要进行胃造口术补给食物。

(六)遗传咨询

JEB 为常染色体隐性遗传方式。患儿的父母通常为杂合携带者。理论上,如果父母都是携带者,子女患病的概率为 25%,非患病携带者的概率为 50%,既不患病也不是携带者的概率为 25%。在明确了家族致病基因和致病变异后,可以进行家庭成员的携带情况检测或再次生育的产前诊断。

五、金德乐综合征

(一)概述

金德乐综合征(Kindler syndrome,KS)是一种常染色体隐性遗传的 EB 亚型,主要表现为皮肤水疱,继发萎缩性瘢痕,进展性皮肤异色症,特点是有光敏感。可有骨骼畸形和智力低下。1954 年由 Kindler 首次描述,认为是一种皮肤异色病,2008 年才被归为一种单独亚型的 EB。

(二)病因和发病机制

编码膜相关结构信号蛋白 Kindlin-1 的 FERMT1 基因是 KS 的致病基因,呈常染色体隐性遗传。KS 的水疱裂隙位于表皮内、透明层内和致密板下层。在 KS 中,导致皮肤紊乱的角质形成细胞失去了正常的结构、极性和对真皮的黏附。

Kindlin-1 蛋白是一种整合素连接黏附位点的细胞内衔接蛋白,形成黏着斑。在皮肤和口腔黏膜中,Kindlin-1 以极化方式位于基底层表皮角质形成细胞中。FERMT1 基因的大多数致病性变异是在近亲家族中鉴定出的,如 c.676insC 是在巴基斯坦家系中发现的。但更多的致病变异分布于整个基因,跨越外显子、内含子和启动子区,变异类型包括无义突变、缺失、插入和剪接位点变异等。

(三)临床表现

水疱是 KS 最常见的临床表现。患儿皮肤脆弱,出生时即出现水疱,肢端多见。轻微创伤引起水疱,日晒后出现光敏性红斑和灼热。这些症状随着年龄的增长趋于改善。光敏感个体严重程度不一。

皮肤萎缩以皮肤薄、有皱纹为特征,尤其是手背和脚背。幼儿期出现皮肤异色症,以网状毛细血管扩张和斑驳的皮肤色素沉着为特征。手掌和脚掌过度角化,结膜瘢痕,角膜糜烂和下眼睑外翻;牙周疾病(如出血性黏膜炎、牙龈炎、牙周炎、牙齿过早脱落和唇白斑病);胃肠道异常(如食管狭窄、严重结肠炎、腹泻、便秘、直肠黏膜裂痕和狭窄)。

(四)疾病的筛查

FERMT1 基因是 KS 的致病基因。目前已经报道了 80 余种致病变异。FERMT1 基因没有明确的热点致病变异,FERMT1 基因的候选位点检测不能有效发现所有变异。新生儿基因筛查建议采用包括 FERMT1 基因的 NGS,包含 FERMT1 基因的 NGS 能够筛查更多的致病变异。

(五)诊断与治疗

1. 诊断 KS 的水疱与其他亚型的大疱性表皮松解症没有区别。因此,难以根据新生儿期的表现考虑 KS。在年龄较大的儿童中,如果同时存在皮肤水疱、光敏感和手背皮肤皱褶萎缩,则可怀疑 KS。而成人的皮肤异色症伴儿童期水疱及光敏感病史则提示 KS。

针对新发水疱处的皮肤活检,可通过透射电镜区分患者皮肤裂隙水平,显示基底角质形成细胞内的裂隙、透明层中的裂隙和/或致密层下的裂隙。另外,免疫荧光可检测患者表皮和真皮交界处微水疱的标志物(如 IV 型胶原或层黏连蛋白 -332)。

FERMT1 基因突变分析是 KS 诊断的金标准。

2. **治疗**　建议针对 KS 患儿组织由多学科合作的团队(皮肤病学、儿科、眼科、口腔科、消化科、泌尿科、护理和营养科)进行管理。皮肤护理包括常规的水疱护理,黏膜、口腔护理。处理结肠炎、食管狭窄并发症和铁缺乏性贫血。生活中应避免阳光直射。建议从青春期开始定期筛查早期鳞状细胞癌。

（六）遗传咨询

KS 呈常染色体隐性遗传。对于明确了 *FERMT1* 致病变异的患儿家庭,再次生育需要遗传咨询和产前诊断,采用合适的方式进行产前检测或植入前遗传学诊断。受孕时,每胎的患病概率为 25%,50% 的概率成为无症状携带者,有 25% 的概率不携带致病变异。

第二节　外胚层发育不良

一、外胚层发育不良

（一）概述

外胚层发育不良(ectodermal dysplasias,ED)是一类影响胚胎外胚层发育的遗传性皮肤病,主要累及皮肤、汗腺、头发、牙齿和指甲等,可由不同基因突变引起,遗传模式各异。ED 临床表现范围广,可累及两种或多种外胚层结构,也可能包括其他胚层的表现。

患儿的皮肤比较干燥,表面可有鳞屑,易发生皮炎;毛发稀疏且生长缓慢,易脱发;牙齿生长缓慢、缺齿、呈钉状、牙釉质发育不良,易发生龋齿;指甲表现多种多样,如指甲营养不良、厚甲、无指甲等;因外分泌腺数量少或完全缺失导致少汗症/无汗症。其他还包括乳腺和乳头发育不良、泪管狭窄/发育不全、手掌/脚底过度角化、皮肤错构瘤等,可伴随全身累及的症状。

ED 的临床表现在出生后随着时间进展逐渐演变。新生儿皮肤剥脱、红斑或火棉胶样膜可能会先考虑鱼鳞病,之后因出汗减少导致无法解释的反复发热则再考虑 ED。一些年龄大的孩子首发症状可能是因牙齿发育异常就诊。

（二）包含疾病

常见外胚层发育不良疾病类型见表 14-2。

二、少汗型外胚层发育不良

（一）概述

少/无汗型外胚层发育不良(hypohidrotic/anhidrotic ectodermal dysplasia,EDA)是一种遗传性皮肤病,临床少见。EDA 主要以皮肤汗腺、毛发及牙齿等外胚层起源的组织发育缺陷为主要临床特征。患病率约为 1:100 000,男性多见。

（二）病因和发病机制

遗传因素为本病发病的主要因素,约 90% 以上的患者有家族史,约 7% 的患者无明显家族史,可能与病毒感染、体内激素改变有关。本病常见为 X 染色体连锁隐性遗传,部分患者呈常染色体显性或隐性遗传。EDA 的致病基因编码蜕皮蛋白酶 A(ectodysplasin A),该蛋白在外胚层附属器(如毛发、牙齿和汗腺等)发育中起重要作用。EDA 和 EDAR 受体(ectodysplasin 1,anhidrotic receptor)的信号转导需要胞内的接头蛋 EDARADD(EDAR-associated death domain) 共同形成复合物,激活 IKK1/IKK2/IKBKG 复合物和转录因子 NF-κB,参与调控外胚层的发育。上述相关基因突变将造成相应蛋白功能缺陷,导致胚胎外胚层发育障碍,与外胚层起源相关的器官出现异常。临床上表现为毛发、牙齿、指甲、皮肤及外分泌腺(包括汗腺、睑板腺和幽门腺等)等发育异常。

（三）临床表现

患者大多为男性。出生体重轻,皮肤呈水果皮样,似早产儿,毛发稀少。汗腺、皮脂腺、毛囊缺乏,皮肤苍白,无汗或少汗,怕热。患者易出现不明原因的发热,尤其是在炎热的季节,更易发生惊厥、肺部感染、败血症及湿疹性皮炎等。

牙齿发育异常,乳牙及恒牙部分或全部缺失。中切牙和尖牙呈圆锥状,下颌骨发育正常但牙龈可能萎缩。因唾液腺发育不全,口较干燥。

可出现全身腺体发育异常的表现,如泪腺受影响,泪液分泌不足,角膜和晶状体可发生混浊。

表 14-2　常见外胚层发育不良疾病类型

疾病	疾病 OMIM 编号	致病基因 /OMIM	遗传模式	主要临床表现
X 连锁少汗型外胚层发育不良 (ectodermal dysplasia 1, hypohidrotic, X-linked)	305100	EDA/300451	XLR	男性患病。易发热，无汗或少汗，无泪。特殊面容（前额突出，鼻梁低平，小鼻子，嘴唇突出，小下颌。短脸。眼眶周围皮肤皱纹，色素沉着）。皮肤薄，干燥。新生儿出现皮肤剥脱／结痂，可有湿疹。鼻黏膜萎缩，臭鼻，少牙，无牙或小牙齿，圆锥齿。眉毛、睫毛稀疏，头发细，汤匙形指甲，因喉黏膜干燥引起的声音嘶哑
常染色体显性遗传的少汗／毛发／指甲型外胚层发育异常 10A 型 (ectodermal dysplasia 10A, hypohidrotic/hair/nail type, autosomal dominant)	129490	EDAR/604095 2q13	AD	易发热，皮肤光滑，薄而干燥，少汗。头发细，生长缓慢，眉毛和睫毛稀疏，少牙，无牙或小牙齿
常染色体显性遗传的少汗／毛发／指甲型外胚层发育异常 11A 型 (ectodermal dysplasia 11A, hypohidrotic/hair/tooth type, autosomal dominant)	614940	EDARADD/606603	AD	少汗或无汗，头发脆性大，稀疏或缺失，牙齿发育不全，可伴畸胎瘤
常染色体隐性遗传的少汗／毛发／牙齿型外胚层发育异常 10B 型 (ectodermal dysplasia 10B, hypohidrotic/hair/tooth type, autosomal recessive)	224900	EDAR/604095	AR	易发热，无汗或少汗，少牙，无牙或小牙齿。头发细，生长缓慢，眉毛和体毛稀疏，特殊面容（眼眶周围皱纹，鼻梁低平，嘴唇突出）
常染色体隐性遗传的少汗／毛发／牙齿型外胚层发育异常 11B 型 (ectodermal dysplasia 11B, hypohidrotic/hair/tooth type, autosomal recessive)	614941	EDARADD/606603	AR	皮肤光滑，少汗或无汗，头发，眉毛和体毛稀疏或缺失。脸部色素加深，眼眶周围皱纹和色素沉着，眉毛和睫毛稀疏，鼻梁低平，萎缩性鼻炎，常流鼻血，反复呼吸道感染，口干，圆锥齿，钉状牙齿，部分恒牙萌出，乳头、乳房发育不良
外胚层发育不良和免疫缺陷 1 (ectodermal dysplasia and immunodeficiency 1)	300291	IKBKG/300248	XLR	牙齿萌出延迟，圆锥齿，皮肤薄，干燥，无汗或少汗，皮肤色素异常，头发稀疏。反复感染，免疫球蛋白异常，对病原易感
外胚层发育不良伴免疫缺陷 2 (ectodermal dysplasia and immunodeficiency 2)	612132	NFKBIA/164008	AD	易发热，无汗或少汗。婴幼儿反复呼吸道感染，胃肠道感染，皮肤念珠菌病，少牙，圆锥牙，头发稀疏
有汗型外胚层发育不良 (Hidrotic ectodermal dysplasia)	129500	GJB6/604418	AD	出汗正常，牙齿正常，睫毛、眉毛稀疏，矮小，关节处色素沉着，掌跖角化过度，毛发缺陷和甲发育不良，杵状指

鼻黏液腺缺少引起萎缩性鼻炎、鼻分泌物有异味以及慢性呼吸道感染等。胃肠道腺体缺少造成吞咽困难、舌炎及腹泻。偶见乳腺组织发育不良。

毛发发育异常，表现为秃发或毛发稀少、柔软、细短、干燥且生长缓慢。眉毛少，且外 1/3 常缺如，可无睫毛、毳毛、阴毛及男性胡须。部分患者甲营养不良，表现为指甲脆、甲板薄等。

典型病例有特征性面容改变，表现为前额突起、颧骨高而宽、鼻根低平、鼻孔大、口唇厚。可有轻微智力低下、语言障碍。

本病早期病死率为 30%，余 50% 在儿童期受严重症状的困扰，部分患儿可因感染、发热而夭折。

(四) 疾病的筛查

目前已明确的致病基因变异和检出方法见表 14-3。对于有家系的患者可进行目标基因测序，基因筛查或对于出生即有皮肤相关表现的患者建议采用覆盖下列基因的 NGS。

表 14-3　常见少 / 无汗型外胚层发育不良致病基因变异和检测方法

基因	主要变异类型 / 检出方法	HGMD 已收录的致病变异（截至 2020 年 6 月）
EDA	点突变占 55%/ 测序分析	344
EDAR	测序分析	68
EDARADD	测序分析	10
IKBKG	特殊设计的 PCR 测序	50
NFKBIA	目前仅报道点突变 / 测序分析	13

(五) 诊断与治疗

1. **诊断**　目前尚无明确的诊断标准。临床有以下表现应怀疑本病：

(1) 毛发发育不全 (稀毛)：头发干燥、纤细、色素浅。但头发的表现不足以用于诊断。有些患者胡须、腋毛和阴毛均可正常。

(2) 少汗：泌汗功能减弱，对因温度升高而产生的出汗能力降低，导致体温过高。

(3) 少牙：牙齿小、缺失。牙齿形态异常，呈圆锥齿。

在临床上，新生儿出现发热但无汗的情况要怀疑此病。一般在生后 6~9 个月，因出牙迟或长出圆锥状牙齿就诊。下颌骨 X 线片见牙齿组织发育不全或缺如可确诊。大年龄患者可参考脸部特殊形态、稀毛、牙齿缺少 / 缺失，通过进一步下颌骨 X 线片进行确诊。

皮肤活检显示没有毛囊和发育不良的内分泌汗腺。基因检测发现致病基因变异可结合临床进行确诊。

2. **治疗**　本病主要是对症治疗。需要防止因散热障碍引起的被动性体温升高。患者所处环境需要控制温度，衣着需注意透气，补充足够水分。避免剧烈运动导致身体过热的情况发生。注意口腔卫生，适时装配及更换假牙以保证患者的咀嚼功能。伴干燥和湿疹性皮炎的患者可外用润肤剂。可用人工泪液弥补泪液分泌不足。生理盐水喷雾加凡士林软膏可保护鼻黏膜。可考虑佩戴假发。

(六) 遗传咨询

常见的 EDA 的遗传方式为 X 染色体连锁隐性遗传，男性发病，也可能为常染色体显性或隐性遗传。需要仔细询问家庭成员，通过致病基因的变异筛查或基因测序协助诊断。

对于 X 染色体连锁隐性遗传，先证者的母亲常为致病变异的携带者，父亲正常。女性携带者所生育的子代中，50% 的男性会罹患此病，而 50% 的女性则为该致病变异的携带者。对于没有明确家系患病的男性患儿，变异可能为患儿本人的 *De novo*，变异也可能来自其母亲的 *De novo*（母亲为第一代致病变异携带者）。对于常染色体显性遗传的家庭，先证者的致病基因变异可能来自患病的父亲或母亲，也可能是 *De novo*。先证者兄妹的发病情况取决于其父母是否有该基因的致病变异，如果有则其发病的可能性为 50%。如果父母无临床症状则先证者兄妹的发病率将非常低，但不排除存在父母生殖细胞嵌合突变可能。对于常染色体隐性遗传的家庭，先证者的父母均为 *EDAR* 或 *EDARADD* 基因突变的杂合携带者，无临床症状。先证者的兄妹有 25% 的发病可能，50% 为无症状携带者，25% 可能完全正常。

对于有计划结婚或生育的患者或携带者有必要进行遗传咨询。如果已经明确 EDA 的具体基因变异则可进行产前诊断。通过行绒毛膜绒毛取样或行羊膜穿刺术，进行核型分析确定胎儿性别。本病 95% 是 X 连锁的 EDA,男性胎儿需要进行基因突变检测。如果先证者是常染色体显性遗传模式,女性胎儿也需要进行基因突变检测。

三、有汗型外胚层发育不良

(一) 概述

有汗型外胚层发育不良(hidrotic ectodermal dysplasia)又称 Clouston 综合征。主要特征是指甲营养不良、变形,易发生甲沟炎感染;头发脆性大,生长缓慢,易脱发;中至重度的掌跖角化过度。

(二) 病因和发病机制

本病由 Clouston 在 1929 年首次报道。因染色体 13q12 区域编码缝隙连接蛋白 30 的 GJB6 基因突变引起的角蛋白分子异常,呈常染色体显性遗传病。

(三) 临床表现

患者出生后即可有指甲和毛发异常。头发可呈线状、脆弱、苍白色,头发稀疏、纤细,发质脆弱,先天性秃头较常见,至青春期后渐明显。指/趾甲发育不良是最常见的临床表现,甲板短小,匙状甲或凹甲,甲肥厚呈乳白、灰白或黑灰色,生长缓慢,并从指甲床向远端分离,可伴真菌感染。不同个体间表现有差异。

眉毛(特别是外侧 2/3)、睫毛、鼻毛、腋部和阴毛也常稀少甚至缺如。皮肤色素沉着,关节部位尤为明显。7~8 岁后掌跖角化明显,并随年龄增长而加重,易皲裂。汗腺,皮脂腺正常,无牙很罕见。身体发育和精神运动发育一般正常。

(四) 疾病的筛查

GJB6 是目前唯一的已知致病基因。文献提示,表 14-4 所列 4 个变异位点几乎涵盖 100% 的患者。因此,对于临床怀疑该病的病例或新生儿基因筛查,均可首先采用包括这 4 个最常见的变异位点的检测。对于未发现致病变异的高度可疑病例,则结合临床表现,必要时采用覆盖更多基因的 NGS 分析。

(五) 诊断与治疗

1. 诊断 以下情况应考虑本病。

(1) 指甲营养不良(畸形、增厚、小指甲):为本病的基本特征,影响约 30% 的患者。有时指甲营养不良可能是检查时唯一明确的发现。

表 14-4 *GJB6* 基因已报道热点致病变异位点

碱基改变	氨基酸改变	报道人群
c.31G>A	p.Gly11Arg	法国人、法裔加拿大人、非洲人、西班牙人、苏格兰裔爱尔兰人和中国人
c.263C>T	p.Ala88Val	印度人、马来西亚人、威尔士人
c.148G>A	p.Asp50Asn	苏格兰人
c.110T>A	p.Val37Glu	德系犹太人

(2) 毛发异常:头发稀疏、苍白、细而脆,或可能完全没有头发。眉毛稀疏或缺失。睫毛短且稀疏。腋毛和阴毛稀疏或缺失。

(3) 掌跖角化过度:手掌和脚底过度角化,为常见表现,但仅局部分布。

根据病史和典型的临床特征,结合家族史可做出诊断。患者毛发的光学显微镜检查可见原纤维结构紊乱,偏振光下双折射减弱。电镜显示头发纤维排列紊乱伴角质层缺失。毛发检查、皮肤活检,结合基因检测可确诊。

2. 治疗 目前尚无有效治疗方法,主要为对症治疗。注意口腔卫生,定期进行口腔检查,使用特殊的护发产品保护干燥稀疏的头发。掌跖角化严重者可用角质剥脱剂,秃发的患者可佩戴假发,无睫毛的患者可戴假睫毛以保护角膜。

(六) 遗传咨询

本病为常染色体显性遗传,多数患者有家族史,但也有 *De novo* 报道。患者后代有 50% 的概率遗传,对于已经明确致病变异的家庭,可进行再次生育的产前诊断。

(王慧君)

参考文献

1. HAS C, LIU L, BOLLING MC, et al. Clinical practice guidelines for laboratory diagnosis of epidermolysis bullosa. Br J Dermatol, 2020, 182 (3): 574-592.

2. UITTO J. Epidermolysis bullosa: diagnostic guidelines in the laboratory setting. Br J Dermatol, 2020, 182 (3): 526-527.

3. HAS C, CASTIGLIA D, DEL RIO M, et al. Kindler syndrome: extension of FERMT1 mutational spectrum and natural history. Hum Mutat, 2011, 32 (11): 1204-1212.

4. HAS C, FISCHER J. Inherited epidermolysis

bullosa: New diagnostics and new clinical phenotypes. Exp Dermatol, 2019, 28 (10): 1146-1152.

5. FINE JD, BRUCKNER-TUDERMAN L, EADY RA, et al. Inherited epidermolysis bullosa: updated recommendations on diagnosis and classification. J Am Acad Dermatol, 2014, 70 (6): 1103-1126.

6. KRIDIN K, KNEIBER D, KOWALSKI EH, et al. Epidermolysis bullosa acquisita: A comprehensive review. Autoimmun Rev, 2019, 18 (8): 786-795.

7. WRIGHT JT, FETE M, SCHNEIDER H, et al. Ectodermal dysplasias: Classification and organization by phenotype, genotype and molecular pathway. Am J Med Genet A, 2019, 179 (3): 442-447.

8. CLUZEAU C, HADJ-RABIA S, JAMBOU M, et al. Only four genes (EDA1, EDAR, EDARADD, and WNT10A) account for 90%of hypohidrotic/

anhidrotic ectodermal dysplasia cases. Hum Mutat, 2011, 32 (1): 70-72.

9. CAMMARATA-SCALISI F, RINELLI M, PISANESCHI E, et al. Novel clinical features associated with Clouston syndrome. Int J Dermatol, 2019, 58 (8): e143-e146.

10. LAMARTINE J, MUNHOZ ESSENFELDER G, KIBAR Z, et al. Mutations in GJB6 cause hidrotic ectodermal dysplasia. Nat Genet, 2000, 26 (2): 142-144.

11. REYES-REALI J, MENDOZA-RAMOS MI, GARRIDO-GUERRERO E, et al. Hypohidrotic ectodermal dysplasia: clinical and molecular review. Int J Dermatol, 2018, 57 (8): 965-972.

12. BAL E, BAALA L, CLUZEAU C, et al. Autosomal dominant anhidrotic ectodermal dysplasias at the EDARADD locus. Hum Mutat, 2007, 28 (7): 703-709.

第十五章　家族性肿瘤综合征新生儿基因筛查

第一节　家族性肿瘤概述

家族性/遗传性肿瘤综合征(familial/hereditary cancer syndromes)是由于基因的胚系突变导致个体具有癌症易感倾向的一组疾病。通常肿瘤发生年龄早,双侧或多灶性原发肿瘤,常伴有先天性缺陷,而且继发性恶性肿瘤风险和家族性癌症易感倾向显著增加(表 15-1)。研究显示,遗传性肿瘤综合征占癌症总体发病率的 5%~10%。自 Li 和 Fraumeni 首次描述家族性肿瘤综合征以来,已有 100 多个基因被定义为癌症易感基因,其中肿瘤抑制基因、原癌基因和 DNA 稳定性修复基因组成了与遗传性肿瘤综合征发病机制相关的三大类疾病基因。

表 15-1　家族性肿瘤的易感性倾向

先证者	亲属
1. 同一器官的多个原发肿瘤	1. 1 名一级亲属患有与先证者相同或相关的肿瘤,且有先证者的特征之一
2. 不同器官的多个原发肿瘤	2. ≥2 名一级亲属患有同一部位的肿瘤
3. 成对器官的双侧原发肿瘤	3. ≥2 名一级亲属患有符合遗传性肿瘤综合征的肿瘤
4. 单个器官内的多灶性肿瘤	4. ≥2 名一级亲属患有罕见肿瘤
5. 肿瘤发病年龄早	5. 在两代人中有 ≥2 名亲属患有与先证者相同部位或病因相关部位的肿瘤
6. 罕见的组织学特征	
7. 发生在通常不患该肿瘤的性别中	
8. 合并其他遗传特征	
9. 合并先天性缺陷	
10. 合并遗传性癌前病变	
11. 合并另一种罕见疾病	
12. 合并与癌症易感性综合征相关的皮肤损害(如遗传性皮肤病)	

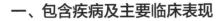

一、包含疾病及主要临床表现

遗传性肿瘤综合征涵盖了不同种类的遗传综合征,遗传方式包括常染色体显性遗传、常染色体隐性遗传和 X 连锁遗传(表 15-2)。

表 15-2　各类遗传性肿瘤综合征的临床特征

分类	疾病名称	OMIM编号	基因	遗传特征	相关肿瘤	发病年龄
遗传性乳腺癌综合征	遗传性乳腺癌 / 卵巢癌综合征(hereditary breast-ovarian cancersyndromes,HBOC)	113705 600185	BRCA1 BRCA2	常显	乳腺癌、卵巢癌、前列腺癌、胰腺癌、范科尼贫血、髓母细胞瘤	成人期
	利 - 弗劳梅尼综合征(Li-Fraumeni syndrome,LFS)	151623	TP53	常显	骨肉瘤、软组织肉瘤、乳腺癌、白血病、脑瘤、肾上腺皮质癌	儿童期 成人期
	多发性错构瘤综合征(Cowden syndrome,CS)	158350	PTEN	常显	乳腺癌、甲状腺癌、子宫内膜癌、多发性黏液皮肤错构瘤、毛发瘤、乳头状瘤丘疹、脂肪瘤、纤维瘤、掌底 / 足底肢端角化症	儿童期 成人期
遗传性胃肠道恶性肿瘤	家族性腺瘤性息肉病(familial adenoma-touspolyposis,FAP)	175100	APC	常显	大肠腺癌、结直肠癌、小肠腺瘤、胃息肉、先天性视网膜色素上皮肥大、肝母细胞瘤、胰腺癌、髓母细胞瘤、胶质母细胞瘤、甲状腺癌	青春期 成人期
	MYH 相关性息肉病(MYH-associated polyposis,MAP)	608456	MUTYH	常隐	大肠息肉和结直肠癌、十二指肠息肉和十二指肠癌、胃底腺息肉、良恶性皮肤肿瘤	青春期 成人期
	遗传性非息肉病性结直肠癌(hereditary non-polyposiscolorectal cancer,HNPCC/Lynch syndrome)	120435	MLH1 MSH2 MSH6 PMS2	常显	结肠癌、子宫内膜癌、卵巢癌、肾盂癌输尿管癌、胰腺癌、胃癌、小肠癌、肝胆管癌	成人期
	遗传性弥漫性胃癌(hereditary diffuse gastric cancer,HDGC)	137215	CDH1	常显	弥漫性胃癌、小叶性乳腺癌	成人期
	幼年型息肉病(juvenile polyposis syndrome,JPS)	174900	SMAD4 DPC4 BMPR1A	常显	胃肠道癌、胰腺癌	儿童期 成人期
	Peutz-Jeghers 综合征(Peutz-Jeghers syndrome,PJS)	175200	STK11	常显	结肠癌、小肠癌、乳腺癌、卵巢癌、胰腺癌	儿童期 成人期
	黑色素瘤 - 胰腺癌综合征(melanoma-pancreatic cancer syndrome,MPCS)	606719	CDKN2A	常显	胰腺癌、恶性黑色素瘤	成人期
	遗传性胰腺炎(hereditary pancreatitis,HP)	167800	PRSS1	常显	胰腺癌	儿童期 成人期
	特科特综合征(Turcot syndrome,TS)	276300	APC PMS2 MLH1	常隐	结肠癌、基底细胞癌、室管膜瘤、髓母细胞瘤、胶质母细胞瘤	成人期
	家族性胃肠道间质瘤(familial gastrointestinal stromal tumor,FGST)	606764	KIT	常显	胃肠道间质瘤	成人期

续表

分类	疾病名称	OMIM 编号	基因	遗传 特征	相关肿瘤	发病 年龄
伴有癌症易感性的遗传性皮肤病	黑色素瘤综合征（melanoma syndromes, MS）	155600 155601 609048 608035	CDKN2A CDK4 CMM	常显	恶性黑色素瘤	成人期
	基底细胞痣综合征（basal cell carcinoma nevus, BCCNS/Gorlinsyndrome）	109400	PTCH	常显	基底细胞癌、脑肿瘤	儿童期 成人期
	神经纤维瘤Ⅰ型（neurofibromatosis typeⅠ, NF-Ⅰ）	162200	NF1	常显	神经纤维肉瘤、嗜铬细胞瘤、视神经胶质瘤、脑膜瘤	儿童期
	神经纤维瘤Ⅱ型（neurofibromatosis typeⅡ, NF-Ⅱ）	101000	NF2	常显	前庭神经鞘瘤	儿童期 成人期
	结节性硬化症（tuberous sclerosis complex, TSC）	191100	TSC1 TSC2	常显	心脏横纹肌瘤、多发双侧肾血管平滑肌脂肪瘤、室管膜瘤、肾癌、巨细胞型星形细胞瘤、面部皮脂腺瘤瘤、结缔组织痣	儿童期
	卡尼综合征（Carney complex, CNC）	160980 605244	PRKAR1A	常显	黏液样皮下肿瘤、原发性肾上腺皮质结节增生、睾丸支持细胞瘤、心脏黏液瘤、垂体腺瘤、乳腺纤维腺瘤、甲状腺癌、神经鞘瘤	儿童期 青春期 成人期
	Muir-Torre综合征（Muir-Torre syndrome, MTS）	158320	MLH1 MSH2	常显	皮脂癌、皮脂腺上皮瘤、皮脂腺瘤、角化棘皮瘤、结肠癌、喉癌、恶性胃肠道肿瘤、恶性泌尿生殖道肿瘤	成人期
	色素性干皮病（xeroderma pigmentosum, XP）	278730 278700 278720 278760 74740 278780 278750 133510	XPA XPB XPC XPD XPE XPF XPG POLH	常隐	皮肤癌、黑色素瘤、白血病	婴儿期 儿童期 成人期
	Rothmund Thomson综合征（Rothmund Thomson syndrome, RTS）	268400	ANAPC1 RECQL4	常隐	基底细胞癌	婴儿期
白血病/淋巴瘤易感综合征	Bloom综合征（Bloom syndrome, BS）	210900	BLM	常隐	面部毛细血管扩张性红疹、白血病、舌癌、鳞癌、肾母细胞瘤、结肠癌	儿童期

续表

分类	疾病名称	OMIM编号	基因	遗传特征	相关肿瘤	发病年龄
白血病/淋巴瘤易感综合征	范科尼贫血（fanconi anemia，FA）	227650	FANCA FANCB FANCC FANCD2 FANCE FANCF FANCG FANCI FANCL	常隐 常显 X连锁 隐性	贫血、先天性畸形、白血病、鳞癌、皮肤癌、肝癌	儿童期
	Shwachman-Diamond综合征（Shwachman-Diamond syndrome，SDS）	260400	SBDS	常隐	骨髓发育不良、急性髓性白血病	婴儿期
	尼梅亨断裂综合征（Nijmegen breakage syndrome，NBS）	251260	NBS1	常隐	淋巴瘤、胶质母细胞瘤、髓母细胞瘤、横纹肌肉瘤	婴儿期儿童期
	共济失调毛细血管扩张症（ataxia telangiectasia，AT）	208900	ATM	常隐	小脑共济失调、眼和面部毛细血管扩张、白血病、淋巴瘤	儿童期
	自身免疫性淋巴细胞增生综合征（autoimmune lymphoproliferative syndrome，ALPS）	601859	FAS FASL	常显	慢性非恶性淋巴增生、淋巴瘤、自身免疫病	儿童期
免疫缺陷综合征	Wiskott-Aldrich综合征（Wiskott-Aldrich syndrome，WAS）	301000	WAS	X连锁隐性	造血系统恶性肿瘤	儿童期
	重症联合免疫缺陷（severe combined immune deficiency，SCID）	102700 300400 312863 601457 600802 602450	IL2RG ADA JAK3 RAG1 RAG2 IL7R CD45 DCLRE1C	X连锁隐性	淋巴瘤	婴儿期
	X连锁淋巴增生综合征（X-linked lymphoproliferative syndrome，XLP）	308240	SH2D1A	X连锁隐性	淋巴瘤	儿童期
泌尿生殖道癌易感综合征	遗传性前列腺癌（hereditary prostate cancer，HPC）	176807 601518	CHEK2 HPC1 HPCX HPC2 PCAP PCBC PRCA	常显	前列腺癌	成人期
	过度生长综合征（Simpson-Golabi-Behmel syndrome，SGBS）	312870	GPC3	X连锁隐性	胚胎肿瘤、Wilms瘤	婴儿期
	脑视网膜血管瘤病（von Hippel-Lindau syndrome，VHLS）	193300	VHL	常显	中枢神经系统血管母细胞瘤、视网膜血管瘤、肾透明细胞癌、嗜铬细胞瘤、胰腺囊肿、神经内分泌瘤	儿童期成人期

续表

分类	疾病名称	OMIM编号	基因	遗传特征	相关肿瘤	发病年龄
泌尿生殖道癌易感综合征	肾母细胞瘤（Wilms tumor，WT）	194070	*WT1*	常显	Wilms瘤	婴儿期 儿童期
	伯特 - 霍格 - 迪贝综合征（Birt-Hogg Dube syndrome，BHDS）	135150	*FLCL*	常显	肾肿瘤、混合嗜酸细胞嫌色细胞瘤、嗜铬细胞瘤、嫌色肾细胞癌、肾透明细胞瘤、皮肤纤维毛囊瘤、血管纤维瘤、肺囊肿	成人期
	乳头状肾癌综合征（papillary renal cancer syndrome，PRCS）	605074	*MET* *PRCC*	常显	乳头状肾癌	成人期
中枢神经系统/血管癌易感综合征	视网膜母细胞瘤（retinoblastoma，Rb）	180200	*RB1*	常显	视网膜母细胞瘤、骨肉瘤、黑色素瘤	婴儿期 儿童期
	遗传性副神经节瘤 - 嗜铬细胞瘤综合征（hereditary paraganglioma-pheochromocytoma syndromes，PGL/PPC）	185470 115310 16800	*SDHD* *SDHC* *SDHB*	常显	副神经节瘤、嗜铬细胞瘤	儿童期 成人期
	横纹肌瘤易感综合征（rhabdoid tumor predisposition syndrome，RTPS）	601607	*SMARCB1*	常显	横纹肌样瘤、髓母细胞瘤、脉络丛肿瘤、原始神经外胚层肿瘤	婴儿期 儿童期
肉瘤/骨癌易感综合征	遗传性多发性骨软骨瘤（hereditary multiple osteochondromas，HMO）	133700 133701	*EXT1* *EXT2*	常显	软骨肉瘤	儿童期 青春期
	遗传性肌瘤病及肾细胞癌（hereditary leiomyomatosis and renal cell carcinoma，HLRCC）	605839	*FH*	常显	乳头状肾细胞癌、子宫平滑肌肉瘤、肾细胞癌	成人期
	沃纳综合征（Werner syndrome，WS）	277700	*WRN*	常隐	软组织肉瘤、骨肉瘤、脑膜瘤、黑色素瘤、甲状腺癌	儿童期 青春期
内分泌癌易感综合征	多发性内分泌腺瘤病1型（multiple endocrine neoplasia type1，MEN1）	131100	*MEN1*	常显	胰岛细胞瘤、垂体腺瘤、甲状旁腺腺、垂体肿瘤、类癌、肾上腺血管瘤、胶原瘤	儿童期 成人期
	多发性内分泌腺瘤病2型（multiple endocrine neoplasia type2，MEN2）	171400	*RET*	常显	甲状腺髓样癌、嗜铬细胞瘤、甲状旁腺腺瘤或增生	儿童期 成人期

二、家族性肿瘤新生儿筛查

随着基因检测技术的快速发展及肿瘤综合征遗传风险评估指南的推行，目前国内外有应用NGS技术对有遗传史或家族中有遗传性肿瘤患者的"高危人群"进行有的放矢的基因检测或对无肿瘤家族史的"健康人群"进行致病基因筛查，但局限于遗传性视网膜母细胞瘤、遗传性乳腺癌/卵巢癌综合征、遗传性非息肉病性结直肠癌等这类遗传致病原因较明确、发病率相对较高的遗传性肿瘤，对于病因复杂和罕见的遗传性肿瘤的筛查仍处于起步阶段。由于遗传性肿瘤综合征发病时间较晚，目前尚无完善的针对遗传性肿瘤的新生儿筛查项目。

第二节 肾母细胞瘤

一、概述

肾母细胞瘤又称 Wilms 瘤（Wilms tumor）或肾胚胎瘤，是肾脏的一种胚胎恶性肿瘤，为儿童期最常见的肾脏肿瘤，占儿童肾脏肿瘤的 90%，占所有儿童癌症的 7%。15 岁以下儿童中，Wilms 瘤的发病率为 1∶10 000。25%~30% 的患病儿童可见腹部疼痛、发热、贫血、血尿和高血压。Wilms 瘤是一种组织学上类似于肾胚胎发生的胚胎肿瘤，由基质、母细胞和上皮成分的不同混合物组成。肾源性肾残余通常被认为是 Wilms 瘤的前体病变，是胚胎后肾组织的病灶，在肾脏胚胎发生完成后仍然存在。Wilms 瘤患者中约有 5%~10% 患有双侧或多中心肿瘤，由遗传原因所致。

二、病因、发病机制

10%~15% 的具有 Wilms 瘤患者由于在早期胚胎发生时有胚系致病性变异或表观遗传学的改变。这些常与已知的先天性畸形综合征或遗传性癌症综合征相关。1%~2% 的 Wilms 瘤患者至少有一个亲属被诊断为 Wilms 瘤（家族性 Wilms 瘤）。在 Wilms 瘤患者中，最常报道的胚系遗传和表观遗传变异涉及 WT1 和染色体 11p15.5，同时，越来越多造成 Wilms 瘤的其他基因的变异被报道。在某些情况下，这些变异对 Wilms 瘤的风险预测很高，但这种变异或综合征在一般人群中非常罕见，只有少数患有 Wilms 瘤的患者被报道过。本节重点讲述 WT1 和 11p15 相关的 Wilms 瘤。

（一）WT1 相关的 Wilms 肿瘤

在一些单纯 Wilms 瘤，不合并先天性异常或综合征患者、Wilms 瘤家族、WAGR 综合征（伴有 Wilms 瘤、无虹膜、生殖器官异常、发育迟缓）、Denys-Drash 综合征（DDS）和 Frasier 综合征患者，以及无肾衰竭的泌尿生殖系统异常患者中发现了杂合胚系 WT1 的致病变异。

（二）与 11p15.5 相关的 Wilms 瘤

Beckwith-Wiedemann 综合征（BWS）患者常伴有巨人症、巨眼症、黏膜肥大、胚胎肿瘤（如 Wilms 瘤、肝母细胞瘤、神经母细胞瘤和横纹肌肉瘤）、巨噬细胞、新生儿低血糖、耳朵折痕/凹陷、肾上腺和肾上腺皮质细胞增多。在这些患者中，发现染色体 11p15.5 印迹区域的基因异常调节。在没有综合征特征的 Wilms 瘤患者中，发现 11p15.5 染色体的改变，包括在印迹中心 1（IC1）处获得甲基化，11p15.5 的父源单亲二倍体及基因组异常，包括微缺失和微插入。

三、肾母细胞瘤诊断

（一）临床特征

提示 WT1 相关 Wilms 瘤的临床特征包括无虹膜，泌尿生殖系统异常（生殖器模棱两可），肾功能不全或衰竭，智力残疾。提示 BWS 的特征包括巨大儿、耳皱/凹、大舌、脐膨出、内脏肿大、其他胚胎肿瘤（如肝母细胞瘤、神经母细胞瘤和横纹肌肉瘤）、肾上腺皮质巨细胞症等。在易患 Wilms 瘤的其他综合征中也可能观察到身体特征。

除了身体特征外，放射学或组织学检查结果可能提示 Wilms 瘤有遗传倾向可能性。双侧或多灶性 Wilms 瘤提示遗传倾向。尽管超过 25% 的单侧、看似散发性 Wilms 瘤患者在无肿瘤的肾组织中存在肾源性肾残余，肾源性肾残余可能为 Wilms 瘤易发性提供确证。因此，在没有其他特征的情况下，肾源性肾残余的存在不必进行分子遗传学评估。胎儿横纹肌瘤性肾母细胞瘤的组织学发现应该提高对 WT1 变异的关注，此变异可能是胚系变异或局限于肿瘤组织的变异。

（二）分子遗传学诊断

分子遗传学检测应基于临床特征选择单基因检测，基因靶向的缺失/重复分析，甲基化研究，多基因组合的使用及染色体微阵列。对于没有综合征特征的 Wilms 瘤患者，首先进行 WT1 的测序分析，也可以进行基因靶向的缺失/重复分析以检测基因内的缺失。如果未鉴定出胚系 WT1 的致病变异，则可以进行 11p15.5 IC1 的甲基化检

309

测。值得注意的是,在患有 BWS 和 Wilms 瘤的患者中,仅观察到 IC1(*IGF2/H19* 基因)而非 IC2 的改变。另外,可以考虑多基因 Panel,包括 *WT1*、*REST*、*DICER1*、*BLM*、*BRCA2*、*BUB1B*、*CDC73*、*CTR9*、*DIS3L2*、*GPC3*、*GPC4*、*PALB2*、*PIK3CA*、*TP53* 和 *TRIM37*。对于患有 Wilms 瘤和泌尿生殖系统异常或肾衰竭的患者,首先进行 *WT1* 的测序分析,随后可以进行基因靶向的缺失/重复分析以检测基因内的缺失。对于具有 BWS 特征的患者,应先进行 11p15.5 IC1 的甲基化研究。对于患有 Wilms 瘤和无虹膜的患者,疑似患有 WAGR 综合征,先进行染色体微阵列分析(chromosome microarray analysis,CMA),CMA 可以检测涵盖 *WT1* 和 PAX6 的 11p13 缺失,并提供有关缺失大小的详细信息。

四、治疗

(一) 局部 Wilms 瘤的治疗

目前,针对局部 Wilms 瘤的治疗方法包括手术、化疗和放疗。随着多模式治疗的引入,长期治愈率提高至 90% 以上。这一成功很大程度上要归功于两个多学科合作组织——国际儿科肿瘤学会和儿童肿瘤学会,前者是国家 Wilms 瘤研究组,他们已经进行了大型的国际多中心试验。对于所有的 Wilms 瘤患者,手术是主要的治疗手段,但手术的时机在 SIOP 和 COG 方案中是不同的。虽每种策略都有其优缺点,但生存率相似。前期治疗方法的差异意味着在分期和组织学上也存在细微的差异。

(二) 转移性 Wilms 瘤的治疗

无论局部肿瘤分期如何,在 SIOP 和 COG 分期系统中,肺、肝或其他部位的血行转移性疾病患者都被认为是 Ⅳ 期疾病。在 SIOP 方法中,诊断为肺转移的患者在肾切除术前接受 6 周的长春新碱(VCR)/放线菌素 D(AMD)/阿霉素(DOX)化

疗。如果肺结节对化疗有完全反应或手术切除完全,患者不接受肺放疗。基于组织学发现确定 6 周后的化疗;大多数中度危险疾病患者继续三种药物化疗,累积剂量为 300mg/m^2。

(三) 再发性 Wilms 瘤的治疗

根据 SIOP 治疗的患者中,约 10% 的 IR 患者和 25% 的 HR 患者有复发性疾病,复发患者中生存率约为 50%。手术和放疗在治疗再发性 Wilms 瘤中发挥着重要作用。

五、遗传咨询

具有提示遗传易感性的特征(双侧或多灶性 Wilms 瘤,综合征特征或与 Wilms 瘤相关的先天性异常或具有 Wilms 肿瘤家族史)的 Wilms 肿瘤的患者应接受遗传咨询。具有不提示遗传易感性的单侧 Wilms 瘤患者不需要进行分子检测或遗传咨询。

1. **综合征性 Wilms 瘤**　如果先证者患有综合征性 Wilms 瘤(如 WAGR、BWS 等综合征的特征),则可以针对特定综合征进行遗传咨询。

2. **与胚系 *WT1* 致病变异相关的非综合征性 Wilms 瘤**

(1) 遗传方式:*WT1* 胚系变异以常染色体显性方式遗传,具有可变的表达度和降低的外显率。

(2) 先证者父母:在大多数 *WT1* 胚系变异患者中,为新发致病变异,父母不太可能患有 Wilms 瘤或胚系 *WT1* 变异。

(3) 先证者同胞:当无法在亲本中任何一方的 DNA 中检测到先证者中鉴定出的 *WT1* 致病变异时,先证者同胞的患病风险可能较低;然而,亲本胚系嵌合的发生率尚不清楚。

(4) 先证者的后代:遗传 *WT1* 的概率为 50%。具有已知 *WT1* 胚系变异的儿童患上 Wilms 瘤的风险取决于特定变异的外显率。

第三节　视网膜母细胞瘤

一、概述

视网膜母细胞瘤(retinoblastoma,Rb)是一

种原发于视网膜的眼内恶性肿瘤,通常发病于 5 岁之前视网膜发育时期,对患儿的视力和生命有严重的危害。Rb 最常见的症状是瞳孔变白(白

瞳征),其次是斜视(可能伴随或先于瞳孔变白),其他症状包括视力减退、青光眼等。40%的 Rb 病例属于遗传型,主要表现为双眼发病,平均诊断年龄 12 个月;60% 的 Rb 病例为散发型,多为单眼发病,平均诊断年龄 24 个月。在全球范围内,Rb 在新生儿中的总体发病率 为 1∶16 000~1∶18 000,全世界每年约有 8 000 名儿童被诊断为 Rb。在高收入国家,患者存活率>95%,但在全球范围内<30%。我国每年 Rb 的新病例超过 1 100 人。

二、病因、发病机制

目前,病因学研究主要认为 Rb 的发病主要由环境因素和遗传因素导致。根据早期的研究统计,双眼发病的 Rb 患病率在不同国家差异很小,但是单眼 Rb 的患病率存在很大的地域差异,因此推测环境因素是单眼 Rb 的一大重要致病因素。此外,遗传因素也是导致 Rb 的一大诱因,据报道几乎所有的双眼 Rb 患者,以及小部分的单眼 Rb 患者是由遗传因素导致的,而且遗传导致 Rb 的患者也有更高的风险发展成非眼部肿瘤。

现在主要认同的 Rb 遗传学发病机制是 1971 年 Kundson 提出的"二次突变"假说,即遗传性 Rb 是由视网膜母细胞瘤基因(RB1)的胚系突变(第一次突变)和获得性体细胞突变(第二次突变)引起的。大约 93% 的遗传型和 87% 非遗传型 Rb 患者存在 RB1 基因突变。RB1 基因片段较长(190kb),有 27 个外显子,编码一个 4.7kb 的 mRNA,翻译成 928 个氨基酸的蛋白质 pRB。通常认为人 Rb 起源于视锥前体细胞,pRB 可能通过一个与视锥前体成熟相关的机制介导了抑制 Rb 的抑癌程序。研究报道,pRB 作为一种细胞周期调节因子,以非磷酸化的形式与转录因子 E2F 结合抑制其活性,阻止细胞周期从 G_1 期进入 S 期,以防止细胞增殖失控向肿瘤性增生转化。因此,pRB 的异常磷酸化导致功能的丧失是 Rb 形成的主要病因,同时也被普遍认为是 Rb 发生必需的。但越来越多的证据表明在小部分遗传型或非遗传型的 Rb 患者中并未检测到 RB1 基因的突变,这部分患者的发病可能与其他突变有关,如 tumor protein p53(TP53)、lysine demethylase 5B(KDM5B)、N-myc proto-oncogene protein(MYCN),以及 13 号染色体的缺失等。其中 MYCN 被广泛

认为参与调控了 Rb 的发生发展,可能是 Rb 过程中的驱动因素之一。此外,表观遗传变异占有相当的比例,如 RB1 启动子区域 CpG 岛的高甲基化会导致染色体螺旋程度增加及 RB1 基因的缺失;MicroRNA 也被认为在 Rb 的发展过程中起着重要的参与作用。此外,还有许多研究报道了 Rb 的一系列候选癌基因或抑癌基因,如 E2F transcription factor 3(E2F3)、DEK oncogene(DEK)、cadherin 11(CDH11)等,表明 Rb 致病是一个由多个因素调控的复杂过程。

三、新生儿筛查及诊断

Rb 的临床诊断多依据临床诊断,主要依赖于临床表现及眼镜检查,通过观察眼底颜色状态等进行判断。此外,可以通过影像学的检查来辅助 Rb 肿瘤的诊断及分期。

(一) 临床表现

对于包含有以下症状的儿童应该怀疑患有 Rb:白色瞳孔(白瞳征)、斜视、眼睛外观的变化、视力下降。

(二) 眼科检查

眼镜检查、眼超声、眼眶 CT 等影像学检查均可应用于 Rb 的诊断,此外作为肿瘤还可以运用 MRI 扫描来对 Rb 是否存在视神经侵犯等进行判断。

(三) Rb 肿瘤学分组

A 组:肿瘤较小并且远离重要的组织结构。

B 组:无论大小或位置,肿瘤都没有玻璃体或视网膜下的种植,以及弥散的肿瘤。

C 组:无论大小或位置,玻璃体或视网膜下的种植,以及弥散肿瘤局限在肿瘤附近。

D 组:弥散的玻璃体或视网膜下的种植,以及巨大的内生型或外生型肿瘤。

E 组:肿瘤造成眼球解剖或功能上的损害,并有以下特点之一:新生血管性青光眼;大量的眼球内出血;无菌性眼眶蜂窝织炎;肿瘤达到玻璃体前;肿瘤触及晶状体;弥散浸润性 Rb;眼球痨。

(四) Rb 肿瘤学分期

0 期:单侧或双侧 Rb,且无眼球摘除。

Ⅰ期:眼球完全摘除。

Ⅱ期:眼球摘除并伴有镜下残留(前房、脉络膜、视神经、巩膜)。

Ⅲ期:眼眶受累,耳前或颈后淋巴结侵犯。

Ⅳ期：远处组织器官转移，如血行散播或中枢神经系统侵入。

（五）遗传学诊断

通常在 Rb 诊断过程中运用分子遗传学的检测方法包括单基因检测和染色体微阵列分析技术（chromosome microarray analysis，CMA），检测分为几种情况：

1. 患者为双侧发病、单侧家族史或是单侧多灶型的，可以对患者外周血 DNA 进行 *RB1* 基因分析和基因靶向性缺失 / 重复分析。

2. 患者为单侧单灶型并且没有家族史的情况下，如果没有肿瘤组织，可以对患者外周血 DNA 进行 *RB1* 基因分析和基因靶向性缺失 / 重复分析；如果可获得肿瘤组织，即对患者肿瘤组织 DNA 进行 *RB1* 基因分析和基因靶向性缺失 / 重复分析。

3. 若确定了致病变异，则对血液中的 DNA 进行检测，以确定是否存在这些变异；若没有发现致病性变异，则对 *RB1* 启动子的 CpG 岛进行甲基化分析，以确定是否高甲基化引起 *RB1* 表观遗传活化。如果没有在启动子区域发现高甲基化，则检测肿瘤 DNA 中是否有 MYCN 扩增。

4. 视网膜母细胞瘤伴发育迟缓和 / 或其他先天性异常的患者应考虑用 CMA 检测。

四、治疗与监控

（一）治疗

对于 Rb 治疗原则是先保生命，后保视力。治疗方案取决于多个因素，包括眼睛的生理，肿瘤分期，病灶的数目（单侧、双侧、单侧多灶），眼睛内肿瘤的位置和大小等，因此建议各方面具有丰富经验的专家包括眼科、儿科肿瘤学、病理学和放射肿瘤学，共同提供最佳的治疗方案。Rb 的治疗选择包括眼球摘除；全身或局部眼部化疗，包括动脉内化疗，同步或随后进行激光或冷冻疗法；放射疗法；外照射治疗。还要注意预防二次并发症的产生，应尽量避免任何辐射（包括 X 射线、CT 和外照射）以最大限度地降低二次并发症的风险。

（二）监控

儿童需要经常进行随访检查，以便早期发现新出现的眼内肿瘤。

1. 携带 *RB1* 致病变异的婴儿每 3~4 周进行一次眼部检查，直到 6 个月大，并在 3 岁之前适当

降低检查频率。3~7 岁的儿童应每 3~6 个月进行一次检查，直到 7 岁。然后每年进行一次，最后每两年进行一次。

2. 患有单侧 Rb 但未发现杂合胚系 *RB1* 致病变异的者仍有低水平嵌合的风险，应定期对进行眼睛检查，包括临床超声检查。

3. Rb 患者每 1~2 年进行一次视网膜和影像学检查。医生和家长应及时评估因肉瘤和其他癌症的高风险而引起的骨痛或肿块。

五、遗传咨询

遗传性 Rb 以常染色体显性遗传方式遗传。

（一）家庭成员风险——先证者父母

1. 被诊断为遗传性 Rb 的先证者，其父母既可能出现症状，也可能不受影响。在约 5% 的杂合的胚系 *RB1* 致病变异的先证者中，先证者的父母无症状，但也有携带致病性变异的风险（通常为嵌合或外显率降低导致）。

2. 患有遗传性 Rb 的先证者，在没有家族史的情况下，大多数是由于新发胚系 *RB1* 致病变异而患病。但一些遗传性 Rb 患者的家族史被判断为阴性的，也可能是由于无法识别家族成员患病、低水平的嵌合或外显率降低所致。因此，除非对先证者的父母进行了适当的临床评估和 / 或分子遗传学检测，否则并不能确定是否具有家族史。

3. 如果在先证者中发现的致病变异在父母任何一方外周血 DNA 都无法检测到，则可能是由于先证者中存在新发致病变异或父母中有嵌合体。对于有明显新发致病变异的先证者的父母家系，建议进行分子遗传学检测。如果父母是致病变异首次出现的患者，则他 / 她可能具有该变异的体细胞嵌合体，且几乎不会患有 Rb；如果先证者中的 *RB1* 致病变异未知，则对先证者父母的评估应包括由熟悉 Rb 相关眼病的眼科医生进行检查。

（二）家庭成员风险——先证者同胞

先证者同胞风险取决于父母的疾病表型和遗传状况，如果家族遗传的致病变异外显率较低，具有致病变异的同胞患病风险降低。

1. 如果先证者的父母和先证者患有双侧 Rb，则对兄弟姐妹的风险为 50%。当父母未患病时，先证者兄弟姐妹的风险很低。

2. 如果父母携带先证者的致病杂合变异，则

遗传致病变异对兄弟姐妹的风险为 50%，并且有必要对兄弟姐妹进行 *RB1* 致病变异的检测；如果在先证者中发现的致病变异在父母任何一方外周血 DNA 都无法检测到，则可能是由于先证者中存在新发致病变异或父母中有嵌合体，此时同胞风险较低，但高于一般人群，建议进行基因检测；如果父母可检测到 13 号染色体的平衡易位或重排，则兄弟姐妹具有染色体的非平衡重排的风险增加。

3. 如果先证者在外周血 DNA 等非癌细胞中清楚地显示出 *RB1* 癌症易感变异的嵌合体，则假定致病变异是作为合子后事件产生的，且双亲都没有 *RB1* 胚系致病变异，先证者同胞并没有额外的患病风险。

（三）家庭成员风险——先证者后代

1. 遗传性 Rb 的患者携带杂合的新发或遗传的胚系 *RB1* 致病变异，此类患者的后代有 50% 的机会遗传致病变异。如果在患病的家庭成员中发现了 *RB1* 致病变异，则建议对高危妊娠进行产前检测或对后代进行 DNA 检测。

2. 如果先证者患有单侧多灶 Rb，且无 Rb 家族史，则后代复发风险较低；具有单侧单灶 Rb 和阴性家族史的先证者后代的风险为 6%，这种情况下先证者可能具有致病变异的嵌合体或低外显率的胚系 *RB1* 致病变异。

3. 如果在肿瘤组织中检测到的 *RB1* 致病变异，而未在先证者外周血 DNA 中检测到，则有 1.2% 的概率在先证者肿瘤组织中发现致病变异的嵌合体。先证者的后代有 0.6% 的风险遗传一种致病变异。如果在肿瘤中发现的致病变异之一是来自先证者外周血的 DNA 嵌合，后代都应检查外周血 DNA 中的致病变异。

（余永国）

参考文献

1. ALHARTHI FS, QARI A, EDRESS A, et al. Familial/inherited cancer syndrome: a focus on the highly consanguineous Arab population. NPJ Genom Med, 2020, 5: 3.

2. MITCHELL SG, PENCHEVA B, PORTER CC. Germline genetics and childhood cancer: emerging cancer predisposition syndromes and psychosocial impacts. Curr Oncol Rep, 2019, 21 (10): 85.

3. KULKARNI A, CARLEY H. Advances in the recognition and management of hereditary cancer. Br Med Bull, 2016, 120 (1): 123-138.

4. MCGEE RB, NICHOLS KE. Introduction to cancer genetic susceptibility syndromes. Hematology Am Soc Hematol Educ Program, 2016, 2016 (1): 293-301.

5. TSAOUSIS GN, PAPADOPOULOU E, APESSOS A, et al. Analysis of hereditary cancer syndromes by using a panel of genes: novel and multiple pathogenic mutations. BMC cancer, 2019, 19 (1): 535.

6. KATABATHINA VS, MENIAS CO, PRASAD SR. Imaging and screening of hereditary cancer syndromes. Radiol Clin North Am, 2017, 55 (6): 1293-1309.

7. REDNAM SP. Updates on progress in cancer screening for children with hereditary cancer predisposition syndromes. CurrOpinPediatr, 2019, 31 (1): 41-47.

8. OOSTVEEN RM, PRITCHARD-JONES K. Pharmacotherapeutic management of Wilms tumor: An Update. Paediatr Drugs, 2019, 21 (1): 1-13.

9. SKALET AH, GOMBOS DS, GALLIE BL, et al. Screening children at risk for retinoblastoma: consensus report from the American Association of Ophthalmic Oncologists and Pathologists. Ophthalmology, 2018, 125: 453-458.

第十六章　表观遗传病新生儿基因筛查

第一节　概　　述

一、概述

表观遗传学（epigenetics）是研究不涉及 DNA 序列改变的基因表达和调控的可遗传修饰，是研究表观遗传变异的遗传学分支学科。随着对表观遗传学研究的深入，发现的表观遗传信息也越来越多，与人类疾病关系密切的表观遗传形式主要有 DNA 甲基化、组蛋白修饰、染色质重塑、RNA 调控、基因组印记、X 染色体失活、假基因、内含子和核糖开关等，由于上述表观遗传形式使得相应靶基因表达水平发生改变而导致的疾病，称为表观遗传疾病。这种改变是细胞内除了遗传信息以外其他可遗传物质发生的改变，即基因型未发生变化而表型却发生了改变，且这种改变在发育和细胞增殖过程中能稳定传递。

就比较常见表观遗传调控中的 DNA 甲基化、染色质重塑、X 染色体失活和非编码 RNA 调控进行介绍：

（一）DNA 甲基化

DNA 甲基化（DNA methylation）是对 DNA 的一种化学修饰的方式。DNA 序列中 CpG 二核苷酸上的第五位碳原子在 DNA 甲基转移酶的作用下发生甲基化修饰，可使相应基因的表达受到抑制，但并没有改变碱基的排列顺序。正常情况下，人类基因组中部分基因呈现高甲基化状态，部分基因呈现低甲基化或无甲基化状态，甲基化异常往往导致遗传性疾病。随着人们对表观遗传学DNA 甲基化的认识，发现 DNA 甲基化异常存在于许多恶性肿瘤中。恶性肿瘤的发生和发展可能和一个或多个肿瘤抑制基因 CpG 岛甲基化或是原癌基因的低度甲基化有关。

（二）染色质重塑

染色质是由 DNA、组蛋白、非组蛋白组成，其核心单元为核小体。染色质重塑会使核小体结构和位置发生变化，最终导致染色质的变化。染色质重塑包括两种主要方式：ATP 依赖的染色质重塑复合物和组蛋白修饰酶复合物。染色质重塑复合物是依靠 ATP 水解产生的能量，改变组蛋白与 DNA 之间的相对位置，完成重塑功能。根据水解 ATP 的亚基不同，可将复合物分为 SWI/SNF（switch/sucrose unfermentable）复合物、ISWI（imitation switch）复合物及其他类型的复合物。这些复合物及相关的蛋白均与转录的激活和抑制、DNA 的甲基化、DNA 修复及细胞周期相关。组蛋白修饰酶复合物是对组蛋白的尾部进行化学共价修饰，让 DNA 和组蛋白的结合疏松，从而改变核小体的功能。组蛋白共价修饰包括乙酰化、磷酸化、甲基化、泛素化等，其中乙酰化和甲基化是最主要的，但乙酰化修饰的范围比甲基化修饰的范围更广。乙酰化修饰引起的染色质结构重塑是基因转录调控的重要调节因素，与转录激活相关。如果染色质重塑复合物、组蛋白修饰酶的关键蛋白发生突变,将影响基因的正常表达,从而导致生长发育异常、肿瘤等多种疾病的发生。如 *ATRX*、*ERCC6*、*SMARCAL1* 均编码与 SWI/SNF 复合物相关的 ATP 酶。*ATRX* 突变引起 DNA 甲基化异常导致多种遗传性智力发育迟缓的疾病;*ERCC6* 突变导致以生后发育异常、神经退行性变、进行性关节挛缩为表现的 Cerebro-Oculo-Facio-Skeletal 综合征,以及以紫外线敏感、骨骼畸形、侏儒、神经退行性变等症状的 B 型科凯恩综合征。*SMARCAL1* 的突变引起 Schimke 免疫性骨质发育异常。心肌细胞中关键组蛋白的乙酰化可以导致心肌肥大和心力衰竭。

(三) X 染色体失活

一般情况下,当需要进行 X 染色体失活时,会转录产生一个长度为 17bp 的非编码 RNA,并与 X 染色体相互结合,从而引起该染色体的失活,保证雌性动物体内只有一条 X 染色体具有转录活性。Wiskott-Aldrich 综合征表现为免疫缺陷、湿疹、伴血小板缺乏症,该病是由于 *WASP* 基因突变所致。因为染色体随机失活导致女性为嵌合体,携带有 50% 的正常基因,通常无症状表现,该病患者多为男性。存在女性患病的原因在于不对称 X 染色体失活,即携带有正常 *WASP* 基因的染色体过多失活。但女性体内还存在另一种机制,通过不对称失活使携带有突变基因的 X 染色体大部分失活。对 Pelizaeus-Merzbacher 病的研究表明这种机制的存在,它使带有突变 *PLP* 基因的 X 染色体倾向于失活。RTT 综合征也和不对称 X 染色体失活有关,携带有 *MeCP2* 突变基因的女性,X 染色体失活时倾向于使携带有发生突变的等位基因的染色体失活。

(四) 非编码 RNA 调控

非编码 RNA 对防止疾病发生有重要的作用。染色体着丝粒附近有大量的转座子,转座子可在染色体内部转座导致基因失活而引发多种疾病甚至癌症,然而在着丝粒区存在大量有活性的短链 RNA,它们通过抑制转座子的转座而保护基因组的稳定性。在细胞分裂时,短链 RNA 异常将导致染色体无法在着丝粒处开始形成异染色质,细胞分裂异常,如果干细胞发生这种情况可能导致癌症的发生。

(五) 基因组印记

基因组印记(genomic imprinting)是指来自父方和母方的等位基因在通过精子和卵子传递给子代时发生了修饰,使带有亲代印记的等位基因具有不同的表达特性,这种修饰常为 DNA 甲基化修饰,也包括组蛋白乙酰化和甲基化等修饰。导致某些基因只有源自父亲时才具有转录活性,来自母亲的基因则不表达。相反,有些基因只有来自母亲时才具有转录活性,来自父亲的基因则不表达。在生殖细胞形成早期,来自父方和母方的印记将全部被消除,父方等位基因在精母细胞形成精子时产生新的甲基化模式,但在受精时这种甲基化模式还将发生改变;母方等位基因甲基化模式在卵子发生时形成,因此在受精前来自父方和母方的等位基因具有不同的甲基化模式。目前发现的印记基因大约 80% 成簇,这些成簇的基因被位于同一条链上的顺式作用位点所调控,该位点被称作印记中心(imprinting center, IC)。印记基因的存在反映了性别的竞争,从目前发现的印记基因来看,父方对胚胎的贡献是加速其发育,而母方则是限制胚胎发育速度,亲代通过印记基因来影响下一代,使它们具有性别行为特异性以保证本方基因在遗传中的优势。

印记基因的异常表达引发伴有复杂突变和表型缺陷的多种人类疾病。研究发现,许多印记基因对胚胎和胎儿出生后的生长发育有重要的调节作用,对行为和大脑的功能也有很大的影响。如大家比较熟悉的由印记基因表达异常导致的普拉德 - 威利综合征 / 快乐木偶综合征(PWS/AS)。

二、表观遗传病基因筛查意义

如上所述,表观遗传病种类繁多,致病机制各不相同,临床表现非特异性,对患儿造成不可逆的疾病损伤,治疗较为困难,大多没有特效的根治方法,尤其是目前大部分表观遗传病并没有合适的生化指标的改变可以用于早期筛查,这些疾病的诊断绝大部分依赖于基因检测。随着对发病率较高且危害严重的表观遗传病,如脆性 X 染色体综合征、PWS/AS 等疾病的研究越来越深入,分子水平的筛查及诊断方法不断完善,目前已有一些针对各种表观遗传病的新生儿筛查及产前筛查的遗传学检测方法,在高危家庭或高危儿中、可疑患儿中做针对性的遗传学检测,使患儿出生后尽早得到诊断,指导家庭再次生育的产前咨询与诊断,避免再次生育同样疾病患儿。

第二节　普拉德 - 威利综合征

一、定义和概况

普拉德 - 威利综合征(Prader-Willi syndrome，PWS，OMIM 176270)又称为肌张力低下 - 智能障碍 - 性腺发育滞后 - 肥胖综合征,也称Prader-Willi-Labhart综合征,由Prader等人在1956年首次报道,是最早被证实的一种由于印记基因功能缺陷所致的罕见遗传性疾病,由于父源15号染色体表达缺陷所致。PWS患者的临床表现随着年龄增长呈现连续变化,主要表现为婴儿期肌张力低下、喂养困难,儿童期开始的过量饮食和进行性肥胖、性腺发育不良,成人期表现为身材矮小、代谢综合征及认知行为障碍等。

国内外流行病学资料显示PWS的发病率无性别差异,有地域及人种差异,一般为1:(10 000~30 000),如美国为1:(25 000~16 062),欧洲为1:(8 000~45 000),日本西部为1:16 000,而我国缺乏PWS的流行病学资料。

二、病因及发病机制

在哺乳动物基因组,DNA甲基化参与基因的表达调控,位于基因启动子区CpG二核苷酸的甲基化常导致该DNA的转录抑制,而未甲基化的DNA正常表达。位于染色体15q11.2-q13.1基因组印记区的SNRPN基因受甲基化的调控,若源于母亲,则这个基因周围的CpG二核苷酸因高度甲基化而失活,源于父亲则相同的CpG二核苷酸未甲基化可正常表达。PWS是父源15q11-13区域的印记基因缺陷所导致的以下丘脑功能异常为主要表现的综合征。所以,PWS患者SNRPN启动子周围的CpG二核苷酸处于超甲基化状态。

15q11.2-q13.1区域长约6Mb,从染色体长臂远端(tel)至着丝粒(cen)方向大致可有3个断裂点分为4个亚区,分别是:①远端非印记区域,包含3个GABAR基因簇和OCA2、HERC2基因及断裂点BP3。②AS印记区,包含母源优先

表达基因UBE3A和ATPIOA。③PWS印记区,包含父源表达的编码基因(MKRN3、MAGEL2、NDN、PWRN1、C15orf2和SNURF-SNRPN)和重复的非编码小核糖RNA(snoRNAs)基因簇(SNORD107/64/109A、SNORD116、SNORD115和SNORD109B),印记中心位于该区域的SNURF-SNRPN基因启动子区域,掌控印记区内父源印记与母源印记之间的转换。④近着丝粒处断裂点BP1和BP2间的非印记区域,包含TUBGCP5、CYF IP1、NIPA2和NIPA1四个双亲表达的基因。最近有研究指出,当15号染色体发生平衡易位时,尽管保留了SNURF-SNRPN基因的启动子和编码序列及其转录活性,但患者仍表现出PWS的典型表现;父源表达的snoRNA基因簇SNORD116的缺失与PWS的表型关系密切,并指出snoRNA基因簇SNORD116而非SNURF-SNRPN为PWS的候选基因。目前研究较多的候选基因为:①SNURF-SNRPN基因;②snoRNA基因簇;③MAGEL2基因;④NDN基因;⑤MKRN3基因。PWS尚未发现单个基因的点突变,说明PWS是一种2个或2个以上父源表达基因功能缺失的邻近基因综合征。

PWS患者这一区域父源基因功能缺陷,可分为以下几种情况:

(一)缺失

65%~75%的PWS患者均发现有染色体15q11.2-q13.1的缺失。PWS为父源染色体15q11.2-q13.1的缺失、母源基因不表达。在父源性缺失病例中,远端断裂点常固定,而依据近端断裂点不同,可分为Ⅰ型缺失(del Ⅰ)、Ⅱ型缺失(del Ⅱ),缺失大小分别约为6.58Mb和5.33Mb。Ⅰ型缺失的近端断裂点在BP1,Ⅱ型缺失的近端断裂点在BP2。BP1-BP2区段大小约500kb,包含NIPA1、NIPA2、CYFIP1和GCP5四个保守基因,其中NIPA1与脑发育密切相关。研究发现Ⅰ型缺失患者的行为和智力问题较Ⅱ型缺失严重,可能和这个保守基因有关。

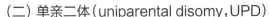

（二）单亲二体（uniparental disomy，UPD）

PWS 患者的两条 15 号染色体均正常且均来自母亲，即母源 UPD（mUPD），PWS 的 UPD 发生率较普遍，为 20%~30%。

（三）印记缺陷（imprinting defect，ID）

由于控制印记的基因发生突变导致在配子形成中发生重新设定和转换失败。PWS 患者虽然从双亲各遗传了一条 15 号染色体，但是它们在印记的染色体 15q11.2-q13.1 区域呈现异常 DNA 的甲基化和基因表达，提示这类患者在自身的印记过程中发生了突变，其中 1/2（包括家族性的）为微缺失。母源表观基因型（epigenotype）如果不能在男性精子中重新设定为正常父源表观基因型，则阻碍了从母源到父源（mat → pat）的印记转换，从而将母源印记传递给他的半数配子，所生的后代基因型除了遗传正常的母源表观基因型外，还从父亲那儿遗传了异常配子的表观基因型。这样所生的后代是母源表观基因型的纯合子，因而产生了 PWS，也称为表突变。印记中心微缺失或表突变占 1%~3%。

三、临床表现

PWS 临床特征主要以神经系统和内分泌系统的异常为主。主要表现为肌张力减退和异常的神经功能、性腺功能减退、发育和认知落后、过度饮食和肥胖、矮小、行为心理和睡眠问题等。PWS 具有随着年龄变化而临床表现不同的特点。

胎儿和新生儿期：胎动少、臀位、剖宫产率高，出生后婴儿肌张力低、哭声弱、喂养困难、唾液黏稠、生殖器发育不良。

婴幼儿期：活动逐渐增多，肌张力低下减轻，但仍有喂养困难，运动、语言发育迟缓。约 3/4 患者呈现色素偏低特征（毛发偏黄、皮肤偏白）。部分可有斜视或眼球震颤。

儿童期：由于不可抗拒的多食导致过度肥胖。6 岁前常伴行为问题、轻度智力低下（严重智力低下少见）、认知功能障碍表现不一、烦渴和多尿。嘴角常流黏稠唾液，对疼痛刺激不敏感。

青春期：情绪不稳定、运动技巧迟钝、识别能力较差和难以满足的饥饿为显著特征。尚有学习困难、逻辑思维能力差、嗜睡等。可见性腺发育不良、功能减退，男性隐睾、阴茎小，女性阴唇、阴蒂缺乏，第二性发育延迟或不完全，青春期缩短。可

伴有糖尿病、心力衰竭等并发症。

眼部特征：集合性斜视、睑裂向上倾斜、蓝巩膜、虹膜有 Brush-Field 斑点、白内障。

面部及五官特征：典型的面部特征为长颅、窄脸、杏仁眼、小嘴、薄上唇、口角向下。五官特征包括颌小畸形、耳畸形、牙齿缺失、齿列异常。

四、疾病的筛查

（一）临床筛查

PWS 患者在生后无特异的生化及代谢物异常，可根据临床表现进行筛查，如患儿孕期胎动少，出生后婴儿有肌张力低、哭声弱、喂养困难、唾液黏稠、生殖器发育不良等症状应考虑 PWS 的可能，进一步检测明确诊断。

（二）基因筛查

15q11.2-q13.1 区域存在 MKRN3、MAGEL2、NDN、PWRN1、C150rf2 和 SNURF-SNRPN 印记基因，它们仅存在于父源 15 号染色体的等位基因上。SNRPN 位于印记中心区域，可编码 6 种 snoRNAs，被认为与 PWS 表型有密切关系，也是最可靠的诊断位点，可检出绝大多数 PWS，并可用于产前诊断。

目前，针对 PWS 的遗传学检测方法主要有荧光原位杂交（fluorescence in situ hybridization，FISH）、甲基化 PCR（methylation-specific PCR，MS-PCR）、甲基化特异性多种链接探针扩增技术（methylation-specific multiplex ligation-dependent probe amplification，MS-MLPA）及 CMA。这几种方法各有利弊，就检测率来讲，MS-PCR 能检测出基因微缺失、UPD 和印记缺陷三种分子缺陷类型，但此方法不能鉴别遗传缺陷类型，不利于遗传咨询。MS-MLPA 弥补了 MS-PCR 的缺陷可更好地应用于 PWS 的基因检测。

五、诊断

PWS 的诊断分为临床诊断及分子学诊断。临床诊断标准采用 Holm1993（Cassidy2012 修正版）标准，包含 8 项主要指标（后改为前面 6 条主要指标）及 11 项次要指标，另有 8 项支持依据。其中主要标准每项为 1 分，次要标准为 0.5 分。≤3 岁的患者，5 分及以上即可临床诊断（至少 4 分来自主要标准）。>3 岁患者，总得分≥8 分（5 分来自主要标准）即可诊断（表 16-1）。

表 16-1　Holm 临床诊断标准

主要标准

　　1. 新生儿和婴儿期中枢性肌张力低下,吸吮力差,随年龄增长而逐渐改善

　　2. 婴儿期喂养困难,体重增长不满意

　　3. 12 个月至 6 岁,体重增长迅速,不干预情况下出现中枢性肥胖

　　4. 特征性面容婴儿期长颅、窄脸、杏仁眼、小嘴、薄上唇、嘴角向下(3 种及以上)

　　5. 在不同年龄段出现的性腺功能减退,生殖器官发育不全

　　6. 6 岁以下,整体发育迟缓;再稍大些儿童,有轻至中度的神经发育延迟或学习障碍

　　7. 摄食过度或强迫性摄食

　　8. 父本 15q11.2-q13.1 缺失,包括 UPD。

次要标准

　　1. 胎动减少或婴儿期哭声弱,随年龄增长而改善

　　2. 特征性行为问题易怒、猛烈情感暴发和强迫性行为、好争辩、对抗、程序化行为及固执、言语重复症、偷窃和撒谎(5 种及以上)

　　3. 睡眠紊乱或睡眠呼吸暂停

　　4. 没有遗传背景,15 岁时仍身材矮小(无生长激素干预者)

　　5. 色素减退与家族其他成员相比颜色较浅的头发、皮肤

　　6. 与同身高人相比,手小(<第 25 百分位)或脚小(<第 10 百分位)

　　7. 手窄,双尺骨边缘缺乏弧度

　　8. 眼睛问题(内斜视、近视)

　　9. 唾液黏稠,可在嘴角结痂

　　10. 语言清晰度异常

　　11. 自我皮肤损伤(抠、抓等)

支持证据

　　1. 痛阈高

　　2. 生病时少呕吐

　　3. 婴儿期体温不稳定或较大儿童及成年人的体温敏感性改变

　　4. 脊柱侧弯或后凸

　　5. 早期肾上腺皮质功能初现

　　6. 骨质疏松

　　7. 对智力拼图游戏等有不寻常的技能

　　8. 神经肌肉检查正常

六、治疗

　　PWS 的治疗需多学科协作,迄今为止尚无治愈方法,以对症治疗为主。

(一)饮食

　　对于喂养困难的婴幼儿,应尽力保证足够的热量摄入。对于吸吮无力者,可给予鼻饲管或特殊奶嘴喂养。对于年长儿,需严格管理进餐量及进餐时间,并尽早开始营养干预饮食治疗,避免肥胖,可改善预后。

(二)激素补充治疗

　　1. 重组人生长激素(rhGH)的补充治疗　可改善矮小、增加瘦体重,助肌肉组织发育,改善肌力,提高生活质量。除外禁忌后,宜早开始治疗,起始剂量为 0.5mg/$(m^2 \cdot d)$,根据 IGF-1 水平调节,逐渐增加至 1.0mg/$(m^2 \cdot d)$。存在感染时应暂停使用。对于严重肥胖、有未控制的糖尿病、未控制的严重阻塞性睡眠呼吸暂停、活动性肿瘤和活动性精神病者慎用或禁用。应用生长激素需注意监测心功能、胰岛素抵抗、甲状腺激素、脊柱侧弯、呼吸睡眠暂停和骨龄等,婴儿还需要注意检测肝功能。

　　2. 性激素治疗　用于诱导、促进及维持青春发育,因存在争议,需与监护人充分讨论利弊后实施。

　　3. 部分患者合并甲状腺功能减退,建议口服左旋甲状腺素,并定期检测甲状腺功能。

　　4. 婴幼儿期间可有部分皮质激素不足,因此在发生中或重度应激事件中,应考虑氢化可的松

补充治疗。

（三）其他

脊柱弯曲在生长激素治疗之前、治疗后每6~12个月进行骨科脊柱全长 X 线正侧位摄片检查，对比治疗前、后脊柱变化情况，确定是否需要矫形治疗。阻塞性呼吸睡眠暂停（obstructive sleep apnea, OSA）：对于轻、中度 OSA，多数情况下，扁桃体切除术后即可消失或缓解。在出现中至重度 OSA 的情况下应暂停生长激素治疗，首先处理 OSA，必要时给予持续气道正压通气治疗。

（四）随访

以 SOAP 形式记录患者营养、代谢及行为发育，是经济有效的检测模式。S（subjective, 主观情况）：饮食规律，饮食调整的方法，患者对饮食调整的反应，令孩子紧张的事情，脾气暴躁、惊恐发作的频率，有无自伤行为，亲属的负担等记录。O（objective, 客观指标）：家族构成，患者体格改变，日常食物摄入量，血液肥胖合并症的相关代谢指标（谷丙转氨酶、谷草转氨酶、总胆固醇、高密度脂蛋白胆固醇、低密度脂蛋白胆固醇、中性脂肪、糖化血红蛋白、血糖、尿酸）和营养指标（血清清蛋白、总蛋白、血红蛋白、IGF-1、维生素 D 等）。A（assessment, 评估）：评估患者的体格、营养状态、合并症；评估饮食生活、食物摄入量；评价摄食行为、问题行为；评估患儿周围的环境等。P（plan, 计划）：为了改善饮食生活或维持良好状态，建立治疗计划，并记录下次营养指导时再次评估的要点。

七、遗传咨询

基因缺失和母源单亲二体导致的 PWS 再发风险很低，仅为 1%，而印记中心突变导致的 PWS 再发风险很高，达到 50%。理论上男性缺失型患者的子代有 50% 发生 PWS 的风险。通过羊水脱落细胞的 DNA 甲基化分析可实现产前诊断，由于胎盘等组织的低甲基化状态，因此不推荐用于产前诊断。

第三节　快乐木偶综合征

一、定义和概述

快乐木偶综合征（Angelman syndrome, AS；OMIM 105830）也被称为天使综合征，是目前人们最为熟知的因基因组印记异常所致的一种严重神经精神系统疾病，由英国医师 Angelman 在 1965 年首次报道，AS 在欧美人群患病率为1∶24 000~1∶12 000，而我国多为散发报道，尚未对 AS 进行流行病学调查报告。

二、病因和发病机制

AS 主要是由母源染色体 15q11.2-q13.1 上编码泛素蛋白连接酶 E3A 的 UBE3A 基因缺失或表达异常所致。UBE3A 基因在印记基因的调控下在人体不同组织表达具有差异性，在正常胎儿脑组织和成人额叶皮质中，母源 UBE3A 基因表达活跃，父源基因甲基化不表达。

UBE3A 基因的缺失或表达异常由 4 种不同方式导致。

1. **母源 15q11.2-q13.1 缺失**　最常见，多数长 5~7Mb。常因 15q11.2-q13.1 区带内各复制子之间发生非平衡易位导致，由于这些复制子中存在对物种生存相当重要的高度保守序列，因此 15q11.2-q13.1 遗传物质缺失将造成发育迟缓、语言障碍等临床表现。

2. **父源 UPD**　这类患者 15 号染色体均来源于父亲，患者染色体结构、数量并无异常，形成原因可能为亲代初级性母细胞在减速分裂过程中等位基因未分离。

3. **印记缺陷（imprint defect, ID）**　该类患者颅内无 UBE3A 基因表达。印记中心缺陷在精子或卵子期间就已形成。形成原因为卵子发育过程中印记建立失败（并无 DNA 序列异常），或印记中心的亚显微结构缺失。

4. **母源 UBE3A 基因发生致病突变**　UBE3A 点突变或小片段缺失引起基因表达异常。已发现的有终止密码子缺失、错义突变、5~12 个外显子缺失。当前研究发现，UBE3A 突变患儿临床表现最轻。

正常情况下，神经系统由功能性泛素 - 蛋白酶体系统进行平衡或维持,当 *UBE3A* 基因缺失或表达异常时则可能影响该系统,引起患者黑质、纹状体、海马及小脑普肯耶细胞蛋白泛素化异常。另外,泛素 - 蛋白酶体系统对细胞功能也至关重要,包括信号转导、细胞周期进程、DNA 修复和转录调节。然而,该疾病导致泛素化异常的具体病理生理机制尚无定论。

三、临床表现

该病在临床上表现为复杂的多系统异常,主要临床症状包括小头畸形、快乐木偶样的共济失调步态、严重智力低下、言语发育障碍、癫痫、过度兴奋和发作性大笑等。新生儿期常无特殊表现,6 月龄左右出现发育迟滞表现为首发症状,多在 1 岁后出现典型临床表现。按照临床表现出现频率不同分为:均出现的表现(100%)、经常性表现(80%)和相关性表现(20%~80%)三类。

1. **均出现的表现**　严重的发育迟缓;平衡障碍常表现为共济失调及四肢震颤;运动障碍表现为步态不稳,但程度不重;异常的行为特征表现为频繁大笑、明显的兴奋动作或快乐举止、常伴拍手或舞动动作、多动;语言障碍显示为无或极少量词汇,重复性语言和非语言交往能力强于表达性语言能力。

2. **经常性表现**　头围增长落后,随访至 2 岁仍表现为小头畸形,多见于缺失型患者;3 岁前常出现癫痫,病情可随年龄增长而缓解,但持续存在于整个童年期;特征性高波幅棘 - 慢波异常脑电图可先于癫痫发作出现。

3. **相关性表现**　枕部扁平、喜吐舌、吸吮或吞咽障碍、婴儿期喂养困难、巨大下颌、牙间隙宽、频繁流涎、过度咀嚼动作、斜视、皮肤色素减退、与家人相比头发和眼睛颜色浅(仅见于缺失型)、下肢过度活动、腱反射亢进、上举或弯曲上肢(尤其是行走时)、步基宽、对热敏感性高、异常睡眠觉醒周期、迷恋水、进食相关行为异常、肥胖(多见于年长、非缺失型患者)、脊柱侧弯、便秘。

四、疾病的筛查

(一)临床筛查

AS 患者生后无特异生化指标及代谢物的异常,主要根据临床表现及特征性脑电图进行筛查,如出现发作性大笑、小头畸形、言语发育障碍、癫

痫、共济失调等临床特征,相对特征性异常脑电图图形:①δ 图形,前头部突出的节律性 δ 活动,常夹杂棘波、尖波,也可泛化全导慢波;②θ 图形:持续广泛性 4~6Hz θ 节律且不受睁闭眼影响,常见于 12 岁以下儿童;③后头部棘慢波图形:后头部节律性棘慢波混合慢波活动,有时双侧不对称,闭眼可诱发。这些脑电图改变在临床症状明显前即可出现,具有提示意义。

(二)基因筛查

目前用于 AS 的基因检测方法主要有 FISH、MS-PCR、MS-MLPA、微卫星标记分析和短串联重复序列(short tandem repeats,STR)连锁分析等。

由于在 AS 的分子机制中,母源缺失、父源 UPD 和印记缺陷均表现为甲基化状态的异常,应用 MS-PCR 的检测方法可检出涉及这三种机制的患儿,共占 AS 的 80%。虽然 MS-PCR 能够检出大部分 AS 病例,但是这种技术不能对缺失、UPD 和 ID 这三种分子病理学类型进行具体的区分。

含 SNP 的 CMA 不仅可筛查基因组的拷贝数增加或减少,同时可检测到 UPD,基于 AS 的主要发病机制,理论上约有 3/4 的患者可以通过该方法检出,包括缺失型及大部分 UPD 患者,少数印记中心或关键基因缺失或重复也可检出。但与经典的 DNA 甲基化检测相比,不是最经济的筛查方法,有相应的局限性:①单独运用无法直接区分 AS 及 PWS 患者;②无法检出不伴印记中心缺失的印记缺陷或关键基因点突变所致的患儿。但其有自身的优势:①可直接区分缺失型、UPD 患者;②可定位缺失断裂点及明确缺失大小,为表型 - 基因型关联研究及 AS 致病机制研究提供信息;③可用于临床表现为 AS 样症状的微缺失、微重复综合征的患者。该方法与 DNA 甲基化检测、基因测序、连锁分析、FISH 等结合可以相互弥补不足,提高患者的检出率。

MS-MLPA 可以精确地鉴定各种存在的异常,包括缺失、UPD 和印记中心缺陷,MS-MLPA 不能区分 UPD 和印记中心缺陷。

随着基因检测技术的发展应用,85%~90% 的 AS 患儿可以通过基因检测检出,基因检测阴性也不能完全排除。

五、诊断

符合 AS 临床诊断标准共识和 / 或分子遗传

学检测结果表明母源 *UBE3A* 等位基因存在表达或功能缺陷时，即可给予诊断。

AS 临床诊断共识标准包括均出现的表现（几乎全部患者均出现的表现）、经常性表现（超过80% 患者出现的表现）及相关性表现（少于 80% 患者出现的表现）。

不同发病机制患者在诊断过程中采取的诊断手段不同。遗传学检测首先选择的是 DNA 甲基化分析，这类方法包括 MS-MLPA 和 MS-PCR 等，可诊断母源 15q11.2-q13 缺失、父源 UPD 或印记缺陷（ID）所致的 AS，上述方法可诊断约 80% 的患者。如果 DNA 甲基化分析结果正常，则可以考虑进行 *UBE3A* 基因序列分析，该方法可使约 10% 的患者得到确诊。另外，仍有约 10% 的患者因尚未明确的致病机制而无法从分子遗传学确诊，只能依据典型表现做出临床诊断。具有 SNP 的 CMA 可以检测 15 号染色体的微缺失和 UPD，但无法从技术上区别 AS 和 PWS，需结合临床进行诊断，或采用 MS-MLPA 方法进行验证。

六、治疗

该病迄今尚无特效治疗。目前主要是针对临床表现进行积极的对症及支持治疗，有助于提高 AS 患儿的生活质量。

（一）常规非药物治疗

在常规非药物治疗中，饮食疗法可以起到一定的作用，给予患病人群一定的、规律的饮食可以帮助其缓解症状，新生儿出现喂养困难时，可采用特殊奶嘴和其他方法管理患儿吮吸能力弱或不协调的情况。一些物理疗法也能起到一定的效果，对于出现社会破坏性或自我伤害等不良行为的患儿，则可以采取行为疗法进行治疗，但行为异常有多种形式，不同患儿应采取个性化、长期、序贯治疗方案；还可以采取一些辅助沟通工具，如图片卡或交流板，以改善患儿言语障碍的情况；利用胸腰椎夹克和 / 或手术干预来治疗脊柱侧弯症状。

（二）药物治疗

对于重度发育迟缓并且伴有癫痫频繁发作的患儿，如果采取单药治疗的方案，治疗疗效欠佳。为提高治疗效果，有必要早期将抗癫痫药物加入合并用药的方案进行治疗。常用的抗行为异常药物主要是针对特定的行为异常而选择，如选择性类固醇再摄取抑制剂氟西丁能改善患者的焦虑及慌张行为，米诺环素可改善患儿的语言、社会适应能力，而褪黑素联合行为疗法能减少患者夜间破坏性行为。

（三）分子学治疗

AS 作为一种单基因缺陷疾病，其分子治疗越来越受到人们关注，目前正在积极开展中，如利用端粒酶抑制剂或反义寡核苷酸激活甲基化沉默的父源 *UBE3A* 等位基因，以期达到增加父源 *UBE3A* 等位基因的表达、补充母源 *UBE3A* 等位基因缺陷、最终治疗疾病的目的。

七、遗传咨询

不同基因缺陷患儿的父母再生育 AS 的风险不同。缺失型患儿父母再次生育 AS 患儿的风险为 1%；UPD 型低至 1/200，而 UPD 患儿父亲 15 号染色体发生罗伯逊易位者再次生育 AS 患儿风险可高达 100%；对于印记中心缺陷者需判断患儿母亲 15 号染色体是否存在缺失，若不存在缺失风险为 1%，若患儿母亲存在缺失则再次生育 AS 患儿的风险高达 50%；对于 *UBE3A* 基因突变者，若证实母亲存在该基因突变，则再次生育 AS 患儿的风险为 50%，若此次患儿 *UBE3A* 基因突变为随机事件，则再次生育患病儿的风险几乎为 0%。

所以 AS 患儿需先完善患儿遗传机制分型，对父母进行基因检测，再行风险预测。

第四节　贝 - 维综合征

一、定义和概述

贝 - 维综合征（Beckwith-Wiedemann syndrome，BWS，OMIM 130650）即脐膨出 - 巨舌 - 巨体综合征，是一种先天性过度生长综合征，巨大舌、脐膨出和过度生长是其三个主要特征。1963 年 Beckwith 首次报道该病，1964 年 Wiedemann 又报道了 3 例，故命名为 Beckwith-Wiedemann 综合征。BWS 发病率极低,美国统计发病率为 1 : 15 000,世界发病率为 1 : 13 700,无性别、种族差异,85% 为散发,15% 为家族性遗传,家族性遗传为母源单侧遗传,符合常染色体显性遗传,BWS 的发病率在辅助生殖婴儿中与正常孕育婴儿相比要高许多。

二、病因和发病机制

BWS 的发病与基因组印记有关,其基因定位在染色体 11p15.5,是由该区域母源或父源性印记基因表达缺陷所致,此区域聚集存在多个印记基因,p57 基因变异、IGF2/H19 基因的表达或转录异常、染色体易位(倒位)及 LIT1 基因上游 CpG 岛的甲基化均与 BWS 相关。

(一) p57 基因变异

p57^{KIP2} 基因为依赖细胞周期蛋白激酶(Cdk)抑制剂,p57^{KIP2} 在细胞周期的 G$_1$/S 期与细胞周期蛋白 /Cdk 相结合,阻碍其磷酸化过程,使细胞分裂停止于 G$_1$ 期。p57^{KIP2} 蛋白的氨基末端有 Cdk 阻碍功能区,羧基末端是富有谷氨酸和苏氨酸的 QT 功能区。已发现的变异有的是 Cdk 阻碍功能区缺失变异,有的是 QT 功能区缺失变异,都是无义变异和移码变异。母源 p57^{KIP2} 基因表达,父源 p57^{KIP2} 基因表达受抑制,BWS 患者的 p57^{KIP2} 基因变异频率较低,仅为 5%~17%。

(二) IGF2/H19 基因的表达或转录异常

在 11p15.5 区的 IGF2/H19 基因是发现较早、研究较充分的印记基因。IGF2 和 H19 基因受同一个增强子的调节,有相互竞争抑制的作用。即母源抑制生长的 H19 转录时,父源 IGF2 过表达。BWS 患者的 IGF2/H19 表达转录异常可有多种情况,父源的 IGF2 表达的同时,本来不表达的母源的 IGF2 也表达,这种状态称为印记丢失(loss of imprinting,LOI),同时母源的 H19 转录也被抑制,即本来应该转录的母源 H19 的转录被抑制,由 IGF2 的表达所替代,最终导致 IGF2 的表达量比正常多一倍。这是 H19 基因不明原因的甲基化而抑制其转录,也有无 H19 基因甲基化而转录受抑制,出现两个 IGF2 等位基因表达的情况。还有母源 H19 转录的同时,父母双方等位基因 IGF2 都表达的情况。

(三) 染色体异常

极少数 BWS 的发病,伴有染色体的移位、倒位和重复,染色体异常均是因母亲来源而发病。移位常发生在两个部位:端粒侧为 BWSCR1、着丝粒侧为 BWSCR2。BWSCR1 移位断点大部分集中在 KvLQT1 基因区域内。这个基因在除心脏组织的其他许多组织中,母源基因表达,父源基因不表达。BWSCR2 移位断点在距离 BWSCR1 约 4Mb 的着丝粒侧,也有移位位于着丝粒侧距 BWSCR1 更远的地方。

(四) 反义链转录的 LIT1 基因的异常

在 KvLQT1 基因的内含子有反义链的转录,被命名为 LIT1,为印记基因。正常状态下,母源 LIT1 等位基因的转录受抑制,KvLQT1 等位基因转录;父源 LIT1 等位基因转录,KvLQT1 等位基因转录受抑制。很多 BWS 患者的 LIT1 基因既转录来自父方的等位基因,也转录来自母方的等位基因。在 LIT1 基因的上游有一个 CpG 岛,LOI 主要表现在来自母方的 LIT1 CpG 岛的甲基化的消失。也证明在 LIT1 异常的 BWS 患者,无 IGF2 的异常。

BWS 的致病机制主要包括:母源印记中心 2(IC2)的甲基化缺失,约占 50%,该甲基化异常将导致细胞周期蛋白依赖性激酶抑制剂 -1C(CDKN1C)基因表达下降;母源印记中心 1(IC1)获得甲基化,约占 10%,该甲基化异常导致 IGF2 基因的表达,以及等位基因 H19 的沉默;11p15.5 区域父源性的 UPD,约占 20%,此改变将抑制 CDKN1C 基因和 H19 基因的表达及促进 IGF2 基因的表达。所有的 UPD 患者都存在体细胞嵌合现象;CDKN1C 基因突变约占 5%;11p15 染色体区域的重复 <1%;以及涉及 11p15 区域的染色体易位和倒位 <1% 等。

BWS 的 11p15.5 区域是印记基因聚集区,其变异、丢失或碱基甲基化导致个体发病,这些基因有共享调节机构的倾向,BWS 的发病可能是多个基因共同作用的结果。

三、临床表现

巨大舌、脐膨出和过度生长是 BWS 的三个主要特征,而频发低血糖症状是其另一个突出临床症状,患儿常以该症状就诊,严重可导致抽搐或意识障碍,一般在出生后 3~4 个月可逐渐停止。

主要临床表现:约 20% 有明确的家族史;巨大儿(身高、体重 >P$_{97}$),以后生长仍然继续加速。

如幸存至婴幼儿期,则可见明显畸形发育:耳部皱褶及切迹;巨舌,因舌体较大,常影响吮吸、咀嚼、发音,甚至造成夜间睡眠障碍、呼吸暂停综合征等问题,腹壁缺损(脐疝、脐膨出),腹部内脏(肝、脾、胰、肾和肾上腺等)肥大,儿童期胚胎类肿瘤(50%~60% 为 Wilms 瘤,15% 为肾上腺肿瘤,其他为肾母细胞瘤、肝母细胞瘤等),偏侧肢体肥大(身体的一个或多个部分不对称),肾上腺皮质增生,肾脏异常(结构异常、巨大肾、肾钙质沉着、晚发型髓质海绵肾),腭裂,心脏肥大、心肌病(少见),胎盘间质发育不良等。

次要临床表现:母亲羊水过多、早产、新生儿低血糖、面部火焰状红斑及其他的血管畸形、特殊面容(中面部发育不全、眼眶皱褶)、心脏结构异常、腹直肌分离和骨龄提前等。

四、疾病的筛查

BWS 除生后通过巨大舌、脐膨出和过度生长等特殊的临床表现进行筛查外,还可在孕期通过超声评估生长参数、腹壁缺陷、器官巨大症、肾异常、腭裂、心脏异常和巨舌等情况。一般妊娠 10~14 周时测定的颈项透明层厚度也可提供疾病信息,详细的超声检查通常妊娠 18~20 周进行,并在 25~32 周复查。母体血清甲胎蛋白(alpha fetoprotein,AFP)检测可提供额外信息,其升高与腹壁缺陷有关,但脐膨出一般都可通过影像学检查发现。

由于肿瘤风险与 BWS 的遗传和表观遗传原因有关,目前已经提出了基于 BWS 病因的肿瘤筛查,但并没有根据 BWS 的遗传原因而有所不同,推荐对 BWS 的高危人群每 3 个月一次超声检测,直到 8 岁;推荐 6 周至 3 个月间隔检测 AFP,直到 4 岁为止。

对 BWS 的大多数表观遗传学病因及遗传学病因而言,MS-MLPA 是最可靠的检测方法。MS-MLPA 可检测拷贝数和 DNA 甲基化(包括 UPD)变化。因 IC1 和 IC2 都发生甲基化改变而怀疑 UPD 时,可通过分析短串联重复序列来确证 UPD。UPD 体细胞镶嵌可能会在 MS-MLPA 上显示低信号而无法检出;因此应并行单核苷酸多态性(single nucleotide polymorphism,SNP)阵列检测,以协助解读 IC1 和 IC2 甲基化数据。此外,SNP 阵列检测有可能识别出全基因组 UPD。

罕见的新发和母系传递易位 / 倒位需用核型分析检测,这种分析也可发现与 BWS 有关的父源性染色体 11p15.5 重复。易位 / 倒位通常无法经 MS-MLPA 检出,因大多数易位 / 倒位没有 DNA 拷贝数改变或 DNA 甲基化改变。检测 BWS 相关 CDKN1C 基因组改变需 DNA 测序。CDKN1C 突变可见于散发病例(5%)和优先亲源特异性传递的常染色体显性系谱(40%)。

五、诊断

BWS 诊断标准在过去几年一直有变化,比较公认的是根据典型的症状特点,一般具备三个主要特征或两个主要特征加一个次要症状,但目前公认的诊断标准并不适用于所有患者,而且很多疑似患者仅根据临床特征很难确诊。对于阳性家族史者应严密进行产前超声检查,注意腹壁缺损、内脏巨大、肾异常、心脏异常和巨舌等,对于阴性家族史者,如超声检查发现异常,应行细胞遗传学检查,如高度怀疑 BWS 则应再做分子遗传学以确诊。

六、治疗和随访

关于 BWS 的治疗,目前主要采用对症处理,及时应对新生儿时期的暂时性低血糖,针对特有畸形予以矫正治疗,大部分 BWS 患儿经矫正畸形后预后尚可。

1. **巨舌**　发生率达 97%,60%~70% 的巨舌需手术治疗,通过减舌手术使舌体变小,最佳手术时间为 6 个月至 1 岁。如巨舌引起急性或慢性的上呼吸道堵塞,特别是睡眠窒息,需更早干预。

2. **低血糖**　采用静脉葡萄糖滴注、药物处理或给予饮食,一般低血糖是暂时的,但某些情况下可延续到幼儿期,严重情况下需手术治疗(切除部分或全部胰腺)。

3. **偏侧发育过度**　一般发生在 2 岁前,由于 BWS 患者通常骨骼成熟早,需尽早治疗。

4. **脐疝**　可手术修补。

5. **肿瘤**　BWS 腹腔内肿瘤发生的总体风险为 5%~10%,尤其是 4 岁前罹患胚胎性肿瘤的概率更高。每种 BWS 伴发肿瘤的发生率不一样,最常见的是 Wilms 肿瘤,大多发生于 8 岁以前。针对上述情况,目前建议 BWS 患儿每 3 个月随访腹部超声至 6~8 岁,每 6 周进行 AFP 检查至 4 岁,

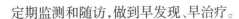

定期监测和随访,做到早发现、早治疗。

七、遗传咨询

掌握包括分子学检测在内的全面诊断性评估资料,BWS 病因学和再发风险(即以后娩出患病子女的风险)遗传咨询可得到最准确的结果。

若分子学检测发现 UPD 或甲基化改变而无可传递的基因组改变,则再发风险低。由于所有 UPD 患者都存在体细胞嵌合现象,因此发现 UPD 时通常不需要为父母或其他家庭成员行分子学检测。发现基因组改变时推荐父母接受检测,如核型异常、CDKN1C 突变或染色体 11p15.5 区域的

微重复或微缺失。若先证者存在染色体 11p15.5 易位 / 倒位或 CDKN1C 突变时,父母都需要分子学检测或染色体分析,其他家庭成员可能也需要检查。若是母系传递,则这两者的再发风险都为 50%。

若曾生育过一个 BWS 子女或有 BWS 阳性家族史可行产前检查。通过超声对胎儿进行形态发生评估,以确定其腹部和颅面部区域的状态,包括实体器官的测量。如果已知受累家庭成员的细胞遗传或基因组异常(如微缺失、CDKN1C 突变),则可通过绒毛膜绒毛取样或羊膜穿刺术行产前检查。

第五节　西尔弗 - 拉塞尔综合征

一、定义和概念

西尔弗 - 拉塞尔综合征(Silver-Russell syndrome,SRS,OMIM 180860),是一类罕见的与表观遗传相关的疾病,最早是 1953 年及 1954 年由 Silver 和 Russell 分别报告。主要临床特征是胎儿生长受限、小于胎龄儿、出生后生长发育迟缓、喂养困难、身体不对称、特殊面部表现(如三角脸、前额突出等)和其他一些异常表现。SRS 属于罕见性疾病,国内尚无流行病学调查数据,国际上的发生率为 1 : 30 000~1 : 100 000,但由于对疾病的认识不足,其发生率可能更高,具体未明确。

二、病因及发病机制

SRS 的病因研究显示主要为印记基因的异常,以 11p15 区甲基化异常(11p15LOM)和 7 号染色体母源单亲二倍体 mUPD(7)(5%~10%)最为常见。除去上述两种病因外,还有报道可能与其他染色体和基因异常相关,包括 1、14 和 15 号染色体、细胞周期蛋白依赖激酶抑制剂 1C(CDKN1C)或 IGF2 基因的突变等,此外,还应考虑到体细胞的嵌合。

1. 染色体 11p15 印记区异常　发生率 30%~60%。11p15 区的印记基因对胎儿及出生后的生长发育调控至关重要。染色体 11p15 包括两个重要的调控区:位于端粒端的印记调控区

1(ICR1)-H19/IGF2 和位于着丝粒端的 ICR2-KCNQ1OT1/CDKN1C。ICR1 区正常的甲基化发生在父源染色体上,可以调控 IGF2 蛋白的表达,母源染色体未甲基化,阻止 IGF2 蛋白的表达,从而调控生长发育;ICR2 区的甲基化主要发生在母源染色体上,促进 CDKN1C 表达,抑制 KCNQ1OT1 的表达,进而防止过度生长。ICR1 区 H19 的 LOM 可在约 50% 的 SRS 患者中检测到,因此,父源染色体上 ICR1 区的低甲基化是疾病发生的常见原因;而 ICR2 全区域的重复主要发生在母源染色体上,父源未见此异常。

2. mUPD(7)　发生率为 5%~10%,主要发生在 7p12-p14 区域,该区域包含了影响胚胎发育的基因,如生长因子受体结合蛋白 10(GRB10)、胰岛素样生长因子结合蛋白 1(IGFBP1)和胰岛素样生长因子结合蛋白 3(IGFBP3)。GRB10 蛋白作为胰岛素样生长因子 1 受体和胰岛素受体的配体,可以结合 E3 泛素连接酶 Nedd4 促进 IGF1 介导的泛素化,内化和 IGF1R 的降解,从而导致 IGF1R 信号通路衰弱。mUPD(7)区的 IGFBP1 和 IGFBP3 基因可能与 SRS 的发生相关,但目前原因并未明确。

3. IGF2 基因异常　IGF2 是胚胎期和胎儿期调控生长发育的主要蛋白,出生后该蛋白的血清水平基本保持稳定,此时 IGF1 起主要调节生长发育的作用,但如果该基因发生突变等影响

蛋白表达时,则会导致胚胎期生长发育迟缓。另外,*HMGA2*(high mobility group AT-hook 2)和 *PLAG1* 是 IGF2 的上游调控基因,这两种基因发生突变时,同样会影响 IGF2 蛋白表达水平,导致 SRS 的发生。

4. Homeobox A4(HOXA4)启动子区低甲基化　HOXA4 是 HOX 蛋白家族的一员,位于 7 号染色体上。在 SRS 患者甲基化检测时发现,HOXA4 启动子区低甲基化的发生率比 11p15 区低甲基化和 mUPD(7)高,但同时发现在未明原因的生长发育迟滞患者中,HOXA4 的低甲基化亦常见。且在健康儿童中发现该基因与身高有关,故 HOXA4 启动子区低甲基化可与 SRS 的发生相关,但需要进一步的证据。

虽然仍有临床 SRS 的病因未明,但是遗传分析在 SRS 诊断中发挥着非常重要的作用。特别是临床症状不典型而怀疑 SRS 时,遗传诊断阳性成为 SRS 确诊强有力的证据。

三、临床表现

1. 胎儿生长受限及出生后生长迟缓　是 SRS 的主要临床特征之一,出生时身长和体重低于第 3 百分位数,但头围正常,因此患儿表现为相对巨颅。出生后缺乏追赶生长,成比例的身材矮小。

2. 特殊体征　前额宽而突出、尖下颌导致三角形脸。此外,患者前囟闭合较晚、嘴巴宽大伴口角向下、齿列不齐、耳位低、躯体偏身不对称(包括四肢长度差异)和小指侧弯畸形等。但是典型的面部表现会随着年龄的增加而越来越不典型,导致年龄较大的患者诊断相对困难。

3. 其他表现　喂养困难、新生儿期可出现低血糖、尿道下裂、隐睾和马蹄肾等泌尿生殖系统畸形、咖啡牛奶斑、反流性食管炎等消化系统异常。部分患者出现认知、运动和语言发育迟缓以及学习障碍等。

四、基因筛查

SRS 患者生化指标缺乏特异性,所以患儿生后主要通过特殊的临床表现进行筛查,对于宫内及出生后生长迟缓,具有前额宽、三角脸、肢体不对称的特殊体征应考虑到 SRS 的可能,需结合遗传学分析。目前,11p15 印记区(包括 ICR1 和 ICR2)甲基化异常、mUPD(7)及 *IGF2*、*HMGA2*、

PLAG1 突变检测可以 70%~80% 确诊,从临床表现怀疑 SRS 患者推荐上述基因检测以增加诊断证据。

五、诊断

SRS 患者临床表现轻重不等,且随着年龄的增加,有些特征性的临床表现变得不典型,增加了诊断难度。故认为灵敏度和特异度均较高的诊断标准如下:

1. 胎儿生长受限　出生时身高或体重 ≤ 同胎龄新生儿身高或体重的 −2 个标准差。

2. 出生后生长发育迟缓　2 岁时身高 ≤ 平均身高 −2 个标准差。

3. 出生时相对巨颅　出生时头围 / 出生时身高和 / 或体重 ≥ 平均值 +1.5 标准差。

4. 前额突出　婴儿期侧面观时前额突出于面部平面。

5. 身体不对称　腿长差异 ≥ 0.5cm 或手臂不对称或腿长差异<0.5cm 时至少合并其他两部位的不对称,并且其中包括面部不对称。

6. 喂养困难或低 BMI　需使用饲管喂养或赛庚啶刺激食欲,2 岁时 BMI ≤ 平均值 −2 个标准差。

SRS 诊断可以分为:①确诊 SRS:诊断标准 ≥ 4 项 + 分子学确诊;②临床 SRS:诊断标准 ≥ 5 项,或诊断标准 4 项包括相对巨颅和前额突出;③分子 SRS:NH-CSS 不支持临床 SRS 但是分子学结果支持 SRS;④非 SRS 或 NH-CSS 否定诊断:患者诊断标准 ≤ 4 项且不表现为相对巨颅和前额突出,分子学检测阴性。

六、治疗与随访

SRS 的治疗依据年龄段的不同有其自己的侧重点,婴幼儿期的患者着重于解决喂养困难,避免低血糖、缺钙及营养不良的发生;对于儿童及青少年时期的患者来说,重点关注身高问题。所以需要多学科团队的专业随访和干预以期改善患者的生活质量。

1. 早期喂养和营养支持　早期筛查胃食管反流、胃排空延迟和便秘等胃肠道功能障碍并给予适当的干预治疗,给予营养支持治疗预防低血糖,但也要避免过度营养补充追赶生长带来的代谢相关并发症。疾病状态时患儿更易发生低血

糖,注意早期识别和干预。

2. 重组人生长激素(rhGH)和促性腺激素释放激素类似物(GnRHa)治疗 rhGH 治疗常在营养缺陷纠正后启动,有益于改善体成分比例、精神运动发育、食欲,降低低血糖风险和提高生长速度。大多数患者在 2~4 岁启动 rhGH 治疗;起始剂量约为 0.1U/(kg·d),使用追赶生长的最低剂量。治疗期间监测 IGF1 和 IGFBP3 的水平。当 6 个月内身高<2cm 并且骨龄>14 岁(女性患者)或>16 岁(男性患者)时,终止治疗。青春发育提前的 SRS 患者可以给予 GnRHa 治疗,同时也要随访发现部分发育迟缓和生殖功能异常患儿。

3. 长期的代谢并发症的监测 SRS 患者过度喂养和体重过度增长易导致代谢相关并发症,如胰岛素抵抗及过早的青春发育,建议监测 SRS 患者的胰岛素和血糖水平,特别是 rhGH 治疗阶段。成人阶段也要保持科学的营养和运动习惯以降低相关代谢并发症的风险。

4. 神经认知功能 SRS 患儿应该规律地接受儿科医生的随访评估,以期早期发现语言、运动和学习能力相关的功能异常,并给予治疗,特别是 mUPD(7)患者。

5. 矫形 外科相关 SRS 患者特征性的不对称常导致脊柱侧弯,因此特别是 rhGH 治疗前、后应由脊柱外科专科医师评估肢体不对称、脊柱侧弯的程度和相应的矫正措施。

七、遗传咨询

本病具有多重病因学,呈散发趋势,产前诊断通常不作为首选。但若 SRS 患者存在阳性家族史,或本身携带 7 号染色体母源 UPD,则其母再次生育前完善产前诊断十分必要。若产前超声提示胎儿为严重的早期不对称性胎儿生长受限并伴相对巨颅,则应警惕该病的发生,获得双亲的体细胞并经羊膜腔穿刺术获得胎儿的细胞,进行 PCR 分子检测是可以诊断的。但 B 超通常要等到怀孕约 28 周时,经有经验的医生的动态观察,了解胎儿生长发育情形,故也造成产前诊断的局限性。

第六节 脆性 X 染色体综合征

一、定义和概述

脆性 X 染色体综合征(fragile X syndrome,FXS,OMIM 309550)是一种主要以智力低下及孤独症为临床表现的单基因遗传性神经发育障碍性疾病,呈 X 连锁遗传,其发病率仅次于唐氏综合征,在遗传性智力低下综合征中排第二位,男性发病率为 1∶4 000,女性发病率为 1∶8 000~1∶6 000。约 30% 的 FXS 患者符合孤独症谱系障碍(autistic spectrum disorder,ASD)的完整诊断标准,并且超过 90% 的 FXS 患者表现出一些 ASD 的症状,如多动症、社交障碍、刻板动作、表达迟缓和语言能力表达缺乏等,因此 FXS 也是 ASD 的主要病因。

二、病因和发病机制

FXS 是由位于 Xq27.3 的脆性 X 智力低下基因 1(fragile X mental retardation 1,*FMR1*)5' 端非翻译区 CGG 三核苷酸的重复扩增而导致邻近 CpG 岛甲基化,或 *FMR1* 基因发生点突变或缺失突变,而导致其编码产物脆性 X 智力低下蛋白(fragile X mental retardation protein,FMRP)低表达甚至不表达所引起的。正常情况下致病基因 *FMR1* 中 CGG 拷贝数<55,但 CGG 拷贝数在遗传过程中不稳定,一般在下一代重复次数会增加,当 CGG 拷贝数为 55~200 时为"前突变",CpG 岛一般不甲基化但 FMRP 表达低下,部分携带者可表现为脆性 X 震颤/共济失调综合征(fragile X-associated tremor/ataxia syndrome,FXTAS)等神经退行性疾病或原发性卵巢功能不全(fragile X-related primary ovarian insufficiency,FXPOI)等生殖系统疾病;当 CGG 拷贝数>200 时为"全突变",此时,*FMR1* 基因启动子区中 CGG 重复与相邻的 CpG 岛高度甲基化。

高度甲基化会引起 *FMR1* 基因沉默,从而导致 FMRP 的表达减少,进而导致智力低下、认知障碍、精神发育异常、生殖系统异样及面部特征特殊等。由于FMRP能调控大量与神经发育相关基因的功能，故其缺失引起的树突棘和突触发育异常是FXS的特征性神经病理改变。FMRP为多核糖体相关的RNA结合蛋白，通过使目标mRNA的核糖体延宕而抑制核糖体翻译。FMRP广泛分布于兴奋性突触部位，通过调节树突部位特异性mRNA编码蛋白质的合成，在突触可塑性方面发挥重要作用。突触相关的蛋白质合成失调是认知和行为缺陷的基本原因。

三、临床表现

FXS多见于男性，主要症状是不同程度的智力障碍，特殊面容，伴有语言障碍、性情孤僻，男性常有巨睾。FXS可因性别和年龄不同而临床表现不同，男性患者绝大多数具有典型临床表现，70%为中度智力低下，其严重程度与突变类型及异常甲基化程度密切相关，全突变患者表现最严重。各类型患者常出现学习障碍表现，患儿通常有多动症、脾气暴躁及行为异常。男性患者特殊面容主要表现为头围大、大耳与招风耳、高腭弓、嘴大与下颌突出。结缔组织功能失调可表现为扁平足、手指关节过度伸展，皮肤异常松软及关节脱位。女性70%为智力正常的携带者，只有30%女性杂合子表现出不同程度的智力低下，多表现为轻度智力障碍。女性患者临床表现较男性轻，大部分面部特征及结缔组织功能失调表现并不明显，更多表现为行为异常，如多动与注意力不集中。FXS还可表现为意向性震颤、小脑性共济失调、认知能力退化、外周性神经炎、下肢近端肌肉无力、痴呆等神经功能异常表现。

四、筛查

由于FXS发病率仅次于唐氏综合征，新生儿筛查非常有必要，但FXS患者无特异性生化指标，在遇到某些与其相似症状或体征时应考虑其存在的可能性，结合遗传学分析，提高重视程度和高检出率。

目前已有多种方法可以用于检测FXS，如Southern印迹杂交法、PCR法、基因测序、FMRP免疫组化分析技术等。Southern印迹杂交法灵敏度和特异度高，可以检测出 FMR1 基因中（CGG）n扩增数和CpG岛异常甲基化情况，可以区分全

突变患者和前突变携带者，但该法对前突变携带者和正常人的分辨不理想；不适于大规模筛查。PCR法简单、灵敏、快捷，适用于正常人群和前突变人群范围的检测，但对于扩增程度高的 FMR1 基因无法扩增及检测甲基化情况，因此对全突变只能进行间接诊断。故PCR联合可相互弥补缺陷，达到最优效果。

五、诊断

FXS患者临床表现的个体差异较大，病情轻重程度不等，对诊断是个极大的挑战，目前尚无明确的临床诊断标准，随着分子遗传学的发展，FXS的诊断可通过基因检测来证实。目前分子遗传学诊断FXS的金标准为PCR联合Southern印迹杂交法。通过对（CGG）n重复检测未发现异常扩增但临床表型高度符合的病例，可考虑采用基因测序的方法对 FMR1 基因编码区进行突变分析，确定有无致病点突变或小片段的插入/缺失。反转录-聚合酶链反应技术可以用于男性患者、FMR1基因缺失或点突变的诊断，但无法鉴别女性患者与前突变类型；FMRP免疫组化分析可直接检测FMRP的表达量，但同样不适用于因X染色体失活导致 FMR1 基因不表达与前突变携带者的检测。

六、治疗与随访

目前临床上对FXS尚无有效的治疗方式。但可对患病儿童或成人进行支持性治疗，包括特殊教育与行为管理，改善患者多动及刻板行为；通过社会技能训练及职业培训能够帮助患者学习日常生活技能；对脆性X震颤共济失调综合征患者进行步态障碍或认知缺陷的护理治疗；对FXS相关卵巢早衰进行生殖内分泌功能评估及支持疗法等。

药物治疗主要基于临床表现和对症治疗，如针对癫痫、代谢紊乱、高血压等疾病予以对症用药；焦虑患者可应用5-羟色胺再摄取抑制剂、苯二氮䓬类药物。

哌甲酯系列（利他林）或右旋安非他命、可乐定和胍法辛等α-受体激动剂可改善注意缺陷与多动障碍；精神抑制药可减少易激惹和攻击行为。药物治疗通常需与非药物治疗相结合。

随着对该疾病分子和生物机制研究的明确，

近年来靶向治疗成为 FXS 治疗的趋势，如 *FMR1* 基因疗法、FMRP 蛋白添加治疗、L 型 Ca²⁺ 通道阻滞剂治疗、Ⅰ类代谢型谷氨酸盐受体拮抗体、γ- 氨基丁酸受体激动剂等。但目前研究尚处于动物实验阶段，临床应用仍需要多研究支持。

七、遗传咨询

FXS 作为最常见的遗传性智力低下疾病，危害极大，建议加强遗传咨询。对于女性全突变或前突变携带者应告知其子代可能为全突变的风险，妊娠时应进行产前诊断，由于绒毛标本对于 *FMR1* 基因突变及甲基化检测结果可能不准确，通常建议行羊水穿刺取羊水细胞进行培养检测。若已行绒毛穿刺术进行检测评估，建议再通过羊水穿刺术或脐血穿刺术取标本进行确定检测，防止误诊或漏诊。

（邹　卉）

参考文献

1. CASSIDY SB, SCHWARTZ S, MILER JL, et al. Prader-Willi syndrome. Genet Med, 2012, 14 (1): 10-26.
2. YANG-LI D, KE H, CHAO-CHUN Z, et al. Chinese siblings with Prader-Willi syndrome inherited from their paternal grandmother. Indian Pediatr, 2019, 56 (9): 789-791.
3. 中华医学会儿科学分会内分泌遗传代谢学组. 中国 Prader-Willi 综合征诊治专家共识 (2015). 中华儿科杂志, 2015, 53 (6): 419-424.
4. HOLM VA, CASSIDY SB, BUTLER MG, et al. Prader-Willi syndrome: consensus diagnosis criteria. Pediatr, 1993, 91: 398-402.
5. MIAN-LING Z, YUN-QI C, CHAO-CHUN Z. Prader-Willi syndrome: molecular mechanism and epigenetic therapy. Curr Gene Ther, 2020, 20 (1): 36-43.
6. YANG L, ZHOU Q, MA B, et al. Perinatal features of Prader-Willi syndrome: a Chinese cohort of 134 patients. Orphanet J Rare Dis, 2020, 15 (1): 24-29.
7. WHEELER AC, SACCO P, CABO R. Unmet clinical needs and burden in Angelman syndrome: a review of the literature. Orphan J Rare Dis, 2017, 12: 164.
8. BERNARD DAN. Angelman syndrome: Current understanding andresearch prospects. Epilepsia, 2009, 50 (11): 2331-2339.
9. 刘依竞, 肖农. Angelman 综合征发病机制、分型及治疗进展. 临床儿科杂志, 2015, 33 (7): 668-672.
10. YANG L, SHU X, MAO S, et al. Genotype-phenotype correlations in Angelman syndrome. Genes, 2021, 12 (7): 987-996.
11. SCALISI FC, AVENDANO A, STOCK F. Beckwith-Wiedemann syndrome, Clinical and etio pathogenic aspects of a model genomic imprinting entity. Arch Argent Pediatr, 2018, 116 (5): 368-373.
12. EGGERMANN K, BLIEK J, BRIOUDE F. EMQN best practice guidelines for the molecular genetic testing and reporting of chromosome11p15 imprinting disorders: Silver-Russell and Beckwith-Wiedemann syndrome. Eur J Hum Genet, 2016, 24: 1377-1387.
13. BILGIN B, KABAÇAM S, TASKIRAN E. Epigenotype and phenotype correlations in patients with Beckwith-Wiedemann syndrome. Turk J Pediatr, 2018, 60: 506-513.
14. 张贝贝, 巩纯秀. Silver-Russell 综合征临床特征及最新指南解读. 中华医学杂志, 2019, 99 (48): 3836-3840.
15. 吴迪, 巩纯秀, 苏畅. 全基因组甲基化差异分析发现 OSBPL5 甲基化异常可能在 Silver-Russell 综合征中有致病作用. 中国科学, 2018, 48 (9): 953-961.
16. KUMARI D, USDIN K. Molecular analysis of FMR1 alleles for fragile X syndrome diagnosis and patient stratification. Expert Rev Mol Diagn, 2020, 20 (4): 363-365.
17. SALCEDO-ARELLANO MJ, DUFOURC B, MCLENNANA Y. Fragile X syndrome and associated disorders: Clinical aspects and pathology. Neurobiol Dis, 2020, 136: 104740.
18. 徐彩玲, 杨芳. 脆性 X 综合征分子机制与诊治进展. 中国医师杂志, 2018, 20 (7): 973-979.

第十七章　听力障碍新生儿基因筛查

第一节　概　　述

全球大约有 4.66 亿人患有残疾性听力损失，其中 34 000 000 是儿童。听力损失是一种较常见的出生缺陷并将严重影响儿童言语、认知和情感发育。听力损失可能由遗传、围产因素、病毒感染、慢性耳部感染、服用特定药物、暴露于过量噪声和衰老造成。我国每年新生儿和婴幼儿人口总数高达 60 000 000，具有严重听力损失的新生儿约占新生儿总数的 1/800。2004 年的文献报道显示，国内外新生儿听力损失的现患率为 1‰~3‰，在新生儿重症监护病房则为 2%~4%。第二次全国残疾人抽样调查（2006 年）显示，我国残疾人群 82 960 000，听力残疾 27 800 000，其中 0~6 岁儿童听力残疾 800 000，现残率为 0.14%，7~14 岁儿童听力残疾现残率为 0.19%。新生儿耳聋基因携带率为 4%~5%，在迟发性听力损失的患者中，亦有许多是因自身的基因缺陷导致，或因基因异常造成环境因素易感性而致病。目前研究推测，约 60% 聋病的发生与遗传有关，40% 与环境和其他因素有关。

听力损失（hearing loss）是指听觉系统中的传音、感音、神经传导，以及对声音的综合分析的各级神经中枢发生器质性或功能性异常，而导致听力出现不同程度的减退，即听敏度或听理解力下降。听力损失是听力学中对听敏感度或听理解力下降的描述名词，是听力学教材通用的专属名词，又称为听力障碍（hearing impairment）。只有听力严重减退才称为聋，习惯称为耳聋（deafness），其表现为患者双耳均不能听到任何言语。而听力损失未达到此严重程度者，则称为听力损失（hearing loss）。

根据 WHO 听力损失分级标准（1997 年版）关于听力损失的分级，平均纯音听阈为气导 500Hz、1 000Hz、2 000Hz、4 000Hz 听阈的平均值。听力损失分级如下：平均听阈 ≤ 25dB HL 为正常；26~40dB HL 为轻度听力损失；41~60dB HL 为中度听力损失；61~80dB HL 为重度听力损失；≥ 81dB HL 为极重度听力损失。

第二节　听力损失病因及高危因素

一、常见病因

先天性听力损失和后天性听力损失的区别主要表现在出现听力损失的时间上。先天性听力损失可由遗传因素引起，也可由其他原因导致。一般认为，在听力损失儿童中，大约 1/2 病例是因基因突变所致,而另一半病因则与环境有关;然而,即使有明确的环境因素,人们更倾向认为是遗传因素与环境共同作用的结果。

随着新生儿听力筛查技术的普遍应用,大量先天性听力损失患儿能被及早检测,并得以综合评估;由感染和医源性所致的听力损失已逐渐减少,但遗传性听力损失的比率在上升。目前,遗传因素和NICU监护史已成为导致听力损失的主要原因。遗传因素占儿童听力损失病因的50%~60%。在<4岁的患儿中遗传因素上升至71%。大约20%的遗传性听力损失为综合征性听力损失。孕期感染,其他环境因素及出生后并发症(complications after birth)约占30%。听力损失儿童中,约25%为低出生体重儿。

(一) 先天性原因

先天性原因可导致出生时或出生后不久出现听力损失。包括遗传性、非遗传性,妊娠和分娩并发症。

1. 遗传因素。

2. 孕妇感染风疹、梅毒或其他感染。

3. 低出生体重。

4. 生后窒息(分娩时缺氧)。

5. 妊娠期不当使用特殊药物(如氨基糖苷类、细胞毒性药物、抗疟药和利尿剂)。

6. 新生儿严重高胆红素血症可损害新生儿听觉神经。

(二) 后天原因

后天原因可导致任何年龄发生听力损失,主要包括以下内容。

1. 脑膜炎、麻疹和腮腺炎等传染病。

2. 慢性耳部感染。

3. 中耳积液(中耳炎)。

4. 使用某些药物,如用于治疗新生儿感染、疟疾、耐药性结核病和癌症的药物。

5. 头部或耳部受伤。

6. 强噪声,如机器和爆炸发出的强噪声。

7. 强噪声娱乐场所,长时间、高音量使用个人音响设备。

8. 外耳道耵聍或异物阻塞。

二、先天性和后天获得性听力损失的高危因素

高危婴幼儿的听力监测始终是婴幼儿听力

学中的重点内容。高危婴幼儿中,听神经病、进行性和迟发性听力损失的发病风险也比较高。新生儿听力损失中,约50%患儿具有听力损失高危因素;NICU新生儿听力损失的发病率为2%~5%。

迟发性和/或进行性听力损失的发病没有明确的年龄段,发病时间不确定,发病类型多种多样;因先天性新生儿听力损失与迟发性、获得性或进行性听力损失的高危因素有很大差距,所以,要加强对所有具有高危因素婴幼儿的监测。

对于所有具有或没有听力损失高危因素的新生儿,都应在医疗护理中常规监测其发育里程碑、听力技能和父母对听力的忧虑、言语和语言技能,以便与儿童保健的定期查体内容相一致。

随着听力与耳聋基因联合筛查、诊断的实施,更多遗传因素得以早期确定,明确致病基因及其特性,从而减少了上述听力损失高危因素对特定听力损失预测的不确定性;减少随访的频度,但增加了随访的效率。

1. 推荐听力损失高危因素的目的

第一,帮助辨别通过了新生儿听力筛查具有迟发性听力损失的婴幼儿,这些婴幼儿应该定期接受医学、言语和语言,以及听力学评估。

第二,高危因素还可以辨别已经通过了听力筛查,但存在轻度永久性听力损失的婴幼儿。

与迟发性听力损失密切相关的高危因素,已在列表中标记。对巨细胞病毒感染,与进行性听力损失有关的综合征、神经变性障碍、外伤或与感音神经性听力损失相关的培养阳性的生后感染;以及接受过体外膜氧合或化疗的儿童;和当监护人存在忧虑或具有听力损失家族史的儿童,都需要进行更早和更频繁的评估。1/4婴儿听力损失是由于孕期母体感染、分娩后并发症及头部外伤引起。

2. 儿童先天性永久性、迟发性或进行性听力损失的危险指标　用"§"标记的危险指标与迟发性听力损失密切相关。

(1)养育者对听力、言语、语言或发育延迟表示忧虑。

(2)持续性儿童听力损失家族史。

1/2以上婴儿听力损失是因遗传因素引起的。在遗传性听力损失的婴儿中,约1/3患有"综合征"。这意味着除了听力丧失外,他们还患有其他疾病,如唐氏综合征或厄舍综合征。

（3）进行新生儿重症监护 5 天以上或不管时间长短接受下列治疗者：体外膜氧合（extracorporeal membrane oxygenerator，ECMO），辅助机械通气，耳毒性药物或袢利尿剂（呋塞米），和有换血指征的高胆红素血症。

（4）宫内感染：如巨细胞病毒、疱疹病毒、风疹、梅毒和弓形虫病。

（5）颅面畸形：包括耳郭、耳道、耳垂、耳凹（ear pits）和颞骨畸形。

（6）体格检查异常：如额白发，与伴发感音神经性或持续传导性听力损失的综合征有关。

（7）与听力损失或进行性或迟发性听力损失有关的综合征，如神经纤维瘤、骨硬化病（osteopetrosis）和厄舍综合征；其他常见综合征包括听力 - 色素综合征、奥尔波特综合征、彭德莱综合征、耶韦尔和朗格 - 尼尔森综合征。

（8）神经变性障碍（如 Hunter 综合征），或感觉肌肉运动神经病（sensory motor neuropathies）：如弗里德赖希共济失调（Friedreich ataxia）和 Charcot-Marie-Tooth 综合征。

（9）与感音神经性听力损失有关的生后培养阳性的感染性疾病，包括确定的细菌和病毒性脑膜炎（尤其是疱疹病毒和水痘病毒）。

（10）头部外伤，尤其是需要住院治疗的颅底 / 颞骨破裂伤。

（11）化疗。

第三节 遗传性聋的类型及发病机制

一、遗传类型

遗传性聋是经典的单基因遗传病，其遗传方式包括孟德尔遗传中的常染色体显性遗传、常染色体隐性遗传、性连锁显性遗传、性连锁隐性遗传；也包括线粒体遗传和表观遗传。绝大多数为隐性遗传。

（一）常染色体显性遗传

常染色体显性遗传性聋（autosomal dominant hereditary hearing loss，ADHHL）存在常染色体完全显性、不完全显性及延迟显性遗传之分。

（二）常染色体隐性遗传

即杂合子不发病，只有隐性纯合子才患病，无连续遗传现象，常为散发，且男女机会均等；当双亲都是杂合子（携带者）时，后代从双亲获得隐性突变等位基因的概率各为 1/2，因此获得两个突变等位基因从而患病的概率为 1/4。

（三）性染色体遗传

X 连锁显性遗传性聋遗传特点为：杂合子发病，其致病基因位于 X 染色体上。一般不常见，女性杂合子及男性半合子都患病。男女均患病，女性患者多于男性患者；患者双亲之一必定是患者；男性患者的致病基因只传给女儿，故系谱中男性患者的女儿均发病，而儿子全部正常。

X 连锁隐性遗传性聋遗传特点为：男性患者远多于女性患者；若男性患者双亲表型正常，则其母亲为致病基因携带者；可见交叉遗传现象，即"父传女，母传子"；可见隔代遗传现象。

Y 连锁遗传性聋遗传特点为：仅男性发病，且男性垂直传递，呈现典型的 Y 连锁遗传方式。

（四）线粒体遗传

致聋基因位于线粒体基因组（mtDNA）上，线粒体相关遗传性聋的遗传特点为：mtDNA 分子严格按照母系遗传方式进行传递，而不与父源的 mtDNA 发生交换和重组；女性患者后代均有可能发病，而男性患者后代正常。此外，线粒体 *DNA12SrRNA* 突变基因是氨基糖苷类药物致聋的易感基因，携带相应突变的个体可能出现"一针致聋"现象。

二、发病机制

根据临床表现不同，遗传性聋分为非综合征性聋（约 70%）和综合征性聋（约 30%）。

（一）非综合征性聋

非综合征性耳聋属于遗传性耳聋的常见类型，是由于基因组异常，导致听觉通路感音部位或神经部位发生病变，终致听功能障碍，但不伴有其他系统异常。目前公认新生儿永久性听力损失中 60% 以上为遗传因素所致，其中 60%~70% 为非综合征性耳聋。非综合征型常染色体隐性遗传性耳聋最常见,约占所有遗传性耳聋的 80%,非综合征型常染色体显性遗传性耳聋约占 15%。既可表现为人群中散发,又可表现为家族中多发。因此,对非综合征性聋人群热点突变基因进行早期筛查、早期诊断,有助于对其家族内成员进行早期预防和干预,有效减少新生患儿,提高人口素质。中国人群中非综合征性聋与为数不多的几个基因突变密切相关,如 GJB2、SLC26A4 及 mtDNA12SrRNA 等。

几乎所有的非综合征性聋都符合孟德尔单基因遗传规律,它的遗传方式主要有四种:常染色体显性(15%~20%)、常染色体隐性(80%)、X 连锁(1%)和线粒体遗传性耳聋(1%)。其中,常染色体隐性耳聋表现为先天性聋或语前聋,常染色体显性耳聋多表现为语后聋或渐进性听力下降。随着基因组计划的进展和人类聋病基因的破译和发现,目前已经定位了 57 个常染色体显性遗传非综合征性耳聋基因座位。分布于除 18、20 和 21 号染色体以外的 19 条染色体上。102 个与隐性遗传性耳聋相关的基因座、55 个隐性遗传性耳聋相关基因、超过 8 000 个致聋突变。

2018 年 5 月 11 日,该疾病被列入国家卫生健康委员会等 5 部门联合制定的《第一批罕见病目录》。

1. 细胞连接蛋白 Connexin 相关性听力损失　编码蛋白 connexin26(Cx26)的 GJB2 是导致非综合征性聋最常见的致病基因,在我国近 50% 的常染色体隐性遗传性耳聋家系患者中可以检出 GJB2 基因突变。GJB2 基因的突变可以导致常染色体隐性遗传性耳聋 DFNB1 和常染色体显性遗传性耳聋 DFNA3。GJB2 基因定位于人类染色体 13q11-12。全长 4 804bp,mRNA 长 2 311bp,编码区 678bp,含 2 个外显子,在内耳,Cx26 广泛分布在耳蜗的支持细胞和血管纹细胞,被认为对维持内淋巴液平衡、耳蜗管钾离子浓度有重要作用。属于缝隙连接蛋白基因家族,与相邻细胞的缝连接蛋白组成一个完整的缝隙连接通道,这些通道在信息传导和物质交换中起重要作用,是完成电解质、第二信使和代谢产物细胞间转换的重要通道,是钾离子循环通路的一部分,对于耳蜗正常渗透压及听敏度的维持起极其重要作用。

因该基因小,突变率高,成为近年来国内外研究的焦点。至今已发现 GJB2 基因有 111 种突变

方式,9 种显性突变、92 种隐性突变和 10 种其他突变,突变表现出明显的种族特异性。但大多数的听力损失患者只与某几个突变相关。在耳聋患者中有 14.8%~30%,正常人群中有 2.6% 携带此基因突变。

GJB2 最常见的突变位点有 4 种,分别是 c.35delG、c.167delT、c.235delC 和 c.299_300delAT。不同种族具有不同热点突变,c.235delC 是东亚人群的热点突变。由 GJB2 基因突变导致的听力损失主要表现为全频重度至极重度的听力损失,仅极少数表现为轻度或进展性听力损失。这种表型差异主要由基因突变位点对蛋白结构功能的影响决定,影响越大,听力损失越严重。

2. SLC26A4 基因相关性听力损失(大前庭水管综合征)　SLC26A4(solute carrier family 26,member 4 protein)即 PDS 基因,是另一个导致非综合征性聋的常见致病基因,疾病命名为 DFNB4,与大前庭水管综合征密切相关。定位于 7 号染色体 q22.3,全长为 57 175bp,编码区为 2 343bp,由 21 个外显子组成,编码氯 - 碘离子转运蛋白 Pendrin,780 个氨基酸,表达于甲状腺、肾脏和内耳。SLC26A4 基因编码蛋白是一种阴离子转运蛋白,广泛表达在耳蜗的支持细胞、螺旋韧带和内淋巴囊,以及甲状腺组织中。对淋巴液氯离子转运、甲状腺碘离子转运等有重要作用 SLC26A4 基因的不同突变可导致常染色体隐性耳聋和彭德莱综合征,共同特点是前庭水管扩大或 Mondini 畸形。听力损失可表现为先天性重度、极重度听力损失,也可以表现为后天迟发性进展性感音神经性听力损失。SLC26A4 基因突变具有等位基因异质性的特点,不同种族的耳聋患者 SLC26A4 基因具有不同的突变谱,但热点突变集中,尽管迄今报道的 SLC26A4 相关的突变点超过 80 个,但大多数听力损失的患者只与少数几个突变相关。SLC26A4 基因常见的两个突变位点分别是 c.919-2A>G(IVS7-2A>G)和 c.2168A>G,IVS7-2A>G 突变率高达 80%,是中国人群中最常见的突变,此外位于 19 号外显子内的 c.2168A>G 也是高频突变位点。

3. 线粒体遗传药物性聋线粒体 DNA(mtDNA)　是唯一存在于细胞质线粒体中的双链超螺旋闭式环状结构,具有自我复制、转录和编码的功能,但也同时受到核 DNA 的调控。mtDNA 有其独特的遗传特点:为母系遗传;mtDNA 的基

因排列紧凑,任何突变都会累及基因组中的一个重要功能区域;mtDNA 的突变率较核 DNA 高 10 倍左右。线粒体基因组上许多基因突变与遗传性聋发生密切相关,mtDNA 的多种突变方式均能引起非综合征性耳聋,发生在 12SrRNA 基因和 tRNASer(UCN)基因的突变与非综合征性聋有关,发生在编码呼吸链复合酶基因的突变多表现为综合征性聋。12SrRNA 基因上的 m.1555A>G 和 m.1494C>T 突变是氨基糖苷类抗生素药物致聋(aminoglycoside antibiotic induced deafness,AAID)的重要分子基础。突变携带者对氨基糖苷类药物异常敏感,低剂量使用就会出现严重的听力下降和耳鸣。线粒体基因 12SrRNA 的 m.961insC 和 m.1095T>C 突变也与非综合征性聋相关。

通过对耳聋基因检测和筛查可以有效地降低氨基糖苷类药物致聋的发生率。由于线粒体突变遵循母系遗传方式,即此类突变基因的遗传只通过女性直接传给后代,所以在基因检测中如发现母亲携带此类基因突变,应提醒其本人和后代禁止使用氨基糖苷类药物,避免发生听力损失。同时,在家族中确诊一例即可作全体母系家族成员的用药指导,由此阻断听力损失在家族中继续发生。

4. 其他基因相关的非综合征性聋 另有 100 多种其他的基因也与非综合征性聋相关。已发现的非综合征性聋的致病基因编码蛋白大致分为以下几个类别:缝隙连接蛋白,转录因子蛋白(如 POU4F3、POU3F4、FCP2L3、PAX3 等),离子通道蛋白(如 KCNQ1、KCNE1、KCNQ4 等),肌动蛋白(如 MYO6、MYO7A、SLC26A4、Prestin 等),细胞外基质蛋白(如 TECTA、OTOA、COLL11A2 等),结构蛋白(如 OTOF、DIAPH1 等)等。这些基因有的仅在内耳表达(如 TECTA、OTOF、EYA4 等),而有的在全身多种组织器官都有表达(如 MYO7A、POU4F3、WHRN 等),其突变却表现为遗传性聋的单一症状。更复杂的是同一个基因的突变可能既与非综合征性聋相关,又与综合征性聋相关;同一个基因的突变可以与不同的表型和不同的遗传方式相关,这提示了对患者及其家系进行病史采集、临床观察和评估非常重要。

(二) 综合征性聋

综合征性聋是指除听力损失外,同时存在眼、骨、肾、皮肤等其他部位的先天性异常,这类听力损失约占遗传性聋的 30%。

综合征性聋亦称为耳聋综合征,在以往的研究中常被归于其他系统疾病中。随着基因测序技术的进步、遗传学的发展及临床研究的不断深入,多种涉及听力损失的综合征的基因已被检测并定位出来。遗传学家们逐渐倾向于认为它们是一类都涉及听力损失的综合征性症候群。一些常见的耳聋综合征可能在耳部与其他受损的器官系统有同样的分子作用机制。

(三) 遗传的异质性

遗传的异质性是遗传性耳聋的一个显著性特点。同样的表型由不同的基因所致,或是同样的基因导致不同的耳聋表型;同一基因不同突变表型差异可能很大,既可引起综合征性聋,又可以引起非综合征性聋;同一基因突变既可导致显性遗传,也可导致隐性遗传;这种遗传异质性在常染色体显性遗传性耳聋中,又有两个值得关注的特点:一是基因座与耳聋基因的多关联性;二是致聋基因既表现为显性遗传又表现为隐性遗传的显隐共性特征。一个基因座中可以含两个不同的致聋基因,一个基因可对应 2 个或 3 个基因座。

第四节 临 床 表 现

一、按耳聋的发生部位分类

(一) 传导性耳聋

由于任何外耳和中耳病变,导致声波传入内耳出现障碍的病变,均可引起声音传导障碍,均为传导性耳聋。如外耳和中耳的发育畸形、外耳道阻塞性疾病、中耳炎性或非炎性疾病、耳硬化等,都可引起传导性听力损失。

(二) 感音神经性聋

由于耳蜗和听神经或听觉中枢等蜗后病变引起对声音感觉和认知功能障碍,称为感音神经性聋。

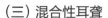

（三）混合性耳聋

同时存在传导性聋和感音神经性聋两种致聋因素，兼有传导性和感音神经性聋者，为混合性聋。导致混合性耳聋的原因可以是一种病变同时损伤了耳的传音和感音系统，也可以是不同的疾病分别导致中耳和内耳或听传导通路的功能障碍所引起。

二、按患病时间分类

（一）先天性耳聋

包括遗传性耳聋、耳道先天性闭锁、中耳或内耳畸形、妊娠期及围产期所致的各种耳聋。

（二）后天性耳聋

包括外耳和中耳各种传导性聋，如外耳道后天性闭锁、化脓性中耳炎、外耳及中耳肿瘤、各种外伤及耳硬化症等；在感音神经性聋中，包括各种传染病所致的各种感音聋、药物中毒性聋、迷路炎、听神经瘤、听神经病及精神因素所致的功能性聋等。

三、非综合征性聋

以听力损失为唯一临床症状，而综合征性聋除耳聋外还合并其他全身多处临床表现。

四、常见致聋基因及临床表现

（一）GJB2（gap junction protein beta-2）基因突变致聋的临床表现

此位点临床表现多样，复合杂合或纯合时，可表现为正常、轻度、极重度听力损失。

一般为双耳同时受累，也有单耳受损报道；耳聋程度呈对称性，少数表现为不对称性；多数表现为出生即有的先天性聋，多为语前聋。

其听力损失程度变异比较大，可由轻度到极重度，但多数为重度或极重度聋。c.109G>C 是多态性还是致病突变存在争议，认为此位点不符合孟德尔遗传规律，不能做产前诊断。需做长期的听力学随访。在 c.235delC 与 c.109G>C 复合杂合的人群中，既有听力正常人也有耳聋患者。如耳聋患者即使 c.235delC 与 c.109G>C 复合杂合，仍需要用 NGS 做病因学探讨，以防真正的致病基因不是 GJB2。

单杂合听力筛查通过者仍需进行 GJB2 测序。如耳聋芯片检测结果为 c.235delC 杂合，经

Sanger 测序还存在 c.109G>C 杂合。

Connexin 相关性听力损失可以通过基因诊断明确。在明确病因的基础上，还可以排除其他神经系统疾病，提示耳蜗神经和听觉中枢的完整性。多项研究表明此类患儿接受人工耳蜗植入的听力语言康复效果好，也是人工耳蜗手术前提示术后效果理想的一项预测检查。

（二）SLC26A4（solute carrier family 26, member 4）溶质载体家族 26 成员 4（又称 PDS 基因）致聋的临床表现

在我国，约 96% 的前庭水管扩大患者由 SLC26A4 基因突变致病。在中国耳聋人群中 SLC26A4 基因突变检出率为 20.35%（双等位基因突变 19.43%，单等位基因突变 0.92%）。SLC26A4 基因 IVS7-2A>G（c.919-2A>G）突变在中国大前庭水管患者人群中是热点突变。

该基因突变具有等位基因异质性的特点，不同种族的耳聋患者具有不同的突变图谱，耳聋最常发生于语言形成期，听力损失呈波动或进行性改变，听力损失常呈现进行性下降直至完全丧失。

大前庭水管综合征定义：听力损失伴前庭导水管扩大，无其他异常。SLC26A4 基因突变导致的大前庭水管综合征是儿童迟发性聋和突发性聋的主要原因之一，占儿童和青少年感音神经性聋的 15%~21%，约占先天性内耳畸形的 31.5%。其听力学表现为先天性聋（双侧不对称性多见）、后天迟发性聋、突聋、进行性或波动性听力下降。大前庭水管综合征的听力学特点常表现为渐进性波动性及以高频听力下降为主、低频存在气骨导差的感音神经性听力损失。SLC26A4 基因相关性听力损失可以通过基因诊断明确。在明确病因的基础上，还可以排除其他神经系统疾病，提示耳蜗神经和听觉中枢的完整性。

此基因的杂合携带者，建议直接用 NGS 测序完成。NGS 发现的意义未明的突变或疑似致病突变，均可以用耳 MRI 或颞骨 CT 来排除前庭导水管扩大。

（三）线粒体 12SrRNA 致聋（药物性耳聋）的临床表现

mtDNA 是存在于细胞质中、独立于染色体的基因组。在有性生殖中，受精卵的线粒体绝大部分来自卵子的细胞质，这一特点决定了线粒体遗传属于母系遗传。

线粒体病的遗传特点:存在于细胞核染色体外的基因组;具有自我复制、转录和编码,但受核DNA调控;母系遗传;家族中母系成员均为氨基糖苷类抗生素致聋的高危人群;母系亲属中的男性后代不携带,不再下传;存在"阈效应"。

氨基糖苷类抗生素致聋可以分为两种情况。

1. 用药过量致聋。

2. 由于个体存在对氨基糖苷类抗生素的敏感因素而致聋。产生后一种情况的病理基础与个体携带线粒体 *12SrRNA* 基因的 m.1555A>G 和 m.1494C>T 敏感突变密切相关。这两个突变为中国聋人群体中常见的母系遗传药物性耳聋致病突变,检出率之和达 1.87%(m.1555A>G 检出率为 1.72%,m.1494C>T 检出率为 0.15%)。

异质性与阈值效应:细胞、组织中会同时存在野生型 DNA 和突变型 DNA,这种两者共存的现象称为异质性。当线粒体 DNA 突变数目达到一定数量时,可引起某组织或器官的功能异常而出现临床症状,这就是阈值效应。线粒体 DNA 突变量有可能是线粒体疾病的严重性和多变的外显率的原因之一。

阈效应:是指线粒体 DNA 的突变性质与耳聋的表型存在相关性,即只有当突变的 mtDNA 数量达到某种程度即阈值时,才足以引起器官或组织的功能异常。

半自主复制与协同作用:mtDNA 虽有自我复制、转录和编码功能,但该过程还需要多种核 DNA 编码的酶参加,因此线粒体 DNA 基因的表达同时也受核 DNA 的制约(通过连锁分析定位了 *TRMU*、*MT01*、*TFBIM*、*GTPBp3* 这四个核基因和线粒体 RNA 修饰有关)。这些核基因背景的影响有可能解释不同的临床表型。

第五节　新生儿听力和基因联合筛查

一、概述

听力与基因联合筛查是指在进行新生儿听力筛查的同时对耳聋易感基因突变情况进行分析。开展联合在对新生儿和婴幼儿进行听力损失筛查时,须使用生理学测量方法,包括耳声发射(otoacoustic emission,OAE)和自动 ABE 测试。目前,耳声发射和听性脑干反应(auditory brainstem response,ABR)两项技术已成功地应用于新生儿听力普遍筛查,这两项技术都是无创伤性的听觉生理活动记录技术。

(一)耳声发射技术

目前应用两种耳声发射技术:瞬态诱发性耳声发射和畸变产物耳声发射。应用于新生儿听力筛查的耳声发射技术均为自动耳声发射技术。

(二)听性脑干反应

自动听性脑干反应(automated auditory brainstem response,AABR)检查是以 ABR 为基础一种电生理测量技术,通过使用的测试部件,即将电极、扬声器和前置放大器集合成一体,通过耳罩式耳机(BEAR phone)或插入式耳机完成测试的技术。自动 ABR 与 ABR 一样,均是客观的电生理检查,都反映了外周听觉系统、第八对脑神经和脑干听觉通路的功能。

OAE 和自动 ABR 测试都是非侵入性的,能记录正常听功能时的生理活动,对婴幼儿和新生儿来讲,都易于操作并已成功应用于普遍新生儿听力筛查项目中。OAE 和 ABR 筛查技术都可以用于探测感音性(耳蜗性)听力损失;但这两个技术可能都会受到外耳或中耳功能失调的影响。然而,两者之间有重要区别。OAE 是利用外耳道探头中灵敏的麦克风收集耳蜗对声刺激的反应。因此,OAE反映了外周听觉系统至耳蜗外毛细胞的功能。相对而言,ABR 从表面电极中记录耳蜗、听神经、脑干对耳机传送的声刺激所产生的神经活动的数据。自动 ABR 反映了外周听觉系统、第八对脑神经和脑干的听觉通路的功能。OAE 技术不能用于检测神经(第八对脑神经或听觉脑干通路)功能障碍。所以,不伴有感音功能异常的神经传导障碍或听神经病/功能失调不能被 OAE 检测出来。

(三)听力筛查结果的分析

由于耳声发射和 AABR 检查有一定的假阳性和假阴性,因此对于结果可疑的病例还应结合其他检查才能做出诊断性结论。

PASS：为通过，但不能预测有无迟发性听力损失。

REFEE：为阳性结果（即 refer "转诊"结果）。其原因为感音性听力损失、暂时性传导性功能障碍、中耳积液、外在原因干扰所致等，应在排除影响因素后重试，如耳道深部分泌物堵塞无法清除，可间隔数日后再测。

由于一部分通过新生儿听力筛查的婴儿后续会表现为永久性听力损失，虽然这可能代表迟发性听力损失，但 ABR 和 OAE 筛查技术都会漏掉一部分听力损失（如轻度的或单个频率段的听力损失）。

二、新生儿耳聋基因筛查

（一）目前常用的听力损失基因检测技术

1. **基因筛查技术**　微阵列芯片技术，飞行时间质谱，一代测序技术（Sanger 测序技术，目前基因诊断的金标准）。

2. **基因诊断技术**

（1）一代测序技术（Sanger 测序技术）直接测序法：适用于致病基因位点明确并且数量有限的单基因遗传疾病；高度的准确性、简单、快捷。目前基因诊断的金标准，但是通量低，成本高。难以检测大片段缺失或拷贝数变异；难以完成无明确候选基因或候选基因数量较多的大样本病例筛查。

（2）NGS 技术：目前应用广泛，相比一代测序通量大、时间短、精确度高、信息量丰富，但需要注意其技术的局限性：读长较短，不能分辨同源序列（假基因），不能解决 POLY 结构及短链串联重复等特殊序列，不能做到 100% 覆盖率，当临床怀疑疾病的捕获测序分析结果阴性时，可能是因为测序没有完全覆盖，或致病突变在目标序列之外，故NGS 阴性结果不能完全排除疾病。

WGS：科研常用，可以检测外显子以外区域，测序成本高，时间长，测序深度有限，准确性相对低，适用于部分临床研究和 WES 不能解决的科研课题。

WES：外显子捕获富集技术，筛查范围广，检出率高，劣势在于外显子以外的区域则不能有效地进行基因检测。

对一组特定基因的靶向外显子测序：目标区域测序，测序芯片；快速、全面，测序时间和费用低，但是需要的 DNA 量大，适用于已知基因，或已知大概位置的基因突变检测。

新一代的测序技术是近年来遗传领域的一场革命，目前存在的问题为大型检测设备，不易于临床实验室开展；检测结果的生物信息学分析技术要求较高；检测成本尚需进一步降低。

（二）耳聋基因筛查、诊断检测程序

1. 签署知情同意书。

2. 样本采集　①足跟血血斑采集，与新生儿疾病筛查同时采血；②进一步诊断，需要采集静脉血。

3. 信息系统登记与录入包括孕母信息、新生儿信息、听力检测结果。

4. 实验室目标基因检测。

5. 报告领取及解释一般在婴幼儿 42 天查体时，一并领取。包括解释结果、确认是否存在耳聋家族史等高危因素、综合评估和医学建议等。

（三）新生儿普遍听力和基因联合筛查、联合诊断及干预

1. 联合筛查时间

（1）耳聋基因筛查：生后 2~3 天内随着遗传代谢病血斑采集时间，一并采集新生儿 3 个足跟血血斑，随着采血卡信息，独立包装，干燥保存。随后血片递送到指定筛查机构，进行实验室血片验收、检测。

（2）新生儿听力筛查：生后 2~3 天应用耳声发射或自动听性脑干反应进行筛查，根据自动判读结果及时向家长出具筛查报告，并说明随访时间。

2. **筛查结果的同步解释**　于生后 42 天，同步于查体时间，对基因筛查结果，结合听力初筛和复筛结果，进行解释。确认是听力损失及基因突变者的新生儿个体，通过对他们进行针对性的进一步检查、医疗干预和遗传咨询，从个人、家庭、社会三个层面入手，对聋病进行有效预防和控制。

3. **普遍听力与基因联合筛查的特点：**

（1）与单纯的新生儿听力筛查相比，联合筛查的目标人群更广泛精准。

新生儿听力筛查的目标性听力损失：先天性双侧持续性听力损失、单侧感音性听力损失、持续传导性听力损失、NICU 入住婴幼儿的神经性听力损失（neural hearing loss）；但单纯的电生理技术筛查，可以漏掉大约 1/4 轻度听力损失患儿。

听力和基因联合筛查的异常目标人群：先天性双侧持续性听力损失、单侧感音性听力损失、持

续传导性听力损失、通过了听力筛查,但携带聋病基因——将来有可能发生听力损失的高危人群。

(2)与单纯听力筛查的筛查方案不同,无论 NICU 患儿还是母婴同室患儿,都是基因筛查的重点。

听力筛查和复筛方案:NICU 和正常新生儿有相互独立的筛查方案。正常新生儿一般采用耳声发射技术筛查;NICU 新生儿出院前应进行包含听性脑干反应(auditory brainstem response,ABR)在内的筛查项目;未通过自动听性脑干反应(AABR),直接转诊到听力中心进行复筛,若有指征,应进行包含 ABR 在内的全面评估。

复筛阶段,要进行双耳复筛。1 月龄内再次住院的婴幼儿(NICU 或正常婴儿),出院前再次听力筛查。

新生儿基因芯片筛查:NICU 和正常新生儿筛查方案一样。

第六节　诊断与干预

对于听力和 / 或基因筛查,两者中任何一个未通过,都建议进行听力学和基因评估。

一、听力学诊断评估

对未通过听力筛查的新生儿和低龄婴幼儿进一步全面听力学评估。最初确诊听力损失的系列听力学测试必须包括生理学方法和与其发育水平相适宜的行为测试方法。婴幼儿听力状况的确诊需要一系列的听力学测试程序对每只耳的听觉系统完整性进行评估,评估听力损失的类型,并提供声放大装置验配所需的相关信息。即使单耳未通过听力筛查,评估时也要对双耳全面评估。

具有听力损失高危因素者,应根据可能发生的迟发性听力损失状况,确定个体化的听力再评估的时间和次数。通过新生儿听力筛查但具有听力损失高危因素的婴幼儿,应在 24~30 月龄内进行至少 1 次诊断性听力学评估。

1. **评估出生至 6 月龄婴幼儿**　从出生至约 6 月龄的发育年龄,测试系列应包括儿童及家族史、先天性听力损失的高危因素评估、父母关于婴幼儿对声音反应的报告。听力学评估应包括:

(1)儿童及家族史。

(2)如有指征,用短音气导和骨导频率 ABR 进行频率特异性评估。一旦发现有持续性听力损失,需要用频率特异性 ABR 测试来确定听力损失的程度和类型,以便于声放大装置的验配。

如果存在神经性听力损失(听神经病和听觉失同步化)的高危因素,如高胆红素血症或缺氧,需要使用密波和疏波单一极性刺激两种短声诱发的 ABR 测试,以确定耳蜗微音器电位是否存在。

如果不存在神经性听力损失的高危因素,婴幼儿对短纯音诱发的 ABR 显示“无反应”时,必须再用短声诱发的 ABR 进行评估。

(3)畸变产物或瞬态诱发性耳声发射。

(4)1 000 Hz 鼓室图。

婴幼儿听觉行为的临床观察与电生理学方法交叉验证。

2. **评估 6~36 月龄**　对发育年龄为 6~36 个月的婴幼儿,用来确诊的听力学测试系列包括:

(1)儿童及家族史。

(2)父母对听觉、视觉行为和交流发育里程碑的报告。

(3)行为测试(根据儿童发育水平,采用视觉强化测试或条件化游戏测听)包括言语频率范围内的单耳双耳纯音听力测试、言语察觉和识别测试、感知和认知测试。

(4)耳声发射测试。

(5)声导抗测试(鼓室图和声反射阈)。

(6)如果对行为听力测试的反应不可靠,或以前未进行过 ABR 测试,应接受 ABR 测试。

二、医学评估

每一个确诊听力损失和 / 或有中耳功能疾病的婴幼儿都应该转诊,进行耳科学和其他医学评估。这些评估的目的是明确听力损失的病因,确定相关的身体状况,为医学和手术治疗及其他服务提供参考。

医学评估的基本组成包括临床病史,儿童期始发的持续性听力损失的家族史,确定与早发或迟发性持续性听力损失相关的综合征,体格检查,有指征的影像学和实验室检查(包括基因检测)。部分医学评估可以先在分娩医院进行(如作为听力损失主要致病原因的巨细胞病毒尿培养),尤其是对于有 NICU 监护史的婴幼儿更是如此。

为确定是否存在颅面畸形而进行全面的头、颈部检查,应记录是否存在外耳、外耳道、鼓膜情况及中耳结构的缺陷。眼部检查的非典型发现,如虹膜存在两种不同颜色、眼位异常,可能提示伴有听力损失的综合征。先天性、持续性传导性听力损失伴有颅面畸形可见于克鲁宗综合征、先天性短颈综合征和戈尔登哈尔综合征。先天异常婴幼儿的评估应与临床遗传学家协同进行整理。

三、遗传学评估

评估应该包括特定的遗传性或综合征家族史病史的回顾分析,包括 *GJB2*(connexin-26)基因突变的检查和与儿童早发性迟发性感音神经性听力损失(early-onset childhoodsensorineural hearing loss)相关的综合征。将近 30%~40% 的听力损失儿童与残疾障碍有关,是需要重点管理的患儿。

遗传学评估内容包括:

1. 应给所有确诊听力损失儿童的家庭提供或让其受益于遗传学评估和咨询。

2. 解释家族史资料、遗传性耳聋的临床评估及诊断。

3. 结合听力学及医学评估内容,决定是否施行进一步的遗传学检查、评估遗传学检查并提供遗传咨询。

4. 遗传咨询中要解释耳聋基因筛查、诊断最新检测项目的重要性和局限性,并在遗传咨询过程中讲述有关知识的当今发展状况。

5. 给家庭提供听力损失病因学的信息,进展程度进行性,伴发获得性疾病(如肾脏、视觉、心脏)的预后和后代发病风险发生在其后代的可能性。这样的信息可能在干预选择方面影响家长做出的决定。

四、影像学评估

当遗传学和医学上的原因都不存在时,颞骨计算机断层扫描影像学检查可用来确定有无耳蜗畸形,如有前庭导水管扩大的 Mondini 畸形(Mondini deformity),这些畸形与进行性听力损失有关。颞骨影像学研究可用于手术干预指征的评估,包括结构重建、骨锚式助听器(bone-anchored hearing aid,BAHA)和耳蜗植入。近期数据显示,经电生理技术诊断存在听神经病 / 同步不良的一些儿童,通过 MRI 检查可以发现耳蜗神经缺如或异常。

从以往经验上看,大量的临床检验和影像学研究成果常规用于初步诊断为感音神经性听力损失的新生儿、婴幼儿及儿童。但是,由于遗传学和感染性疾病诊断新技术的涌现,使得诊断过程简化,从而可以避免有些情况下的诊断评估花费。初次评估之后,仍可能有约 30% 儿童的新生儿听力损失病因不确定。

五、其他医学专家

确诊听力损失的婴幼儿应接受眼科专家的评估,记录视敏度(visual acuity)并排除伴随或迟发的视觉障碍性疾病如厄舍综合征。对需转诊到其他医学亚附属专业专家的患儿,初级卫生保健专业人员应给予协调帮助,这些医学亚专业专家包括发育儿科医生、神经科医生、心内科和心外科医生、肾内科和肾外科医生。

听力学干预及医学干预:对于确诊的永久性听力损失患儿,需要在 3 月龄后,最迟不超过 6 月龄内进行相应的临床医学和听力学干预。包括人工听觉装置的使用(助听器、人工耳蜗)和康复训练等。

根据《新生儿听力筛查技术规范(2010 版)》的规定,我国目前推荐使用如下原则。

所有新生儿都应接受使用生理学方法进行的听力筛查。在医院正常出生的新生儿应在住院期间进行听力筛查;进入 NICU 的新生儿,应在病情稳定后至出院前完成听力筛查;在其他场所出生(包括家庭)的新生儿,要在生后 1 个月内由相关听力筛查中心进行筛查。

所有未通过听力筛查初筛和复筛的婴儿,都应在 3 月龄内接受相应的听力学和医学评估,以确定是否存在听力损失。

确诊为永久性听力损失的婴儿,应在 6 月龄内接受干预。

具有听力损失高危因素者,即使通过听力筛查,仍然需要长期连续的随访。

对可疑有迟发性、进行性、波动性听力损失,以及神经听觉传导障碍和 / 或脑干听觉通路功能异常者,也要进行长期连续的随访。

第七节　听力和基因检测结果的同步解释（临床及遗传咨询）

随着聋病分子遗传学的研究进展和越来越多耳聋基因的发现，聋病的分子诊断已经应用于临床，新的研究开创了更具策略性的筛查和诊断技术。在新生儿中进行基因筛查时，也必须结合听力筛查的结果。新生儿听力筛查和诊断是目前成熟且普遍应用的技术，耳聋分子检测结果中还存在众多的不确定性和难以解释的因素，如某个基因的多态和单一位点的杂合突变。"通过"和"转诊"的解释标准，建立在稳定和科学的筛查程序之上。

是否进行基因诊断，与是否存在听力损失有密切关系、与基因筛查阳性有密切关系、与听力损失程度无密切关系、与是否有 NICU 监护史无密切关系。应用分子诊断的手段时一刻也不能离开听力学诊断。

在新生儿听力筛查的基础上进行的是聋病易感基因的普遍筛查，而不是基因诊断。基因筛查结果的报告形式也是以"阴性/通过""阳性/未通过"来表示。

基本原则：①临床医生要了解筛查技术本身的灵敏度和特异度概念及可能产生的假阴性和假阳性问题；②对筛查结果的解释建立在采取何种检测技术并明确本技术所伴随的益处及风险；③听力和基因筛查结果，只是决策下一步检查的重要依据，而非终结；④充分了解单基因遗传病与儿童疾病的复杂性的关系。

一、临床注意事项

1. 重视耳聋家族史。

2. 问诊技巧　应尤其注意新生儿有无听力损失家族史。

3. 保护隐私　自愿和尊重原则、平等原则、教育原则。

4. 转诊的原则　注意以下四类转诊人群：转诊听力复筛未通过者、耳聋基因筛查阳性者、有耳聋家族史者、家长要求诊断性测试者。

二、耳聋基因筛查阴性者

1. 若通过听力筛查纳入正常儿童保健管理。

2. 若未通过听力筛查进行听力诊断

（1）若听力正常：纳入正常儿童保健管理。

（2）若听力异常：建议进一步基因测序，明确病因后进行耳聋遗传咨询。

是否进行基因诊断，与是否存在听力损失有密切关系，与基因筛查阳性有密切关系，与听力损失程度无密切关系，与是否有 NICU 监护史无密切关系。

三、耳聋基因筛查阳性者

耳聋基因筛查阳性患儿，均需要接受听力诊断和进一步基因测序。

1. 若听力正常，基因测序未发现其他致病位点：为耳聋基因突变的携带者，纳入正常儿童保健管理。

2. 若听力异常，基因测序未发现其他致病位点：未发现目前已知的致病基因，遗传性聋可能性较大，建议进行耳聋遗传咨询。

3. 若听力异常，基因测序发现另一致病位点：明确耳聋的病因，建议遗传咨询及接受再生育指导。

（一）*GJB2* 基因纯合/复合杂合突变

1. **若确定为 *GJB2* 基因突变导致的常染色体隐性遗传性耳聋**　绝大多数情况下，突变基因应分别来自其父母，两者对受检者耳聋"贡献"相同。

2. **需要检测父母及兄弟姐妹**　父母确定为 *GJB2* 基因突变携带者，再生育聋儿的风险为 25%。

3. **将来需要对受检者的配偶进行基因检测**　应避免与同是 *GJB2* 耳聋者婚配，否则其生育耳聋后代的概率为 100%，若其配偶携带有一个 *GJB2* 的致聋突变，后代将有 50% 的概率为 *GJB2* 耳聋，可行产前诊断或植入前基因诊断（preimplantation genetic diagnosis，PGD）。

4. **家族内其他成员**　因携带 *GJB2* 基因突变的概率很大，故在生育前亦应进行 *GJB2* 基因检测，以及早发现危险因素并采取预防及干预措施。

(二) GJB2 基因单杂合突变

1. 确定为听力损失的病例 由于仅找到一个致聋突变，耳聋原因仍无法确定，但推断遗传性耳聋的可能性大，致聋原因需进一步检测，受检者的父母至少有一人是这一突变的携带者，由于无法排除遗传性耳聋的风险，父母再生育仍然存在最大达到 25% 的风险，再生育前无法行产前诊断。

2. 先证者的听力无有效治疗方法，应尽可能保存现有残余听力，如无法通过助听器弥补听力，则可行人工耳蜗植入手术。

3. 无论是否有听力损失 家族内其他成员有较大的可能性成为耳聋突变基因携带者，生育前进行 GJB2 基因检测，以便及早发现危险因素并采取预防干预措施。

4. 受检者的配偶需进行基因检测，预防生育耳聋后代。

(三) SLC26A4 基因纯合／复合突变

1. 听力损失患儿 确定为 SLC26A4 突变导致的常染色体隐性遗传性耳聋，此基因突变与大前庭水管综合征（enlarged vestibular syndrome，EVAS）和耳蜗畸形有非常密切的关系。绝大多数情况下，突变基因应分别来自其父母，两者对受检者耳聋"贡献"相同。

2. 若父母确定为 SLC26A4 突变携带者，再生育聋儿的风险为 25%，可通过产前诊断判断胎儿的遗传状态。

3. 受检者应避免与同是 SLC26A4 耳聋者婚配，否则其生育耳聋后代的概率为 100%，若其配偶携带有一个 SLC26A4 的致聋突变，后代将有 50% 的概率为 SLC26A4 耳聋，可行产前诊断；受检者的配偶需进行基因检测，预防生育耳聋后代。

4. 研究表明此类患儿接受人工耳蜗植入的听力语言康复效果好，也是人工耳蜗手术前一项理想的效果预测检查。

5. 家族内其他成员生育前亦应进行 SLC26A4 基因检测，以及早发现危险因素并采取预防及干预措施。

6. 对于助听器无法弥补听力者，可行人工耳蜗植入（Cochlear implant，CI），由于耳聋主要损伤部位是耳蜗，故 CI 手术的预后会很理想。

7. 如先证者存有一定残余听力，要严格防止头部外伤，不参加剧烈体育活动，尽量防治感冒，不要用力擤鼻或咳嗽，勿用耳毒性药物，远离噪声，以防止残余听力进一步损失。

(四) SLC26A4 基因单杂合突变

1. 如听力正常，则提示受检者为 SLC26A4 耳聋突变基因携带者。

2. 如听力损失和／或颞骨 CT 显示大前庭水管综合征（enlarged vestibular syndrome，EVAS），则提示 SLC26A4 基因还存在另一突变位点，应行 SLC26A4 基因全序列测序。

3. 受检者的配偶及其直系亲属也需进行相应位点检测，以预防其生育耳聋后代。

(五) mtDNAm.1555A>G 与 m.1494C>T 突变

1. 受检者为氨基糖苷类药物敏感性个体，不当用药会导致药物性耳聋。

2. 遵循母系遗传方式，若先证者为男性，则不会将突变基因传递后代，如为女性，则会继续传递，其家族中所有母系成员特别是女性患者的所有后代理论上均为携带者，应终生禁止使用氨基糖苷类抗生素。

3. 无需行产前诊断。

4. "用药指南"卡片避免氨基糖苷类抗生素在受检者及其母系成员中的应用。

(六) 听力损失病例伴随耳聋基因结果阴性者

1. 有明确耳聋家族史 提示有遗传性耳聋可能，致聋基因可能为目前无法查出的少见基因或未知基因，建议家族中耳聋患者进行全面基因检测。

2. 无耳聋家族史 首先要排除由先天及后天环境因素（如孕期病毒感染、胎儿宫内缺氧、难产、新生儿黄疸、缺血缺氧性脑病等）导致耳聋的可能性，但不能排除其他少见和罕见的耳聋基因所导致的遗传性耳聋。

其父母仍有一定生育聋儿的风险，但相对较低。

聋儿后代发生遗传性耳聋的概率大大降低：患儿遗传性耳聋可能由少见或罕见的耳聋基因突变引起，其遇到相同基因型配偶的概率非常低，因而生育聋儿的概率大大降低。

(七) 正确对待筛查结果中的单杂合突变

单杂合突变：若听力异常，及早进行听力学和医学干预；若听力正常（携带者），如 SLC26A4 基因突变携带率为 1.7%，30% 以上的人具有发病危险,需要及时进行生活及医学指导,避免或延缓迟发聋和药物聋,定期检查听力状况,做好婚前指导、优生咨询及医学干预。

（聂文英）

参考文献

1. 戴朴,袁永一.耳聋基因诊断与遗传咨询.北京:人民卫生出版社,2017: 114.

2. DAI P, HUANG LH, WANG GJ, et al. Concurrent hearing and genetic screening of 180 469 neonates with follow-up in Beijing, China. Am J Hum Genet, 2019, 105 (4): 803-812.

3. VALERIE E, NEWTON. Paediatric Audiological Medicine, Second Edition. USA. A John Wiley & Sons, LNC, Publication, 2009: 126.

4. American Academy of Pediatrics, Joint Committee on Infant Hearing. Year 2007 Position Statement: Principles and Guidelines for Early Hearing Detection and Intervention Programs. Pediatrics, 2007, 120 (4): 898-921.

5. 韩德民.新生儿及婴幼儿听力损失.北京:人民卫生出版社,2003: 59.

6. 王秋菊.新生儿听力及基因联合筛查-中国模式与未来发展.临床耳鼻咽喉头颈外科杂志,2014, 28 (22): 1733-1736.

7. 韩冰,李倩,纵亮,等.新生儿听力及基因联合筛查临床实践及筛查模式研究.中华耳科学杂志,2013, 11 (3): 380-383.

第十八章　药物代谢相关疾病

第一节　二氢嘧啶脱氢酶缺乏症

一、概述

二氢嘧啶脱氢酶缺乏症（dihydropyrimidine dehydrogenase deficiency，OMIM 274270）是一种常染色体隐性遗传病，由于体内二氢嘧啶脱氢酶（dihydropyrimidine dehydrogenase，DPD）活性降低或缺失，导致嘧啶代谢障碍，引起神经系统发育异常和氟嘧啶类化疗药物代谢障碍为主要表现的疾病。DPD 缺乏症患者临床表现差异较大，轻者无明显症状，重者在婴儿期即可出现癫痫、小头畸形、精神运动发育迟缓等症状。此外，存在 DPD 缺乏症的个体，无论是否具有神经系统临床表现，在应用氟嘧啶类药物抗肿瘤治疗时，由于不能有效地分解代谢药物，导致毒性产物在体内积聚，发生骨髓抑制、胃肠道黏膜炎、手足综合征等严重毒性反应的风险明显升高。

二、病因和遗传机制

DPD 是胸腺嘧啶和尿嘧啶代谢通路中的起始酶和限速酶，正常情况下，DPD 催化尿嘧啶和胸腺嘧啶分别还原为 5,6- 二氢尿嘧啶和 5,6- 二氢胸腺嘧啶，再经二氢嘧啶酶的催化分别生成 β- 脲基丙酸和 β- 脲基异丁酸，最后在 β- 脲基丙酸酶催化下生成为 β- 丙氨酸和 β- 氨基异丁酸。DPD 活性降低或缺失，可导致机体内嘧啶代谢障碍，尿嘧啶和胸腺嘧啶在血液、尿液和脑脊液中积聚。嘧啶在中枢神经系统的调节中起着重要作用，其代谢变化会导致神经系统功能紊乱。嘧啶代谢产物 β- 丙氨酸是中枢神经系统中主要的抑制性神经递质（γ- 氨基丁酸和甘氨酸）的结构类似物，β- 丙氨酸存在于中枢神经组织中参与突触传递，在高钾或电刺激去极化时释放，抑制神经元兴奋性。DPD 缺乏症患者体内的 β- 丙氨酸缺乏会影响甘氨酸和 GABA 受体的激活，以及 GABA 向胶质细胞的转运。

DPD 的活性在人群中差异较大，除外种族、性别等因素外，遗传多态性也是影响个体 DPD 活性的重要因素。DPD 由 *DPYD* 基因编码，该基因位于染色体 1p21.3，由 23 个外显子组成，全长917kb，编码含 1 025 个氨基酸的蛋白。*DPYD* 基因序列上部分碱基改变可以导致 DPD 的结构及活性变化，从而影响嘧啶在体内代谢。

三、氟嘧啶类药物

氟嘧啶类药物是一类抗代谢化疗药物，广泛应用于头颈部肿瘤、消化道肿瘤、宫颈癌、乳腺癌等实体肿瘤的治疗。目前临床常用的氟嘧啶类药物包括氟尿嘧啶（5-FU）、卡培他滨、替加氟等。卡培他滨和替加氟均为 5-FU 的前体，在体内可活化代谢为 5-FU，发挥抗肿瘤作用。

在临床使用正常剂量氟嘧啶类抗肿瘤药物治疗的患者中，有 10%~40% 产生药物相关的 Ⅲ~Ⅳ

级毒性副作用,在 0.2%~0.8% 的患者中导致危及生命的毒性反应。这种差异大多是由 *DPYD* 基因多态性所致。存在 DPD 活性部分或完全缺乏的患者,无法充分代谢氟嘧啶类药物,导致发生严重甚至致命毒性反应的风险增加。

(一) 5-FU 抗肿瘤的机制

5-FU 在体内转化成活性代谢产物 5- 氟磷酸脱氧尿苷(5-fluoro-deoxyuridine monophosphate,F-dUMP),F-dUMP 与 dUMP 的结构相似,两者竞争结合胸苷酸合成酶(thymidylate synthase,TS),5-FdUMP 可以和 TS 及亚甲基四氢叶酸形成稳定的三联复合物,抑制 TS 的活性,使 dUMP 生成 dTMP 的过程受阻,阻断 DNA 的合成,最终导致肿瘤细胞死亡。除此之外,5-FU 在体内还可以进一步活化形成 FdUTP 和 FUTP,两者可以分别掺入 DNA 和 RNA,阻止 DNA 和 RNA 的合成和功能,最终导致细胞死亡。

(二) DPD 与 5-FU 的代谢

在体内生成 F-dUMP 发挥抗肿瘤作用的 5-FU 只占到总量的 1%~5%,80% 以上的 5-FU 在肝脏及其他组织通过分解代谢转化成无细胞毒性的产物排出体外,剩余的 5-FU 直接由肾脏排出。DPD 是 5-FU 分解代谢过程中的限速酶,5-FU 的代谢与嘧啶分解代谢途径相似,在 DPD 的作用下 5-FU 转化成 5- 二氢氟尿嘧啶(5-FDHU),5-FDHU 在二氢嘧啶酶和 β- 脲基丙酸酶的催化下,进一步降解,最终生成 β- 氟丙氨酸,由肾脏排出体外。DPD 活性的高低是影响 5-FU 抗肿瘤疗效和发生毒性反应的重要因素。5-FU 对正常细胞也有毒性,治疗窗口狭窄,DPD 活性降低导致 5-FU 在体内积聚,生成 F-dUMP 发挥细胞毒作用的 5-FU 比例增高,发生严重甚至致命毒性反应的风险增加,因此,维持 5-FU 适宜的血药浓度至关重要。

四、临床表现

DPD 缺乏症患者临床表现差异较大,症状轻重不等,轻者无明显症状,重者在婴儿期即可出现癫痫、小头畸形,肌张力增高,精神运动发育迟缓,随年龄增长还可伴有行为认知异常和孤独症谱系障碍等表现。影像学检查可有胼胝体发育不良。

DPD 缺乏症相关的氟嘧啶类化疗药物毒性反应,主要表现为化疗初期即出现口腔溃疡,恶心、呕吐、腹痛、严重腹泻等胃肠道黏膜炎症状,中性粒细胞减少,血小板减少导致感染、异常出血,手掌和足底皮肤发红、肿胀、麻木、脱皮等手足综合征表现,部分患者还可出现小脑性共济失调、认知功能障碍和意识水平改变等神经系统症状。

五、实验室检查

(一) DPD 酶活性检测

1. **直接法** DPD 分布于人体各部分组织细胞,其中在肝脏和外周血单个核细胞(peripheral blood mononuclear cell,PBMC)中分布最多,PBMC 和肝脏中 DPD 活性水平存在一定相关性,因此可通过分离 PBMC 应用放射免疫分析法直接测定 DPD 活性,来反映个体的 DPD 活性水平。但放射免疫分析法价格昂贵,操作费时,难以在临床推广。

2. **间接法** DPD 将血液中的尿嘧啶(U)分解为二氢尿嘧啶(UH_2),因此可通过高效液相色谱法测定血浆中的 UH_2 和 U 的比值(UH_2/U)来判断血液中 DPD 活性。有研究报道,UH_2/U 比值与 5-FU 清除率具有相关性,毒性反应仅在 UH_2/U 比值<1.8 的患者中出现,在 UH_2/U 比值>2.25 的患者中未观察到有不良反应发生,该比值可作为 5-FU 为主的化疗发生毒性反应的预测因子。亦有研究显示 UH_2/U 受多种因素影响,在不同人群检测中波动范围大,与 5-FU 清除率的关联和参考阈值有待于更多研究。

3. **2-^{13}C- 尿嘧啶呼气试验** 患者口服 2-^{13}C-尿嘧啶,因 DPD 参与 2-^{13}C- 尿嘧啶分解,而产生 $^{13}CO_2$。通过检测呼出气体中 $^{13}CO_2$ 浓度的变化,可以分析 DPD 活性。该方法无须采集血样,依从性好,但需要特殊的设备和试剂,且试验结果影响因素较多。

4. **肿瘤组织中 DPD 活性检测** DPD 分布于各种肿瘤组织、炎性组织中,反转录聚合酶链反应(RT-PCT)检测肿瘤组织中 DPD mRNA 的表达,DPD 活性值能预测以 5-FU 为基础的化疗方案的敏感性,DPD 在肿瘤组织中活性越低,疗效越明显,反之亦然。此外,还可以采用免疫组化、ELISA 等方法检测组织中 DPD 蛋白的表达及放射酶分析法测定 DPD 活性。

(二) *DPYD* 基因检测

1. **DPD 活性与 *DPYD* 基因型** DPD 活性检测可能受到采样、储存及细胞异质性等多种因素影响,*DPYD* 基因分型相对更为可靠、快速,并且受其他因素干扰小。

　　DPYD 基因是 DPD 的编码基因,至今国际上已报道 100 多种 *DPYD* 基因变异,其中约 1/3 的变异可以影响 DPD 酶活性,这些变异分布具有人种差异性,目前研究最多的主要有四个变异:c.1905+1G>A(*DPYD**2A)、c.2846A>T、c.1679T>G(*DPYD**13)、c.1129-5923C>G(HapB3),上述变异在白种人中多见。其中 c.1905+1G>A 和 c.1679T>G 可导致 DPD 活性丧失,c.2846A>T 和 c.1129-5923C>G 可导致 DPD 活性降低,在发生 Ⅲ~Ⅳ级化疗早期毒性反应的白种人中,有 15%~20% 携带这四种变异之一(表 18-1)。除上述四种常见变异外,引起 DPD 活性丧失或降低的变异还有 c.1898delC(*DPYD**3)、c.295_298delTCAT(*DPYD**7)、c.703C>T(*DPYD**8)、c.2983G>T(*DPYD**10)、c.1156G>T(*DPYD**12)、c.557A>G、c.868A>G、c.1314T>G、c.2279C>T 等。c.557A>G 在非洲人群中较为常见,携带者频率为 3%~5%。通过基因型分析,能预测 DPD 活性及 5-FU 相关毒性作用发生的风险,针对性调整用药剂量,降低严重或致死性副作用发生的风险。

表 18-1　影响 DPD 酶活性四种常见的 DYPD 变异

DPYD 变异	其他命名	人群频率 (白种人)	效应	杂合子对 DPD 活性影响	活性值*
c.1905+1G>A	*2A IVS14+1G>A rs3918290	~1.5%	位于 14 号外显子剪接区,使经典剪接位点 GT 改变成 AT,在形成 mRNA 过程中越过第 14 号外显子,使 DPD mRNA 丢失长度为 165bp 的片段,生成截短的蛋白,导致 DPD 活性丧失	~50%	0
c.2846A>T	rs67376798 p.D949V	~1.5%	影响辅因子结合或电子转运	~30%	0.5
c.1679T>G	*13 rs55886062 p.I506S	~0.2%	影响蛋白结构稳定	~68%	0
c.1129-5923C>G	rs75017182 HapB3	~4.7%	位于 10 号内含子,导致部分 mRNA 剪接异常,引入一个含 44bp 的额外外显子,使序列发生移码,生成无功能的 DPD	~35%	0.5

　　注:*将 *DPYD* 正常功能基因型对应的活性值定义为 1;功能完全丧失的基因型活性值定义为 0;功能减退,保留部分活性的酶活性的基因型活性值定义为 0.5

　　2. *DPYD* 基因型分析方法　　可以采用 SNP 分析,高分辨率熔解曲线分析,一代测序技术对常见的几种导致 DPD 活性缺陷的变异进行检测。现今随着分子诊断技术的发展,高通量测序技术在临床的应用越来越广,采用该技术能实现对 *DPYD* 基因更多的变异位点和其他影响 5-FU 代谢的基因,如 *TYMS*、*MTHFR* 基因等进行同步检测,其临床应用前景有待进一步评估。

六、诊断和治疗

　　对于癫痫、运动发育迟缓、生长迟缓、智力障碍的患儿应注意鉴别诊断,DPD 缺乏症临床表现差异较大,建议基因检测方法与 DPD 活性测定联合使用进行诊断。

　　DPD 缺乏症主要采用对症治疗,包括抗癫痫药物口服、康复训练等。严重的药物相关毒性反应重在预防,在氟嘧啶类化疗药物临床应用前评估体内 DPD 活性及进行 *DPYD* 基因型分析,选择合适的药物起始剂量,在药物使用过程中做好血药浓度监测,随时关注患者对药物的反应。一旦血药浓度超出耐受范围,或患者出现毒副作用征兆,则及时调整药物剂量,或采取替代治疗方案。

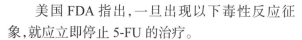

美国 FDA 指出，一旦出现以下毒性反应征象，就应立即停止 5-FU 的治疗。

（1）出现口腔炎、咽炎或食管炎迹象。

（2）白细胞减少症（白细胞低于 $3.5\times10^9/L$）或白细胞计数快速下降。

（3）难治性呕吐。

（4）腹泻，频繁排便或水样大便。

（5）胃肠道溃疡和出血。

（6）血小板减少症（血小板低于 $100\times10^9/L$）。

（7）任何部位出血。

七、DPYD 基因型和 5-FU 使用推荐剂量

DPD 缺乏症患者使用 5-FU 药物毒性风险增加，用药时需相应的调整剂量，提高患者的用药安全性。目前，将携带两个正常功能的 DPYD 等位基因的个体定义为"正常代谢型"，携带 1 个功能正常等位基因，1 个功能减退或无功能的等位基因；或携带两个功能减退的等位基因的个体定义为"中间代谢型"，携带 2 个无功能的等位基因；或携带 1 个无功能等位基因，1 个功能减退的等位基因的个体定义为"慢代谢型"。临床药物基因组学实施联盟（Clinical Pharmacogenetics Implementation Consortium，CPIC）在氟嘧啶类药物使用剂量的指南中，针对个体不同的 DPYD 基因型提出以下用药建议（表 18-2）。

表 18-2　CPIC 基于不同 DPYD 基因型对 5-FU 用药剂量的建议

表型	活性值[a]	基因型	临床意义	剂量建议
正常代谢型	2	携带 2 个功能正常的等位基因 基因型举例：*1/*1	正常的 DPD 活性和正常的氟嘧啶类药物毒性风险	按说明书推荐的剂量和用法
中间代谢型	1 或 1.5	携带 1 个功能正常等位基因，1 个功能减退或无功能的等位基因；携带两个功能减退的等位基因 基因型举例：*1/*2A；*1/*13	DPD 活性降低（白细胞的 DPD 活性为正常人群的 30%~70%），使用氟尿嘧啶类药物治疗时，出现严重甚至致命的药物毒性反应的风险增加	起始剂量减少 50%，然后根据毒副作用[b] 或药代动力学测试结果调整剂量。携带 c.2846A>T 纯合子的个体，建议起始剂量减少 50% 以上
慢代谢型	0 或 0.5	携带 2 个无功能的等位基因；携带 1 个无功能等位基因，1 个功能减退的等位基因 基因型举例：*2A/*2A；*2A/*13	DPD 活性完全丧失，使用氟嘧啶类药物治疗时，出现严重甚至致命药物毒性的风险增加	活性值为 0.5 的个体，应尽量避免使用氟尿嘧啶类药物。若没有其他合适的替代治疗方案，则药物起始剂量需要大幅降低，并在早期进行药物浓度监测，一旦浓度过高则及时停药[c]。 活性值为 0 的个体应选择替代药物治疗

注：[a] 个体基因型活性值的计算方式为两个功能最弱 DPYD 基因型对应的活性值之和；[b] 前两轮化疗完成后，若患者耐受性好，无不良反应，可以适当增加药物剂量保证疗效，若患者不能耐受，则进一步减少用药剂量；[c] 结合 DPD 酶活性实验结果，选择合适的起始剂量，若无条件进行酶活性检测，可从低于常规给药剂量的 1/4 开始起用

第二节　硫嘌呤类药物毒性

一、硫嘌呤类药物概述

硫嘌呤类药物以 6- 巯基嘌呤（6-mercaptop-urine，6-MP）、6- 硫鸟嘌呤（6-thioguanine，6-TG）及其前体硫唑嘌呤（azathioprine，AZA）为代表，为嘌呤拮抗药，能够干扰核苷酸代谢，具有抗增殖和免疫抑制

的作用。在临床上,该类药物对血液性肿瘤和实体瘤的治疗均有很好的疗效,除此之外,也被广泛应用于消化科、风湿免疫科及皮肤科等多种临床常见病的治疗中。如 6-TG 和 6-MP 是治疗儿童急性或慢性白血病广泛应用的药物,也可用于炎症性肠病(inflammatory bowel disease,IBD)稳定期的诱导和维持治疗,近几年 6-TG 亦被作为自身免疫性肝炎的替代治疗药物;AZA 则在自身免疫性疾病(如自身免疫性肝炎、类风湿关节炎、系统性红斑狼疮等)和器官移植后排斥反应的治疗中发挥着重要的作用。硫嘌呤类药物在体内的代谢复杂,不良反应常见,药物疗效和毒性存在较大个体差异。其中,严重的毒性反应有骨髓抑制、免疫抑制、肝功能损害、胰腺炎等。研究发现,药物代谢酶的遗传差异是引起该类药物不同效应的重要原因。因此,硫嘌呤类药物相关代谢酶的研究与监测对该类药物的合理使用具有重要意义。

二、硫嘌呤类药物代谢

(一) 硫嘌呤类药物代谢通路

硫嘌呤类药物本身并无活性,AZA 通过与谷胱甘肽转移酶(glutathione-S-transferase,GST)结合转化为 6-MP,而 6-MP 和 6-TG 在体内只有经酶转化生成 6-硫鸟嘌呤核苷酸(6-thioguanine nucleotides,6-TGNs)后才有药理活性。

6-MP 通过三条途径代谢:①通过硫代嘌呤甲基转移酶(thiopurine methyltransferase,TPMT)将 6-MP 转化为 6-甲基巯基嘌呤(6-methyl mercaptopurine,6-MMP)。②通过黄嘌呤氧化酶(xanthine oxidase,XO)将 6-MP 转化为硫黄嘌

呤(thioxanthine,TX),然后通过 XO 或醛氧化酶(aldehydeoxidase,AO)将硫黄嘌呤转化为无活性的 6-硫脲酸(6-thiouric acid,6-TA)。③ 6-MP 通过次黄嘌呤鸟嘌呤磷酸核糖转移酶(hypoxanthine guanine phosphoribosyl transferase,HPRT)转化为 6-硫肌苷单磷酸(6-thioinosine monophosphate,6-TIMP)。然后,6-TIMP 可通过肌苷单磷酸脱氢酶(inosine monophosphate dehydrogenase,IMPDH)转化为 6-硫代蒽醌(6-thioxanthosine monoposphate,6-TXMP),再通过鸟嘌呤单磷酸合成酶(guanine monophosphate synthetase,GMPS)转化为 6-TGNs。其中,前两条途径导致 6-MP 失活。第三条途径为活化途径,生成活性产物 6-TGNs。中间代谢物 6-TIMP 可被 TPMT 甲基化为 6-甲基巯基嘌呤核糖核苷酸(6-MMPRs)而失活。6-TIMP 也可以被磷酸酸化成二磷酸(6-TIDP)和三磷酸(6-TITP),然后通过肌苷三磷酸焦磷酸酶(ITPase)重新组成为 6-TIMP。甲基化的 6-MMPR 抑制新生嘌呤的合成,也可能导致肝损伤。6-硫肌苷三磷酸(6-TITP)可导致白细胞减少。第三种硫嘌呤药物,6-TG 可通过 HPRT 直接转化为 6-TGNs,或通过 TPMT 甲基化灭活为 6-甲基硫鸟嘌呤(6-MTGN),见图 18-1(见文末彩图)。

由此可见,硫嘌呤类药物疗效和毒副作用与其代谢途径有密切关系。AZA 和 6-MP 在生成 6-TGNs 之前必须经过一系列的转化,所产生的中间代谢物的累积可产生毒害作用。而 6-TG 可直接转化为 6-TGNs。与 AZA 和 6-MP 的一系列酶介导途径相比,6-TG 的直接转化可以避免不相关的代谢物的生成和产生潜在的有毒副产物。

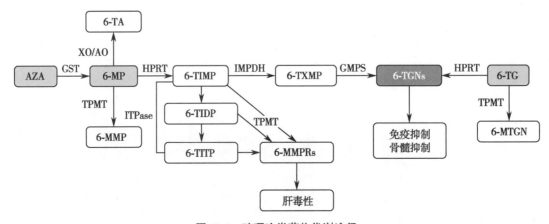

图 18-1 硫嘌呤类药物代谢途径

（二）硫嘌呤类药物的活性代谢产物 6-TGNs 及其作用机制

6-TGNs 是硫嘌呤类药物发挥药理作用的活性产物,由三种不同硫酸化程度的代谢物组成:6-硫鸟嘌呤一磷酸(6-tioguanine monophosphate,6-tGMP)、6-硫鸟嘌呤二磷酸(6-tioguanine diphosphate,6-tGDP)和 6-硫鸟嘌呤三磷酸(6-tioguanine triphosphate,6-tGTP)。6-TGNs 主要集中在白细胞和红细胞中,而且白细胞中 6-TGNs 的浓度比红细胞中浓度高,白细胞与红细胞中的浓度具有直接关联性,每种细胞中浓度的测定都可用作监测治疗依从性或指导个体化治疗。同时,6-TGNs 红细胞内的浓度与 AZA 和 6-MP 的剂量有关,其测定是实验室评价硫嘌呤活性的标准方法。

6-TGNs 作为鸟嘌呤核苷酸的拮抗剂可参与脱氧核糖核酸(deoxyribonucleic acid,DNA)的复制和核糖核酸(ribonucleic acid,RNA)的转录,通过抑制 DNA 的复制和 RNA 的转录进而导致免疫抑制、骨髓抑制和致癌作用。6-tGMP 是形成的第一个 6-TGNs,然后通过激酶生成 6-tGDP。一方面,6-tGDP 通过核苷酸还原酶(ribonucleotidereductase,RNR)转化为 6-脱氧硫鸟嘌呤三磷酸(6-thiodeoxy-guanosine triphosphate,6-dGTP)。6-dGTP 可被 DNA 聚合酶结合,替代鸟嘌呤碱基(G)参与 DNA 复制。硫鸟嘌呤的甲基化可能激活 DNA 的错配修复系统,优先被氧化产生活性氧,从而破坏 DNA 并促进恶性转化。另一方面,6-tGDP 通过激酶生成 6-tGTP,从而抑制 RNA 转录。同时,6-tGTP 可

与信号蛋白 Rac1(Ras-related C3 botulinum toxin substrate 1)结合诱导淋巴细胞凋亡,抑制淋巴细胞增殖和促炎细胞因子的生成。其中,6-t(d)GTP 可通过核苷酸焦磷酸酶 15(nucleoside diphosphate-linked moiety X-type motif 15,NUDT15)转化为 6-t(d)GMP,阻止 6-t(d)GTP 插入 DNA 或 RNA,避免因 6-t(d)GTP 的累积造成严重的骨髓毒性(图 18-2,见文末彩图)。

三、TPMT 与硫嘌呤类药物

（一）*TPMT* 基因多态性

TPMT 是硫嘌呤类药物代谢途径中的关键酶,三种关键的失活甲基化途径(6-MP 到 6-MMP,6-TIMP 到 6-MMPR 和 6-TG 到 6-MTGN)均是由该酶介导的。TPMT 由 *TPMT* 基因编码(OMIM 187680),其活性的遗传调控方式为常染色体共显性遗传,基因的单核苷酸多态性(single-nucleotide polymorphism,SNP)可能导致该酶功能性失活或活性显著下降,并使治疗相关性白细胞减少的风险增加。野生型(TPMT*1)具有高 TPMT 活性,突变基因型杂合子表现出中度活性,突变基因型纯合子表现出酶活性缺陷或活性无法检出。研究发现,大约 10% 的人 TPMT 活性降低,0.3%(1/300)的人检测不到 TPMT 活性水平。目前已识别出超过 24 种 TPMT 低功能性遗传变异,其中,TPMT*2、TPMT*3A、TPMT*3B、TPMT*3C 是最常见的突变类型,占 TPMT 活性缺陷患者的 95% 以上(表 18-3)。*TPMT* 基因

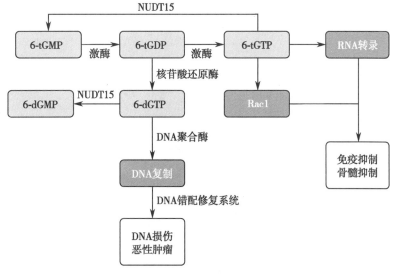

图 18-2　6-TGNs 的作用机制

突变存在种族特异性,在高加索人中的突变率约为 10%,而在亚洲人中则只有约 2%。另外,*TPMT* 基因突变类型在不同种族间也存在非常显著的差异。TPMT*2(c.238G>C)在高加索人群中只占 0.2%~0.5%。TPMT*3A(c.460G>A 和 c.719A>G)是高加索人群中最常见的等位基因,占 3.2%~5.7%,TPMT*3C(c.719A>G)是非洲、亚洲人群最常见的突变等位基因,中国汉族人尚未发现除 TPMT*3C 以外的其余突变类型。因此,TPMT 突变对预测亚洲人群服用硫嘌呤类药物后出现的相关不良反应的效能不如在西方人群中那样具有优势。

表 18-3　四种常见的影响 TPMT 活性的基因型

基因型	碱基改变		
	c.238G>C	c.460G>A	c.719A>G
TPMT*2	Y		
TPMT*3A		Y	Y
TPMT*3B		Y	
TPMT*3C			Y

(二) *TPMT* 基因型与硫嘌呤类药物的个体化用药

TPMT 是硫嘌呤类药物代谢过程中的关键酶,其活性的高低与细胞内 6-TGNs 的生成量有关。TPMT 遗传多态性和酶活性的个体差异可以部分解释患者服用硫嘌呤类药物后疗效和不良反应的不同:高 TPMT 活性的人群,形成的 6-TGNs 量少,无活性的甲基化产物 6-MMP 和 6-MMPRs 多,在常规剂量下较难达到治疗效果,而且治疗后出现疾病复发的概率也大;TPMT 活性低或活性缺失的群体,甲基化产物少,形成的 6-TGNs 量多,在给予常规剂量的药物治疗时,就可能发生严重的骨髓抑制等致命的毒性反应。因此,专家建议使用硫嘌呤类药物前进行 *TPMT* 基因型检测,根据不同的基因型可将个体分成不同的表型,包括正常代谢型、中间代谢型、可能的中间代谢型、慢代谢型和不确定型。临床药物基因组学实施联盟(Clinical Pharmacogenetics Implementation Consortium,CPIC)在硫嘌呤类药物使用剂量的指南中,针对个体不同的 *TPMT* 基因型提出以下用药建议(表 18-4)。

表 18-4　根据 *TPMT* 基因型推荐给予硫嘌呤类药物的剂量

表型[*]	基因型	基因型举例	6- 巯基嘌呤(6-MP)剂量推荐	硫唑嘌呤(AZA)的剂量推荐	硫鸟嘌呤(6-TG)的剂量推荐
正常代谢型	携带 2 个正常功能的等位基因	*1/*1	从正常的起始剂量[#]如 75mg/(m²·d) 或 1.5mg/(kg·d) 开始,并调整 6-MP 以及任何其他骨髓抑制疗法的剂量,在每次调整剂量后至少 2 周达到稳定状态	从正常的起始剂量[#]如 2~3mg/(kg·d) 开始,并根据疾病特定指南调整 AZA 的剂量。每次调整剂量后允许 2 周达到稳定状态	从正常的起始剂量[#]如 40~60mg/(m²·d) 开始,并调整 6-TG 和其他骨髓抑制疗法的剂量,调整后至少 2 周达到稳定状态
中间代谢型或可能的中间代谢型	携带一个正常功能的等位基因和一个无功能的等位基因;一个不确定/未知功能的等位基因和一个无功能的等位基因	中间代谢型:*1/*2,*1/*3A 可能的中间代谢型:*2/*7,*3B/*8	从正常起始剂量[#]的 30%~80% 开始,并根据骨髓抑制程度和疾病指南调整 6-MP 剂量。每次调整剂量后,允许 2~4 周达到稳定状态。如果发生骨髓抑制,相对其他疗法,应着重减少 6-MP 的剂量。如果正常起始剂量已经小于正常推荐剂量 75mg/(m²·d) 或 1.5mg/(kg·d),则不建议进一步减少剂量	从正常起始剂量[#]的 30%~80% 开始,并根据骨髓抑制程度和疾病指南调整 AZA 的剂量。每次剂量调整后,允许 2~4 周达到稳定状态	如果正常起始剂量[#] ≥ 40~60mg/(m²·d),则应以正常起始量的 50%~80% 开始,并根据骨髓抑制程度和疾病指南调整 6-TG 的剂量。每次调整剂量,允许 2~4 周达到稳定状态。如果发生骨髓抑制,相对其他治疗,应着重降低 6-TG 的剂量

续表

表型[*]	基因型	基因型举例	6-巯基嘌呤(6-MP)剂量推荐	硫唑嘌呤(AZA)的剂量推荐	硫鸟嘌呤(6-TG)的剂量推荐
慢代谢型	携带两个无功能的等位基因	*2/*3A,*2/*3C	对于恶性肿瘤,起始剂量减少约为正常起始剂量[#]的10%,频率为每周3次,并根据骨髓抑制程度和疾病指南调整 6-MP 的剂量。每次调整剂量后,允许4~6周达到稳定状态。如果出现骨髓抑制,相对其他治疗,应着重减少 6-MP 的剂量。对于非恶性疾病的治疗,可考虑使用替代方案	对于非恶性疾病的情况,可考虑使用替代方案;对于恶性肿瘤,起始剂量减少为正常起始剂量[#]的10%左右,频率为每周治疗3次,并根据骨髓抑制程度和疾病指南调整 AZA 的剂量。每次调整剂量后,允许4~6周达到稳定状态	首先大幅减少起始剂量,约为正常起始剂量[#]的10%,每周3次,并根据骨髓抑制程度和疾病指南调整 6-TG 剂量。每次调整剂量后,允许4~6周达到稳定状态。如果发生骨髓抑制,相对其他治疗,应着重减少 6-TG 剂量。对于非恶性疾病的治疗,可考虑使用替代方案

注:[*]不确定型:携带 2 个不确定/未知功能的等位基因或携带一个正常功能的等位基因和一个不确定/未知功能的等位基因,如(*7/*8,*1/*8),需要结合 TPMT 酶活结果,判断可能的表型进行相应的治疗;[#]正常起始剂量因种族和治疗方案而异。如果标准剂量低于正常推荐剂量,则对于中间代谢型患者不建议进一步减少起始剂量

四、NUDT15 与硫嘌呤类药物

(一)NUDT15 基因多态性

NUDT15 属于 NudiX(nucleoside diphosphate to another moiety X)水解酶家族,可水解在氧化应激下产生的异常核苷酸,阻止其掺入 DNA 链,提高 DNA 复制的准确性和稳定性。NUDT15 尤其是对硫嘌呤类药物在体内代谢的主要活性成分 6-t(d)GTP 有更高的活性,可将其水解为单磷酸盐。NUDT15 由 NUDT15 基因(OMIM 615792)编码,NUDT15 基因的多态性,可导致酶活性显著下降或无活性,在应用标准剂量的硫嘌呤类药物时,可因 6-t(d)GTP 累积而造成严重的骨髓抑制。目前已发现的 NUDT15 基因多态位点有近 20 个(表 18-5),其中研究最多的是 c.415C>T(rs116855232),该变异是首个报道与硫嘌呤类药物毒性相关的 SNP 位点,在体外实验中,c.415C>T 变异导致 NUDT15 酶活性和蛋白质稳定性几乎完全丧失。有研究显示在使用巯基嘌呤化疗的急性淋巴细胞白血病(acute lymphoblastic leukemia,ALL)患儿中,携带 c.415C>T 纯合变异的患儿仅能耐受巯基嘌呤标准剂量的 8%,而该位点的杂合子携带者和野生型个体,可以分别耐受标准剂量的 63% 和 83.5%。虽然目前大多数临床研究主要集中在 NUDT15 基因多态性和巯基嘌呤毒性反应的关联,但体外实验模型表明,NUDT15 基因多态性对硫唑嘌呤和硫鸟嘌呤的细胞毒性具有类似的影响。

表 18-5 已知的 NUDT15 基因型

等位基因	碱基改变	氨基酸改变	SNP 号
NUDT15*1	野生型		
NUDT15*2	c.55insGAGTCG + c.415C>T	p.V18_V19insGV + p.R139C	rs869320766 + rs116855232
NUDT15*3	c.415C>T	p.R139C	rs116855232
NUDT15*4	c.416G>A	p.R139H	rs147390019
NUDT15*5	c.52G>A	p.V18I	rs186364861
NUDT15*6	c.55insGAGTCG	p.V18_V19insGV	rs869320766

续表

等位基因	碱基改变	氨基酸改变	SNP 号
NUDT15*7	c.101G>C	p.R34T	rs766023281
NUDT15*8	c.123A>G	p.K35E	---
NUDT15*9	c.37delGGAGTC	p.G17_V18del	rs746071566
NUDT15*10	c.2T>C	p.M1T	rs769369441
NUDT15*11	c.139G>A	p.G47R	---
NUDT15*12	c.156C>G	p.F52L	rs149436418
NUDT15*13	c.342insG	p.E115Gfs	rs761191455
NUDT15*14	c.79insGCGG	p.C28Gfs	rs777311140
NUDT15*15	c.467T>A	p.L156Q	rs139551410
NUDT15*16	c.88C>T	p.L30V	rs1202487323
NUDT15*17	c.352G>T	p.E118X	rs1368252918
NUDT15*18	c.217delA	p.N74Mfs	rs1457579126
NUDT15*19	c.3G>C	p.M1I	rs941255227

（二）NUDT15 基因型与硫嘌呤类药物的个体化用药

NUDT15 基因低功能变异携带者更易发生粒细胞缺乏，并且风险的发生随着硫嘌呤使用时间的增加有增高趋势。部分学者认为 NUDT15 基因多态性与硫嘌呤的耐受性关系更密切，可用于预测硫嘌呤相关的不良反应，协助临床医师调整硫嘌呤剂量。NUDT15 基因在亚裔人群的突变频率远高于 TPMT，对硫嘌呤类药物的应用具有更多的指导意义。根据不同的 NUDT15 基因型可将个体分成不同的表型，包括正常代谢型、中间代谢型、可能的中间代谢型、慢代谢型和不确定型。临床药物基因组学实施联盟（Clinical Pharmacogenetics Implementation Consortium，CPIC）在硫嘌呤类药物使用剂量的指南中，针对个体不同的 NUDT15 基因型提出以下用药建议（表 18-6）。

表 18-6 根据 NUDT15 基因型推荐给予硫嘌呤类药物的剂量

表型	基因型*	基因型举例	6-巯基嘌呤（6-MP）剂量推荐	硫唑嘌呤（AZA）剂量推荐	硫鸟嘌呤（6-TG）剂量推荐
正常代谢型	携带 2 个正常功能的等位基因	*1/*1	从正常的起始剂量#如 75mg/(m²·d) 或 1.5mg/(kg·d) 开始，并调整 6-MP 及任何其他骨髓抑制疗法的剂量，在每次剂量调整后至少 2 周达到稳定状态	从正常的起始剂量#如：2~3mg/(kg·d) 开始，并根据指南调整 AZA 的剂量。每次剂量调整后允许 2 周达到稳定状态	从正常的起始剂量#如 40~60mg/(m²·d) 开始，并调整 6-TG 和其他骨髓抑制疗法的剂量，调整后至少 2 周达到稳定状态
中间代谢型或可能的中间代谢型	携带一个正常功能的等位基因和一个无功能的等位基因；携带一个不确定/未知功能的等位基因和一个无功能的等位基因	中间代谢型 *1/*2，*1/*3 可能的中间代谢型：*2/*5，*3/*6	从正常起始剂量#的 30%~80% 开始，并根据骨髓抑制程度和疾病指南调整 6-MP 剂量。每次调整剂量后，允许 2~4 周达到稳定状态。如果骨髓抑制发生，相对其他疗法，应着重减少 6-MP 的剂量。如果正常起始剂量已经小于正常推荐剂量 75mg/(m²·d) 或 1.5mg/(kg·d)，则不建议进一步减少剂量	正常起始剂量#的 30%~80% 开始，并根据骨髓抑制程度和疾病指南调整 AZA 的剂量。每次剂量调整后，允许 2~4 周达到稳定状态	如果正常起始剂量#≥40~60mg/(m²·d)，则应以正常起始量的 50%~80% 开始，并根据骨髓抑制程度和疾病指南调整 6-TG 的剂量。每次调整剂量，允许 2~4 周达到稳定状态。如果发生骨髓抑制，相对其他治疗，应着重减少 6-TG 的剂量

续表

表型	基因型*	基因型举例	6-巯基嘌呤（6-MP）剂量推荐	硫唑嘌呤（AZA）剂量推荐	硫鸟嘌呤（6-TG）剂量推荐
代谢不良型	携带两个无功能的等位基因	*2/*2，*2/*3	对于恶性肿瘤，起始剂量为10mg/（m²·d），并根据骨髓抑制程度和疾病指南调整6-MP的剂量。每次调整剂量后，允许4~6周达到稳定状态。如果出现骨髓抑制，相对其他治疗，应着重减少6-MP的剂量。对于非恶性疾病的情况，可以考虑使用替代方案	对于非恶性疾病的治疗，可以考虑使用替代方案；对于恶性肿瘤，应从大幅减少每日正常剂量开始，起始剂量约为正常起始剂量#的10%，并根据骨髓抑制程度和疾病指南调整AZA的剂量。每次调整剂量后，允许4~6周达到稳定状态	起始剂量约为正常起始剂量#的25%，并根据骨髓抑制程度和疾病指南调整6-TG剂量。每次调整剂量后，允许4~6周达到稳定状态。如果发生骨髓抑制，相对其他治疗，应着重减少6-TG剂量。对于非恶性疾病的治疗，可以考虑使用替代方案

注：*不确定型：携带2个不确定/未知功能的等位基因或携带一个正常功能的等位基因和一个不确定/未知功能的等位基因，如（*1/*5，*4/*5），目前暂无推荐剂量，需要注意密切监测药物的毒性作用；#正常起始剂量因种族和治疗方案而异。如果标准剂量低于正常推荐剂量，则对于中间代谢型患者不建议进一步减少起始剂量

五、展望

硫嘌呤类药物在血液性肿瘤和实体瘤治疗中发挥着重要作用，但由于严重的不良反应临床上需要严格把握硫嘌呤类药物剂量。用药前检测 *TPMT* 基因和 *NUDT15* 基因多态性，将有助于硫嘌呤类药物的安全、个体化使用。

（吴冰冰　赵雪梅　张　萍）

参考文献

1. AMSTUTZ U, HENRICKS LM, OFFER SM, et al. Clinical Pharmacogenetics Implementation Consortium (CPIC) Guideline for dihydropyrimidine dehydrogenase genotype and fluoropyrimidine dosing: 2017 Update. Clin Pharmacol Ther, 2018, 103 (2): 210-216.

2. BOISDRON-CELLE M, CAPITAIN O, FAROUX R, et al. Prevention of 5-fluorouracil-induced early severe toxicity by pre-therapeutic dihydropyrimidine dehydrogenase deficiency screening: Assessment of a multi parametric approach. Semin Oncol, 2017, 44 (1): 13-23.

3. GAMELINE, BOISDRON-CELLEM, GUERIN-MEYERV, et al. Correlation between uracil and dihydrouracil plasma ratio, fluorouracil (5-FU) pharmacokinetic parameters, and tolerance in patients with advanced colorectal cancer: A potential interest for predicting 5-FU toxicity and determining optimal 5-FU dosage. J Clin Oncol, 1999, 17 (4): 1105.

4. MEULENDIJKS D, CATS A, BEIJNEN JH, et al. Improving safety of fluoropyrimidine chemotherapy by individualizing treatment based on dihydropyrimidine dehydrogenase activity-ready for clinical practice？Cancer Treat Rev, 2016, 50: 23-34.

5. VAN KUILENBURGAB. Screening for dihydropyrimidine dehydrogenase deficiency: to do or not to do, that's the question. Cancer Invest, 2006, 24 (2): 215-217.

6. BAYOUMY AB, SIMSEK M, SEINEN ML, et al. The continuous rediscovery and the benefit-risk ratio of thioguanine, a comprehensive review. Expert Opin Drug Metab Toxicol, 2020, 16 (2): 111-123.

7. MUNSHI PN, LUBIN M, BERTINO JR. 6-thioguanine: a drug with unrealized potential for cancer therapy. Oncologist, 2014, 19 (7): 760-765.

8. VAN DEN BRAND FF, VAN NIEUWKERK CMJ, VERWER BJ, et al. Biochemical efficacy of tioguanine in autoimmune hepatitis: a retrospective review of practice in the Netherlands. Aliment Pharmacol Ther, 2018, 48 (7): 761-767.

9. CZAJA AJ. Review article: opportunities to improve and expand thiopurine therapy for autoimmune hepatitis. Aliment Pharmacol Ther, 2020, 51 (12): 1286-1304.

10. MARINAKI AM, ARENAS-HERNANDEZ M. Reducing risk in thiopurine therapy. Xenobiotica, 2020, 50 (1): 101-109.

11. LANCASTER DL, PATEL N, LENNARD L, et al. Leucocyte versus erythrocyte thioguanine nucleotide concentrations in children taking thio purines for acute lymphoblastic leukaemia. Cancer Chemother Pharmacol, 2002, 50 (1): 33-36.

12. MCLEOD HL, SIVA C. The thiopurine S-methyltransferase gene locus-implications for clinical pharmacogenomics. Pharmacogenomics, 2002, 3 (1): 89-98.

13. WINTER JW, GAFFNEY D, SHAPIRO D, et al. Assess-

ment of thiopurine methyltransferase enzyme activity is superior to genotype in predicting myelosuppression following azathioprine therapy in patients with inflammatory bowel disease. Aliment Pharmacol Ther, 2007, 25 (9): 1069-1077.

14. SCHAEFFELER E, FISCHER C, BROCKMEIER D, et al. Comprehensive analysis of thiopurine S-methyltransferase phenotype-genotype correlation in a large population of German-Caucasians and identification of novel TPMT variants. Pharmacogenetics, 2004, 14 (7): 407-417.

15. WANG L, PELLEYMOUNTER L, WEINSHILBOUM R, et al. Very important pharmaco gene summary: thiopurine S-methyltransferase. Pharmaco genet Genomics, 2010, 20 (6): 401-405.

16. LENNARD L. Implementation of TPMT testing. Br J Clin Pharmacol, 2014, 77 (4): 704-714.

17. ZHANG JP, ZHOU SF, CHEN X, et al. Determination of intra-ethnic differences in the polymorphisms of thiopurine S-methyltransferase in Chinese. Clin Chim Acta, 2006, 365 (1-2): 337-341.

18. RELLING MV, SCHWAB M, WHIRL-CARRILLO M, et al. Clinical Pharmacogenetics Implementation Consortium Guideline for Thiopurine Dosing Based on TPMT and NUDT15 Genotypes: 2018 Update. Clin Pharmacol Ther, 2019, 105 (5): 1095-1105.

19. SONG MG, BAIL S, KILEDJIAN M. Multiple Nudix family proteins possess mRNA decapping activity. RNA, 2013, 19 (3): 390-399.

20. CARTER M, JEMTH AS, HAGENKORT A, et al. Crystal structure, biochemical and cellular activities demonstrate separate functions of MTH1 and MTH2. Nat Commun, 2015, 6: 7871.

第十九章 产前基因筛查

第一节 概 述

采用适宜的检测技术,可在孕前或孕期针对夫妻双方进行基因筛查以评估其生育遗传病患儿的风险,或在孕期针对胎儿进行基因筛查以评估胎儿罹患某种遗传病的风险。筛查后针对高风险个体,提供遗传咨询、产前诊断和生育指导,以避免生育严重遗传病的患儿,或为宫内治疗、出生后治疗干预提供精准信息。产前基因筛查的检测目标主要是检测致病基因和调控序列变异,是产前遗传学筛查向精准化发展的方向。

随着技术进步,基于不同的筛查指标已建立了多种筛查与诊断的技术和方案,本章将重点介绍单基因病、染色体非整倍体和染色体微缺失/微重复综合征的产前基因筛查与诊断。

第二节 携带者筛查

一、定义

当某种遗传病在某一人群中发病率较高,在孕前或孕期采用准确、经济和可行的方法对夫妻一方或双方进行筛查,筛出表型正常的携带者后,评估其生育患儿的风险并进行生育指导,最大限度地避免生育遗传病患儿,降低该遗传病在群体中的发病率。

携带者(carrier)主要是指携带致病性的基因变异(杂合状态)但无明显异常表型的个体,携带者筛查(carrier screening)通常对受检者自身健康状况意义不大,但可用于评估生育患病后代的风险。

二、包含疾病

携带者筛查可针对多种目标遗传病进行筛查,但目标遗传病必须满足以下条件。

1. 疾病表型严重,发病年龄小,通常为严重致死、致愚、致残性遗传病。

2. 疾病有明确的致病基因和致病性变异,基因型与表型关系明确。

3. 疾病在人群中发病率高,根据携带率可预测筛查前生育患病后代的风险及筛查后的残余风险。

4. 筛查出的高风险夫妻可选择合适的生育方式或行产前诊断,最大限度地避免生育患病后代。

三、分类

(一) 根据筛查的时机分类

1. **孕前携带者筛查** 孕前进行携带者筛查，预测夫妻生育患病后代的风险，有助于高风险夫妻选择合适的生育方式或在孕期进行产前诊断。

2. **产前携带者筛查** 孕期进行携带者筛查，在产前预测胎儿的患病风险，有助于高风险夫妻在孕期通过产前诊断预防患儿出生。

(二) 根据筛查对象分类

1. **针对特定人群的携带者筛查** 当某种遗传病在特定人群(特定民族或地区)中发病率和携带率较高，可在该人群中针对目标遗传病进行携带者筛查。

2. **泛族裔的携带者筛查**(pan-ethnic carrier screening) 某些遗传病的发病率和携带率在所有人群中普遍较高，或因通婚普遍、基因交流频繁，可在所有人群中针对目标遗传病进行携带者筛查。

(三) 根据筛查疾病范围分类

1. **针对特定遗传病的携带者筛查** 由于技术、成本限制和严格的筛查病种纳入标准，仅针对少数几种遗传疾病进行单独的携带者筛查，一次检测仅能筛查一种疾病或少数几个致病性变异位点。

2. **扩展性携带者筛查**(expanded carrier screening) 借助 NGS 和三代测序技术的高通量优势，可同时对多种疾病进行扩展性携带者筛查。扩展性携带者筛查的效率高、平均到单种疾病上的筛查成本低，代表了携带者筛查的发展方向。我国是一个多民族融合的国家，绝大多数遗传病的发病率和携带率在人群中没有显著差异，更适合推广扩展性携带者筛查。同时，与欧美发达国家相比，我国在遗传病的人群携带率等基础数据的积累上还存在很大差距，这给扩展性携带者筛查的结果解读和残余风险预测带来了更大的难度。

四、关于单基因病携带者筛查的建议

1. 孕前或产前由医生提供筛查前遗传咨询，接受咨询后由受检者自主决定是否接受筛查，接受何种筛查。

2. 如果受检者要求的筛查方法与医生所提供的方法不同，医生应就受试者所要求筛查方法的利弊、可选择的替代方法等提供咨询，接受咨询后再进行筛查。

3. 国外指南建议所有计划怀孕或已怀孕的受检者进行脊髓性肌萎缩、血红蛋白病和囊性纤维化的携带者筛查。如果女方有脆性 X 染色体综合征家族史、可能因脆性 X 染色体综合征引起的智力障碍或卵巢功能不全病史，则应建议其进行脆性 X 染色体综合征前突变携带者筛查。根据家族史和特定人群背景也可以建议增做其他筛查。

4. 对近亲结婚的夫妻，应进行遗传咨询，告知其后代罹患隐性遗传疾病的风险可能会增加，以及携带者筛查的利弊。

5. 携带者筛查检出率并非 100%，无论筛查后结果如何，仍存在残余风险。

6. 产前携带者筛查不能代替新生儿筛查，新生儿筛查也不能抵消产前携带者筛查所带来的益处。

7. 夫妻任何一方经筛查发现为某种致病性变异的携带者，另一方也需进行筛查以评估后代的患病风险。

8. 如果夫妻双方在孕前接受筛查，并发现双方为某种遗传病致病性变异的携带者，由医生提供遗传咨询，内容包括疾病本身、残余风险、后代患病风险、可选择的生育方式和产前诊断等。

9. 对于有遗传病家族史的个人，应对家族中的先证者进行特定遗传病的基因检测，而非携带者筛查，以便尽快明确家族遗传的致病变异并进行有针对性的产前诊断。

五、单基因病携带者筛查应用实例

综合考虑疾病严重性、国内发病率、携带率和相关专业指南，以下将重点介绍地中海贫血和脊髓性肌萎缩的携带者筛查。

(一) 地中海贫血携带者筛查

1. **地中海贫血**(thalassemia) 是由编码珠蛋白的基因发生变异，珠蛋白合成减少或完全缺失，导致珠蛋白链不平衡，进而引发遗传性溶血性贫血。患者临床表现为溶血性贫血、发育迟缓、特殊面容和肝脾大，而携带者通常无明显临床症状，或仅表现为血液学指标的改变，如平均红细胞体积(mean corpuscular volume，MCV)减小、平均红细胞血红蛋白含量(mean corpuscular hemoglobin, MCH)降低和出现异常血红蛋白。我国南方地区人群中α-地中海贫血和β-地中海贫血的携带率和发病率较高。

2. **α-地中海贫血** α-地中海贫血主要是由α-珠蛋白基因缺失所致,少部分是由点突变引起。人α-珠蛋白基因定位于16号染色体,每条染色体上有两个α-珠蛋白基因,分别为*HBA1*和*HBA2*。如1个α-珠蛋白基因缺失(–α/αα)或点突变(αα^T/αα、α^{T}α/αα),携带者无临床症状,通常无血液学表型,仅能通过基因检测发现;如2个α-珠蛋白基因发生缺失或突变(––/αα、–α/–α、–α/αα^{T}或α^{T}α/α^{T}α),携带者无明显临床症状,但血液学检查可发现小细胞低色素性贫血,HbA$_2$降低。上述携带者之间婚配生育后代时,后代发生3个或4个α-珠蛋白基因缺陷的风险增加,当3个α-珠蛋白基因缺失或突变(––/–α、––/αα^T),α-珠蛋白肽链的合成受到严重影响并表现为HbH病;当4个α-珠蛋白基因全部缺失(––/––),则不能合成α-珠蛋白肽链,临床表现为血红蛋白Bart胎儿水肿综合征,患病胎儿预后差,常在出生前死亡或早产后死亡。

3. **β-地中海贫血** β-地中海贫血主要是由β-珠蛋白基因点突变或小片段所致,少部分是由大片段缺失引起。人的β-珠蛋白基因定位于11号染色体,每条染色体上有一个β-珠蛋白基因*HBB*。根据突变对*HBB*基因功能的影响,大致可分为:β$^+$突变,β-珠蛋白肽链合成减少;β^{0}突变,β-珠蛋白肽链完全不能合成,但是*HBB*基因致病突变类型多样,每种突变对β-珠蛋白肽链合成的影响程度不同,且受到*HBB*基因以外的基因影响,因此基因型和表型之间的关系复杂。基因型为β^0/β^{N}或β$^+$/β^{N}的携带者无明显临床症状,但血液学检查可发现小细胞低色素性贫血,HbA$_2$升高。基因型为β$^+$/β$^+$或β$^+$/β^{0}的中间型β-地中海贫血患者存在轻至中度贫血,不依赖定期输血维持生命。基因型为β$^+$/β^{0}或β^0/β^{0}的重型β-地中海贫血患者有严重贫血,需依赖定期输血和规范的除铁治疗才能存活。

4. **中国人群常见突变及检测技术** 中国人群中,*HBA*基因常见的缺失型突变为东南亚缺失(––SEA/)、右侧缺失(–α3.7/)和左侧缺失(–α4.2/),常见的非缺失型突变为*HBA2*:c.369C>G(Hb Westmead)、*HBA2*:c.427T>C(Hb CS) 和 *HBA2*:c.377T>C(Hb QS),而*HBB*基因常见突变为*HBB*:c.124_127delTTCT、*HBB*:c.52A>T、*HBB*:c.316-197C>T、*HBB*:c.-78A>G、*HBB*:c.216_217insA、*HBB*:c.79G>A、*HBB*:c.92+1G>T 和 *HBB*:c.-79A>G)。

对于大片段缺失,目前常规采用跨越断裂点序列的Gap-PCR技术进行检测;对于点突变,常规采用反向点杂交PCR-RDB技术进行检测。需要说明的是,Southern blotting技术和DNA测序技术分别是进行地中海贫血DNA大片段缺失和点突变检测的金标准,但由于Southern blotting技术操作烦琐和耗时,难以作为临床诊断实验室的常规检测手段。

近年来,由于DNA测序技术尤其是三代测序技术的迅猛发展和成本的不断下降,已开始被应用于地中海贫血基因检测,该技术通过对地中海贫血相关基因进行全长测序,一次可同时检测基因大片段缺失和点突变两种类型,获得传统基因检测技术难以获得的两个等位基因完整变异信息(含区分顺反式突变),展现出广阔的临床应用前景,值得进一步推广。

5. **携带者筛查地中海贫血** 携带者通常无临床症状或临床症状不明显,但携带者之间婚配生育Hb H病、血红蛋白Bart胎儿水肿综合征、中间型β-地中海贫血或重型β-地中海贫血患儿的风险增加,因此在地中海贫血高发地区可采用表型结合基因型筛查的策略进行携带者筛查(图19-1)。先通过血液学检查筛查出疑似携带者,排除缺铁性贫血后,再通过基因检测明确是否为地中海贫血携带者并查明基因型。如夫妻双方均为携带者则建议进行遗传咨询,预测后代患地中海贫血的风险性和严重程度,在此基础上选择合适的生育方式或在孕期进行产前诊断,以避免生育重型地中海贫血患儿。

如果夫妻双方均为α-地中海贫血携带者,根据其基因型预测生育Hb H病或血红蛋白Bart胎儿水肿综合征患儿的风险性。Hb H病虽然有临床表型,但通常为非致死性疾病,经充分知情告知后,是否进行产前诊断由夫妻双方决定。但是基因型为––/α^{CS}α的Hb H患儿表型较严重,血红蛋白Bart胎儿水肿综合征为致死性疾病且孕妇出现产科并发症的风险增加,针对以上两种情况,有

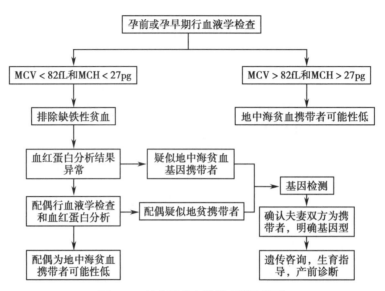

图 19-1　地中海贫血携带者筛查流程

必要通过产前诊断明确胎儿基因型。

如果夫妻双方均为 β- 地中海贫血携带者，则生育中间型 β- 地中海贫血或重型 β- 地中海贫血的风险为 25%，重型 β- 地中海贫血患儿将给家庭带来沉重的经济和精神负担，建议在知情同意的前提下进行产前诊断，根据产前诊断结果选择性终止妊娠。但是中间型 β- 地中海贫血患儿表型差异较大，建议在充分知情告知前提下，由夫妻双方决定是否进行产前诊断。

（二）脊髓性肌萎缩携带者筛查

1. 脊髓性肌萎缩（spinal muscular atrophy，SMA）为染色体隐性遗传病，编码运动神经元存活蛋白的 *SMN1* 基因是 SMA 的致病基因，*SMN1* 基因 7 号外显子缺失是最常见的致病变异。正常人 *SMN1* 基因的拷贝数 ≥2，而携带者有 3 种可能的基因型：① "1+0" 型：一个等位基因正常（1- 拷贝），另一个等位基因缺失（0- 拷贝）；② "2+0" 型：一个等位基因上有 2 拷贝 *SMN1* 基因（2- 拷贝），而另一个等位基因缺失（0- 拷贝）；③ "1+1^d" 型：一个等位基因正常（1- 拷贝），另一个等位基因存在致病性点突变（1^d）。SMA 患者最常见基因型为 "0+0" 型，两个等位基因均缺失（0- 拷贝 +0- 拷贝），约占 95%；其余 5% 的 SMA 患者可能为 "0+1^d" 型，一个等位基因缺失（0- 拷贝），另一个等位基因存在致病性点突变（1^d）。此外，即使夫妻均为正常基因型，生殖细胞出现新发突变的概率为 0.02%。参考中国人群 *SMN1* 等位基因频率研究的数据（表 19-1、表 19-2），用于计算 SMA 携带者筛查后的残余风险。

表 19-1　*SMN1* 等位基因频率

SMN1 等位基因	符号	等位基因频率 /%
0- 拷贝	a	1.00
1- 拷贝	b	94.78
2- 拷贝	c	4.20
1^d	d	0.02

表 19-2　*SMN1* 基因型频率

个体类型	基因型	拷贝数	符号	频率
非携带者	2+2	4	c^2	1.764×10^{-3}
	2+1	3	2bc	7.962×10^{-2}
	1+1	2	b^2	8.983×10^{-1}
携带者	2+1^d	3	2cd	1.680×10^{-5}
	2+0	2	2ac	8.400×10^{-4}
	1+1^d	2	2bd	3.791×10^{-4}
	1+0	1	2ab	1.896×10^{-2}
患者	1^d+1^d	2	d^2	4.000×10^{-6}
	1^d+0	1	2ad	4.000×10^{-6}
	0+0	0	a^2	1.000×10^{-4}

2. SMA 携带者筛查的常用检测技术为定量 PCR（quantitative PCR，qPCR），该技术可定量检测 *SMN1* 基因的拷贝数以发现 "1+0" 型携带者。因

为人群中的"2+0"型、"1+1^d"型和生殖细胞新发突变等特殊情况不能通过 qPCR 检出,所以 SMA 携带者筛查的检出率约为 95%。

3. 近年来,随着三代测序技术的发展和成本的不断下降,已逐渐应用于 SMA 携带者基因筛查。该技术通过对 SMN1 基因进行全长测序,获得传统基因检测技术难以获得的两个等位基因完整变异信息(可区分顺式、反式),一次可同时检测"1+0"型、"2+0"型、"1+1^d"型三种 SMA 携带者变异类型,展现出广阔的临床应用前景。值得注意的是,前述地中海贫血携带者基因筛查与 SMA 携带者基因筛查可以通过三代测序同一平台在一次检测中同步完成,这代表了携带者基因筛查技术的发展趋势。

4. 残余风险计算

(1)筛查前,夫妻任何一方为 SMA 携带者的概率约为 1:48,生育 SMA 患儿的风险约为 1:9 216。

(2)若夫妻其中一方接受筛查,经筛查发现 SMN1 基因的拷贝数 =2,其仍为携带者的剩余风险(2+0,1+1^d)约为 1:715,若另一方不进行筛查,生育 SMA 患儿的风险约 1:136 530。残余风险和生育风险的计算方法如下:

利用 Bayes 定理计算残余风险:

$$P(B_1|A)=\frac{P(B_1)P(A|B_1)}{P(B_1)P(A|B_1)+P(B_2)P(A|B_2)}$$

$$=\frac{(1/48)\times 0.060\,38}{(1/48)\times 0.060\,38+(47/48)\times 0.916\,93}$$

$$=1/715$$

其中,$P(B_1|A)$ 表示当 SMN1 基因的拷贝数 =2 时仍携带者的概率,即残余风险;$P(B_1)$ 为携带者的概率,约 1/48;$P(B_2)$ 为非携带者的概率,约为 1–1/48=47/48;$P(A|B_1)$ 为携带者中 SMN1 基因的拷贝数 =2 的概率,(2ac+2bd)/(2cd+2ac+2bd+2ab)=0.060 38;$P(A|B_2)$ 为非携带者中 SMN1 基因的拷贝数 =2 的概率,约为 b^2/(c^2+2bc+b^2)=0.916 93。

生育 SMA 患儿风险:(1/4)× 一方剩余风险 × 另一方携带者风险 + 一方新发突变概率 × 另一方新发突变概率 =1:136 530。

(3)若夫妻其中一方接受筛查,经筛查发现 SMN1 基因的拷贝数 =3,其仍为携带者的剩余风险(2+1^d)约为 1:4 592,若另一方不进行筛查,生

育 SMA 患儿的风险约为 1:851 630。

(4)若夫妻其中一方接受筛查,经筛查发现 SMN1 基因的拷贝数 =1,则需对另一方进行筛查,有以下可能情形:

1)一方为"1+0"型携带者,另一方 SMN1 基因的拷贝数 =2(剩余风险为 1/715)。生育 SMA 患儿的风险约为 1/2 224。生育 SMA 患儿风险计算:1/2 ×(另一方剩余风险 ×1/2)+ 另一方新发突变概率 ×1/2。

2)一方为"1+0"型携带者,另一方 SMN1 基因的拷贝数 =3(剩余风险为 1:4 592)。生育 SMA 患儿的风险约为 1:6 475。生育 SMA 患儿风险计算:1/2 ×(另一方剩余风险 ×1/2)+ 另一方新发突变概率 ×1/2。

3)双方均为"1+0"型携带者,则生育 SMA 患儿的风险极高,约为 1/4,建议夫妻可选择胚胎植入前诊断或孕期行产前诊断以明确胎儿基因型。虽然目前已有治疗 SMA 的药物,但是治疗费用十分昂贵,相关药物短期内很难纳入医疗保险,生育 SMA 患儿会给家庭带来极大的经济和精神负担。如果经产前诊断明确胎儿罹患 SMA,在充分知情告知的基础上由夫妻双方决定是否终止妊娠。

六、染色体异常疾病携带者筛查

尽管染色体异常疾病携带者筛查尚未在普通人群中常规开展,但是针对可能为染色体异常疾病携带者的高风险人群应进行携带者筛查,并根据检测结果提供遗传咨询和产前诊断。

(一)染色体异常疾病携带者的高风险人群

1. 原因不明的智力低下或多发先天畸形的患者及其家系成员。

2. 性发育异常、性腺及外生殖器发育异常。

3. 原发不孕的夫妻,或有自然流产、死胎、死产、胎儿畸形等不良孕产史的夫妻,或已生育过染色体异常疾病患儿的夫妻。

4. 长期接触电离辐射、有毒物质等致畸因素,或长期服用可能致畸药物的夫妻。

(二)采用外周血细胞染色体核型分析进行检测

根据检测结果进行遗传咨询。染色体平衡异位或倒位的携带者,其自身表型正常,但减数分裂生成的配子中可能存在染色体数量增加或减少,

染色体片段重复或缺失的异常配子。异常配子与正常配子结合形成的受精卵一般不能正常发育,常出现流产、胚胎停育、死胎、死产,仅有极少数染色体异常的胎儿可出生,但出生后出现多发畸形和智力低下等表型。

1. 相互易位携带者 携带者理论上至少可形成 18 种配子,其中,完全正常的配子概率为 1/18,携带平衡易位染色体配子的概率为 1/18,其余配子可能存在染色体片段的重复或丢失,所以相互易位携带者生育完全正常后代的概率为 1/18,生育携带相互易位但表型正常后代的概率为 1/18。

2. 罗伯逊易位携带者 理论上可形成 6 种配子,其中,完全正常的配子概率为 1/6,携带罗伯逊易位染色体配子的概率为 1/6,其余配子可能存在染色体增加或减少,所以罗伯逊易位携带者生育完全正常后代的概率为 1/6,生育携带罗伯逊易位但表型正常后代的概率为 1/6。

3. 倒位携带者 理论上可形成 4 种配子,1 种配子染色体完全正常,1 种配子携带倒位染色体,其余配子存在染色体片段的重复和缺失,所以倒位携带者生育完全正常后代的概率为 1/4,生育携带倒位但表型正常后代的概率为 1/4。

第三节 胎儿基因筛查

孕期采用安全、无创性的方法进行筛查,评估胎儿罹患染色体非整倍体(21- 三体、18- 三体和 13- 三体)、染色体微缺失 / 微重复综合征和单基因病的风险,根据风险高低进行分层管理,低风险胎儿接受常规产前检查,而高风险胎儿则有必要针对目标遗传病进行产前诊断。

一、染色体非整倍体的无创产前检测

(一) 定义

应用高通量测序技术检测孕期母体外周血中胎儿游离 DNA 片段,以评估胎儿常见染色体非整倍体异常(21- 三体、18- 三体和 13- 三体)的风险性,又称为无创产前检测(non-invasive prenatal testing,NIPT)。

(二) NIPT 的原理和发展

孕妇外周血中的胎儿游离 DNA(cell-free fetal DNA,cffDNA)几乎全部来源于胎盘的滋养层细胞,不断透过胎盘屏障进入孕妇外周血并不断被清除和降解,占孕妇外周血游离 DNA(cell-free DNA,cfDNA) 的 5%~15%。cffDNA 随着孕周增加而不断增加,孕 4 周可从孕妇外周血中检出 cffDNA,孕 10~21 周达到动态平衡的水平。cffDNA 清除速率快,分娩后 2 小时母体外周血中将不能检测出 cffDNA。

高通量测序技术可以同时对母体及胎盘来源的所有 cfDNA 进行测序,经生物信息学分析可确定 cfDNA 的染色体来源。如果该胎儿为 21- 三

体,则 21 号染色体来源的 cffDNA 比例将升高。因此,通过对 cffDNA 进行高通量的低深度测序,检测某条染色体来源的 cffDNA 含量的改变,从而实现染色体非整倍体的产前检测。

NIPT 自 2008 年诞生以来,不断积累的临床研究数据证实了 NIPT 的检测性能,因其检出率高,假阳性率低,筛查效率高于血清学筛查,引起众多学者和学术组织的广泛关注。各学术组织制定了 NIPT 的临床应用指南或专家共识,并不断更新和修订。2016 年国家卫生健康委员会发布《孕妇外周血胎儿游离 DNA 产前筛查与诊断技术规范》以规范国内 NIPT 的应用。

(三) NIPT 筛查时机

孕 $12\sim22^{+6}$ 周。

(四) 筛查目标疾病

21- 三体综合征、18- 三体综合征、13- 三体综合征。

(五) 筛查目标人群

1. 适用人群

(1)血清学筛查显示胎儿常见染色体非整倍体风险值介于高风险切割值与 1∶1 000 之间的孕妇。

(2)有介入性产前诊断禁忌证者(如先兆流产、发热、出血倾向、慢性病原体感染活动期、孕妇 Rh 阴性血型等)。

(3)孕 20^{+6} 周以上,错过血清学筛查最佳时间,但要求评估 21- 三体综合征、18- 三体综合征、

13-三体综合征风险者。

2. **慎用人群** 有下列情形的孕妇进行检测时,检测准确性有一定程度下降,检出效果尚不明确;或按有关规定应建议其进行产前诊断的情形。包括:

(1)早、中孕期产前筛查高风险。

(2)预产期年龄≥35岁。

(3)重度肥胖(体重指数>40kg/m^2)。

(4)通过体外受精胚胎移植术受孕。

(5)有染色体异常胎儿分娩史,但除外夫妇染色体异常的情形。

(6)双胎及多胎妊娠。

(7)医师认为可能影响结果准确性的其他情形。

3. **不适用人群** 有下列情形的孕妇进行检测时,可能严重影响结果准确性。包括:

(1)妊娠<12周$^{+0}$。

(2)夫妇一方有明确染色体异常。

(3)1年内接受过异体输血、移植手术、异体细胞治疗等。

(4)胎儿超声检查提示有结构异常须进行产前诊断。

(5)有基因遗传病家族史或提示胎儿罹患基因病高风险。

(6)孕期合并恶性肿瘤。

(7)医师认为有明显影响结果准确性的其他情形。

除外上述不适用情形外,孕妇或其家属在充分知情同意的情况下,可选择孕妇外周血胎儿游离DNA产前检测。

(六)NIPT的遗传咨询

1. **检测前咨询** 检测前应按照知情同意的原则向孕妇告知筛查的目标疾病为21-三体综合征、18-三体综合征和13-三体综合征,告知孕妇各种产前筛查方法的优势、局限性和结果的不确定性,告知孕妇NIPT的优点、检出率(21-三体综合征检出率>99%,18-三体综合征检出率为97%~99%,13-三体综合征检出率为79%~92%)、局限性、假阳性(总体假阳性率约为1%,可由限制性胎盘嵌合体、孕妇自身为染色体非整倍体、母源性拷贝数变异、母源性恶性肿瘤或双胎之一胎死宫内等因素所致)、假阴性(cffDNA含量不足、胎儿嵌合体等因素所致)等信息,特别说明NIPT不

等同于产前诊断,筛查高风险需经过产前诊断才能确诊。

2. **检测后咨询**

(1)对于检测结果为低风险的孕妇,建议其定期进行常规产前检查。如果同时存在胎儿影像学检查异常,应当对其进行后续咨询及相应产前诊断。对于检测结果为高风险的孕妇,应告知产前诊断的方法、流程和必要性,建议孕妇行产前诊断。

(2)NIPT可能出现检测失败,最常见的原因是母血浆中cffDNA含量过低,而cffDNA含量低与胎盘体积小有关,且已有研究表明当胎儿罹患21-三体综合征、18-三体综合征或13-三体综合征可能合并胎盘体积小,因此,当NIPT检测发现cffDNA含量低或检测失败时,应考虑产前诊断。

二、染色体微缺失/微重复综合征的无创产前检测(NIPT-Plus)

(一)定义

基于NIPT的技术原理,在常规筛查21-三体综合征、18-三体综合征和13-三体综合征的基础上覆盖其他常见的染色体非整倍体和致病性基因组拷贝数变异。

研究显示,传统NIPT筛查的T21、T18和T13,仅占产前诊断检出的全部染色体异常的1/3,染色体微缺失/微重复是除染色体非整倍体之外的另一大类新生儿出生缺陷。有数据显示,大多数染色体微缺失/微重复为新发变异,并且胎儿发病风险与孕妇年龄无相关性。染色体微缺失/微重复综合征患儿多数能存活,但出生后表现为不同程度的躯体或智力发育异常。以22q11缺失约3Mb区段的迪格奥尔格综合征为例,新生儿发病率为1:4 000~1:1 000,接近21-三体综合征发病率,高于18-三体综合征的发病率为1:7 000~1:3 500。迪格奥尔格综合征患儿表型多样,可表现为先天性心脏病、上颚、胃肠、泌尿生殖系统发育异常、免疫缺陷、内分泌紊乱、发育迟滞、认知障碍、精神疾病等临床表型。类似迪格奥尔格综合征的染色体微缺失/微重复导致的疾病还有很多,且大多数在胎儿期无特异性表型,因此除扩展NIPT的检测范围之外,尚无其他更有效检测手段。

针对染色体微缺失/微重复综合征的多项

临床研究证实了扩展性 NIPT 对于染色体微缺失 / 微重复检测的可行性。国际产前诊断学会（International Society for prenatal diagnosis, ISPD）在 2015 年 8 月更新了对于 NIPT 的临床指导意见，明确指出 NIPT 可以针对研究清楚的染色体微缺失 / 微重复综合征进行检测。ACMG 于 2016 年 7 月更新了关于胎儿非整倍体无创产前筛查的共识，指出应当告知所有孕妇 NIPT 可以扩展筛查有临床意义的拷贝数变异（copy number variation, CNV），并在检测申请单和检测前咨询中，对每一种 CNV 提供关于灵敏度、特异度、阳性预测值与阴性预测值等数据。

（二）NIPT-Plus 可覆盖的目标疾病及检测性能

不同 NIPT-Plus 检测平台和技术覆盖的目标疾病不同，总体而言，除 21- 三体综合征、18- 三体综合征和 13- 三体综合征以外，NIPT-Plus 可覆盖其他发病率较高、表型较严重的染色体非整倍体和致病性明确的染色体微缺失 / 微重复综合征，目前国际上已有一项近 10 万例样本的前瞻性大队列研究评价 NIPT-Plus 的检测性能（表 19-3）。

表 19-3　NIPT-Plus 检测性能的前瞻性研究结果

目标疾病	真阳性例数	假阳性例数 / 率	阳性预测值	灵敏度	真阴性例数	假阴性例数 / 率	阴性预测值	特异度
常见非整倍体	463	63/0.07%	88.0%	98.93%	93 554	5/1.07%	99.995%	99.933%
21- 三体	344	20/0.02%	94.5%	99.14%	93 718	3/0.86%	99.997%	99.979%
18- 三体	101	22/0.02%	82.1%	98.06%	93 960	2/1.94%	99.998%	99.977%
13- 三体	18	21/0.02%	46.2%	100%	94 046	0/0%	100%	99.963%
罕见非整倍体	14	35/0.04%	28.6%	100%	94 036	0/0%	100%	99.963%
性染色体非整倍体	182	208/0.04%	46.7%	100%	93 695	0/0%	100%	99.778%
47, XXX	50	31/0.03%	61.7%	100%	94 004	0/0%	100%	99.97%
47, XXY	63	13/0.01%	82.9%	100%	94 009	0/0%	100%	99.986%
45, X	49	141/0.15%	25.8%	100%	93 895	0/0%	100%	99.850%
47, XYY	18	6/0.01%	75.0%	100%	94 061	0/0%	100%	99.994%
46, XY（delX）	2	17/0.02%	10.5%	100%	94 066	0/0%	100%	99.982%
微缺失 / 微重复	49	71/0.08%	40.8%	90.74%	93 960	5/9.26%	99.995%	99.924%
迪格奥尔格综合征	13	1/0.001%	92.9%	86.67%	94 069	2/13.33%	99.998%	99.999%
22q 重复综合征	4	2/0.002%	66.7%	100%	94 079	0/0%	100%	99.998%
Cri du chat 综合征	3	3/0.003%	50.0%	75.00%	94 079	1/25.00%	99.999%	99.997%
普拉德 - 威利综合征	3	1/0.001%	75.0%	75.00%	94 080	1/25.00%	99.999%	99.999%
1p36 缺失综合征	0	2/0.002%	0%	0%	94 082	1/100%	99.999%	99.998%
≥10Mb 缺失或重复	23	49/0.05%	31.9%	100%	94 013	0/0%	100%	99.948%
<10Mb 缺失或重复	3	13/0.01%	18.8%	100%	94 069	0/0%	100%	99.986%

（三）NIPT-Plus 的遗传咨询

1. 检测前咨询　检测前咨询可参考 NIPT，但由于 NIPT-Plus 覆盖疾病增加，应告知 NIPT-Plus 的相关参数，包括灵敏度、特异度、假阳性率、假阴性率、阳性预测值和阴性预测值等，同时应说明检测准确性会因检测靶区域片段大小和序列保守性、技术平台和实验室不同而存在差异。

2. 检测后咨询

(1)对于检测结果为低风险的孕妇,建议其定期进行常规产前检查。如果在产前检查中发现异常,应当进行遗传咨询及相应产前诊断。对于检测结果为高风险的孕妇,应告知产前诊断的方法、流程和必要性,建议选择合适的方法进行产前诊断。

(2)NIPT-Plus 作为一种新的检测技术,虽然目前已有较大样本量的数据证实其检测性能,但仍存在假阳性或假阴性的可能性。导致假阳性或假阴性出现的可能原因包括:① cffDNA 含量低或覆盖度不足;②胎盘或胎儿存在嵌合;③母体表型正常但存在染色体异常或染色体异常的嵌合;④多胎或双胎妊娠。

三、单基因病的 NIPT

(一) 定义

孕期通过无创性的方式获取胎儿来源的 DNA 样本,针对某种单基因病的致病基因进行检测和分析,推断胎儿的基因型,明确胎儿患病的风险。

单基因病的 NIPT 可作为筛查技术,适用于筛查罹患某种单基因病风险较高的胎儿,而对于某些单基因病,NIPT 具有诊断性质,可作为有创性产前诊断的替代方案。

(二) 胎儿来源 DNA 样本

目前可通过非侵入性方式获得的胎儿 DNA 样本主要有 3 种来源:母体外周血中的胎儿游离 DNA、母体外周血中的胎儿细胞和子宫颈滋养细胞。

1. 母体外周血中的胎儿游离 DNA 孕期母体外周血游离 DNA(cfDNA)中含有胎儿游离 DNA(cffDNA),cffDNA 几乎全部来源于胎盘的滋养层细胞并通过胎盘屏障进入母体外周血。胎儿 DNA 比例(fetal DNA fractions,FF)体现胎儿 cffDNA 占母血 cfDNA 的比例,FF 通常在 5%~15%。

2. 母体外周血中的胎儿细胞 孕期母体外周血中存在少量的胎儿有核红细胞(1~6 个 /ml),同时还有少量的滋养细胞,它们具有以下特性:含有细胞核能体现胎儿核型和基因组信息;清除速率快;具有细胞表面标志物可用于分选和富集。已有研究对母体外周血中的胎儿有核红细胞和滋养细胞进行分选和富集,用于核型分析、性别鉴定

和亲子鉴定。

3. 子宫颈滋养细胞 孕期会有少量胎盘滋养细胞脱离胎盘,转移至子宫颈,具体转移机制不明。利用宫颈拭子可无创性地获取母胎混合细胞样本,进而通过滋养细胞表面标志物人白细胞抗原 G(human leukocyte antigen G,HLA-G)分离滋养细胞。子宫颈滋养细胞获取和分离技术(trophoblast retrieval and isolation from the cervix,TRIC)最早可在孕 5 周时进行,有利于及早进行产前检查,且获取的细胞数量不受孕周和孕妇体重影响,已有利用子宫颈滋养细胞进行胎儿性别鉴定、囊性纤维化和脊髓性肌萎缩症 NIPT 的研究报道。

目前,母体外周血中的胎儿细胞和子宫颈滋养细胞由于细胞数量少、易受母体细胞污染、分离富集技术难度大,目前仍处于研究阶段而未应用于临床,但是它们为 NIPT 提供了新的样本来源和思路。基于母体外周血 cffDNA 的 NIPT 的研究较多,并充分证实其检测性能,已逐步向临床转化,以下将详细介绍基于母体外周血 cffDNA 的 NIPT。

(三) 针对非母源遗传的基因或致病变异的 NIPT

孕期母体外周血 cfDNA 中出现母体基因组本身不存在的基因序列或致病变异,则这些基因或致病变异应来源于胎儿 cffDNA,并能反映胎儿基因组的信息。直接针对非母源遗传的基因或致病变异进行检测,原理较为简单,运用 PCR- 限制性内切酶酶切、数字 PCR、定量 PCR 和高通量测序技术即可进行检测,目前已有多项研究证实其检测性能,并在部分国家已应用于临床。

1. 医学需要的胎儿性别鉴定 母体基因组中不存在父源 Y 染色体基因,因此检测母体外周 cfDNA 中是否含有 Y 染色体基因,可以判断胎儿性别。如当母亲为杜氏肌营养不良携带者,经 NIPT 检测后,若胎儿为男性则有必要进行有创性产前诊断,若胎儿为女性则无产前诊断必要,因而能减少 50% 的有创性产前诊断。

2. 胎儿 RhD 血型鉴定 RhD 阴性母亲受 Rh 抗原刺激后体内产生抗 Rh 抗体,再生育 RhD 阳性胎儿时因母婴血型不合而发生新生儿溶血症的风险增高,及早确定胎儿血型有助于进行及时干预。*RHD* 基因定位于 1 号染色体,RhD 阴性个

体的 *RHD* 基因纯合缺失,RhD 阳性个体至少有 1 拷贝的 *RHD* 基因。通过检测 RhD 阴性孕妇外周血 cfDNA 中是否含有 *RHD* 基因即可明确胎儿的血型。

3. 胎儿新发变异　父母体细胞基因组不携带,仅胎儿出现的新发变异可利用 NIPT 进行检测。如当产前超声怀疑软骨发育不全,但父母无表型且未检出 *FGFR3* 基因变异,检测 cfDNA 是否存在 *FGFR3* 基因的致病性变异,进而判断胎儿 *FGFR3* 基因是否出现新发变异。基于扩增子捕获高通量测序技术的 NIPT 能同时检测 *FGFR3* 基因上 29 个导致软骨发育不全和致死性骨发育不全的已知致病变异。

4. 常染色体隐性遗传病排除父源致病变异　常染色体隐性遗传模式下,胎儿只有分别遗传父源和母源的致病变异才会发病。在父源和母源的致病变异不同的前提下,可检测 cfDNA 中是否存在父源的致病变异,如果排除父源致病变异,则胎儿可能为携带母源变异携带者,也可能完全正常,但排除了患病的可能。

(四) 针对母源遗传的基因或致病变异的 NIPT

因为母体外周血 cfDNA 中母源 cfDNA 比例较高,而胎儿来源的 cffDNA 仅占 5%~15%,所以检测胎儿是否遗传母源基因或致病变异的技术难度很大。目前,基于数字 PCR 和高通量测序技术,已建立相对突变剂量(relative mutation dosage,RMD)、相对单体型剂量(relative haplotype dosage,RHDO)和直接检测变异位点的策略。

1. 基于数字 PCR 的单基因病 NIPT　数字 PCR 可对单核苷酸变异位点进行高精度的绝对定量,cffDNA 中特定位点的基因型可导致 cfDNA 在该位点的等位基因比例失平衡,基因分型发生改变。假设胎儿 DNA 比例(FF)为 15%,母亲待测位点的基因型为 C/G,如果胎儿基因型为 C/C,则 cfDNA 在该位点 C/G 比值的理论值为 $(85\%+15\%\times 2)/85\%=1.35$;如果胎儿基因型为 C/G,则 cfDNA 在该位点 C/G 比值的理论值为 $(85\%+15\%)/(85\%+15\%)=1$;如果胎儿基因型为 G/G,则 cfDNA 在该位点 C/G 比值的理论值为 $85\%/(85\%+15\%\times 2)=0.74$。利用数字 PCR 检测该位点的 C/G 比值并进行 RMD 分析,可推断胎儿的基因型。

FF 是 RMD 分析过程中的关键数据之一,目前已有利用单核苷酸多态性位点(single nucleotide polymorphisms,SNP)计算 FF 的方法。胎儿的等位基因分别遗传自母亲和父亲,所以胎儿在多个位点上的基因型与母亲存在差异,检测多个有差异位点基因型有助于计算出较为准确的 FF 值。此外,男性胎儿可检测 Y 染色体的标记位点进而计算 FF。

2. 基于高通量测序的单基因病 NIPT　高通量测序具有检测通量高、单碱基测序成本低和产出数据量大的优势,能同时对致病变异位点及其他多个位点同时进行检测,获取大量信息用于分析和检测。

(1)相对单体型剂量分析策略:由于连锁不平衡,致病变异位点附近的多个 SNP 位点具有特定的等位基因型,并且与致病变异相连锁,倾向于整体传递给后代。先分析先证者和父母的致病变异及其与之相连锁的 SNP,进而推断出包含致病变异且能体现亲本来源的致病单体型,再利用 cfDNA 测序数据构建胎儿单体型,分析胎儿是否携带致病单体型。相对单体型剂量分析策略已应用于 X 连锁的杜氏肌营养不良、常染色体隐性遗传的先天性肾上腺皮质增生症、脊髓性肌萎缩和囊性纤维化的 NIPT。

相对单体型剂量分析包含致病位点及其附近的 SNP 位点,从多个位点获取更多的信息进行分析,一方面增加了结果的可靠性,另一方面拓宽了检测的范围,不仅适用于单碱基变异,而且适用于脊髓性肌萎缩和杜氏肌营养不良等小片段缺失或重复的变异。但是该策略也存在局限性:①需要分析先证者和父母的 DNA 样本并建立致病单体型,增加了检测步骤和成本;②近亲婚配的父母的单体型同源性增加,难以进行相对单体型剂量分析;③不同家系的变异基因和变异位点不同,需要进行个体化的检测。

为了克服相对单体型分析策略的局限性,出现了 WGS 的策略,对孕妇外周血 cfDNA 进行 WGS 和生物信息学分析,不仅能提高胎儿新发突变的检出率和准确性,而且在无先证者和父母单体型信息的情况下仍可推断出胎儿的单体型。WGS 能获取更多的 SNP 信息用于单体型分析,分辨率更高,体现了单基因病 NIPT 的最终目标,但因检测成本较高,其临床应用受限。

（2）直接检测致病变异策略：扩增子捕获高通量测序可对 cfDNA 致病变异位点进行检测，但是母源 cfDNA 和胎源 cffDNA 的平均片段长度存在差异，常规 PCR 扩增方法在扩增过程中会因片段长度差异而出现扩增偏倚，无法对致病变异位点的精确定量。单分子环化扩增与重测序技术（circulating single-molecule amplification and resequencing technology，cSMART）利用独特标签标记和环状单分子扩增方法解决了母源 cfDNA 和胎源 cffDNA 的扩增偏倚的问题，数据分析时对同一标签标记的序列（reads）只计数一次，从而实现对 cfDNA 中致病变异位点的精确定量。通过定量分析 cfDNA 致病变异位点野生型和突变型 reads 数的比例，设定阈值范围，进而推断胎儿基因型。如隐性遗传病，如果母亲和父亲携带相同的致病变异，基因型为 Aa（A 野生型，a 突变型），当 cfDNA 中 A%=50%–1/2FF，可推断胎儿基因型为 aa（纯合突变患儿）。如果母亲和父亲携带不同的致病变异，母亲基因型为 AaBB，父亲基因型为 AABb（A、B 为野生型，a、b 为突变型），当 cfDNA 中 A%=50%、b%=1/2 FF，可推断胎儿基因型为 AaBb（复合杂合突变患儿）。目前已有研究

将 cSMART 技术应用于肝豆状核变性、遗传性耳聋（GJB2、GJB3、SLC26A4 基因）的 NIPT，并证实 cSMART 技术具有较高的灵敏度和特异度。

为了进一步提高 cSMART 技术的普遍适用性和准确性，一项新的研究建立了针对苯丙酮尿症（phenylketonuria，PKU）的 PKU-Plus 技术。该技术所使用的单分子环化扩增引物覆盖苯丙氨酸羟化酶（phenylalanine hydroxylase，PAH）基因的所有外显子区域和内外显子交界区，已覆盖 95% 以上的已知致病变异，其普遍适用性得到极大的提升，克服了 NIPT 需要个体化设计的弊端。同时该技术用 33 对引物扩增并检测分布于整个基因组上的多个 SNP 位点，进而计算 FF 值，同时使用更可靠的算法推断胎儿的基因型以提高其准确性。孕期进行 NIPT-Plus 检测不仅可以检测胎儿罹患 PKU 的风险性，同时可以检测父母是否为 PAH 基因致病变异的携带者。

（五）单基因病 NIPT 的临床转化

英国的单基因病 NIPT 临床转化较为成功，英国国家医疗服务体系（National Health Service）认证的遗传实验室已开展多种单基因病 NIPT（表 19-4）。

表 19-4 英国已开展的单基因病 NIPT

遗传方式	基因	疾病
常染色体显性遗传 / 新发变异	FGFR3、FGFR2	软骨发育不全、致死性骨发育不全、Apert 综合征
	DMPK	强直性肌营养不良
	HTT	亨廷顿病
常染色体隐性遗传 - 排除父源致病变异的 NIPT	CFTR	囊性纤维化
	PKHD1	常染色体隐性遗传多囊肾病
	CYP21A2	先天性肾上腺皮质增生症
	HBB	β- 地中海贫血
常染色体隐性遗传 - 诊断性质的 NIPT	HBB	β- 地中海贫血
	HBB	镰状细胞贫血
	MUT	甲基丙二酸血症
	ATP7B	肝豆状核变性
	CYP21A2	先天性肾上腺皮质增生症
	CFTR	囊性纤维化
	SMN1	脊髓性肌萎缩
X 连锁遗传 - 诊断性质的 NIPT	DMD	杜氏肌营养不良、贝氏肌营养不良
	F8、F9	血友病 A、血友病 B

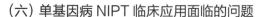

（六）单基因病 NIPT 临床应用面临的问题

1. **个体化和定制化的检测方案** 单基因病种多，致病基因和致病变异多，即使致病基因相同，不同家系的致病变异也不尽相同，因此需要根据具体情况选择合适的检测技术，获取家系信息和样本，制订个体化的检测方案。随着技术进步和检测成本下降，有望开发出普遍适用性的检测技术和方案，如 PKU-Plus。

2. **cffDNA 含量和比例** 母体外周血 cffDNA的含量和比例直接影响检测成功与否和结果的准确性。FF 比例受孕周、胎盘大小、母亲体重、母亲是否吸烟、先兆子痫等多种因素影响。因此对 cffDNA 进行准确定量是 NIPT 的关键，目前已建立多种 cffDNA 的定量方法，利用 Y 染色体基因片段对男性胎儿 cffDNA 进行定量，利用母源 cfDNA 和胎源 cffDNA 片段长度和甲基化程度的差异进行定量，利用分布于整个基因组且多态性显著的 SNP 位点进行定量。

第四节　胎儿基因诊断

一、定义

胎儿基因诊断是指在胎儿出生前，对胎儿是否患有某种遗传性疾病做出明确诊断。

二、包含疾病

胎儿基因诊断的目标疾病的病种较多，本节主要讨论染色体异常疾病、染色体微缺失/微重复综合征和单基因病的基因诊断。

三、样本来源

（一）绒毛膜

绒毛膜的滋养细胞起源于囊胚，与胎儿具有相同的遗传物质，可在孕早期采样并尽早进行产前诊断。绒毛膜采样（chorionic villus sampling, CVS）在孕 10~13^{+6} 周进行，在超声引导下经腹或经宫颈穿刺到达胎盘获取绒毛组织。CVS 在孕早期即可进行，有利于尽早完成产前诊断，但是 CVS 可能导致流产，存在嵌合和母源细胞污染的可能。

（二）羊水

羊水中的细胞包含胎儿上皮细胞和羊膜细胞，可直接从羊水细胞提取 DNA 或经培养后进行产前诊断。羊膜穿刺（amniocentesis）在孕 16~22^{+6} 周进行，通过超声引导经腹壁穿刺抽取羊水。羊膜穿刺同样可能导致流产，可能存在母源细胞污染，羊水细胞培养过程中可能出现培养失败，染色体畸变。

（三）脐血

脐血中的细胞直接来源于胎儿，可用于遗传病产前诊断，也可用于血液疾病和宫内感染的产前诊断。脐带穿刺：孕 18 周后进行，在超声引导下经腹壁穿刺脐静脉抽取脐带血。脐带穿刺的手术难度和风险高于羊水穿刺，胎儿脐血需排除母血污染以保证结果可靠性。

四、染色体异常疾病的产前诊断

（一）染色体异常疾病

由染色体数目异常及结构异常所致。染色体数目异常包括异倍体和非整倍体。染色体结构异常包括易位、倒位、插入、缺失、重复、环状染色体、等臂染色体、双着丝粒染色体等。

（二）染色体异常疾病检测技术

绒毛、羊水细胞或脐血细胞经培养后，使用常规或高分辨染色体显带等核型分析技术可进行染色体数目异常和结构异常的检测，但识别微小或复杂的染色体结构异常存在局限性，而且依赖于样本细胞的有丝分裂能力。采用 FISH 技术可对未经培养的细胞直接进行染色体数目异常的检测，也可对培养后的细胞进行染色体数目和结构异常的检测。

（三）染色体异常疾病产前诊断的遗传咨询

1. **妊娠结局的选择** 充分告知疾病的表型、严重程度，对于严重致残、致死性染色体异常疾病且无有效治疗手段的染色体异常疾病，一般建议终止妊娠，对于非严重致残、致死性染色体异常疾病，是否终止妊娠由夫妻双方决定。

2. **再发风险评估** 发现胎儿染色体异常，应对父母进行染色体检查，明确胎儿染色体异常是新发或遗传自父母,评估再发风险并进行生育指导。

五、染色体微缺失 / 微重复综合征的产前诊断

(一) 染色体微缺失 / 微重复综合征

患者主要表现为智力障碍、生长发育迟缓和先天畸形等,发生缺失或重复的染色体片段较小,不能通过染色体核型分析检测,需通过基因组拷贝数变异(copy number variation,CNV)分析检测。

(二) CNV 检测技术

1. 染色体微阵列分析(chromosome microarray analysis,CMA)可分为基于微阵列的比较基因组杂交(array-based comparative genomic hybridization,aCGH)技术和单核苷酸多态性微阵列(single nucleotide polymorphism array,SNP array)技术。

(1)CMA 技术应用于产前诊断的适应证:①产前超声检查发现胎儿结构异常是进行 CMA 检查的适应证,建议在胎儿染色体核型分析的基础上进行,如核型分析正常,则建议进一步行 CMA 检查;②对于死胎或死产而需进行遗传学分析者,建议对胎儿组织行 CMA 检测;③对于胎儿核型分析结果不能确定染色体畸变情况时,建议采用 CMA 技术进行进一步分析以明确诊断。

(2)CMA 的局限性:①无法可靠地检出低水平的嵌合体,异常细胞比例<30% 的嵌合体结果不可靠;②无法检出平衡性染色体重排和大多数的基因内点突变。

2. 基于高通量测序技术的低深度全基因组测序(CNV-seq)

(1)CNV-seq 技术应用于产前诊断的适应证:①有介入性产前诊断指征或需求,CNV-seq 可作为一线的产前诊断方法;②胎儿核型分析不能确定染色体畸变的来源和构成;③胎儿新发染色体结构重排且无法排除重排过程是否导致染色体微缺失或微重复;④夫妻为染色体平衡重排携带者;⑤需行产前诊断但无法进行羊水细胞培养的中晚期孕妇;⑥流产物、死胎或死产胎儿组织需要进一步明确遗传学病因。

(2)局限性:①不能检测三倍体或多倍体;②不能检测染色体相互易位、倒位等染色体平衡性结构重排,不能区分游离型三体和易位型三体;③由 47,XXX 和 45,X 两种性染色体非整倍体构成的嵌合体,若其细胞比例各占 50%,CNV-seq 会将其判断为 X 染色体拷贝数无异常;④ CNV-seq 不能检测包括单亲二倍体在内的杂合性缺失(loss of heterozygosity,LOH);⑤检测人基因组中的高度重复区域存在局限性,部分染色体微缺失 / 微重复无法被完全检出;⑥不能检测单碱基突变及小片段缺失 / 重复所导致的单基因疾病。

CMA 或 CNV-seq 检测发现 CNV 后,应参考 ACMG 指南,检索数据库和查阅文献,对 CNV 的致病性进行全面、客观的评价。对重要的 CNV 异常结果,应采用 FISH 技术对其进行验证,并在必要时对父母的外周血进行检测。

(三) 染色体微缺失 / 微重复综合征产前诊断的遗传咨询

1. **检测前咨询**　告知孕妇检测的目的、可选择的检测方法及适用范围和局限性,孕妇及家属在充分知情的前提下自主选择检测方法。如果胎儿检出 CNV,CNV 的致病性可分为致病、可能致病、致病性未知、可能良性、良性等 5 种情况,必要时需对夫妻双方进行检测以明确 CNV 的来源和致病性判断。对于致病性未知的 CNV,存在表现度和外显率差异的 CNV,可能无法准确判断胎儿的预后。

2. **检测后咨询**　结合胎儿及其家系的临床信息,客观、全面地分析检测结果,明确已检出 CNV 的致病性,告知父母检测结果,胎儿出生后的可能表型和相应的诊疗措施,其他可能的后续检测项目。根据 CNV 的致病性和疾病严重程度,提供关于是否终止妊娠的合理建议和再生育指导。

六、单基因病的胎儿基因诊断

(一) 单基因病

是由单个致病基因引起的遗传病,其遗传方式可分为常染色体显性、常染色体隐性、X 连锁显性、X 连锁隐性和 Y 连锁遗传等 5 种遗传方式。

(二) 单基因病的常用检测技术

1. **Sanger 测序**　能对目标基因的特定区域进行专门测序,可用于点突变、小缺失或小插入(缺失或插入片段<50bp)等序列变异的检测。适用于致病基因明确、父母携带明确致病的变异或

表型特异且高度怀疑罹患某种单基因病的胎儿进行胎儿基因诊断。

2. 多重连接探针扩增技术（multiplex ligation-dependent probe amplification，MLPA）　部分单基因病缺失或重复的区域较大（涉及一个或多个外显子，如 DMD），可用 MLPA 技术对目标区域的拷贝数进行检测。此外，基于 MLPA 的技术原理通过使用特异性的探针还可检测点突变和甲基化检测（methylation-specific MLPA，MS-MLPA）。

3. 定量 PCR　根据 PCR 线性扩增原理通过检测 PCR 产物的量推算样本中目标基因区域的拷贝数，对目标基因区域的拷贝数进行绝对或相对定量。

4. 三重引物 PCR（triplet primer PCR）　用于检测由三核苷酸重复次数变异的动态突变所致的遗传病（如脆性 X 染色体综合征、亨廷顿病等）。

5. WES　胎儿期可获得的表型信息较少，表型特异性低，产前超声发现异常时难以针对一个或几个基因进行检测以明确诊断，在染色体核型分析、染色体微缺失/微重复检测结果阴性时，WES 有助于提高检出率和明确诊断。

（三）单基因病胎儿基因诊断的遗传咨询

1. 检测前咨询　检测前进行充分告知，包括检测目的，针对目标疾病、致病基因和致病变异可选择的检测技术，以及技术的优势和局限性，可能的检测结果和预期，孕妇及家属在充分知情的前提下自主选择检测方法。

2. 检测后咨询　结合胎儿及其家系的临床信息，客观、全面地分析检测结果，明确已检出变异的致病性。根据遗传方式和变异致病性预测胎儿出生后的可能表型，并将胎儿出生后的可能表型、是否有相应的治疗措施等信息告知父母。根据疾病严重程度，提供关于是否终止妊娠的合理建议和再生育指导。

第五节　胚胎植入前基因检测

一、定义

胚胎植入前遗传学检测（preimplantation genetic testing，PGT）将辅助生殖技术和遗传学检测技术相结合，在胚胎植入前阶段进行遗传学检测，避免生育遗传病患儿，改善妊娠结局的技术。

2017 年，欧洲人类生殖与胚胎学学会将 PGT 分为：针对单基因缺陷的 PGT（PGT for monogenic/single-gene defects，PGT-M），针对染色体结构异常的 PGT（PGT for chromosomal structural rearrangements，PGT-SR）和针对染色体非整倍体的 PGT（PGT for aneuploidies，PGT-A）。2018 年，国内发布的《胚胎植入前遗传学诊断/筛查技术专家共识》根据 PGT 的检测目的和适应证，将 PGT 分为植入前遗传学诊断（preimplantation genetic diagnosis，PGD）和植入前遗传学筛查（preimplantation genetic screening，PGS）。

如果夫妻生育单基因病或染色体异常疾病患儿的风险较高，PGT 是可供选择的生育方式，通过 PGT 选择正常胚胎植入宫腔，以提高临床妊娠率，降低流产率，有效避免生育单基因病或染色体异常疾病患儿。

二、PGD 和 PGS 的适应证和禁忌证

（一）PGD 适应证

1. 染色体异常　夫妻任一方或双方携带染色体结构异常，包括相互易位、罗伯逊易位、倒位、复杂易位、致病性微缺失或微重复等。

2. 单基因病　具有生育常染色体显性遗传、常染色体隐性遗传、X 连锁隐性遗传、X 连锁显性遗传、Y 连锁遗传等遗传病子代高风险的夫妇，且家族中的致病基因突变诊断明确或致病基因连锁标记明确。

3. 具有遗传易感性的严重疾病　夫妻任一方或双方携带有严重疾病的遗传易感基因的致病突变，如遗传性乳腺癌的 *BRCA1*、*BRCA2* 致病突变。

4. 人类白细胞抗原（human leukocyte antigen，HLA）**配型**　曾生育过需要进行骨髓移植治疗的严重血液系统疾病患儿的夫妻，可以通过 PGD 选择生育一个和先前患儿 HLA 配型相同的同胞，通过从新生儿脐带血中采集造血干细胞进行移植，

救治患病同胞。

（二）PGS 的适应证

1. 女方高龄　女方年龄 38 岁及以上。

2. 不明原因反复自然流产　反复自然流产 2 次及以上。

3. 不明原因反复种植失败　移植 3 次及以上或移植高评分卵裂期胚胎数 4~6 个或高评分囊胚数 3 个及以上均失败。

4. 严重畸精子症。

（三）PGD/PGS 禁忌证

1. 目前基因诊断或基因定位不明的遗传性疾病。

2. 非疾病性状的选择，如性别、容貌、身高、肤色等。

3. 其他不适宜实施 PGD 的情况。

（四）其他几种特殊情况

1. **性染色体数目异常**　如 47,XYY、47,XXX 等，产生性染色体异常后代的概率较低，不建议实施 PGD；而 47,XXY 生育后代染色体异常风险增加，可酌情考虑是否实施 PGD。

2. **对于常见的染色体多态**　如 1qh+、9qh+、inv（9）（p12q13）、Yqh+ 等，不建议 PGD。

（梁德生）

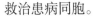

参考文献

1. JELIN AC, SAGASER KG, WILKINS-HAUG L. Prenatal genetic testing options. Pediatr Clin North Am, 2019, 66 (2): 281-293.

2. COMMITTEE ON GENETICS. Committee Opinion No. 691: Carrier Screening for Genetic Conditions. Obstetrics and gynecology, 2017, 129 (3): e41-e55.

3. 中华医学会医学遗传学分会遗传病临床实践指南撰写组 . α- 地中海贫血的临床实践指南 . 中华医学遗传学杂志 , 2020, 37 (3): 235-242.

4. 中华医学会医学遗传学分会遗传病临床实践指南撰写组 . β- 地中海贫血的临床实践指南 . 中华医学遗传学杂志 , 2020, 37 (3): 243-251.

5. PRIOR TW. Professional Practice and Guidelines Committee. Carrier screening for spinal muscular atrophy. Genet Med, 2008, 10 (11): 840-842.

6. SU YN, HUNG CC, LIN SY, et al. Carrier screening for spinal muscular atrophy (SMA) in 107, 611 pregnant women during the period 2005-2009: a prospective population-based cohort study. PLoS One, 2011, 6 (2): e17067.

7. LO YM, CORBETTA N, CHAMBERLAIN PF, et al. Presence of fetal DNA in maternal plasma and serum. Lancet, 1997, 350 (9076): 485-487.

8. BOLNICK JM, KILBURN BA, BAJPAYEE S, et al. Trophoblast retrieval and isolation from the cervix (TRIC) for noninvasive prenatal screening at 5 to 20 weeks of gestation. Fert Steril, 2014, 102 (1): 135-142 e6.

9. LUN FM, TSUI NB, CHAN KC, et al. Noninvasive prenatal diagnosis of monogenic diseases by digital size selection and relative mutation dosage on DNA in maternal plasma. Proc Natl Acad Sci U S A, 2008, 105 (50): 19920-19925.

10. XU Y, LI X, GE HJ, et al. Haplotype-based approach for noninvasive prenatal tests of Duchenne muscular dystrophy using cell-free fetal DNA in maternal plasma. Genet Med, 2015, 17 (11): 889-896.

11. LV W, WEI X, GUO R, et al. Noninvasive prenatal testing for Wilson disease by use of circulating single-molecule amplification and resequencing technology (cSMART). Clin Chem, 2015, 61 (1): 172-181.

12. LV W, LI Z, WEI X, et al. Noninvasive fetal genotyping in pregnancies at risk for PKU using a comprehensive quantitative cSMART assay for PAH gene mutations: a clinical feasibility study. BJOG, 2019, 126 (12): 1466-1474.

13. LIANG D, CRAM DS, TAN H, et al. Clinical utility of noninvasive prenatal screening for expanded chromosome disease syndromes. Genet Med, 2019, 21 (9): 1998-2006.

14. 邬玲仟 , 张学 . 医学遗传学 . 北京 : 人民卫生出版社 , 2016.

15. 邬玲仟 , 刘俊涛 . 孕产前筛查与精准诊断 . 上海 : 上海交通大学出版社 , 2018.

16. 染色体微阵列分析技术在产前诊断中的应用协作组 . 染色体微阵列分析技术在产前诊断中的应用专家共识 . 中华妇产科杂志 , 2014, 49 (8): 570-572.

17. 中华医学会医学遗传学分会临床遗传学组 , 中国医师协会医学遗传医师分会遗传病产前诊断专业委员会 , 中华预防医学会出生缺陷预防与控制专业委员会遗传病防控学组 . 低深度全基因组测序技术在产前诊断中的应用专家共识 . 中华医学遗传学杂志 , 2019, 36 (4): 293-296.

18. MONAGHAN KG, LEACH NT, PEKAREK D, et al. The use of fetal exome sequencing in prenatal diagnosis: a points to consider document of the American College of Medical Genetics and Genomics (ACMG). Genet Med, 2020, 22 (4): 675-680.

19. ESHRE PGT Consortium Steering Committee, Carvalho F, Coonen E, et al. ESHRE PGT Consortium good practice recommendations for the organisation of PGT. Hum Reprod Open, 2020, 3: hoaa021.

20. 胚胎植入前遗传学诊断 / 筛查专家共识编写组 . 胚胎植入前遗传学诊断 / 筛查技术专家共识 . 中华医学遗传学杂志 , 2018, 35 (2): 151-155.

第二十章　基因治疗

基因治疗（gene therapy）指将外源核酸导入患者适当的靶细胞,使其表达的产物补偿或纠正患者的基因缺陷,从而达到治疗目的的治疗方法。随着基因工程技术的不断发展,基因治疗为传统疗法无效的疾病带来新的希望。现阶段基因治疗已在医学的很多领域,包括遗传病、获得性疾病和癌症等的治疗上显示出了惊人的疗效。在这里我们主要概述基因治疗在人类单基因遗传病中的治疗潜力、进展和面临的挑战。

第一节　基因治疗的历史回顾

接近半个世纪前,Rogers 和 Pfuderer 进行了对烟草花叶病毒（tobacco mosaic virus, TMV）的首次基因修饰。1972 年,Theodore Friedmann 在《科学》杂志上提出基因疗法的概念,即用正常 DNA 代替患者体内缺陷的 DNA,来治疗单基因遗传病,并预见了其潜力及所面临的挑战。基因治疗在理论上的优势是通过一次性治疗可能获得持久的潜在的临床疗效。因此,人类对基因治疗的兴趣日益增长,针对基因治疗的技术研发也不断深入。图 20-1（见文末彩图）展示了基因疗法

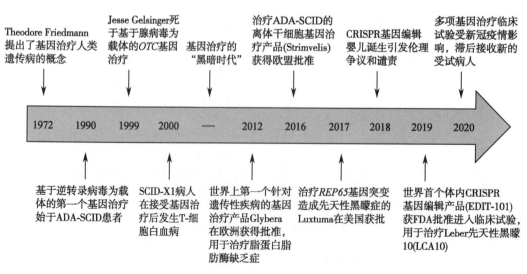

图 20-1　基因治疗在治疗人类遗传病进程中的里程碑

在治疗人类遗传病进程中的里程碑。

在基因治疗发展初期,所面临的主要挑战是缺乏有效的工具将外源基因递送至人类细胞中。直到 20 世纪 80 年代,病毒载体的发现,才让这一问题初步得以解决。1990 年,美国 FDA 批准了第一个基因治疗临床试验。患者是一位年仅 4 岁的女孩,因体内不能合成腺苷脱氨酶(adenosine deaminase,ADA),缺乏正常的免疫能力,而导致先天性重症联合免疫缺陷病(severe combined immunodeficiency,SCID)。研究人员首先从患者血液中获得 T 淋巴细胞,在绝对无菌的环境里用反转录病毒(retrovirus)将正常的 *ADA* 基因转入 T 淋巴细胞中,并在体外大量繁殖扩增,然后将这种带有正常基因的 T 淋巴细胞输给患儿,患儿的免疫功能在治疗后得以提高,获得了明显的治疗效果,这项临床试验的成功标志着人类在治疗遗传病方面进入了一个全新的阶段。然而,在 2000 年前后,基于病毒载体的基因疗法发生了几起悲剧事件。1999 年,一名 18 岁的鸟氨酸氨甲酰基转移酶缺乏症(ornithine transcarbamylase deficiency,OTCD)患者 Jesse Gelsinger,接受了以腺病毒为载体针对 OTCD 的临床试验,基因疗法约 18 小时后,他出现了精神状态的改变和黄疸。随后,出现全身性炎症反应综合征,弥散性血管内凝血和多器官系统衰竭,在基因疗法 98 小时后死亡。2002—2003 年法国巴黎 Necker 儿童医院报道了使用反转录病毒为载体的一项针对 SCID-X1 的基因治疗临床试验导致近半数患者患上 T 细胞白血病。这些挫折使得基因治疗进入"黑暗时代",该领域的热潮也迅速退却。

虽然从概念到临床应用的尝试经历了曲折,

基因治疗在基础科学研究、安全性的改进,基因转移效率和递送的进一步成熟,最终推动了大量的临床进展,使得基因疗法在 20 年后的今天,再次回到生物医药领域的"中心",对人类遗传病的治疗显现出不俗的疗效,多个基因治疗产品获批临床应用。2012 年,欧盟委员会批准了世界首个基因治疗药物 Glybera,用于治疗极其罕见的遗传性疾病脂蛋白脂肪酶缺乏症(LPLD);然而,由于费用高、患者少,公司于 2017 因资金问题放弃了重新申请销售许可。由于科技上突飞猛进的研发进展,尤其是近几年在各类载体优化及成簇规律间隔的短回文重复序列(CRISPR)系统上取得的进步使数以百计的基因治疗临床试验在世界范围内如雨后春笋般涌现。2016 年,欧盟批准用了治疗 ADA-SCID 的离体干细胞基因治疗产品(Strimvelis)。2017 年,美国 FDA 批准了治疗 *REP65* 基因突变造成先天性黑矇症的 Luxtuma。2019 年,美国 FDA 批准了用于治疗 2 岁以下 SMA 患儿的 *Zolgensma*。同年,世界首个体内 CRISPR 基因编辑产品(EDIT-101),用于治疗 Leber 先天性黑矇 10(LCA10)获美国 FDA 批准进入临床试验。不可否认 CRISPR 技术大大促进基因编辑产品的研发,但如果没有有效监管,也会造成在科学及伦理道德上的严重不当行为。2018 年,国内有研究者使用 CRISPR 系统敲除 *CCR5* 基因来培育不患 HIV 的婴儿,并出生了两名女婴。由于 CRISPR 技术的脱靶问题、免疫原性问题尚未得到有效的解决,在人体或人胚胎中直接应用该技术,可能造成不可预知的后果,因而其行为引起了激烈的国际批评并受到我国法律的制裁,同时也引发世界各国加强对基因治疗领域的进一步监管。

第二节　基因治疗的基本概念和原则

对遗传病采取基因治疗的目标是使有正常功能的治疗性基因或"转基因"在体内持久有效的表达,在引发最少不良反应的前提下使其水平足以缓解或治愈疾病。基因治疗有两种基本策略:①将整合载体导入分裂活跃的体细胞或干细胞内,从而使治疗性基因可以传给每个子细胞(载体被设计为可以在患者染色体的一个或多个基因座

整合);②或通过非整合载体将基因递送到长期存活的有丝分裂后细胞或缓慢分裂的细胞内,从而确保该基因在细胞存活期间持续表达。第二种情况不需要将治疗性 DNA 整合入患者细胞的染色体内,而是期望转移的 DNA 在染色体外稳定表达。干细胞转导通常为离体操作(ex vivo),并且需要整合载体,而将基因递送给长期存活的有丝

分裂后细胞的过程通常是通过体内基因递送(in vivo)的方式实现。

一、基因治疗的递送体系：离体和自体

进行离体转导时，是将感兴趣的治疗基因转导入从患者体内提取的细胞，然后采用与造血干细胞移植相似的操作将细胞回输到患者体内，在这种情况下，移植物是由经基因修饰的自体细胞构成，可减少免疫排斥(图 20-2，见文末彩图)。这种方法需要基因递送载体、构成基因本身的 DNA 和用于处理细胞的精密设备。体内基因递送与其他类型药物的递送方式相似(图 20-3，见文末彩图)。载体 - 目标基因构建物被冷冻保存；之后解冻和制备，再输注给患者，给药的途径因递送的靶细胞 / 器官不同而有差异，可以静脉输注、眼内注射、颅内注射或鞘内注射等。

二、载体（Vector）

当裸露的 DNA 与细胞膜接触时，只有极少量的 DNA 会进入细胞，一旦进入细胞，DNA 就会被胞质核酸酶迅速降解。裸 DNA 基因转移是一个非常低效的过程，无疑限制了人类基因治疗。因此，促进 DNA 进入细胞的载体设计是一个活跃的研究领域。理想的载体应能够以最小的局部或全身毒性将遗传物质有效地递送至靶组织，同时在特定的时间内允许基因足量持续的表达。迄今为止，还没有一个单一的载体具有所有这些特征。了解当前各种载体系统的优缺点对设计临床基因治疗策略至关重要(表 20-1)。目前用于针对人类遗传疾病基因治疗的载体包括两大类。

1. **病毒载体** 如反转录病毒、腺病毒、腺相关病毒等。在基因治疗基础研究和临床试验中，

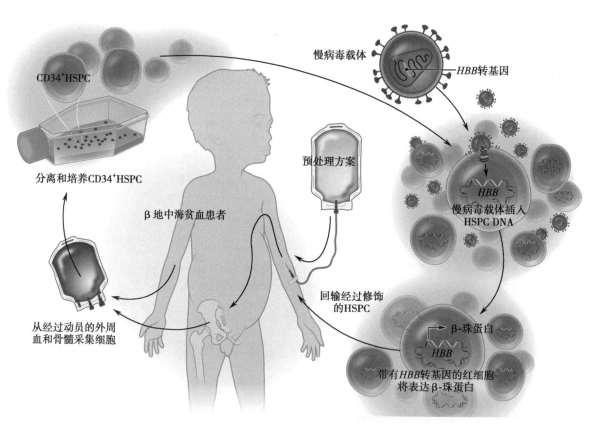

图 20-2 基因治疗的离体递送：β- 地中海贫血的离体递送基因治疗
首先从患者骨髓或经过动员的外周血中采集，分离出 CD34⁺ 造血干细胞和祖细胞(HSPC)。在含生长因子情况下对 HSPC 进行培养扩增，之后采用在红细胞特异性启动子控制下编码 β- 珠蛋白互补 DNA 的整合慢病毒载体进行基因转移。患者接受清髓预处理方案来清除骨髓中的内源性 HSPC，并在骨髓微环境中创造供离体工程细胞植入的空间。再将经基因矫正 HSPC 通过静脉回输到患者体内并植入骨髓，它们可以在骨髓中自我更新并分化成各造血谱系(译自 High KA.Gene Therapy.N Engl J Med,2019,381(5):455-464.)

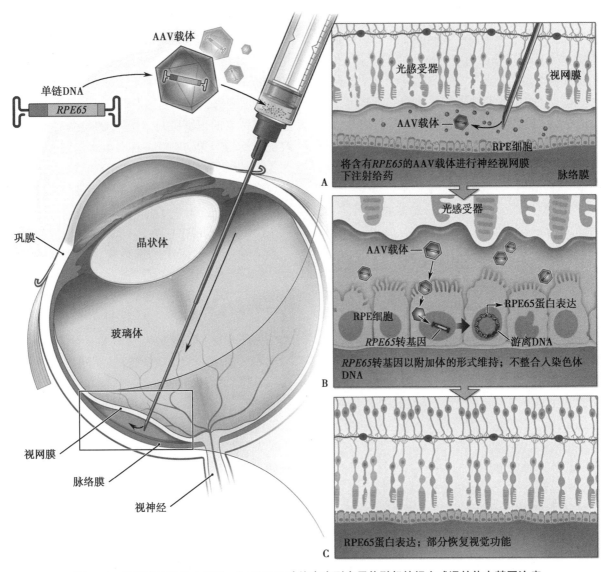

图 20-3 基因治疗的体内递送：由 *RPE65* 功能丧失型变异体引起的视力减退的体内基因治疗

通过神经视网膜下注射的方式递送携带正常 *RPE65* 基因 cDNA 的腺相关病毒（AAV）载体。方法是经玻璃体切割术，在手术中直接注射。注射悬浮在液体中的载体，在视网膜下方产生一个假腔（"水泡"），载体于此转导视网膜色素上皮细胞。转基因保持附加体状态；不整合入细胞 DNA［译自 High KA.Gene Therapy.N Engl J Med,2019,381（5）:455-464.］

表 20-1 基因治疗常用载体的分类与特性

	载体类型	载体特性	携带目的基因的容量	感染细胞的类型	导入基因的表达时间	致免疫特性
整合病毒	反转录病毒	ssRNA	8kb	分裂细胞	长时间表达	低
	慢病毒	ssRNA	9kb	分裂细胞和非分裂细胞	长时间表达	低
非整合病毒	腺病毒	dsDNA	8kb	分裂细胞和非分裂细胞	短暂表达	高
	腺相关病毒	ssDNA	5kb	分裂细胞和非分裂细胞	长时间表达可有位点特异整合	低
	疱疹病毒	dsDNA	30~40kb	分裂细胞和非分裂细胞尤其噬神经细胞	短暂表达	高
非病毒	脂质体、多聚物，以及它们的复合物	化学结构可控性,可大量制备	无限制	转染效率低	短暂表达	低

通常选病毒作为载体。它们之所以很流行是基于病毒的自然生命周期，可以感染哺乳动物细胞以传播病毒基因组物质并产生病毒后代。但是，如果这些病毒大量复制常会导致宿主细胞溶解性死亡。重组 DNA 技术已允许对这些病毒基因组进行改造，从而删除了复制所需的大多数病毒编码序列，并插入了外源性治疗性 DNA 序列。破坏这些病毒的正常繁殖可以使其安全感染哺乳动物细胞并递送治疗性基因。病毒载体分为整合载体（整合入患者细胞的染色体内）和非整合载体（以附加体 episome 的形式存在）。在选择病毒载体时，需了解病毒的生物特性、致免疫性、组织趋向性、人群免疫性（中和抗体频率）和细胞递送效率。

2. 非病毒载体 如聚合物、阳离子脂质体和脂质体 - 病毒结合物。质粒是环状 DNA 分子，最初发现它可在细菌之间转移抗生素抗性基因。删除带有抗生素抗性的区域，并用重组基因技术，可制备出携带治疗性基因的质粒。将其递送至哺乳动物细胞进行基因治疗的方法包括直接显微注射、脂质体、磷酸钙、电穿孔或 DNA 包覆的粒子轰击。脂质体（liposome）是最常见的基因转移的非病毒载体。脂质体包裹的 DNA 容易穿过细胞阳离子脂质双层，进入细胞核，并一般保持在染色体外，很少量的 DNA 可会自发进行基因组整合。转染效率随 DNA/ 脂质体比率，细胞类型和细胞增殖状态而变化。脂质体介导的基因转移的优势包括质粒构建的简便性，缺乏与病毒载体相关的风险，以及脂质体在临床应用的简单性准备。但是，这种基因转移方法的局限性很大，如低的基因转移效率和基因表达的瞬时持续时间。在提高转染效率和增强 DNA 传递特异性方面还待提高。

3. 基因编辑（gene editing） 基因编辑是一种能对生物体基因组特定目标基因进行修饰的基因工程技术，比较精确地实现对特定 DNA 片段的编辑。基因编辑的关键是在基因组内特定位点创建双链断裂（double strand break，DSB）。为了增强对切割位点的特异性选择，人们对不同类型的核酸酶（nucleases），也称"分子剪刀"，进行了生物工程改造使之更特异且有效地创建双链断裂，继而诱导生物体通过非同源末端连接（non-homologous end-joining，NHEJ）或同源重组（homologous recombination，HR）来修复双链断裂，实现基因编辑的目的（图 20-4，见文末彩图）。

常用的核酸酶包括巨型核酸酶（meganuclease）、锌指核酸酶（zinc finger nuclease，ZFN）、转录激活子样效应子核酸酶（transcription activator-like effector nuclease，TALEN）和成簇规律间隔的短回文重复序列（CRISPR/Cas）相关的核酸酶。它们对特定位点的识别机制，对错配的耐受性，在生物改造及细胞递送的难度上存有很大差别。近年来此领域的研发进展，尤其是 CRISPR/Cas9 系统的发现极大地加快了基因编辑从概念到临床实践的进程。

CRISPR/Cas9：1987 年初，CRISPR 最初是在大肠埃希菌中被偶然发现，后来在许多其他菌种中，也有类似短重复序列。但其功能一直不太清楚，直到 2005 年发现它们的特征与噬菌体 DNA 相似，进一步实验表明这些序列参与了细菌的适应性免疫防御，即通过诱导 RNA 引导的 DNA 切割来破坏外来 DNA。这种特性使其成为一种有吸引力的基因编辑工具。

最常用 CRISPR/Cas9 系统，包含单链向导 RNA（sgRNA）和 Cas9 核酸内切酶。它的特异性取决于两个因素：靶序列和原间隔子相邻基序（protospacer adjacent motif，PAM）序列。sgRNA 通常包含独特的 20 个碱基，旨在互补靶 DNA 位点，原间隔子相邻基序（PAM）是位于靶 DNA 的 3' 末端的短 DNA 序列，用作 Cas9 的结合信号，确切的序列取决于所使用的不同 Cas9 蛋白质。最常使用的 S.pyogenes Cas9（SpCas9）蛋白的 PAM 通常为 NGG 或 NAG。在 sgRNA 精确定位靶序列，Cas9 切割 DNA 生成 DSB 之后，通过非同源末端连接（NHEJ）或同源重组修复（homology directed repair，HDR）的途径，启动有针对性的基因组修饰，包括引入少量插入和删除（indels）。CRISPR/Cas9 被称为 RNA 引导系统，与其他基因编辑技术相比有几个重要的优势：①基于核酸内切酶的 ZFN 或 TALEN 工具需要对酶进行重新设计，合成以适合每个靶序列，但是，核酸酶蛋白 Cas9 是在所有情况下都相同，只需通过改变 sgRNA 识别靶位点；②与 CRISPR/Cas9 相反，ZFN 和 TALEN 的需求，劳动量大而且价格昂贵；③ CRISPR/Cas9 的优势还在于它具有同时进行多个基因座编辑，与其他基因组相比，使这项技术成为更容易、高效率、扩展性更高的编辑技术。CRISPR/Cas9 现已成为生物研究中不可或缺的工具。

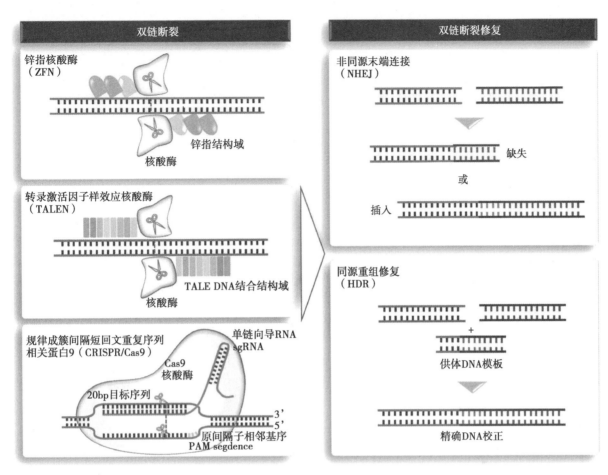

图 20-4 基因组编辑平台和内源 DNA 修复 DSB 的机制

基因组编辑核酸酶（ZFN，TALEN 和 CRISPR/Cas9）在目标位点诱导 DSB。DSB 可以通过 NHEJ 修复，或在供体模板存在的情况下通过 HDR 修复。基因断裂后，用 NHEJ 靶向基因座会导致插入或缺失。当两个 DSB 靶向致病性扩增或插入的两侧时，可以产生插入序列的治疗性缺失，从而导致 NHEJ 基因校正。存在供体校正的 HDR 模板，HDR 基因校正或基因添加可在所需位点诱导 DSB。DSB，双链断裂；ZFN，锌指核酸酶；TALEN，转录激活因子样效应核酸酶；CRISPR/Cas9，规律成簇间隔短回文重复序列相关蛋白 9；NHEJ，非同源末端连接；HDR，同源性指导修复

第三节　基因治疗的安全性

任何新的治疗方法应用于临床患者，优先评估的是其安全性。在大量基础研究的积累过程中，研究者在获得基因治疗的临床经验之前，就已确定了其理论上的潜在风险（表 20-2）。临床数据对这些风险进行了修正和再评估。目前我们已经明确，整合载体（如反转录病毒载体）的主要风险来自其插入诱变潜力，也成为基因组毒性，即载体插入细胞 DNA 并破坏该 DNA 的功能元件（如基因）。对于体内给药的载体，主要风险来自患者对载体的免疫应答。插入诱变风险已通过制造更安全的（慢病毒）载体来降低或规避或选择非整合载体，免疫应答风险已通过辅助性免疫调节药物来降低，如预防性激素疗法。推动我们做出这些调整的是在早期失败或非预期不良事件指导下开展的研究。

表 20-2 基因治疗潜在的和已观察到的并发症和改进策略

并发症	临床表现	载体	证据	改进策略
基因沉默:抑制启动子	基因表达逐渐丧失却没有免疫应答证据	-	理论上,临床上尚无可靠描述	使用内源性细胞启动子,避免病毒来源的调节顺序
基因毒性:整合事件和插入诱变	导致白血病或实体瘤	反转录病毒为主	在对 XSCID、Wiskott-Aldrich 综合征及慢性肉芽肿病的基因治疗研究中有记录	使用更安全整合载体(如自灭活慢病毒载体)和序列特异性整合(即基因组编辑)
表性毒性:转基因的过表达或异位	取决于转基因、表达转基因的组织或两者都有	-	理论上	在空间上(例如使用内源,组织特异性启动子)和时间上(打开/关闭开关)控制转基因表达
免疫毒性:针对载体或转基因	取决于被转导的组织,例如,肝脏被转导时有转氨酶升高,肌肉被转导时有肌酸激酶升高	采用 AAV 时,发生的可能性较高(体内通送)	在涉及肌肉的实验中和治疗血友病、脊髓性肌萎缩、Leber 遗传性视神经病和有 RPE65 突变引起的视网膜营养不良的试验中有记录	仔细监测 T 细胞对载体和转基因的反应,必要时使用免疫抑制疗法
水平传播:传染性载体传播至环境中	家庭接触者呈血清反应阳性	AAV	无记录病例,射 AAV 载体 72 小时后,血清中检测不出具有感染性的病毒颗粒	研发新型药物时,在临床前模型中监测载体传播的量
垂直传播	后代呈载体转基因阳性	采用 AAV 时,发生的可能性较高(体内递送)	无记录病例,载体曾在精液中被检出	使用有效避孕方法,直到载体传播为阴性

第四节　基因治疗的临床应用

一、原发免疫缺陷疾病

重症联合免疫缺陷(severe combined immunodeficiency,SCID)是一组严重的免疫系统的遗传性疾病,患者易患威胁生命的严重感染,治疗上包括对症合理使用抗生素并定期注射免疫球蛋白,异体干细胞移植,但由于 HLA 配型的受限只有少数患者有条件接受这个疗法。对 SCID 基因治疗的发展见证了人类体外基因治疗从失败到成功,并进一步完善的历程。最常见的 SCID 是由于常染色体隐性遗传病腺苷脱氨酶(adenosine deaminase,ADA)缺陷或伴 X 隐性遗传白介素受体(IL-2R 最常见)功能障碍所致。针对 SCID 的

造血干细胞(hematopoietic stem cells,HSCs)基因治疗的首个临床试验是在 20 世纪 90 年代后期开始,用 γ- 反转录病毒(γ-retrovirus,GRV)作为载体转移治疗性 ADA 基因进入 ADA-SCID 患者的 HSC,再移植到患者体内。之后,该策略也逐步应用于其他遗传的原发免疫性疾病,如 XSCID、慢性肉芽肿病和维斯科特 - 奥尔德里奇综合征。ADA-SCID 的基因治疗在长期随访研究中证明是安全有效的。在部分 XSCID、CGD 和 WAS 患者中,尽管表现出基因治疗后的短期临床获益,但出现了 GRV 相关的白血病或单克隆扩张,是因病毒长末端重复区域内的增强子序列激活的癌症相关基因。这就刺激了发展安全的载体,包括自我灭活的 γ- 反转录病毒和慢病毒载体,安全性得到改

善,没有再治疗诱导的白血病的报道。目前,应用这些载体对其他免疫疾病的基因治疗处于 Ⅰ/Ⅱ期临床试验。超过 100 名严重原发免疫缺陷疾病(primary immunodeficiency diseases,PID)患者现在已通过自体 HSCs 基因疗法成功治疗。过去几年中大多数接受治疗的是儿童,不少是经由 SCID 新生儿筛查检测出来的无症状患儿,显著改善了疾病的预后。

在 PID 中,功能缺陷可能仅限于 T 细胞,那么移植经过基因校正的自体 T 细胞就足以控制疾病的临床表现。这种方法已经在临床前模型中对几种 PID 进行了研究,包括 IPEX、XLP、穿孔素缺乏症、Munc 13-4 缺乏症和 CD40 配体缺乏症。T 细胞基因疗法已治疗了数百名血液学恶性肿瘤患者,迄今没有发生恶性转化的报道,建立了一定的安全性。从早期 T 细胞基因治疗 ADA-SCID 的试验数据看,有些基因标记的 T 细胞在多年后仍然可见。虽然对其持久性仍有不确定性,至少 T 细胞基因疗法可为患者在寻找造血干细胞移植的合适捐助者的等待中提供一种治疗选项。近几年,使用 Cas9 和 HDR 介导的基因组编辑 PID 动物模型(IL-2R-SCID、CGD 等)的临床前期的试验数据也显示了基因编辑这一新技术的潜力。我们希望在未来几年,临床试验的结果将验证其安全性和有效性,为更多患者带来福音。

二、血液系统疾病

1. **血友病**(hemophilia) 是凝血因子缺乏导致的一类遗传性出血性疾病,包括血友病 A(HA)和血友病 B(HB)。HA 约占全部血友病的 80%,是由位于 X 染色体上的 *F8* 基因突变导致 F Ⅷ 缺乏或功能缺陷而引起;HB 约占全部血友病患者的 20%,由位于 X 染色体上的 *F9* 基因突变引起凝血因子Ⅸ(F Ⅸ)缺乏。目前针对血友病的基因治疗是基于 AAV 载体,以全身性血管内给药已达到基因递送的目的。

对重度血友病 B 患者以重组 AAV 载体血管内给药开展的一项早期试验确定了两个主要的免疫障碍:①存在于 20%~40% 成人体内的 AAV 抗体,它可中和载体,进而降低疗效;②在输入载体后 4~12 周发生的对 AAV 衣壳的迟发型细胞免疫应答,它会导致转导细胞遭到破坏和丧失疗效。上述两个问题的根源是人类是野生型 AAV 的天然宿主,因此可能携带儿童期呼吸道感染后产生的抗体或记忆 T 细胞。对第一个问题的暂时解决方案是将有抗体的患者排除在治疗之外,然而这就让一些患儿失去了治疗的机会,未来发展不同的病毒载体满足个体化需求依旧必要。迟发型细胞免疫应答的临床表现一般无症状、自限性的转氨酶水平升高,同时来自转基因的蛋白产物表达逐渐完全丧失。为减少迟发型细胞免疫应答,在接下来的试验中,转氨酶水平升高或因子Ⅸ水平降低的参与者接受了逐渐减量的糖皮质激素疗程对通过药物进行免疫抑制来帮助 AAV 载体发挥疗效,试验中输入最大剂量糖皮质激素的 6 名参与者在 3 年观察期内表现为因子Ⅸ长期表达,并且出血事件和因子Ⅸ用药量均减少 90%。免疫应答很可能具有剂量依赖性,之后的一项试验设计采用了因子Ⅸ的高比活性变异体,因而可以采用较小剂量(早期试验中所采用的大剂量的 1/4),并且达到的因子Ⅸ平均活性水平要高得多,而免疫应答的发生率较低。鉴于许多 Ⅰ 期临床试验为避免严重免疫反应,保护基因表达持久性,预防性考虑激素治疗,而今年新冠疫情的不可预测性为许多临床试验的开展带来滞后。

对于重度血友病 A,由于致病基因 *F8* 是一个非常大的基因,AAV 载体对整合片段长度存在限制,正在进行中的临床试验是利用了编码截短因子Ⅷ的 cDNA 对 A 型血友病患者进行基因治疗。3 年随访数据显示其产生与临床相关的益处,观察的患者年出血率的降低仍然是稳健的。但Ⅷ因子活性水平随时间推移有所下降(随访 3 年以上)。此项针对血友病 A 的基因治疗的持久效应还有待长期跟踪随访。经数年临床试验,治疗 A 型血友病的 Valvox 也于 2020 年初获 FDA 优先审阅。

2. **血红蛋白疾病** 是由于血红蛋白分子突变造成其结构或合成异常引起的一类疾病,分为血红蛋白病和地中海贫血两大类。前者表现为血红蛋白分子的珠蛋白肽链结构异常,如镰刀状贫血;后者表现为珠蛋白肽链合成速率的降低,如 β-地中海贫血。由于珠蛋白肽链基因表达调控的复杂性,针对地中海贫血和镰状细胞性贫血的基因治疗在过去 30 年里一直视为一个困难重重的目标。最早期针对严重的 β-地中海贫血患者的基因治疗是基于基因校正的自体造血干细胞移植，尽管它显示出其可行性，但因绝大多数患者不能达到足够的干细胞植入，也就失去了持久的临床益处。最近，技术上改进的干细胞基因治疗地中海贫血患者的Ⅰ/Ⅱ期临床试验相继显示出安全性并降低了对输血的依赖。以慢病毒为载体来编码βA-T87Q-珠蛋白变体基因的一项Ⅲ期临床研究展示，经基因工程改造的造血干细胞移植导致患者转基因血红蛋白合成的逐步增加，并使患者的总血红蛋白值稳定在一定水平，使他们不再依赖输血或可以大幅降低其输血需求。这也导致Zynteglo（Bluebird）有条件地被EMA批准适用于12岁或以上的非β0/β0基因型但输血依赖型严重β-地中海贫血的患者。目前，几个针对镰状细胞性贫血的离体HSC移植为基础的基因治疗正在临床研究中，基因编辑技术的优势也会为未来治愈血红蛋白疾病提供广阔前景应用。

三、遗传代谢性疾病

1. 苯丙酮尿症（phenylketonuria，PKU） 是由于苯丙氨酸（phenylalanine，PHE）代谢途径中的苯丙氨酸羟化酶等缺陷，使得苯丙氨酸不能转变成为酪氨酸，导致苯丙氨酸及其酮酸蓄积，不及时治疗会造成小儿神经系统不可逆损伤和智障。PKU是第一个新生儿筛查的遗传代谢疾病，在过去50多年的临床实践中我们已积累了丰富的诊疗经验。治疗上包括低蛋白饮食辅以特殊奶粉，但患者的长期依从性差；口服四氢生物蝶呤的应用只适合一部分（1/3）对其有反应的患者。2018年，FDA批准了第一个通过帮助机体分解苯丙氨酸来治疗PKU的酶代替代治疗，但需要每日皮下注射，且存在潜在的严重过敏反应和可导致苯丙氨酸过低，一定程度上也限制了其广泛应用。PKU基因治疗在2019年进入Ⅰ/Ⅱ期临床试验，这是基于以携带人类PAH基因的AAVHSC15为载体，一次性静脉输注的基因治疗试验（NCT03952156）。与此同时，以AAV5为载体的体内基因递送和CRISPR/Cas9为基础的基因编辑治疗PKU也正在研发中。在遗传代谢疾病中，许多酶的缺陷是在肝脏中影响代谢通路的，一系列靶向肝脏的基因治疗试验越来越多进入临床试验，如基因治疗鸟氨酸氨甲酰基转移酶缺乏症（NCT03636438）和肝糖原糖原贮积症Ⅰa（NCT03970278）。

2. 溶酶体贮积症（lysosomal storage disease，LSD） 是一组基因缺陷使溶酶体中缺乏某种水解酶，致使相应的作用底物不能被降解而积蓄在溶酶体内，造成细胞代谢障碍而导致的多系统疾病。近年来，随着新生儿筛查的扩展，有些疾病可以在患儿出现症状前就得以诊断。针对不同疾病的基因治疗正在迅速发展，多项临床试验也大量进入Ⅰ/Ⅱ期临床试验。如庞贝氏症（糖原贮积症Ⅱ型）（NCT02240407、NCT04174105）、法布里病（NCT04040049、NCT04046224、NCT03454893、NCT04455230）、黏多糖贮积症Ⅰ型（NCT03580083）等。因LSD主要特征在于大脑受累，用于针对大脑的基因疗法有两种类型，①将治疗基因直接转移到脑细胞，如直接脑内注射基因治疗黏多糖贮积症ⅢA（NCT03612869）和鞘内注射治疗神经元蜡样脂褐质沉积症3（NCL3，Batten病）（NCT03770572）；②造血干细胞靶向基因疗法，如黏多糖贮积症ⅢA型临床试验（NCT04201405）。此方法的基本原理是脑中小胶质细胞来自造血细胞。因此，经过基因校正的造血细胞迁移到大脑中并分化为小胶质细胞。这些经过基因校正的小胶质细胞可纠正与LSD相关的代谢缺陷，并减少LSD中的炎症，从而带来临床益处。基因编辑技术最近已在该领域中积极应用。目前正在进行的针对LSD的多项试验虽处在前临床或Ⅰ/Ⅱ期临床试验研究中，但有些已展现令人鼓舞的结果。

四、视网膜疾病

最近，美国FDA和EMA均批准了AAV载体产品voretigeneneparvovec-rzyl，用于治疗由*RPE65*（*RPE65*编码一种对视觉周期至关重要的酶）突变引起的视网膜营养不良。如果不接受治疗，大多数患者的病情最终会发展到完全失明，并且许多人从出生起就有视觉障碍。在载体介导的基因转移领域，视网膜是一个引人关注的靶点，原因是它是一个相对"免疫豁免"的部位（即该组织可以耐受引入的抗原，而不产生炎性免疫应答），而且较低的载体剂量对药物制备带来的负担较小。AAV载体可以在门诊手术中进行视网膜下注射给药（见图20-3）。对天然存在的RPE65缺陷犬模型开展的研究给出了令人信服的概念验证（治疗恢复了犬的视力），数个研究组开展的早期临床试验也显示了视力改善的证据。这些研究是对基因治疗开展随机对照Ⅲ期试验的基础：患者接受药物治疗后，功能性视觉有所改善，全视野光敏度和视野也有所增加。4 年随访提示治疗效果持久。Luxturna 的获批推动人们采用类似方法治疗其他先天性失明，针对各种遗传性视网膜营养不良的试验目前正在进行中。随着基因编辑技术的进展，世界首个体内 CRISPR 基因编辑产品（EDIT-101）获 FDA 批准 IND 用于治疗 Leber 先天性黑矇 10（LCA10）。LCA 是一类遗传性视网膜退行性病变，它是导致遗传性儿童失明的最常见原因，由 *CEP290* 基因上突变导致的 LCA10 占 LCA 患者总数的 20%~30%。EDIT-101 将编码 Cas9 的基因和两个指导 RNA（gRNA）装载进 AAV5 病毒载体。EDIT-101 将通过视网膜下注射直接注射到患者感光细胞附近，将基因编辑系统递送到感光细胞中。当感光细胞表达基因编辑系统时，gRNA 指导的基因编辑可以消除或逆转 *CEP290* 基因上致病的特异 IVS26 突变，从而改善感光细胞功能，为患者带来临床益处。Ⅰ/Ⅱ期临床试验正在进行中（NCT03872479）。

五、神经系统疾病

1. **脊髓性肌萎缩症（spinal muscular atrophy，SMA）** AAV 全身性给药的另一个成功应用是治疗脊髓性肌萎缩，这是一种由编码运动神经元存活（survival motor neuron）蛋白 -1 的 *SMN1* 突变引起的疾病。该病根据发病年龄和严重程度分为四种亚型。1 型 SMA 是导致婴儿死亡的最常见遗传性原因。死亡或需要机械通气（每天至少16 小时，为期至少 2 周）的中位年龄是 10.5 月龄。2016 年美国 FDA 批准反义寡核苷酸 nusinersen（Spinraza，Biogen）用于治疗该疾病。该药物需要反复鞘内给药。2017 年，研究者报告了 15 名 1~8 月龄婴儿单次静脉注射表达 *SMN1* 的 AAV9 载体后获得的结果，2019 年该治疗获得美国 FDA 批准。虽然转导目标是脊髓运动神经元，但由于 *SMN1* 的普遍表达，对其他组织的细胞进行转导可能也有益。最初试验中的全部 15 名婴儿在 20 月龄时均存活，并且不需要通气支持，此外在较大剂量受试组的 12 名儿童中，有 11 名可在无须协助的情况下坐着，9 名可翻身，11 名可经口喂食和讲话。试验报告了 2 起 4 级不良反应，不良反应均为转氨酶水平升高（AAV 载体全身性给药引起

的最常见不良事件)，并且经糖皮质激素治疗后缓解。试验扩大至 100 多名婴儿和儿童之后总体证实了上述结果。但试验中出现了两例死亡，一例与基础疾病进展相关，另一例仍在等待尸检结果。这一基因治疗的获批让我们能够重新设想治疗 SMA 这样危及生命的遗传病，我们不再束手无策，基因治疗为更多患儿带来福音。

2. **肾上腺脑白质营养不良（adrenoleukodystrophy，ALD）** 是一种 X 连锁隐性遗传的疾病。儿童脑型 ALD（CALD）是 ALD 的最普遍形式，发病期为 2.5~10 岁。CALD 的最初临床体征包括视觉障碍、听力障碍、步态障碍和智力下降。几年内几乎所有患者都卧床不起。目前，新生儿筛查可以及早诊断患者，改善的清髓性治疗方案，以及对晚期脑病患者的辅助治疗，使标准的造血干细胞移植治疗结果随着时间的推移得到了优化。然而离体慢病毒为载体的造血干细胞基因治疗显示了积极的临床意义，已阻止了一群患有儿童脑性 ALD 的男孩的疾病进展。对新生儿筛查无症状儿童可以从出生开始进行 MRI 筛查脑型 ALD 的发病。针对儿童期 CALD 的基因治疗和优化的造血干细胞移植改变了这种先前毁灭性神经疾病的自然史。

六、内分泌系统疾病

先天性肾上腺皮质增生症（congenital adrenal hyperplasia，CAH）酶缺陷，尤以 21- 羟化酶（21-hydroxylase）缺乏症最常见，导致肾上腺皮质类固醇合成失败，糖皮质激素及盐皮质激素均缺乏，会导致血糖过低，高钾血症和低钠血症，如果不治疗均可危及生命，重症患者需要终生激素补充。腺相关病毒载体 rAAVrh10 对 21- 羟化酶缺陷小鼠的基因治疗已显示可有效转导到肾上腺皮质，恢复正常的类固醇生成。但是，Markmann 等人的研究显示校正持续时间范围仅限于 8 周。这种短期内功能失效的原因不是因免疫反应排斥，而是因肾上腺皮质细胞相对快速的周转（turnover），使得以游离形式（episome）存在的 rAAV 载体递减丢失。这项研究表明了一个重要的概念，研发任何一种基因治疗产品，选择哪种载体系统极为重要。针对许多不同的细胞类型，rAAV 系统多极具吸引力，不断更新的 AAV 衣壳的变异体使其具有不同组织向性，有望更广泛地

被用于不同疾病基因治疗的载体。但是,以 rAAV 为载体的目标基因持久性表达与依赖于靶细胞的非增殖的特征。如果靶细胞类型处于活跃的增殖状态,另一种载体选择,如慢病毒载体,可能是必需的,未来针对肾上腺疾病的基因治疗策略可能向肾上腺皮质干细胞基因校正的方向发展。这个例子指出了载体的设计对基因治疗达到长效安全的目标至关重要。

第五节　新生儿筛查与基因治疗

新生儿筛查的广泛应用,尤其是在现有生化筛查基础上整合基因筛查的策略,让我们有能力在患儿出现症状之前就对更多遗传性疾病明确诊断。分子生物学的发展促使基因治疗成为最前沿的单基因遗传疾病的治疗方法。相对于传统医学治疗策略,特别是对于目前没有其他治疗方法而基因治疗有可能成为唯一治疗的疾病,最优治疗时机应该是在患者出现症状之前,以避免不可逆的器官功能损害,有效降低死亡率和极大改善疾病预后。对任何一种疾病,一旦基因治疗已经到位,新生儿筛查将帮助及早诊断,允许患儿在症状出现之前及时得以治疗。基因治疗在脊髓肌营养不良、XSCID 患儿的成功应用极大地推动了这些疾病早筛查的力度。NGS 在新生儿筛查的应用又会让以前没有适当筛查方法的疾病得以早期诊断和干预,包括基因治疗。随着更多基因治疗产品的不断问世,我们会看到越来越多以前无法治疗或治疗方法不当的疾病能在症状出现前就接受基因治疗,疾病的自然史会因此而显著改变。更多疾病的早期分子诊断让我们重新了解特定疾病的发病率,也为未来基因治疗研发的道路提供一定的方向。

第六节　未　来　展　望

总之,基因治疗的进展为许多迄今无法治愈的疾病带来了令人兴奋的新治疗机会。然而,未来仍有很多挑战,对于任何新型治疗的临床应用,中心问题始终围绕其长期有效性和安全性展开。对于离体基因治疗,未来的目标包括改进整合病毒(如慢病毒)载体的设计(旨在进一步提高安全性和转基因控制),高效大规模分析鉴定和制备载体,以及开发毒性较低且有助于基因矫正干细胞并稳定植入的预处理方案,包括用基于抗体的方案代替化疗预处理,从而减少并发症。对于应用非整合(如 AAV)载体进行的体内基因治疗,未来的努力将集中于阐明和管理人体对载体的免疫应答,并继续改进 AAV 载体的设计和开发,从而提高靶向能力并采用较小剂量达到体内疗效。对基因编辑技术,提高编辑工具的特异性以避免脱靶效应将继续成为基因编辑研发的目标。除了上述科学技术发展及临床应用上面临的挑战外,如何对新型治疗实行科学有效的监管,也为实现其全部治疗潜力和确保长期安全性提供保证。基因治疗历史上的惨痛案例一度让世界各国对基因治疗的监管更加复杂烦琐,监管机构应该在基于新的基础与临床医学进展的基础上,汲取基因治疗在临床前和临床试验方面不断积累的经验和达成的一些共识,更好地协调不同的审查机制和制定更有效的行业规范。与此同时激励学术界和工业界对研发新产品的兴趣并在资金上给予一定的支持,最终为基因治疗的继续发展成熟提供支持。基因治疗领域技术的不断成熟进步正在加速未来的临床转化和商业化开发,由此带来的基因组编辑的伦理争议和昂贵的治疗费用等问题也不断涌现,使得基因治疗的风险评估程序,涉及的道德含义和新付款模式都将成为研究重点,让基因治疗最终成为人类严重疾病的重要治疗手段。

(李　虹)

参考文献

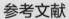

1. WIRTH T, PARKER N, YLÄ-HERTTUALA S. History of gene therapy. Gene, 2013, 525 (2): 162-169.

2. HIGH KA, RONCAROLO MG. Gene Therapy. N Engl J Med, 2019, 381 (5): 455-464.

3. DUNBAR CE, HIGH KA, JOUNG JK, et al. Gene therapy comes of age. Science, 2018, 359 (6372): 4672.

4. ANGUELA XM, HIGH KA. Entering the modern era of gene therapy. Annu Rev Med, 2019, 70: 273-288.

5. WANG D, WANG K, CAI Y. An overview of development in gene therapeutics in China. Gene Ther, 2020: 1-11.

6. BAK RO, GOMEZ-OSPINA N, PORTEUS MH. Gene editing on center stage. Trends Genet, 2018, 34 (8): 600-611.

7. LI H, YANG Y, HONG W, et al. Applications of genome editing technology in the targeted therapy of human diseases: mechanisms, advances and prospects. Signal Transduct Target Ther, 2020, 5: 1.

8. BOOTH C, ROMANO R, RONCAROLO MG, et al. Gene therapy for primary immunodeficiency. Hum Mol Genet, 2019, 28 (R1): R15-R23.

9. FERRUA F, AIUTI A. Twenty-five years of gene therapy for ADA-SCID: from Bubble babies to an approved drug. Hum Gene Ther, 2017, 28 (11): 972-981.

10. KUO CY, KOHN DB. Gene therapy for the treatment of primary immune deficiencies. Curr Allergy Asthma Rep, 2016, 16 (5): 39.

11. CAVAZZANA M, MAVILIO F. Gene therapy for hemoglobinopathies. Hum Gene Ther, 2018, 29 (10): 1106-1113.

12. PASI KJ, RANGARAJAN S, MITCHELL N, et al. Multiyear follow-up of AAV5-hF Ⅷ-SQ gene therapy for hemophilia A. N Engl J Med, 2020, 382 (1): 29-40.

13. RICHARDS DY, WINN SR, DUDLEY S, et al. AAV-Mediated CRISPR/Cas9 gene editing in murine phenylketonuria. Mol Ther Methods Clin Dev, 2019, 17: 234-245.

14. OHASHI T. Gene therapy for lysosomal storage diseases and peroxisomal diseases. J Hum Genet, 2019, 64 (2): 139-143.

15. DONSANTE A, BOULIS NM. Progress in gene and cell therapies for the neuronal ceroid lipofuscinosis. Expert Opin Biol Ther, 2018, 18 (7): 755-764.

16. TAKAHASHI VKL, TAKIUTI JT, JAUREGUI R, et al. Gene therapy in inherited retinal degenerative diseases, a review. Ophthalmic Genet, 2018, 39 (5): 560-568.

17. MAEDER ML, STEFANIDAKIS M, WILSON CJ, et al. Development of a gene-editing approach to restore vision loss in Leber congenital amaurosis type 10. Nat Med, 2019, 25 (2): 229-233.

18. MALLACK EJ, TURK B, YAN H, et al. The landscape of hematopoietic stem cell transplant and gene therapy for X-linked adrenoleukodystrophy. Curr Treat Options Neurol, 2019, 21 (12): 61.

19. PERDOMINI M, DOS SANTOS C, GOUMEAUX C, et al. An AAVrh10-CAG-CYP21-HA vector allows persistent correction of 21-hydroxylase deficiency in a Cyp21$^{-/-}$ mouse model. Gene Ther, 2017, 24 (5): 275-281.

20. COLLINS FS, GOTTLIEB S. The next phase of human gene-therapy oversight. N Engl J Med, 2018, 379 (15): 1393-1395.

中英文名词对照索引

Z

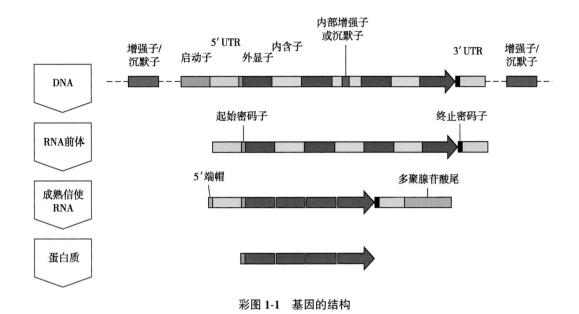

彩图 1-1 基因的结构

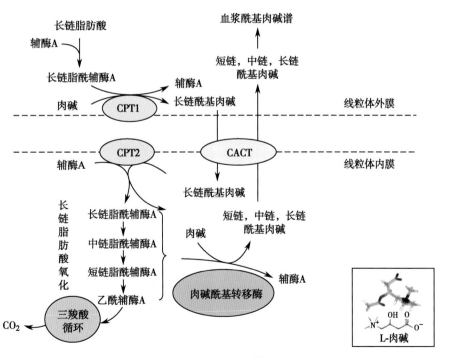

彩图 4-13 FAOD 代谢通路图

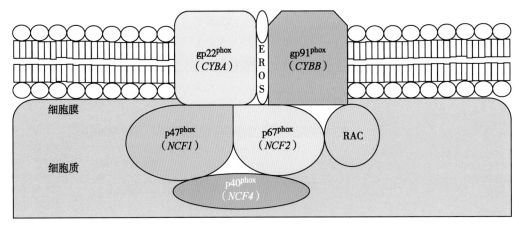

彩图 10-2　分子机制模式图

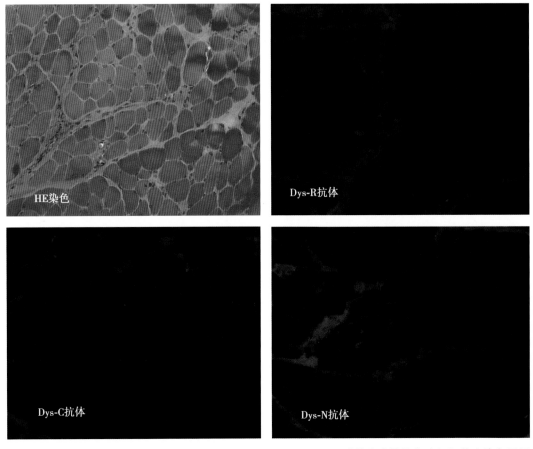

彩图 12-1　DMD 患者的骨骼肌病理结果显示 dystrophin-N、-C、-R 端单克隆抗体免疫组织荧光染色显示肌纤维 dystrophin 蛋白完全缺失（10×20）

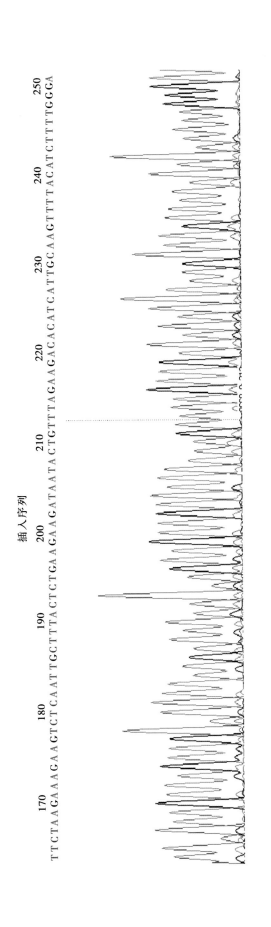

插入序列

557,—44:48

彩图 12-2　患者 DMD 基因 RNA 序列在外显子 2 和 3 之间插入 74bp 的序列，该插入序列来源于 2 号内含子

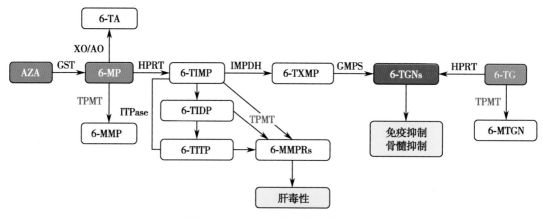

彩图 18-1 硫嘌呤类药物代谢途径

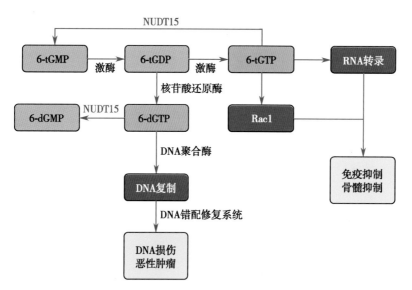

彩图 18-2 6-TGNs 的作用机制

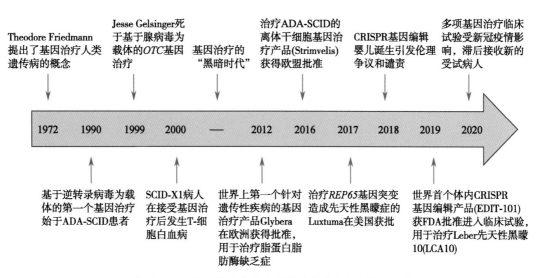

Theodore Friedmann
提出了基因治疗人类
遗传病的概念

Jesse Gelsinger死
于基于腺病毒为
载体的*OTC*基因
治疗

基因治疗的
"黑暗时代"

治疗ADA-SCID的
离体干细胞基因治
疗产品(Strimvelis)
获得欧盟批准

CRISPR基因编辑
婴儿诞生引发伦理
争议和谴责

多项基因治疗临床
试验受新冠疫情影
响,滞后接收新的
受试病人

| 1972 | 1990 | 1999 | 2000 | — | 2012 | 2016 | 2017 | 2018 | 2019 | 2020 |

基于逆转录病毒为载
体的第一个基因治疗
始于ADA-SCID患者

SCID-X1病人
在接受基因治
疗后发生T-细
胞白血病

世界上第一个针对
遗传性疾病的基因
治疗产品Glybera
在欧洲获得批准,
用于治疗脂蛋白脂
肪酶缺乏症

治疗*REP65*基因突变
造成先天性黑矇症的
Luxtuma在美国获批

世界首个体内CRISPR
基因编辑产品(EDIT-101)
获FDA批准进入临床试验,
用于治疗Leber先天性黑矇
10(LCA10)

彩图 20-1　基因治疗在治疗人类遗传病进程中的里程碑

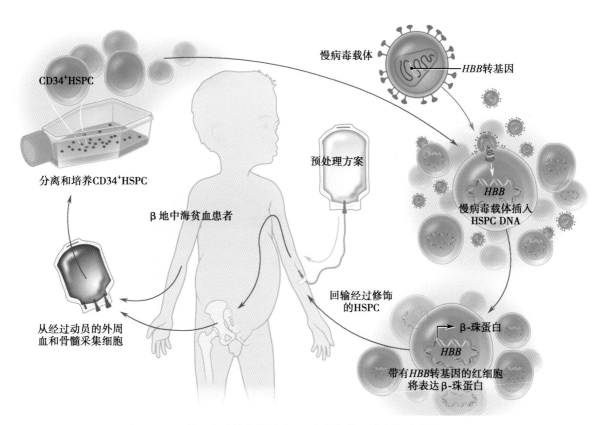

彩图 20-2　基因治疗的离体递送:β- 地中海贫血的离体递送基因治疗

首先从患者骨髓或经过动员的外周血中采集,分离出 CD34⁺ 造血干细胞和祖细胞(HSPC)。在含生长因子情况下对
HSPC 进行培养扩增,之后采用在红细胞特异性启动子控制下编码 β - 珠蛋白互补 DNA 的整合慢病毒载体进行基因
转移。患者接受清髓预处理方案来清除骨髓中的内源性 HSPC,并在骨髓微环境中创造供离体工程细胞植入的空间。
再将经基因矫正 HSPC 通过静脉回输到患者体内并植入骨髓,它们可以在骨髓中自我更新并分化成各造血谱系(译自
High KA.Gene Therapy.N Engl J Med,2019,381(5):455-464.)

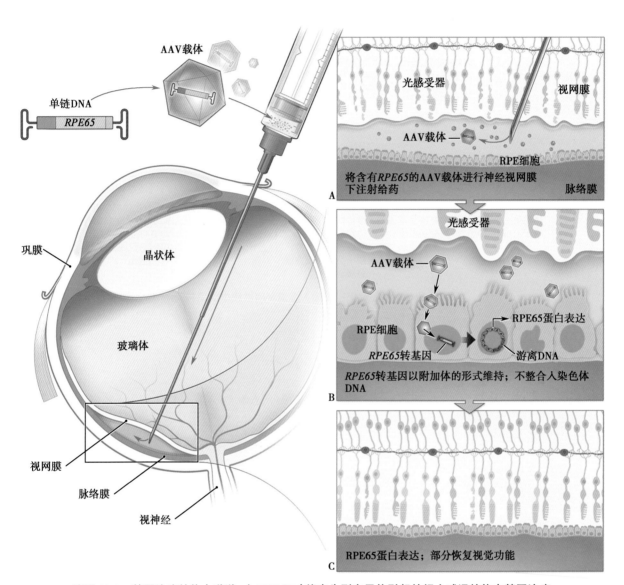

彩图 20-3　基因治疗的体内递送：由 *RPE65* 功能丧失型变异体引起的视力减退的体内基因治疗

通过神经视网膜下注射的方式递送携带正常 *RPE65* 基因 cDNA 的腺相关病毒（AAV）载体。方法是经玻璃体切割术，在手术中直接注射。注射悬浮在液体中的载体，在视网膜下方产生一个假腔（"水泡"），载体于此转导视网膜色素上皮细胞。转基因保持附加体状态；不整合入细胞 DNA［译自 High KA.Gene Therapy.N Engl J Med，2019，381（5）：455-464.］

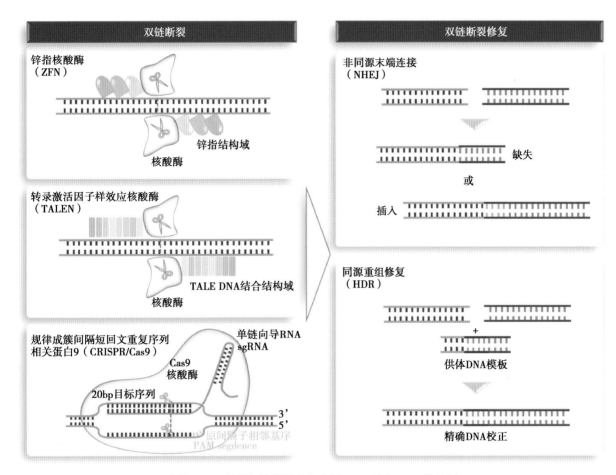

彩图 20-4　基因组编辑平台和内源 DNA 修复 DSB 的机制

基因组编辑核酸酶(ZFN,TALEN 和 CRISPR/Cas9)在目标位点诱导 DSB。DSB 可以通过 NHEJ 修复,或在供体模板存在的情况下通过 HDR 修复。基因断裂后,用 NHEJ 靶向基因座会导致插入或缺失。当两个 DSB 靶向致病性扩增或插入的两侧时,可以产生插入序列的治疗性缺失,从而导致 NHEJ 基因校正。存在供体校正的 HDR 模板,HDR 基因校正或基因添加可在所需位点诱导 DSB。DSB,双链断裂;ZFN,锌指核酸酶;TALEN,转录激活因子样效应核酸酶;CRISPR/Cas9,规律成簇间隔短回文重复序列相关蛋白 9;NHEJ,非同源末端连接;HDR,同源性指导修复